国内名院、名科、知名专家临床病理"一书一网络平台"丛书

临床病理诊断与鉴别诊断
——软组织疾病

主　编　王　坚　范钦和
副主编　阎晓初　石怀银　韩安家　张红英

人民卫生出版社

图书在版编目(CIP)数据

临床病理诊断与鉴别诊断. 软组织疾病 / 王坚, 范
钦和主编. —北京: 人民卫生出版社, 2020
ISBN 978-7-117-29939-8

Ⅰ. ①临… Ⅱ. ①王… ②范… Ⅲ. ①软组织损伤－
病理学－诊断学②软组织损伤－鉴别诊断 Ⅳ. ①R446.8
②R447

中国版本图书馆 CIP 数据核字(2020)第 064894 号

人卫智网	www.ipmph.com	医学教育、学术、考试、健康,
		购书智慧智能综合服务平台
人卫官网	www.pmph.com	人卫官方资讯发布平台

临床病理诊断与鉴别诊断
——软组织疾病

主　　编:王　坚　范钦和
出版发行:人民卫生出版社(中继线 010-59780011)
地　　址:北京市朝阳区潘家园南里 19 号
邮　　编:100021
E - mail:pmph @ pmph.com
购书热线:010-59787592　010-59787584　010-65264830
印　　刷:北京顶佳世纪印刷有限公司
经　　销:新华书店
开　　本:889×1194　1/16　印张:42
字　　数:1419 千字
版　　次:2020 年 11 月第 1 版　2020 年 11 月第 1 版第 1 次印刷
标准书号:ISBN 978-7-117-29939-8
定　　价:450.00 元
打击盗版举报电话: 010-59787491　E-mail: WQ @ pmph.com
质量问题联系电话: 010-59787234　E-mail: zhiliang @ pmph.com

编　者

（以姓氏笔画为序）

丁　洋　河北医科大学第三医院
力　超　福建省肿瘤医院
王　坚　复旦大学附属肿瘤医院
王　哲*　空军军医大学西京医院
王立峰　上海交通大学医学院附属新华医院
王国平　华中科技大学同济医学院附属同济医院
王家耀　山东省立医院
王朝夫　上海交通大学医学院附属瑞金医院
毛荣军　佛山市中医院
石怀银　中国人民解放军总医院
白辰光　海军军医大学附属长海医院
印洪林　解放军东部战区总医院
曲利娟　南京军区福州总医院
朱振龙　河北医科大学第一医院
刘　勇*　江西省人民医院
刘保安　中南大学基础医学院
刘绮颖　复旦大学附属肿瘤医院
闫庆娜　天津医科大学肿瘤医院
孙月芳*　同济大学附属第十人民医院
贡其星　南京医科大学第一附属医院
李　扬　中山大学附属第一医院
李　奕*　东北国际医院
李　海　南京医科大学第一附属医院
李　锋　首都医科大学附属北京朝阳医院
李传应　上海交通大学医学院附属瑞金医院
李道明　郑州大学第一附属医院
杨桂芳　武汉大学中南医院
吴勇军　湘潭市第一人民医院

张红英　四川大学华西医院
张宏图　中国医学科学院肿瘤医院
张惠箴　上海交通大学附属第六人民医院
陆竞艳　桂林医学院附属医院
陈　军　广西医科大学附属肿瘤医院
陈小岩　福建省立医院
陈卉娇*　四川大学华西医院
陈丽荣　浙江大学医学院附属第二医院
范钦和　南京医科大学第一附属医院
林旭勇　中国医科大学附属第一医院
庞宗国　四川大学华西医院
郑雄伟　福建省肿瘤医院
孟　刚　安徽医科大学第四附属医院
赵志华　郑州大学第一附属医院
钟定荣　中日友好医院
顾学文　江苏省苏北人民医院
徐　瑾　天津医院
徐如君　杭州市第一人民医院
郭冰沁　蚌埠医学院第一附属医院
黄　波　辽宁省肿瘤医院
梅开勇　广州医科大学附属第二医院
阎晓初　陆军军医大学西南医院
蒋智铭　上海交通大学附属第六人民医院
韩安家　中山大学附属第一医院
粟占三　中南大学湘雅三医院
喻　林　复旦大学附属肿瘤医院
程　虹　郑州大学第五附属医院
路名芝　江西省人民医院

*学组外特邀专家

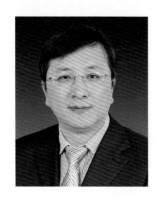

王坚 复旦大学附属肿瘤医院病理科主任，主任医师，博士生导师。现任中华医学会病理学分会骨和软组织疾病学组（协作组）、中国抗癌协会肉瘤专业委员会病理学组、中国抗癌协会肿瘤病理专业委员会骨和软组织肿瘤学组（协作组）组长，中华医学会病理学分会常务委员，并担任中国老年医学会病理分会副会长、中国临床肿瘤学会（CSCO）肿瘤病理专家委员会副主任委员、中国抗癌协会肿瘤病理专业委员会常务委员、中国抗癌协会肉瘤专业委员会常务委员、中国医药教育协会骨与软组织肿瘤专业委员会常务委员、中国研究型医院学会病理学专业委员会常务委员兼秘书长、上海市临床病理质控中心主任和CSCO胃肠间质瘤专家委员会委员等职。

曾赴日本和美国留学，在国内外杂志上发表论文100余篇，主编《软组织肿瘤病理学》，参编《中华医学百科全书——肿瘤学》和《肿瘤医学》等多部专著，参编WHO软组织和骨肿瘤病理学分类（第5版），担任《中华病理学杂志》《临床与实验病理学杂志》和《中国癌症杂志》等多家杂志编委，以及《美国外科病理学杂志（中文版）》副主编。

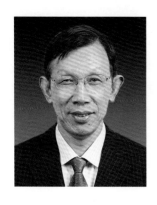

范钦和 南京医科大学第一附属医院（江苏省人民医院）病理科原主任，主任医师、教授、博士研究生导师。曾获得江苏省有突出贡献的中青年专家、卫生部优秀归国留学人员称号。《国际外科病理学杂志》第一至第三届编委。澳太地区软组织肿瘤会诊中心委员，中华医学会病理学分会第八、九届常务委员，中国抗癌协会肿瘤病理专业委员会第四届副主任委员，中华医学会病理学分会和中国抗癌协会肿瘤病理专业委员会骨和软组织肿瘤病理学组第二、三届组长，中国病理主任联会副主席，中国病理学工作者委员会第三届主任委员、第四届名誉主任委员，江苏省医学会病理学分会第五、六届主任委员及第七届名誉主任委员，江苏省肿瘤病理学会第二、三届主任委员，江苏省病理质量控制中心第一届主任，江苏省医学会常务理事。《中华病理学杂志》等7家杂志的编委。先后4次赴美国、加拿大、澳大利亚做高级访问学者和合作研究，共4年半时间，师从国际病理学会主席Allen教授，专攻软组织肿瘤病理2年。

主要从事临床病理的诊断和研究，在肿瘤病理方面颇有建树，尤其是软组织肿瘤，在国际上有一定影响，并受邀在澳大利亚、加拿大，德国等国家的相关会议作过报告。2003年主编出版了《中华临床病理学丛书——软组织病理学》。共主编专著4部，参编专著8部，发表论文85篇，在国际和全国学术会议上作大会专题报告多次。多次报道了新近认识的软组织肿瘤及该研究领域的最新进展，参与会诊澳太地区软组织肿瘤病例，会诊大量的国内疑难病例，具有丰富的诊断经验，受到同道们的瞩目。先后承担科研题10项，4次获省部级科技进步奖。指导博士生、硕士生30余名。

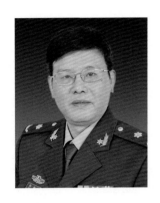

阎晓初　陆军军医大学西南医院病理学研究所教授、主任医师。现任重庆市医学会病理学专业委员会主任委员，中华医学会病理学分会委员，中国抗癌协会肿瘤病理专业委员会常务委员，中华医学会病理学分会骨和软组织学组副组长，全军诊断病理学组副组长，中国医疗器械行业协会病理专业委员会常务副主任委员，中国医疗保健国际交流促进会病理学分会副主任委员，重庆抗癌协会理事。《中华病理学杂志》、《中华乳腺病杂志》、《中华消化外科杂志》编委，《临床与实验病理学杂志》和《诊断病理学杂志》常务编委。

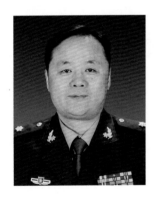

石怀银　中国人民解放军总医院病理科主任，医学博士，主任医师、教授、博士研究生导师。中国医师协会病理科医师分会常务委员兼总干事，中华医学会病理学分会副主任委员，北京市医学会病理学分会副主任委员，全军科学技术委员会病理专业委员会副主任委员，中国研究型医院学会病理学专业委员会副主任委员，中国医疗保健国际交流促进会病理专业委员会副主任委员，中国老年医学会病理分会副会长，中国抗癌协会肿瘤病理专业委员会常务委员，北京市病理质量控制中心副组长。《中华病理学杂志》编委，《诊断病理学杂志》主编，中央保健委员会会诊专家等。

从事病理学诊断工作 30 年，积累了丰富的诊断经验，被评为中国人民解放军总医院"百位名医"；擅长头颈部及软组织病理学诊断；以第一作者或通讯作者发表论文 50 余篇，其中 SCI 收录文章近 20 篇。

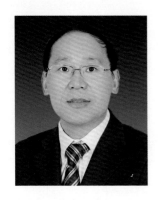

韩安家 主任医师，教授，博士生导师，中山大学附属第一医院病理科主任、病理学院院长。2002年毕业于中山大学获医学博士学位，2004—2007年曾在美国匹兹堡大学医学中心、爱因斯坦医学院、伊利诺伊大学芝加哥分校病理系做访问学者。目前担任中华医学会病理学分会副主任委员，中华医学会病理学分会骨和软组织学组副组长，中国医师协会病理科医师分会常务委员，广东省医学会病理学分会主任委员，广东省卫生健康委员会县级医院学科带头人病理科培训基地召集人，广东省粤港澳合作促进会医药卫生大健康委员会病理联盟主任委员等多项学术任职。

曾主持国家自然科学基金3项，发表研究论文80篇，其中SCI论文60篇。擅长软组织和呼吸亚专科的病理诊断，参编WHO软组织和骨肿瘤病理学分类（第5版）。

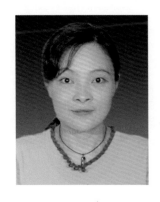

张红英 教授，博士生导师，四川大学华西医院病理科副主任、软组织与骨专业组组长，四川省有突出贡献的优秀专家，四川省学术与技术带头人后备人选。曾任中华医学会病理学分会青年委员会副主任委员，现任国家卫生和计划生育委员会病理质控评价中心免疫组化质控组副组长，中华医学会病理学分会软组织病理学组委员，中国抗癌协会肿瘤病理专业委员会委员及肉瘤专业委员会委员，四川省医学会病理学分会副主任委员，四川省抗癌协会肿瘤病理专业委员会常务委员。《临床与实验病理学杂志》编委、《中华病理学杂志》通讯编委等学术任职。分别于2006年，2009—2010年两次赴美国梅奥医学中心学习"软组织和骨肿瘤病理诊断与分子细胞遗传学研究"。《病理学》（国家卫生和计划生育委员会"十三五"临床医学专业英文版规划教材）副主编。

长期从事临床病理诊断和研究工作，擅长软组织、骨肿瘤及瘤样病变的病理诊断、分子遗传学诊断及应用。近年主持国家自然科学基金面上项目（软组织肿瘤相关课题）3项。发表论文70余篇，其中第一和/或通讯作者论文45篇（其中SCI论文30篇，3篇发表于国际顶级临床病理学杂志 *Am J Surg Pathol*），数篇论文被国际权威书籍 *WHO classification of tumors of soft tissue and bone*（2013年版）、*Enzinger and Weiss's soft tissue tumors* 引用。

出版说明

病理诊断是很多疾病明确诊断的主要依据，但即便是经验丰富的病理专家，在日常病理诊断中也经常会遇到以往从来没有见过的"疑难病变"。病理诊断水平的提升需要不断学习、反复实践，只有"见多"才能"识广"。从"见多"的角度来讲，由于人口基数大，国内病理专家所诊断的病例无疑是最丰富的，这方面的临床经验尤其值得总结和推广。

为了充分展现病理学"靠图说话、百闻不如一见"的特点，最大限度发挥互联网的载体优势，最大程度满足病理科医师临床诊疗水平提升的需求，进而更好地服务于国家"强基层"、"医疗卫生资源下沉"的医疗体制改革战略目标，人民卫生出版社决定邀请国内名院、名科的知名病理专家围绕病理诊断所涉及的各个领域策划出版临床病理"一书一网络平台"丛书，即围绕每个领域编写一本书（如"临床病理诊断与鉴别诊断：乳腺疾病"），搭建一个网络平台（如"中国临床病理电子切片库——乳腺疾病病理电子切片库"）。目的是对国内几十家名院病理专家曾经诊断的所有疾病进行系统的梳理和全面的总结。

希望该套丛书对病理科住院医师、专科医师的培养以及国内病理诊断水平的整体提升发挥重要的引领和推动作用。

登录中国临床病理电子切片库步骤

扫描下方的二维码

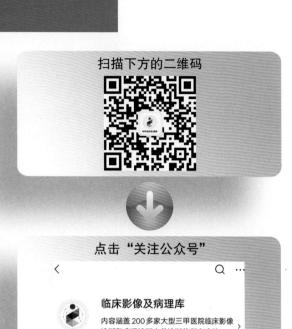

点击"关注公众号"

临床影像及病理库
内容涵盖200多家大型三甲医院临床影像
诊断和病理诊断中曾诊断的所有病种…

1篇原创内容　36位朋友关注

关注公众号

点击"病理库"菜单，进入"中国临床病理电子切片库"

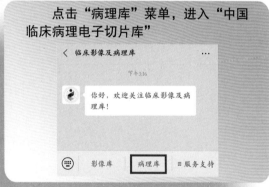

‹　临床影像及病理库　　…

下午3:16

你好，欢迎关注临床影像及病理库！

影像库　**病理库**　服务支持

购书前免费试用

"登录"→"商城"→"产品试用"→成功开通"中国临床病理电子切片库"

购书后兑换使用权

"登录"→"商城"→"兑换"→输入激活码（刮开封底涂层获取激活码）→
"激活"→成功开通"中国临床病理电子切片库"

前　言

"一书一网络平台"工程希望通过出版一套简易而实用的参考丛书，并配以实例扫描切片的网络版，方便各级病理医师参考和学习，以提升各级病理医师的病理诊断水平。顺应这一宗旨，纸质版的《临床病理诊断与鉴别诊断——软组织疾病》邀请了中华医学会病理学分会骨和软组织疾病学组（协作组）、中国抗癌协会肿瘤病理专业委员会骨和软组织肿瘤学组（协作组）和中国抗癌协会肉瘤专业委员会病理学组的多位专家以及部分学组外专家参与编写。该书所对应的"中国临床病理电子切片库"也在积极地准备中，不久即可上线。

在本书的编写过程中得到了复旦大学附属肿瘤医院朱雄增教授的精心指导和国内外很多同行的大力支持，不少病理医师也为本书提供了很多精美的病理图片，在此表示衷心的感谢！

为了进一步提高本书的质量，以供再版时修改，因而诚恳地希望各位读者、专家提出宝贵意见。

王　坚　范钦和
2020 年 1 月 1 日

目 录

一、软组织肿瘤的 WHO 分类

第一版 WHO 软组织肿瘤组织学分类(1969 年版)主要依据光学显微镜下肿瘤的细胞学和组织学形态对软组织肿瘤进行分类,采用了"组织发生(histogenesis)"这一概念,强调肿瘤的组织起源。

第二版 WHO 软组织肿瘤组织学分类(1994 年版)仍依据肿瘤的细胞学和组织学形态,但同时参考了免疫组织化学、分子生物学以及其他有助于诊断的辅助技术(如特殊染色和电镜检测)。对肿瘤的命名不再采用组织发生这一难以判定的概念,而是根据瘤细胞最相似的相应正常细胞而定,强调瘤细胞的分化方向(cell line of differentiation)。

第三版 WHO 软组织肿瘤分类(2002 年版)对所有肿瘤均采用了病理学和遗传学分类来代替原来的组织学分类,并将软组织肿瘤和骨肿瘤合并为一册。在 2002 年版的分类中,所有肿瘤及其变型均严格地按疾病来描述诊断标准、病理学特点和相关的遗传学改变,包括了新的国际肿瘤学疾病分类(International Classification of Diseases

for Oncology,ICD-O)编码、发病率、年龄和性别分布、部位、临床症状和体征、病理学、遗传学和预后因素。在 ICD-O 编码中,XXXX/0 代表良性肿瘤,XXXX/1 代表未特别指定、交界性或生物学行为不确定的肿瘤,XXXX/2 代表原位癌或高级别上皮内瘤变(软组织肿瘤中无此类病变),XXXX/3 代表恶性肿瘤。

第四版 WHO 软组织和骨肿瘤分类(2013 年版)在 2002 年版的基础上进行了修订,并增加了一些新病种,包括具有同源性脂肪母细胞分化的去分化脂肪肉瘤、硬化性横纹肌肉瘤、假肌源性血管内皮瘤、混杂性神经鞘膜肿瘤、磷酸盐尿性间叶性肿瘤等。

第五版 WHO 软组织和骨肿瘤分类逐渐引入分子分型,首次出现了采用基因命名的新病种,包括 *EWSR1-SMAD3* 阳性成纤维细胞性肿瘤、*NTRK* 重排梭形细胞肿瘤、*CIC* 重排肉瘤和伴有 *BCOR* 遗传学改变的肉瘤等,肿瘤分类的基础正在从形态学分类转向分子分类。此外,除 ICD-O 编码外,新版分类也引入第 11 版国际疾病分类(International Classification of Diseases 11th Revision,ICD-11),参见绪表 1。

绪表 1　软组织肿瘤 WHO 分类(第五版)

名称	ICD-O	ICD-11
脂肪细胞肿瘤		
良性		
脂肪瘤	8850/0	2E80.0 & XH1PL8
脂肪瘤病	8850/0	
神经脂肪瘤病	8850/0	
脂肪母细胞瘤 / 脂肪母细胞瘤病	8881/0	2E80.1 & XH8L55
血管脂肪瘤	8861/0	2E80.0Z & XH3C77
软组织肌脂肪瘤	8890/0	2E80.0Z & XH4FS5
软骨样脂肪瘤	8862/0	2E80.0Z & XH7WX8
梭形细胞 / 多形性脂肪瘤	8857/0	XH4E98/XH30M7
冬眠瘤	8880/0	2E80.0Z & XH1054
中间性(局部侵袭型)		
非典型性梭形细胞 / 多形性脂肪瘤样肿瘤		
非典型性脂肪瘤样肿瘤 /	8850/1	XH0RW4
高分化脂肪肉瘤	8850/3	XH7Y61

续表

名称	ICD-O	ICD-11
恶性		
去分化脂肪肉瘤	8858/3	XH1C03
黏液样脂肪肉瘤	8852/3	XH3EL0
多形性脂肪肉瘤	8854/3	XH25R1
黏液样多形性脂肪肉瘤		
成纤维细胞/肌成纤维细胞/肿瘤		
良性		
结节性筋膜炎	8828/0	XH5LM1
增生性筋膜炎和增生性肌炎	8828/0	FB51.2
骨化性肌炎和指趾纤维骨性假瘤		
缺血性筋膜炎		
弹力纤维瘤	8820/0	XH3BQ8
婴儿纤维性错构瘤		
颈纤维瘤病		
幼年性玻璃样变纤维瘤病		
包涵体性纤维瘤病		
腱鞘纤维瘤	8813/0	XH0WB3
促结缔组织增生性成纤维细胞瘤	8810/0	XH6YK5
肌成纤维细胞瘤	8825/0	XH8JB0
钙化性腱膜纤维瘤	8816/0	XH8ZE3
EWSR1-SMAD3 阳性成纤维细胞性肿瘤		
血管肌成纤维细胞瘤	8826/0	XH8A47
富于细胞性血管纤维瘤	9160/0	XH4E06
软组织血管纤维瘤		
项型纤维瘤	8810/0	XH0XH6
肢端纤维黏液瘤	8811/0	XH5XQ3
Gardner 纤维瘤	8810/0	XH7GT0
中间性		
掌纤维瘤病和跖纤维瘤病	8813/1	XH75J5
韧带样瘤型纤维瘤病	8821/1	XH13Z3
脂肪纤维瘤病	8851/1	XH4QB6
巨细胞成纤维细胞瘤	8834/1	XH9AV8
隆突性皮肤纤维肉瘤	8832/1	XH4QZ8
纤维肉瘤型隆突性皮肤纤维肉瘤	8832/3	
色素性隆突性皮肤纤维肉瘤	8833/1	XH5CT4
孤立性纤维性肿瘤	8815/1	XH7E62
炎性肌成纤维细胞瘤	8825/1	XH66Z0
低度恶性肌成纤维细胞肉瘤	8825/3	XH2668
浅表性 CD34 阳性成纤维细胞性肿瘤		
黏液炎性成纤维细胞性肉瘤	8811/1	XH2D15
婴儿型纤维肉瘤	8814/3	XH7BC6

续表

名称	ICD-O	ICD-11
恶性		
成人型纤维肉瘤	8810/3	XH4EP1
黏液纤维肉瘤	8811/3	XH8WH0
低度恶性纤维黏液样肉瘤	8840/3	XH4V76
硬化性上皮样纤维肉瘤	8840/3	XH4BT2
所谓的纤维组织细胞性肿瘤		
腱鞘滑膜巨细胞瘤		XH0HZ1
局限型	9252/0	XH6911
弥漫型	9252/1	XH52J9
恶性腱鞘滑膜巨细胞瘤	9252/3	XH5AQ9
深部纤维组织细胞瘤	8831/0	XH5DP4
丛状纤维组织细胞瘤	8835/1	XH4GL1
软组织巨细胞瘤	9251/1	XH81M1
脉管肿瘤		
良性		
血管瘤		XH5AW4
滑膜血管瘤	9120/0	2E81.0Y
肌内血管瘤	9132/0	2E81.0Y&XH0553
动静脉畸形/血管瘤	9123/0	LA90.3Y
静脉性血管瘤	9122/0	2E81.0Y
吻合状血管瘤	9120/0	2E81.0Z
上皮样血管瘤	9125/0	XH10T4
淋巴管瘤	9170/0	XH9MR8
淋巴管瘤病		
中间性（局部侵袭型）		
簇状血管瘤和卡波西型血管内皮瘤	9130/1	XH2EX4/XH6PA4
中间性（偶有转移型）		
网状血管内皮瘤	9136/1	XH64U8
乳头状淋巴管内血管内皮瘤	9135/1	XH4SY7
复合型血管内皮瘤	9130/1	XH8D24
卡波西肉瘤	9140/3	XH36A5
假肌源性血管内皮瘤	9136/1	XH26F6
恶性		
上皮样血管内皮瘤	9133/3	XH9GF8
血管肉瘤	9120/3	XH6264
血管周皮细胞（血管周）肿瘤		
血管球瘤	8711/0	XH47J2
血管球瘤病	8711/1	XH7CP7
恶性血管球瘤	8711/3	XH21E6
肌周细胞瘤（包括肌纤维瘤）		
肌周细胞瘤	8824/0	
肌纤维瘤	8824/0	XH0953

名称	ICD-O	ICD-11
肌纤维瘤病	8824/1	XH1N00
血管平滑肌瘤	8894/0	XH7CL0
平滑肌肿瘤		
平滑肌瘤	8890/0	XH4CY6
EBV 相关性平滑肌肿瘤		
炎性平滑肌肉瘤		
平滑肌肉瘤	8890/3	XH7ED4
上皮样平滑肌肉瘤		XH13Z5
黏液样平滑肌肉瘤		XH3122
骨骼肌肿瘤		
良性		
横纹肌瘤	8900/0	XH8WG9
成人型	8904/0	XH4BG5
胎儿型	8903/0	XH4729
生殖道型	8905/0	XH5AF2
恶性		
胚胎性横纹肌肉瘤	8910/3	XH83G1
腺泡状横纹肌肉瘤	8920/3	XH7099
多形性横纹肌肉瘤	8901/3	XH5SX9
梭形细胞 / 硬化性横纹肌肉瘤	8912/3	XH7NM2
外胚层间叶瘤	8921/3	XH0S12
胃肠道间质瘤		
胃肠道间质瘤	8936/3	2B5B & XH8RP6
软骨 - 骨肿瘤		
良性		
软组织软骨瘤	9220/0	XH0NS4
骨外间叶性软骨肉瘤	9240/3	XH8X47
恶性		
骨外骨肉瘤	9180/3	XH2CD6
周围神经鞘膜肿瘤		
良性		
神经鞘瘤	9560/0	XH98Z3
神经纤维瘤	9540/0	XH87J5
神经束膜瘤	9571/0	XH0XF7
颗粒细胞瘤	9580/0	XH09A9
真皮神经鞘黏液瘤	9562/0	2F24
孤立性局限性神经瘤	9571/0	XH90Y8
异位脑膜瘤和脑膜上皮错构瘤	9530/0	XH11P5
良性蝾螈瘤 / 神经肌肉迷芽瘤		
混杂性神经鞘膜肿瘤	9563/0	XH01G0
恶性		
恶性周围神经鞘膜瘤	9540/3	XH2XP8
恶性色素性神经鞘膜瘤		

续表

名称	ICD-O	ICD-11
分化尚不确定的肿瘤		
肌内黏液瘤	8840/0	XH6Q84
关节旁黏液瘤	8840/0	
深部（"侵袭性"）血管黏液瘤	8841/0	XH9HK9
非典型性纤维黄色瘤	8830/1	XH1RM7
血管瘤样纤维组织细胞瘤	8836/1	XH9362
骨化性纤维黏液样肿瘤	8842/0	XH1DA7
肌上皮瘤	8982/1	XH3CQ8
肌上皮癌	8982/3	XH43E6
软组织混合瘤	8940/0	XH2KC1
软组织多形性玻璃样变血管扩张性肿瘤		
含铁血黄素沉着性纤维脂肪瘤样肿瘤	8811/1	2F7C
磷酸盐尿性间叶性肿瘤		
良性	8990/0	XH9T96
恶性	8990/3	XH3B27
NTRK 重排梭形细胞肿瘤		
滑膜肉瘤，非特指性	9040/3	XH9B22
梭形细胞型滑膜肉瘤	9041/3	XH9346
双相型滑膜肉瘤	9043/3	XH1J28
上皮样肉瘤	8804/3	XH4396
腺泡状软组织肉瘤	9581/3	XH8V95
软组织透明细胞肉瘤	9044/3	XH1A21
骨外黏液样软骨肉瘤	9231/3	XH9344
促结缔组织增生性小圆细胞肿瘤	8806/3	XH5SN6
恶性肾外横纹肌样瘤	8963/3	XH3RF3
具有血管周上皮样细胞分化的肿瘤（PEComa）		
良性	8714/0	XH4C66
恶性	8714/3	XH9WD1
（动脉）内膜肉瘤	9137/3	XH36H7
未分化肉瘤	8802/3	XH0947
软组织和骨未分化小圆细胞肉瘤		
尤因肉瘤	9364/3	XH8KJ8
伴有 *EWSR1*- 非 *ETS* 家族融合基因的圆细胞肉瘤	8803/3	XH85G7
CIC 重排肉瘤	8803/3	XH85G7
伴有 *BCOR* 遗传学改变的肉瘤	8803/3	XH85G7

二、软组织肿瘤的免疫组化

免疫组化不仅在软组织肿瘤的诊断和鉴别诊断中起非常重要的作用，而且在指导靶向治疗或预测肿瘤的生物学行为等方面也有广阔的应用前景。但要强调的是，免疫组化只是一种辅助性手段，有其自身的局限性，并不能代替传统的组织学检查，后者才是病理学诊断的基础。现代病理诊断趋向于整合性诊断，需要结合病理形态、免疫组化和分子检测结果加以综合判断。软组织肿瘤常用的免疫组化标记参见绪表 2。

绪表 2　部分软组织肿瘤的推荐标记物

肿瘤类型	标记物
结节性筋膜炎	α-SMA，calponin，CD10，KP-1（病变内组织细胞）
肌成纤维细胞瘤	desmin，CD34，α-SMA，h-caldesmon（-）
血管肌成纤维细胞瘤	desmin，ER，PR，α-SMA
侵袭性血管黏液瘤	desmin，ER，PR
孤立性纤维性肿瘤	CD34，STAT6，bcl-2，CD99，β-catenin（～40%）
掌/跖纤维瘤病	α-SMA，MSA，β-catenin（～50%）
侵袭性纤维瘤病	β-catenin，α-SMA，desmin，ER，PR
炎性肌成纤维细胞瘤	α-SMA，desmin，ALK（D5F3/5A4/1A4/ALK1），ROS1
低度恶性肌成纤维细胞肉瘤	α-SMA，calponin，desmin，h-caldesmon（-）
浅表性 CD34 阳性成纤维细胞肿瘤	CD34，AE1/AE3，SMARCB1（无表达缺失）
低度恶性纤维黏液样肉瘤	MUC4
硬化性上皮样纤维肉瘤	MUC4，EMA（局灶）
梭形细胞/多形性脂肪瘤	CD34，RB1（表达缺失），CD117（病变内肥大细胞）
非典型性梭形细胞/多形性脂肪瘤样肿瘤	CD34，S-100 蛋白，RB1（表达缺失）
高分化脂肪肉瘤	MDM2，CDK4，p16，HMGA2
黏液样脂肪肉瘤	S-100 蛋白，NY-ESO-1，CD34（显示丛状血管网）
多形性脂肪肉瘤	S-100 蛋白
腱鞘巨细胞瘤	clusterin，CD68，CD163，CD45，desmin
丛状纤维组织细胞瘤	KP1，α-SMA
Neurothekeoma	CD10，MiTF，CD63（NKI-C3），KP1
平滑肌瘤/平滑肌肉瘤	α-SMA，desmin，h-caldesmon
血管球瘤/肌周皮细胞瘤	α-SMA，h-caldesmon，IV 型胶原，CD34
鼻腔鼻窦球血管周皮细胞瘤	α-SMA，β-catenin，cyclinD1
横纹肌肉瘤	desmin，myogenin，MyoD1，ALK（腺泡状亚型）
幼年性血管瘤	GLUT1，CD31，CD34，ERG
上皮样血管瘤	CD31，ERG，FOSB（50%）
卡波西肉瘤	CD34，D2-40，HHV8（LNA-1）
上皮样血管内皮瘤	CD31，ERG，CAMTA1（90%），TFE3（5%），AE1/AE3
假肌源性血管内皮瘤	AE1/AE3，CD31，ERG，FOSB（>90%），CD34（-）
血管肉瘤	CD31，ERG
胃肠道间质瘤	CD117，DOG1，CD34，Ki-67，SDHB（胃 GIST）
富于细胞性/胃肠道神经鞘瘤	S-100 蛋白，SOX10，GFAP
混杂性神经鞘瘤/神经束膜瘤	S-100 蛋白，SOX10，EMA，claudin-1，GLUT1，CD34
神经纤维瘤	S-100 蛋白，SOX10
副神经节瘤	CgA，Syn，NSE，S-100 蛋白，SDHB
神经束膜瘤	EMA，GLUT-1，claudin-1，CD34（～60%）
颗粒细胞瘤	S-100 蛋白，SOX10，NSE，KP1，TFE3，nestin，α-inhibin
恶性周围神经鞘膜瘤	S-100 蛋白（-/+），SOX10（-/+），H3K27Me3（表达缺失）
上皮样恶性周围神经鞘膜瘤	S-100 蛋白（100%），SOX10（100%），SMARCB1（表达缺失，70%）
血管瘤样纤维组织细胞瘤	EMA，desmin，CD99，KP-1，ALK
骨化性纤维黏液样肿瘤	S-100 蛋白，desmin
软组织肌上皮瘤/混合瘤	AE1/AE3，S-100 蛋白，calponin，GFAP，α-SMA，P63，SMARCB1（表达缺失，10～40%）
腺泡状软组织肉瘤	TFE3，MyoD1（胞质颗粒状着色），CD34（血窦网）
滑膜肉瘤	EMA，AE1/AE3，bcl-2，CD99，calponin，（TLE1）
上皮样肉瘤	AE1/AE3，EMA，CD34（～70%），vimentin，ERG（弱阳性），SMARCB1（表达缺失，90%），

肿瘤类型	标记物
恶性肾外横纹肌样瘤	AE1/AE3，EMA，SMARCB1（表达缺失，100%）
促结缔组织增生性小圆细胞肿瘤	AE1/AE3，desmin，vimentin，Syn，WT1，α-SMA
尤因肉瘤	CD99，Fli1，Syn，ERG，NKX2.2，PAX7
CIC 重排肉瘤	CD99（灶性或部分），ETV4（>90%），WT1（>90%），DUX4，NKX2.2（−）
BCOR-CCNB3 重排肉瘤	CD99（灶性或部分），BCOR（>90%），CCNB3（90%），NKX2.2（−），TLE1，SATB2
婴幼儿未分化圆细胞肉瘤/婴幼儿原始黏液样间叶性肿瘤	BCOR，cylcinD1
软组织透明细胞肿瘤	S-100 蛋白，SOX10，HMB45，PNL2，Melan-A
骨外黏液样软骨肉瘤	S-100 蛋白（~20%），Syn，ERG，INSM1，CD117（~30%），EMA（30%），SMARCB1（表达缺失，17%）
脊索瘤	Brachyury，AE1/AE3，CAM5.2，EMA，S-100 蛋白，SMARCB1（差分化型表达缺失）
PEComa	HMB45，PNL2，Melan-A，α-SMA，desmin，TFE3，capthepsin K
鼻腔鼻窦双表型肉瘤	S-100 蛋白，α-SMA，desmin/myogenin（少数病例），PAX3，β-catenin
NTRK 重排梭形细胞肿瘤	panTRK，TrkA
SMARCA4 缺失性胸腔肉瘤	SMARCA4（表达缺失），SMARCA2（表达缺失），claudin4（阴性），AE1/AE3，CD34，SMARCB1（无表达缺失），SOX2 过表达

三、软组织肿瘤的分子检测

软组织和骨肿瘤的分子病理学发展十分迅速，不仅在传统的诊断和鉴别诊断中起了十分重要的作用，在指导临床制定软组织和骨肿瘤治疗策略和预测肿瘤生物学行为等方面也发挥着重要的角色。另一方面，基于分子异常的新病种报道也在不断涌现，肿瘤分类的基础正在从形态学分类转向分子分类。

常用的分子病理学检测方法为荧光原位杂交（fluorescence in situ hybridization，FISH），其次为聚合酶链反应（polymerase chain reaction，PCR）和一代测序（Sanger 测序）。在实际工作中开展较多的为 FISH 和采用一代测序（Sanger 测序）检测软组织和骨肿瘤中的基因突变，参见绪表 3 和绪表 4。新的检测技术包括单核苷酸多态性阵列（SNP-array）、基因表达微阵列分析、RNAseq、基于锚定多重 PCR 的靶向 NGS（Archer Dx）和基于荧光的 NanoString nCounter 等，有助于发现软组织肿瘤中新的基因异常，包括新的融合基因和 BCOR 内部串联重复序（BCOR-ITD）等分子改变，对软组织肉瘤的分子诊断和潜在的靶向治疗具有重要的价值，有条件的单位应积极开展。

绪表 3　软组织肿瘤 FISH 检测和所检测肿瘤类型

探针类型	染色体定位	所检测的主要肿瘤类型
检测基因重排		
SS18（SYT）	18q11.2	滑膜肉瘤
EWSR1	22q12	尤因肉瘤、软组织透明细胞肉瘤、血管瘤样纤维组织细胞瘤、胃肠道透明细胞肉瘤样肿瘤、促结缔组织增生性小圆细胞肿瘤、硬化性上皮样纤维肉瘤、肺原发黏液样肉瘤、软组织和骨肌上皮瘤、部分骨外黏液样软骨肉瘤、少部分恶性间皮瘤、*EWSR1-SMAD3* 阳性成纤维细胞性肿瘤等
ALK	2p23	炎性肌成纤维细胞肿瘤（包括上皮样炎性成肌纤维细胞性肉瘤）、膀胱假肉瘤样肌成纤维细胞增生、上皮样纤维组织细胞瘤、ALK 阳性组织细胞增生症
USP6	17p13.2	结节性筋膜炎、骨化性肌炎、动脉瘤样骨囊肿
PLAG1	8q12.1	脂肪母细胞瘤、子宫黏液样平滑肌肉瘤
DDIT3	12q13	黏液样脂肪肉瘤
FOXO1	13q14	腺泡状横纹肌肉瘤
ETV6	12p13	婴儿型纤维肉瘤、少部分胃肠道间质瘤等
TFE3	Xp11.2	腺泡状软组织肉瘤、部分上皮样血管内皮瘤、部分血管周上皮样细胞肿瘤（PEComa）
PDGFB	22q13	隆突性皮肤纤维肉瘤/巨细胞成纤维细胞瘤
NTRK1	1q21-q22	NTRK1 重排梭形细胞肿瘤

续表

探针类型	染色体定位	所检测的主要肿瘤类型
RET	10q11.21	RET 重排梭形细胞肿瘤
BRAF	7q34	BRAF 融合阳性肿瘤、黏液炎性成纤维细胞性肉瘤
GLI1	12q13.3	胃丛状纤维黏液瘤、胃母细胞瘤、GLI1 重排上皮样恶性肿瘤、部分肌周皮细胞肿瘤
CIC	4q35	CIC 重排肉瘤
FUS	16p11	低度恶性纤维黏液样肉瘤、部分黏液样脂肪肉瘤等
NR4A3	9q22	骨外黏液样软骨肉瘤
NCOA2	8q13.3	骨和骨外间叶性软骨肉瘤、软组织血管纤维瘤、鼻窦鼻腔双表型肉瘤、少部分婴儿型梭形细胞横纹肌肉瘤
FOSB	19q13	假肌源性血管内皮瘤、上皮样血管瘤
NOTCH1-3	9q34.3/1p12/19p13.12	血管球瘤
检测融合基因		
COL1A1/PDGFB	t(17；22)(q21；q13)	隆突性皮肤纤维肉瘤/巨细胞成纤维细胞瘤
BCOR-CCNB3	Xp11.4；Xp11.22	BCOR-CCNB3 重排肉瘤
YWHAE-NTM2B	t(10；17)(q22.3；p13.3)	婴幼儿未分化圆细胞肉瘤
ACTB-GLI1	t(7；12)(p22.1；q13.3)	ACTB-GLI1 肉瘤
MALAT1-GLI1	t(11；12)(q13.1；q13.3)	胃母细胞瘤、胃丛状纤维黏液瘤
EWSR1-nonETS		EWSR1-NFATC2 肉瘤、EWSR1-SP3 肉瘤、EWSR1-POU5F1 肉瘤、EWSR1-SMARCA5 肉瘤、EWSR1-PATZ1 肉瘤等
检测基因扩增		
MDM2/CDK4	12q13-15	非典型性脂肪瘤样肿瘤/高分化脂肪肉瘤/去分化脂肪肉瘤、动脉内膜肉瘤、骨旁骨肉瘤、髓内高分化骨肉瘤
检测基因缺失		
RB1	13q14	梭形细胞/多形性脂肪瘤、乳腺型肌成纤维细胞瘤、富于细胞性血管纤维瘤、非典型性梭形细胞/多形性脂肪瘤样肿瘤、指趾纤维黏液瘤
p16/CDKN2A	9p21	恶性间皮瘤

绪表 4　软组织肿瘤中的基因突变和 BCOR-ITD 检测

	染色体定位	肿瘤类型
检测基因突变		
KIT/PDGFRA	4q12-13/4q11-12	胃肠道间质瘤
PDGFRA	4q11-12	炎性纤维性息肉
CTNNB1（β-catenin）	3p21-22	侵袭性纤维瘤病、鼻腔鼻窦型球血管肌周细胞瘤和鼻咽血管纤维瘤、淋巴结内栅栏状肌纤维母细胞瘤
SMARCB1	22q11.2	上皮样肉瘤、恶性横纹肌样瘤、上皮样恶性周围神经鞘膜瘤、神经鞘瘤病、部分肌上皮癌、差分化脊索瘤
SMARCA4	19p	SMARCA4 缺失性肉瘤
MyoD1	11p	梭形细胞/硬化性横纹肌肉瘤
GNAS	20q13.32	纤维结构不良、肌内黏液瘤
ANTXR2	4q21.21	幼年性玻璃样变纤维瘤病
VEGF	6q21.3	婴儿富于细胞性血管纤维瘤
NF1	17q11.2	NF1 相关性恶性周围神经鞘膜瘤，NF1 相关性胃肠道间质瘤
NF2	22q12.2	神经鞘瘤
SDHx	11p22.3-23.2	SDH 缺陷型胃肠道间质瘤、肾上腺外副神经节瘤
FH	1q43	延胡索酸酶基因突变相关遗传性平滑肌瘤病
BRAF	7q34	朗格汉斯细胞组织细胞增生症、幼年性黄色肉芽肿、Erdheim-Chester 病、组织细胞肉瘤
检测 BCOR-ITD		
BCOR	Xp11.4	婴幼儿未分化圆细胞肉瘤/婴幼儿原始黏液样间叶性肿瘤、高级别子宫肉瘤、肾透明细胞肉瘤

四、软组织肿瘤的分级

软组织肿瘤的组织学分级对诊断、治疗和预后估计非常重要。术前曾行辅助性放化疗或靶向治疗者,不适合再作分级。目前采用比较多的是法国癌症中心联合会(Fédération Nationale des Centres de Lutte Contre le Cancer,FNCLCC)的评分及分级系统,参见绪表5。

绪表5　软组织肉瘤FNCLCC组织学分级系统

组织学参数	定义
肿瘤分化	
评分1	非常类似成人正常间叶组织,或与良性肿瘤较难区分的肉瘤
	(如脂肪瘤样脂肪肉瘤和平滑肌肉瘤I级)
评分2	能够作出组织学分型的软组织肉瘤
	(如黏液样脂肪肉瘤和黏液纤维肉瘤)
评分3	胚胎性或未分化肉瘤,类型不明确的肉瘤
核分裂计数	
评分1	0～9/10 高倍视野
评分2	10～19/10 高倍视野
评分3	≥20/10 高倍视野
肿瘤性坏死	
评分0	无
评分1	<50%
评分2	≥50%
组织学分级	
I级	总评分为2,3
II级	总评分为4,5
III级	总评分为6,7,8

关于软组织肿瘤的分级有几点说明:①大多数的软组织肿瘤其组织学类型业已代表了其分级,如高分化脂肪肉瘤、隆突性皮肤纤维肉瘤、婴幼儿纤维肉瘤等为I级,多形性未分化肉瘤、尤因肉瘤、横纹肌肉瘤、促结缔组织增生性小圆细胞肿瘤和恶性肾外横纹肌样瘤等为III级,从事软组织肿瘤诊治的临床医生应熟悉常见的软组织肿瘤类型及其所对应的病理分级,参见绪表6;②一些软组织肉瘤的组织学分级价值不大或非常有限,与肿瘤的生物学行为并不对应,如血管肉瘤、上皮样肉瘤和软组织透明细胞肉瘤等;③一些临床特点在很大程度上决定了软组织肉瘤的生物学行为,尤其是生长部位(浅表或深部,近端或远端,内脏或周围软组织等)、生长方式(局限或浸润,单发或多发)和肿瘤的大小等。

绪表6　软组织肉瘤的分级

组织学类型	分级
高分化脂肪肉瘤	1
高分化平滑肌肉瘤	1
低度恶性周围神经鞘膜瘤	1
婴儿型纤维肉瘤	1
黏液纤维肉瘤	2,3
黏液样脂肪肉瘤	2
经典型平滑肌肉瘤	2
经典型恶性周围神经鞘膜瘤	2
经典型纤维肉瘤	2
骨外黏液样软骨肉瘤	2
经典型血管肉瘤	2
多形性和去分化平滑肌肉瘤	3
高级别(圆细胞)黏液样脂肪肉瘤	3
多形性脂肪肉瘤	3
去分化脂肪肉瘤	3
横纹肌肉瘤	3
差分化/多形性平滑肌肉瘤	3
差分化/上皮样血管肉瘤	3
差分化纤维肉瘤	3
差分化恶性周围神经鞘膜瘤	3
恶性蝾螈瘤	3
滑膜肉瘤	3
骨外骨肉瘤	3
骨外尤因肉瘤	3
骨外间叶性软骨肉瘤	3
软组织透明细胞肉瘤	3
上皮样肉瘤	3
腺泡状软组织肉瘤	3
恶性横纹肌样瘤	3
未分化(梭形细胞和多形性)肉瘤	3
CIC 重排肉瘤	3
BCOR-CCNB3 重排肉瘤	3
SMARCA4 缺失性肉瘤	3

五、软组织肿瘤的 pTNM 分期

pTNM 分期是在治疗前获得的证据再加上手术和病理学检查获得新的证据予以补充和更正而成的分期。pT能更准确地确定原发性肿瘤的范围,浸润深度和局部播散情况;pN 能更准确地确定切除的淋巴结有无转移以及淋巴结转移的数目和范围;pM 可在显微镜下确定有无远处转移。软组织肉瘤的 pTNM 分期参见绪表 7,分期的分组参见绪表 8。

绪表 7　软组织肿瘤的 pTNM 分期

T:原发性肿瘤	
Tx	原发性肿瘤不能评估
T0	无原发性肿瘤证据
T1	肿瘤≤5cm
T1a	浅表性肿瘤(位于浅筋膜上方,未累及筋膜)
T1b	深部肿瘤(累及或位于浅筋膜下方;体腔)
T2	肿瘤最大径>5cm
T2a	浅表性肿瘤
T2b	深部肿瘤
T3	肿瘤最大径>10cm
T4	肿瘤最大径>15cm
N:区域淋巴结	
Nx	区域淋巴结不能评估
N0	区域淋巴结无肿瘤转移
N1	区域淋巴结有肿瘤转移
M:远处转移	
Mx	远处转移灶不能评估
M0	无远处转移
M1	有远处转移
G:组织病理学分级	
Gx	分化程度不能确定
G1	核分裂象+坏死评分 2 或 3
G2	核分裂象+坏死评分 4 或 5
G3	核分裂象+坏死评分 6,7 或 8

绪表 8　软组织肉瘤分期的分组

分期	原发性肿瘤	区域淋巴结	远处转移分级	分级
ⅠA	T1	N0	M0	G1 或 Gx
ⅠB	T2, T3, T4	N0	M0	G1 或 Gx
Ⅱ	T1	N0	M0	G2 或 G3
ⅢA	T2	N0	M0	G2 或 G3
ⅢB	T3, T4	N0	M0	G2 或 G3
Ⅳ	任何 T	N1	M0	任何 G
	任何 T	任何 N	M1	任何 G

(王　坚　范钦和)

参 考 文 献

1. 王坚,范钦和. 软组织肿瘤病理诊断中的问题和挑战. 中华病理学杂志,2016,45(1):6-9.

2. 韩安家,阎晓初,王坚. 软组织肿瘤病理诊断免疫组化指标选择专家共识(2015). 临床与实验病理学杂志,2015,31(11):1201-1204.

3. 软组织和骨肿瘤分子病理学检测专家共识(2019 年版)编写专家委员会. 软组织和骨肿瘤分子病理学检测专家共识(2019 年版). 中华病理学杂志,2019,48(7):505-509.

4. Groisberg R,Roszik J,Conley A,et al. The role of next-generation sequencing in sarcomas:evolution from light microscope to molecular microscope. Curr Oncol Rep,2017,19(12):78.

5. Miettinen M,Felisiak-Golabek A,Contreras AL,et al. New fusion sarcomas histopathology and clinical significance of selected entities. Hum Pathol,2019,86:57-65.

6. Zhu G,Benayed R,Ho C,Mullaney K,et al. Diagnosis of known sarcoma fusions and novel fusion partners by targeted RNA sequencing with identification of a recurrent ACTB-FOSB fusion in pseudomyogenic hemangioendothelioma. Mod Pathol,2019,32(5):609-620.

第一章

脂肪细胞疾病

第一节　非肿瘤性病变

脂肪坏死及脂质肉芽肿形成

【定义】

创伤、手术、局部炎症、感染和酶性损害等多种原因可引起脂肪组织坏死，并可出现组织细胞反应和引起脂质肉芽肿（lipogranuloma）形成。

【临床特征】

（一）流行病学

各年龄段均可发生。

（二）部位

常发生于创伤或手术区，多见于皮下或腹腔内。

（三）症状

表现为局部边界不清的肿块或数量不等的小结节。病变早期较软，以后逐渐变硬，后期可自行缩小或消失。可伴有原发疾病（病因）的其他症状。

（四）治疗

多针对病因进行治疗。较大者常需手术切除。

（五）预后

多数为自限性病变。

【病理变化】

（一）大体特征

脂肪组织内边界不清的肿块，或散在分布、数量不等的结节或斑块。切面呈灰黄色至棕褐色，可见囊腔形成。

（二）镜下特征

1. 组织学特征　脂肪细胞坏死、溶解，形成大小不等的空泡或脂囊。数量不等的组织细胞吞噬脂质形成泡沫细胞并围绕坏死的脂肪细胞形成假腺样结构（图 1-1-1A、1-1-1B），并常伴有多核巨细胞反应，多核巨细胞的核常浓染（图 1-1-1C、1-1-1D）。间质内可见炎症细胞浸润，包括淋巴细胞、浆细胞和少量嗜酸性粒细胞，病变后期可见纤维组织增生及钙化（图 1-1-1E）。

2. 免疫组织化学　脂肪细胞表达 S-100 蛋白，组织细胞表达 CD68。

【鉴别诊断】

病变内核浓染的多核巨细胞易被误认为是脂肪肉瘤中的非典型间质细胞，导致误诊。需注意的是，在非肿瘤性脂肪病变、良性、中间性及恶性脂肪肿瘤中均可出现脂肪

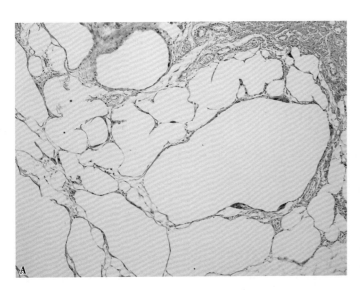

A

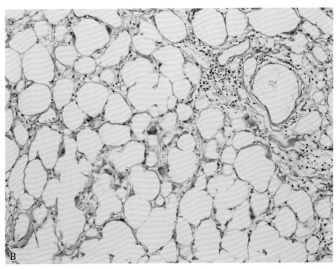

B

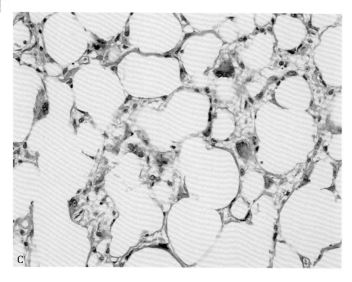

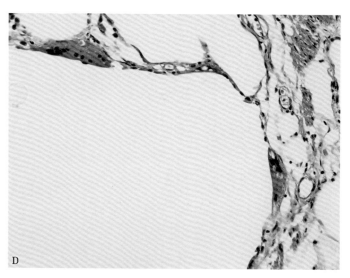

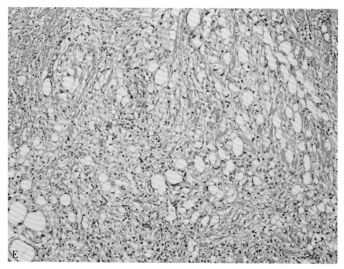

图 1-1-1　脂肪坏死及脂质肉芽肿的组织学特征

A. 脂肪组织坏死、脂囊形成，HE×200；B. 脂肪组织坏死、形成大小不等的空泡，间质内可见炎症细胞浸润，HE×200；C. 脂肪细胞之间的泡沫细胞和多核巨细胞，HE×400；D. 多核巨细胞的核常浓染，HE×400；E. 间质内炎症细胞浸润，伴有纤维化，HE×200

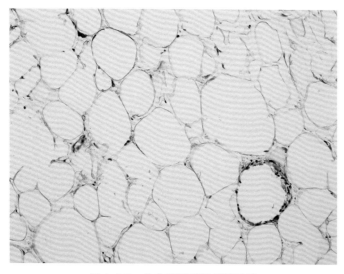

图 1-1-2　非典型性脂肪瘤样肿瘤

肿瘤内脂肪组织坏死及脂质肉芽肿形成，左上区可见非典型间质细胞，HE×200

组织坏死、多核巨细胞反应和脂质肉芽肿形成（图 1-1-2）。因此，在明确脂肪组织坏死、脂质肉芽肿存在的同时，须仔细观察病变背景、特别是非坏死区的组织学形态，结合病史及病变大体等特征对原发病变（肿瘤、非肿瘤等）进行鉴别。在此需要强调的是，良性脂肪病变 / 肿瘤伴脂肪坏死时易被误诊为非典型性脂肪瘤样肿瘤 / 高分化脂肪肉瘤，必要时需加做 FISH 检测 *MDM2* 基因扩增以协助诊断。

第二节　良性肿瘤

一、脂肪瘤

【定义】

脂肪瘤（lipoma）是由成熟白色脂肪细胞构成的良性肿瘤。

【编码】

ICD-O　　8850/0

ICD-11　　脂肪瘤（非特指）　　2E80.0 & XH1PL8

　　　　　纤维脂肪瘤　　　　　XH2SJ1

　　　　　纤维黏液脂肪瘤　　　XH0PH8

【临床特征】

（一）流行病学

1. 发病率　常见，是成人最常见的间叶源性肿瘤。多见于体型肥胖者。

2. 发病年龄　发病年龄广，高峰年龄为40～60岁，20岁以下者罕见。

3. 性别　略多见于男性。

4. 发生于腱鞘处的腱鞘内脂肪瘤常见于15～35岁青年人，无性别差异。

5. 约5%表现为多发性脂肪瘤（multiple lipoma），其中近1/3为遗传性。一些综合征可发生多发性脂肪瘤，包括 Bannayan-Zonana 综合征、Cowden 综合征、Fröhlich 综合征（又称为 Prune-Belly 综合征）和 Proteus 综合征。

（二）部位

可发生于皮下脂肪组织层、深部软组织、骨的表面及关节。

1. 浅表脂肪瘤（superficial lipoma）　发生于皮下脂肪组织层，最常见于上背、颈、肩及腹部。其次为臀部及上臂、大腿等四肢近端部位。发生于面部、手、足及小腿者罕见。

2. 深部脂肪瘤（deep lipoma）　较浅表者少见，主要发生于深部软组织，以及胸腔、纵隔、盆腔和胃肠道等处，少数情况下发生于腹膜后，需经分子遗传学证实。

3. 肌内脂肪瘤和肌间脂肪瘤　参见本节第二部分。

4. 发生于骨表面者称为骨旁脂肪瘤（parosteal lipoma）。发生于关节内者称为滑膜脂肪瘤（synovial lipoma）或树枝状脂肪瘤（lipoma arborescens），好发于膝关节，罕见于肩、髋及肘部，临床上类似弥漫性腱鞘巨细胞瘤。腱鞘内脂肪瘤多见于手和腕部，其次为足和踝部；近半数为双侧对称分布。

5. 多发性脂肪瘤　好发于背、肩、上臂等肢体上部。呈对称分布者较常见于四肢伸侧。

（三）症状

缓慢生长的无痛性肿块。体积较大者若压迫神经可引起疼痛。深部脂肪瘤因其发生部位和大小的不同可引起不同的临床表现。腱鞘内脂肪瘤的症状包括严重的疼痛，扳机指和腕管综合征。

（四）治疗

手术切除。

（五）预后

少数病例可发生复发（<5%），深部脂肪瘤常因难以完整切除较浅部者更容易复发。

【病理变化】

（一）大体特征

肿瘤多具有菲薄、完整的纤维性包膜，界限清楚（图1-2-1A），直径2～10cm。浅表脂肪瘤多呈圆形或盘、饼状，部分呈分叶状，直径数毫米至5cm或以上。深部脂肪瘤一般体积较大，外形常不规则，直径可超过20cm。肿瘤切面呈黄色，油脂状，质软，质地多均一（图1-2-1B），似成熟脂肪组织。部分肿瘤切面可见黏液变性、局灶出血或坏死区，或可存在质地较硬的软骨、骨或钙化区。滑膜脂肪瘤具多个葡萄状或指状突起，切面呈亮黄色。

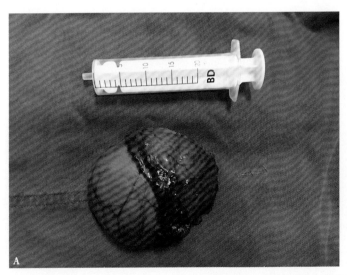
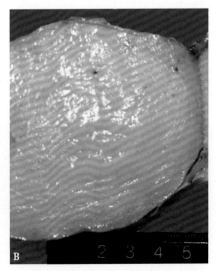

图1-2-1　脂肪瘤的大体特征

A. 脂肪瘤有菲薄、完整的纤维性包膜；B. 脂肪瘤切面呈黄色，质地均一

（二）镜下特征

1. 组织学特征　肿瘤有完整包膜，由成熟脂肪细胞构成，与正常脂肪组织相似，常较难区分。脂肪细胞呈片状或分叶状生长，大小和形状上相近或差异很小（图1-2-2A）。瘤细胞核小，呈椭圆形或新月形，位于细胞周边，染色质细腻，可见核内空泡（Lochkern）（图1-2-2B）。肿瘤内毛细血管丰富（图1-2-2C），因受肿瘤细胞挤压常不明显。肿瘤内可见薄的、不连续的纤维条索。继发性改变包括梗死、局灶液化伴有泡沫细胞和多核巨细胞聚集、出血、钙化和囊性变等。

滑膜脂肪瘤可见滑膜下纤维结缔组织被成熟脂肪组织取代，同时可见散在慢性炎症细胞浸润（图1-2-2D）。

脂肪瘤的组织学变型包括：①纤维脂肪瘤（fibrolipoma）：含有纤维组织间隔及较多的胶原纤维，胶原纤维可发生玻璃样变性（图1-2-2E、1-2-2F），当含有大量的胶原纤维组织时，也称硬化性脂肪瘤（sclerotic lipoma），多发生于青年男性的手和头皮，参见本节第十部分；②黏液脂肪瘤（myxolipoma）和血管黏液脂肪瘤（angiomyxo-lipoma/vascular myxolipoma）：前者存在广泛的黏液变性，后者同时可见丰富的薄壁或厚壁血管；③软骨脂肪瘤（chondrolipoma）和骨脂肪瘤（osteolipoma）：分别有软骨或骨化生。

2. 免疫组织化学　瘤细胞表达S-100蛋白和HMGA2，不表达MDM2和CDK4。新近报道显示，滑膜脂肪瘤不过表达HMGA2，提示为非肿瘤性病变。

【遗传学】

55%～75%的脂肪瘤中存在染色体异常，主要包括：①2/3病例涉及12q13-15，其中t（3；12）（q27-28；q13-15）最常见，导致位于12q15上的*HMGA2*基因与3q27-28上的*LPP*基因融合；②13q缺失（15%）；③6p21-23重排（涉及*HMGA1*基因）（5%）。同一肿瘤内可存在1种以上的染色体异常（～5%）。

【鉴别诊断】

1. 脂肪垫　为长期局部刺激引起的脂肪组织增生。多发生在肩部、患者多有长期挑担史，偶见于臀部等。外观如增厚的皮下脂肪组织，无包膜。镜下见脂肪组织及

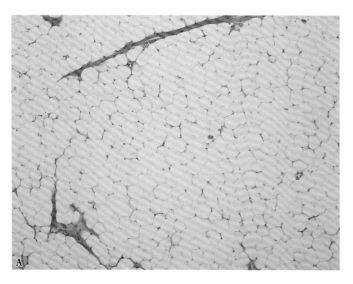

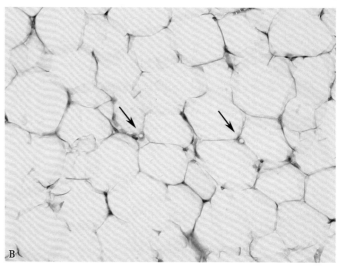

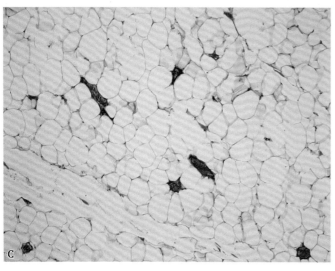

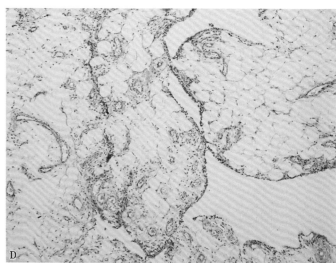

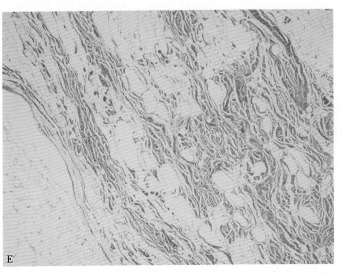
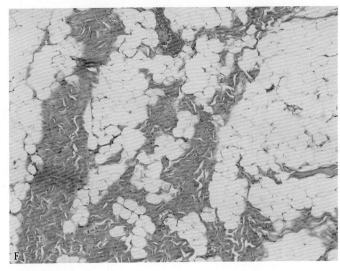

图 1-2-2　脂肪瘤的组织学特征

A. 脂肪瘤由成片成熟脂肪细胞组成，HE×100；B. 细胞核内可见空泡（lochkern）（箭头），HE×400；C. 脂肪瘤内的毛细血管，HE×200；D. 滑膜脂肪瘤，滑膜上皮下成熟脂肪组织生长，可见散在慢性炎细胞浸润，HE×100；E. 纤维脂肪瘤，肿瘤内纤维组织明显，HE×40；F. 纤维脂肪瘤，肿瘤内纤维组织可发生玻璃样变性，HE×100

脂肪小叶间的纤维组织均增生，按层次交错排列。而脂肪瘤多有包膜，缺乏前者的镜下构象特点。

2. 非典型性脂肪瘤样肿瘤 / 高分化脂肪肉瘤　分化好的脂肪肿瘤，特别是发生于深部组织和 / 或体积大者（>10cm），须排除非典型性脂肪瘤样肿瘤 / 高分化脂肪肉瘤之可能。此时应仔细观察大体标本、辨认不同外观的区域并广泛取材；镜下需注意寻找存在核异型性的脂肪细胞及间质细胞；必要时须行 FISH 检测 *MDM2* 基因扩增以协助诊断。

3. 黏液样脂肪肉瘤　需与黏液脂肪瘤鉴别。黏液样脂肪肉瘤多发生于深部软组织，呈多结节外观，可见非脂肪性原始间叶细胞、脂肪母细胞及特征性的分支血管，存在 *FUS-DDIT3* 或 *EWSR1-DDIT3* 融合基因。必要时加做分子检测以协助诊断。

4. 梭形细胞脂肪瘤　纤维脂肪瘤中的胶原纤维多在肿瘤中形成较宽的纤维组织间隔，而非梭形细胞脂肪瘤中特征性的嗜伊红色具双折光性的绳索样胶原纤维。此外，梭形细胞脂肪瘤多见于老年男性的肩、后颈和上肢，肿瘤同时还具有形态一致的梭形细胞成分和散在分布的肥大细胞，瘤细胞表达 CD34，Rb 表达缺失。

二、肌内脂肪瘤

【定义】

肌内脂肪瘤（intramuscular lipoma）和肌间脂肪瘤（intermuscular lipoma）是较常见的深部脂肪瘤，分别位于骨骼肌内和骨骼肌间，但很多病例可同时累及骨骼肌和肌间结缔组织，常统称为肌内脂肪瘤。

【编码】

ICD-O　　8850/0

ICD-11　　XH3TE0

【临床特征】

（一）流行病学

1. 发病率　较常见。

2. 发病年龄　发病年龄广，高峰年龄为 30～60 岁，偶见于儿童。

3. 性别　多见于男性。

（二）部位

最常见于肢体的大骨骼肌，包括大腿、肩部和上臂。

（三）症状

缓慢生长的无痛性肿块，骨骼肌收缩时形成明显的球形肿块。少数病例可有活动引起的疼痛。

（四）治疗

手术切除。

（五）预后

良性肿瘤，可发生局部复发（15%），与是否完整切除肿瘤相关。

【病理变化】

（一）大体特征

大小不一，大者可达 20cm 以上。肿瘤通常无包膜、边界不清，质软，切面可见黄色脂肪组织在骨骼肌内浸润性生长，部分病例可见肿瘤越过肌筋膜、长入肌间结缔组织间隙。部分肿瘤边界清楚，可有薄层纤维性包膜，与浅表脂肪瘤相似。

（二）镜下特征

1. **组织学特征** 成熟的脂肪组织在骨骼肌内和 / 或肌间呈弥漫、浸润性生长（图 1-2-3A），可与骨骼肌混杂、交替分布、形成棋盘样外观（图 1-2-3B）。肿瘤内血管多少不等，可见散在厚壁血管。受累萎缩的骨骼肌纤维可形成固缩核聚集现象（图 1-2-3C、1-2-3D），具有数个浓染的核，易与非典型性脂肪瘤样肿瘤 / 高分化脂肪肉瘤中的非典型性细胞混淆。

2. **免疫组织化学** 瘤细胞表达 S-100 蛋白，不表达 MDM2 和 CDK4。

【遗传学】

同浅表脂肪瘤。

【鉴别诊断】

1. **非典型性脂肪瘤样肿瘤 / 高分化脂肪肉瘤** 脂肪细胞大小不等、核增大，单核或多核的非典型间质细胞常位于厚而不规则的纤维性分隔处，可见脂肪母细胞。瘤细胞表达 MDM2 和 CDK4。FISH 显示 *MDM2* 基因扩增。

2. **脂肪瘤病** 病变范围更加弥漫，可同时累及皮下组织。骨骼肌收缩时不形成明显的球形肿块。结合临床病史、临床表现和发生部位可帮助鉴别。

3. **肌内血管瘤** 可伴有大量增生的脂肪组织，易与肌内脂肪瘤混淆。发病年龄多小于 30 岁，影像学检查提示肿瘤内富于血管或可存在静脉石，镜下可见异常的血管组织。仔细检查大体标本，选取有代表性的病变部位有利于镜下的鉴别诊断。

4. **脂肪组织代偿性增生** 局部肿瘤压迫、肌营养不良等多种原因可引起骨骼肌萎缩、肌内脂肪组织代偿性增生，镜下改变与肌内脂肪瘤相似，尤其是穿刺活检时易引起误诊。需结合病史、影像学检查及大体检查等进行鉴别。

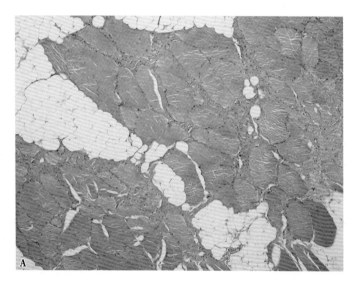
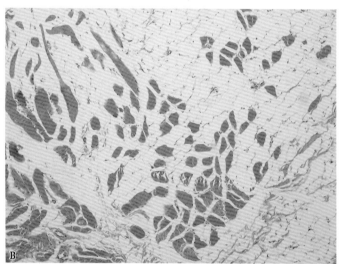
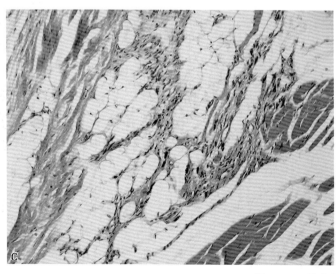
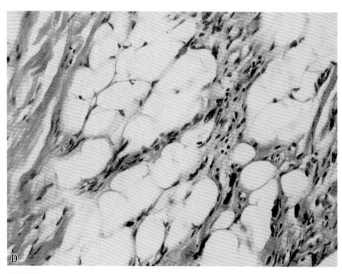

图 1-2-3 肌内脂肪瘤的组织学特征

A. 成熟的脂肪组织在骨骼肌内弥漫生长，HE×100；B. 增生的脂肪组织与骨骼肌混杂分布，形成棋盘状外观，HE×100；C. 萎缩的骨骼肌纤维形成的固缩核聚集现象，HE×200；D. 萎缩的骨骼肌纤维形成的固缩核聚集现象，HE×400

三、脂肪瘤病

【定义】

脂肪瘤病（lipomatosis）发生在多种疾病背景下，是一组异质性的、具有不同临床特点的疾病，表现为成熟的脂肪组织弥漫性过度增生，可累及身体不同部位。

【编码】

ICD-11　EF02.1 & XH8L55

【临床特征】

（一）流行病学

1. 弥漫型脂肪瘤病（diffuse lipomatosis）　通常发生于2岁以下，也可见于成人。

2. 对称性脂肪瘤病（symmetric lipomatosis）　多见于中年男性，国外患者多分布于地中海地区，多数有肝病史或酗酒史。

3. 盆腔脂肪瘤病（pelvic lipomatosis）　最常见于黑人男性，患者年龄9～80岁。

4. 类固醇脂肪瘤病（steroid lipomatosis）　见于内源性或外源性类固醇激素过多者。

5. 脂肪代谢障碍（lipodystrophy）　见于各类抗病毒治疗的患者，多见于使用蛋白酶抑制剂治疗的HIV阳性患者。

（二）部位

1. 弥漫型脂肪瘤病　累及躯干、肢体、头颈部、腹部、胃肠道和盆腔，可伴有巨指症。

2. 对称性脂肪瘤病　多累及身体上半部，尤其是颈部（图1-2-4）。

3. 盆腔脂肪瘤病　多在膀胱和直肠周围。

4. 类固醇脂肪瘤病　多在面部、胸骨上区或肩胛间区（中上背部，水牛背）。

5. 脂肪代谢障碍　多在内脏、乳腺、颈部、面部和肢体。

发生于体表者多同时累及皮下组织和深部骨骼肌组织。

（三）症状

受累部位大量脂肪组织增生，类似肿瘤。因发生部位和程度不同引起相应临床表现，如颈部脂肪组织增生可引起呼吸困难、颈静脉受压，盆腔脂肪瘤病可引起尿频、肛周疼痛、便秘、肠梗阻和肾积水等。对称性脂肪瘤病可伴有神经病变和中枢神经系统症状。HIV脂肪代谢障碍患者可有高脂血症、胰岛素耐受、面部和肢体脂肪消耗。

（四）治疗

手术切除或吸脂术，可减轻脂肪过多的负担、缓解症状。

（五）预后

手术切除后各类型均有复发倾向。类固醇脂肪瘤病和脂肪代谢障碍在病因消失后，病变可消退。

【病理变化】

（一）大体特征

脂肪组织呈弥漫性增生，无包膜，边界不清。

（二）镜下特征

组织学特征　成熟脂肪组织弥漫增生，可浸润骨骼肌等组织（图1-2-5）。

【鉴别诊断】

包括脂肪瘤、肌内脂肪瘤和肌内血管瘤等。脂肪瘤病的特点包括：病变无包膜、范围更加弥漫、可同时累及皮下及骨骼肌组织等。结合病史、临床表现和发生部位可帮助鉴别。

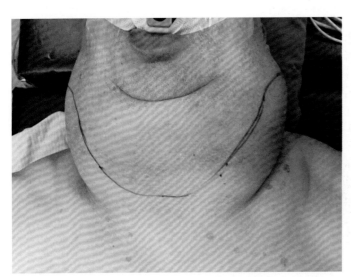

图1-2-4　对称性脂肪瘤病的临床表现
患者颈部对称性弥漫增大（由华西医院烧伤整形科陈俊杰医师提供）

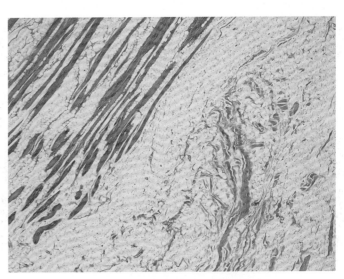

图1-2-5　脂肪瘤病的组织学特征
脂肪组织在骨骼肌组织内、外弥漫生长，HE×100

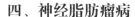

四、神经脂肪瘤病

【定义】

神经脂肪瘤病(lipomatosis of nerve,LN)是一种良性瘤样病变,表现为神经外膜内的纤维和脂肪组织过度增生,围绕神经束并使神经束间的距离明显增加,受累神经增大。

【同义词】

神经脂肪纤维瘤样错构瘤(lipofibromatous hamartoma of nerves/neural lipofibromatous hamartoma)。发生于正中神经者又称为正中神经脂肪瘤(median nerve lipoma)或正中神经神经内脂肪瘤(intraneural lipoma of the median nerve)。伴有巨指症者又称为伴有巨指症的神经纤维脂肪瘤(neural fibrolipoma with macrodactyly)。

【病因】

认为属于一种错构瘤样纤维组织过度增生,大多数病例为散发性。除少数病例可伴有 Klippel-Trenaunay 和 Proteus 综合征外,一般不伴有综合征。

【临床特征】

(一)流行病学

1. 发病率 罕见。

2. 发病年龄 主要发生于 10 岁以下患者(>60%),多在出生时或幼年即发现病变,30 岁以后较少见(10%)。

3. 性别 1/3 患者伴有受累神经支配区的巨指症,以女性多见。无巨指症的病例以男性多见。总体上,男性(49%)和女性(51%)相近。

(二)部位

多发生于上肢(74%),较少发生于下肢(17%)。最常累及正中神经及其在手指的分支(>60%),尺神经(7%)和跖神经(11%)。少见病例可发生于桡神经、臂丛神经、腓神经、坐骨神经或颅神经等。绝大多数病例为单侧性,偶可为双侧性,累及多个终末神经,或仅发生于神经丛。

(三)症状

最常见的症状为感觉丧失或感觉异常(约占半数),其次为疼痛和肌无力。查体可见局部肿块,质软。正中神经受累时,其经典表现为单侧手、指掌面、腕和前臂屈侧逐渐增大的肿块。伴有巨指症者,受累手指表现为对称性或非对称性肿大,并有受累骨的过度生长。

(四)影像学

本病特征性的 MRI 改变具有诊断意义,表现为受累神经处脂肪组织浸润,使其呈纺锤状增大,在神经束的横截面上呈共轴电缆样、纵截面上呈通心粉状外观。

(五)治疗

缺乏有效的治疗方法。完全的病灶切除可能损伤神经而引起运动、感觉功能的严重受损,故通常是禁忌的。当神经压迫症状明显时,进行减压或缩瘤手术可缓解症状。伴有巨指症时,可手术切除畸形的手指。

(六)预后

良性病变。

【病理变化】

(一)大体特征

受累神经呈纺锤状或腊肠样增大,较长者可达 10cm,质软,其内黄色脂肪组织或黄白色的纤维、脂肪组织沿神经及其分支浸润性生长。病变多局限于神经外膜内,与周围组织界限清楚。部分病例中增生的脂肪纤维组织团块可见于受累神经外,但与被覆的皮肤和邻近的肌腱无关联,外观类似发生于深部的脂肪瘤。

(二)镜下特征

1. 组织学特征 在神经外膜和神经束膜的间隙内可见大量增生的成熟脂肪组织和多少不等的纤维组织,包绕神经束并在神经束间浸润性生长,使神经束间的距离明显增加(图 1-2-6A)。增生的脂肪细胞无大小和形状的明显差异,细胞核无异型性。

其他病理改变包括:①神经外膜和神经束膜纤维性增厚、胶原沉积(图 1-2-6B);②纤维组织围绕神经束膜及血管呈同心圆样生长;③神经束可表现为基本正常,或神经内膜纤维化(图 1-2-6C),或萎缩(病程较长者);④少见病例可出现神经束膜细胞增生、围绕神经轴索形成假洋葱球样结构,类似神经内神经束膜瘤;⑤罕见病例可伴有骨化。

2. 免疫组织化学 本病的病理诊断主要根据组织学形态改变,若进行免疫组织化学标记(包括 EMA、S-100 蛋白和 NF),可显示存在于正常神经内的不同成分,同时也提示多数病变内没有神经纤维和神经束膜成分的增生,相反,可能存在萎缩性改变。

【遗传学】

与神经脂肪瘤病相关的巨指症病例可有 *PIK3CA* 基因突变。

【鉴别诊断】

1. 神经脂肪瘤 肿瘤发生于神经内,界限清楚,无神经脂肪瘤病中脂肪组织在神经内浸润性生长并包绕、分隔神经束的现象。

2. 脂肪瘤病 可引起骨的过度生长和巨指症,当继发累及神经时,组织学改变与本病相似,但脂肪瘤病同时存在累及皮肤、皮下和骨骼肌组织的主要病变。

3. 神经内神经束膜瘤 仅有显著的神经束膜细胞增生、围绕神经轴索形成假洋葱球样结构,无神经脂肪瘤病中神经内广泛的纤维、脂肪组织增生。

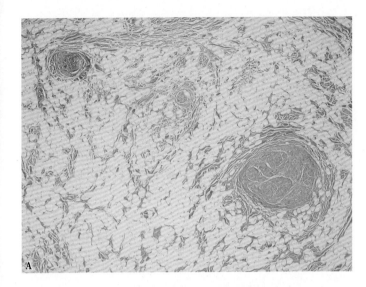

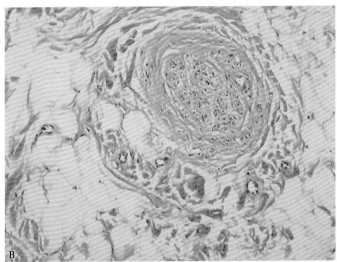

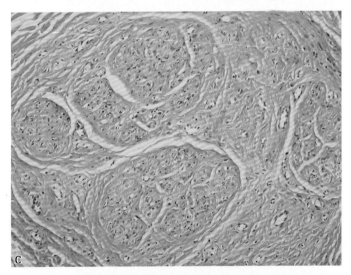

图 1-2-6　神经脂肪瘤病的组织学特征

A. 脂肪及纤维组织增生、神经束间距离增加，HE×100；B. 神经束膜纤维性增厚、胶原沉积，HE×200；C. 神经束膜纤维性增厚、内膜纤维化，HE×200

五、脂肪母细胞瘤／脂肪母细胞瘤病

【定义】

脂肪母细胞瘤／脂肪母细胞瘤病（lipoblastoma/lipoblastomatosis）是一种发生于儿童、由不成熟的白色脂肪构成的良性肿瘤，形态上类似胎儿脂肪组织，切除不净容易复发。局限型者称为脂肪母细胞瘤，弥漫型者称为脂肪母细胞瘤病。

【编码】

ICD-O　　8881/0

ICD-11　　2E80.1 & XH8L55

【临床特征】

（一）流行病学

1. **发病率**　少见。

2. **发病年龄**　大部分病例发生在 3 岁以前，偶可见于较大的儿童和青少年，罕见于成年人。

3. **性别**　男女比例为 2∶1。

（二）部位

1. 常见于四肢和躯干，多数位于皮下脂肪层，少数病例（尤其是弥漫型）可累及或发生于骨骼肌等深部软组织。

2. 其他部位　包括头颈部、纵隔、盆腹腔、腹膜后、会阴、腹股沟睾丸／阴唇区及实质器官（包括肺、心、结肠和涎腺）等处。

（三）症状

缓慢生长的无痛性肿块，部分病例生长迅速。可因肿瘤发生部位和大小的不同，引起不同的临床症状。

少部分病例存在中枢神经系统异常，包括癫痫、自闭症、发育迟缓、先天畸形及 Sturge-Weber 综合征等。

（四）影像学

表现为与脂肪组织密度一致或稍低的肿物。

（五）治疗

手术切除。

（六）预后

良性肿瘤，部分病例可发生局部复发（13%～46%），尤见于不易完整切除的脂肪母细胞瘤病，但不转移，也不发生恶性转化。复发可发生于多年之后，故需长期随访。

【病理变化】

（一）大体特征

多数肿瘤小于 5cm，罕见病例可大于 10cm。局限型多呈分叶状（图 1-2-7A），弥漫型则呈浸润性生长方式、边界不清。肿瘤切面黄色或黄白色（图 1-2-7B、1-2-7C），因肿瘤所含成分不同具脂肪瘤样、黏液样或胶冻状外观。

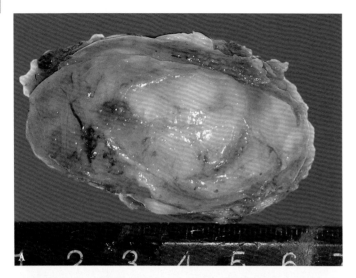

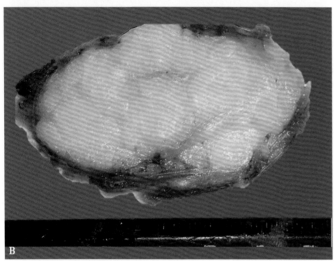

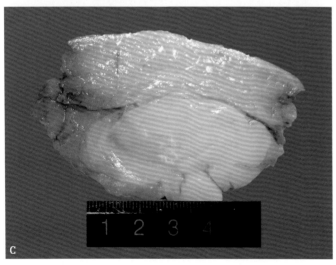

图 1-2-7 脂肪母细胞瘤的大体特征

A. 局限型脂肪母细胞瘤呈结节状或分叶状；B. 切面呈黄色，脂肪瘤样；C. 切面呈黄白色

（二）镜下特征

1. 组织学特征

（1）脂肪母细胞瘤：由厚薄不一的纤维组织分隔形

成多个小叶结构（图 1-2-8A、1-2-8B）。小叶内可见不同分化时期的脂肪组织、多少不等的黏液基质和纤细的毛细血管网。

不同时期的脂肪细胞包括：原始的星状或短梭形的间叶细胞（前脂肪细胞）（图 1-2-8C、1-2-8D）、多泡或单泡的脂肪母细胞以及成熟的脂肪细胞；有时可见一些圆形细胞，胞质具多个小泡、并有嗜酸性颗粒，类似棕色脂肪细胞。肿瘤细胞不具有异型性，核分裂象罕见或缺乏。

肿瘤内可见局灶或广泛的黏液基质，部分病例中可见黏液湖形成。肿瘤内毛细血管丰富，在富含黏液的区域可十分明显。一些病例在富含黏液区伴有丰富丛状毛细血管和原始间叶细胞，容易误诊为黏液样脂肪肉瘤。

部分小叶可显示分带成熟现象，即小叶周边为富含黏液的不成熟细胞区，小叶中心多为趋于成熟的脂肪（母）细胞（图 1-2-8E）。

在不同的病例和同一病例不同的小叶内，不同分化程度的肿瘤细胞的比例不同（图 1-2-8F、1-2-8G）。少数肿瘤的优势成分为梭形原始间叶细胞（图 1-2-8H）。部分肿瘤则几乎完全由成熟的脂肪组织构成（图 1-2-8I），常见于较大儿童或复发病例。

其他可见的组织学形态包括：成纤维细胞增生并伴有胶原沉积，软骨化生，髓外造血，慢性炎细胞浸润和散在的多核细胞及小花样细胞（图 1-2-8J）。

（2）脂肪母细胞瘤病：组织学特点与脂肪母细胞瘤基本一致，但小叶结构不明显。与肌内脂肪瘤相似，肿瘤内常可见残存的骨骼肌组织（图 1-2-8K）。

2. 免疫组织化学 瘤细胞表达 S-100 蛋白、CD34 和多形性腺瘤基因 1（pleomorphic adenoma gene 1，PLAG-1），原始间叶细胞可表达 desmin。部分病例可表达 P16，与大体形态和生物学行为无相关性。

【遗传学】

8q11-13 结构改变（包括易位、倒置、插入和环状染色体），导致 *PLAG1* 基因重排，可与 *HAS2*（8q24.13）、*COL1A2*（7q21.3）、*RAD51B*（14q24.1）、*COL3A1*（2q32.2）、*RAB2A*（8q12.1-q12.2）和 *BOC*（3q13.2）等基因形成融合基因。脂肪母细胞中 *PLAG1* 的伴侣基因与多形性腺瘤中 *PLAG1* 的伴侣基因有时不同，但 *RAD51B-PLAG1* 融合基因也可见于一部分子宫黏液样平滑肌肉瘤。

【鉴别诊断】

1. 黏液样脂肪肉瘤 多见于成年人，10 岁以下儿童罕见，但偶可发生于儿童；肿瘤常发生于深部软组织。脂肪母细胞瘤具有更明显的小叶结构，细胞不具有异型性，缺乏肿瘤细胞在血管周的富集现象，少见黏液湖形成。

诊断困难的病例，尤其是大龄儿童病例应该行相关基因检测（*PLAG1* 和 *DDIT3* 基因）以明确诊断。

2. **脂肪瘤**　当脂肪瘤伴有广泛黏液变性时，或脂肪母细胞瘤成熟化时，均可能误诊。脂肪瘤多见于成年人，

少见在脂肪母细胞瘤中常见的分叶状结构、脂肪母细胞和具有丛状毛细血管的黏液基质区。

3. **非典型性脂肪瘤样肿瘤 / 高分化脂肪瘤样脂肪肉瘤**　当脂肪母细胞瘤成熟化时（多见于年龄较大者），尤

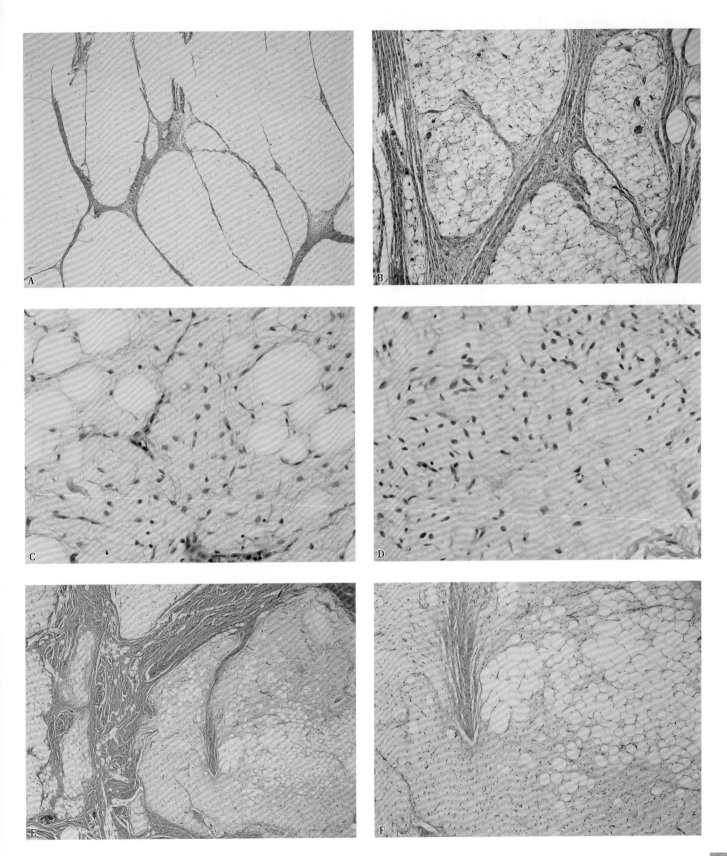

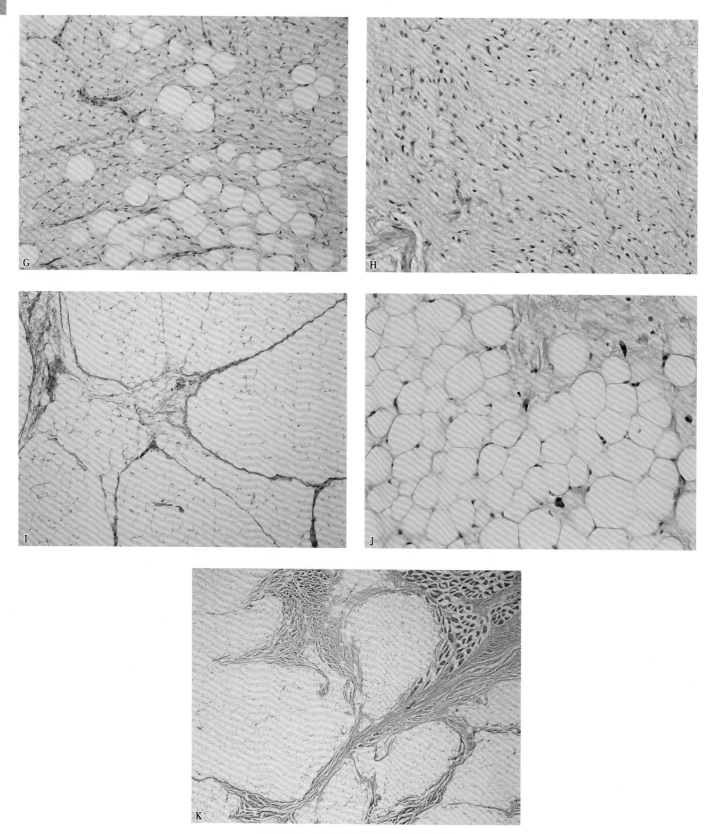

图 1-2-8　脂肪母细胞瘤的组织学特征

A. 脂肪母细胞瘤明显的小叶结构，HE×40；B. 脂肪母细胞瘤明显的小叶结构，HE×100；C. 脂肪母细胞瘤内原始的间叶细胞，HE×400；D. 脂肪母细胞瘤内原始的间叶细胞，HE×400；E. 脂肪母细胞瘤小叶周边富含黏液，HE×40；F. 脂肪母细胞瘤中的不同分化程度的肿瘤成分，HE×100；G. 脂肪母细胞瘤中的不同分化程度的肿瘤成分，HE×200；H. 梭形细胞为主的肿瘤，HE×200；I. 成熟脂肪细胞为主的肿瘤，HE×100；J. 肿瘤内偶见散在多核细胞，HE×400；K. 脂肪母细胞瘤病累及骨骼肌，HE×40

其是发生于肢体深部或纵隔、腹盆腔和腹膜后的体积较大的病例，需与多见于成年人的脂肪瘤样型脂肪肉瘤进行鉴别。脂肪母细胞瘤罕见于成年人，多具有明显的小叶结构；而发生于儿童的非典型性脂肪瘤样肿瘤/高分化脂肪肉瘤也极其罕见。困难病例可行相关基因检测（*PLAG1* 和 *MDM2* 基因）明确诊断。

4. 冬眠瘤　发病人群年龄较大，棕色脂肪细胞成分更显著。

5. 脂肪纤维瘤病　肿瘤内成纤维细胞成分常形成的长束状、纤维瘤病样的外观，不见于脂肪母细胞瘤。

六、血管脂肪瘤

【定义】

血管脂肪瘤（angiolipoma）是一种主要发生于皮下脂肪层的良性肿瘤，由成熟的脂肪组织和多少不等的、常成簇聚集的毛细血管构成，血管腔内常含有纤维素性微血栓。

【编码】

ICD-O　　8861/0

ICD-11　　2E80.0Z & XH3C77

【临床特征】

（一）流行病学

1. 发病率　常见。

2. 发病年龄　常见于 20 岁左右的年轻人。儿童和 50 岁以上的患者罕见。

3. 性别　男性多见。

4. 约 2/3 为多发，约 5% 为家族性。

（二）部位

肿瘤多位于皮下脂肪层。最常见的部位依次为前臂（约占 2/3）、上臂和躯干（包括乳腺）。

（三）症状

为界限清楚的皮下小结节，常为多发。多伴有疼痛或触痛，在肿瘤生长初期尤其明显，后期常减轻或消失。

（四）治疗

手术切除。

（五）预后

良性肿瘤，切除后一般不复发。

【病理变化】

（一）大体特征

为界限清楚的黄色、黄红色或红色结节，通常小于 2cm，有完整的包膜或假包膜。肿瘤质地较普通脂肪瘤韧，红色的外观反映了毛细血管成分的存在。

（二）镜下特征

1. 组织学特征　肿瘤由成熟的白色脂肪成分和含有纤维素性微血栓的薄壁毛细血管成分构成。薄壁血管以肿瘤包膜下区域明显，并呈簇状或线条状向肿瘤中心区放射状分布（图 1-2-9A、1-2-9B）。毛细血管可充血、扩张，部分管腔内可见特征性的嗜伊红纤维素性微血栓（图 1-2-9C）。脂肪细胞和血管内皮细胞均无异型性。肿瘤间质内常可见肥大细胞。继发改变包括脂肪组织坏死、钙化等，较陈旧的肿瘤内可见血管周和间质的纤维化。

不同肿瘤内脂肪和血管成分的比例不同。富于细胞性血管脂肪瘤（cellular angiolipoma）指肿瘤主要由毛细血管成分构成、脂肪成分稀少（图 1-2-9D），有时肿瘤内密集的血管内皮细胞和血管周细胞具有明显的梭形形态（图 1-2-9E），易被误诊为血管源性肿瘤。部分肿瘤血管成分稀少，但仍可见血管腔内纤维素性微血栓（图 1-2-9F）。

2. 免疫组织化学　近期文献报道肿瘤内脂肪细胞和内皮细胞表达 PRKD2（protein kinase D2），而普通型脂肪瘤未见表达。

【遗传学】

多显示正常的染色体表型，少数病例涉及 13 染色体重排。近期文献报道 80% 病例内存在低频 *PRKD2* 基因突变。

【鉴别诊断】

1. 普通型脂肪瘤　血管成分稀少的血管脂肪瘤可被误诊为普通型脂肪瘤，血管腔内纤维素性微血栓有助于明确诊断。

2. 肌内血管瘤　肌内血管瘤常伴有脂肪组织代偿性增生，但真正的肿瘤成分为血管。而血管脂肪瘤发生于皮下脂肪组织层、位置浅表，体积小，多有完整包膜，血管成分仅为毛细血管，且可见特征性的纤维素性微血栓，可资鉴别。

3. 卡波西肉瘤　梭形细胞增生更为明显，可见血管外红细胞渗出，存在细胞内、外 PAS 阳性的嗜伊红透明小球，缺乏血管腔内纤维素性微血栓。瘤细胞特征性表达 HHV8。

4. 其他类型的血管源性肿瘤　最重要的是与低级别血管肉瘤（特别是发生在乳腺者）鉴别。血管肉瘤多边界不清，低倍镜下缺乏血管向肿瘤中心区放射状分布的外观，呈浸润性、切割脂肪组织生长的形态，并可相互吻合或呈分支状生长；内皮细胞具有异型性，衬覆的细胞可超过 1 层或有乳头形成；罕见血管腔内微血栓。

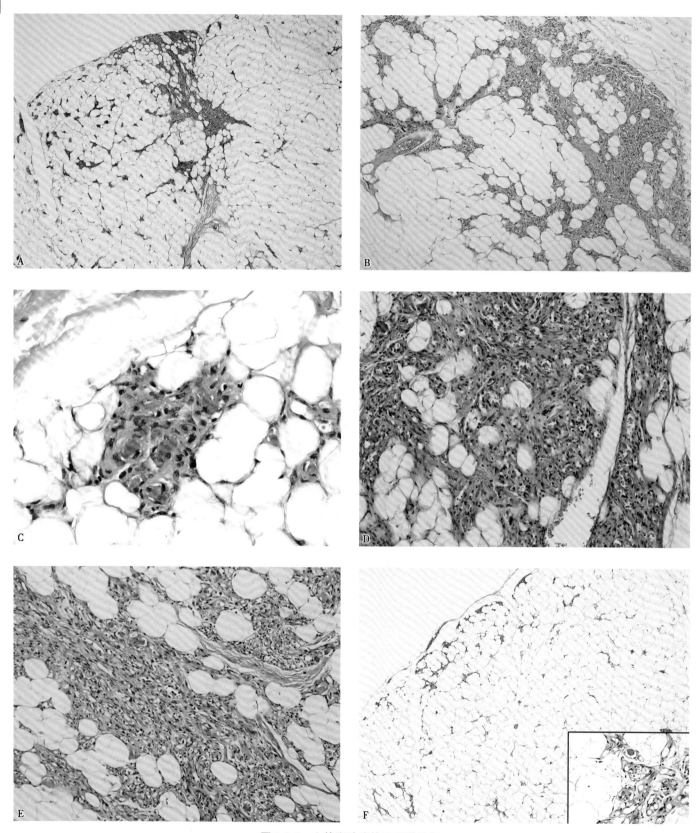

图 1-2-9 血管脂肪瘤的组织学特征

A. 肿瘤由成熟脂肪和簇状薄壁毛细血管组成,HE×40;B. 薄壁毛细血管以包膜下明显,并向中心放射状分布,HE×100;C. 肿瘤内血管及纤维素性血栓,HE×400;D. 富于细胞性血管脂肪瘤,HE×200;E. 具梭形形态的血管成分,HE×200;F. 血管成分少的肿瘤,仍可见血管腔内纤维素性微血栓(插图,HE×400),HE×40

七、肌脂肪瘤

【定义】

肌脂肪瘤（myolipoma），又称子宫外脂肪平滑肌瘤（extrauterine lipoleiomyoma），是由成熟的脂肪组织和成熟的平滑肌组织构成的良性肿瘤，组织学形态与子宫的脂肪平滑肌瘤相似。

【编码】

ICD-O　　8890/0

ICD-11　　2E80.0Z & XH4FS5

【临床特征】

（一）流行病学

1. **发病率**　非常罕见。与结节性硬化症无关。

2. **发病年龄**　见于成年人，中位年龄为 55 岁，高峰年龄为 60～70 岁，年龄范围为 35～94 岁。

3. **性别**　女性多见。

（二）部位

常见部位包括腹膜后、腹腔、盆腔和腹股沟区，也可发生于四肢，少数情况下发生于躯干壁和四肢。

（三）症状

无痛性肿块。深部病例多为偶然发现。

（四）治疗

手术切除。

（五）预后

良性肿瘤，完整切除后不复发。

【病理变化】

（一）大体特征

多为界限清楚的肿块，有完整或部分包膜。深部肿瘤通常较大（10～25cm），平均直径 15cm，发生于皮下者体积小。肿瘤切面呈黄色或黄白色脂肪肿瘤性外观，在以平滑肌成分为主的区域，则呈现灰白色、质韧、漩涡状外观。

（二）镜下特征

1. **组织学特征**　肿瘤由不同比例的成熟脂肪和成熟平滑肌组织构成（图 1-2-10A）。平滑肌细胞通常排列成相互交织的短束状或片状，均匀地穿插在脂肪组织内（图 1-2-10B），在低倍镜下形成筛网状外观。平滑肌细胞具有丰富的强嗜伊红胞质，部分病例可见核周空泡。脂肪成分为成熟的白色脂肪组织，无脂肪母细胞及小花样多核巨细胞。两种成分均无细胞异型性。有个别具奇异核的肌脂肪瘤的报道，被认为是退行性的形态改变。核分裂象缺乏或罕见。肿瘤内可见散在的薄壁血管，不见血管平滑肌脂肪瘤中特征性的中等大小厚壁血管。间质硬化和慢性炎细胞浸润有时可十分显著。

2. **免疫组织化学**　平滑肌成分表达平滑肌标记，包括 α-SMA、calponin、h-caldesmon 和 desmin，不表达 HMB45、Melan-A、CD34 和 S-100 蛋白。有报道平滑肌细胞同时可表达 ER 和 PR。60% 的病例可表达 HMGA2（high-mobility group AT-hook 2）（核染色）。

【遗传学】

2 例显示 *HMGA2* 基因改变。1 例显示 t（9；12）（p22；q14），产生 *HMGA2-C9orF92* 融合基因。

【鉴别诊断】

1. **血管平滑肌脂肪瘤**　部分病例可伴有结节性硬化症。具有中等大小厚壁血管成分。平滑肌细胞可呈上皮样形态，胞质多呈透明或颗粒状，可见与血管壁肌细胞移行。肿瘤细胞表达 HMB45 和 Melan-A。

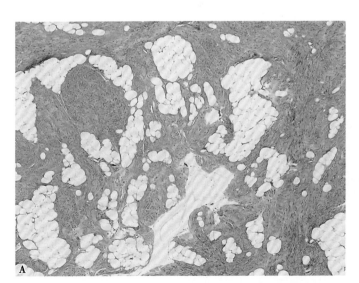
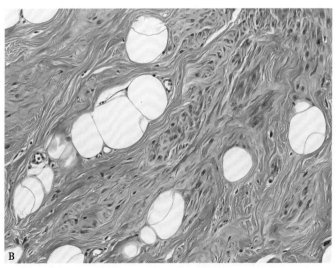

图 1-2-10　肌脂肪瘤的组织学特征

A. 肿瘤由不同比例的成熟脂肪和成熟平滑肌组织构成，HE×40；B. 平滑肌细胞呈短束状穿插在脂肪细胞之间，HE×200

2. 低级别去分化脂肪肉瘤 可见到特征性的核深染非典型间质细胞,平滑肌成分多不成熟、具异型性,核分裂象可见。FISH 检测存在 *MDM2* 基因扩增。

3. 梭形细胞脂肪瘤 肿瘤发生部位不同。梭形细胞不具有平滑肌分化特征,瘤细胞表达 CD34,Rb 表达缺失,不表达平滑肌标记。

4. 伴有脂肪化生/变性的平滑肌瘤 脂肪化生/变性常见于子宫、罕见于其他部位的平滑肌瘤。脂肪组织在肿瘤内的分布局灶或不规则,与肌脂肪瘤中规则分布、形成筛网状外观不同。

八、软骨样脂肪瘤

【定义】

软骨样脂肪瘤(chondroid lipoma)是一种良性脂肪组织肿瘤,由比例不等的脂肪母细胞、成熟脂肪细胞和黏液玻变软骨样基质组成。

【编码】

ICD-11   2E80.0Z & XH7WX8 脂肪瘤,非特指性和软骨样脂肪瘤

【临床特征】

(一)流行病学

1. 发病率 非常罕见。

2. 发病年龄 多发生于 20～40 岁成年人。

3. 性别 女性明显多见,女:男为 4:1。

(二)部位

多表现为深部软组织肿块,累及肌肉、深部纤维结缔组织或深部皮下脂肪。最常见于近端肢体和肢带,其他部位包括远端肢体、躯干和头颈部(包括口腔)。

(三)症状

缓慢生长的无痛性肿块,部分病例存在近期的加速生长。

(四)影像学

显示为含有脂肪和黏液的异质性病变,与普通脂肪瘤不同。可伴有钙化。

(五)治疗

手术切除。

(六)预后

良性肿瘤,完整切除后罕见复发。

【病理变化】

(一)大体特征

界限清楚,结节状,平均直径和中位直径分别为 3cm 和 4cm,直径范围 1.5～11cm。多数肿瘤有包膜,质地较普通脂肪瘤韧,切面黄色、白色或浅褐色,可呈分叶状并可见灰白色纤维性分隔,可见出血灶。

(二)镜下特征

1. 组织学特征 肿瘤界限清楚,有或没有包膜,多数具有纤维性分隔、呈分叶状(图 1-2-11A)。肿瘤内圆形的肿瘤细胞呈巢状、片状或条索状分布于黏液玻变软骨样基质中,可有多少不等的成熟脂肪组织混杂其中(图 1-2-11B)。

圆形肿瘤细胞显示出不同时期的脂肪母细胞分化(图 1-2-11C～1-2-11G),包括:①胞质稀少的未分化间叶细胞;②含有嗜伊红颗粒状胞质的小圆形细胞;③脂肪母细胞,可含有单个或多个脂质空泡;④冬眠瘤细胞样的细胞,核居中,胞质呈多泡状并可见嗜伊红颗粒。肿瘤细胞无异型性,核染色质细腻,核仁不明显或为嗜碱性小核仁。核分裂象缺乏或罕见。

细胞外基质可呈蓝染黏液样、黏液软骨样,粉染纤维素样或深嗜伊红色的玻璃样变性改变,并可混杂交替分布。小圆形肿瘤细胞常被黏液样基质围绕,呈陷窝状,类似软骨,软骨样脂肪瘤因此得名,但肿瘤内并没有真正的软骨形成。

多数肿瘤内血管丰富、易见到厚壁或薄壁的扩张血管。其他组织学改变包括出血,含铁血黄素沉积,脂肪坏死,钙化、骨化和广泛的玻璃样变性(图 1-2-11H、1-2-11I)。

2. 特殊染色 小圆细胞周围 PAS 和网织纤维染色阳性,提示存在基底膜。肿瘤细胞内 PAS 阳性,不耐淀粉酶消化,提示存在糖原。细胞外基质 AB 染色和胶体铁染色阳性,且部分或完全耐透明质酸酶消化,提示存在硫酸软骨素。

3. 免疫组织化学 脂肪母细胞成分不同程度地表达 S-100 蛋白,可局灶表达 CK,不表达 EMA、α-SMA 和 HMB45。

【遗传学】

存在 t(11;16)(q13;p12-13),产生 *C11orf95-MRTFB* (*MKL2*)融合基因。

【鉴别诊断】

1. 黏液样脂肪肉瘤 当软骨样脂肪瘤存在广泛的黏液基质时,或黏液样脂肪肉瘤中出现软骨样化生时,两者易于混淆。但软骨样脂肪瘤不具有细胞异型性、缺乏丛状血管和黏液湖的形成。困难病例可行 FISH 检测 *DDIT3* 基因易位明确诊断。

2. 软组织软骨瘤 主要发生于手、足、指、趾,含有真正的软骨成分,缺乏脂肪成分。

3. 骨外黏液样软骨肉瘤 多边界不清,肿瘤细胞形态较一致,含嗜酸性胞质,少有胞质内空泡,缺乏脂肪母细胞和脂肪组织成分,多数病例存在 t(9;22)(q22;q12)或 t(9;17)(q22;q11),形成 *NR4A3-EWSR1* 或 *NR4A3-*

TAF15 融合基因。困难病例可行相关融合基因检测以明确诊断。

4. 软骨脂肪瘤　是伴有真正软骨化生的普通型脂肪瘤，不应与软骨样脂肪瘤相混淆。

5. 软组织肌上皮肿瘤 / 混合瘤　常可出现脂肪成分和软骨 / 软骨样成分，但同时具有上皮性成分，表达上皮、肌上皮的标记，如 CK、EMA、P63、α-SMA 和 GFAP 等。

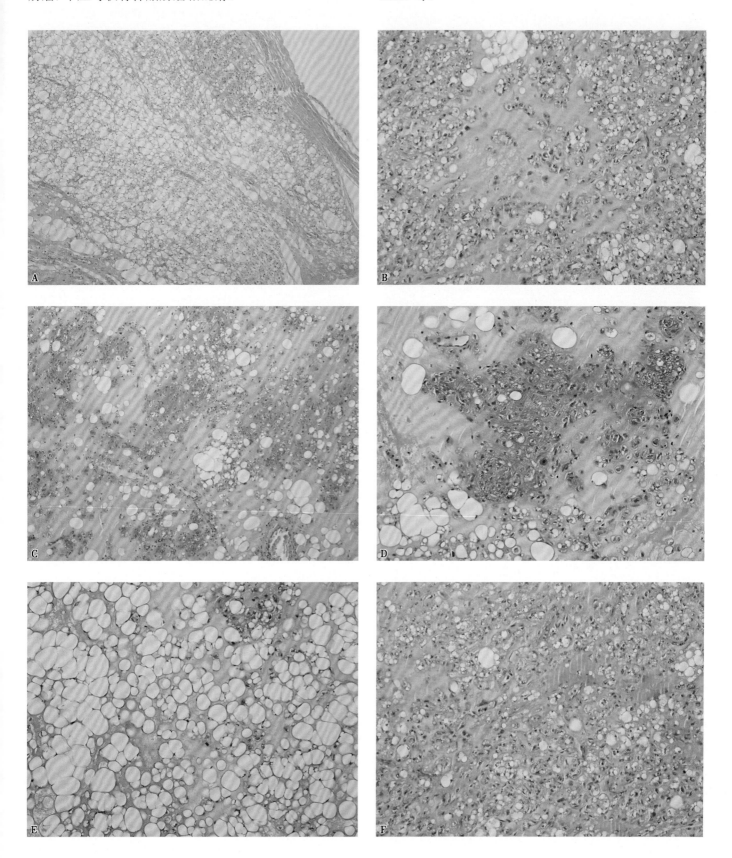

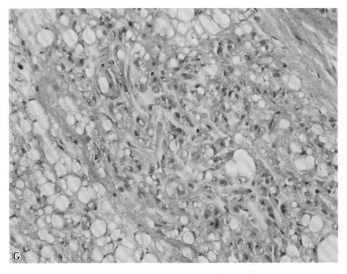

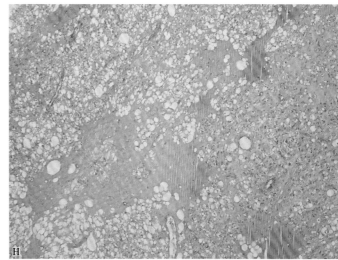

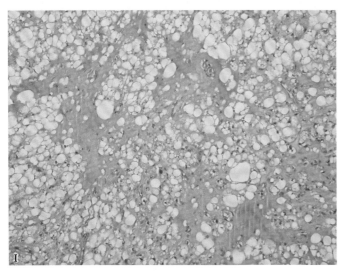

图 1-2-11 软骨样脂肪瘤的组织学特征

A. 肿瘤界限清楚，有纤维性包膜，HE×100；B. 肿瘤由分布于软骨样基质中的圆形细胞和脂肪组织构成，HE×200；C. 示肿瘤内的脂肪、圆形肿瘤细胞和基质，HE×100；D. 示肿瘤内的脂肪、圆形肿瘤细胞和基质，HE×200；E. 示肿瘤内的脂肪、圆形肿瘤细胞和基质，HE×200；F. 示肿瘤内的脂肪、圆形肿瘤细胞、脂肪母细胞和基质，HE×200；G. 肿瘤内的脂肪、圆形肿瘤细胞、脂肪母细胞和基质，HE×400；H. 示肿瘤内血管丰富、可见广泛的玻璃样变性，HE×100；I. 示肿瘤内血管丰富、可见广泛的玻璃样变性，HE×200

九、梭形细胞脂肪瘤／多形性脂肪瘤

【定义】

梭形细胞脂肪瘤（spindle cell lipoma，SCL）是一种含有成熟脂肪细胞、良性梭形细胞和绳索样胶原纤维的良性脂肪肿瘤，多形性脂肪瘤（pleomorphic lipoma，PL）另含有多少不等的小花样多核巨细胞。SCL 和 PL 是位于同一瘤谱两端的形态学变型，一些病例兼具 SCL 和 PL 的形态。

【编码】

ICD-O　　8857/0

ICD-11　　XH4E98（梭形细胞脂肪瘤）

　　　　　XH30M7（多形性脂肪瘤）

【临床特征】

（一）流行病学

1. **发病率**　少见，约占脂肪瘤肿瘤的 1.5%，与脂肪瘤的比例为 1∶60。

2. **年龄**　多发生于中老年（45～60 岁），极少发生于 20 岁以下年轻人。

3. **性别**　男性多见，女性仅占 10%。发生于真皮内者以女性多见。

（二）部位

约 80% 的病例发生于后颈、肩和项背部，其他部位包括：头面部（包括口腔）、躯干和四肢。多数病例位于皮下脂肪层，少数病例位于真皮层，罕见病例可累及骨骼肌浅层或完全位于骨骼肌内。

（三）症状

与普通型脂肪瘤相似，表现为缓慢性生长的无痛性结节，病史多较长。大多数病例为单发性；极少数病例可发生于多个部位（同时性或异时性），可为家族性。

（四）治疗

手术切除。

（五）预后

良性肿瘤，极少发生局部复发。多形性脂肪瘤中偶

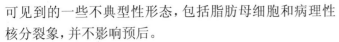

可见到的一些不典型性形态，包括脂肪母细胞和病理性核分裂象，并不影响预后。

【病理变化】

（一）大体特征

肿瘤切面灰黄至灰白色，质地较普通型脂肪瘤韧，可见局灶或广泛的黏液变性。多数肿瘤边界清楚，位于真皮内的肿瘤相对边界不清，罕见病例具多结节状的丛状外观。肿瘤直径一般为3～5cm。

（二）镜下特征

1. 组织学特征 位于皮下者界限清楚，常有包膜。位于真皮或肌肉内者可呈浸润性。

（1）梭形细胞脂肪瘤：位于肿瘤形态学谱系的一端，由不同比例的成熟脂肪细胞、良性梭形细胞和粗大的绳索样胶原纤维构成，间质可发生局灶至弥漫的黏液样变性（图1-2-12A）。梭形细胞形态温和，大小、形态一致，胞质呈两极性或星状突起，核稍深染，核仁不明显，核分裂象缺如或罕见（图1-2-12B）。梭形细胞可杂乱分布，或短束状排列、呈鱼群样的小簇状聚集，或排列成栅栏状。

梭形细胞之间可见成束的绳索样嗜伊红色、双折光性胶原纤维，间质内常可见散在的肥大细胞。肿瘤内血管成分多不明显，血管周围可伴有玻璃样变性或纤维化，局灶也可有血管外皮瘤样鹿角分支状血管。

SCL的组织学变型包括：①脂肪细胞为主型，肿瘤内以成熟脂肪成分为主，仅见簇状分布的梭形细胞和胶原成分（图1-2-12C、1-2-12D）；②寡脂肪型或乏脂肪型（low-fat or fat-free variant），脂肪成分少见或缺如，以梭形细胞成分为主，可含大量的胶原纤维成分，间质可伴有广泛的黏液样变性（图1-2-12E、1-2-12F）；③假血管瘤样型（pseudoangiomatoid variant），肿瘤内可见显著的裂隙状或不规则分支状血管腔隙，衬覆内皮细胞，其内可见肿瘤成分呈结节状突起，肿瘤内脂肪成分可不明显，也可见广泛的黏液变性（图1-2-12G）；④黏液样型（myxoid variant），间质疏松黏液样，瘤细胞相对稀疏，多呈短梭形或星状。

（2）多形性脂肪瘤：位于肿瘤形态学谱系的另一端，以含有多少不等的小花样多核巨细胞（floret cells）为特征，并可见到多少不等的经典SCL中的成分，包括成熟脂肪细胞、梭形细胞、绳索样胶原纤维和肥大细胞（图1-2-12H～1-2-12J）。部分肿瘤内，可见核深染、烟熏样或显示有明显异型性的肿瘤细胞，偶可见多空泡状脂肪母细胞。核分裂象缺乏或罕见，偶可见到非典型性（病理性）核分裂象。部分病例也可为寡脂肪型或乏脂肪型。

（3）混合型：肿瘤内兼有SCL和PL成分。

2. 免疫组织化学 肿瘤内梭形细胞和小花样多核巨细胞均强阳性表达CD34（图1-2-13），梭形细胞偶表达S-100蛋白和desmin。肿瘤细胞Rb核表达缺失。

【遗传学】

13和或16号部分或全部缺失。13q断裂点引起围绕13q14区域的簇（含有*RB1*基因）发生缺失，从而导致*RB1*单等位基因缺失。

【鉴别诊断】

1. 乳腺型肌成纤维细胞瘤和富于细胞性血管纤维瘤 与SCL三者具有重叠的组织学形态改变，都可表达CD34，并存在Rb核表达的缺失和13q14上*RB1*单等位基因缺失，三者的组织发生被认为具有相关性。但三者的常见发生部位不同，乳腺型肌成纤维细胞瘤中的梭形细胞还可表达desmin。

2. 非典型性梭形细胞脂肪瘤样肿瘤 多数病例发生于四肢，特别是手和足。肿瘤多边界不清，肿瘤内梭形细胞具有非典型性和浓染的核染色质，可见脂肪母细胞，通常不见粗大的绳索样胶原纤维。两者的肿瘤细胞均可表达CD34和S-100蛋白，Rb表达缺失，故鉴别诊断主要依据组织学形态。

3. 非典型性多形性脂肪瘤样肿瘤 与非典型性梭形细胞脂肪瘤样肿瘤可能组成同一瘤谱。肿瘤边界不清，呈浸润性生长，梭形瘤细胞和多核瘤细胞均显示有非典型性，同时存在多形性脂肪母细胞。

4. 非典型性脂肪瘤样肿瘤/高分化脂肪肉瘤 多发生于深部组织，肿瘤内常可见含有非典型性间质细胞的不规则性纤维分隔，肿瘤内无双折光性的绳索样胶原纤维、多无肥大细胞。困难病例可行*MDM2*基因扩增和/或*RB1*单等位基因缺失检测帮助鉴别。

5. 黏液样脂肪肉瘤 常见于中、青年人，多发生于深部组织，具有分叶状外观和显著的分支状毛细血管网，脂肪母细胞常见而缺乏绳索样胶原纤维。CD34多阴性或灶性阳性，无Rb表达缺失。困难病例可检测*DDIT3*基因易位和/或*RB1*单等位基因缺失帮助鉴别。

6. 普通型脂肪瘤 当SCL/PL以脂肪成分为主时可被误诊为普通型脂肪瘤。纤维脂肪瘤中的宽带胶原纤维与SCL/PL中的绳索样胶原纤维有所不同，肿瘤内梭形细胞成分很少，也不表达CD34。

7. 孤立性纤维性肿瘤 乏脂肪型SCL可被误诊为SFT，同时脂肪瘤样型SFT也可能被误诊为SCL。但SFT较少发生于皮下，肿瘤内常可见呈血管外皮瘤样结构的分支状或鹿角状血管，瘤细胞除表达CD34外，还表达STAT6，但无Rb表达缺失。

8. **未分化多形性肉瘤**　乏脂肪型和寡脂肪型 PL 中的多核瘤细胞可有非典型性,偶可见病理性核分裂象,可被误诊为未分化多形性肉瘤。未分化多形性肉瘤多发生于深部软组织,瘤细胞多形性更加明显,核分裂象易见并可见明显的坏死区,同时肿瘤不具有 PL 中经典的梭形细胞、绳索样胶原纤维等成分。免疫组化染色和基因检测 *RB1* 单等位基因缺失可帮助鉴别。

9. **其他肿瘤**　包括皮肤多形性纤维瘤、神经纤维瘤、低级别黏液纤维肉瘤、巨细胞成纤维细胞瘤和隆突性皮肤纤维肉瘤等。

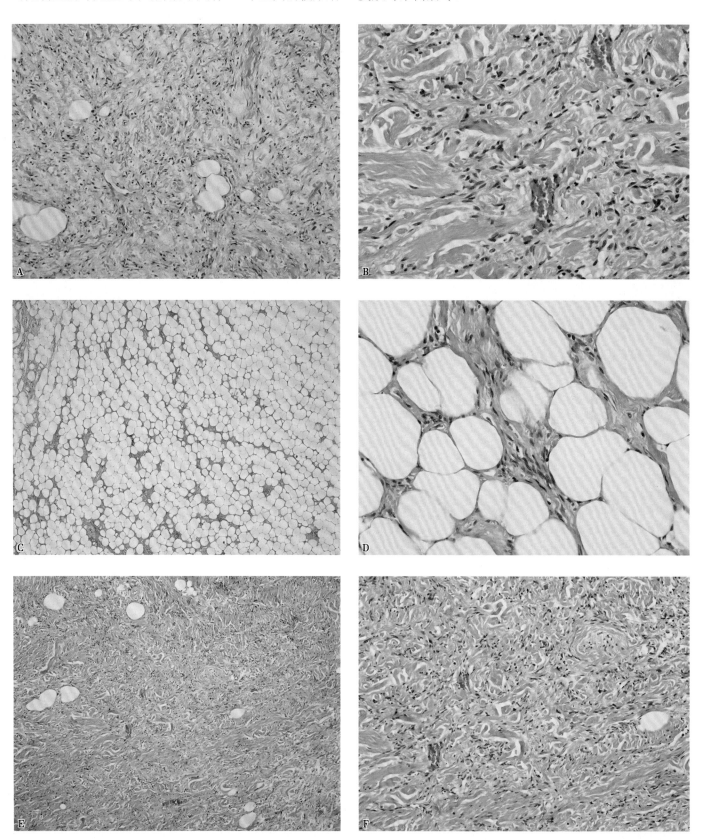

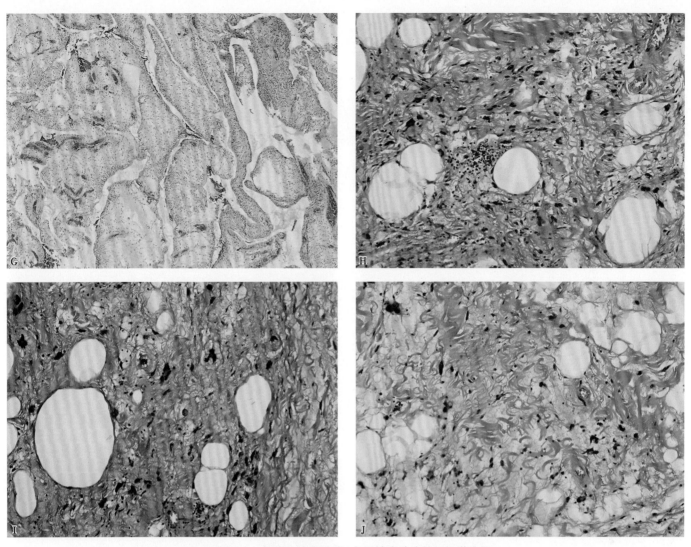

图 1-2-12　梭形细胞脂肪瘤 / 多形性脂肪瘤的组织学特征

A，梭形细胞脂肪瘤内的脂肪细胞、梭形细胞和粗大嗜伊红胶原，间质黏液变性，HE×100；B．形态温和的梭形肿瘤细胞，HE×400，C．脂肪细胞为主型，HE×40；D．脂肪细胞为主型肿瘤内仍可见形态温和、较一致的梭形肿瘤细胞，HE×400；E．寡脂肪型，HE×40；F．寡脂肪型，HE×100；G．假血管瘤样型，HE×40；H．多形性脂肪瘤内的脂肪细胞、梭形细胞、粗大嗜伊红胶原和小花样细胞，HE×200；I．多形性脂肪瘤内的脂肪细胞、梭形细胞、粗大嗜伊红胶原和小花样细胞，HE×200；J．多形性脂肪瘤内的脂肪细胞、梭形细胞、粗大嗜伊红胶原和小花样细胞，间质黏液变性，HE×200

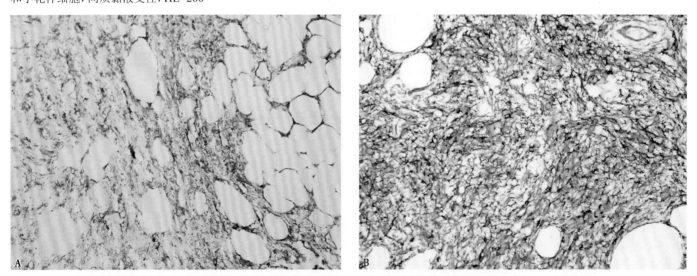

图 1-2-13　梭形细胞脂肪瘤 / 多形性脂肪瘤的免疫组化

A．梭形细胞脂肪瘤中的梭形细胞表达 CD34，IHC×200；B．多形性脂肪瘤中的梭形细胞和小花样多核巨细胞表达 CD34，IHC×400

十、纤维硬化性脂肪瘤

【定义】

纤维硬化性脂肪瘤(fibrosclerotic lipoma),是一种由硬化性的纤维间质和散在的脂肪细胞构成的良性肿瘤,又称硬化性脂肪瘤(sclerotic lipoma)或纤维瘤样脂肪瘤(fibroma-like lipoma)。

【临床特征】

(一)流行病学

1. 发病率　少见。

2. 年龄　较为广泛,主要发生于成人,中位年龄30～40岁。

3. 性别　男性稍多。

(二)部位

最常见于手指,其次为手、足趾和头皮。

(三)症状

界限清楚的无痛性小结节。

(四)治疗

手术切除。

(五)预后

良性肿瘤,完整切除后无复发倾向。

【病理变化】

(一)大体特征

界限清楚的卵圆形结节,数毫米至2cm左右,切面呈灰白至浅红色,质韧。

(二)镜下特征

1. 组织学特征　由硬化的纤维组织和多少不等的成熟脂肪细胞组成,后者可由稀少至近肿瘤成分的50%(图1-2-14A)。纤维组织内为梭形或星状的成纤维细胞样细胞(图1-2-14B、1-2-14C),间质可发生黏液变

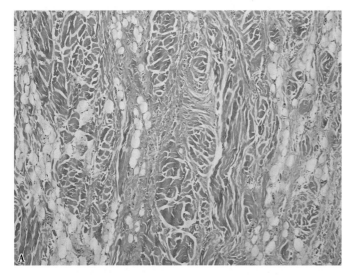
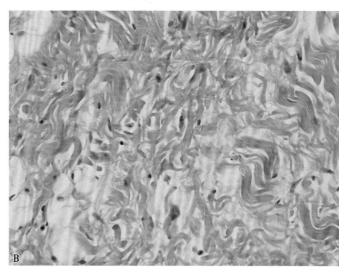
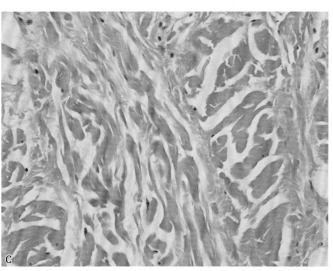
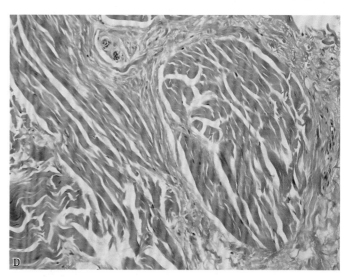

图 1-2-14　纤维硬化性脂肪瘤的组织学形态

A. 肿瘤主要由纤维组织构成,可见散在分布的脂肪细胞,HE×100;B. 示梭形的成纤维细胞样细胞,HE×400;C. 示梭形的成纤维细胞样细胞,HE×400;D. 示纤维成分形成的具有裂隙的层状结构,HE×200

性，或形成类似硬化性纤维瘤中的具有裂隙的层状结构（图 1-2-14D）。

2. 免疫组织化学 成纤维细胞样细胞表达 CD99，部分病例中还表达 CD34 和 S-100 蛋白。

【鉴别诊断】

硬化性纤维瘤可单发或多发，后者常与 Cowden 综合征相关，肿瘤内缺乏脂肪成分。

十一、肾上腺外髓脂肪瘤

【定义】

髓脂肪瘤（myelolipoma）是由成熟的脂肪组织和骨髓造血组织组成的良性肿瘤或瘤样病变，常发生于肾上腺，肾上腺外髓脂肪瘤（extra-adrenal myelolipoma）少见。

【编码】

ICD-O　　8870/0

ICD-11　　XH17C5

【临床特征】

（一）流行病学

1. 发病率 较为少见。偶有伴发淋巴造血系统肿瘤的报道。

2. 年龄 多见于 40 岁以上的成人。

3. 性别 男女均可发生，无明显差异。

（二）部位

虽然该肿瘤常见于肾上腺，但也可发生于肾上腺外部位，包括腹膜后、胸腔、纵隔和骶前区等。

（三）症状

多数无症状，为体检偶然发现或尸检发现。体积大者，发生在不同部位，可引起相应的临床表现。罕见病例可发生自发破裂、出血。

（四）治疗

手术切除或随访观察。

（五）预后

良性肿瘤。

【病理变化】

（一）大体特征

界限清楚的结节，外观、质地等类似脂肪瘤（图 1-2-15），当造血组织成分较多时，呈灰色或灰红色，通常小于 5cm，文献上也有巨大髓脂肪瘤的病例报道，可发生于双侧肾上腺，肿瘤直径可达 30cm。

（二）镜下特征

1. 组织学特征 肿瘤界限清楚，由比例不等的成熟脂肪组织和骨髓造血组织组成（图 1-2-16A、1-2-16B）。脂

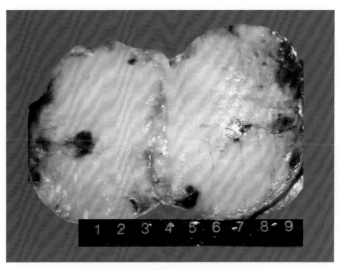

图 1-2-15　髓脂肪瘤的大体特征

切面呈黄色，类似脂肪瘤，局部区域呈灰红色

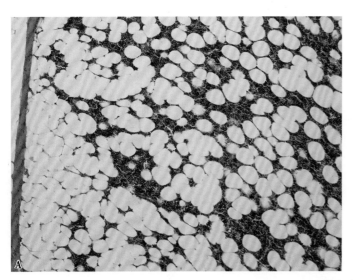

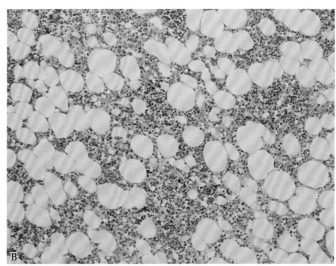

图 1-2-16　髓脂肪瘤的组织学特征

A. 肿瘤边界清楚，由成熟脂肪和骨髓造血组织构成，HE×40；B. 示含三系骨髓造血细胞的造血组织，HE×100

肪细胞无异型性、不见脂肪母细胞。造血组织为不同分化阶段的粒系、红系和巨核系三系造血细胞，可稀疏或广泛分布。病变内可见淋巴组织聚集、骨化和广泛的黏液样变。

2. 免疫组织化学　本病的诊断主要根据组织学改变，免疫组织化学无进一步的帮助。

【遗传学】

发生在肾上腺的髓脂肪瘤存在 t(3；21)(q25；p11)，但肾上腺外髓脂肪瘤未见类似报道。

【鉴别诊断】

1. 普通型脂肪瘤　好发部位与髓脂肪瘤不同，无造血成分。需注意的是，部分髓脂肪瘤中造血成分可较少，可被误诊为脂肪瘤。

2. 高分化脂肪肉瘤　发生部位与髓脂肪瘤有重叠，但肿瘤无造血成分，仔细寻找，可找到染色质浓染的非典型间质细胞，或可见脂肪母细胞。

3. 髓系肿瘤　常为多发病灶，并伴有肝、脾增大及血液系统异常。肿瘤内见原始的肿瘤细胞弥漫浸润，缺乏正常的骨髓三系造血成分。

4. 髓外造血　通常伴有淋巴造血系统疾病，病变常为多灶而非孤立的界限清楚的结节。

十二、冬眠瘤

【定义】

冬眠瘤（hibernoma）是一种罕见的良性脂肪肿瘤，由不同比例的棕色脂肪细胞与白色脂肪组织构成，肿瘤富含血管。

【编码】

ICD-O　　　8880/0

ICD-11　　　2E80.0Z & XH1054

【临床特征】

（一）流行病学

1. 发病率　罕见，在良性脂肪肿瘤中的比例 <2%，在所有脂肪肿瘤中的比例 <1%。

2. 年龄　常见于 20～40 岁中青年，平均年龄 38 岁，偶可见于儿童及老年人。

3. 性别　无明显差异。

（二）部位

最常见于大腿（含腹股沟区），其次为躯干上部（肩、背、腋窝、胸壁）、颈部和上臂。肿瘤常见于皮下脂肪层，约 10% 病例发生于骨骼肌内。其他发生部位包括腹腔/腹膜后、纵隔、乳腺、肾脏和和骨。黏液样和梭形细胞亚型多发生于颈后和肩部。

（三）症状

缓慢生长的无痛性肿块。较大的冬眠瘤，由其发生

部位不同，引起相应的临床表现。

（四）治疗

手术切除。

（五）预后

良性肿瘤。复发病例罕见。

【病理变化】

（一）大体特征

界限清楚的分叶状结节，直径范围 1～24cm，平均9.3cm。按肿瘤所含成分的比例不同，可呈灰黄色、黄褐色至深红棕色。肿瘤切面质软，具油腻感，若血管丰富、可呈海绵状。

（二）镜下特征

1. 组织学特征　肿瘤界限清楚，具有明显的分叶状结构。肿瘤由多少不等的不同分化时期的棕色脂肪细胞和成熟的白色脂肪细胞构成（图 1-2-17A、1-2-17B）。棕色脂肪细胞呈多边形，胞界清晰，胞质呈嗜伊红色颗粒状或含有大量小脂肪空泡，细胞核呈圆形，可见小核仁，常居于细胞中央（图 1-2-17C）；其中多泡状棕色脂肪细胞形态上可类似脂肪母细胞。肿瘤内可见丰富的中等大小的间质血管，部分病例局灶区可十分显著。

冬眠瘤的 4 型包括：①经典型，最常见，其中又按胞质嗜酸或浅染的棕色脂肪细胞的比例分为嗜酸细胞亚型、浅染细胞亚型和混合细胞亚型；②脂肪瘤样型，多发生于大腿，镜下以成熟的白色脂肪组织为主，脂肪细胞之间可见稀疏、散在分布的棕色脂肪细胞（图 1-2-17D）；③黏液样型，多发生于男性，头颈部，以间质呈广泛的黏液变性为特征，在黏液背景中漂浮着棕色脂肪细胞；④梭形细胞型，罕见，多发生于颈后和头皮，除白色脂肪细胞和棕色脂肪细胞外还可见形态温和的梭形细胞成分，与梭形细胞脂肪瘤中的梭形细胞相似，肿瘤内另可见粗大的胶原纤维束和散在的肥大细胞；⑤非典型性脂肪瘤样肿瘤样型（ALT-like），除少量核居中、胞质嗜伊红色的棕色脂肪细胞外，肿瘤内可见较多的多泡状脂肪母细胞（图 1-2-17E、F）。

2. 免疫组织化学　各类脂肪细胞不同程度的表达 S-100 蛋白（图 1-2-18），梭形细胞型中的梭形细胞常表达 CD34。新近报道显示，冬眠瘤表达解偶联蛋白 -1（Uncoupling protein 1，UCP1）。

【遗传学】

11q13-21 重排，常伴有重排区邻近肿瘤抑制基因 *AIP* 和 *MEN1* 的缺失。

【鉴别诊断】

1. 普通型脂肪瘤　脂肪瘤型冬眠瘤需与之鉴别。冬眠瘤内血管成分较脂肪瘤丰富，仔细寻找可发现棕色脂肪细胞。

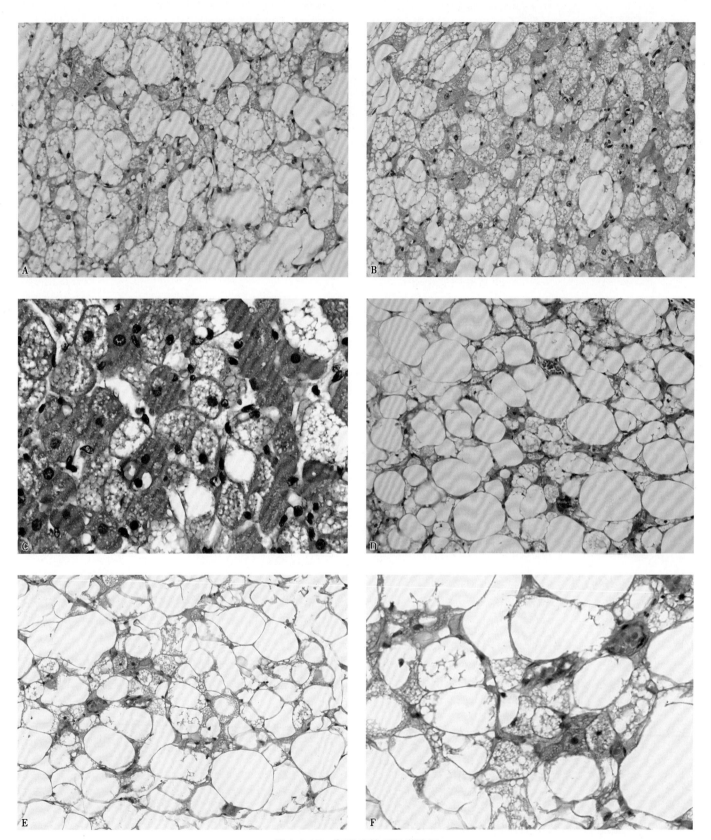

图 1-2-17　冬眠瘤的组织学特征

A. 冬眠瘤中不同形态的棕色脂肪细胞,HE×400；B. 冬眠瘤中不同形态的棕色脂肪细胞,HE×400；C. 冬眠瘤中不同形态的棕色脂肪细胞,HE×600；D. 脂肪细胞间可见稀疏散在分布的棕色脂肪细胞,HE×200；E. 肿瘤内可见较多的多泡状脂肪母细胞,HE×200；F. 脂肪母细胞间可见棕色脂肪细胞,HE×400

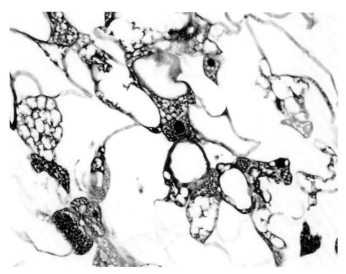

图 1-2-18　冬眠瘤的免疫组化
冬眠瘤内的棕色脂肪细胞表达 S-100 蛋白,IHC×600

2. 非典型性脂肪瘤样肿瘤/高分化脂肪肉瘤　冬眠瘤可发生于大腿和腹膜后等深部软组织内,体积可较大,当嗜酸性细胞成分稀少,并可见浅染的脂肪母细胞样的多泡状棕色脂肪细胞时,可被误诊为脂肪肉瘤。但冬眠瘤内缺乏染色质浓染的非典型间质细胞。困难病例可行 *MDM2* 基因扩增检测帮助鉴别。

3. 含有棕色脂肪细胞的其他脂肪源性肿瘤　包括脂肪母细胞瘤、黏液样脂肪肉瘤、非典型性脂肪瘤样肿瘤/高分化脂肪肉瘤等。在棕色脂肪细胞外,仔细观察肿瘤的其他形态特点,不难明确诊断。困难病例可进行相关的基因检测帮助鉴别。

4. 颗粒细胞瘤　嗜酸细胞亚型冬眠瘤需与之鉴别。两者均表达 S-100 蛋白,但颗粒细胞瘤内没有白色脂肪细胞及多泡状棕色脂肪细胞。

5. 横纹肌瘤　肿瘤细胞胞质嗜酸性,但较棕色脂肪细胞大,胞质内可见横纹或晶体,肿瘤细胞表达 desmin,不表达 S-100 蛋白。

6. 正常棕色脂肪组织　常见于儿童和青年人,多分布于颈部、腋下、纵隔和脊柱旁。多在其他病变的手术标本中于镜下偶然发现,大体不形成界限清楚的肿块。

第三节　中间性肿瘤

一、非典型性脂肪瘤样肿瘤/高分化脂肪肉瘤

【定义】

非典型性脂肪瘤样肿瘤/高分化脂肪肉瘤(atypical lipomatous tumor/ well-differentiated liposarcoma,ALT/ WDLPS)是部分或全部由近似成熟的脂肪组织构成的肿瘤,脂肪细胞常大小不等,至少有局灶的脂肪细胞和间质细胞存在核的异型性,可见数量不等的单泡状和/或多泡状脂肪母细胞。是成人脂肪肉瘤中最常见类型,具局部侵袭性,若未进展为去分化脂肪肉瘤时则不会发生转移。

发生在肢体和躯干等体表部位的肿瘤易于完整切除,称为非典型性脂肪瘤样肿瘤(ALT)。发生在腹膜后、盆腔、纵隔、精索等处的肿瘤不易完整切除、常多次复发,在没有去分化和发生转移的情况下也可导致患者死亡,称为高分化脂肪肉瘤(WDLPS)。

【编码】

非典型性脂肪瘤样肿瘤	ICD-O	8850/1
	ICD-11	XH0RW4
高分化脂肪肉瘤	ICD-O	8851/3
	ICD-11	XH7Y61

【临床特征】

(一)流行病学

1. 发病率　是脂肪肉瘤的最常见类型,占所有脂肪肉瘤的 40%～45%。

2. 年龄　多发生于中老年人,高峰年龄为 50～60 岁。儿童病例极为罕见需经分子检测证实。

3. 性别　无明显差异。

(二)部位

最常见于肢体深部软组织,尤其是大腿,其次为腹膜后。其他部位包括腹股沟区,阴囊/精索区,纵隔,盆腔、腹腔等。发生在头、颈部者少见。罕见病例发生于皮下及皮肤。

(三)症状

由其发生部位和大小的不同,可引起不同的临床表现。发生于体表者,多为深部缓慢生长的无痛性肿块;发生于腹膜后者,则可能在肿瘤体积很大时才被发现。

(四)治疗

手术切除。无法完整切除者、可行减瘤术。

(五)预后

为局部侵袭性中间性肿瘤,可局部复发。当进展为去分化脂肪肉瘤时则可发生转移。

肿瘤的复发率、去分化发生率及总体生存率与发生部位密切相关。体表肿瘤易于完整切除,复发率低,去分化发生率低于 2%～5%。发生于体腔内及腹股沟区的肿瘤,不易完整切除,肿瘤易多次复发,去分化发生率>20%,可因无法控制的侵袭性生长或肿瘤去分化后发生转移而导致患者死亡。中位死亡时间为 6～11 年。

【病理变化】

(一)大体特征

多数肿瘤为体积较大、界限清楚、呈分叶状的结节,

具有薄而半透明的纤维性包膜。少数肿瘤呈浸润性生长,边界不清。

肿瘤切面因成分不同而呈现均一或混杂的深、浅不同的黄色、象牙色或浅褐色;肿瘤内可见粗大的纤维隔,黏液变性,局灶出血或坏死区。

(二)镜下特征

1. 组织学特征

(1)脂肪瘤样型:最常见,主要由相对成熟的脂肪组织构成,可见多少不一、厚而不规则的纤维分隔或纤维带。脂肪细胞常大小不等,至少局灶可见核的异型性或浓染核(图 1-3-1A)。肿瘤内可见多少不等的非典型间质细胞,此类细胞核增大、浓染,单核或多核,在纤维分隔区易于见到(图 1-3-1B),也可出现在较大的血管壁处(图 1-3-1C)。肿瘤内存在数量不等的单泡状或多泡状脂肪母细胞(图 1-3-1D、1-3-1E)。

(2)硬化型:次常见,多见于腹股沟 / 精索区及腹膜后。肿瘤内脂肪成分稀少,主要为广泛胶原化或玻璃样变性的纤维性间质(图 1-3-1F),其内可见特征性的非典型怪异间质细胞,核增大、浓染、具显著异型性(图 1-3-1G),偶尔可见脂肪母细胞。

(3)炎症型:少见,主要见于腹膜后。表现为在前述两种组织学类型的基础上,肿瘤内出现大量的淋巴细胞、浆细胞浸润,可出现间质水肿(图 1-3-1H)。肿瘤内显著的炎细胞成分常掩盖了脂肪成分,而易被误诊为其他肿瘤或非肿瘤性病变,此时,肿瘤内特征性的怪异间质细胞是有价值的诊断线索(图 1-3-1I)。

需要注意的是:①同一肿瘤内常可见到一种以上的组织学形态;②脂肪母细胞既不是诊断 ALT/WDLPS 的必要条件,也不是充分条件;③部分肿瘤内可发生显著的黏液样变性(图 1-3-1J、1-3-1K)。

2. 免疫组织化学 肿瘤性脂肪细胞和非典型间质细胞表达 MDM2、CDK4 和 p16(图 1-3-2)。

【遗传学】

ALT/WDLPS 标志性的遗传学改变为存在巨标记和超额环状染色体,其内有 12q14-15 的扩增序列,其中 MDM2 基因为主要的驱动基因(图 1-3-3),其他基因包括 TSPAN31、CDK4(12q14.1)、HMGA2(12q14.3)、YEATS4、CPM 和 FRS2(12q15)。检测 MDM2 基因扩增被认为是鉴别 ALT/WDLPS 与良性脂肪肿瘤的"金标准"。除 12q14-15 的扩增序列外,常含有其他片段的共扩增,最常见者为 1q21-25。另一比较特征的形态是超额环状染色体含有新着丝粒(neocentromere)。

【鉴别诊断】

1. 脂肪瘤 多数肿瘤体积较小。脂肪细胞没有明显的大小不等,没有核增大、浓染的非典型间质细胞和脂肪母细胞。

2. 非典型性梭形细胞 / 多形性脂肪瘤样肿瘤 肿瘤细胞可程度不等表达 CD34 和 S-100 蛋白,Rb 核表达缺失,FISH 检测无 MDM2/CDK4 基因扩增。

3. 黏液样脂肪肉瘤 当 ALT/WDLPS 内出现广泛的黏液变性并存在丛状增生的血管网时,或当黏液样脂肪肉瘤出现广泛的成熟成分时,两者容易混淆。但黏液样脂肪肉瘤常见于中青年,原发于腹膜后的病例极罕见,低倍镜下常呈多结节状外观,肿瘤细胞形态较一致,没有经典的 ALT/WDLPS 成分以及核大、深染的非典型间质细胞。肿瘤细胞一般不表达 MDM2 和 CDK4。困难病例可检测 MDM2 基因扩增和 DDIT3 基因易位以明确诊断。

4. 脂肪组织坏死 可出现局部纤维化、多核巨细胞及含有脂滴的多泡状巨噬细胞。与脂肪母细胞不同,巨噬细胞的核通常小、居中、具良性形态,其内的脂滴多呈小泡状、均匀分布、不挤压巨噬细胞的核使其形成圆齿状。需要注意的是,脂肪坏死中组织细胞也可表达 MDM2,可引起误诊。

5. 硅酮反应 注入体内的硅酮可引起大量反应性组织细胞呈片状分布,细胞体积显著增大、胞质呈多泡状,易被误认为是脂肪母细胞。硅酮尚可在重力作用下游走而远离注入部位、引起诊断的困难。但在硅酮反应病变中多会出现炎症反应和巨细胞反应,并可出现具嗜酸性囊壁的囊腔。相反,在 ALT/WDLPS 中,一般罕见具前述反应性组织细胞形态和数量的脂肪母细胞。

6. 局部严重淋巴水肿 常见于病态肥胖患者,多发生于肢体近端。表现为皮肤至皮下组织的淋巴水肿改变,包括:皮肤增厚,真皮纤维化,淋巴管扩张、增生及脂肪小叶间结缔组织间隔的扩大,扩大的结缔组织间隔内还可见具轻到中度异型性的反应性成纤维细胞;后两点易导致误诊为硬化型 ALT/WDLPS。但淋巴水肿多发生在肢体浅表处,结合病史及前述其他组织学特点可明确诊断。

7. 血管平滑肌脂肪瘤 发生于腹膜后的脂肪瘤样血管平滑肌脂肪瘤可被误诊为高分化脂肪瘤,瘤细胞表达 α-SMA、HMB45 和 Melan-A,FISH 检测无 MDM2 基因扩增。

8. 其他 硬化型 ALT/WDLPS 可因脂肪成分稀少而被误诊为其他梭形细胞病变(如特发性腹膜后纤维化等)。而炎症性 ALT/WDLPS 中显著的炎细胞成分常掩盖其脂肪成分,而易被误诊为其他病变,如,炎性肌成纤维细胞瘤、巨大淋巴结增生症、髓脂肪瘤、霍奇金淋巴瘤、脂质肉芽肿性炎等。此时,ALT/WDLPS 中特征性的非典型间质细胞是有用的诊断线索,应仔细辨认。

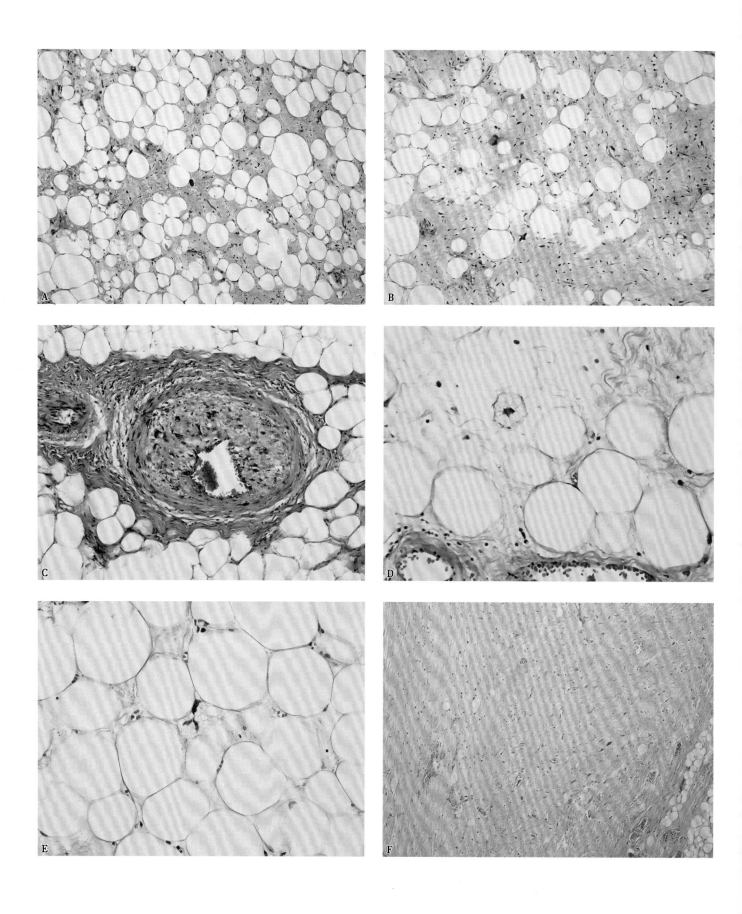

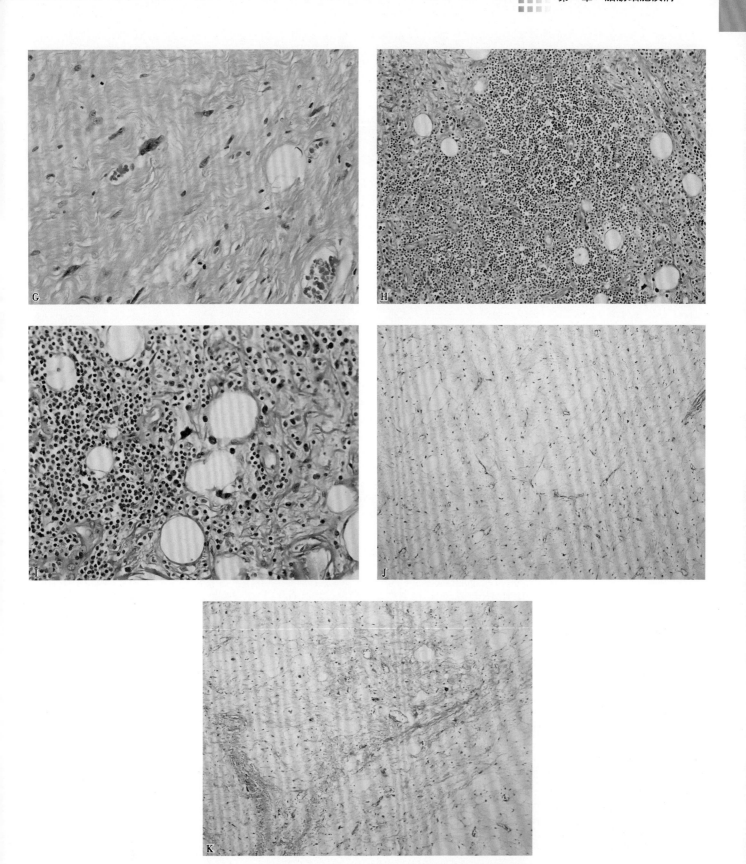

图 1-3-1　非典型性脂肪瘤样肿瘤 / 高分化脂肪肉瘤的组织学特征

A. 脂肪细胞大小不一，纤维分隔内可见非典型性间质细胞，HE×100；B. 示纤维间隔内的非典型间质细胞，HE×100；C. 示血管壁内非典型间质细胞，HE×200；D. 示脂肪母细胞，HE×400；E. 示脂肪母细胞，HE×400；F. 硬化型 ALT/WDLPS，HE×100；G. 硬化型 ALT/WDLPS 中的怪异间质细胞，HE×400；H. 炎症型 ALT/WDLPS，HE×100；I. 炎症型 ALT/WDLPS 中的怪异间质细胞，HE×200；J. 肿瘤内广泛的黏液样变性，HE×100；K. 肿瘤内广泛的黏液样变性，HE×100

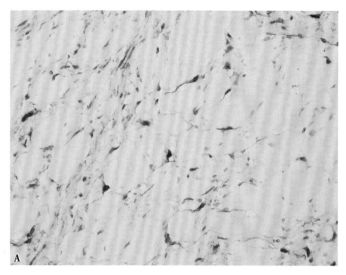
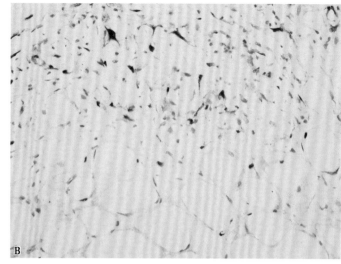
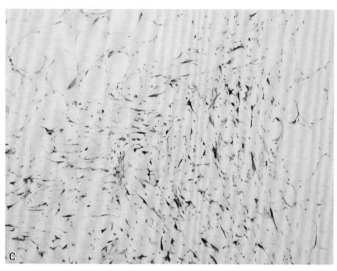

图 1-3-2　非典型性脂肪瘤样肿瘤 / 高分化脂肪肉瘤的免疫组化
A. 瘤细胞表达 MDM2，IHC×400；B. 瘤细胞表达 CDK4，IHC×400；C. 瘤细胞表达 p16，IHC×200

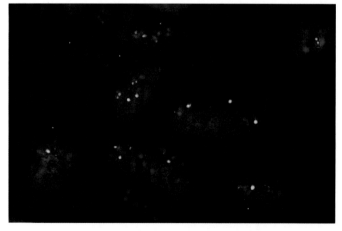

图 1-3-3　非典型性脂肪瘤样肿瘤 / 高分化脂肪肉瘤的 FISH 检测
肿瘤细胞内 *MDM2* 基因扩增

在 ALT/WDLPS 的诊断和鉴别诊断过程中，常需要对标本进行广泛取材、以发现特征性改变而明确诊断。困难病例可检测 *MDM2* 基因扩增以明确诊断。

二、非典型性梭形细胞 / 多形性脂肪瘤样肿瘤

【定义】

非典型性梭形细胞脂肪瘤样肿瘤（atypical spindle cell lipomatous tumor，ASLT）原称为梭形细胞脂肪肉瘤（spindle cell liposarcoma），又称为纤维肉瘤样脂肪瘤样肿瘤（fibrosarcoma-like lipomatous tumor），是一种由比例不等的轻至中度异型梭形细胞、脂肪细胞、脂肪母细胞和黏液样或纤维黏液样基质构成的肿瘤。肿瘤境界不清，切除不净可发生复发。非典型性多形性脂肪瘤样肿瘤（atypical pleomorphic lipomatous tumor，APLT）除非典型性梭形细胞和脂肪母细胞外，还含有非典型性多核细胞。ASLT 与 APLT 属于同一瘤谱。分子检测显示部分病例存在 13q14 上 *RB1* 单等位基因缺失，少数病例存在 7 号染色体单体或 12 号染色体单体。与 ALT/WDLPS 不同，ASLT/APLT 不会发生去分化。

【临床特征】

（一）流行病学

1. 发病率　少见。

2. 年龄　可发生于任何年龄（6～87岁），但主要发生于30岁以上成年人，特别是中老年人。

3. 性别　男性较多见。

（二）部位

主要发生于四肢，最常见的部位是上肢（包括手、上臂和前臂），其次是大腿和足。其他部位包括躯干、臀部、头颈部和生殖区，以及喉、纵隔、腹膜后、气管和阑尾等。发生于皮下者略多于深部软组织（筋膜下），少数病例发生于体腔和内脏。

（三）症状

为持续存在或连续长大的肿块，可有触痛。可因其发生部位和大小的不同，引起相应的临床表现。

（四）治疗

手术切除。

（五）预后

完整切除以后预后较好，切除不净时可发生局部复发（10%～15%），目前无转移病例报道。

【病理变化】

（一）大体特征

肿瘤直径在0.5～28cm之间，中位直径5～8.5cm。肿瘤无包膜，多数边界不清，切面灰黄至灰白色，质韧，可见局灶或广泛的黏液变性。

（二）镜下特征

1. 组织学特征　肿瘤多数边界不清，约1/3呈浸润性生长方式。肿瘤略呈分叶状、结节状或多结节状（图1-3-4A）。

ASLT由纤维和/或黏液基质、形态一致的梭形细胞及脂肪成分构成（图1-3-4B）。不同肿瘤中三种成分比例不同，细胞成分也可由稀疏至丰富。脂肪成分主要为成熟的脂肪细胞，细胞通常大小不一。近半数病例可见局灶至丰富的单泡、双泡或多泡脂肪母细胞（图1-3-4C）。梭形细胞呈长梭形，具浅染的嗜伊红胞质，核多为卵圆形、浓染，核膜较规则（图1-3-4D）。不同肿瘤中此类细胞的异型性及核染色质浓染的程度变化大，可为局灶和/或轻度异型性至弥漫和/或重度异型性，程度通常与肿瘤细胞的密度正相关。个别病例可见类似去分化的形态。多数病例中还可见散在分布的核浓染的怪异多核巨细胞。肿瘤内核分裂象少见（<1个/50HPF）。多数病例细胞外基质丰富，可为黏液样基质或广泛的胶原或两者混杂。梭形细胞脂肪瘤中常见的粗大绳索样胶原纤维在本肿瘤中少见。少数病例中可见钙化、骨化或平滑肌分化。

APLT存在多少不等的与多形性脂肪瘤相似的区域，含有形态较一致的梭形细胞、小花样多核细胞、绳索样胶原纤维和间质内散在分布的肥大细胞等成分（图1-3-4E、1-3-4F）。其中梭形细胞具浅染嗜伊红胞质、边界不清、核多浓染，可表现为局灶、轻度至弥漫、重度的异型性，多与脂肪细胞混杂分布。脂肪成分主要为成熟的脂肪细胞，细胞通常大小不一，部分病例中可见具有增大、浓染核的非典型脂肪细胞。与多形性脂肪瘤不同的是，所有APLT内均可见核深染的非典型性脂肪母细胞、怪异的多形性（多核）细胞和核大深染且不规则的多形性脂肪母细胞，部分多形性脂肪母细胞具泡状核和明显的核仁。不同肿瘤中上述成分比例不同，细胞成分可由稀疏至致密。细胞外基质丰富，可为黏液样基质或广泛的胶原或两者混杂。多数肿瘤内可见核分裂象，但较少见。肿瘤内未见坏死灶。部分肿瘤可见黏液样脂肪肉瘤样区域，表现为显著的黏液样背景伴黏液湖形成，并可见明显的分枝状毛细血管网。部分肿瘤内尚可见血管外皮瘤样区的构象。

2. 免疫组织化学　瘤细胞可程度不等地表达CD34和S-100蛋白（图1-3-5A、1-3-5B），50%～70%的病例存在Rb表达缺失（图1-3-5C）。瘤细胞可弱阳性或灶性表达MDM2或CDK4，但不同时表达。

【遗传学】

缺乏ALT/WDLPS标志性遗传学改变（*MDM2*基因扩增）。大多数病例存在13q14上*RB1*单等位基因缺失。少数病例ASLT存在7号染色体单体或12号染色体单体。MLPA分析APLT显示*RB1*侧翼基因*RCBTB2*、*DLEU1*和*ITM2B*缺失。CGH分析显示6、8、13和16号染色体丢失。ASLT和APLT均无*MDM2*或*CDK4*基因扩增。

【鉴别诊断】

1. 梭形细胞/多形性脂肪瘤　多数病例发生于后颈、肩和背部的皮下组织。肿瘤多界限清楚，梭形细胞形态温和、不具有非典型性和浓染的核。肿瘤内可见粗大的嗜伊红绳索样胶原纤维。

2. 低级别去分化脂肪肉瘤　少见于手和足，肿瘤内通常含有ATL/WDLPS的成分，同时较广泛的表达MDM2、CDK4和p16，无Rb表达缺失，存在*MDM2*和*CDK4*基因扩增。

3. 黏液样脂肪肉瘤　当ASLT/APLT内存在广泛的黏液样基质时，两者需鉴别。黏液样脂肪肉瘤多发生于深部组织，分叶状外观更明显，肿瘤成分相对单一，细胞形态较一致，可见明显分支状毛细血管。肿瘤细胞不表达CD34，无Rb表达缺失。困难病例可检测*DDIT3*融合基因和/或*RB1*单等位基因缺失帮助鉴别。

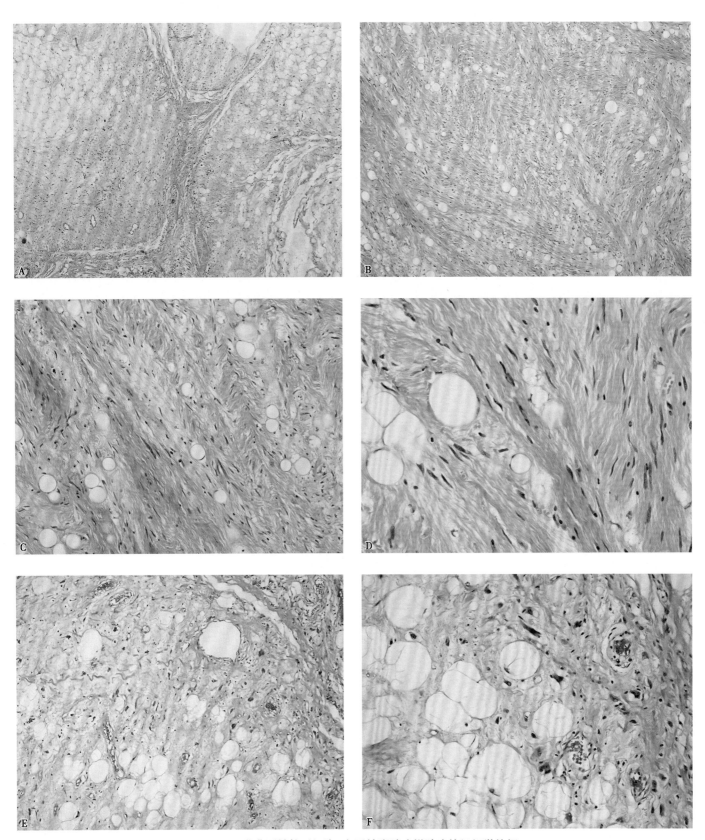

图 1-3-4 非典型性梭形细胞 / 多形性脂肪瘤样肿瘤的组织学特征
A. 示肿瘤呈多结节状,HE×40;B. 示梭形细胞和脂肪细胞,HE×100;C. 梭形细胞和脂肪母细胞,HE×200;D. 示梭形细胞,HE×400;
E. 与脂肪细胞混杂的异型梭形细胞和多核细胞,HE×100;F. 示核深染的多核细胞,HE×200

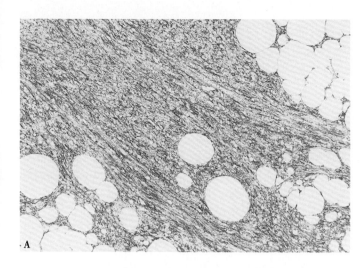

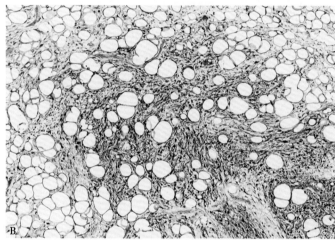

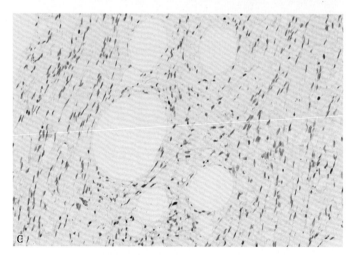

图 1-3-5 非典型性梭形细胞 / 多形性脂肪瘤样肿瘤的免疫组化
A. 瘤细胞可表达 CD34, IHC×100; B. 瘤细胞可表达 S-100 蛋白, IHC×100; C. Rb 表达缺失, IHC×200

4. **孤立性纤维性肿瘤** 特别是脂肪瘤样型 SFT。但 SFT 较少发生于皮下, 瘤细胞同时表达 STAT6。困难病例可检测 *RB1* 基因缺失帮助鉴别。

5. **黏液纤维肉瘤** 肿瘤位置浅表, 呈多结节状及浸润性生长方式, 内含有丰富的黏液和血管, 并可见含有胞

质内空泡的假脂肪母细胞, 需与富含黏液的 APLT 鉴别。但黏液纤维肉瘤常见于老年人, 没有 APLT 的特征性肿瘤成分, 无 Rb 表达缺失。困难病例可检测 *RB1* 基因缺失帮助鉴别。

6. **其他含有脂肪成分或浸润脂肪组织的梭形细胞肿瘤** 包括神经纤维瘤、乳腺型肌成纤维细胞瘤、隆突性皮肤纤维肉瘤及低级别恶性外周神经鞘膜瘤等。

7. **黏液样多形性脂肪肉瘤** APLT 内也可见多形性脂肪母细胞, 尤其是间质伴有黏液样变性时, 两者需进行鉴别。多形性脂肪肉瘤多发生于深部软组织, 肿瘤生长迅速, 体积相对更大, 瘤细胞多形性更加明显, 核分裂象易见, 同时肿瘤不具有 APLT 中多形性脂肪瘤样成分。FISH 检测显示肿瘤无 *RB1* 基因缺失。

第四节 恶 性 肿 瘤

一、去分化脂肪肉瘤

【定义】

ALT/WDLPS 可以进展为不同级别的肉瘤, 称为去分化脂肪肉瘤 (dedifferentiated liposarcoma, DDLPS)。90% 的 DDLPS 是在肿瘤首次切除时即诊断的, 10% 见于 ALT/WDLPS 切除后的复发病例。去分化成分多为非脂肪源性肉瘤, 罕见情况为高级别脂肪源性肉瘤。绝大多数病例存在 *MDM2* 基因扩增。部分病例缺乏 ALT/WDLPS 成分。

【编码】

ICD-O   8858/3

ICD-11   XH1C03

【临床特征】

（一）流行病学

1. **发病率** 约占所有脂肪肉瘤的 18%。是腹膜后多形性肉瘤的常见类型。

2. **年龄** 多发生于中老年人, 发病年龄与 ALT/WDLPS 一致, 高峰年龄为 60 岁左右。

3. **性别** 无明显差异。

（二）部位

最常见的部位为腹膜后, 与发生于躯干、肢体者之比约为 3:1 至 5:1。其他部位包括盆、腹腔, 腹股沟, 阴囊/精索区等。发生于头颈部和皮下者罕见。

（三）症状

缓慢生长的无痛性肿块。腹膜后病例可为偶然发现。发生于肢体的病例多存在时间较长, 并常有近期肿瘤增大的病史。

（四）治疗

手术切除。无法完整切除者可行减瘤术。

（五）预后

与其他类型的多形性肉瘤相比，去分化脂肪肉瘤的预后相对较好。

肿瘤局部复发率超过40%。远处转移率为15%～20%，最常见的转移部位是肺（76%）和肝脏（24%）。5年死亡率为28%～30%。肿瘤最重要的预后因素是发生部位，与ALT/WDLPS相同，发生于腹膜后者预后差，在10～20年内，几乎所有发生于腹膜后的去分化脂肪肉瘤均出现复发、并可因无法控制的侵袭性生长致患者死亡。

异源性分化对预后的影响存在争议，有报道横纹肌分化与预后不佳相关。

【病理变化】

（一）大体特征

通常为具有包膜的多结节肿块（图1-4-1A）。高分化区呈黄色、质软、脂肪组织状，去分化区呈灰白色至浅褐色、实性、质韧，肿瘤内可见出血、黏液变性区及坏死灶（图1-4-1B～1-4-1D）。

（二）镜下特征

1. 组织学特征 多数肿瘤由ALT/WDLPS和去分化成分构成（图1-4-2A），不同病例中两种成分的比例不同，两种成分可呈逐渐移行、突然移行或呈马赛克样镶嵌分布（图1-4-2B、1-4-2C）。少数肿瘤缺乏ALT/WDLPS成分。诊断去分化脂肪肉瘤时，去分化成分需肉眼可见（1.0cm以上）。当去分化成分在1～2cm时，可称为微小去分化。

去分化成分组织学形态多样，包括高级别和低级别，其中高级别成分多类似于未分化多形性肉瘤或中-高级别黏液纤维肉瘤的形态（图1-4-2D～1-4-2G）。其他较少见的组织学形态包括类似于癌或黑色素瘤的未分化大圆细胞，梭形细胞呈漩涡状排列形成脑膜瘤样的外观（多伴有化生骨），血管外皮瘤样区，石棉样纤维区及类似于

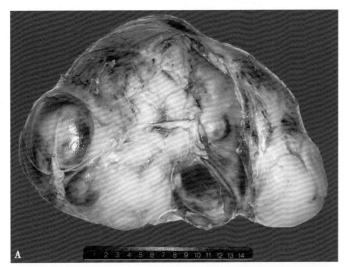

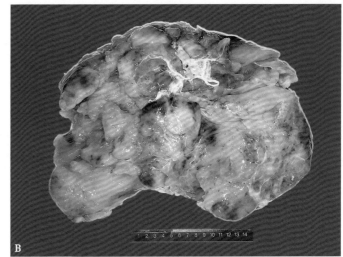

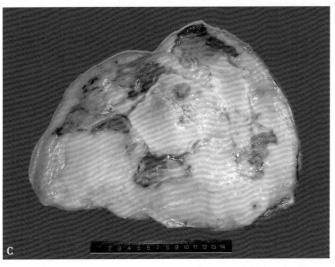

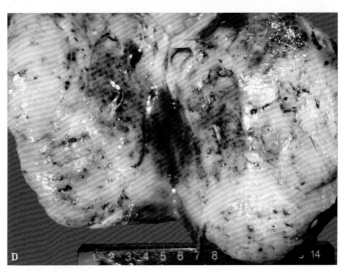

图1-4-1 去分化脂肪肉瘤的大体特征

A. 肿瘤有包膜，结节状；B. 肿瘤内伴有黏液样变性区；C. 肿瘤内伴有坏死灶；D. 肿瘤内伴有出血灶

小蓝细胞肿瘤的未分化/原始成分（图 1-4-2H～1-4-2J）。5%～10% 的肿瘤存在异源性去分化成分，主要包括横纹肌肉瘤、平滑肌肉瘤、骨肉瘤、软骨肉瘤等，罕见血管肉瘤。低级别去分化肿瘤成分形态可类似于纤维瘤病、低级别纤维肉瘤、低度恶性纤维黏液样肉瘤、炎性肌成纤维

细胞或孤立性纤维性肿瘤（图 1-4-2K），有时与富于细胞的高分化脂肪肉瘤较难区分。

罕见情况下，在高级别肿瘤的背景中出现多形性脂肪母细胞，形态上类似多形性脂肪肉瘤，被称为伴同源性脂肪母细胞分化（homologous lipoblastic differentiation）的 DDLPS。

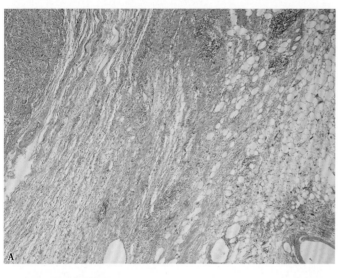

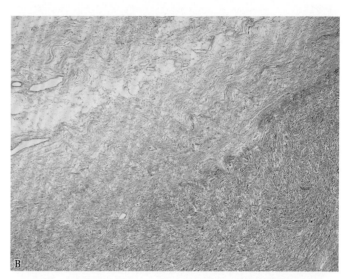

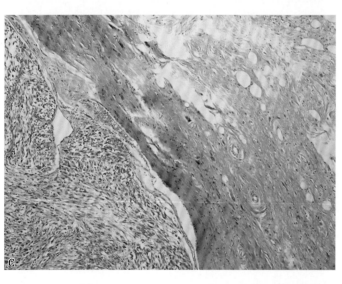

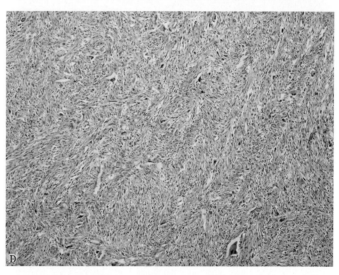

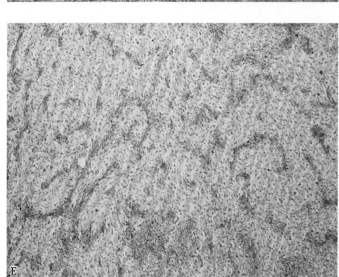

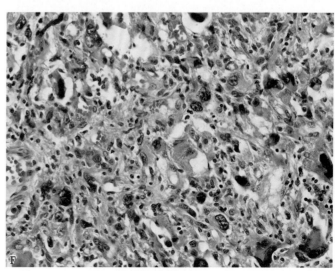

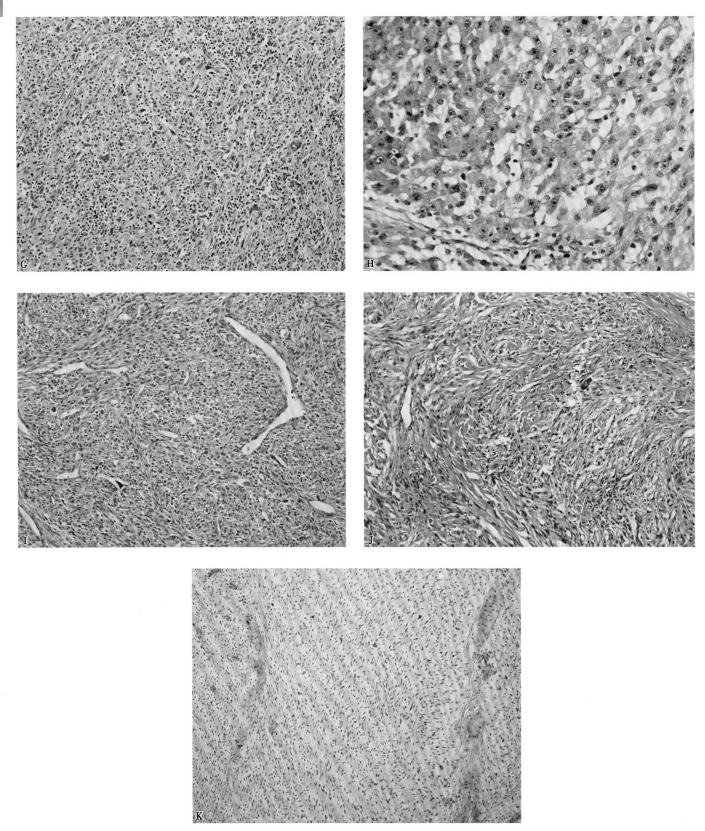

图 1-4-2　去分化脂肪肉瘤的组织学特征

A. 示 DDLPS 中的高分化脂肪肉瘤成分和去分化成分，HE×40；B. 示肿瘤由脂肪瘤型脂肪肉瘤移行为去分化脂肪肉瘤，HE×40；C. 示肿瘤由硬化型脂肪肉瘤突然移行为去分化脂肪肉瘤，HE×100；D. 具纤维肉瘤样形态的 DDLPS，HE×100；E. 具黏液纤维肉瘤样形态的 DDLPS，HE×100；F. 具未分化多形性肉瘤样形态的 DDLPS，HE×400；G. 具炎症型未分化多形性肉瘤样形态的 DDLPS，HE×200；H. 具未分化大圆细胞形态的 DDLPS，HE×400；I. 具血管外皮瘤样区形态的 DDLPS，HE×200；J. 具石棉样纤维区形态的 DDLPS，HE×200；K. 低级别 DDLPS，HE×100

2. **免疫组织化学**　肿瘤细胞表达 MDM2、CDK4 和 p16。当发生异源性去分化时，表达相应的分化标记（图 1-4-3A～1-4-3C）。

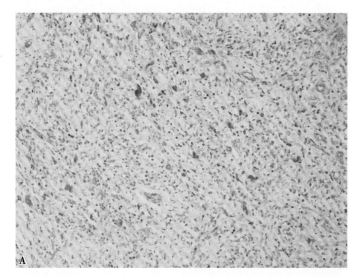

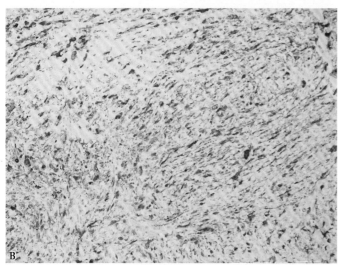

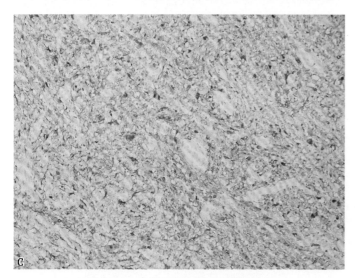

图 1-4-3　去分化脂肪肉瘤的免疫组化
A. 瘤细胞表达 MDM2，IHC×200；B. 瘤细胞表达 CDK4，IHC×200；C. 瘤细胞表达 p16，IHC×200

【遗传学】

特征性遗传学改变同 ALT/WDLPS。近年来的研究发现，与 ALT/WDLPS 相比，DDLPS 存在 *JUN*（1p31）、*TERT*（5p15）、*CPM*、*MAP3K5* 和 6q21-24 其他基因的扩增或表达上调。ALT/WDLPS 向 DDLPS 转化的机制尚须进一步研究。

【鉴别诊断】

1. **黏液纤维肉瘤**　多数 DDLPS 中的去分化成分类似于中 - 高级别黏液纤维肉瘤，而后者常侵犯脂肪组织而在形态上易与 DDLPS 混淆。但黏液纤维肉瘤常发生于四肢，且位置较浅表，罕见于腹膜后，没有经典的 ALT/WDLPS 成分，肿瘤细胞一般不表达 MDM2 和 CDK4。

2. **未分化多形性肉瘤**　主要发生于四肢、特别是大腿的深部软组织，罕见于腹膜后，与 DDLPS 的好发部位不同。没有经典的 ALT/WDLPS 成分，肿瘤细胞一般不表达 MDM2 和 CDK4。

3. **多形性脂肪肉瘤**　当 DDLPS 出现同源性去分化时可出现多形性脂肪母细胞，易与多形性脂肪肉瘤混淆。但多形性脂肪肉瘤主要发生于四肢深部软组织，没有经典的 ATL/WDLPS 成分，肿瘤细胞一般不表达 MDM2 和 CDK4。

4. **黏液样脂肪肉瘤**　当 DDLPS 存在广泛黏液变性和 / 或存在广泛的圆细胞成分时，需与黏液样脂肪肉瘤鉴别。但两者的好发年龄和常见部位不同，黏液样脂肪肉瘤低倍镜下常呈多结节状外观，肿瘤细胞形态较一致、多不具有核的多形性，没有经典的 ALT/WDLPS 成分，肿瘤细胞一般不表达 MDM2 和 CDK4。

5. **其他肉瘤**　当 DDLPS 的异源性去分化成分显著时，易被直接误诊为其他分化方向的肉瘤，如横纹肌肉瘤、平滑肌肉瘤、骨肉瘤等。

综上，在 DDLPS 的诊断和鉴别诊断过程中，常需对标本进行广泛取材以发现经典的 ALT/WDLPS 成分和去分化成分而明确诊断。对于发生在 DDLPS 的好发部位尤其是腹膜后、而缺乏 ALT/WDLPS 成分的肉瘤，还需结合患者年龄、病史等进行评估，困难病例可进行 FISH 检测 *MDM2* 基因扩增以协助诊断。

二、黏液样脂肪肉瘤

【定义】

黏液样脂肪肉瘤（myxoid liposarcoma，MLPS）是由形态较为一致的原始间叶细胞、数量不等的脂肪母细胞、黏液样基质和特征性的分支状血管所构成的恶性肿瘤。过去分类中的圆细胞脂肪肉瘤（round cell liposarcoma）

属于高级别的差分化黏液样脂肪肉瘤。

【编码】

ICD-O　　8852/3

ICD-11　　XH3EL0

【临床特征】

（一）流行病学

1. 发病率　占所有脂肪肉瘤的30%～35%，是第二常见的脂肪肉瘤类型。占成人所有肉瘤的5%～10%。

2. 年龄　较其他类型的脂肪肉瘤患者年轻10～20岁，多见于中青年，高峰年龄为30～50岁。可发生于儿童和青少年，虽然少见，但为此年龄段最常见的脂肪肉瘤类型。

3. 性别　无明显差异。

（二）部位

好发于肢体深部软组织，75%的病例发生在下肢，尤其是大腿和腘窝，罕见于皮下组织。发生在腹膜后等深部体腔内者非常罕见，应首先排除转移性。

（三）症状

深部缓慢生长的无痛性肿块。部分病例可表现为同时或异时发生的多发性病灶，多由肿瘤经血道转移引起。

（四）治疗

手术切除。放疗可降低局部复发率。转移性或晚期肿瘤可尝试曲贝替定（trabectedin）治疗。

（五）预后

可发生局部复发和转移，局部复发率12%～25%。总体转移率为35%，致死率为31%。与其他类型的脂肪肉瘤和肢体的富含黏液的肉瘤比，黏液样脂肪肉瘤常转移至相对少见的部位，包括：腹膜后，对侧肢体，腋窝，骨（特别是脊椎）等，并可早于肺部转移。

预后不良的指标包括：圆细胞成分在肿瘤中所占比例（截断值为5%，且与比例的增加呈正相关），肿瘤内出现凝固性坏死，患者年龄（>45岁），P53的过表达，*TP53*和*CDKN2A*基因突变以及包括呈低级别组织学形态的多病灶肿瘤。*DDIT3*基因的融合类型与预后无关。

【病理变化】

（一）大体特征

肿瘤体积多较大，位于大腿深部者可>15cm。为多结节状、界限清楚的肿块。黏液成分为主的区域切面呈均一的胶冻状、灰黄色，偶可见囊性变（图1-4-4）；圆细胞为主的区域切面呈灰白色、不透明、鱼肉样外观。肿瘤内可见出血灶，肉眼可见的坏死灶罕见。

因肿瘤的预后与圆细胞成分的比例相关，大体检查和取材时需仔细观察标本、合理取材，保证正确的评估。

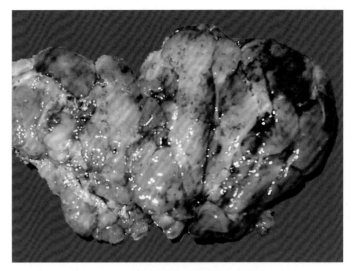

图1-4-4　黏液样脂肪肉瘤的大体特征
切面呈胶冻状

（二）镜下特征

1. 组织学特征　低倍镜下呈多结节外观，结节内细胞稀疏，结节周边细胞富集、较丰富，结节间可见纤维性分隔（图1-4-5A）。

在肿瘤内显著的黏液背景中，可见形态较一致的原始间叶细胞和体积较小的印戒样脂肪母细胞混杂分布，黏液间质内可见多量鸡爪样的纤细分支状毛细血管（图1-4-5B）。除单泡的脂肪母细胞外，还可见多少不等的双、多泡脂肪母细胞，棕色脂肪细胞及成熟脂肪组织（图1-4-5C～1-4-5E）。肿瘤细胞形态相对一致，无明显的多形性，也多无明显的梭形细胞区域，核分裂象罕见。仅少数病例内偶见多核瘤巨细胞。

肿瘤间质内黏液常聚集形成黏液湖，形成淋巴管瘤样的微囊结构或呈肺水肿样外观（图1-4-5F），伴有出血时易被误诊为血管瘤（图1-4-5G）。偶见局灶的软骨、骨、平滑肌分化或横纹肌肉瘤样成分。

当肿瘤演进为高级别时，瘤细胞密度明显增加，呈实性片状分布，可呈体积较小的原始间叶细胞或体积较大的圆细胞形态，（图1-4-5H、1-4-5I），肿瘤内可见数量不等的脂肪母细胞。高级别与低级别区域可突然或逐渐移行（图1-4-5J）。

其他少见形态包括：①圆细胞呈条索状分布于玻璃样变性的间质内；②出现类似恶性棕色脂肪细胞的含嗜酸性颗粒或多泡状胞质的细胞；③出现类似DDLPS中的去分化区域。

经治疗后的肿瘤表现为广泛的纤维化，不易识别。

2. 免疫组织化学　瘤细胞不同程度表达S-100蛋白和NY-ESO-1，一般不表达MDM2和CDK4。

【遗传学】

超过95%的病例存在t（12；16）（q13；p11），导致 *DDIT3*（DNA damage inducible transcript 3）基因与 *FUS* 基因融合；少见病例（3%）存在t（12；22）（q13；q12），导致 *DDIT3* 基因与 *EWSR1* 基因融合，可通过 FISH 检测（图 1-4-6）。部分病例存在 *PIK3CA* 基因突变或 *PTEN* 基因纯合性丢失。约30%病例存在 *TP53* 基因突变，>50% *TERT* 促进子突变，25%突变激活 PI3K/mTOR。

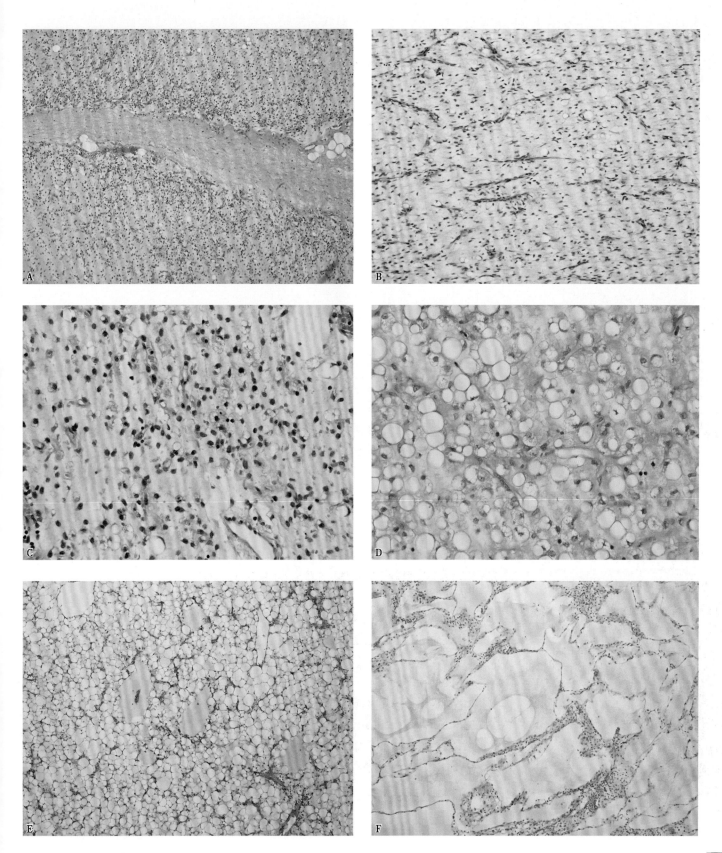

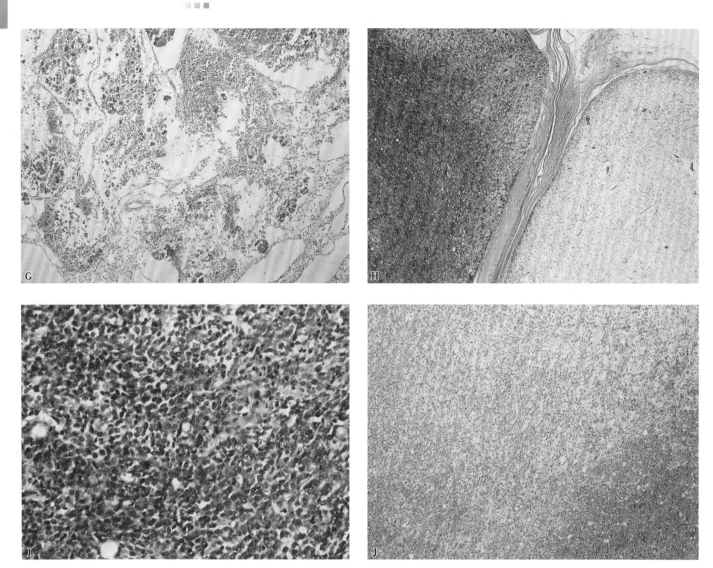

图 1-4-5 黏液样脂肪肉瘤的组织学特征

A. 示 MLPS, 肿瘤结节间见纤维性分隔, HE×100; B. 示 MLPS, 明显的黏液间质、特征性分枝血管及小的脂肪母细胞, HE×200; C. 示脂肪母细胞, HE×400; D. 示脂肪母细胞, HE×400; E. 示肿瘤内较成熟的脂肪组织, HE×100; F. 示黏液湖形成淋巴管瘤样的外观, HE×100; G. 示黏液湖内出血, HE×100; H. 示高级别 MLPS, HE×40; I. 示高级别 MLPS, HE×400; J. 示低级别 MLPS 向高级别 MLPS 逐渐移行, HE×100

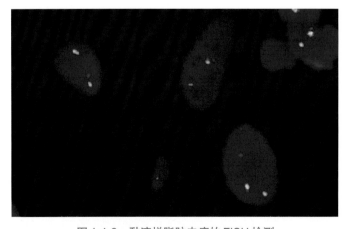

图 1-4-6 黏液样脂肪肉瘤的 FISH 检测

瘤细胞内可见红绿信号分离, 提示 *DDIT3* 基因易位 (断裂分离探针)

【鉴别诊断】

1. **黏液纤维肉瘤** 肿瘤内含有丰富的黏液和血管, 并可见含有胞质内空泡的假脂肪母细胞, 易误诊为 MLPS。但黏液纤维肉瘤常见于老年人, 可发生于或累及皮下、真皮等浅表组织, 肿瘤呈明显的浸润性生长方式, 细胞的异型性和多形性均较 MLPS 明显, 没有真正的脂肪母细胞, 其内血管多为弧线状、管壁较厚, 与 MLPS 中纤细的分支状毛细血管不同。肿瘤不存在 *DDIT3* 基因易位。

2. **骨外黏液样软骨肉瘤** 肿瘤多位于肢体深部软组织, 低倍镜下呈分叶状, 富含黏液基质, 需与 MLPS 鉴别。骨外黏液样软骨肉瘤缺乏脂肪母细胞和分支状毛细血管, 圆形或上皮样的肿瘤细胞多呈条索状或簇状排列, 在染色理想的 HE 染色切片中其黏液间质呈蓝灰色,而 MLPS 的黏液间质则呈透明的外观。基因检测存在 *NR4A3-EWRS1* 融合基因，不存在 *DDIT3* 基因易位。

3. 脂肪母细胞瘤 主要发生于 3 岁以前的儿童，肿瘤多数位于皮下脂肪层，镜下较 MLPS 具更明显的小叶结构，瘤细胞不具有异型性，缺乏细胞在血管周的富集现象，少见黏液湖形成。诊断困难的病例，尤其是大龄儿童病例可行相关基因检测（包括 *DDIT3* 和 *PLAG1* 基因易位）明确诊断。

4. 非典型性脂肪瘤样肿瘤 / 高分化脂肪肉瘤和去分化脂肪肉瘤 见本章第三节第一部分和第四节第一部分。

5. 隆突性皮纤维肉瘤 当肿瘤发生广泛的黏液变性时，肿瘤细胞特征性的车辐状的排列方式变得不明显、而间质血管则多显著，易与 MLPS 混淆。但隆突性皮肤纤维肉瘤发生位置大多浅表，呈弥漫性浸润性生长，缺乏分叶状构象和脂肪母细胞，瘤细胞弥漫表达 CD34。分子检测存在 *COL1A1-PDGFB* 基因融合。

6. 肌内黏液瘤 肿瘤内血管稀少，多数病例肌内细胞成分稀少，缺乏脂肪母细胞和分支状毛细血管。不存在 *DDIT3* 基因易位。

7. 脉管瘤 MLPS 内形成显著的黏液湖、呈微囊结构并伴有出血时易被误诊为淋巴管瘤或血管瘤，但 MLPS 的微囊结构内为黏液而非清亮的淋巴液或血浆，微囊间的间质内可见原始间叶细胞和脂肪母细胞，肿瘤内的实性区可见经典的 MLPS 形态。

8. 需与圆细胞为主的高级别黏液样脂肪肉瘤鉴别的肿瘤 包括骨外尤因肉瘤、*CIC* 重排肉瘤和低分化滑膜肉瘤在内的小圆细胞肉瘤以及转移性低分化癌等。结合肿瘤的发生部位、结节状外观，细胞形态、特征性鸡爪样血管和免疫表型等可帮助鉴别。困难病例可行相关基因检测明确诊断。

三、多形性脂肪肉瘤

【定义】

多形性脂肪肉瘤（pleomorphic liposarcoma，PLPS）是一种高度恶性的多形性肉瘤，肿瘤具有不同程度的脂肪母细胞分化并含有多形性脂肪母细胞，不含有 ALT / WDLPS 及其他特异性间叶分化的成分。

【编码】

ICD-O　　8854/3

ICD-11　　XH25R1

【临床特征】

（一）流行病学

1. 发病率 是最少见的脂肪肉瘤类型，约占所有脂肪肉瘤的 5%。

2. 年龄 多见于老年人，高峰年龄为 60～70 岁。

3. 性别 无性别差异，或男性稍多。

（二）部位

约 2/3 的病例发生于肢体，下肢多于上肢，最常见的部位为大腿骨骼肌内。少见部位包括躯干、腹膜后、盆腹腔、纵隔、精索和头颈部等。肿瘤多位于深部软组织，约 1/4 的病例发生于皮下脂肪组织，罕见于皮肤。

（三）症状

生长迅速的无痛性肿块，少数病例可伴有疼痛，多数病例术前病程短。可因其发生部位和大小，引起相应的临床症状。

（四）治疗

手术切除。

（五）预后

可发生局部复发和转移。最常见的转移部位为肺和胸膜。转移率为 30%～50%。5 年总体生存率为 60%。预后不佳因素包括患者年龄（>60 岁）、肿瘤部位（非肢体部位）、发生于深部、肿瘤大小（>10cm）和核分裂象计数（>10/10HPF）等。

【病理变化】

（一）大体特征

多数肿瘤体积大，平均直径为 8～10cm。肿瘤无包膜，可呈界限较清的多结节状肿物，也可呈不规则的浸润性生长方式。切面灰白、灰黄或灰褐色，鱼肉样，常见出血、坏死灶和黏液变性区。

（二）镜下特征

1. 组织学特征 肿瘤呈浸润性生长方式，具高级别多形性肉瘤的形态（图 1-4-7A、1-4-7B），部分病例呈现中到高级别黏液纤维肉瘤的形态（图 1-4-7C）。在肿瘤内存在脂肪母细胞，多为多形性脂肪母细胞，表现为细胞体积大，核大深染、呈奇异形态，核的边缘因胞质内的脂肪空泡挤压形成圆齿状压迹（图 1-4-7D、1-4-7E），部分细胞具嗜酸性胞质和嗜伊红的透明胞质颗粒（图 1-4-7F、1-4-7G）。肿瘤内的脂肪母细胞可呈实性片状分布，也可为灶性。

上皮样多形性脂肪肉瘤是指肿瘤含有实性片状分布的上皮样细胞（图 1-4-7H、1-4-7I），胞质透亮或嗜酸性，类似肾上腺皮质癌或透明细胞肾细胞癌。肿瘤内仍可见散在或聚集分布的多形性脂肪母细胞。部分肿瘤具有明显的圆细胞成分。

2. 免疫组织化学 脂肪母细胞多表达 S-100 蛋白（图 1-4-8）。上皮样 PLPS 瘤细胞可灶性表达 CK 和 EMA。瘤细胞不表达 MDM2 和 CDK4。采用 aP2/FABP4 可帮助识别脂肪母细胞，有助于与其他软组织多形性肉瘤的鉴别诊断。

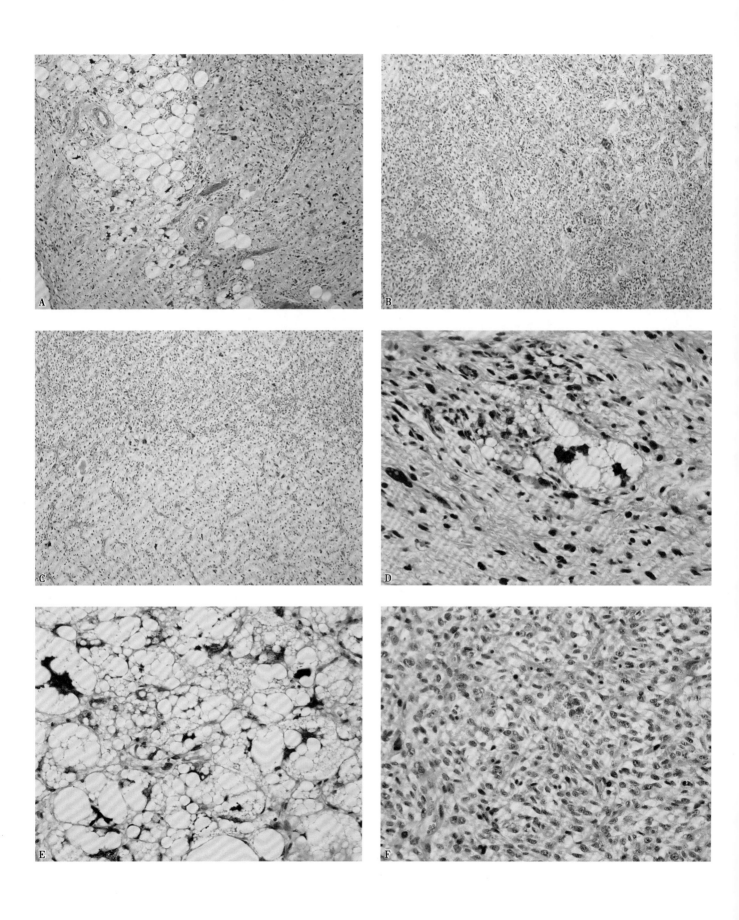

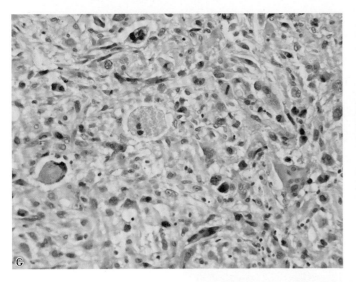
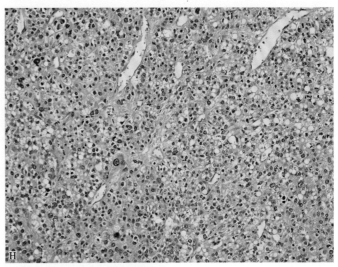
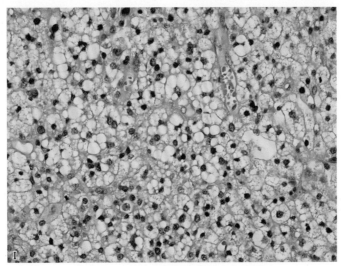

图 1-4-7　多形性脂肪肉瘤的组织学特征

A. 示 PLPS，HE×100；B. 示具高级别黏液纤维肉瘤样形态的 PLPS，HE×100；C. 示具高级别黏液纤维肉瘤样形态的 PLPS，HE×100；D. 示多形性脂肪母细胞，HE×400；E. 示多形性脂肪母细胞，HE×400；F. 示含嗜伊红透明颗粒胞质的肿瘤细胞，HE×400；G. 示含嗜伊红透明颗粒胞质的肿瘤细胞，HE×400；H. 示上皮样 PLPS，HE×200；I. 示上皮样 PLPS，HE×400

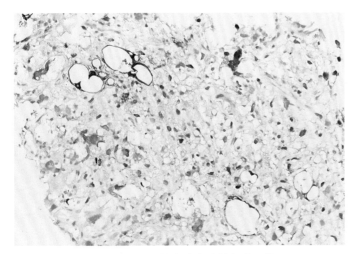

图 1-4-8　多形性脂肪肉瘤的免疫组化

少量散在的异型脂肪母细胞表达 S-100 蛋白，IHC×200

【遗传学】

存在复杂的核型改变，不具有肿瘤特异性。

【鉴别诊断】

1. **黏液纤维肉瘤**　两者在组织形态上存在重叠，但黏液纤维肉瘤发生位置较浅表，可发生于或累及皮下、真皮等浅表组织，缺乏真正的脂肪母细胞。

2. **未分化多形性肉瘤**　两者在发生部位和组织形态上均存在重叠，广泛取材、仔细寻找脂肪母细胞可帮助明确诊断。

3. **去分化脂肪肉瘤**　多形性脂肪肉瘤罕见于腹膜后，不伴有 ALT/WDLPS 成分，肿瘤细胞不表达 MDM2 和 CDK4。困难病例可进行检测 *MDM2* 基因明确诊断。

4. **癌和恶性黑色素瘤**　结合肿瘤发生部位，临床病史，识别脂肪母细胞及进行相应免疫组化标记染色结果可帮助鉴别。

四、黏液样多形性脂肪肉瘤

【定义】

黏液样多形性脂肪肉瘤（myxoid pleomorphic liposarcoma，MPLPS）是一种好发于儿童和青少年的侵袭性脂肪肿瘤，组织学上兼具黏液样脂肪肉瘤和多形性脂肪肉瘤的形态特点，但分子检测显示无 *DDIT3* 基因相关易位，也无 *MDM2* 或 *CDK4* 基因扩增。

【病因】

与 Li-Fraumeni 综合征有一定相关性。MPLPS 中存在 *RB1* 失活。

【临床特征】

（一）流行病学

1. **发病率**　非常少见。

2. **年龄**　多发生于儿童和青少年，年龄多 <30 岁。

3. **性别**　女性多见。

（二）部位

好发于纵隔。其他部位包括：大腿、头颈部、会阴部、腹部和背部。

（三）症状

深部软组织巨大占位或肿块。

（四）治疗

手术切除。

（五）预后

属高侵袭性肿瘤，局部复发率高，可转移至肺和骨，总的预后不佳。

【病理变化】

（一）大体特征

无包膜，常显示浸润性边界。

（二）镜下特征

1. **组织学特征**　显示多少不等的黏液样脂肪肉瘤样区域，表现为大量黏液样的基质、散在分布的脂肪母细胞、原始幼稚的圆形或卵圆形间叶细胞、纤细的分支状毛细血管。也可以见到淋巴管瘤样的黏液湖。但在黏液样背景中可见核深染的多形性梭形或卵圆形细胞，可过渡至细胞密度更高的高级别多形性脂肪肉瘤样区域，后者瘤细胞异型性明显，核分裂象易见，可见多形性脂肪母细胞，偶见坏死。

2. **免疫组织化学**　瘤细胞程度不等表达 S-100 蛋白。

【遗传学】

研究尚有限。存在复杂的核型改变，不具有肿瘤特异性。无 *DDIT3* 基因相关易位，无 *MDM2/CDK4* 基因扩增。

【鉴别诊断】

1. **黏液样脂肪肉瘤**　两者在组织形态上有相似之处，但 MPLPS 中含有多形性脂肪肉瘤样区域，黏液样脂肪肉瘤显示有 *DDIPT3* 基因重排。

2. **多形性脂肪肉瘤**　可含有黏液纤维肉瘤样区域，但无黏液样脂肪肉瘤样区域。

3. **去分化脂肪肉瘤**　常含有 ALT/WDLPS 成分，间质可伴有黏液样变性，但无典型的黏液样脂肪肉瘤样区域，FISH 检测可显示 *MDM2* 或 *CDK4* 基因扩增。

（张红英　陈卉娇）

参 考 文 献

1. AlGhafri L，Galindo-Ferreiro A，Maktabi A，et al. Idiopathic orbital lipogranuloma. Int J Ophthalmol，2017，10（3）：494-496.

2. Biondi A，Fico V，Marra AA，et al. Encapsulated fat necrosis mimicking an intra-abdominal tumor. J Gastrointest Surg，2017，21（5）：918-919.

3. Kiryu H，Rikihisa W，Furue M. Encapsulated fat necrosis--a clinicopathological study of 8 cases and a literature review. J Cutan Pathol，2000，27（1）：19-23.

4. Park KY，Choi SY，Seo SJ，et al. Posttraumatic lipogranuloma on the lower leg. J Dermatol，2013，40（2）：141-142.

5. Ramdial PK，Madaree A，Singh B. Membranous fat necrosis in lipomas. Am J Surg Pathol，1997，21（7）：841-846.

6. Dreux N，Marty M，Chibon F，et al. Value and limitation of immunohistochemical expression of HMGA2 in mesenchymal tumors：about a series of 1052 cases. Mod Pathol，2010，23（12）：1657-1666.

7. Ida CM，Wang X，Erickson-Johnson MR，et al. Primary retroperitoneal lipoma：a soft tissue pathology heresy？：report of a case with classic histologic，cytogenetics，and molecular genetic features. Am J Surg Pathol，2008，32（6）：951-954.

8. Macarenco RS，Erickson-Johnson M，Wang X，et al. Retroperitoneal lipomatous tumors without cytologic atypia：are they lipomas？A clinicopathologic and molecular study of 19 cases. Am J Surg Pathol，2009，33（10）：1470-1476.

9. Martínez-Mata G，Rocío MF，Juan LE，et al. Angiomyxolipoma（vascular myxolipoma）of the oral cavity. Report of a case and review of the literature. Head Neck Pathol，2011，5（2）：184-187.

10. Veger HT，Ravensbergen NJ，Ottenhof A，et al. Familial multiple lipomatosis：a case report. Acta Chir Belg，2010，110（1）：98-100.

11. Willén H，Akerman M，Dal Cin P，et al. Comparison of chromosomal patterns with clinical features in 165 lipomas：a report of the CHAMP study group. Cancer Genet Cytogenet，1998，102（1）：46-49.

12. Fletcher CD，Martin-Bates E. Intramuscular and intermuscular

lipoma: neglected diagnoses. Histopathology, 1988, 12 (3): 275-287.

13. Kindblom LG, Angervall L, Stener B, et al. Intermuscular and intramuscular lipomas and hibernomas. a clinical, roentgenologic, histologic, and prognostic study of 46 cases. Cancer, 1974, 33 (3): 754-762.

14. Lee JH, Do HD, Lee JC. Well-circumscribed type of intramuscular lipoma in the chest wall. J Cardiothorac Surg, 2013, 8: 181.

15. McTighe S, Chernev I. Intramuscular lipoma: a review of the literature. Orthop Rev (Pavia), 2014, 6 (4): 5618.

16. Park HW, Jo H, Moon SH, Baek S. Painful intramuscular lipoma of the infraspinatus: unusual location and presentation. Orthopedics, 2016, 39 (2): e370-373.

17. Gomes da Silva R, Detoffol Bragança R, Ribeiro Costa C, et al. Multiple symmetric lipomatosis. J Cutan Med Surg, 2011, 15 (4): 230-235.

18. Komagata T, Takebayashi S, Hirasawa K, et al. Extensive lipomatosis of the small bowel and mesentery: CT and MRI findings. Radiat Med, 2007, 25 (9): 480-483.

19. Miglani U, Sinha T, Gupta SK, et al. Rare etiology of obstructive uropathy: pelvic lipomatosis. Urol Int, 2010, 84 (2): 239-241.

20. Shukla LW, Katz JA, Wagner ML. Mediastinal lipomatosis: a complication of high dose steroid therapy in children. Pediatr Radiol, 1988, 19 (1): 57-58.

21. Viganò A, Zuccotti GV, Cerini C, et al. Lipodystrophy, insulin resistance, and adiponectin concentration in HIV-infected children and adolescents. Curr HIV Res, 2011, 9 (5): 321-326.

22. Marom EM, Helms CA. Fibrolipomatous hamartoma: pathognomonic on MR imaging. Skeletal Radiol, 1999, 28 (5): 260-264.

23. Prasad NK, Mahan MA, Howe BM, et al. A new pattern of lipomatosis of nerve: case report. J Neurosurg, 2017, 126 (3): 933-937.

24. Spinner RJ, Scheithauer BW, Amrami KK, et al. Adipose lesions of nerve: the need for a modified classification. J Neurosurg, 2012, 116 (2): 418-431.

25. Silverman TA, Enzinger FM. Fibrolipomatous hamartoma of nerve. A clinicopathologic analysis of 26 cases. Am J Surg Pathol, 1985, 9 (1): 7-14.

26. 毛荣军, 杨克非, 王坚. 神经脂肪瘤病的临床病理学特征分析. 中华病理学杂志, 2011, 40 (3): 165-168.

27. Brandal P, Bjerkehagen B, Heim S. Rearrangement of chromosomal region 8q11-13 in lipomatous tumours: correlation with lipoblastoma morphology. J Pathol, 2006, 208 (3): 388-394.

28. Coffin CM, Lowichik A, Putnam A. Lipoblastoma (LPB): a clinicopathologic and immunohistochemical analysis of 59 cases. Am J Surg Pathol, 2009, 33 (11): 1705-1712.

29. Collins MH, Chatten J. Lipoblastoma/lipoblastomatosis: a clinico-pathologic study of 25 tumors. Am J Surg Pathol, 1997, 21 (10): 1131-1137.

30. Dadone B, Refae S, Lemarié-Delaunay C, et al. Molecular cytogenetics of pediatric adipocytic tumors. Cancer Genet, 2015, 208 (10): 469-481.

31. Pham NS, Poirier B, Fuller SC, et al. Pediatric lipoblastoma in the head and neck: a systematic review of 48 reported cases. Int J Pediatr Otorhinolaryngol, 2010, 74 (7): 723-728.

32. Hofvander J, Arbajian E, Stenkula KG, et al. Frequent low-level mutations of protein kinase D2 in angiolipoma. J Pathol, 2017, 241 (5): 578-582.

33. Hunt SJ, Santa Cruz DJ, Barr RJ. Cellular angiolipoma. Am J Surg Pathol, 1990, 14 (1): 75-81.

34. Kryvenko ON, Chitale DA, VanEgmond EM, et al. Angiolipoma of the female breast: clinicomorphological correlation of 52 cases. Int J Surg Pathol, 2011, 19 (1): 35-43.

35. Sciot R, Akerman M, Dal Cin P, et al. Cytogenetic analysis of subcutaneous angiolipoma: further evidence supporting its difference from ordinary pure lipomas: a report of the CHAMP Study Group. Am J Surg Pathol, 1997, 21 (4): 441-444.

36. Sheng W, Lu L, Wang J. Cellular angiolipoma: a clinicopathological and immunohistochemical study of 12 cases. Am J Dermatopathol, 2013, 35 (2): 220-225.

37. Ben-Izhak O, Elmalach I, Kerner H, et al. Pericardial myolipoma: a tumour presenting as a mediastinal mass and containing oestrogen receptors. Histopathology, 1996, 29 (2): 184-186.

38. Fukushima M, Schaefer IM, Fletcher CD. Myolipoma of soft tissue: clinicopathologic analysis of 34 cases. Am J Surg Pathol, 2017, 41 (2): 153-160.

39. Meis JM, Enzinger FM. Myolipoma of soft tissue. Am J Surg Pathol, 1991, 15 (2): 121-125.

40. Michal M. Retroperitoneal myolipoma. A tumour mimicking retroperitoneal angiomyolipoma and liposarcoma with myosarcomatous differentiation. Histopathology, 1994, 25 (1): 86-88.

41. Panagopoulos I, Gorunova L, Agostini A, et al. Fusion of the HMGA2 and C9orf92 genes in myolipoma with t (9; 12) (p22; q14). Diagn Pathol, 2016, 11 (2): 22.

42. Huang D, Sumegi J, Dal Cin P, et al. C11orf95-MKL2 is the resulting fusion oncogene of t (11; 16) (q13; p13) in chondroid lipoma. Genes Chromosomes Cancer, 2010, 49 (9): 810-818.

43. Kindblom LG, Meis-Kindblom JM. Chondroid lipoma: an ultrastructural and immunohistochemical analysis with further observations regarding its differentiation. Hum Pathol, 1995, 26 (7): 706-715.

44. Meis JM, Enzinger FM. Chondroid lipoma. A unique tumor simulating liposarcoma and myxoid chondrosarcoma. Am J Surg Pathol, 1993, 17 (11): 1103-1112.

45. Nielsen GP, O'Connell JX, Dickersin GR, et al. Chondroid lipoma, a tumor of white fat cells. A brief report of two cases with ultrastructural analysis. Am J Surg Pathol, 1995, 19（11）: 1272-1276

46. Thway K, Flora RS, Fisher C. Chondroid lipoma: an update and review. Ann Diagn Pathol, 2012, 16（3）: 230-234.

47. 成元华, 郭立新, 杨光华, 等. 软骨样脂肪瘤 1 例报道及文献复习. 临床与实验病理学杂志, 2006, 22（4）: 461-464.

48. Chen BJ, Mariño-Enríquez A, Fletcher CD, et al. Loss of retinoblastoma protein expression in spindle cell/pleomorphic lipomas and cytogenetically related tumors: an immunohistochemical study with diagnostic implications. Am J Surg Pathol, 2012, 36（8）: 1119-1128.

49. Dal Cin P, Sciot R, Polito P, et al. Lesions of 13q may occur independently of deletion of 16q in spindle cell/pleomorphic lipomas. Histopathology, 1997, 31（3）: 222-225.

50. Ko JS, Daniels B, Emanuel PO, et al. Spindle cell lipomas in women: a report of 53 cases. Am J Surg Pathol, 2017, 41（9）: 1267-1274.

51. Lincoln M, Royer M. Uncommon tumor, uncommon location: a dermal-based spindle cell/pleomorphic lipoma. Am J Dermatopathol, 2016, 38（8）: e122-124.

52. Michal M, Kazakov DV, Hadravsky L, et al. Lipoblasts in spindle cell and pleomorphic lipomas: a close scrutiny. Hum Pathol, 2017, 65: 140-146.

53. Ud Din N, Zhang P, Sukov WR, et al. Spindle cell lipomas arising at atypical locations. Am J Clin Pathol, 2016, 146（4）: 487-495.

54. 唐丽华, 刘绮颖, 喻林, 等. 梭形细胞脂肪瘤 / 多形性脂肪瘤 65 例临床病理学分析. 中华病理学杂志, 2018, 47（4）: 263-268.

55. Allen PW. Selected case from the Arkadi M. Rywlin International Pathology Slide Seminar: sclerotic（fibroma-like）lipoma, dorsum of right hand. Adv Anat Pathol, 2013, 20（1）: 68-72.

56. Fernandez-Flores A, Montero MG. Sclerotic lipoma in a female patient. Histopathology, 2005, 46（3）: 357-358.

57. Laskin WB, Fetsch JF, Michal M, et al. Sclerotic（fibroma-like）lipoma: a distinctive lipoma variant with a predilection for the distal extremities. Am J Dermatopathol, 2006, 28（4）: 308-316.

58. Zelger BG, Zelger B, Steiner H, et al. Sclerotic lipoma: lipomas simulating sclerotic fibroma. Histopathology, 1997, 31（2）: 174-181.

59. Al-Bahri S, Tariq A, Lowentritt B, et al.Giant bilateral adrenal myelolipoma with congenital adrenal hyperplasia. Case Rep Surg, 2014, 2014: 728198.

60. Fowler MR, Williams RB, Alba JM, et al. Extra-adrenal myelolipomas compared with extramedullary hematopoietic tumors: a case of presacral myelolipoma. Am J Surg Pathol, 1982, 6（4）: 363-374.

61. Gheith S, Boulay R, Cornfield D. Small lymphocytic lymphoma/chronic lymphocytic leukemia in a pelvic myelolipoma. Int J Clin Exp Pathol, 2009, 2（1）: 95-98.

62. Gill KR, Hasan MK, Menke DM, et al. Presacral myelolipoma: diagnosis by EUS-FNA and Trucut biopsy. Gastrointest Endosc, 2010, 71（4）: 849-850.

63. Huang WT, Zhao SJ, Lin DM. Pulmonary-bronchus myelolipoma and review on extra-adrenal myelolipomas in Chinese literature. Chin Med J（Engl）, 2012, 125（17）: 3188-3190.

64. Shen C, Zhou K, Lai Y, et al. Review of primary extra-adrenal myelolipoma of the thorax. J Surg Res, 2017, 207: 131-137.

65. Al Hmada Y, Schaefer IM, Fletcher CDM. Hibernoma mimicking atypical lipomatous tumor: 64 cases of a morphologically distinct subset. Am J Surg Pathol, 2018, 42（7）: 951-957.

66. Bonar SF, Watson G, Gragnaniello C, et al. Intraosseous hibernoma: characterization of five cases and literature review. Skeletal Radiol, 2014, 43（7）: 939-946.

67. Furlong MA, Fanburg-Smith JC, Miettinen M. The morphologic spectrum of hibernoma: a clinicopathologic study of 170 cases. Am J Surg Pathol, 2001, 25（6）: 809-814.

68. Malzahn J, Kastrenopoulou A, Papadimitriou-Olivgeri I, et al. Immunophenotypic expression of UCP1 in hibernoma and other adipose/non adipose soft tissue tumours. Clin Sarcoma Res, 2019, 9: 8.

69. Hallin M, Schneider N, Thway K. Well-differentiated liposarcoma with hibernoma-like morphology. Int J Surg Pathol, 2016, 24（7）: 620-622.

70. Magnusson L, Hansen N, Saba KH, et al.Loss of the tumour suppressor gene AIP mediates the browning of human brown fat tumours. J Pathol, 2017, 243（2）: 160-164.

71. Mertens F, Rydholm A, Brosjö O, et al. Hibernomas are characterized by rearrangements of chromosome bands 11q13-21. Int J Cancer, 1994, 58（4）: 503-505.

72. Moretti VM, Brooks JS, Lackman RD. Spindle-cell hibernoma: a clinicopathologic comparison of this new variant. Orthopedics, 2010, 33（1）: 52-55.

73. Nord KH, Magnusson L, Isaksson M, et al. Concomitant deletions of tumor suppressor genes MEN1 and AIP are essential for the pathogenesis of the brown fat tumor hibernoma. Proc Natl Acad Sci U S A, 2010, 107（49）: 21122-21127.

74. Riley MP, Karamchandani DM. Mammary hibernoma: a rare entity. Arch Pathol Lab Med, 2015, 139（12）: 1565-1567.

75. Evans HL. Atypical lipomatous tumor, its variants, and its combined forms: a study of 61 cases, with a minimum follow-up of 10 years. Am J Surg Pathol, 2007, 31（1）: 1-14.

76. Kraus MD, Guillou L, Fletcher CD. Well-differentiated inflamma-

tory liposarcoma: an uncommon and easily overlooked variant of a common sarcoma. Am J Surg Pathol, 1997, 21（5）: 518-527.

77. Peng R, Chen H, Yang X, et al. A novel sclerosing atypical lipomatous tumor/well-differentiated liposarcoma in a 7-year-old girl: Report of a case with molecular confirmation. Hum Pathol, 2018, 71: 41-46.

78. Weiss SW, Rao VK. Well-differentiated liposarcoma（atypical lipoma）of deep soft tissue of the extremities, retroperitoneum, and miscellaneous sites. A follow-up study of 92 cases with analysis of the incidence of "dedifferentiation". Am J Surg Pathol, 1992, 16（11）: 1051-1058.

79. Zhang H, Erickson-Johnson M, Wang X, et al. Molecular testing for lipomatous tumors: critical analysis and test recommendations based on the analysis of 405 extremity-based tumors. Am J Surg Pathol, 2010, 34（9）: 1304-1311.

80. Creytens D, van Gorp J, Savola S, et al. Atypical spindle cell lipoma: a clinicopathologic, immunohistochemical, and molecular study emphasizing its relationship to classical spindle cell lipoma. Virchows Arch, 2014, 465（1）: 97-108.

81. Dei Tos AP, Mentzel T, Newman PL, et al. Spindle cell liposarcoma, a hitherto unrecognized variant of liposarcoma. Analysis of six cases. Am J Surg Pathol, 1994, 18（9）: 913-921.

82. Deyrup AT, Chibon F, Guillou L, et al. Fibrosarcoma-like lipomatous neoplasm: a reappraisal of so-called spindle cell liposarcoma defining a unique lipomatous tumor unrelated to other liposarcomas. Am J Surg Pathol, 2013, 37（9）: 1373-1378.

83. Mariño-Enriquez A, Nascimento AF, Ligon AH, et al. Atypical Spindle Cell Lipomatous Tumor: Clinicopathologic Characterization of 232 Cases Demonstrating a Morphologic Spectrum. Am J Surg Pathol, 2017, 41（2）: 234-244.

84. Mentzel T, Palmedo G, Kuhnen C. Well-differentiated spindle cell liposarcoma（'atypical spindle cell lipomatous tumor'）does not belong to the spectrum of atypical lipomatous tumor but has a close relationship to spindle cell lipoma: clinicopathologic, immunohistochemical, and molecular analysis of six cases. Mod Pathol, 2010, 23（5）: 729-736.

85. Bahadır B, Behzatoğlu K, Hacıhasanoğlu E, et al. Atypical spindle cell/pleomorphic lipomatous tumor: A clinicopathologic, immunohistochemical, and molecular study of 20 cases. Pathol Int, 2018, 68（10）: 550-556.

86. Creytens D, Mentzel T, Ferdinande L, et al. "Atypical" pleomorphic lipomatous tumor: a clinicopathologic, immunohistochemical and molecular study of 21 cases, emphasizing its relationship to atypical spindle cell lipomatous tumor and suggesting a morphologic spectrum（atypical spindle cell/pleomorphic lipomatous tumor）. Am J Surg Pathol, 2017, 41（11）: 1443-1455.

87. Elgar F, Goldblum JR. Well-differentiated liposarcoma of the ret-roperitoneum: a clinicopathologic analysis of 20 cases, with particular attention to the extent of low-grade dedifferentiation. Mod Pathol, 1997, 10（2）: 113-120.

88. Gronchi A, Collini P, Miceli R, et al. Myogenic differentiation and histologic grading are major prognostic determinants in retroperitoneal liposarcoma. Am J Surg Pathol, 2015, 39（3）: 383-393.

89. Henricks WH, Chu YC, Goldblum JR, et al. Dedifferentiated liposarcoma: a clinicopathological analysis of 155 cases with a proposal for an expanded definition of dedifferentiation. Am J Surg Pathol, 1997, 21（3）: 271-281.

90. Kammerer-Jacquet SF, Thierry S, Cabillic F, et al. Differential diagnosis of atypical lipomatous tumor/well-differentiated liposarcoma and dedifferentiated liposarcoma: utility of p16 in combination with MDM2 and CDK4 immunohistochemistry. Hum Pathol, 2017, 59（1）: 34-40.

91. Makise N, Yoshida A, Komiyama M, et al. Dedifferentiated Liposarcoma With Epithelioid/Epithelial Features. Am J Surg Pathol, 2017, 41（11）: 1523-1531.

92. Mariño-Enriquez A, Fletcher CD, Dal Cin P, et al. Dedifferentiated liposarcoma with "homologous" lipoblastic（pleomorphic liposarcomalike）differentiation: clinicopathologic and molecular analysis of a series suggesting revised diagnostic criteria. Am J Surg Pathol, 2010, 34（8）: 1122-1131.

93. Thway K, Jones RL, Noujaim J, et al. Dedifferentiated Liposarcoma: updates on morphology, genetics, and therapeutic strategies. Adv Anat Pathol, 2016, 23（1）: 30-40.

94. Alaggio R, Coffin CM, Weiss SW, et al. Liposarcomas in young patients: a study of 82 cases occurring in patients younger than 22 years of age. Am J Surg Pathol, 2009, 33（5）: 645-658.

95. Fiore M, Grosso F, Lo Vullo S, et al. Myxoid/round cell and pleomorphic liposarcomas: prognostic factors and survival in a series of patients treated at a single institution. Cancer, 2007, 109（12）: 2522-2531.

96. Iwasaki H, Ishiguro M, Nishio J, et al. Extensive lipoma-like changes of myxoid liposarcoma: morphologic, immunohistochemical, and molecular cytogenetic analyses. Virchows Arch, 2015, 466（4）: 453-464.

97. Kilpatrick SE, Doyon J, Choong PF, et al. The clinicopathologic spectrum of myxoid and round cell liposarcoma. A study of 95 cases. Cancer, 1996, 77（8）: 1450-1458.

98. Knight JC, Renwick PJ, Dal Cin P, et al. Translocation t（12; 16）（q13; p11）in myxoid liposarcoma and round cell liposarcoma: molecular and cytogenetic analysis. Cancer Res, 1995, 55（1）: 24-27.

99. Setsu N, Miyake M, Wakai S, et al. Primary retroperitoneal myxoid liposarcomas. Am J Surg Pathol, 2016, 40（9）: 1286-1290.

100. Gardner JM，Dandekar M，Thomas D，et al. Cutaneous and subcutaneous pleomorphic liposarcoma: a clinicopathologic study of 29 cases with evaluation of MDM2 gene amplification in 26. Am J Surg Pathol，2012，36（7）：1047-1051.

101. Gebhard S，Coindre JM，Michels JJ，et al. Pleomorphic liposarcoma: clinicopathologic，immunohistochemical，and follow-up analysis of 63 cases: a study from the French Federation of Cancer Centers Sarcoma Group. Am J Surg Pathol，2002，26（5）：601-616.

102. Ghadimi MP，Liu P，Peng T，Bolshakov S，et al. Pleomorphic liposarcoma: clinical observations and molecular variables. Cancer，2011，117（23）：5359-5369.

103. Hornick JL，Bosenberg MW，Mentzel T，et al. Pleomorphic liposarcoma: clinicopathologic analysis of 57 cases. Am J Surg Pathol，2004，28（10）：1257-1267.

104. Kashima TG，Turley H，Dongre A，et al.Diagnostic utility of aP2/FABP4 expression in soft tissue tumours. Virchows Arch，2013，462（4）：465-472.

105. Wang L，Ren W，Zhou X，et al. Pleomorphic liposarcoma: a clinicopathological，immunohistochemical and molecular cytogenetic study of 32 additional cases. Pathol Int，2013，63（11）：523-531.

106. Sinclair TJ，Thorson CM，Alvarez E，et al. Pleomorphic myxoid liposarcoma in an adolescent with Li-Fraumeni syndrome. Pediatr Surg Int，2017，33（5）：631-635.

107. Alaggio R，Coffin CM，Weiss SW，et al. Liposarcomas in young patients: a study of 82 cases occurring in patients younger than 22 years of age. Am J Surg Pathol，2009，33（5）：645-658.

108. Coffin CM，Alaggio R. Adipose and myxoid tumors of childhood and adolescence. Pediatr Dev Pathol，2012，15（1 Suppl）：239-254.

109. Boland JM，Colby TV，Folpe AL. Liposarcomas of the mediastinum and thorax: a clinicopathologic and molecular cytogenetic study of 24 cases，emphasizing unusual and diverse histologic features. Am J Surg Pathol，2012，36（9）：1395-1403.

110. Creytens D，van Gorp J，Ferdinande L，et al. Array-based comparative genomic hybridization analysis of a pleomorphic myxoid liposarcoma. J Clin Pathol，2014，67（9）：834-835.

111. Hofvander J，Jo VY，Ghanei I，et al. Comprehensive genetic analysis of a paediatric pleomorphic myxoid liposarcoma reveals near-haploidization and loss of the RB1 gene. Histopathology，2016，69（1）：141-147.

第二章

成纤维细胞和肌成纤维细胞疾病

第一节 非肿瘤性病变

一、嗜酸性筋膜炎

【定义】

嗜酸性筋膜炎（eosinophilic fasciitis）是一种以弥漫性筋膜炎、高丙种球蛋白血症和嗜酸性粒细胞增多为主要特征的自身免疫性疾病。由 Shulman 于 1974 年提出，故又称为 Shulman 综合征（Shulman syndrome）。

【临床特征】

（一）流行病学

1. **发病率** 少见。

2. **发病年龄** 多发生于 30～50 岁的成年人，偶见于儿童和老年人。

3. **性别** 无明显差异。

（二）部位

病变常对称性累及四肢，躯干也可受累，也可四肢和躯干同时发生。关节受累者，大小关节均可发生，以双手指间关节、双膝关节、双腕关节最为多见。并可出现脏器的累及，如甲状腺、肺、胸膜、食管、肝、脾、肾及膀胱等，骨髓及头颈部较为罕见。

（三）症状

早期皮肤受累处出现红肿、僵硬，可伴肢体无力、肌痛。随着疾病的进展，皮肤逐渐变硬，典型的患者出现"沟槽征"或"橘皮征"。也可出现皮肤色素改变，如色素脱失、色素沉着等。筋膜水肿、肌腱滑膜增生可继发四肢神经嵌压，出现腕管综合征，引起关节活动受限和神经支配区感觉异常。疾病进展加重可累及多系统，少数患者以系统受累为首发表现。关节受累者表现为滑膜炎，偶有雷诺现象。还可伴发再生障碍性贫血、血小板减少症、自身免疫性甲状腺炎、间质性肺炎、继发性淀粉样变性等。

（四）治疗

传统方法采用激素治疗，对激素反应不佳及不能使用激素者可使用免疫抑制剂，近年来开始将一些生物治疗手段及光化学疗法引入到嗜酸性筋膜炎的治疗中。

（五）预后

预后良好，极少数患者无需治疗可自行缓解，多数患者需要药物治疗。具有硬斑病样的皮损、累及躯干、年龄在 12 岁以下、病理提示累及真皮层等均提示预后较差，诊断延误 6 个月以上及未予甲泼尼龙静脉给药者，临床治愈率下降。

【病理变化】

（一）大体特征

大体表现为筋膜增厚，是正常筋膜厚度的 2～15 倍，切面灰白或灰红色，也可呈灰黄色，边界清楚，附着于骨骼肌。对病变部位手术取材时，应深达肌肉与筋膜。

（二）镜下特征

组织学特征 组织学上肌肉筋膜胶原纤维增生、变厚伴玻璃样变性，伴不同程度的淋巴细胞和浆细胞浸润，嗜酸性粒细胞的增多和浸润被认为是本病的一个特征性表现，但不是必需条件（图 2-1-1）。

【鉴别诊断】

1. **硬皮病** 嗜酸性筋膜炎表皮正常，炎症反应在皮下组织下部和深筋膜。而硬皮病无论系统性或局限性均有表皮的异常，常表现为表皮萎缩，真皮层有显著的水肿和硬化，而深筋膜变化很小或正常。

2. **皮肌炎及多发性肌炎** 是侵犯肌肉为主的疾病，主要为肌束周围的肌纤维变性、坏死和吞噬反应，肌束内和肌束间见慢性炎细胞浸润，筋膜受累少见，无筋膜增厚及嗜酸性粒细胞增生。

3. **增生性筋膜炎** 是发生于皮下的反应性、自限性、结节状的肌成纤维细胞增生，与筋膜无关联。病灶内出现特异的、神经节细胞样的巨细胞，此种细胞具有丰富的嗜碱性胞质和大的空泡状核。无筋膜的增厚和嗜酸性粒细胞的增生，可资鉴别。

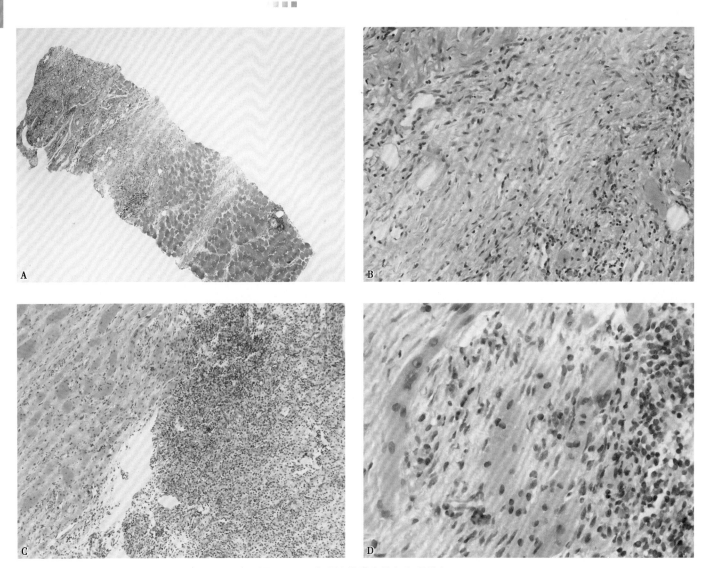

图 2-1-1 嗜酸性筋膜炎的组织学特征

A. 筋膜增厚，HE×40；B. 筋膜纤维组织增生伴炎症细胞浸润，HE×100；C. 较多量炎症细胞浸润，HE×100；D. 肌间纤维组织增生伴嗜酸性粒细胞、浆细胞及淋巴细胞浸润，HE×200

二、坏死性筋膜炎

【定义】

坏死性筋膜炎（necrotizing fasciitis）由细菌入侵引起的以皮下组织和筋膜广泛迅速坏死及小动脉闭塞，而肌肉受累较轻为特征的急性坏死性软组织感染。发病迅速，常伴有全身中毒性休克，是一种罕见的危及生命的病变。

【临床特征】

（一）流行病学

1. **发病率** 较少见。

2. **发病年龄** 多发生于 30～70 岁的中老年人，偶可发生于儿童及青少年。

3. **性别** 男性较多见，男：女为（1.4～10）∶1。

（二）部位

多发生于四肢、躯干及会阴，头颈部较少见。

（三）症状

患者常在有糖尿病、免疫抑制、慢性肾衰竭、肝硬化、营养不良、肛周直肠手术、肥胖、应用糖皮质激素、外周血管病和肿瘤等疾病的基础上，由细微的皮肤损伤引起，如牙签、鱼刺扎伤等，未能引起患者足够重视。早期病变处皮肤突然出现红、肿、热、痛，皮肤表面出现散在、大小不一的含血性液体的水疱或大疱；中期皮肤迅速出现苍白、青紫和坏死，疼痛加重并出现发热、脱水、意识淡漠等全身中毒症状；晚期皮肤发黑，皮下组织和浅深筋膜呈现进行性、广泛性液化坏死，并出现休克、凝血功能障碍、MODS 等严重并发症。

（四）治疗

早期积极彻底的手术清创至关重要，有效封闭创面，并合理应用抗生素，全身综合治疗。

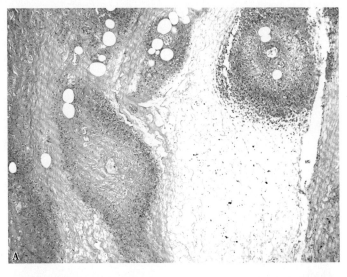
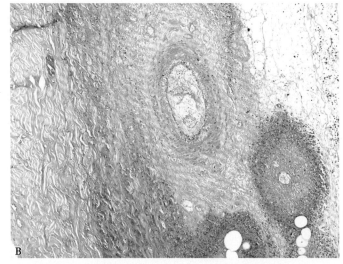
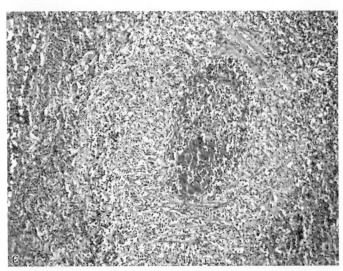
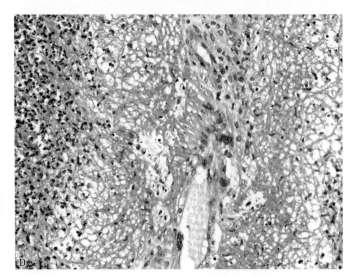

图 2-1-2 坏死性筋膜炎的组织学特征

A. 皮下筋膜广泛变性、坏死，HE×40；B. 皮下筋膜广泛变性、坏死，HE×40；C. 血管腔血栓形成，血管壁见大量中性粒细胞浸润，HE×100；D. 血管周围坏死，HE×200（图片由温州医科大学附属第二医院病理科周玲玲医师提供）

（五）预后

早期积极彻底的手术清创及对症治疗，大部分可治愈。但死亡率可达 12%～35%，约 20% 的患者需要截肢，30% 的患者有不同程度的功能障碍。

【病理变化】

（一）大体特征

病变与周围组织分界不清，切面呈灰白间灰红色，质软。

（二）镜下特征

组织学特征 镜下见皮下浅筋膜组织广泛坏死，伴有血管栓塞和大量急慢性炎细胞浸润，可累及肌肉（图 2-1-2）。

【鉴别诊断】

1. 蜂窝织炎 坏死性筋膜炎早期与蜂窝织炎不易鉴别，后者主要是疏松结缔组织的化脓性炎，以大量中性粒细胞浸润为主，坏死变性后成为脓细胞，结合临床病史可鉴别。

2. 坏疽性脓皮病 多发生于四肢，常伴有系统性疾病（如炎症性肠病），早期多表现为急性坏死性脓疱或疖，继而发展为大而深的坏死性溃疡。镜下表现为出血性坏死伴脓肿形成，晚期可见淋巴细胞、浆细胞浸润，表皮可增生。

（石怀银）

第二节 良性肿瘤

一、结节性筋膜炎

【定义】

结节性筋膜炎（nodular fasciitis，NF）是一种通常发生于皮下组织的自限性间叶性肿瘤，由形态一致的胖梭形成纤维细胞 / 肌成纤维细胞组成，显示疏松或组织培养样的生长模式,常显示 *USP6* 基因重排。

【编码】

ICD-O 8828/0

ICD-11 XH5LM1

【临床特征】

（一）流行病学

1. **发病率** 相对比较常见。

2. **发病年龄** 各年龄组均可发生,但更常见于 20~40 岁的青年人。

3. **性别** 成年人患者无明显差异,儿童患者多见于男性。

（二）部位

结节性筋膜炎病变常从浅筋膜延伸至皮下组织,少数病例位于肌肉内,极少数病例位于真皮内。多发生于肢体(特别是前臂)、躯干和头颈部(图 2-2-1A),偶可发生于肢端、关节内或神经内。

（三）症状

生长迅速的皮下结节,约半数病例可伴有轻微疼痛或触痛。病程多为 1~2 周,多不超过 2~3 个月,偶可达半年甚至 1 年。

（四）影像学

超声显示皮下低回声结节(图 2-2-1B),CT 显示结节密度与肌肉相似,MRI(T_1WI)显示稍低或等信号,T_2WI显示中至高信号(图 2-2-1C、2-2-1D)。

（五）治疗

局部切除。

（六）预后

预后较好,罕见局部复发(<2%),多为切除不净所

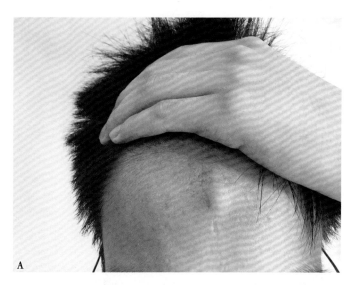

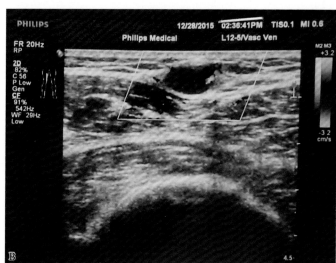

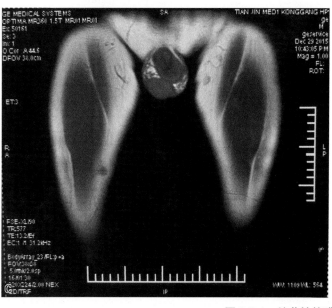

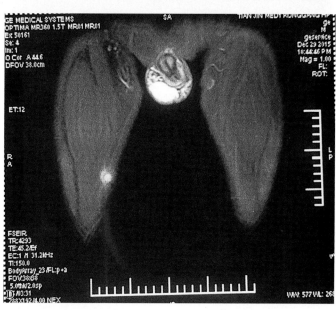

图 2-2-1 结节性筋膜炎的临床表现和影像学

A. 前额皮下结节；B. 彩色多普勒超声显示皮下 1.1cm×0.6cm 低回声实性结节；C. MRI(T_1WI)显示右大腿皮下稍低信号结节；D. MRI(T_2WI)显示右大腿皮下高信号结节(图 A 由浙江省湖州市第一人民医院病理科夏慧医师提供)

致,偶可有自发性消褪。

【病理变化】

(一)大体特征

大部分境界清楚,但无包膜,少数情况下可为浸润性,位于深筋膜或肌肉内的病变可延伸至周围组织。结节直径多为 2～3cm,一般不超过 4～5cm。切面呈纤维至黏液样不等,纤维性成分多时质地坚韧,黏液成分多时质软或胶冻样。

(二)镜下特征

1. 组织学特征　按生长部位可分为皮下型、筋膜型和肌内型(图 2-2-2A、2-2-2B),以筋膜型最多见。由增生的胖梭形成纤维细胞和肌成纤维细胞组成,呈疏松的短交织状、短条束状或杂乱状排列(图 2-2-2C),常见裂隙或微囊性结构(图 2-2-2D),似羽毛或破渔网状,间质内常见外渗的红细胞和少量散在的淋巴细胞。梭形细胞形态一致,无明显的多形性和异型性,可见核分裂象(图 2-2-2E),但无病理性核分裂。部分病例可见到多少不等、散在分布的破骨细胞样多核巨细胞(图 2-2-2F),腔

隙内偶可有少量集聚的组织细胞(图 2-2-2G)。病变边缘常见增生的薄壁毛细血管,类似肉芽组织。病变边界不清,常呈浸润状,发生于皮下者常蔓延至周围脂肪组织或肌肉内。

结节性筋膜炎的组织学改变与病程长短关系密切,早期病变或病程短者多呈黏液样(图 2-2-2H),而病程长的病变成纤维/肌成纤维细胞数量减少而胶原增多,可呈瘢痕疙瘩样(图 2-2-2I),纤维化、玻璃样变明显。有时不同形态可出现在同一病变内(图 2-2-2J)。

2. 免疫组织化学　梭形细胞弥漫强阳性表达 α-SMA(图 2-2-3A),提示具有肌成纤维细胞分化,并可表达 calponin 和 CD10,不表达 desmin、h-caldesmon、CD34、S-100 蛋白和 AE1/AE3,散在的组织细胞和破骨细胞样巨细胞表达 CD68(图 2-2-3B)。

【遗传学】

大部分病例都有 USP6 位点(17p13)重排,常导致 USP6 基因易位,可通过 FISH 检测。除结节性筋膜炎外,USP6 重排还可见于动脉瘤样骨囊肿、骨化性肌炎和指趾

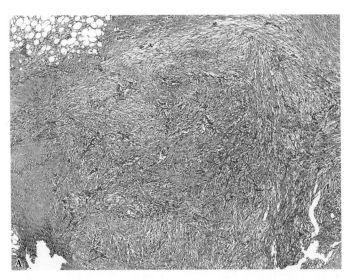

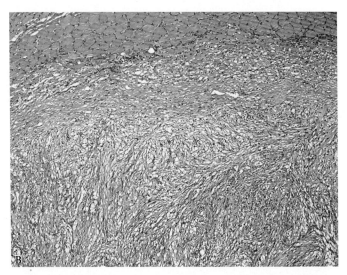

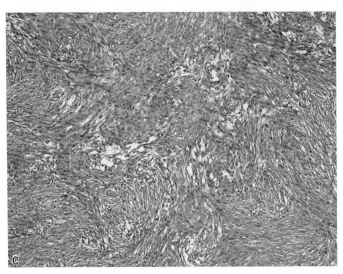

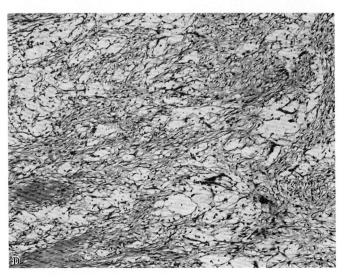

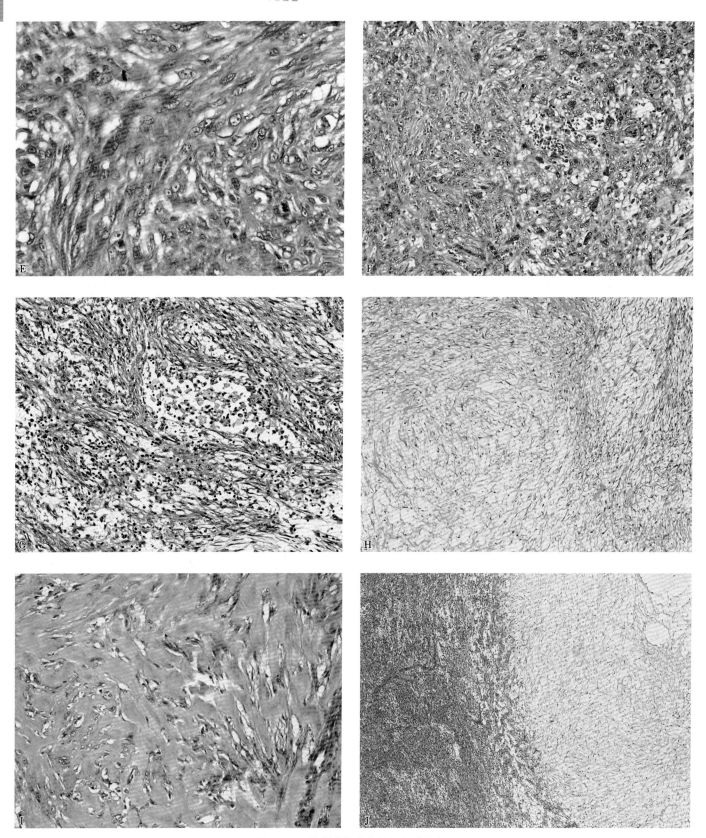

图2-2-2　结节性筋膜炎的组织学特征

A. 筋膜型结节性筋膜炎, HE×40; B. 肌内型结节性筋膜炎, HE×100; C. 短交织状排列的胖梭形成纤维 / 肌成纤维细胞, 可见裂隙样结构, HE×100; D. 瘤细胞排列疏松, 可见微囊性结构, 似破渔网样, HE×100; E. 可见核分裂象, HE×600; F. 部分病例内可见散在的小多核巨细胞, HE×100; G. 腔隙内集聚的组织细胞, HE×100; H. 黏液样, HE×100; I. 瘢痕疙瘩样粗大胶原纤维, HE×200; J. 同一病变出现不同区域, 左为经典性区域, 右为黏液样区域, HE×50

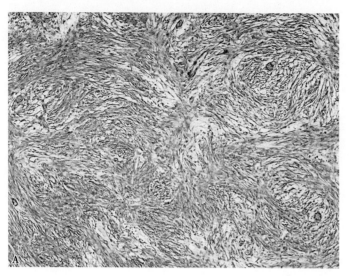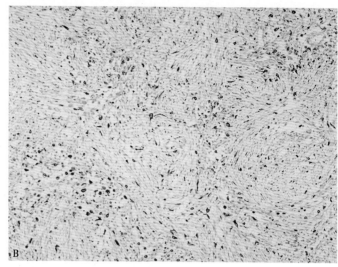

图 2-2-3　结节性筋膜炎的免疫组化
A. 肌成纤维细胞弥漫强阳性表达 α-SMA，IHC×100；B. 散在的组织细胞和多核巨细胞表达 CD68，IHC×100

纤维骨性假瘤。新近研究显示，NF-κB 和 Jak1/STAT3 通路可能参与结节性筋膜炎发生的调节。

【鉴别诊断】

1. **纤维肉瘤**　肿瘤体积大，位置深，瘤细胞密集，常呈鱼骨样或人字形排列，细胞核染色质粗、深染，有一定异型性，可见病理性核分裂。

2. **黏液纤维肉瘤**　好发于老年人，肿瘤位于皮下或深部肌肉内，梭形细胞显示轻重不等的异型性，可见假脂肪母细胞以及散在的多形性细胞，并可见病理性核分裂。间质明显黏液样变，并可见大量细长、弯曲的薄壁血管。梭形细胞一般不表达或灶性表达 α-SMA。

3. **未分化肉瘤**　多发生于 50 岁以上中老年人，好发于深部软组织，体积大，直径常>5cm，瘤细胞具有明显的多形性和异型性，并可见病理性核分裂。

4. **真皮纤维瘤**　主要局限于真皮内，不侵犯皮下或肌肉，瘤组织呈漩涡状或车辐状，还可见圆形或卵圆形组织细胞样细胞、多少不等的含铁血黄素组织细胞、泡沫样组织细胞、图顿巨细胞等成分，属于纤维组织细胞源性肿瘤。

5. **皮肤神经纤维瘤**　手术时可见其与神经关系密切，瘤细胞纤细而弯曲，侵犯真皮层。新生毛细血管和炎细胞浸润不如结节性筋膜炎明显。S-100 蛋白和 SOX10 标记可帮助诊断。

6. **侵袭性纤维瘤病**　肿瘤呈侵袭性生长，病变由增生的梭形成纤维细胞/肌成纤维细胞和胶原纤维束组成，胶原束将梭形细胞包绕分离，并向邻近脂肪组织或肌肉组织内浸润性生长，免疫组化标记显示瘤细胞核 β-catenin 阳性表达。

二、颅骨筋膜炎

【定义】

颅骨筋膜炎（cranial fasciitis）是一种好发于婴幼儿颅骨的成纤维细胞/肌成纤维细胞性增生，形态上类似结节性筋膜炎。

【临床特征】

（一）流行病学

1. **发病率**　罕见。

2. **发病年龄**　发生于 6 岁以下的婴幼儿，主要见于 2 岁以下婴儿。

3. **性别**　男婴更为常见，男∶女为 2∶1。

（二）部位

好发于头皮软组织和其下的颅骨。

（三）症状

临床上多表现为颞部软组织、顶骨、枕骨及前额迅速增大的无痛性肿胀或肿块，平均直径为 2.5cm，患儿无不适感。

（四）影像学

如颅骨受累，X 线及 CT 显示为溶骨性缺损，并多伴有致密或硬化的边缘。临床上易被误诊为嗜酸性肉芽肿（朗格汉斯细胞组织细胞增生症）。

（五）治疗

局部切除，必要时加以颅骨修补。

（六）预后

切除后一般不复发。

【病理变化】

（一）大体特征

为明显的局限性病变，质韧或硬，局部可黏液样变或中心囊性变。

（二）镜下特征

1. 组织学特征 可表现为典型的结节性筋膜炎形态特征，病变起自头皮的深筋膜，成纤维细胞/肌成纤维细胞增生分布于黏液样变和玻璃样变基质中（图2-2-4A、2-2-4B），局灶区域可伴有骨化（图2-2-4C、2-2-4D）。

2. 免疫组织化学 梭形细胞弥漫性表达 α-SMA 和 MSA，不表达 desmin、h-caldesmon、CD34、S-100 蛋白和 AE1/AE3。

【鉴别诊断】

1. 婴儿纤维瘤病 由一致的梭形细胞组成，间质可见粗大的胶原纤维，病变呈侵袭性生长。

2. 婴幼儿肌纤维瘤 为血管周细胞肿瘤，可界限清楚也可呈浸润性生长，累及颅骨时需与颅骨筋膜炎鉴别。

婴幼儿肌纤维瘤低倍镜下可见浅染区和深染区双相结构，浅染区为较成熟的肌样细胞，深染区常位于瘤组织中央区，为较幼稚的原始间叶细胞，有时可见血管外皮瘤样结构。

三、血管内筋膜炎

【定义】

血管内筋膜炎（intravascular fasciitis）是一种累及中小静脉或动脉的结节性筋膜炎。

【临床特征】

（一）流行病学

1. 发病率 罕见。

2. 发病年龄 30岁以下的儿童和青少年较多见。

3. 性别 男性略多于女性。

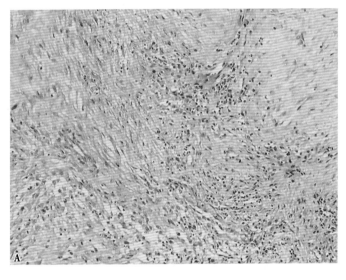
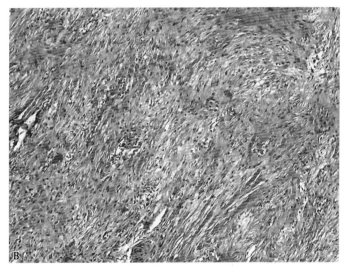
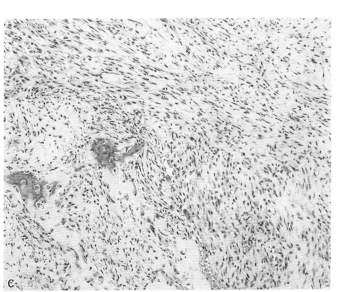
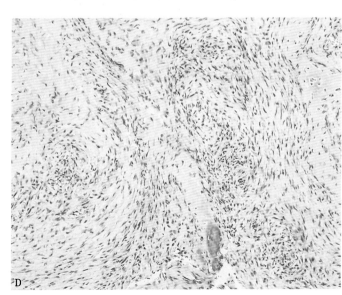

图2-2-4 颅骨筋膜炎的组织学特征

A. 梭形细胞呈交织状增生，可见红细胞外渗，HE×100；B. 梭形细胞呈条束状增生，间质胶原纤维增多，HE×100；C 和 D. 局灶区域可伴有骨化生，HE×100

（二）部位

好发于上肢和头颈部，其次为躯干和下肢。

（三）症状

临床上表现为皮下缓慢生长的无痛性孤立的结节，体积多小于 2cm。

（四）治疗

局部切除。

（五）预后

切除后不复发，也不转移。

【病理变化】

（一）大体特征

病变呈圆形或卵圆形，也可呈多结节状、丛状或蛇形状。

（二）镜下特征

1. 组织学特征 多数病例累及血管（多为中小静脉）

的内膜、中层、外膜以及血管旁的软组织，部分病例向血管内生长，梭形细胞增生区与血管壁之间有裂隙样结构分隔（图 2-2-5A）。组织学形态与结节性筋膜炎相似（图 2-2-5B、图 2-2-5C），但间质黏液样变性不明显（图 2-2-5D），而破骨细胞样多核巨细胞更为多见。

2. 免疫组织化学 梭形细胞弥漫性表达 α-SMA 和 MSA，不表达 AE1/AE3、S-100 蛋白、CD34 和 CD31。

【鉴别诊断】

1. 机化性血栓 表现为血栓及纤维化，无细胞增生。

2. 血管内乳头状血管内皮增生 在血栓的基础上发生血管内皮增生，免疫组化 CD31、CD34 阳性。

3. 梭形细胞血管瘤 由海绵状血管瘤和与卡波西肉瘤相似的梭形细胞组成，可见红细胞外渗。梭形细胞 vimentin 阳性，内皮细胞标记阴性。

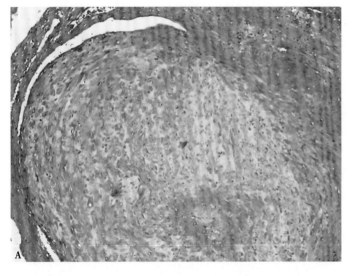
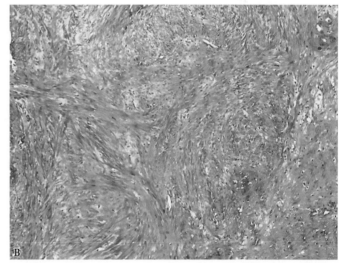
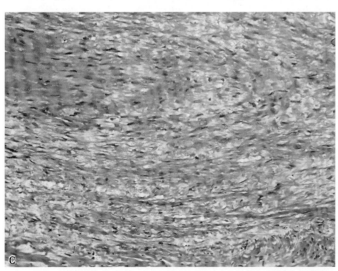
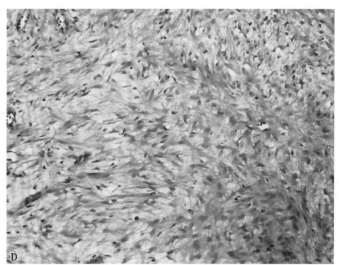

图 2-2-5 血管内筋膜炎的组织学特征

A. 病变周围可见裂隙样结构与血管分隔，HE×40；B. 梭形细胞呈交织状或束状排列，HE×40；C. 间质胶原纤维增生，HE×100；D. 间质黏液样变性，HE×100

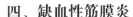

四、缺血性筋膜炎

【定义】

缺血性筋膜炎（ischaemic fasciitis，IF）是一种独特的假肉瘤性成纤维细胞/肌成纤维细胞增生性病变，又称不典型褥疮性纤维组织增生（atypical decubital fibroplasia，ADF），与活动不便有关。

【临床特征】

（一）流行病学

1. **发病率**　少见。

2. **发病年龄**　大部分患者为老年人，高峰年龄为70～90岁。

3. **性别**　男性略多见。

（二）部位

好发于肢带和腰、骶区和大转子部位，而胸壁、背部也可发生。

（三）症状

临床多表现为近期内皮下迅速增大的无痛性肿块，病程大多在6个月以内。

（四）治疗

局部切除。

（五）预后

由于病因持续存在，部分病例可复发。

【病理变化】

（一）大体特征

病变多位于深部皮下组织内，周界不清，呈多结节状，局部区域呈黏液样，中位直径4.7cm，范围1～10cm，部分病例可浸润浅表的皮肤真皮层或深部的骨骼肌、肌腱。

（二）镜下特征

1. **组织学特征**　镜下显示特征性的区带现象：病变的中心是纤维素样坏死或液化性坏死区，坏死区周围为肉芽组织样的血管增生和成纤维细胞/肌成纤维细胞增生区域（图2-2-6A～2-2-6C），血管内皮细胞可有肿胀现象（图2-2-6D）。一些增生的成纤维细胞因核退变而有一定异型性，但核分裂象少见。另可见类似于增生性筋膜炎中的节细胞样细胞（图2-2-6E）。间质可见纤维化/玻璃样变性或黏液样变性，部分区域内血管壁伴有玻璃样变或纤维素性沉着，间质炎细胞浸润和红细胞外渗也较常见（图2-2-6F）。

2. **免疫组织化学**　梭形细胞可程度不等表达α-SMA和desmin，提示为肌成纤维细胞性病变。此外，还可表达HIF1、P16和cyclinD1，并可部分表达MDM2和CDK4。

【遗传学】

无USP6基因易位，也无MDM2基因扩增。新近报道显示t(1；2)(p36.1；q23)和t(7；19)(q32；q13.3)。

【鉴别诊断】

1. **上皮样肉瘤**　多发生于青少年远端四肢，位于真皮或皮下，瘤细胞呈结节状或花环状排列，结节中央可见地图样坏死，肿瘤由两种细胞组成，一种为上皮样细胞，另一种为梭形细胞，异型性明显。瘤细胞表达CK和CD34，INI1表达缺失。

2. **黏液样脂肪肉瘤**　肿瘤呈结节状或分叶状生长，富含黏液样基质，常见典型的分支状血管和不同分化程度的脂肪母细胞，瘤细胞表达S-100蛋白，FISH检测显示有DDIT3基因易位。

3. **黏液纤维肉瘤**　肿瘤发生部位深，体积大，间质黏液样变显著，可见清晰的弧线状血管，细胞具有不同程度异型性，缺乏缺血性筋膜炎的分区状结构。

4. **增生性筋膜炎**　好发于成年人，上肢前臂多见，生长迅速的单个结节，体积较小。

5. **褥疮溃疡**　广泛的大面积溃疡，有肉芽组织形成，缺乏纤维素样坏死。

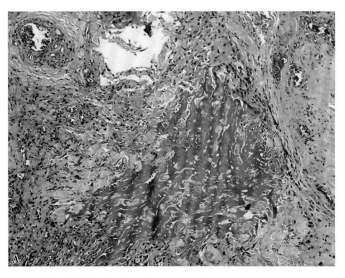

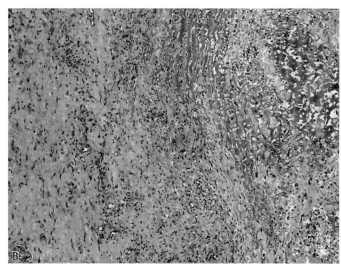

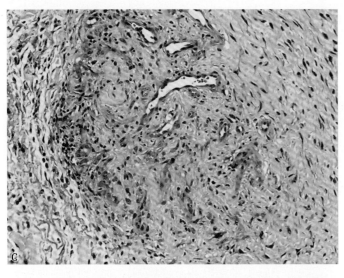

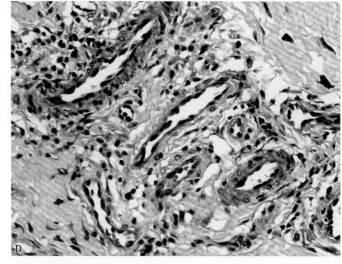

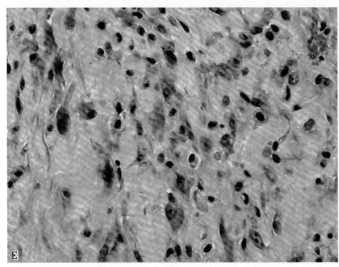

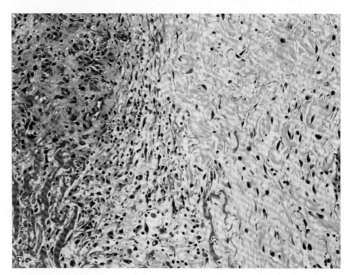

图 2-2-6　缺血性筋膜炎的组织学特征

A. 纤维素性坏死区和肉芽组织样区，HE×40；B. 纤维素性坏死区和肉芽组织样区，HE×40；C. 血管及其周围增生的胖梭形成纤维细胞，HE×100；D. 内皮细胞肿胀，HE×200；E. 示神经节细胞样细胞，HE×200；F. 间质黏液样变性及炎细胞浸润，HE×100

五、增生性筋膜炎

【定义】

增生性筋膜炎（proliferative fasciitis，PF）是发生于皮下的一种形成肿物的增生性病变，除有类似于结节性筋膜炎的胖梭形成纤维细胞/肌成纤维细胞增生之外，尚含有体积较大的节细胞样细胞。

【编码】

ICD-O　　8828/0

ICD-11　　FB51.2

【临床特征】

（一）流行病学

1. **发病率**　明显比结节性筋膜炎少见。

2. **发病年龄**　主要发生于中老年人，较结节性筋膜炎发病年龄大。增生性筋膜炎的一种罕见亚型可发生于儿童。

3. **性别**　无明显差异。

（二）部位

以上肢前臂最多见，其次是下肢和躯干，病变位于皮下组织。

（三）症状

临床上结节位于皮下，质硬，与表皮不粘连，能移动，以生长迅速为特点，病程一般不超过 2 个月，形成的肿物一般 <5cm，大多 <3cm，可有疼痛或触痛。

（四）治疗

局部切除。

（五）预后

切除后可完全治愈，罕见复发。

【病理变化】

（一）大体特征

增生性筋膜炎形成界限不清的皮下肿物，病变沿皮下脂肪小叶纤维间隔扩展，切面灰白或淡红色。

（二）镜下特征

1. 组织学特征 增生性筋膜炎主要累及皮下浅筋膜（图 2-2-7A），可沿筋膜平面蔓延，由与结节性筋膜炎相似的肥胖的成纤维/肌成纤维细胞性梭形细胞、神经节细胞样的大细胞和形态上介于两者之间的过渡细胞组成（图 2-2-7B）。节细胞样细胞体积较大，多边形或不规则形，核大，圆形或卵圆形，常偏向胞质一侧，核膜厚，核仁明显，一般为 1 个，也可有 2～3 个，胞质丰富，嗜双染或嗜碱性，散在或成群分布于成纤维细胞或脂肪细胞间（图 2-2-7C、2-2-7D）。梭形细胞或节细胞样细胞均可见核分裂象，但不见病理性核分裂。间质黏液样或富含胶原。儿童型增生性筋膜炎一般较成人型界限清楚，细胞更丰富，以神经节细胞样细胞为主，核分裂更多，可有局灶性坏死和急性炎症。

2. 免疫组织化学 与结节性筋膜炎类似，表达 α-SMA 和 MSA，不表达 desmin。神经节样细胞肌动蛋白常为阴性表达。

【鉴别诊断】

1. 结节性筋膜炎 发病年龄较增生性筋膜炎年轻，无神经节细胞样细胞，可见多核巨细胞，增生的薄壁毛细血管较常见。

2. 胚胎性横纹肌肉瘤 增生性筋膜炎的神经节样细胞要与横纹肌母细胞鉴别，前者胞质嗜双染或嗜碱性，没有横纹，无奇异瘤巨细胞，免疫组化 desmin、MyoD1 和 myogenin 均呈阴性。

3. 节细胞神经瘤和节细胞神经母细胞瘤 增生性筋膜炎缺乏节细胞神经瘤和节细胞神经母细胞瘤中原纤维状的施万细胞间质背景，神经节样细胞内不见尼氏小体，免疫组化不表达 S-100 蛋白、NSE、NF、PGP9.5 和 GFAP。

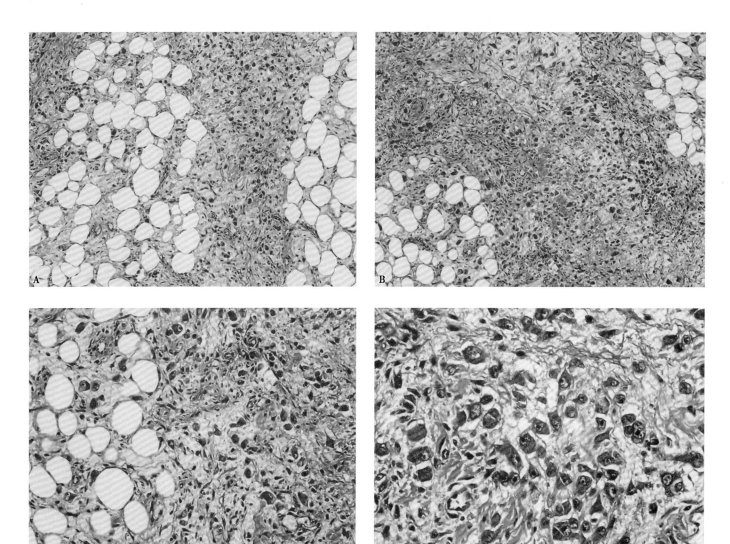

图 2-2-7 增生性筋膜炎的组织学特征

A. 病变位于皮下浅筋膜，HE×40；B. 梭形、不规则、星形和大多边形节细胞样细胞，HE×40；C. 神经节样细胞分布于脂肪细胞之间，HE×100；D. 大量的神经节细胞样细胞，HE×200

六、增生性肌炎

【定义】

增生性肌炎（proliferative myositis，PM）的细胞组成与增生性筋膜炎相同，只是发生于肌肉内。

【编码】

ICD-O　　　8828/0

ICD-11　　　FB51.2

【临床特征】

（一）流行病学

1. 发病率　少见。

2. 发病年龄　主要发生于中老年人，中位年龄50岁。

3. 性别　无明显差异。

（二）部位

主要累及躯干肩胛骨的扁平肌，特别是胸大肌、背阔肌和前锯肌，部分病例可位于上臂肌肉内，偶可见于大腿肌群。

（三）症状

病变生长迅速，从发病到手术切除一般不超过3周。症状不明显，常在触摸时发现结节或肿块。

（四）治疗

局部切除。

（五）预后

切除后可完全治愈，罕见复发。

【病理变化】

（一）大体特征

肿块界限不清，取代部分受累肌肉，切面呈灰白色，肌膜下可见瘢痕样硬结。

（二）镜下特征

1. 组织学特征　病变在肌纤维间浸润，在低倍镜下呈特征性"棋盘"样结构（图2-2-8A、2-2-8B）。与增生性筋膜炎相似，由大量增生的成纤维细胞/肌成纤维细胞、神经节细胞样细胞组成（图2-2-8C、2-2-8D），部分病例可

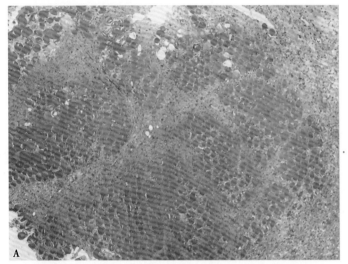
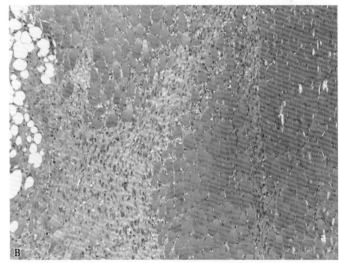
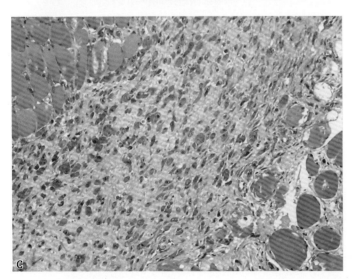
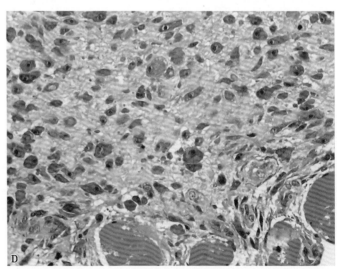

图2-2-8　增生性肌炎的组织学特征

A. 示棋盘样结构，HE×25；B. 增生的成纤维/肌成纤维细胞穿插于横纹肌之间，HE×40；C. 示梭形及节细胞样的成纤维/肌成纤维细胞，HE×100；D. 节细胞样细胞，HE×200

伴有骨化生,因此与骨化性肌炎有密切关系。

2. **免疫组织化学**　与增生性筋膜炎相同。

【鉴别诊断】

1. **横纹肌肉瘤**　增生性肌炎中的神经节细胞样细胞胞质非嗜酸性,横纹肌标记抗体阴性有别于横纹肌肉瘤。

2. **骨化性肌炎**　增生性肌炎出现骨化时易与骨化性肌炎混淆,骨化性肌炎最常发生于大腿内侧,病程长,镜下有特征性的分带结构,骨化明显。

七、骨化性肌炎

【定义】

骨化性肌炎(myositis ossificans,MO)是一种局限性、自限性病变,由增生的纤维组织和骨构成。因病变生长迅速、细胞丰富、核分裂活跃和可见骨样组织,易被误诊为恶性病变,是一种"臭名昭著"的假肉瘤性病变。

【临床特征】

(一)流行病学

1. **发病率**　不常见。

2. **发病年龄**　年龄范围较广,从14个月～95岁,但多见于青年人,平均年龄32岁。

3. **性别**　男性多见,男:女为3:2。

(二)部位

可发生于身体各部位,包括四肢、躯干和头颈部,以容易受外伤的部位最常见,如肘部、大腿、臀部和肩部。病变主要位于肌肉内,也可见于筋膜及皮下组织。MO样病变也可发生于肠系膜。

(三)症状

生长迅速的肿块,可有疼痛感,60%～75%的病例有外伤史。

(四)影像学

X线片和CT显示周界清楚的肿块,周边常有骨化,肿块中心呈透明状。

(五)治疗

局部完整切除。

(六)预后

预后较好,极少复发。

【病理变化】

(一)大体特征

肿块为境界清楚的椭圆形褐色肿物,中心质软有光泽伴有出血,外周灰白色,质硬,有砂砾感。直径为2～12cm,但大多为5cm。

(二)镜下特征

1. **组织学特征**　骨化性肌炎具有特征性的分区带现象(图2-2-9A),并随病程不断变化。早期的骨化性肌炎区带结构不明显,主要由增生的短梭形或胖短梭形成纤维细胞组成,细胞丰富,核分裂象易见。区带结构在外伤第4周最为明显,从中心到周边由增生的纤维组织逐渐过渡到成熟骨小梁。中心部为增生活跃的纤维组织,形态上类似结节性筋膜炎或增生性筋膜炎;中间带为成纤维细胞。骨母细胞和软骨样/骨样基质形成(图2-2-9B、2-2-9C);外周带为成熟的纤维组织、编织骨及成熟的板层骨(图2-2-9D),形成骨壳。骨壳的外层规则、清晰,与周围横纹肌组织分界清楚。邻近的肌肉组织常有萎缩性改变,并可见炎症反应。

2. **免疫组织化学**　成纤维细胞和肌成纤维细胞可表达α-SMA、MSA和desmin。

【遗传学】

新近报道显示,在MO病例中可检测出*COL1A1-USP6*融合基因,提示与结节性筋膜炎和软组织动脉瘤样

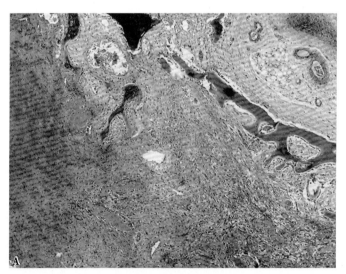

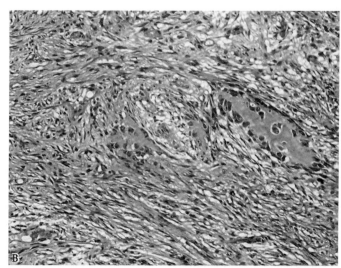

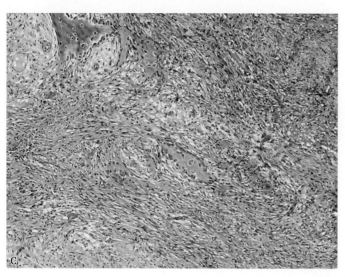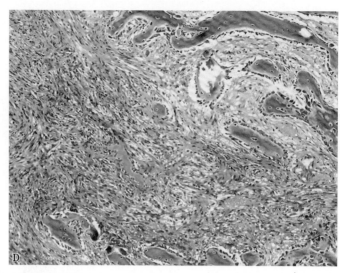

图 2-2-9　骨化性肌炎的组织学特征

A. 示区带结构，HE×40；B. 示骨样组织，HE×200；C. 增生的成纤维细胞及骨样组织，HE×100；D. 增生的成纤维细胞、骨样组织及骨组织，HE×100

骨囊肿具有相关性。

【鉴别诊断】

1. **骨外骨肉瘤**　肿瘤异型性明显，可见肿瘤性成骨，多居于肿瘤的中心部位，而不成熟的梭形细胞位于肿瘤的周边，为反向性区带分布，与骨化性肌炎的区带结构不同。

2. **进行性骨化性纤维结构不良**　是一种罕见的常染色体显性遗传性、进行性结缔组织病，主要临床特征是双侧踇趾畸形和全身软组织进行性异位骨化。患者年龄幼小，病变按照从上至下，从背部到腹部，从中轴向周围发展并进行性加重。组织结构上无明显分带现象。

3. **纤维结构不良和骨纤维结构不良**　单从组织学形态可能不易鉴别，但纤维结构不良发生于骨内，骨纤维结构不良常发生于胫腓骨的皮质内，结合临床及影像学可以帮助诊断。

八、指趾纤维骨性假瘤

【定义】

指趾纤维骨性假瘤（fibro-osseous pseudotumor of digits，FOPD）是一种罕见的好发于指（趾）的骨膜反应性纤维骨性假瘤性病变。

【临床特征】

（一）流行病学

1. **发病率**　罕见。

2. **发病年龄**　青壮年，平均年龄 25～30 岁。

3. **性别**　女性多见。

（二）部位

多发生于手指软组织，尤其是示指和中指的近端指节皮下组织，也可发生于脚趾。

（三）症状

主要表现为手（足）局部肿块、疼痛，外观常表现为红肿，严重者导致邻近关节功能障碍，近 40% 的患者有外伤史。

（四）影像学

X 线片显示病变位于手指特别是近节指骨周围高密度影，可伴有钙化和骨膜反应，大多无骨质破坏。

（五）治疗

局部完整切除。

（六）预后

切除后罕见复发，偶为切除不净所致。

【病理变化】

（一）大体特征

肿块体积一般较小，呈灰白色结节状，质地硬，无明显边界，切开时有砂砾感，有明显骨化时需脱钙处理。

（二）镜下特征

1. **组织学特征**　由杂乱增生的成纤维细胞和成熟程度不等的骨样组织所组成（图 2-2-10），但病变内无明显区带结构，骨样组织随机分布于纤维组织内。

2. **免疫组织化学**　同骨化性肌炎。

【遗传学】

新近有报道显示，在 FOPD 病例中可检测出 *COL1A1-USP6* 融合基因，提示与结节性筋膜炎、骨化性肌炎和软

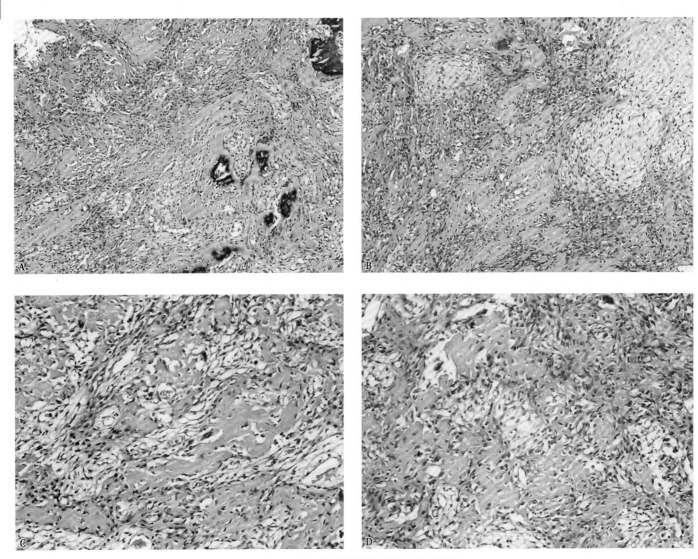

图 2-2-10　指趾纤维骨性假瘤的组织学特征

A. 杂乱增生的成纤维细胞和成熟程度不等的骨样组织，HE×40；B. 增生的成纤维细胞和骨样组织，HE×100；C. 骨样组织，HE×200；
D. 骨样组织，HE×200

组织动脉瘤样骨囊肿等属于一类暂时性瘤变。

【鉴别诊断】

1. **骨化性肌炎**　多发于四肢肌肉内，很少发生于手足骨，呈典型的带状结构。

2. **骨外骨肉瘤**　有明显的异型性和肿瘤性成骨。

3. **钙化性腱膜纤维瘤**　好发于儿童和青少年手掌和足底的肿瘤，肿瘤呈浸润性生长，在增生的成纤维细胞中可见散在结节状的化生性纤维软骨小岛，中央常伴有程度不等的钙盐沉着。FOPD 则可见多量不规则的骨小梁和骨样组织，软骨样细胞很少见。

4. **骨旁奇异性骨软骨瘤样增生**（Nora 病）　病变内常常含有大量的软骨成分，并位于病变的周边。

5. **结节性筋膜炎**　病程短，很少累及肢端手和足，

黏液样背景内可见大量肥胖的成纤维细胞 / 肌成纤维细胞增生，并可见炎细胞浸润及红细胞外渗，偶可见钙化及骨化。

九、膀胱低级别肌成纤维细胞性增生

【定义】

狭义的膀胱低级别肌成纤维细胞性增生（low-grade myofibroblastic proliferations of the urinary bladder）特指好发于膀胱的肌成纤维细胞增生性病变，偶可发生于尿道和前列腺等处，以往也称为器官相关性假肉瘤样肌成纤维细胞性增生（pseudosarcomatous myofibroblastic proliferation，PMP），在免疫表型和分子遗传学上与炎性肌成纤维细胞瘤有重叠。广义的膀胱低级别肌成纤维细

胞增生包含了以往的炎性假瘤、假肉瘤性纤维黏液性肿瘤、假肉瘤性病变、假肉瘤性肌成纤维细胞增生、假肉瘤性肌成纤维细胞性肿瘤、术后梭形细胞结节和炎性肌成纤维细胞瘤等一组病变。

【临床特征】

（一）流行病学

1. 发病率　比较少见。

2. 发病年龄　可见于任何年龄段，年龄范围为 2～88 岁，但最常见于 40～50 岁。

3. 性别　男性多见，男：女为 1.33：1。

（二）部位

最常发生于膀胱，也可见于前列腺、外阴、尿道和输尿管。

（三）症状

以无痛性血尿和排尿困难为常见的临床症状，偶可为作其他检查时所发现。

（四）治疗

以膀胱切除或经尿道单纯病变切除为主，术后不主张化疗或放疗。

（五）预后

术后罕见原位复发（约 6%），无转移。个别病例有恶性转化的报道。

【病理变化】

（一）大体特征

病变多为息肉状或结节状外生性生长，可伴有表面溃疡，也可延伸至膀胱壁。直径 1～11cm，平均直径 4cm。切面灰白至灰黄色，质地取决于病变黏液量的多少。

（二）镜下特征

1. 组织学特征　病变通常位于黏膜下，部分病例也可位于膀胱壁内。病变形态多样，可见富于黏液区和富于细胞区（图 2-2-11A），或两者混合存在。富于黏液区常位于表面，细胞呈星状或梭形，散在或杂乱分布，间质疏松，水肿或黏液样（图 2-2-11B），可见丰富的毛细血管网，多少不等的急慢性炎细胞浸润，有时可伴有炎性液化性坏死；细胞丰富区常位于病变深部，肌成纤维细胞排列呈条束状或编织纹状（图 2-2-11C），间质常可见弧形血管增生分隔。温和的肌成纤维细胞细胞核为梭形或椭圆形并常可见明显的核仁（图 2-2-11D），可呈节细胞样（图 2-2-11E），细胞无异型性，可见核分裂象，但多<5 个 /10HPF。梭形细胞可浸润膀胱黏膜肌层（图 2-2-11F），甚至有报道浸润至精囊腺周围脂肪组织。

2. 免疫组织化学　梭形细胞表达 AE1/AE3、α-SMA、MSA 和 desmin（图 2-2-12A），部分病例表达 ALK（包括 D5F3、1A4 和 ALK1 抗体）（图 2-2-12B），不表达 CK5/6、34βE12、S-100 蛋白和 myogenin。

【遗传学】

采用 FISH 检测的方法证实 50%～60% 的病例存在涉及 *ALK* 基因的克隆性基因畸变。不存在 *USP6*、*ROS1* 和 *ETV6* 基因易位。

【鉴别诊断】

1. 黏液样平滑肌肉瘤　女性多见，好发于子宫，镜下瘤细胞稀疏，由胞质嗜酸性的梭形细胞构成，梭形细胞除呈束状排列外，还可排列呈网格状，可形成黏液湖，间质一般无炎细胞浸润和梭形细胞分布疏密不均等特点。免疫组化不表达 ALK。

2. 葡萄簇样横纹肌肉瘤　好发于 5 岁以下婴幼儿，在黏膜上皮下方可见深染密集的瘤细胞形成所谓的"形成层"。瘤细胞免疫组化表达 desmin、MyoD1 和

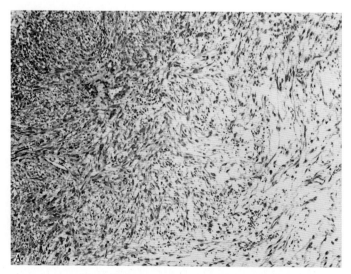

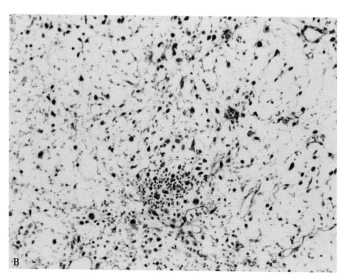

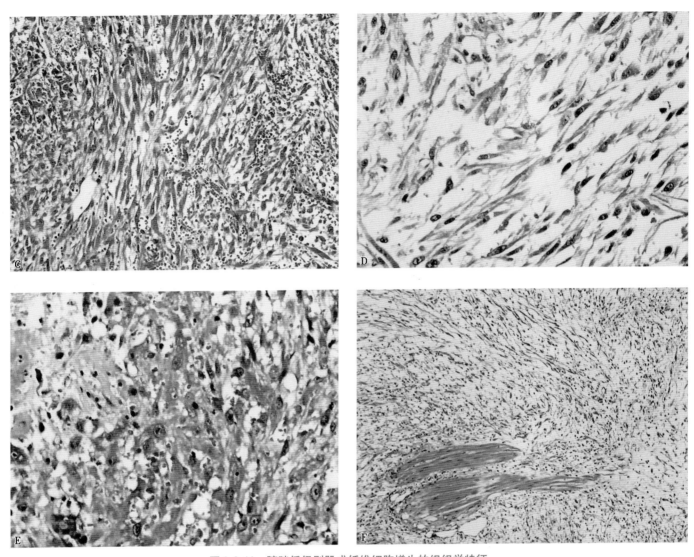

图 2-2-11　膀胱低级别肌成纤维细胞增生的组织学特征

A. 富于细胞区和富于黏液区，HE×40；B. 间质水肿黏液样，可见红细胞外渗，HE×100；C. 条束状排列的梭形细胞，HE×200；D. 瘤细胞呈细长梭形，胞质嗜酸性，可见核仁，HE×400；E. 部分细胞呈节细胞样形态，HE×200；F. 浸润膀胱壁平滑肌，HE×100

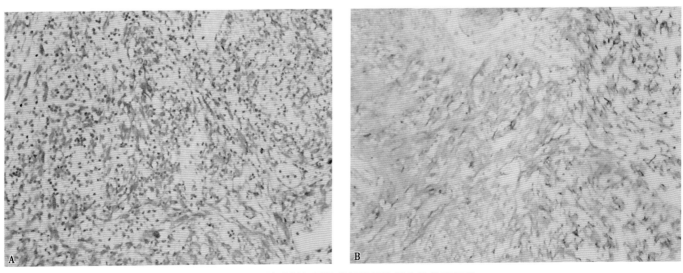

图 2-2-12　膀胱低级别肌成纤维细胞增生的免疫组化

A. 梭形细胞表达 AE1/AE3，IHC×100；B. 梭形细胞表达 ALK1，IHC×200

myogenin。

3. 肉瘤样癌　瘤细胞异型性明显，核分裂象易见，并可见病理性核分裂。一般不表达 α-SMA、MSA、desmin 等肌源性标记，也不表达 ALK。

4. 侵袭性血管黏液瘤　周界不清，常浸润至周围组织，主要由形态基本一致的星芒状、卵圆形或短梭形细胞组成，瘤细胞均匀分布于黏液间质中，肿瘤内含大小不一的扩张的薄壁或厚壁血管。免疫组化标记显示，瘤细胞表达 desmin、ER 和 PR。

5. 结节性筋膜炎　膀胱低级别肌成纤维细胞性增生在镜下形态与结节性筋膜炎类似，但后者不表达 ALK，分子检测可显示 *USP6* 基因易位，而前者可表达 ALK，分子检测可显示 *ALK* 基因易位，但无 *USP6* 基因易位。

十、术后梭形细胞结节

【定义】

术后梭形细胞结节（postoperative spindle cell nodule，PSCN）是因泌尿生殖道手术或外伤引起的一种成纤维细胞和肌成纤维细胞增生性病变，多发生于经泌尿生殖道手术，如膀胱、前列腺、外阴、阴道、宫颈和子宫内膜等手术后的部位，于术后数周至数月形成。

【临床特征】

（一）流行病学

1. 发病率　少见。

2. 发病年龄　多发生于成年人。

3. 性别　两性均可发生。

（二）部位

多发生于经泌尿生殖道手术，如膀胱、前列腺、外阴、阴道、宫颈和子宫内膜等手术后部位，少数病例可发生于头皮、颊黏膜和上臂等处。

（三）症状

膀胱术后梭形细胞结节常表现为肉眼血尿，可伴有尿频、排尿困难，部分病例可出现尿道刺激征、泌尿系感染和尿潴留，大多患者有明确的手术史。

（四）治疗

膀胱术后梭形细胞结节以切除肿瘤，保留膀胱功能为主要治疗原则，行膀胱部分切除或经尿道膀胱肿瘤切除术。

（五）预后

预后良好。

【病理变化】

（一）大体特征

为无包膜、界限不清的结节，结节大小不一，直径0.4～4.5cm，病变部位表面可见坏死、出血，切面灰褐色，质地中等偏韧。

（二）镜下特征

1. 组织学特征　主要由增生的成纤维细胞和肌成纤维细胞组成（图 2-2-13），病变细胞呈规律的条束状排列，排列稀疏或紧密，胞质中等，淡染，边界尚清，胞核椭圆形，染色质不深，可见核分裂象，但未见病理性核分裂。病变表面可见溃疡形成，但无凝固性坏死。

2. 免疫组织化学　梭形细胞表达 α-SMA（81%）、MSA（80%）和 desmin（57%），可表达 AE1/AE3（84%）和 EMA（14%），不表达 S-100 蛋白和 ALK。

【遗传学】

Micci 等采用核型分析和 FISH 技术检测 2 例 PSCN，

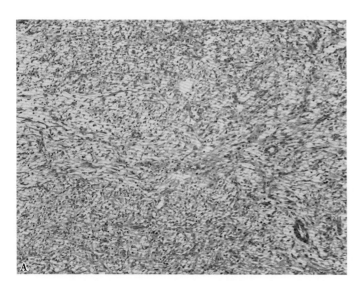

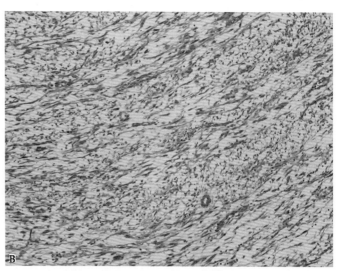

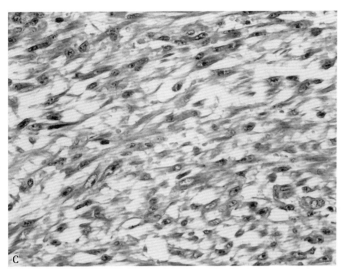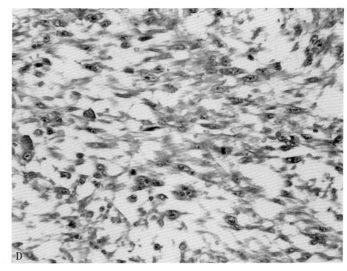

图 2-2-13 术后梭形细胞结节的组织学特征

A. 交织条束状增生的梭形细胞，HE×40；B. 条束状增生的梭形细胞，间质水肿，可见炎细胞浸润，HE×40；C. 梭形细胞呈条束状排列，HE×200；D. 可见核分裂象，HE×200（图片由深圳市第二人民医院病理科关弘医师和广州医科大学附属第二医院病理科梅开勇医师共同提供）

认为该病与 7 号染色体畸变有关。

【鉴别诊断】

1. **平滑肌肉瘤** 瘤细胞异型性明显，核分裂象易见，并可见病理性核分裂及坏死。

2. **肉瘤样癌** 除梭形细胞排列呈束状、编织状外，尚可见巢状或腺样结构；瘤细胞异型性明显，可见病理性核分裂象。瘤细胞表达广谱 CK，但不表达 α-SMA 和 MSA 等标记。

3. **炎性肌成纤维细胞瘤** 形态学与免疫组化与 PSCN 均有重叠，好发于儿童和 30 岁以前青年人。最常发生于肺、肠系膜和网膜。体积较 PSCN 要大，细胞异型性更显著，偶可灶性表达 CK，瘤细胞表达 ALK 可帮助诊断。

（陈 军）

十一、炎性和非典型性纤维性息肉

炎性纤维性息肉

【定义】

炎性纤维性息肉（inflammatory fibrous/fibroid polyp, polyps，IFP）也称伴有嗜酸性粒细胞浸润的胃纤维瘤（gastric fibroma with eosinophilic infiltration），是一种比较少见的胃肠道非肿瘤性病变。

【临床特征】

（一）流行病学

1. **发病率** 较少见。

2. **发病年龄** 多见于成年人，发病年龄 2~90 岁，中位年龄 63 岁。

3. **性别** 无明显性别差异。

（二）部位

主要发生于消化道，尤以远端胃和回肠为主。

（三）症状

取决于发生部位，可表现为腹痛、胃酸过少、胃肠道梗阻甚至引发肠套叠等，或无症状，仅在内镜检查时偶然被发现。通常单发，偶为多发，或与其他消化道肿瘤伴发。

（四）治疗

局部切除。

（五）预后

良性病变，无恶性潜能，无转移，偶有切除后复发的报道。

【病理变化】

（一）大体特征

无蒂或有蒂的息肉样肿块，直径多<5cm，偶有达到 20cm 的报道，切面灰白色，质中。

（二）镜下特征

1. **组织学特征** 病变主要位于黏膜下层，由增生的短梭形、星形或上皮样的成纤维细胞围绕薄壁血管呈漩涡状或洋葱皮样生长。梭形细胞形态温和、核分裂象少见，常伴多量嗜酸性粒细胞和淋巴细胞浸润（图 2-2-14）。

2. **免疫组织化学** 病变内的梭形细胞表达 CD34 和

PDGFRα（图 2-2-15），偶可表达 α-SMA、calponin 和 MSA（HHF-35）。不表达 CD117、DOG1、S-100 蛋白和 ALK。

【遗传学】

基因检测可显示有 *PDGFRA* 基因突变，其中胃 IFP 主要为 18 号外显子突变，小肠 IFP 主要为 12 号外显子突变。

【鉴别诊断】

1. **胃肠道间质瘤（GIST）**　因 IFP 表达 CD34 和 PDGFRα，基因检测也可显示有 *PDGFRA* 基因突变，故易被误诊为 GIST。但 IFP 中的梭形细胞不表达 CD117 和 DOG1，分子检测显示无 *KIT* 基因突变。

2. **胃肠道神经鞘瘤**　胃肠道神经鞘瘤有独特的镜下表现，肿瘤周边常可见淋巴细胞套，瘤细胞呈条束状或梁状排列，间质内多无嗜酸性粒细胞浸润，免疫组化显示瘤细胞弥漫强阳性表达 S-100 蛋白和 SOX10。

非典型性纤维性息肉

较少见。常发生于上呼吸道（鼻）、消化道（胃、小肠、肛门口）、泌尿器官（膀胱）和女性生殖道（外阴、阴道、宫颈和子宫内膜等）。表现为黏膜或皮肤的息肉样肿块，体积较小，可伴有溃疡。病变形似炎性纤维性息肉，主要由增生的肥梭形成纤维细胞和黏液样间质构成，其间散在深染的非典型细胞、奇异核细胞和 R-S 样细胞，可见分叶核，核分裂象罕见。发生于女性下生殖道的富于细胞性病变又称为富于细胞性假肉瘤样纤维上皮性间质息肉（cellular pseudosarcomatous fibroepithelial stromal

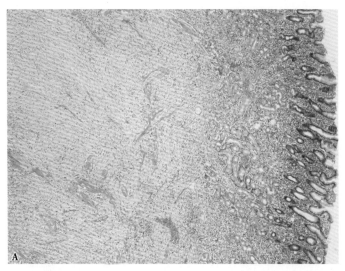
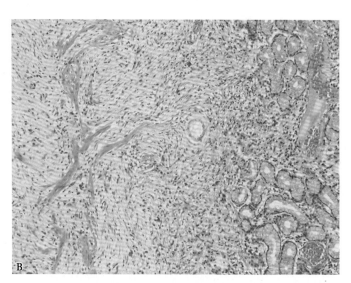
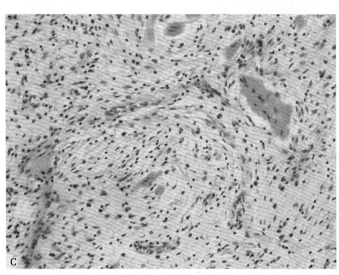
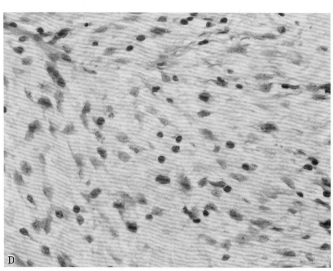

图 2-2-14　炎性纤维性息肉的组织学特征

A. 胃黏膜下层梭形细胞增生，HE×40；B. 梭形细胞在黏膜肌内穿插生长，HE×100；C. 可见淋巴细胞、嗜酸性粒细胞浸润，HE×200；D. 成纤维细胞增生，HE×400

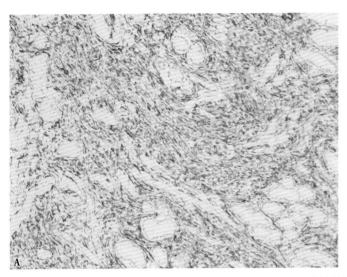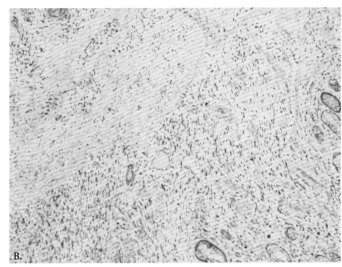

图 2-2-15　炎性纤维性息肉的免疫组化
A. 梭形细胞表达 CD34，IHC×100；B. 梭形细胞表达 PDGFRα，IHC×100

polyps）。免疫组化梭形细胞表达 CD34 和 fascin，并可表达 α-SMA 和 calponin。治疗以局部切除为主，切除后可复发，但一般不出现转移。

【鉴别诊断】

1. **肉瘤样癌**　肿瘤细胞常呈梭形，细胞异型性明显，可见多核细胞，核分裂象常见，具有极强的侵袭性。免疫组化上皮性标记如 CK 阳性可鉴别。

2. **胃肠道间质瘤**（GIST）　来源于胃肠道 Cajal 间质细胞，常位于黏膜下、肌层内或浆膜下，细胞可呈梭形及上皮样，肿瘤细胞较丰富，核分裂象易见。免疫组化瘤细胞表达 CD117 和 DOG1，必要时行 *KIT* 基因检测可鉴别。

3. **子宫内膜间质肿瘤**　当非典型纤维性息肉发生于女性生殖道时需与此病鉴别，子宫内膜间质肿瘤多发于中年女性，常表现为阴道出血。镜下由均一的小细胞构成，类似于子宫内膜间质细胞，特征性地围绕小血管周围生长，间质血管丰富，血管形态类似于螺旋小动脉。免疫组化 CD10 阳性可鉴别。

4. **平滑肌肉瘤**　镜下瘤细胞较丰富，可显示平滑肌细胞的形态特点，常伴明显的多形性和异型性，可见较多量核分裂象及坏死。免疫组化肌源性标记，如 desmin、h-caldesmon 阳性可鉴别。

十二、特发性腹膜后纤维化

【定义】

特发性腹膜后纤维化（idiopathic retroperitoneal fibro-sis，IRF）也称 Ormond 病、硬化性后腹膜炎，是发生于腹膜后的一种弥漫性或局部的纤维炎症性疾病，镜下以纤维硬化和多少不等的慢性炎症细胞（主要是淋巴、浆细胞）浸润为特征，可有肿块形成，可引起输尿管梗阻和血管压迫（腹主动脉、下腔静脉）。患者可合并硬化性胆管炎、甲状腺炎及动脉炎等全身性疾病，称为多灶性纤维硬化病（multifocal fibrosclerosis）。现有证据表明 IRF 可能是一种免疫过敏性疾病，有一部分是 IgG 相关的硬化性疾病，也称 IgG4 相关硬化性疾病（IgG4-related sclerosing disease，IgG4-SD）。

【临床特征】

（一）流行病学

1. **发病率**　较罕见。

2. **发病年龄**　多发生于 40～70 岁的中老年人，偶可发生于儿童和青少年。

3. **性别**　男性较多见，男：女为（1.9～4）：1。

（二）部位

病变常累及主动脉、髂动脉和下腔静脉，并可侵及输尿管和腰大肌，少数病变延伸至肠系膜根部、胰腺、胆管及纵隔等。

（三）症状

本病早期常无明显症状，临床上有症状时常表现为非特异性的背、腹及两胁等部位的隐痛或钝痛，累及泌尿系统时以压迫输尿管最为常见，表现为腰痛、肾积水、少尿和无尿，严重时会累及主动脉、下腔静脉，出现下肢水肿、阴囊肿胀。晚期易出现腹胀、腹痛等消化道表现，以及食欲缺乏、乏力等非特异性全身性症状。

（四）治疗

以药物治疗为主，糖皮质激素为首选药物，他莫昔芬可抑制纤维组织增生，对激素耐药者可使用免疫抑制剂。对于药物治疗没有反应或广泛的腹膜后纤维化严重影响腹膜后脏器的功能时，手术切除是有效的治疗手段。

（五）预后

部分病例有一定的自限性，一般需要系统的药物治疗，并进行长期的随访。手术切除不能阻止复发或病情进展，手术后复发率在12%～50%之间。

【病理变化】

（一）大体特征

界限不清的纤维性包块，包绕腹主动脉下部和髂动脉周围，厚度可达2～12cm，常侵及输尿管和腰大肌，切面灰白色，质中。

（二）镜下特征

1. 组织学特征　成纤维细胞和胶原纤维增生伴较多炎症细胞浸润，病变中间部位的纤维组织较周围更趋向于成熟，并可见灶状脂肪坏死。炎症细胞包括淋巴细胞、浆细胞和嗜酸性粒细胞，淋巴细胞增生可形成淋巴滤泡，并可见组织细胞。静脉血管壁常受炎症累及，出现闭塞性脉管炎，是诊断此病的一个线索（图2-2-16）。

2. 免疫组织化学　病变内的梭形细胞可表达α-SMA，一半以上病例IgG4阳性浆细胞明显增多（图2-2-17）。IgG4-SD的组织学诊断标准为：IgG4阳性浆细胞在总浆细胞的40%以上。

【鉴别诊断】

1. 炎性肌成纤维细胞瘤　常发生在肠系膜及腹膜后，镜下除增生的梭形肌成纤维细胞外，常见类圆形组织

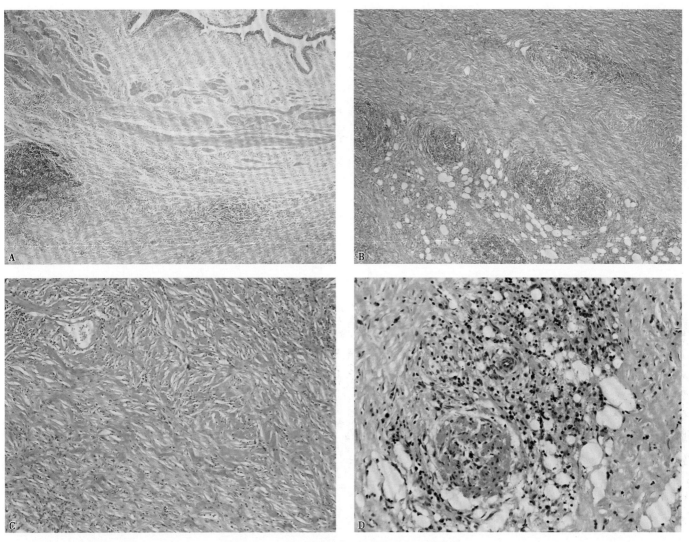

图2-2-16　特发性腹膜后纤维化的组织学特征

A. 病变位于输尿管周围，HE×40；B. 梭形细胞增生伴较多炎症细胞浸润，HE×40；C. 成纤维细胞及胶原纤维增生，HE×100；D. 血管闭塞，周围见炎症细胞浸润，HE×200

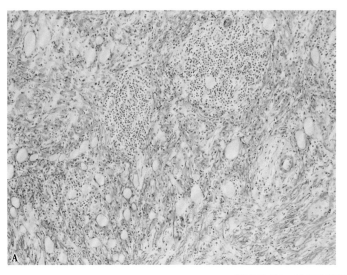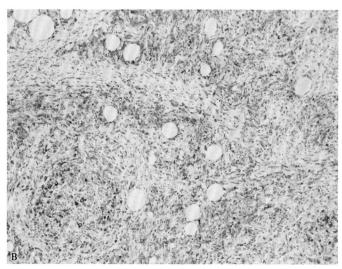

图 2-2-17　特发性腹膜后纤维化的免疫组化

A. 梭形细胞表达 α-SMA，IHC×100；B. 表达 IgG4 的浆细胞，IHC×100

样细胞，有时可见核分裂象及坏死，偶见钙化，炎症细胞多为成熟的浆细胞。免疫组化显示梭形肌成纤维细胞除可表达 α-SMA 和 desmin 外，还可表达 ALK。

2. 恶性淋巴瘤　淋巴细胞弥漫增生，细胞有异型性或出现不成熟淋巴细胞，部分类型核分裂象可见，联合应用多项免疫组化以鉴别。

3. 炎症性脂肪肉瘤　较罕见，大多位于腹膜后，在炎细胞背景中见异型增生的梭形细胞及脂肪母细胞。免疫组化显示梭形细胞及脂肪母细胞表达 S-100 蛋白、MDM2 和 CDK4，FISH 检测可有 *MDM2* 基因扩增。

十三、反应性结节状纤维性假瘤

【定义】

反应性结节状纤维性假瘤（reactive nodular fibrous pseudotumor，RNFP）一种多发生于胃肠道的良性瘤样病变，是由损伤或炎症引起的肌成纤维细胞和胶原纤维的增生，可能起源于浆膜下多能干细胞。

【临床特征】

（一）流行病学

1. 发病率　较罕见。

2. 发病年龄　1～72 岁均可见，中位发病年龄为 50～60 岁。

3. 性别　男性较多见。

（二）部位

多发生于胃肠道和肠系膜。

（三）症状

临床表现为腹痛、腹胀及腹部包块，或无明显症状于体检时发现。患者常有腹部外科手术史，以及消化性溃疡、慢性肠梗阻、子宫内膜异位等腹腔疾病治疗史。

（四）治疗

局部切除。

（五）预后

良性病变，切除后可获治愈。

【病理变化】

（一）大体特征

单发或多发的结节状肿物，边界清楚，直径数毫米至 10cm 不等，切面灰白色，实性，质地中等。

（二）镜下特征

1. 组织学特征　增生的梭形或星状细胞杂乱排列，细胞异型性不明显，核分裂象罕见，常伴黏液样变性或玻璃样变性，可见粗大的胶原纤维，病变周围见单核细胞、淋巴细胞及浆细胞浸润（图 2-2-18）。

2. 免疫组织化学　病变内的梭形成纤维细胞和肌成纤维细胞主要表达 α-SMA，可表达 CK，不表达 CD117、CD34、S-100 蛋白和 desmin。

【鉴别诊断】

1. 胃肠道外间质瘤　RNFP 的细胞很少出现间质瘤中常见的漩涡状、器官样、假菊形团样排列，无上皮样细胞、继发性坏死灶及核分裂象等特点。免疫组化 CD117、DOG1 和 CD34 阴性可资鉴别。胃肠道间质瘤有 *KIT/PDGFRA* 基因突变，而 RNFP 一般不出现此突变。

2. 特发性腹膜后纤维化　主要发生于腹膜后输尿管旁或主动脉旁，有时可呈结节状，一般为界限不清的纤维性包块。镜下主要表现为成纤维细胞增生和胶原纤维形成，伴较多淋巴、浆细胞及嗜酸性粒细胞、组织细胞浸润，常形成闭塞性脉管炎。

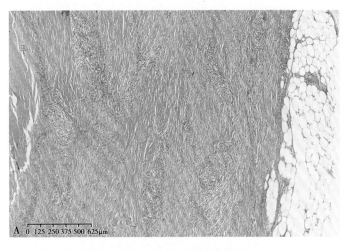
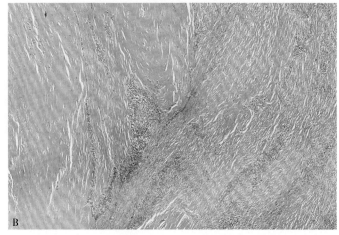
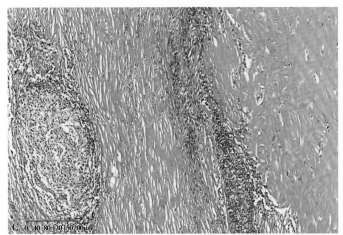
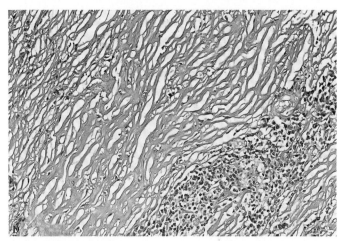

图 2-2-18 反应性结节状纤维性假瘤的组织学特征

A 和 B. 梭形细胞增生、排列紊乱，HE×40；C. 病变周围较多慢性炎细胞浸润，HE×100；D. 细胞异型性不明显，伴玻璃样变性，HE×200
（图片由宜昌市中心人民医院病理科刘宇飞医师惠赠）

3. **炎性肌成纤维细胞瘤** 常发生在肠系膜及腹膜后，镜下除增生的梭形肌成纤维细胞外，常见类圆形组织样细胞，有时可见核分裂象及坏死，偶见钙化，炎症细胞多为成熟的浆细胞。免疫组化显示梭形肌成纤维细胞除可表达 α-SMA 和 desmin 外，还可表达 ALK。

4. **肠系膜纤维瘤病** 多位于小肠系膜，肿物体积较大，主要由梭形或星状细胞组成，均匀分布于致密的胶原纤维中。免疫组化细胞核表达 β-catenin 以鉴别。

十四、瘢痕疙瘩

【定义】

瘢痕疙瘩（Keloid）又称瘢痕瘤，是皮肤创伤愈合过程中，成纤维细胞异常增殖、胶原等细胞外基质过量累积而导致的真皮纤维过度增生性疾病，可向周围正常皮肤组织内侵袭性生长。

【临床特征】

（一）流行病学

1. **发病率** 较常见。

2. **发病年龄** 多发生于青少年及青年，偶可发生于儿童和老年人。多发性者常较年轻，且常有家族史。

3. **性别** 无明显差异。

（二）部位

好发于胸部、耳部、肩部等部位的皮下，患者常有瘢痕体质，多继发于皮肤损伤。

（三）症状

临床上可无症状，或有局部的瘙痒及疼痛。

（四）治疗

手术切除是治疗较大瘢痕疙瘩最有效的方法，但术后复发率高。除了手术，其他最常用的治疗方法包括皮损内注射类固醇、冷冻疗法、激光切除、放射治疗及硅凝胶膜等。

（五）预后

良性病变，但术后复发率很高。

【病理变化】

（一）大体特征

肿物一般呈卵圆形或线状突出于皮肤表面，表面呈灰白或灰红色,切面灰白色,质地中等,与周围组织分界不清。

(二)镜下特征

1. 组织学特征　粗大的胶原纤维增生,其间见平行排列的成纤维细胞和肌成纤维细胞,可向周围皮肤组织呈浸润性生长(图 2-2-19)。

2. 免疫组织化学　粗大胶原纤维间的梭形成纤维细胞主要表达 vimentin,可部分表达 α-SMA。

【鉴别诊断】

1. 增生性瘢痕　可高出于皮肤表面,病变较局限,通常不侵犯周围皮肤,可随着时间的延长而消退。增生的胶原纤维常平行于皮肤表面,成纤维细胞呈结节状生长,一般没有粗大的胶原纤维。

2. 瘢痕性真皮纤维瘤　真皮纤维瘤的变异型,组织学上出现粗大的胶原纤维伴真皮纤维瘤的其他成分。

3. 席纹状胶原瘤　真皮内肿瘤细胞呈结节状增生,在大量的胶原纤维背景中见少许梭形细胞,梭形细胞为成纤维细胞,细胞质淡嗜伊红色,核椭圆形和长梭形,无明显异型性及核分裂象。结合临床病史可鉴别。

十五、弹力纤维瘤

【定义】

弹力纤维瘤(elastofibroma)是一种纤维弹力组织的增生,界限不清,病变内含有大量的异常弹力纤维。

【编码】

ICD-O　　　8820/0

ICD-11　　　XH3BQ8

【病因】

病因不明,部分病例与肩胛和后胸壁之间反复性外伤或摩擦有关,常见于重体力劳动者。可能属于胶原间

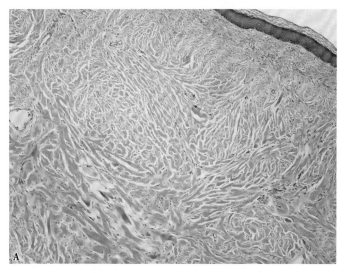
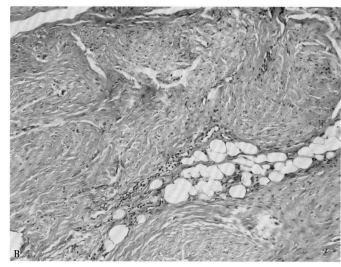
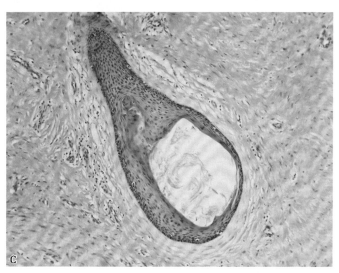
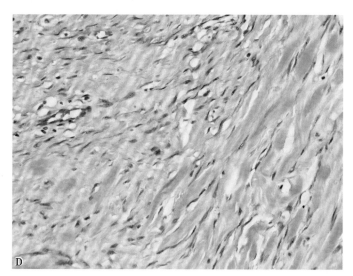

图 2-2-19　瘢痕疙瘩的组织学特征

A. 真皮内胶原纤维增生,HE×40;B. 病变向周围脂肪组织内浸润性生长,HE×100;C. 病变在皮肤附属器周围穿插生长,HE×100;D. 胶原纤维间见成纤维细胞和肌成纤维细胞,HE×200

质中弹力纤维的退变或异常弹力纤维的纤维化。

【临床特征】

（一）流行病学

1. 发病率　具体的发病率尚不清楚，但在日常工作中较少见到。在 60 岁以上患者的 CT 检查中，约 2% 可偶然发现有弹力纤维瘤，而在 55 岁以上患者的尸解（16%）中可见相似的镜下改变。发生于日本冲绳的病例中约 1/3 有家族史，提示有家族背景。

2. 发病年龄　多发生于 50 岁以上，特别是 60～70 岁中老年人。

3. 性别　明显多见于女性。

（二）部位

多发生于肩胛下区，在前锯肌、背阔肌和菱形肌的深层，与后胸壁紧密粘连，大多为单侧，也可双侧发生。部分病例发生于三角肌、鹰嘴下区、坐骨结节、髋部、大腿、胃肠道和大网膜，也有发生于角膜、口腔、气管、支气管及心脏瓣膜等处的报道。

（三）症状

为缓慢生长的无痛性皮下深部的孤立性肿块，少数患者有局部隐痛或酸胀感，部分病例出现肩胛区疼痛或活动受限。表面皮肤平滑光整，色泽正常。

（四）影像学

CT 和 MRI 显示肩胛下区或肩胛骨与后胸部之间界限不清的异质性软组织肿块，密度或信号与邻近肌肉相似，内有脂肪组织条纹。

（五）治疗

对于无症状而影像学特征典型的患者可随诊观察，必要时行穿刺活检以排除肉瘤可能；对于肿瘤直径超过 5cm 或有症状的患者以手术切除为主。

（六）预后

良性病变，不发生恶变，切除后极少复发。

【病理变化】

（一）大体特征

境界不清，质韧，灰白色纤维组织样，可夹杂脂肪组织，直径 2～15cm。

（二）镜下特征

1. 组织学特征　由致密的胶原纤维和成熟的脂肪组织组成（图 2-2-20A），在胶原性纤维组织内成纤维细胞之间可见较多分布不均的深嗜伊红色弹力纤维，可呈腊肠样、串珠样、大小不等的球状或圈绒状等形状（图 2-2-20B～2-2-20D），间质常伴有局部水肿或黏液样变性。

2. 免疫组织化学　梭形成纤维细胞主要表达 vimentin（图 2-2-21A），并可表达 CD34、MEF-2、CD133 和 FXⅢa。弹力纤维可表达弹性蛋白（elastin）和弹性蛋白原（tropoelastin）。

3. 特殊染色　弹力纤维染色呈阳性反应（呈深紫色）（图 2-2-21B）。

【遗传学】

显示有染色体不稳定性，包括克隆性和非克隆性结构改变。包括非随机性 X 染色体失活或 6p25-q25 和 Xq12-22 获得，1p、13q、19p 和 22q 丢失，以及 1p 和 7q 重排等。也有报道显示 CASR（3q21）、GSTP1（11q13）和 BRCA2（13q12）缺失，以及 APC（5q21）和 PAH（12q23）获得。

【鉴别诊断】

1. 胶原性纤维瘤　可发生于肩背部，瘤组织含大量致密的胶原纤维及少量梭形或星状成纤维细胞和肌成纤维细胞，无特征性的串珠状弹力纤维可鉴别。

2. 项型纤维瘤　主要发生于项背部，由大量略呈分叶状或结节状的胶原纤维组成，无弹力纤维。

3. 纤维脂肪瘤　除发生部位与弹力纤维瘤有所不同外，肿瘤境界清楚，可有纤维性包膜，镜下以脂肪成分为主，含有多少不等的致密胶原纤维，其内无弹力纤维。

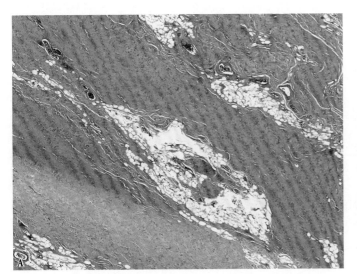
A

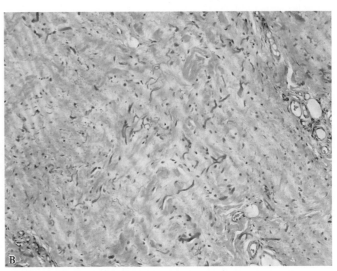
B

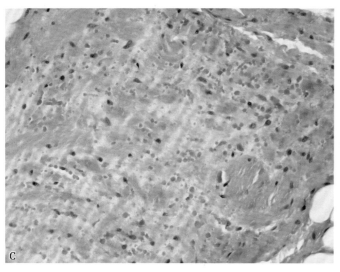
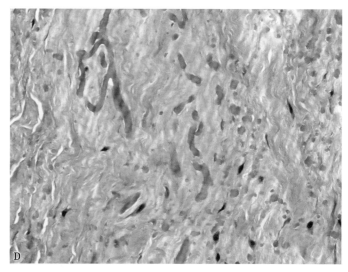

图 2-2-20　弹力纤维瘤的组织学特征

A. 由致密的胶原纤维组织和成熟的脂肪组织组成，HE×40；B. 胶原性纤维组织内腊肠样、串珠样弹力纤维，间质可有水肿，HE×100；
C. 胶原性纤维组织内球状弹力纤维，HE×200；D. 胶原性纤维组织内腊肠样和大小不等的球状弹力纤维，HE×400

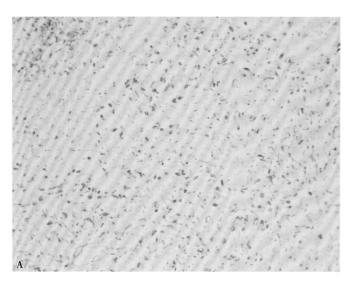
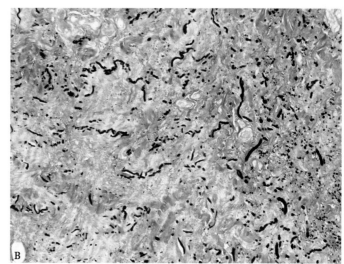

图 2-2-21　弹力纤维瘤的免疫组化和特殊染色

A. vimentin 蛋白标记，IHC×100；B. 弹力纤维染色呈深紫色，×100

　　4. 侵袭性纤维瘤病　肿瘤界限不清，常向肌肉内浸润性生长，可见萎缩的多核肌巨细胞，瘤细胞成分远较弹力纤维瘤丰富，主要由条束状增生的成纤维细胞和肌成纤维细胞组成。免疫组化可灶性表达 α-SMA 和 desmin，并可表达 β-catenin。

十六、软纤维瘤

【定义】

　　软纤维瘤（fibroma molle）又称皮赘，是一种来源于原始间叶组织的良性肿瘤。

【临床特征】

（一）流行病学

1. 发病率　较常见。

2. 发病年龄　多发生于中老年人，以妊娠期和绝经后妇女多见，少数发生于儿童及青少年，可有家族倾向。

3. 性别　女性多见。

（二）部位

　　好发于颜面、颈项、腋窝、躯干、腹股沟及女性外阴，少数位于阴道、宫颈、尿道、乳头及乳晕等部位，偶可发生于阴茎、直肠。

（三）症状

　　突出于皮肤表面，形成带蒂的息肉样结节。临床分为三型：①疹型软纤维瘤，多发性小丘疹，丘疹表面有沟纹，好发于颈部；②丝状型软纤维瘤，呈丝状增生的柔软突起；③蒂型软纤维瘤，多见于躯干下部、腹股沟等，为有蒂息肉样突起，质软，直径约 1cm 或更大。

（四）治疗

局部切除。

（五）预后

良性肿瘤，切除后可获治愈，偶有继发鳞状细胞癌及基底细胞癌的报道。

【病理变化】

（一）大体特征

肿物突出于皮肤表面，呈息肉样，带蒂，表面呈淡褐色或深褐色，直径大多为 1～2cm，最大者可达 12cm，切面灰白色或灰白间灰黄色，质软。

（二）镜下特征

组织学特征：肿瘤表面被覆鳞状上皮，上皮下见增生的纤维、血管，间质黏液样变性，可见多少不等的脂肪组织，偶见炎症细胞浸润（图 2-2-22）。

【鉴别诊断】

1. **皮肤神经纤维瘤** 位置较表浅的皮肤神经纤维瘤常突出于皮肤表面，形成有蒂的质软小结节，类似于软纤维瘤。镜下由外周神经所有成分混合而成，包括轴索、施万细胞及成纤维细胞等，细胞常分布不均，多数瘤细胞核纤细，并呈波浪状、蛇状。免疫组化 S-100 蛋白和 SOX10 阳性可鉴别。

2. **皮肤黏液瘤** 多见于面部和躯干，肿瘤主要由增生的成纤维细胞及黏液组成，细胞成分稀少，一般无核分裂象，可见小囊腔形成，间质血管稀疏。

3. **皮肤多形性纤维瘤** 肿瘤由少量梭形细胞和丰富的胶原纤维束组成，梭形或星状细胞散在分布于胶原纤维间，可见特征性的多核巨细胞和大量的多形性细胞，细胞核深染，可见核仁。免疫组化 MSA 和 CD34 阳性可鉴别。

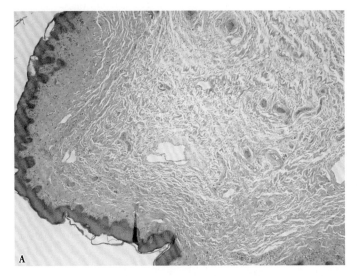
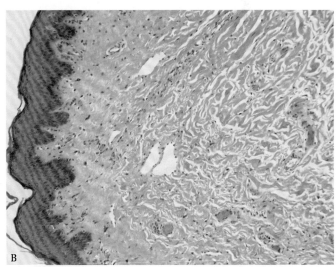
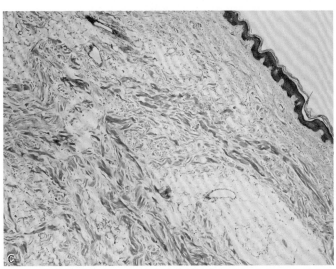
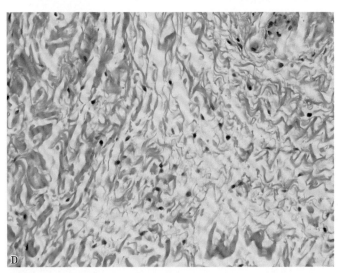

图 2-2-22 软纤维瘤的组织学特征

A. 肿瘤表面被覆鳞状上皮，上皮下胶原纤维增生，HE×40；B. 胶原纤维增生，HE×100；C. 胶原纤维间见脂肪组织，HE×40；D. 可见慢性炎症细胞浸润，HE×200

十七、真皮肌纤维瘤

【定义】

真皮肌纤维瘤（dermatomyofibroma）是一种发生于真皮内的肌成纤维细胞性肿瘤，临床上常呈斑块状，镜下由与表皮大致呈平行排列的条束状增生成纤维细胞和肌成纤维细胞组成，瘤细胞镜下形态可类似纤维瘤病，也称斑块样真皮纤维瘤病（plaque-like dermal fibromatosis）。

【临床特征】

（一）流行病学

1. 发病率　较少见。

2. 发病年龄　多发生于青年人，偶可发生于儿童和婴儿，女性平均发病年龄为 31 岁，男性为 12 岁。

3. 性别　女性较多见。

（二）部位

多发生于肩部及周围，也可发生于颈部、躯干、上肢、腹壁、臀部、大腿及腘窝等。

（三）症状

缓慢生长的硬化斑块，呈红褐色，表皮可有色素沉着。偶可为多发性。

（四）治疗

局部切除。对于影响外观者也可长期随诊。

（五）预后

良性肿瘤，切除后可获治愈，无恶性潜能。

【病理变化】

（一）大体特征

肿瘤界限清楚，直径多为 1～2cm，切面灰白色，质地中等。

（二）镜下特征

1. 组织学特征　主要位于真皮内，通常位于网状层，偶可累及皮下筋膜。由宽条束状增生的成纤维细胞和肌成纤维细胞组成，常与表皮相平行（图 2-2-23），细胞之间可有多少不等的胶原纤维，表皮可有增生。

2. 免疫组织化学　梭形成纤维细胞和肌成纤维细胞程度不等的表达 α-SMA（图 2-2-24），不表达 CD34、S-100 蛋白和 desmin。

【鉴别诊断】

1. 真皮纤维瘤　肿瘤的周边可见瘤细胞呈锯齿状穿插于成熟的胶原纤维内，增生的成纤维细胞呈条束状或交织状排列，极少有与表皮平行排列的现象，除梭形细胞外，肿瘤内有时尚可见含铁血黄素沉着、含铁血黄素性吞噬细胞、泡沫样组织细胞和图顿巨细胞等其他细胞成分。

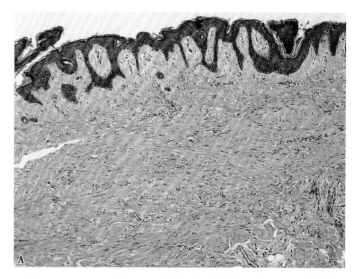

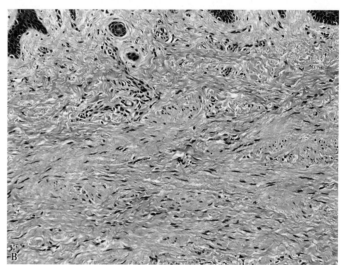

图 2-2-23　真皮肌纤维瘤的组织学特征

A. 肿瘤位于真皮内，平行于表皮，后者可伴有增生，HE×100；B. 条束状增生的成纤维细胞和肌成纤维细胞，形态上可类似真皮纤维瘤，HE×200

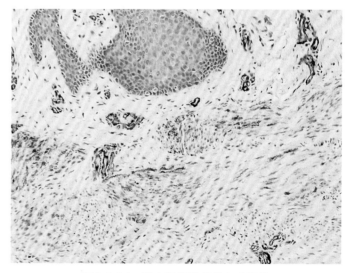

图 2-2-24　真皮肌纤维瘤的免疫组化

梭形细胞部分表达 α-SMA，IHC×200

2. 浅表性纤维瘤病 主要发生于手掌和足底,多位于皮下腱膜,常呈小结节状生长,而非斑块状。

3. 真皮平滑肌瘤 镜下显示平滑肌细胞的形态特点,免疫组化标记显示瘤细胞弥漫表达 α-SMA、desmin 和 h-caldesmon。

4. 萎缩性隆突性皮肤纤维肉瘤 萎缩性隆突性皮肤纤维肉瘤中的梭形细胞也可呈与表皮相平行的条束状或波浪状排列,但瘤细胞的镜下形态有所不同。免疫组化显示瘤细胞弥漫性表达 CD34,不表达 α-SMA。

5. 神经纤维瘤 瘤细胞较少呈与表皮平行排列的宽带状,核纤细、弯曲状,免疫组化瘤细胞表达 S-100 蛋白和 SOX10。

十八、席纹状胶原瘤

【定义】

席纹状胶原瘤(storiform collagenoma)也称硬化性纤维瘤(sclerotic fibroma),是成纤维细胞增生并产生大量的 I 型胶原纤维形成的皮肤良性肿瘤,以真皮内胶原纤维呈席纹状排列为特征。

【临床特征】

(一)流行病学

1. 发病率 罕见。

2. 发病年龄 可发生于任何年龄段,包括婴幼儿和老年人,但多发生于青中年。

3. 性别 两性均可发生。

(二)部位

多发生于面部和四肢,胸部、头皮也可发生,偶见于口腔黏膜和甲床。

(三)症状

缓慢生长的无痛性小丘疹或质硬实性纤维结节,可单发,亦可多发。多发性席纹状胶原瘤与 Cowden 综合征有关,是一种常染色体显性遗传性皮肤病。

(四)治疗

局部完整切除。

(五)预后

良性肿瘤,切除后可获治愈。

【病理变化】

(一)大体特征

边界清楚,直径 0.5～3cm,通常<1cm,切面灰白色,实性,质地中等。

(二)镜下特征

1. 组织学特征 位于真皮内,境界清楚,结节状(图 2-2-25A),但无包膜大量的胶原纤维束呈席纹状或漩涡状排列(图 2-2-25B、C),胶原纤维间可见少量梭形成纤维细胞,胞质淡嗜伊红色,核椭圆形和长梭形,无明显异型性和核分裂象。所谓的环层小体样胶原瘤(Pacinian collagenoma)是一种亚型,以呈洋葱皮样排列为特点,类似环层小体(图 2-2-25D)。

2. 免疫组织化学 梭形成纤维细胞表达 CD34(图 2-2-26)。

【鉴别诊断】

1. 硬化性隆突性皮肤纤维肉瘤 形态上和免疫表型上可与席纹状胶原瘤有一定的重叠,但席纹状胶原瘤周界相对较为清楚,FISH 检测显示无 *COL1A1-PDGFB* 融合基因。

2. 真皮纤维瘤 部分病例内也可见席纹状排列,但主要由瘤细胞组成,而非胶原纤维束,另在肿瘤的周边可见瘤细胞呈锯齿状穿插于成熟的胶原纤维内,增生的成纤维细胞呈条束状或交织状排列,极少与表皮平行排列现象,除梭形细胞外,肿瘤内有时尚可见含铁血黄素沉着、含铁血黄素吞噬细胞、泡沫样组织细胞和图顿巨细胞等其他细胞成分。

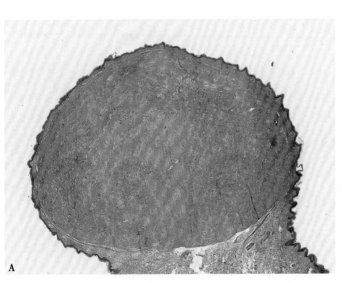

A

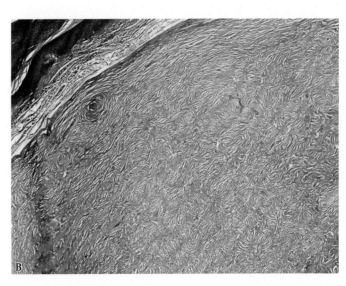

B

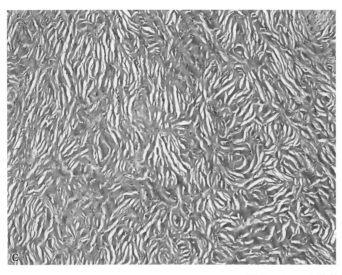

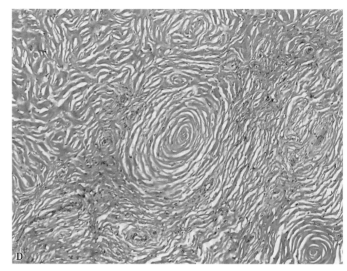

图 2-2-25　席纹状胶原瘤的组织学特征

A. 病变位于真皮内，HE×12.5；B. 主要由大量的胶原纤维组成而细胞成分稀疏，HE×40；C. 胶原纤维呈特征性的席纹状排列，HE×100；D. 部分区域可见洋葱皮样排列，类似环层小体，HE×100

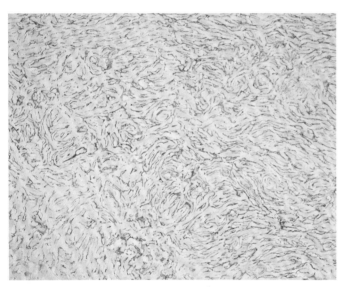

图 2-2-26　席纹状胶原瘤的免疫组化
成纤维细胞表达 CD34，IHC×100

3. **多形性纤维瘤**　由丰富的胶原纤维和梭形或星状细胞组成，可见特征性的多核巨细胞和奇异核细胞。

4. **巨细胞胶原瘤**　是一种良性皮肤纤维瘤，通常发生于青壮年面部、躯干和上肢。硬化的胶原纤维中见较多量巨细胞，免疫组化 vimentin 呈阳性。

5. **皮内 Spitz 痣**　多发生在青春期前颜面部，组织学上痣细胞由两种形态构成：梭形痣细胞和上皮样痣细胞，可散在于胶原纤维之间。免疫组化 S-100 蛋白、HMB45 和 Melan-A 标记阳性可鉴别。

十九、皮肤多形性纤维瘤

【定义】

皮肤多形性纤维瘤（pleomorphic fibroma of skin）是一种真皮内的良性纤维瘤，由粗大的胶原纤维束和稀疏的梭形细胞构成，以含有散在分布体积较大核深染的星状多形性细胞和多核性细胞为特征。

【临床特征】

（一）流行病学

1. **发病率**　罕见。

2. **发病年龄**　多发生于成年人，50 多岁是发病的高峰年龄。

3. **性别**　男性略多见。

（二）部位

多发生于四肢，其次是躯干和头、颈部，偶可见于甲下和面部。

（三）症状

突出于皮肤表面的圆顶状或丘疹样结节，被覆皮肤平滑光整，色泽灰红色或正常。常为无痛性，临床生长缓慢。

（四）治疗

局部完整切除。

（五）预后

良性肿瘤，切除后可获治愈。切除不彻底可复发，无转移和恶变的报道。

【病理变化】

（一）大体特征

肿物呈息肉状或圆顶状，界限清楚，直径 0.5～2cm 之间，切面灰白或灰红色，实性，编织状。

（二）镜下特征

1. **组织学特征**　肿瘤由少量梭形细胞和丰富的胶原纤维束组成，梭形或星状细胞散在分布于胶原纤维间，可见特征性的多核巨细胞和多形性细胞(图 2-2-27),细胞核深染,可见核仁。

2. 免疫组织化学 瘤细胞表达 vimentin 和 CD34,也可表达 α-SMA。

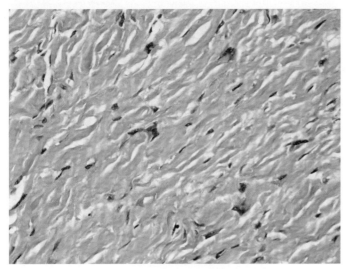

图 2-2-27　多形性纤维瘤的组织学特征
丰富的胶原纤维束间见核深染的星状多核性细胞,HE×200

【鉴别诊断】

1. 非典型真皮纤维瘤 是纤维组织细胞瘤的一种特殊亚型,基本形态仍为纤维组织细胞瘤,肿瘤内可见核深染的畸形细胞或多核性细胞,可见核分裂象。免疫组化不表达 CD34。

2. 巨细胞成纤维细胞瘤 多发生于儿童,常呈浸润性生长,出现假血管腔隙,内衬不典型增生的核深染梭形细胞或花环样巨细胞。免疫组化 CD34 阳性,而 CD31 阴性。

3. 促纤维增生性 Spitz 痣 痣细胞呈上皮样或梭形,单个或巢状分布于胶原纤维之间。免疫组化 S-100 蛋白、HMB-45 及 Melan-A 呈阳性。

4. 促纤维组织增生性恶性黑色素瘤 肿瘤侵袭性较高,组织学上肿瘤细胞呈梭形,细胞数量可以很少,有时候异型性不明显,周围见大量增生的纤维组织。免疫组化瘤细胞表达 S-100 蛋白和 KBA62。

二十、口腔纤维瘤和巨细胞纤维瘤

【定义】

口腔纤维瘤和口腔巨细胞纤维瘤(oral fibroma and oral giant cell fibromas)是良性的口腔纤维性肿瘤,口腔纤维瘤也称刺激性纤维瘤,典型的特征是表面被覆薄层鳞状上皮,上皮下见密集增生的纤维细胞及成纤维细胞。

而巨细胞纤维瘤在上皮下增生的纤维组织内见到星状细胞及畸形的巨细胞。

【临床特征】

(一)流行病学

1. 发病率 口腔纤维瘤临床较常见,巨细胞纤维瘤较少见。

2. 发病年龄 任何年龄都可发生,高峰年龄为 20～40 岁。

3. 性别 女性略多见。

(二)部位

口腔纤维瘤多发生于牙龈及颊黏膜。巨细胞纤维瘤多发生于牙龈和舌头,其次是颊黏膜和腭部。

(三)症状

无或有蒂的肿块,表面灰白色,临床常无明显症状。口腔纤维瘤多与创伤有关。常被临床诊断为乳头状瘤、纤维上皮性息肉。

(四)治疗

局部完整切除。

(五)预后

良性肿瘤,切除后可获治愈,偶有复发的报道。

【病理变化】

(一)大体特征

口腔纤维瘤为结节状肿物,固定于黏膜表面。切面灰白色,质中。巨细胞纤维瘤为无或有蒂的灰白色肿块,直径常<1cm,切面灰白色,实性,质地中等。

(二)镜下特征

1. 组织学特征 口腔纤维瘤表面被覆薄层鳞状上皮,上皮下纤维细胞及成纤维细胞密集增生(图 2-2-28)。巨细胞纤维瘤肿物表面被覆角化的复层鳞状上皮,上皮下疏松和致密的纤维结缔组织增生,疏松的纤维结缔组织内常会特征性出现巨细胞及星状细胞,胞质淡嗜伊红色,有 1 或 2 个核,偶可见多核巨细胞。间质小血管丰富,一般无炎细胞浸润。

2. 免疫组织化学 瘤细胞表达 vimentin;不表达 CD68、desmin、α-SMA、S-100 蛋白、NF、CD31 和 FⅧ。

【鉴别诊断】

1. 纤维上皮性息肉 大体呈息肉样外观,镜下表面被覆鳞状上皮,上皮下纤维组织及血管增生,增生的纤维组织常围绕扩张的血管周围生长,有时可见核大、染色深及形态不规则成纤维细胞及慢性炎症细胞浸润,偶可见毛囊、汗腺等皮肤附属器。

2. 外周骨化性纤维瘤 是发生在牙龈的纤维性肿瘤,主要由成纤维细胞增生呈漩涡状及束状,常伴骨化及钙化以鉴别。

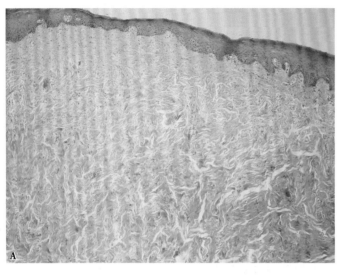
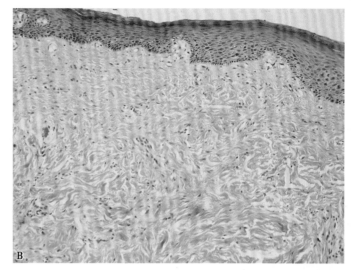
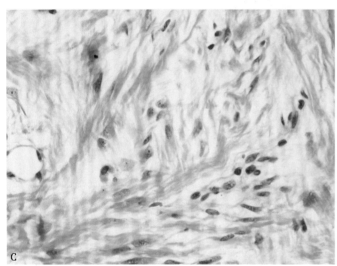
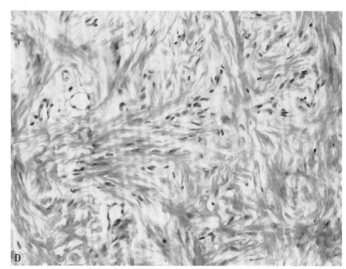

图 2-2-28　口腔纤维瘤的组织学特征

A. 表面被覆薄层鳞状上皮，HE×40；B. 上皮下梭形细胞增生，HE×100；C. 纤维细胞及成纤维细胞增生，HE×400；D. 间质见少量薄壁小血管，HE×200

（石怀银）

二十一、腱鞘纤维瘤

【定义】

腱鞘纤维瘤（fibroma of tendon sheath，FTS）是一种良性成纤维细胞增生形成的结节状肿瘤，通常附着在肌腱或腱鞘上。

【临床特征】

（一）流行病学

1. 发病率　不常见。

2. 发病年龄　常发生于 20～50 岁成人，中位年龄为 30 岁，年龄范围 5 个月～70 岁。

3. 性别　男性多见，男：女为 2：1。

（二）部位

好发于手部（80%），以手指最常见，特别是拇指、示指和中指，少数发生于手掌、腕和前臂，下肢可发生于膝、踝、足和足趾。少数病例发生于内眦韧带、大腿、肩、背部和躯干等处。偶可发生于关节内（膝、肘和腕）。

（三）症状

临床表现为缓慢生长的无痛性结节，质硬，直径通常 <3cm。

（四）治疗

局部完整切除。

（五）预后

良性肿瘤，但 5%～10% 的病例可以复发，不转移。

【病理变化】

（一）大体特征

肿物边界清楚，呈分叶状，中位直径 2cm，直径范围 0.5～5cm。切面呈灰白色，质地均匀。

（二）镜下特征

1. 组织学特征 肿瘤境界清楚，肿瘤周边常可见纤细、裂隙样的血管腔隙，具有一定的特征性（图 2-2-29A）。肿瘤由束状增生的梭形成纤维细胞和肌成纤维细胞组成（图 2-2-29B、2-2-29C），间质可呈胶原样或纤维黏液样不等，黏液样区域内瘤细胞可呈星状（图 2-2-29D）。位于肿瘤中心部位的瘤细胞密度多较低，周边密度相较高，部分区域可类似结节性筋膜炎，或有交织状、席纹状排列，类似纤维组织细胞瘤。少数病例可伴有软骨样或骨化生。肿瘤偶可显示多形性，也称多形性腱鞘纤维瘤。

2. 免疫组织化学 瘤细胞表达 α-SMA（图 2-2-30），可为灶性，不表达 S-100 蛋白和 desmin。

【遗传学】

个例显示 t（2；11）（q31-32；q12）。一些发生于手足的富于细胞性腱鞘纤维瘤中可检测出 *USP6* 基因易位，可能为发生于手足腱鞘部位的结节性筋膜炎。

【鉴别诊断】

1. 结节性筋膜炎 发生部位和临床表现与腱鞘纤维瘤有所不同。该病变好发于前臂，很少发生于肢端，多累及皮下或浅筋膜，与肌腱或腱鞘不相连。组织形态学上，组织培养样的细胞比较丰富，可见核分裂象。间质内可见增生的小血管、慢性炎细胞浸润、红细胞渗出以及黏液样变性。一些富于细胞性腱鞘纤维瘤本质上可能就是发生于手部的结节性筋膜炎。

2. 腱鞘巨细胞瘤 主要由圆形细胞组成，通常可见多核巨细胞、黄色瘤细胞和含铁血黄素。虽然与腱鞘纤维瘤一样发现 2 号染色体长臂有易位，但位点不同（分别为腱鞘纤维瘤 2q31-32 和腱鞘巨细胞瘤 2q35-36）。

3. 多形性肉瘤 当腱鞘纤维瘤伴有显著的细胞核多形性时要注意鉴别，多形性肉瘤还具有细胞密度高、核分裂活跃、病理性核分裂和显著席纹状排列等其他形态学特点。

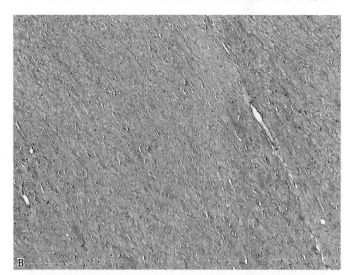

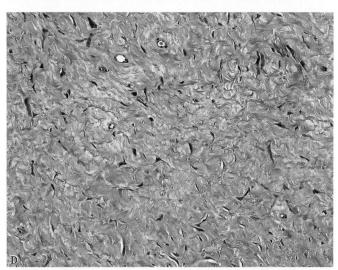

图 2-2-29 腱鞘纤维瘤的组织学特征

A. 肿瘤境界清楚，可见薄壁伸长的血管或裂隙样结构，HE×100；B. 肿瘤组织由增生的成纤维细胞和肌成纤维细胞组成，HE×100；C. 瘤细胞密度低，无异型性，HE×200；D. 间质黏液样变性，HE×200

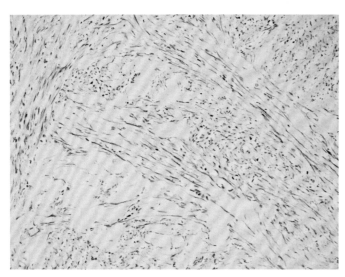

图 2-2-30　腱鞘纤维瘤的免疫组化
梭形细胞表达 α-SMA，IHC×200

二十二、促结缔组织增生性成纤维细胞瘤

【定义】

促结缔组织增生性成纤维细胞瘤（desmoplastic fibroblastoma，DFB）也称胶原性纤维瘤（collagenous fibroma），是一种良性纤维性肿瘤，境界清楚，镜下由稀疏的梭形和星状成纤维细胞和大量的胶原纤维组成。

【临床特征】

【编码】

ICD-O　　8810/0

ICD-11　　XH2ZF3

（一）流行病学

1. **发病率**　少见。

2. **发病年龄**　常发生于成年人，高峰年龄段为 40～60 岁。

3. **性别**　男性多见，男∶女为 2∶1。

（二）部位

最常见发生于上臂、肩、下肢、背部、前臂、手和足，少数病例发生于头颈部（包括口腔）。

（三）症状

临床表现为生长缓慢的无症状的皮下肿物，可累及筋膜和骨骼肌。

（四）治疗

局部完整切除。

（五）预后

良性肿瘤，未有复发或转移的病例报道。

【病理变化】

（一）大体特征

质地坚韧、界限清楚的分叶状肿块，直径多为 1～

4cm，可 >10cm 甚至达 20cm，切面呈灰白色，质地均匀，无出血和坏死。

（二）镜下特征

1. **组织学特征**　境界大多较为清楚（图 2-2-31A），部分病例可累及邻近软组织。低倍镜下，瘤细胞密度非常低，主要由排列杂乱、无规则的梭形至星状的成纤维细胞组成，细胞形态温和，可见小核仁，散在分布于大量的胶原纤维性或纤维黏液样背景中（图 2-2-31B）。

2. **免疫组织化学**　瘤细胞主要表达 vimentin，可灶性表达 α-SMA，不表达 desmin、EMA、S-100 蛋白和 CD34。新近报道显示，瘤细胞可表达 FOSL1（核表达）。

【遗传学】

少数病例显示 t（2；11）（q31；q12）。

【鉴别诊断】

1. **神经纤维瘤**　肿瘤细胞核呈波浪状，胶原束常表

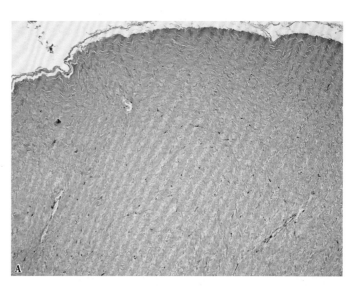

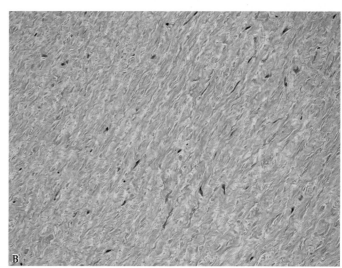

图 2-2-31　促结缔组织增生性成纤维细胞瘤的组织学特征

A. 肿瘤境界清楚，HE×100；B. 肿瘤富含胶原，细胞密度低，HE×200

现为切碎的胡萝卜样形态。免疫组化显示瘤细胞表达
S-100 蛋白和 SOX10。

2. 腱鞘纤维瘤　主要发生于手部，肿瘤与腱鞘关系
密切，免疫组化标记显示，瘤细胞不表达 FOSL1。

3. 侵袭性纤维瘤病　肿瘤境界不清，常呈浸润性生
长，由条束状增生的成纤维细胞和肌成纤维细胞组成，切
除不净容易复发。

4. 低度恶性纤维黏液样肉瘤　瘤细胞密度比 DFB
高，常显示交替性分布的纤维性和黏液样区域，瘤细胞
排列杂乱，也呈漩涡状，免疫组化标记显示，瘤细胞表达
MUC4。

二十三、婴儿纤维性错构瘤

【定义】

婴儿纤维性错构瘤（fibrous hamartoma of infancy,
FHI）是一种表浅的界限不清的良性软组织肿瘤，以纤维、
脂肪和不成熟的间叶组织三种成分组成特征性的器官样
结构为特点。

【临床特征】

（一）流行病学

1. 发病率　非常罕见，占所有软组织良性肿瘤的
0.02%。

2. 发病年龄　多发生于 2 岁以内的婴儿，平均年龄
为 15 个月，年龄范围为出生至 14 岁。15%～25% 的病例
为先天性。

3. 性别　多见于男婴，男：女为（2.4～2.7）：1。

（二）部位

多发生于腋窝、背部上方和上臂区，也可发生于腹股
沟区、会阴和外生殖区等处。偶可位于头颈部、手和足。
少数病例为多灶性。

（三）症状

孤立性无痛性肿块，有时生长较快。一些病例可有
皮肤改变，包括色素改变、小汗腺增生或多毛，罕见病例
与结节硬化症或 William 综合征有关。

（四）治疗

局部完整切除。

（五）预后

良性病变，但不会自发性消退。约 15% 病例发生局
部复发，多与切除不净有关。

【病理变化】

（一）大体特征

位于真皮和皮下组织，边界不清、质地较软的肿块，
直径多<5cm，平均直径 3cm，范围为 0.4～17cm。切面呈
灰白或灰黄色。

（二）镜下特征

1. 组织学特征　显示特征性的器官样生长结构，由
比例不等的三种成分组成：①交错排列的嗜伊红色成纤
维细胞和肌成纤维细胞条束；②小巢状分布的淡染原始
间叶成分，由卵圆形、梭形幼稚间叶细胞和疏松嗜碱性
的黏液样基质组成，可含有少量炎症细胞浸润；③成熟
脂肪组织（图 2-2-32）。核分裂象罕见或缺如。部分病例
（30%）显示有间质胶原玻璃样变，并类似血管的裂隙样腔
隙（假血管瘤样生长方式）。个别病例有"肉瘤"样形态。

2. 免疫组织化学　成纤维细胞和肌成纤维细胞表
达 α-SMA（图 2-2-33A），不表达 desmin；原始间叶成分主
要表达 vimentin 和 CD34（图 2-2-33B）；假血管扩张区表
达 CD34；成熟脂肪组织表达 S-100 蛋白。部分病例可表
达 panTRK。

【遗传学】

*EGFR*20 号外显子插入 / 重复性突变，包括显示有假
血管瘤样生长方式者，提示 FHI 为一种肿瘤性病变。

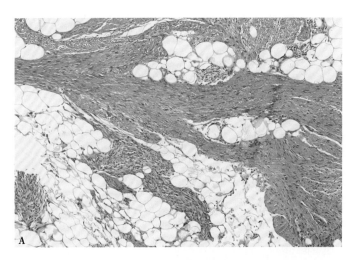

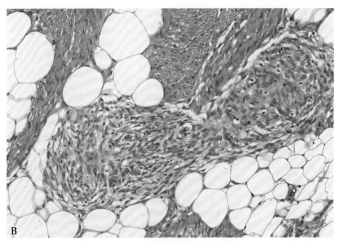

图 2-2-32　婴儿纤维性错构瘤的组织学特征

A. 示婴儿纤维性错构瘤中的三种成分，HE×100；B. 小巢状分布
的淡染原始间叶成分，HE×200

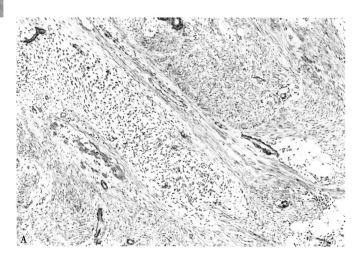

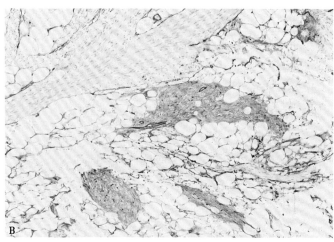

图 2-2-33　婴儿纤维性错构瘤的免疫组化
A. 肌成纤维细胞表达 α-SMA，而原始间叶成分不表达，IHC×100；
B. 原始间叶成分表达 CD34，IHC×100

【鉴别诊断】

1. **婴儿脂肪纤维瘤病**　多发于四肢末端，镜下缺乏巢状排列的原始间叶细胞成分，临床上切除不净易复发。

2. **巨细胞成纤维细胞瘤**　肿瘤境界不清，常呈浸润性生长，主要由轻度异型的梭形细胞和散在分布的核深染多核性细胞组成，无巢状分布的原始间叶细胞成分。肿瘤内有时可见裂隙样或腔隙样结构（假血管瘤样），其内常可见散在分布的核深染多核性细胞。梭形细胞和多核性巨细胞表达 CD34，FISH 检测可显示有 *PDGFB* 基因易位。

3. **钙化性腱膜纤维瘤**　在病变的早期，肿块很小，没有钙化，并且也可表现为与婴儿纤维性错构瘤一样的纤维性梁状生长方式，可浸润脂肪组织，此时要注意鉴别。但如果发生在大龄儿童或病变位于手掌，肿瘤内可见岛屿状分布的钙化性软骨小岛，则该病变的诊断十分明确。

4. ***NTRK* 重排梭形细胞肿瘤**　好发于儿童和青少年，镜下形态和生长方式可与婴儿脂肪纤维瘤病相似（脂肪纤维瘤病样神经肿瘤），但瘤细胞显示有轻度或轻 - 中度异型性，常弥漫性表达 CD34 和 S-100 蛋白，并可表达 NTRK1，分子检测常显示有 *NTRK1* 基因重排。

二十四、纤维性脐息肉

【定义】

纤维性脐息肉（fibrous umbilical polyp，FUP）是一种发生在脐部以筋膜样成纤维细胞增生为特点的结节状病变。常发生在儿童早期，以往曾有研究者称之为脐部瘢痕疙瘩。

【临床特征】

（一）流行病学

1. **发病率**　并非十分罕见，在一组 342 例脐部病变的报道中有 14 例属于该种病变。

2. **发病年龄**　多从 3 个月～18 个月，平均发病年龄为 9 个月。

3. **性别**　明显多见于男婴，男∶女为 15∶1。

（二）部位

脐部。

（三）症状

圆拱形或带蒂的脐部肿物为其临床特点。

（四）治疗

局部切除。

（五）预后

良性病变，未见有复发的报道。

【病理变化】

（一）大体特征

息肉样外观，边界清楚但无包膜，大小范围在 0.4～1.2cm，平均为 0.7cm。

（二）镜下特征

1. **组织学特征**　肿瘤组织呈圆拱形或带蒂息肉状，由增生的纤维组织组成。细胞较丰富，但不伴有显著的炎细胞浸润（图 2-2-34）。成纤维细胞呈胖梭形至长梭形，胞质丰富，嗜酸性；细胞核肥大至空泡状，常有一个小核仁。有的细胞核呈星芒状、核增大或呈节细胞样。胶原可稀疏到中等量。肿瘤组织中血管含量少，不见异位上皮、附属器结构以及肉芽组织。被覆表皮钉突消失，可伴有角化过度。

2. **免疫组织化学**　局灶表达 α-SMA，偶可表达 desmin（图 2-2-35），不表达 CK、EMA、CD34 和 S-100 蛋白。

【鉴别诊断】

1. **脐息肉**　通常指脐尿管退化和卵黄管残留，病变

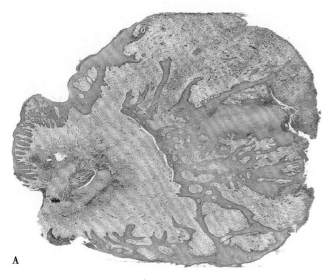

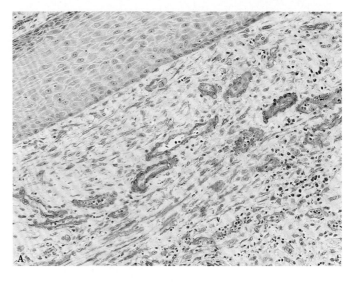

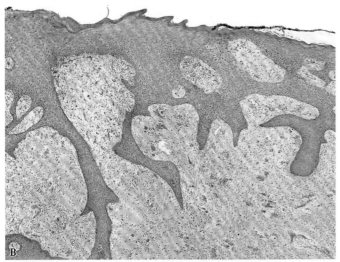

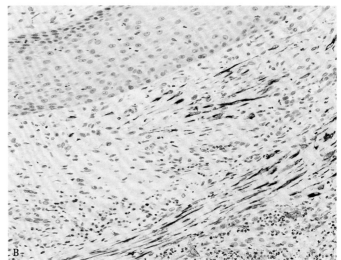

图 2-2-35　纤维性脐息肉的免疫组化
A. 局灶表达 α-SMA，IHC×200；B. 偶可表达 desmin，IHC×200

2. 韧带样纤维瘤病　常见于成年女性，位于腹壁深部软组织，呈浸润性生长。

3. 筋膜炎样病变　包括结节性筋膜炎、增生性筋膜炎和儿童颅内筋膜样病变。前两种病变均罕见于儿童，主要累及四肢，并且病变组织中细胞更丰富，胶原少，核分裂易见，炎细胞浸润。第三种病变发生在特定的部位，可以此鉴别。

二十五、脑回样纤维性增生

【定义】

脑回样纤维性增生（cerebriform fibrous proliferation）可以是 Proteus 综合征（Proteus syndrome）的临床表现之一，发生在手掌或足底表面，易误诊为纤维瘤病；虽然孤立或局限性脑回样纤维增生也曾有报道，但往往更常见于累及皮肤、软组织和骨骼肌的一组复杂性病变。

Proteus 综合征在临床表现上呈现多样化，也称变形综合征，该综合征的取名主要源自于希腊神话中的海神

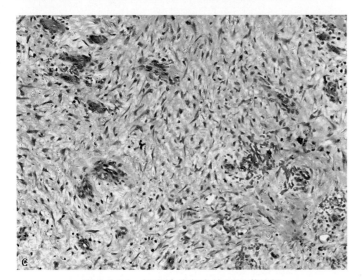

图 2-2-34　纤维性脐息肉的组织学特征
A. 肿瘤组织呈息肉状，HE×20；B. 表皮可有角化过度，HE×100；
C. 病变由增生的成纤维细胞组成，HE×200

中常可见到异位上皮成分。而纤维性脐息肉则缺乏上皮和分化好的平滑肌，临床上也没有脐尿管和卵黄囊残留的表现。

普鲁特斯（Proteus），其病变形状多变。临床上可表现为皮肤、骨骼、肌肉、脂肪、血管和淋巴管的过多增生，可引起肢体不对称、不等长、脊柱畸形和巨指（趾）畸形等。其他表现包括肌肉不对称发育、脂肪瘤或脂肪萎缩、色素沉积性皮损、表皮痣、脑回状结缔组织痣、血管畸形、卵巢或腮腺肿瘤以及内脏病变（如肺囊肿）等。

【临床特征】

（一）流行病学

1. **发病率**　非常罕见。

2. **发病年龄**　出生即出现的先天性或发育性缺陷。

3. **性别**　未见明确的报道。

（二）部位

发生于手掌或足底。

（三）症状

手掌或足底呈脑回样外观（图 2-2-36），常伴有单侧或双侧的巨指／趾或长骨肥大。Proteus 综合征是一种先天性错构瘤性综合征，包括巨手或巨足、不对称、偏身肥大和头颅等骨骼异常。

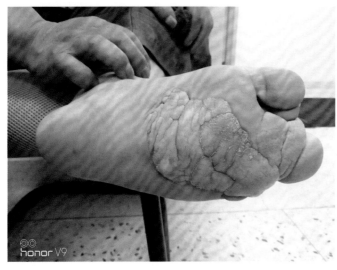

图 2-2-36　脑回样纤维性增生的临床表现

左足第 3 趾肿大畸形，两侧至足底可见大量菜花状赘生物，外观呈脑回样（图片由天津市天津医院病理科徐瑾医师提供）

（四）治疗

与 Proteus 综合征治疗相关。

（五）预后

与 Proteus 综合征累及多器官的部位和受累程度有关。

【病理变化】

（一）大体特征

手掌或足底皮肤明显增厚，呈现粗糙的脑回样外观。

（二）镜下特征

1. **组织学特征**　致密的纤维组织增生累及真皮和皮下组织，同时可伴有表面被覆上皮的过度角化（图 2-2-37）。

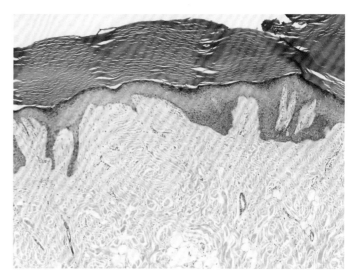

图 2-2-37　脑回样纤维性增生的组织学特征

真皮纤维组织增生，表皮过度角化，HE×40（图片由天津市天津医院病理科徐瑾医师提供）

2. **免疫组织化学**　肿瘤细胞表达纤维细胞的标记，如 vimentin 等。

【遗传学】

Proteus 综合征涉及 *AKT1* 激活性突变。

【鉴别诊断】

1. **掌跖纤维瘤病**　脑回样纤维增生具有特征性外观，可资鉴别。

2. **神经纤维瘤病**　组织形态学上可有一定的重叠，除免疫组化标记 S-100 蛋白和 SOX10 外，分子检测显示神经纤维瘤病涉及 *NF1* 基因突变，而 Proteus 综合征涉及 *AKT1* 突变。

二十六、鼻咽血管纤维瘤

【定义】

鼻咽血管纤维瘤（nasopharyngeal angiofibroma，NPA）是一种相对少见的组织学良性但生物学行为具有侵袭性的血管纤维性肿瘤，通常发生在青春期男性鼻咽部。可伴有家族性腺瘤样息肉病。

【编码】

ICD-O　　　9160/0

ICD-11　　　XH1JJ2

【临床特征】

（一）流行病学

1. **发病率**　相对少见。

2. **发病年龄**　多发生于 25 岁以下青春期或青年男性，发病高峰为 10～20 岁，以往曾称为幼年性鼻咽血管纤维瘤（juvenile angiofibroma），因少数病例也可发生于成年人，故现通称为鼻咽血管纤维瘤。

3. 性别　几乎所有的病例均发生在男性。如果发生于"女性"，患者需行染色体检查，以明确性别。

（二）部位

发生于鼻咽部，通常累及鼻咽后外侧区域，可累及邻近结构（30%）。

（三）症状

临床主要表现为鼻塞、面部变形和反复鼻出血，其他症状有头痛、鼻窦炎、中耳炎、乳突炎和泪囊炎。

（四）治疗

局部扩大切除。有报道对于抗雄激素的治疗，效果不很显著。但对于有颅内侵犯的患者是否选择放射治疗，意见不一致。

（五）预后

生物学行为具有侵袭性，可以蔓延或破坏邻近骨组织。肿瘤可以复发（20%），复发风险与首次手术切除的范围有关（肿瘤的临床分期），其他风险因素包括肿瘤大小和患者的年龄。低于18岁的患者复发风险较高。

【病理变化】

（一）大体特征

无蒂或分叶状，界限清楚，3～5cm，平均4cm，少数病例可体积较大。表面光滑、有黏膜光泽，可伴有局部溃疡。切面因富含血管腔而呈海绵状，红色、灰红色，质地较韧。

（二）镜下特征

1. 组织学特征　以富含大量血管腔隙，血管周围围绕少细胞致密纤维组织为特点（图2-2-38）。纤维细胞形态温和，细胞核呈梭形或星芒状，染色质不浓染，可以见到小核仁，但核分裂几乎看不到。纤维组织可发生玻璃样变性，可伴有局灶黏液样变性。

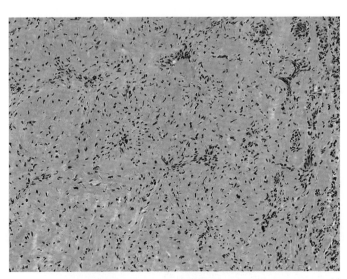

图2-2-38　鼻咽血管纤维瘤的组织学特征

肿瘤富含大量血管间隙，血管周围围绕致密纤维组织 HE×100

2. 免疫组织化学　内皮细胞表达CD31和CD34（图2-2-39），间质细胞表达AR和β-catenin，不表达α-SMA、CD34和desmin。

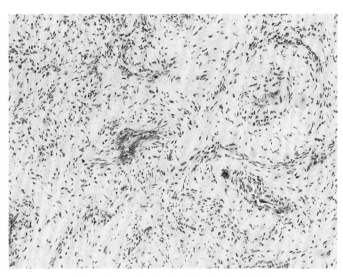

图2-2-39　鼻咽血管纤维瘤的免疫组化

CD34标记，IHC×100

【遗传学】

分子检测显示有 *β-catenin* 基因突变。

【鉴别诊断】

1. 胸膜外孤立性纤维性肿瘤　患者年龄范围为19～85岁，发病高峰在40～60岁。好发于头颈、上呼吸道、纵隔、盆腔、腹膜后和周围软组织等。肿瘤组织呈无结构性生长方式，也可呈席纹状、束状、鱼骨样、血管外皮瘤样、栅栏状或波浪状排列。肿瘤内血管丰富，血管壁可见玻璃样变性。免疫组化CD34、bcl-2、CD99及STAT6表达阳性，可以此鉴别。

2. 富细胞性血管纤维瘤　多发生在50～70岁的中老年人，好发于女性外阴。组织学上由形态一致的梭形细胞和大量的血管组成，血管壁可伴有玻璃样变性。借助临床特征，可资鉴别。

二十七、钙化性纤维性肿瘤

【定义】

钙化性纤维性肿瘤（calcifying fibrous tumor，CFT）是一种良性的成纤维细胞性肿瘤，以胶原化纤维组织和散在分布的砂砾体样或营养不良性钙化为特征，间质内可有多少不等的淋巴浆细胞性浸润。

【编码】

ICD-O　　8817/0

ICD-11　　XH7TH6

【临床特征】

（一）流行病学

1. **发病率**　相对少见。

2. **发病年龄**　发病年龄较广。发生于软组织的病变多发生于 20 岁以内（中位年龄，3 岁），发生于内脏的病变多发生于成年人（中位年龄，43 岁）。

3. **性别**　两性均可发生，无性别差异。

（二）部位

发生部位广泛，可以发生在表浅或深部软组织，如四肢、躯干、头颈部、阴囊、背部和腹壁；也可以发生在体腔内或内脏器官，如胃肠道、口腔、肠系膜、纵隔、网膜、腹膜和胸膜等部位。

（三）症状

临床上常表现为四肢的无痛性肿块，发生在内脏的通常是无意中发现，偶尔会有占位效应出现。多为孤立性，少数病例可为多发性病变（特别是位于胸膜和腹膜者）。

（四）治疗

局部完整切除。

（五）预后

良性病变，预后较好。一部分病例可复发，偶可多次复发，但不转移。

【病理变化】

（一）大体特征

界限清楚，无包膜，直径 0.5～25cm，切面灰白色，质韧或硬，切时可有砂砾感。

（二）镜下特征

1. **组织学特征**　以胶原化纤维组织、散在分布的砂砾体样或营养不良性钙化和多少不等的淋巴浆细胞浸润为特点（图 2-2-40）。成纤维细胞形态温和，细胞核呈梭形或星状，染色质淡染、细腻，可见小核仁，核分裂象难以见到。纤维组织可发生玻璃样变性。淋巴细胞可形成生发中心。

2. **免疫组织化学**　成纤维细胞可表达 CD34，偶可表达 α-SMA 和 desmin，不表达 ALK、AE1/AE3 和 S-100 蛋白（图 2-2-41）。

【遗传学】

对发生于胸膜的 CFT 进行全外显子测序显示，存在 *ZN717*、*FRG1* 和 *CDC27* 基因突变。

【鉴别诊断】

1. **炎性肌成纤维细胞瘤**　细胞丰富，很少透明变性，也缺乏钙化。钙化性纤维性肿瘤与硬化性炎性肌成纤维细胞瘤的晚期改变在形态学上很相似，但 *ALK* 基因检测有助于鉴别。

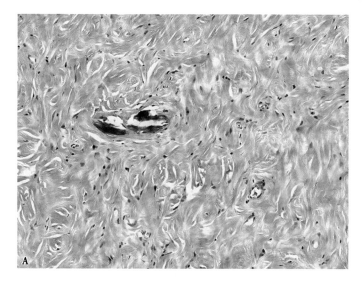

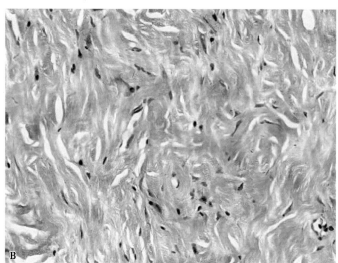

图 2-2-40　钙化性纤维性肿瘤的组织学特征

A. 胶原化纤维组织内可见散在的砂砾体样钙化，HE×100；B. 成纤维细胞形态温和，HE×200

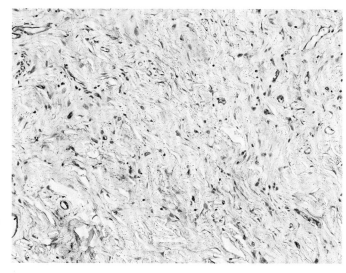

图 2-2-41　钙化性纤维性肿瘤的免疫组化
CD34 标记 IHC×100

2. 反应性结节性纤维性假瘤 与钙化性纤维性肿瘤很相似，但该种病变不表达 CD34，actin、desmin、CD117 可阳性表达。

3. 侵袭性纤维瘤病 肿块边界不清，梭形细胞可以浸润到邻近软组织中。肿瘤细胞丰富，往往呈束状排列，钙化非常罕见。

4. 结节性筋膜炎 病变主要表现为黏液背景中沉积有组织培养样的梭形细胞，很少有钙化。

5. 腱鞘纤维瘤 通常发生在四肢远端，主要由致密的硬化性胶原组成。细胞丰富区域类似于结节性筋膜炎，但伸长的裂隙样空间表现很典型，钙化不常见。

6. 钙化性腱膜纤维瘤 通常发生在手或足，与钙化性纤维性肿瘤相比，肿块界限不清，特征性钙化带周围常常围绕有化生的软骨细胞和多核巨细胞。

7. 淀粉样瘤 病变中可见巨细胞和淀粉样物质（刚果红染色证实），有助于鉴别。

（王立峰）

二十八、钙化性腱膜纤维瘤

【定义】

钙化性腱膜纤维瘤（calcifying aponeurotic fibroma，CAF）是一种好发于儿童和青少年手足的侵袭性成纤维细胞性肿瘤，以含有散在分布的钙化性和 / 或软骨小岛为特征。

【编码】

ICD-O　　8816/0

ICD-11　　XH8ZE3

【临床特征】

（一）流行病学

1. 发病率 少见。

2. 发病年龄 常发生于 5～15 岁间的儿童和青少年，偶可发生于成年人。

3. 性别 男性多见，男∶女为 2∶1。

（二）部位

常发生在手掌，其次是足底、腕、手指 / 足趾和踝，很少累及四肢近端和躯干。

（三）症状

临床表现为生长缓慢、界限不清的软组织肿块，X 线片可显示钙化。

（四）治疗

局部完整切除。

（五）预后

局部复发率可达 40%～50%。即使切除后多年仍可复发，但通常不具有破坏性。

【病理变化】

（一）大体特征

肿块一般很小（1～3cm），界限不清，浸润到邻近软组织，常与肌腱和腱膜关系密切。切面呈灰白色，有砂砾感（钙化灶）。

（二）镜下特征

1. 组织学特征 肿瘤有两种成分构成：一种为多结节性化生性纤维软骨灶伴不同程度钙化（图 2-2-42A），周围见放射状栅栏状排列的圆形、软骨母细胞样细胞平行排列（图 2-2-42B）；另一种是在钙化结节间分布着疏密不等的梭形成纤维细胞成分，呈平行束状或漩涡状类似纤维瘤病的排列方式（图 2-2-42C），并与周围脂肪、骨骼肌、神经纤维等组织浸润混杂（图 2-2-42D）。结节中常含玻璃样变的间质，具有纤维软骨样特征，有时类似透明软骨（图 2-2-42E）。软骨及钙化灶周围可见破骨细胞样巨细胞（图 2-2-42F）。钙化区域瘤细胞可退行性变，但不出现核分裂和坏死。婴幼儿患者的成纤维细胞较丰富，钙化灶较少且小；而年长患者或在病程较长的肿瘤中，钙化灶明显增多且胶原纤维丰富。

2. 免疫组织化学 瘤细胞呈 vimentin 阳性表达，大多数 FN1 高表达，不同程度表达 CD99（图 2-2-43A）、α-SMA（图 2-2-43B）、MSA，软骨灶表达 S-100 蛋白（图 2-2-43C）而软骨周围的单核组织细胞及多核巨细胞表达 CD68（图 2-2-43D），不表达 desmin、CD34、β-catenin 和 NF。

3. 电镜观察 电镜下显示瘤组织具有软骨细胞、成纤维细胞、肌成纤维细胞分化特征。

【遗传学】

在钙化性腱膜纤维瘤中存在 FN1 和 EGF 基因的融合，通过 RNA 测序法发现 2 号及 4 号染色体上存在断点区域，FN1 基因 23、27 或 42 号外显子（exon）被融合到 EGF 基因 17 或 19 外显子。由于免疫组化染色中 FN1 的高表达，提示 FN1 启动子较高的活性促使 EGF 生物活性不恰当的激活，在钙化性腱膜纤维瘤的发病机制中起关键作用。目前尚未在其他肿瘤中发现 FN1-EGF 基因融合。

【鉴别诊断】

1. 婴儿型纤维瘤病 常发生在躯干或头、颈部，病变内罕见有局灶软骨分化区域以及钙化骨化区；该病变不常出现钙化性腱膜纤维瘤中常见的巨细胞。

2. 掌 / 跖纤维瘤病 可发生在儿童但不常见，特别是足底病变。病变常为结节状，缺乏钙化和软骨分化。

3. 梭形细胞型滑膜肉瘤 肿瘤细胞以梭形细胞成分为主，免疫组织化学上皮细胞的标记和 SS18（SYT）基

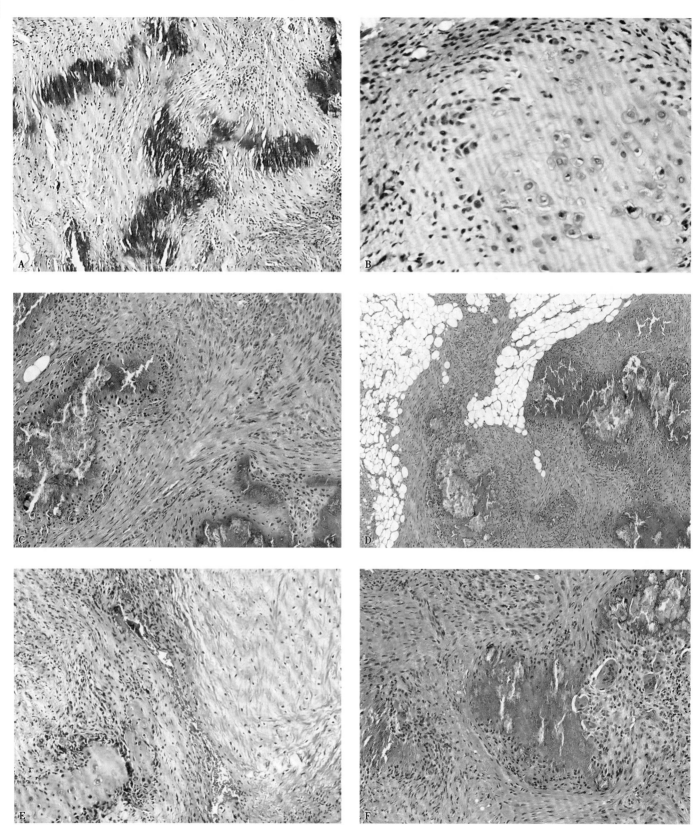

图2-2-42　钙化性腱膜纤维瘤的组织学特征

A.多结节化生性纤维软骨灶伴不同程度钙化，HE×100；B.钙化软骨周围的圆形软骨母细胞样细胞呈放射状栅栏状排列，HE×400；
C.纤维瘤病样梭形细胞成分平行束状或漩涡状排列在钙化结节周围，HE×100；D.梭形成纤维细胞成分与周围脂肪组织浸润混杂，
HE×40；E.结节中玻璃样变的间质，具有纤维软骨样特征，同时也有类似透明软骨的区域，HE×100；F.肿瘤组织中破骨细胞样多核巨细
胞，HE×200

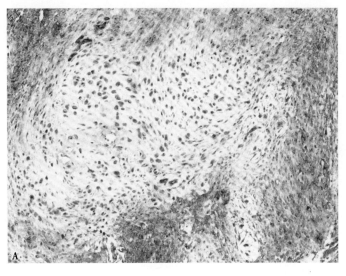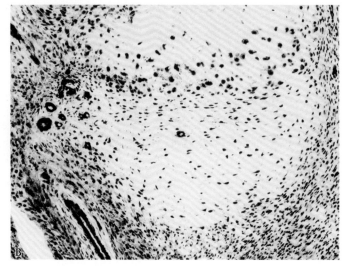

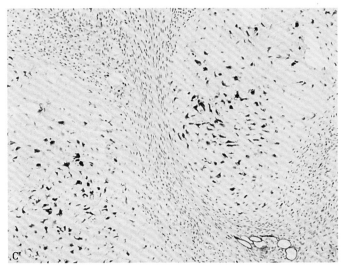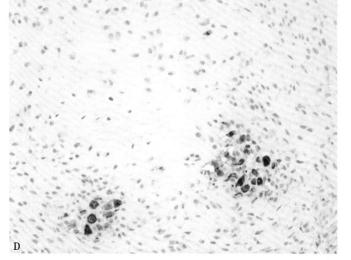

图 2-2-43　钙化性腱膜纤维瘤的免疫组化

A. CD99 标记, IHC×100; B. α-SMA 标记, IHC×100; C. S-100 蛋白标记, IHC×100; D. CD68 标记, IHC×200

因检测可帮助鉴别。

4. 软组织软骨瘤　常发生在年长患者, 最常见发生部位是手, 比钙化性腱膜纤维瘤复发率低。组织学上, 该肿瘤界限清楚, 分叶状, 软骨的分化程度好于腱膜纤维瘤。

（徐　瑾　王立峰）

二十九、颈纤维瘤病

【定义】

颈纤维瘤病（fibromatosis colli）是指发生在婴儿远端胸锁乳突肌特定部位的良性病变, 因肿块引起肌肉呈纺锤形增厚、缩短, 可以出现颈、面部不对称（斜颈）。

【临床特征】

（一）流行病学

1. 发病率　占新生儿的 0.3%～2%。

2. 发病年龄　6 个月前婴儿。常发生于出生时或在生后 2～4 周内。10%～20% 发展成斜颈, 头偏向患者, 下巴对着对侧肩部。

3. 性别　男性略多见, 男∶女为 3∶2。

（二）部位

病变主要累及胸锁乳突肌的下 1/3, 不累及皮肤。几乎均为单侧发生, 右侧略多见。

（三）症状

受累的远端胸锁乳突肌呈光滑的纺锤形肿胀, 其长度通常小于 5cm; 虽然肌肉肿胀但直径很少超过 2cm。由于受累肌肉短缩, 可导致面部倾斜。

（四）治疗

对于 1 岁以内患儿主要采取被动拉伸和物理疗法。需要外科干预的不到 10%, 主要是割腱术。

（五）预后

1 岁以内患儿, 推荐非手术治疗, 大约 70% 的患儿可减轻或自发缓解, 维持颈 - 面部正确的姿势和运动功能。

但诊断和治疗时患儿的年龄大于 1 岁，往往采用手术方法，但畸形比例会增加。

【病理变化】

（一）大体特征

病变位于肌肉间，切面灰白色，质硬，界限不清。

（二）镜下特征

1. 组织学特征　组织学形态依赖于病变所处的时段。如果是细针穿刺细胞学标本表现为富细胞的图像，通常为形态一致的肌成纤维细胞埋在黏液和胶原背景中，肌成纤维细胞形态温和、缺乏核的浓染、多形性及核分裂象，其中可混杂有变性、萎缩的多核骨骼肌细胞，此时对应的往往是细胞的增殖时相。而割腱术的外科切除标本往往表现为少细胞而胶原丰富的类似于瘢痕或经典的纤维瘤病的图像（图 2-2-44）。

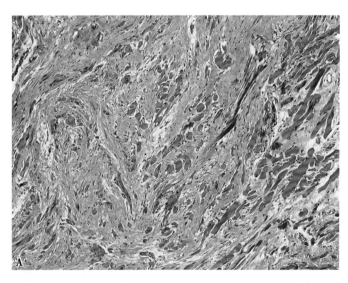

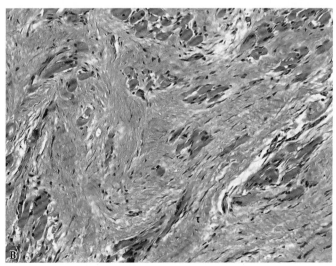

图 2-2-44　颈纤维瘤病的组织学特征

A. 病变由肌成纤维细胞组成，混杂有变性、萎缩的骨骼肌细胞 HE×100；B. 肌成纤维细胞形态温和，缺乏多形性及核分裂象，HE×200

2. 免疫组织化学　肌成纤维细胞表达 vimentin 和 actin，不表达 β-catenin。

【鉴别诊断】

1. 婴儿型纤维肉瘤　常发生在 2 岁以下婴幼儿，组织学上由交织呈束状或鱼骨样排列的梭形细胞组成，细胞核深染，可见核分裂象以及细胞间多少不等的胶原纤维。肿瘤细胞有特异性的分子改变 t（12；15）（p13；q25），并产生 ETV6-NTRK3 融合基因，临床上可用 FISH 方法进行检测。

2. 瘢痕疙瘩　多发生在 15～45 岁，女性多见，婴幼儿和老年人极为罕见。以背部、肩部、头面部、耳垂、胸前正中和腹部多见。病变位于真皮内，以排列紊乱的宽大均质嗜酸性的胶原纤维和少量增生的成纤维细胞为特点。

（王立峰）

三十、幼年性玻璃样变纤维瘤病

【定义】

幼年性玻璃样变纤维瘤病（juvenile hyaline fibromatosis，JHF）是一种发生于婴幼儿的常染色体隐性遗传疾病，以细胞外"玻璃样物质"在皮肤、躯体软组织和骨骼肌内沉积并形成瘤样肿物为特征。玻璃样物质由成纤维细胞所产生。临床表现因肿物数目、部位和生长速度的不同而异。

婴儿系统性玻璃样变性（infantile systemic hyalinosis，ISH）是一种与 JHF 相关的疾病，由相同的基因突变导致，但 ISH 多发生于出生时或生后 6 个月后起病，病情多较严重，多在 2 年内死亡，主要死于并发症，包括蛋白丢失性肠壁病、反复性感染和多脏器衰竭。ISH 与 JHF 属于同一瘤谱的两端。

【病因】

编码毛细血管形态发生蛋白 2（capillary morphogenesis protein 2，CMG2）的 ANTXR2 基因（4q21.21）功能缺失性突变相关，导致基底膜基质稳态的失调，引起受累部位玻璃样物质的积聚或沉积。

【临床特征】

（一）流行病学

1. 发病率　罕见。在近亲婚配的人群中后裔的发病率增加。

2. 发病年龄　起病于婴幼儿期（出生至 5 岁），一直至成年期都可发生新的病变。

3. 性别　两性均可发生，无明显差异。

（二）部位

可位于皮肤（尤其是面部和颈部，形成丘疹和结节）、牙龈（形成牙龈发育不良）、关节周围软组织（引起关节挛缩)和骨骼(尤其是颅骨、长骨和指/趾骨)。

（三）症状

因病期而异，典型病例以头皮、前额、耳周、牙龈、四肢(包括膝部、肘部和指端)和躯干等部位多发性皮下斑块、丘疹结节或肿块为特征(图 2-2-45)。以丘疹为表现者多发生于面部和颈部，特别是围绕于耳周围。发生于肛旁的丘疹可类似生殖器疣。关节旁玻璃样物质的沉积可引起关节(特别是膝关节和肘关节)挛缩和运动受限。影像学可显示受累骨的弥漫性骨质疏松和非连续性溶骨性病变。浅表皮下和深部结节可有进展性增大，数量可增多，引起畸形和功能障碍。

婴儿系统性玻璃样变性除有内脏(包括胃肠道、心、肺、肝、甲状腺、肾上腺和脾脏等)受累外，皮肤、躯体软组织和关节也可有玻璃样物质沉积。累及胃肠道时可导致严重的腹泻和反复性感染。

（四）治疗

从改善功能和美容角度出发，对皮肤、软组织和牙龈病变可考虑手术切除。

（五）预后

局部复发率高，与结节的数目、大小、部位和脏器功能受损情况相关。病情严重者(如婴儿系统性玻璃样变)预后较差，病期较轻者可生存至成年。少数病例可伴发口腔鳞状细胞癌。

【病理变化】

（一）大体特征

结节呈实性，大小不一，切面质地均匀，可呈白色蜡样。

（二）镜下特征

1. 组织学特征　周界不清，位于真皮或皮下，由增生的圆形至胖梭形成纤维细胞和大量嗜伊红色的均质性玻璃样物质组成(图 2-2-46)，取代了正常皮肤的成分。

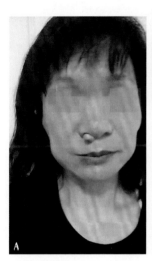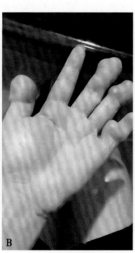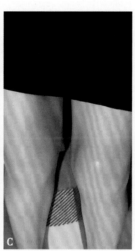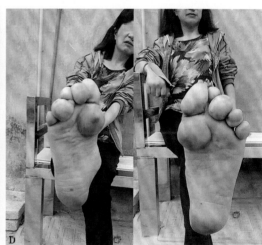

图 2-2-45　玻璃样变纤维瘤病的临床表现
A. 鼻翼结节；B. 手部结节；C. 双侧膝部结节；D. 双足结节

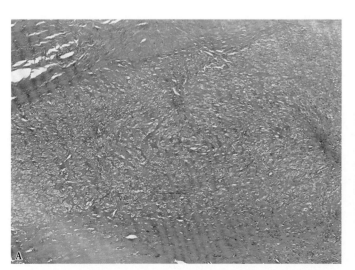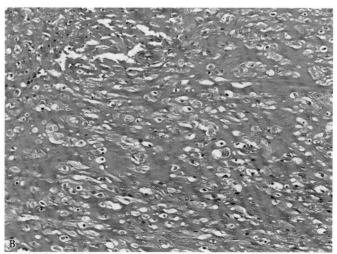

图 2-2-46　玻璃样变纤维瘤病的组织学特征
A. 大量嗜伊红色的均质性玻璃样物质，HE×5；B. 玻璃样变基质内胞质透亮的胖梭形和卵圆形成纤维细胞，HE×200

成纤维细胞的胞质呈透亮状,可呈模糊的条束状排列,细胞外玻璃样物质 PAS 染色呈阳性,并耐淀粉酶。在年轻患者或"新发"病变中,成纤维细胞成分可相对丰富,在年长或较老的病变中,玻璃样物质明显,成纤维细胞成分稀疏并受玻璃样物质挤压。

2. **免疫组织化学** 成纤维细胞表达 vimentin,不表达 actin 和 S-100 蛋白。

【遗传学】

检测 *ANTXR2* 基因(4q21.21)基因突变有助于本病的诊断。

【鉴别诊断】

1. **婴幼儿肌纤维瘤病** 一种发生于婴幼儿的多发性病变,可发生于皮肤、软组织、骨和内脏,镜下显示双相性形态:①淡嗜伊红色的肌样结节或条束,常位于肿瘤的周边;②片状分布的原始幼稚性间叶细胞,多位于肿瘤的中心部位,常显示有血管外皮瘤样排列结构。

2. **侵袭性纤维瘤病** 也可发生于婴幼儿,但多发生于深部软组织,较少发生于皮下,镜下由长条束状排列的成纤维细胞和肌成纤维细胞组成。免疫组化可灶性表达 α-SMA,并可表达 β-catenin。

3. **牙龈纤维瘤病** 一种牙龈组织的弥漫性纤维增生,为常染色体显性或隐性遗传。

(王 坚)

三十一、齿龈纤维瘤病

【定义】

齿龈纤维瘤病(gingival fibromatosis)是一种牙龈组织的弥漫性纤维增生,曾用过多种名称,包括特发性或遗传性纤维瘤病、遗传性牙龈增生、先天性巨大牙龈、牙龈弥漫肥大和牙龈橡皮病。

【临床特征】

(一)流行病学

1. **发病率** 非常少见。

2. **发病年龄** 病变可以发生在任何年龄,但大多数发生在萌生乳牙或恒牙时。家族性患者比特发性患者年轻,8% 的病例在出生时即可发现。

3. **性别** 无性别差异。

(二)部位

主要发生于牙龈,病变可侵及硬腭导致硬腭变形,部分患者也可出现颌骨肿胀,一些病例牙龈肿胀轻微,局限于一小部分牙龈(局限型),但多数病例牙龈肿胀呈弥漫、双侧性,累及上下颌骨及硬腭牙龈组织(弥漫型)。

(三)症状

主诉牙龈缓慢的不规则肿胀或增大,引起轻微疼痛,

但说话及吃饭有明显障碍。牙龈过度增生包裹牙齿,导致牙齿难以闭合。

(四)治疗

手术切除增生组织是最常用的治疗方法。

(五)预后

切除后局部常会复发,拔牙可以抑制增生,可使病变消退。对于严重病例,很多学者建议切除多余组织并拔掉所有的牙齿。

【病理变化】

(一)大体特征

病变由致密的瘢痕样组织构成,难以切开,切面灰白色,有光泽。

(二)镜下特征

1. **组织学特征** 病变表现为正常或棘皮样鳞状上皮下出现大量富于胶原而细胞成分稀少的纤维结缔组织。可出现轻度血管周慢性炎症及小灶状营养不良性钙化。组织学不能鉴别家族型和特发型。

2. **免疫组织化学** 病变内细胞表达 vimentin 和 actin。

【鉴别诊断】

1. **幼年性玻璃样变纤维瘤病** 是一种遗传性疾病,也可累及牙龈,常伴有多发皮肤肿瘤和特征性组织学形态,尤其是 PAS 阳性玻璃样变基质有助于鉴别。

2. **牙龈肥大** 与长期使用苯妥英钠引起的牙龈肥大十分相似,使用苯妥英钠治疗癫痫病者的牙龈过度增生的原因不清楚。然而,其他药物也会引起相同的改变,如免疫抑制剂(环孢素 A)和钙通道阻滞剂(硝苯地平)。类似的改变也可见于妊娠期妇女,是慢性牙龈炎的结果。在大多数病例,详细的临床和家族史有助于正确诊断。

三十二、包涵体性纤维瘤病

【定义】

包涵体性纤维瘤病(inclusion body fibromatosis,IDF)是一种发生于婴幼儿指 / 趾的成纤维细胞和肌成纤维细胞增生性病变,以部分细胞含有核旁嗜伊红色包涵体为特征,又称婴儿指 / 趾纤维瘤病(infantile digital fibromatosis)。

【临床特征】

(一)流行病学

1. **发病率** 罕见,约占软组织肿瘤的 0.1%,儿童成纤维细胞性肿瘤的 2%。

2. **发病年龄** 主要发生于 1 岁以内婴儿,30% 病例在出生时即有,偶可见于稍年长的儿童或成年人。

3. 性别　两性均可发生，无明显差异。

（二）部位

多位于指／趾背侧或侧面，特别是第2、3和4指／趾远节或中节部位（图2-2-47），偶可位于手和足，较少累及拇指／趾。少数病例发生在指／趾以外部位，如小腿、手臂和乳腺。

（三）症状

指／趾背侧或侧面皮肤半圆顶样或息肉样结节，直径多<2cm。

（四）治疗

局部完整切除，并保证切缘阴性。

（五）预后

局部复发率61%～75%，主要与原发病变切除是否彻底有关。不转移。

【病理变化】

（一）大体特征

质地坚实，表面常被覆表皮，切面呈灰白色。

（二）镜下特征

1. 组织学特征　表皮多萎缩变平。肿瘤位于真皮内，由条束状、交织状或片状增生的成纤维细胞和肌成纤维细胞组成，仔细观察，部分细胞内可见嗜伊红色包涵体，多位于核旁（图2-2-48），Masson三色染色可清晰显示。

2. 免疫组织化学　梭形细胞表达α-SMA和calponin，可灶性表达desmin，不表达CD34、β-catenin、myogenin、MyoD1和S-100蛋白。

3. 电镜观察　梭形细胞具肌成纤维细胞分化，胞质内含有粗面内质网和聚集的伴有致密斑的肌丝，细胞边缘可见由疏松的微丝组成的包涵体，无膜包被，与胞质内

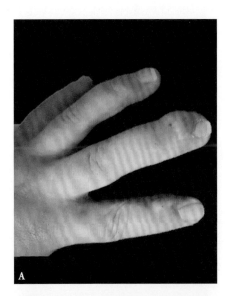

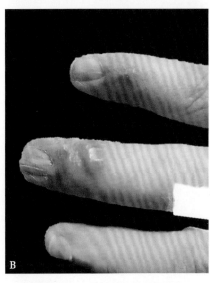

图2-2-47　包涵体性纤维瘤病
A. 中指远节背侧结节；B. 术后复发

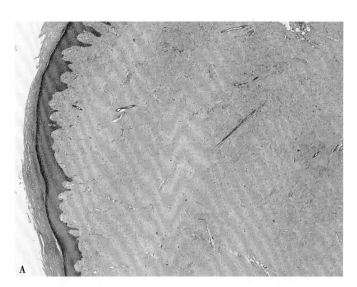

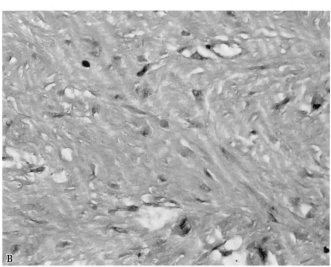

图2-2-48　包涵体性纤维瘤病的组织学特征
A. 肿瘤位于真皮内，HE×40；B. 部分梭形细胞的核旁可见嗜伊红色包涵体，HE×400

聚集的肌丝有延续性。

【鉴别诊断】

1. **浅表性纤维瘤病**　多发生于手掌和足底，镜下病变多位于皮下，于肌腱之间，常呈多个小结节状，也是由条束状增生的成纤维细胞和肌成纤维细胞组成，但胞质内无包涵体。

2. **真皮肌纤维瘤**　好发于青年女性肩背部，临床上呈斑块状，镜下由真皮内宽带状增生的成纤维细胞和肌成纤维细胞组成，常与表皮相平行，胞质内无包涵体。

3. **含有包涵体的其他病变**　除包涵体性纤维瘤病外，相似的包涵体还可见于纤维上皮性息肉和乳腺叶状囊肉瘤等病变中。

4. **其他发生于指/趾的肿瘤**　包括指/趾纤维黏液瘤、真皮平滑肌瘤、真皮纤维瘤、神经纤维瘤、神经束膜瘤和神经鞘黏液瘤等。

三十三、项型纤维瘤

【定义】

项型纤维瘤（nuchal-type fibroma，NTF）是一种好发于颈后的由大量胶原纤维所组成的良性病变。

【编码】

ICD-O　　8810/0

ICD-11　　XH0XH6

【临床特征】

（一）流行病学

1. **发病率**　少见。

2. **发病年龄**　多发生于成年人，发病年龄为20～50岁。

3. **性别**　明显多见于男性。

（二）部位

好发于颈后部，项外肿瘤大多位于上背部，也可见于面部和四肢等其他部位。

（三）症状

无痛性肿块，半数患者可有糖尿病。

（四）治疗

局部切除。

（五）预后

手术切除后常复发，但不发生转移。

【病理变化】

（一）大体特征

界限不清，无包膜，平均直径3cm，切面呈灰白色，质硬。

（二）镜下特征

1. **组织学特征**　无包膜，位于真皮和皮下，由大量

排列杂乱的粗大胶原纤维组成（图2-2-49），可呈交织状排列，或略呈模糊的小叶状，胶原纤维间夹杂稀疏的梭形成纤维细胞，偶可见纤细的弹力纤维。病变内可见受包绕的成熟脂肪组织、小神经束支和皮肤附属器。

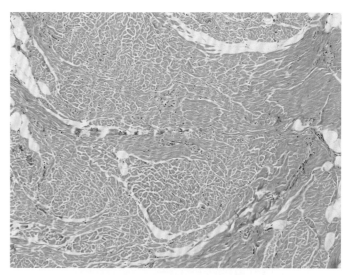

图2-2-49　项型纤维瘤的组织学特征
由大量的粗大胶原纤维组成，略呈小叶状，HE×40

2. **免疫组织化学**　梭形成纤维细胞可表达vimentin、CD34和CD99，但不表达α-SMA、desmin和β-catenin。

【鉴别诊断】

1. **Gardner纤维瘤**　多发生于儿童，多伴有家族性腺瘤性息肉病/Gardner综合征，可表达β-catenin。镜下形态与项型纤维瘤相似。

2. **纤维脂肪瘤**　界限清楚，有包膜，以成熟脂肪组织为主要成分，其间为纤维胶原性间隔，肿瘤内无受包绕的神经和皮肤附属器。

3. **弹力纤维瘤**　通常发生于肩胛下角，胶原纤维内含有串珠样弹力纤维。

4. **颈项纤维软骨性假瘤**　发生于颈后项韧带与颈筋膜深层连接处，可能是一种对软组织损伤的反应，纤维内可见软骨细胞。

三十四、Gardner纤维瘤

【定义】

Gardner纤维瘤（Gardner fibroma）是一种好发于儿童脊柱旁或背部的良性胶原纤维性病变，多数病例与家族性腺瘤样息肉病/Gardner综合征有相关性，虽镜下形态相似，但与项型纤维瘤属于不同类型的病变。

【编码】

ICD-O　　8810/0

ICD-11　　XH7GT0

【临床特征】

（一）流行病学

1. **发病率**　少见。

2. **发病年龄**　约 80% 病例发生于 10 岁以内的儿童，平均年龄 5 岁。余 20% 病例发生于青少年和青年人。

3. **性别**　无明显差异。

（二）部位

多发生于脊柱旁和背部，也可发生于胸壁、腹部、头颈部和四肢的浅表和深部软组织。发生在肠系膜的类似病变被认为是家族性腺瘤性息肉病患者的"韧带样瘤前体病变"。

（三）症状

皮下无痛性肿块。通常为孤立性，约 15% 可为多灶性。患者可有 Gardner 综合征的表现。

（四）治疗

局部切除。

（五）预后

切除不净可复发。因常可伴发 Gardner 综合征，对患儿需监视罹患家族性腺瘤样息肉病的可能性，因家族性腺瘤样息肉病可发生癌变，并可危及生命。

【病理变化】

（一）大体特征

界限不清的皮下肿块，大小 1～10cm，平均 3～4cm，切面灰白色或灰黄色，伴有散在的黄色区域，为被包绕的脂肪组织。

（二）镜下特征

1　**组织学特征**　由成片或成束的宽大胶原纤维和少量稀疏的成纤维细胞组成，胶原纤维束之间可有裂隙样人工假象（图 2-2-50），病变周边可有被包绕的脂肪组织、小血管、小神经束。

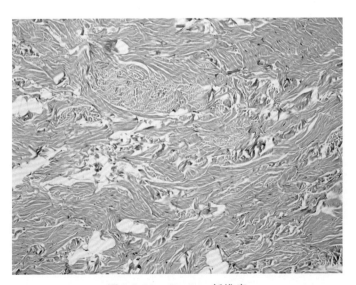

图 2-2-50　Gardner 纤维瘤
由大量的胶原纤维组成，胶原纤维束之间可见裂隙，HE×100

2. **免疫组织化学**　病变内的梭形细胞可表达 CD34，并可灶性表达 β-catenin，不表达 α-SMA 和 desmin。

【鉴别诊断】

1. **项型纤维瘤**　组织学上与 Gardner 纤维瘤相似，多发生于成年人，与 Gardner 综合征无相关性，不表达 β-catenin。

2. **其他**　同项型纤维瘤。

三十五、淋巴结内栅栏状肌成纤维细胞瘤

【定义】

淋巴结内栅栏状肌成纤维细胞瘤（intranodal palisaded myofibroblastoma）是一种好发于腹股沟淋巴结、由栅栏状排列的肌成纤维细胞组成的良性肿瘤，间质内可见石棉样的胶原小结，并常伴有间质性出血。

【临床特征】

（一）流行病学

1. **发病率**　罕见。

2. **发病年龄**　好发于成人，特别是 45～55 岁。

3. **性别**　男女均可发病，无明显性别差异。

（二）部位

绝大多数发生在腹股沟区淋巴结，少数可发生于颌下和颈部淋巴结以及纵隔。

（三）症状

多表现为缓慢性生长的无痛性肿块，偶见多中心性。

（四）治疗

局部切除。

（五）预后

良性，切除后一般不复发。

【病理变化】

（一）大体特征

灰白色肿块，平均直径为 2～3cm，多<5cm，切面呈灰褐色，可见灶性出血。

（二）镜下特征

1. **组织学特征**　病变组织均发生于淋巴结内，淋巴结的被膜完整，边缘可见少量淋巴组织及窦样结构残存，而淋巴结的中心为肿瘤所占据，肿瘤周边常可见假包膜，多伴有玻璃样变性。肿瘤由梭形细胞组成，呈交织的束状、编织状或栅栏状排列。细胞形态较一致，胞界不清楚，胞质呈淡嗜伊红色，核呈卵圆形或两端尖细，染色体稀疏，核仁不明显，核分裂象少（<2/10HPF）或无，肿瘤内可见特征性的石棉样纤维结节（图 2-2-51），可伴有钙化。

2. **免疫组织化学**　梭形细胞表达 vimentin、actin 和 β-catenin，可过表达 cyclin D1，不表达 desmin 和 S-100 蛋白。

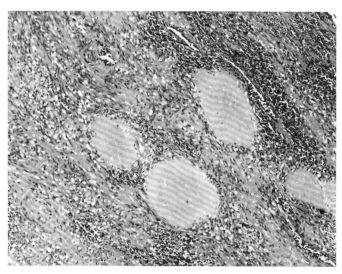

图 2-2-51 淋巴结内栅栏状肌成纤维细胞瘤
肿瘤内可见石棉样纤维结节，HE×100

【遗传学】

分子检测可显示有 *β-catenin*（*CTNNB1*）基因突变。

【鉴别诊断】

1. **淋巴结内神经鞘瘤** 也可以伴有间质性出血，但肿瘤内无石棉样纤维。瘤细胞表达 S-100 蛋白和 SOX10。

2. **转移性卡波西肉瘤** 多发生于 HIV 感染患者。瘤细胞异型性大，核分裂象多见，且肿瘤多沿淋巴窦分布，肿瘤内不含有石棉样纤维，瘤细胞表达 CD34 和 HHV8。

3. **转移性恶性黑色素瘤** 瘤细胞具有明显的异型性，核分裂象易见。

三十六、乳腺型肌成纤维细胞瘤

【定义】

乳腺型肌成纤维细胞瘤（mammary-type myofibroblastoma，MTMFB）是一种以增生的梭形肌成纤维细胞构成的良性间叶源性肿瘤，梭形细胞之间含有粗大的胶原纤维，可见散在的肥大细胞，常混杂数量不等的脂肪细胞。从组织学发生上，与梭形细胞脂肪瘤和富于细胞性血管纤维瘤构成一谱系。

【编码】

ICD-O 8825/0

ICD-11 XH8JB0

【临床特征】

（一）流行病学

1. **发病率** 少见。

2. **发病年龄** 好发于 30～70 岁间的成年人，中位年龄 56 岁。

3. **性别** 男性多见，男：女为 2：1。

（二）部位

好发于腹股沟和外阴/阴道区域（50%），其他部位如肛旁、睾丸旁和臀部，躯干包括腹壁、背部以及四肢偶也可以发生。似有沿奶线（milk-line）分布的部位（即从腋下至腹股沟内侧）发病率较高的现象。

（三）症状

缓慢性生长的无痛性肿块，可于偶然中发现，少数病例可为双侧性。大多位于皮下，极少数位于深部肌肉内。

（四）治疗

局部切除。

（五）预后

良性病变，完整切除后多可治愈。

【病理变化】

（一）大体特征

肿瘤边界清楚，可呈分叶状，直径 1～22cm（中位直径 6.6cm），切面呈实性，灰白色或浅棕色。

（二）镜下特征

1. **组织学特征** 形态学上与发生在乳腺的肌成纤维细胞瘤相似，由增生的胖梭形细胞或卵圆形细胞组成（图 2-2-52），瘤细胞排列成不规则的条束状，细胞之间为粗大的胶原纤维束，常呈 Z 形。胞质嗜伊红色或淡染、半透明状，可有核沟，也可见核分裂象，高者可达 6/10HPF。肿瘤内常含有多少不等的脂肪细胞。部分病例瘤细胞可呈上皮样，也称上皮样肌成纤维细胞瘤（epithelioid myofibroblastoma），如发生在乳腺内，可被误诊为浸润性小叶癌。

2. **免疫组织化学** 梭形细胞表达 desmin 和 CD34，约 1/3 的病例尚表达 α-SMA。约 90% 的病例失表达 Rb。

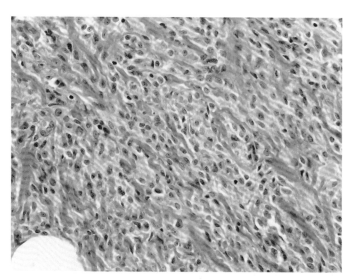

图 2-2-52 乳腺型肌成纤维细胞瘤的组织学特征
由增生的胖梭形细胞组成，细胞之间可见胶原纤维束，HE×200

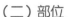

【遗传学】

13q14 缺失。FISH 检测可显示 *RB1* 基因和 *FOXO1* 单等位基因缺失，也见于梭形细胞脂肪瘤和富于细胞性血管纤维瘤。

【鉴别诊断】

1. **梭形细胞脂肪瘤** 多发生于颈背部，间质常伴有黏液样变性，梭形细胞表达 CD34，不表达 desmin。

2. **富于细胞性血管纤维瘤** 多发生于腹股沟和生殖区，肿瘤含有丰富的血管，常伴有管壁玻璃样变性，梭形瘤细胞主要表达 vimentin，可程度不等表达 CD34，但一般不表达 desmin。

3. **孤立性纤维性肿瘤** 肿瘤内瘤细胞密度不均一，常显示疏密交替分布现象，可有血管外皮瘤样结构。免疫组化瘤细胞表达 CD34 和 STAT6，Rb 表达无缺失。RT-PCR 或二代测序可显示 *NAB2-STAT6* 融合基因。

三十七、血管肌成纤维细胞瘤

【定义】

血管肌成纤维细胞瘤（angiomyofibroblastoma，AMF）是一种好发于中青年妇女外阴的富于血管的良性肌成纤维细胞性肿瘤。

【编码】

ICD-O   8826/0

ICD-11   XH8A47

【临床特征】

（一）流行病学

1. **发病率** 少见。

2. **发病年龄** 好发于 35～60 岁间的成年人，中位年龄 46 岁。

3. **性别** 主要发生于女性，少数发生于男性。

（二）部位

多发生于外阴，特别是大阴唇，部分病例位于阴道和会阴，少数病例也可发生在男性的会阴、腹股沟、精索和阴囊等部位。

（三）症状

患者常自觉有质地柔软的肿块或者囊肿，骑自行车时感觉尤为明显。临床上常误诊为前庭大腺囊肿、脂肪瘤或血管瘤等。

（四）治疗

局部切除。

（五）预后

良性病变，完整切除后多可治愈。极个别病例报道有恶性转化。

【病理变化】

（一）大体特征

肿瘤界清，部分病例被覆一层纤维性假包膜，直径多 <5cm，极少数病例可达 10cm，切面呈灰白色、褐色或者粉红色，质地柔软，部分区域呈黏液样。

（二）镜下特征

1. **组织学特征** 低倍镜下肿瘤界清（图 2-2-53A），由交替性分布的细胞丰富区和细胞稀疏区所组成，肿瘤内含有大量扩张的小至中等大薄壁血管（图 2-2-53B）。细胞丰富区域，瘤细胞呈胖梭形或卵圆形，偶可有双核或多核细胞；细胞稀疏区内，梭形细胞相对较为纤细。瘤细胞呈束状排列，并倾向绕血管生长（图 2-2-53C，2-2-53D），瘤细胞间常有不同程度的胶原化。细胞一般没有异型性，核分裂象少见或不见，极少数病例中可见较多的核分裂象。

2. **免疫组织化学** 瘤细胞表达 desmin 和 vimentin、ER 和 PR（图 2-2-54），部分表达 α-SMA，CD34 多为阴性，

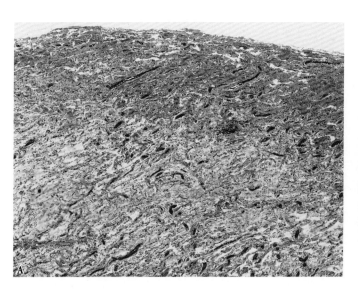

A

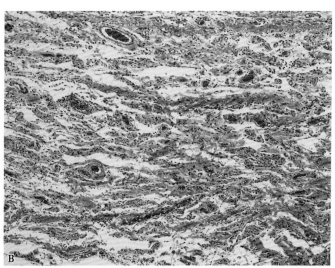

B

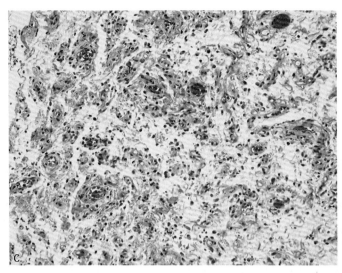
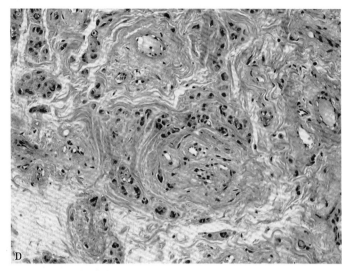

图 2-2-53　血管肌成纤维细胞瘤的组织学特征

A. 肿瘤境界清楚，HE×40；B. 肿瘤内含有大量扩张的小至中等大薄壁血管，HE×100；C. 瘤细胞常围绕血管生长，HE×200；D. 瘤细胞常围绕血管生长，HE×200

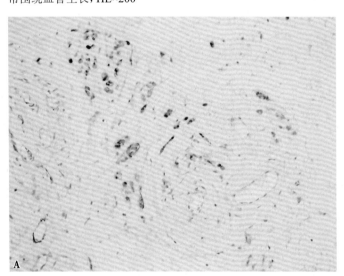
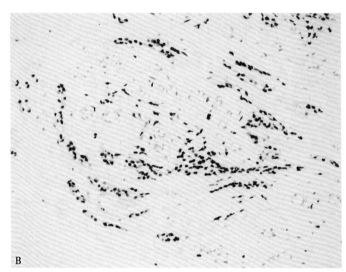

图 2-2-54　血管肌成纤维细胞瘤的免疫组化

A. 瘤细胞表达 desmin，IHC×100；B. 瘤细胞表达 ER IHC×100

不表达 S-100 蛋白和 AE1/AE3。

【鉴别诊断】

1. **深部血管黏液瘤**　多位于盆腔、会阴和肛旁深部软组织，局部可呈浸润性，肿瘤体积相对较大，最大径常 >10cm。镜下瘤细胞分布均匀，无疏密交替现象，肿瘤内常可见扩张的中 - 大血管，可为厚壁性，血管周围有时可见细长带状肌样细胞。细胞遗传学异常涉及 12q13-15（*HMGA2*）。

2. **富于细胞性血管纤维瘤**　多发生于腹股沟和生殖区，梭形瘤细胞主要表达 vimentin，可程度不等的表达 CD34，但一般不表达 desmin。

3. **乳腺型肌成纤维细胞瘤**　主要由形态温和的梭形细胞和绳索样胶原纤维组成，较少有疏密交替现象。瘤细胞常表达 CD34 和 desmin，Rb 表达缺失。

三十八、富于细胞性血管纤维瘤

【定义】

富于细胞性血管纤维瘤（cellular angiofibroma，CA）是一种好发于女性外阴的良性间叶性肿瘤，由形态一致的梭形细胞和大量的血管组成。富于细胞性血管纤维瘤与血管肌成纤维细胞瘤之间有着密切的关系，两者在形态上有重叠。

【编码】

ICD-O　　9160/0

ICD-11　　XH4E06

【临床特征】

（一）流行病学

1. **发病率**　少见。

2. **发病年龄**　患者多发生于 50～70 岁间的中老年

人,年龄范围为22～78岁,平均年龄53.5岁,中位年龄为52岁,其中女性患者的中位年龄和平均年龄分别为46岁和47岁,在男性患者则分别为61.3岁和60岁。

3. 性别　无明显差异。

（二）部位

女性患者多发生于外阴(尤其是大阴唇)、腹股沟和阴道,位于阴道内者可带蒂,并自阴道脱出,男性患者则多发生于腹股沟和阴囊,少数病例也可位于会阴、尿道、盆腔、肛门、胸壁和腹膜后。肿瘤多位于真皮内、皮下或黏膜下。

（三）症状

多表现为缓慢性生长的无痛性肿块,少数病例表现为阴道间歇性出血。

（四）治疗

局部切除。

（五）预后

良性病变,完整切除后多可治愈。迄今为止,仅有一例术后复发报道。

【病理变化】

（一）大体特征

肿瘤呈圆形、卵圆形或分叶状,界限清楚,位于外阴者常较小,通常在3cm以下,位于腹股沟或阴囊部位者体积多偏大,直径范围0.6～25cm,发生于女性者病变(中位直径2.8cm)小于发生于男性者(中位直径7cm)。切面灰白至棕黄色,质韧或硬,部分病例可见灶性出血。

（二）镜下特征

1. 组织学特征　肿瘤界限清楚,或由纤维性假包膜所围绕。肿瘤由形态一致的短梭形细胞组成,梭形细胞呈条束状或不规则状排列(图2-2-55),细胞之间含有纤细的胶原纤维。细胞无异型性,细胞边界不清,胞质稀少,淡嗜伊红色,核呈卵圆形至梭形,核仁不明显。肿瘤内含有大量均匀分布的小至中等大血管,在部分病例中,血管壁可伴有玻璃样变性或有薄层纤维与周围梭形细胞分隔。约1/4的病例内含有脂肪组织,多位于肿瘤的周边。间质内可见肥大细胞以及多少不等的炎症细胞浸润。少数病例可显示有非典型性或肉瘤样转化。

2. 免疫组织化学　梭形细胞表达CD34(30%～60%)(图2-2-56)、ER和PR,少数病例程度不等表达α-SMA和desmin,不表达S-100蛋白,多数病例Rb表达缺失。

【遗传学】

*RB1*基因(13q14)缺失,提示与乳腺型肌成纤维细胞瘤和梭形细胞脂肪瘤相似。

【鉴别诊断】

1. 深部血管黏液瘤　多位于盆腔、会阴和肛旁深部软组织,局部可呈浸润性;肿瘤体积相对较大,最大径常>

10cm;镜下瘤细胞分布均匀,无疏密交替现象,肿瘤内常可见扩张的中 - 大血管,可为厚壁性,血管周围有时可见细长带状肌样细胞。细胞遗传学异常涉及12q13-15(*HMGA2*)。

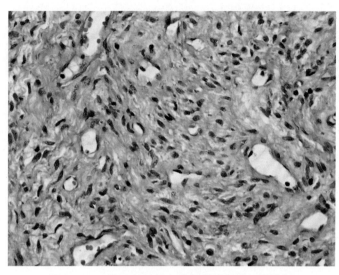

图2-2-55　富于细胞性血管纤维瘤的组织学特征
由形态一致的短梭形细胞和丰富的血管组成,HE×400

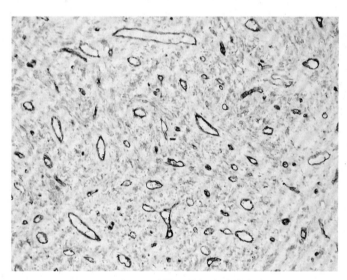

图2-2-56　富于细胞性血管纤维瘤的免疫组化
瘤细胞弱阳性表达CD34,IHC×100

2. 血管肌成纤维细胞性肿瘤　细胞密度不均,部分区域细胞丰富,部分区域细胞稀疏,瘤细胞呈围绕血管生长,常表达desmin,RB1表达无缺失。

3. 乳腺型肌成纤维细胞瘤　主要由形态温和的梭形细胞和绳索样胶原纤维组成,较少有疏密交替现象。瘤细胞常表达CD34和desmin,Rb表达缺失。

三十九、软组织血管纤维瘤

【定义】

软组织血管纤维瘤(soft tissue angiofibroma)是一种好发于肢体浅表或深部软组织的成纤维细胞性肿瘤,以含有大量分支状血管为特征,遗传学上具有 t(5;8)(p15;q13),并形成 *AHRR-NCOA2* 融合基因。

【临床特征】

（一）流行病学

1. 发病率　少见。

2. 发病年龄　多发生于中年人,平均年龄 46.4 岁,中位年龄 49 岁,年龄范围 6～86 岁。

3. 性别　女性略多见,女:男为 4:3。

（二）部位

四肢浅表或深部软组织,特别是下肢,也可发生于背部、胸壁、腹壁和盆腔。

（三）症状

缓慢性生长的无痛性肿块。

（四）治疗

局部切除。

（五）预后

良性病变,完整切除后不复发。

【病理变化】

（一）大体特征

肿瘤通常界限清楚,部分带包膜,直径 1～12cm,平均 4.3cm,切面呈灰白色,纤维样或纤维黏液样。

（二）镜下特征

1. 组织学特征　境界清楚,可有纤维性包膜。由大量分支状血管和血管之间稀疏的卵圆形至短梭形成纤维细胞组成(图 2-2-57),血管多为小的薄壁血管,也可为中等至大的扩张性血管,血管壁可伴有玻璃样变性,成纤维细胞形态温和,核分裂象罕见,分布于胶原化或黏液样间质内,间质内可含有慢性炎症细胞浸润。

2. 免疫组织化学　半数病例可灶性表达 EMA,不表达 α-SMA、desmin、S-100 蛋白和 STAT6。CD34 标记可清晰显示肿瘤内的分支状血管(图 2-2-58)。

【遗传学】

显示 t(5;8)(p15;q12),可形成 *AHRR-NCOA2* 融合基因,少数病例具有 *GTF2I-NCOA2*、*NCOA2-ETV4* 和 *GAB1-ABL1* 融合性基因。*NCOA2* 基因重排可通过 FISH 检测。

【鉴别诊断】

1. 黏液样脂肪肉瘤　显示丛状血管网,常可见诊断性脂肪母细胞,部分病例内可见"肺水肿样"或淋巴管瘤样黏液湖。免疫组化瘤细胞表达 S-100 蛋白,FISH 检测可显示有 *DDIT3* 基因易位。

2. 低度恶性纤维黏液样肉瘤　常显示交替性分布的纤维性和黏液样区域,可含有血管,但多为弧线状,而无大量的分支状小血管。免疫组化瘤细胞表达 MUC4,FISH 检测可显示 *FUS* 基因易位。

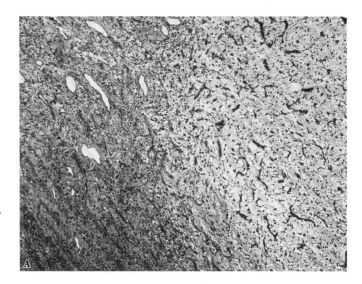

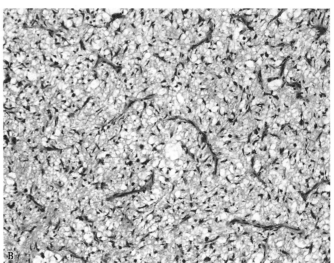

图 2-2-57　软组织血管纤维瘤的组织学特征

A. 瘤细胞密度不等,间质可呈胶原样或黏液样,HE×40;B. 由大量分支状的薄壁血管和稀疏的成纤维细胞组成,HE×100

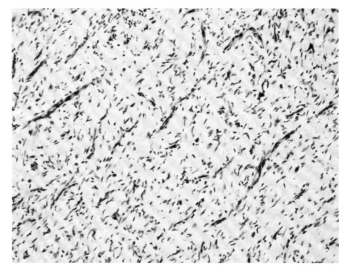

图 2-2-58　软组织血管纤维瘤的免疫组化

CD34 标记可清晰显示肿瘤的分支状血管,IHC×100

3. 孤立性纤维性肿瘤 常含有绳索样胶原纤维，常可见血管外皮细胞瘤样生长结构，无大量的分支状薄壁小血管。免疫组化瘤细胞弥漫表达 CD34 和 STAT6，RT-PCR 显示 *NAB2-STAT6* 融合基因。

4. 低级别黏液纤维肉瘤 肿瘤呈多结节状分布，含有弯曲弧形，有时可见假脂肪母细胞，瘤细胞显示有一定的异型性和多形性。

5. 富于细胞性血管纤维瘤 好发于女性外阴或男性会阴部，肿瘤内的血管多为非分支状的中等大血管。免疫组化瘤细胞可表达雌、孕激素受体和 CD34，Rb 表达缺失。

6. 其他肿瘤 包括微静脉型血管瘤、炎性肌成纤维细胞肿瘤和黏液样神经纤维瘤等。

（王朝夫）

四十、肢端纤维黏液瘤

【定义】

肢端纤维黏液瘤（acral fibromyxoma，AFM）又称浅表性肢端纤维黏液瘤（superficial acral fibromyxoma）或指趾纤维黏液瘤（digital fibromyxoma）是一种好发手足尤其甲床部位的良性成纤维细胞性肿瘤。

【编码】

ICD-O　　8811/0

ICD-11　　XH5XQ3

【临床特征】

（一）流行病学

1. **发病率** 少见。

2. **发病年龄** 多发生于 40 岁以上成年人，中位年龄在 50 岁左右。

3. **性别** 男性多见。

（二）部位

几乎绝对发生手足皮肤，大多数为手指和足趾，尤其甲沟和甲床区；非肢端部位极其罕见。

（三）症状

孤立性，缓慢生长，病程较长，超过 40%～50% 病例伴有疼痛。

（四）治疗

手术切除。

（五）预后

完整性切除后预后良好，复发率低。文献上报道的复发率超过 22%，与切除不净有关，尚无转移报道。

【病理变化】

（一）大体特征

圆钝型、息肉样或疣状；皮肤与黏膜完全覆盖，罕见肿瘤向下侵蚀骨。中位直径 1.5cm，通常 <5cm。

（二）镜下特征

1. **组织学特征** 结节状、分叶状、不规则/浸润性生长（图 2-2-59A）；表浅受累，某些肿瘤侵及皮下和脂肪。中度富于梭形细胞和星形成纤维细胞性瘤细胞增生，呈疏松束状、席纹状排列或随意排列（图 2-2-59B）。核非典型一般轻微或缺乏，核分裂罕见，个别病例散在多形性核（图 2-2-59C）。不同程度黏液或胶原，常见小血管（图 2-2-59D）。肥大细胞常见，偶见多核细胞，无坏死。

2. **免疫组织化学** 瘤细胞表达 CD34，偶可灶性表达 EMA 或 α-SMA，不表达 S-100 蛋白、desmin、CK 和 claudin-1。常有 Rb 表达缺失。

【遗传学】

RB1 基因（13q14）缺失。

【鉴别诊断】

1. **皮肤纤维瘤/纤维组织细胞瘤** 肿瘤边缘胶原形成；常见慢性炎症，泡沫状组织细胞；一般 CD34 和 EMA 阴性。

2. **神经束膜瘤** 可显示与肢端纤维瘤重叠的形态，显示明显的旋涡状或血管周增生模式，瘤细胞表达

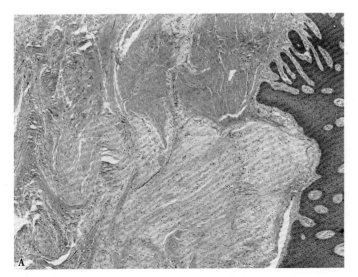

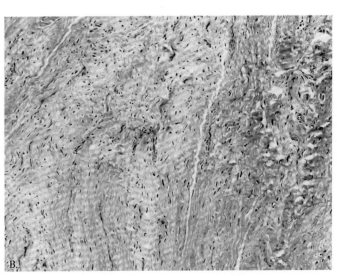

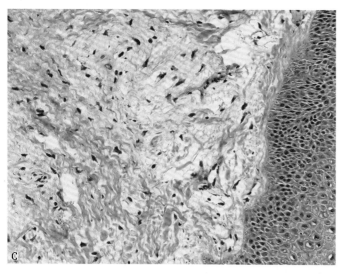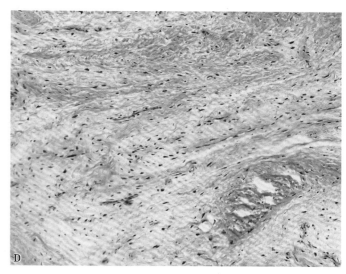

图 2-2-59　指趾纤维黏液瘤的组织学特征

A. 瘤组织位于表皮下，呈结节状分叶状浸润性生长，HE×100；B. 肿瘤富于梭形成纤维细胞呈束状或杂乱排列，HE×100；C. 瘤组织中可见散在多形性细胞，核轻度非典型，HE×200；D. 肿瘤间质显示黏液和胶原混合存在，其间可见小血管，HE×100

Claudin-1 和 EMA，程度不等地表达 CD34。

3. 获得性趾部纤维角化瘤　特征性临床表现，过度角化病变，Normocellular 结缔组织索（轴心）。

4. 隆突性皮肤纤维肉瘤　肿瘤明显皮下脂肪浸润，突出的特征性席纹状生长方式，瘤细胞表达 CD34，FISH 检测可显示 *PDGFB* 基因易位。

5. 黏液样神经纤维瘤　细长皱缩扭曲细胞核，疏松束状或席纹状生长不常见，瘤细胞表达 S-100 蛋白。

6. 浅表性血管黏液瘤　分叶状生长，血管壁轻微纤维化，明显的黏液间质和中性粒细胞浸润。

7. 低度恶性纤维黏液样肉瘤　极少发生于指趾，瘤细胞不表达 CD34，但表达 MUC4。

四十一、胃丛状纤维黏液瘤

【定义】

丛状纤维黏液瘤（plexiform fibromyxoma, PFM）也称丛状血管黏液样肌成纤维细胞瘤（plexiform angiomyxoid myofibroblastic tumor, PAMT），是一种好发于胃窦的良性间叶性肿瘤，以在胃壁内呈多结节状或丛状生长为特征，含有大量的黏液样或纤维黏液样基质，瘤细胞具肌成纤维细胞分化。

【编码】

ICD-O　　8811/0

ICD-11　　XH2WT6

【临床特征】

（一）流行病学

1. 发病率　非常少见。

2. 发病年龄　可发生于任何年龄（7～75岁），中位年龄 43 岁。

3. 性别　无明显差异。

（二）部位

几乎所有均发生于胃窦和幽门，也可生长至胃体和十二指肠球部。

（三）症状

可表现为腹痛、恶心、呕吐、体重减轻和梗阻症状。溃疡患者可出现呕血和/或贫血，术前临床通常诊断为 GIST。

（四）治疗

手术切除。

（五）预后

预后好，无复发倾向，即使出现血管内生长也无明显临床意义。

【病理变化】

（一）大体特征

肿瘤常发生固有肌层，向黏膜下生长，大的肿瘤可突向浆膜；黏膜溃疡常见；大小约 2～15cm，平均为 4～5cm，表现多结节状，呈褐色花边样，切面黏液样。

（二）镜下特征

1. 组织学特征　低倍镜下呈特征性多结节和丛状结构，累及胃固有肌层（图 2-2-60A）。结节被周围组织分隔，边界清楚，向浆膜下、黏膜下和黏膜生长（图 2-2-60B）。结节内相瘤细胞相对稀疏，伴明显的小血管或毛细血管构成的血管网（图 2-2-60C）。背景为富于酸性黏多糖的黏液样基质（图 2-2-60D），有些结节也含有较丰富胶原间质（图 2-2-60E）。瘤细胞为温和的梭形细胞，胞质略嗜酸，核仁不清楚（图 2-2-60F），核分裂少见<5/10HPF。瘤细胞也可长入淋巴管和血管（大静脉）腔。此种改变与临床结果无关。

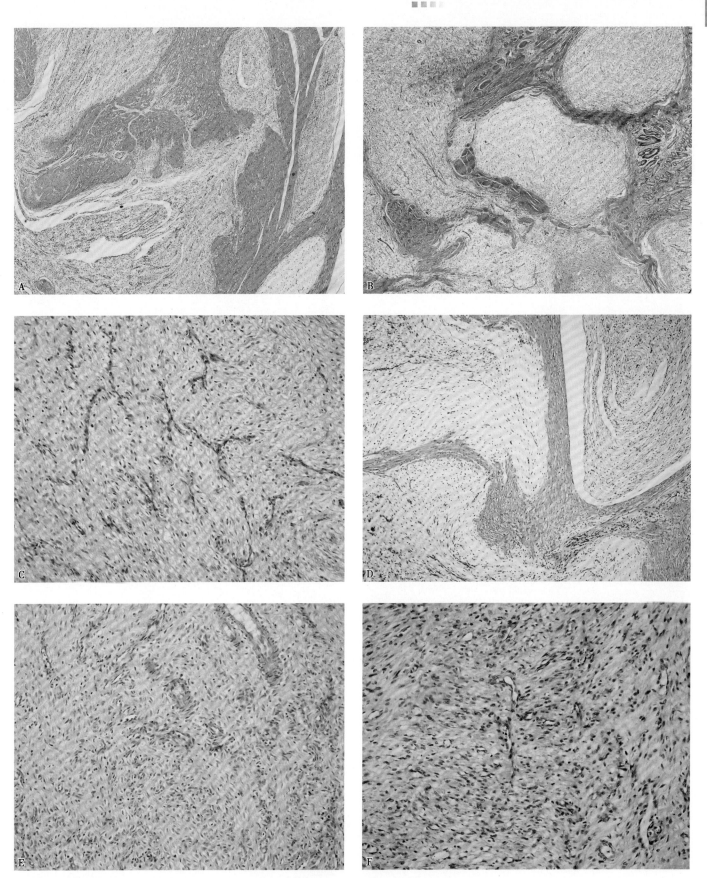

图 2-2-60　胃丛状纤维黏液瘤的组织学特征

A. 肿瘤位于胃壁呈丛状、结节状结构，累及固有肌层，HE×100；B. 丛状瘤结节境界清楚，可累及黏膜、黏膜下，HE×100；C. 瘤结节内可见明显小血管和毛细血管构成的血管网，HE×200；D. 瘤组织可见少细胞区，富于黏液样基质，HE×100；E. 部分瘤结节富于细胞，含较丰富的胶原，HE×100；F. 肿瘤细胞呈梭形，形态温和，胞质略嗜酸，核大小一致，HE×200

2. 免疫组织化学 瘤细胞通常表达 α-SMA（图 2-2-61A），不同程度表达 desmin（图 2-2-61B），CK 也可局灶阳性。不表达 CD117、DOG1、CD34 和 S-100 蛋白。

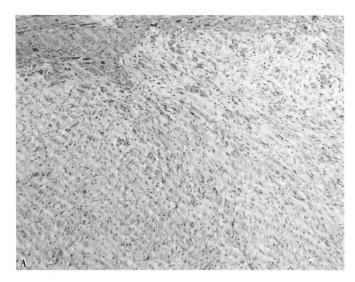

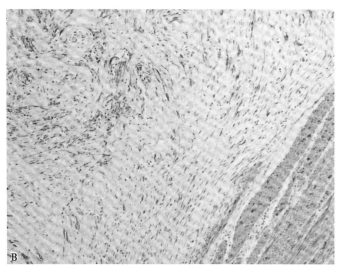

图 2-2-61 胃丛状纤维黏液瘤的免疫组化

A. α-SMA 标记，IHC×200；B. Desmin 标记，IHC×200

【遗传学】

分子遗传学改变尚不清楚，无 *KIT* 和 *PDGFRA* 突变。近期发现丛状纤维黏液瘤中存在 *MALAT1-GLI1* 融合基因或 *GLI1* 上调与 Sonic Hedgehog 信号通路激活有关。

【鉴别诊断】

1. 黏液样胃肠道间质瘤 通常显示上皮样细胞形态，缺乏丛状结构和丛状纤维黏液瘤明显的血管构型。免疫组化 CD117 和 DOG1 有助于鉴别。

2. 炎性纤维性息肉 与丛状纤维黏液瘤类似，也好发于胃窦。其形态常显示片状（非丛状）结构，瘤细胞常为星形或上皮样，含丰富的炎细胞，尤其以嗜酸性

细胞为著。病变内的细胞表达 CD34，分子检测可显示 *PDGFRA* 基因突变。

3. 丛状神经纤维瘤 NF1 为其诊断基础，由增大增生神经干构成，常含有不同程度黏液样间质，但一般比丛状纤维黏液瘤含更富于细胞，病变细胞核细长。S-100 蛋白染色阳性可肯定诊断。

（阎晓初）

四十二、肺微囊性纤维黏液瘤

【定义】

肺微囊性纤维黏液瘤（pulmonary microcystic fibromyxoma，PMF）是发生于肺的良性间叶源性肿瘤。肿瘤富于黏液间质并伴有微囊特征，与肺组织边界清楚，与支气管腔及血管腔无关联。

【临床特征】

（一）流行病学

1. 发病率 罕见，目前文献共 5 例报道。

2. 发病年龄 多发生于成年人，年龄范围 33～71 岁。

3. 性别 男女无明显差异。

（二）部位

多见于肺外周部。

（三）症状

无特殊症状，多为偶然发现，个别老年患者可能因其他肺疾患导致咳痰喘等症状。目前报道的病例均为孤立性病灶。

（四）影像学

X 线或 CT 显示为境界清楚的孤立性结节（图 2-2-62）。

（五）治疗

局部切除。

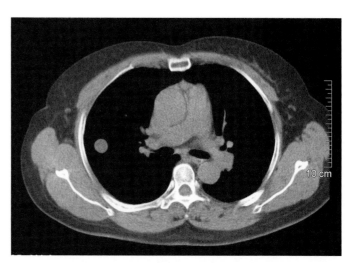

图 2-2-62 肺微囊性纤维黏液瘤的影像学

CT 显示为肺外周带的境界清楚的孤立性结节

（六）预后

良性肿瘤，切除后可获治愈。

【病理变化】

（一）大体特征

周界清晰，直径多 <2.5cm，切面灰白，有黏滑感。

（二）镜下特征

1. **组织学特征**　低倍镜下，肿瘤与肺组织边界清楚，有时形成人工制片时的裂隙，但偶尔也于肿瘤周边部可见被卷入的少量肺泡上皮（图 2-2-63A）。肿瘤内间质黏液丰富，见多个微囊形成，囊内可见稀薄黏液或无内容物，囊壁无上皮细胞或内皮细胞衬覆（图 2-2-63B）。高倍镜下肿瘤细胞形态温和，梭形至星芒状，核大小较一致，胞质淡染，胞界不清，稀疏分布于黏液样间质中（图 2-2-63C），部分区域黏液较少，表现为纤维性背景，瘤细胞也略丰富（图 2-2-63D），但未见明确核异形，核分裂象罕见，未见肿瘤性坏死。间质灶性区有淋巴细胞、浆细胞浸润，散在肥大细胞及胞质内多空泡的组织细胞。纤维黏液样基质内含有丰富的小血管，为薄壁微静脉样或毛细血管样。

肿瘤内黏液的阿辛兰染色是阳性，但对透明质酸酶敏感，证实肿瘤缺乏软骨分化。

2. **免疫组织化学**　肿瘤细胞仅 vimentin 阳性，α-SMA、desmin、CD34、TTF1、ALK、S-100 蛋白、AE1/AE3、EMA、calretinin 均阴性，其中 CD34 染色显现出大量 HE 形态下不明显的小血管（图 2-2-64），肿瘤细胞 Ki-67 指数 <2%。

【鉴别诊断】

1. **伴有 *EWSR1* 易位的肺原发性黏液样肉瘤**　肿瘤多数位于支气管腔内或毗邻支气管生长。低倍镜下呈模糊的分叶状结构；瘤细胞多角形、梭形至星芒状，呈网状、条索状排列于黏液样基质中，有的区域瘤细胞丰富，呈小簇状、或实性片状排列；细胞轻 - 中度异型，部分病例可出现局灶重度异型；核分裂象一般不超过 5 个 /10HPF；部分病例可见坏死；多数病例可见慢性炎细胞浸润，甚至可出现淋巴滤泡反应。肿瘤有特征性的 *EWSR1-CREB1* 融合基因形成，可通过 FISH 或 RT-PCR 的方法检测融合基因帮助鉴别诊断。

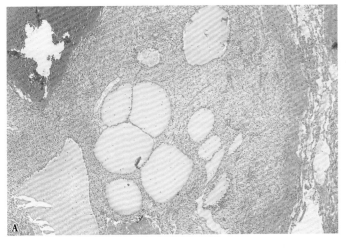
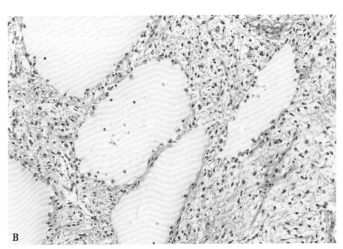
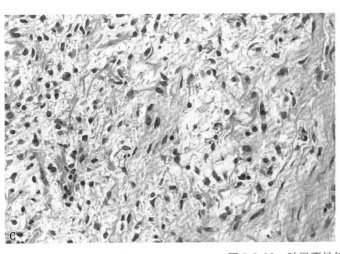
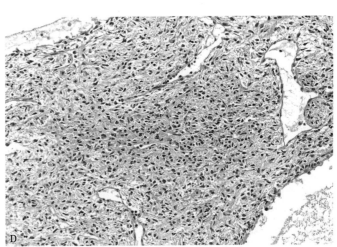

图 2-2-63　肺微囊性纤维黏液瘤的组织学特征

A. 肿瘤与肺组织边界清，内见多个微囊，背景广泛黏液样，HE×40；B. 囊内可见稀薄黏液或无内容物，囊壁无上皮细胞或内皮细胞衬覆，HE×200；C. 高倍镜下肿瘤细胞形态温和，梭形至星芒状，HE×400；D. 间质纤维黏液样，灶性区瘤细胞略丰富，HE×200

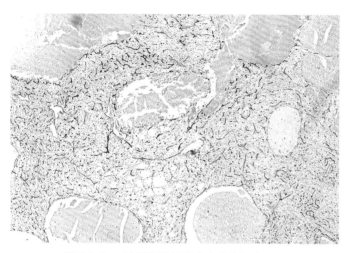

图 2-2-64　肺微囊性纤维黏液瘤的免疫组化
CD34 标记，IHC×40

2. **侵袭性血管黏液瘤**　可罕见发生于肺。肿瘤细胞为温和的稀疏分布的梭形、星芒状细胞；基质以显著的黏液样变及纤细的胶原纤维为特征；可见大小不等的薄壁或厚壁血管，厚壁血管可出现管壁玻璃样变或中层肌性肥厚；间质常见外渗红细胞及肥大细胞。

3. **肺错构瘤**　同样好发于肺外周部，部分软骨分化不明显的错构瘤可表现为间质广泛的软骨黏液样改变，此时如其他间叶成分较少就易误为黏液瘤，但经多取材和仔细寻找，仍可见脂肪、平滑肌或呼吸型上皮等其他成分支持错构瘤的诊断；经透明质酸酶处理后阿辛兰染色也有助于软骨成分的识别。

4. **心脏黏液瘤**　瘤细胞有中等量的嗜酸性胞质，在黏液背景中呈散在、条索状、或围绕血管形成指环样结构排列，间质常见外渗红细胞及含铁血黄素沉积。瘤细胞可表达 calretinin，有时 S-100 蛋白及 CD31 也可阳性，可资鉴别。

5. **其他有黏液样特征的转移性间叶源性肿瘤**　如黏液样脂肪肉瘤、黏液型平滑肌肉瘤、低级别纤维黏液样肉瘤、骨外黏液样软骨肉瘤等，这些均为恶性肿瘤，需要从瘤细胞密度、核的非典型性、核分裂象、肿瘤性坏死、是否侵袭周围组织等方面帮助判断肿瘤的生物学行为。

（范钦和　贡其星）

四十三、*EWSR1-SMAD3* 阳性成纤维细胞性肿瘤

【定义】

EWSR1-SMAD3 阳性成纤维细胞性肿瘤（*EWSR1-SMAD3* positive fibroblastic tumor）是一种好发于肢端（手足）的良性成纤维细胞性肿瘤，瘤细胞恒定性表达 ERG，分子检测显示 *EWSR1-SMAD3* 融合基因，源于 t（15；22）（q22.33；q12.2）。

【病因】

SMAD3 是 TGF-β/Smad 信号通路上的一个重要的信号传导，涉及成纤维细胞合成细胞外基质。1 例 RNA 测序显示，与其他成纤维细胞肿瘤相似，*FN1* 显著上调，并有 *ERG* 高表达。

【临床特征】

（一）流行病学

1. **发病率**　少见。迄今为止，仅有 3 篇报道，共计 8 例。

2. **发病年龄**　发病年龄 1～68 岁，平均年龄 38 岁，中位年龄 39 岁。

3. **性别**　女性多见。

（二）部位

5 例发生于足（包括足跟、足、足趾和足背），2 例发生于手（手掌和大拇指），1 例发生于小腿。肿瘤位于皮下。

（三）症状

局部肿块，可伴有疼痛感。

（四）治疗

局部完整性切除，并使切缘阴性。

（五）预后

切除不净可发生局部复发。

【病理变化】

（一）大体特征

结节状，体积较小，直径多为 1～2cm，切面呈灰白色，纤维样或纤维黏液样。

（二）镜下特征

1. **组织学特征**　境界不清，可呈小叶状、结节状或丛状，在脂肪组织内浸润性生长（图 2-2-65A）。可显示有区带现象，即肿瘤的中心区域为玻璃样变区（图 2-2-65B），周围为短条束状增生的成纤维细胞样梭形细胞（图 2-2-65C）。瘤细胞形态温和，染色质细腻，或可见小核仁，核分裂象难见，肿瘤内也无坏死（图 2-2-65D，E）。局部区域间质可有细腻的营养不良型钙化灶（图 2-2-65F）。

2. **免疫组织化学**　瘤细胞表达 ERG（图 2-2-66），部分病例可表达 SATB2，不表达 CD34、α-SMA、desmin、S-100 蛋白、Ckpan 和 EMA。Ki67 增殖指数低。

【遗传学】

FISH 可显示 *EWSR1* 重排，NGS 检测显示 *EWSR1-SMAD3* 融合基因（图 2-2-67）。

【鉴别诊断】

1. **脂肪纤维瘤病**　好发于婴幼儿手掌，由条束状增生的成纤维细胞 / 肌成纤维细胞组成，浸润脂肪或肌肉组织，梭形瘤细胞可程度不等表达 actin，但不表达 ERG。FISH 检测显示无 *EWSR1* 基因易位。

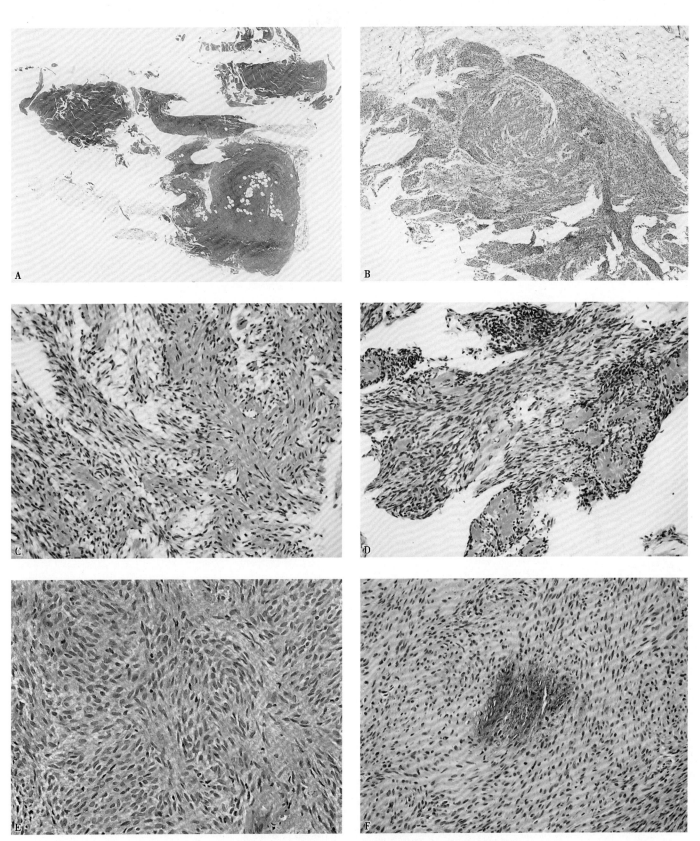

图 2-2-65　EWSR1-SMAD3 阳性成纤维细胞性肿瘤的组织学特征

A. 肿瘤呈小叶状或结节状，HE×12.5；B. 肿瘤的中心区域为玻璃样变区，HE×40；C. 短条束状增生的梭形细胞，部分区域间质胶原化，HE×200；D. 增生的条束状梭形细胞和混杂的玻璃样变胶原成分，HE×200；E. 梭形细胞形态温和，染色质细腻，或可见微小核仁，HE×300；F. 间质细腻钙化灶，HE×200

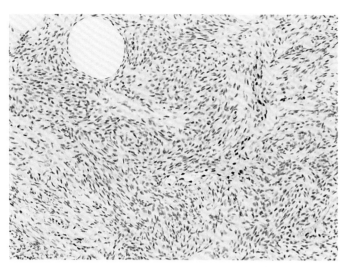

图 2-2-66　EWSR1-SMAD3 阳性成纤维细胞性肿瘤的免疫组化瘤细胞表达 ERG，IHC×100

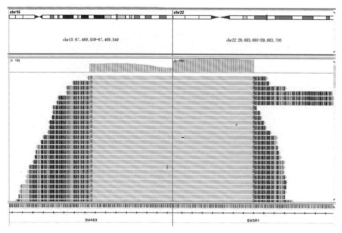

图 2-2-67　*EWSR1-SMAD3* 阳性成纤维细胞性肿瘤的 NGS 检测显示 *EWSR1-SMAD3* 融合基因

2. 钙化性腱膜纤维瘤　肿瘤也常呈浸润性生长，常可见明显的钙化软骨小岛。梭形瘤可表达 actin，软骨小岛可表达 S-100 蛋白。FISH 检测显示无 *EWSR1* 基因易位。

3. 孤立性纤维性肿瘤　肿瘤周界常较清楚，孤立性肿块，瘤细胞排列紊乱，细胞疏密不一，常含有绳索样胶原纤维，免疫组化瘤细胞弥漫表达 CD34 和 STAT6，不表达 ERG，NGS 或 RT-PCR 显示 *NAB2-STAT6* 融合基因。

4. 含铁血黄素沉着性纤维脂肪瘤样肿瘤　好发于足和小腿，也位于皮下脂肪组织内，呈分叶状，除梭形细胞外，有时可见散在的多核性细胞，部分梭形细胞内可见含铁血黄素沉着。瘤细胞常表达 CD34，不表达 ERG。FISH 检测无 *EWSR1* 基因易位。

5. *NTRK* 重排梭形细胞肿瘤　瘤细胞可双表达 CD34 和 S-100 蛋白，并常表达 panNTRK 或 TrkA。FISH 检测显示有 *NTRK1* 基因相关易位。

6. 梭形细胞滑膜肉瘤　好发于肢体，包括手足，瘤细胞也可异型性不明显。免疫组化程度不等不等表达 AE1/AE3 和 EMA（可为阴性），常表达 bcl-2 和 CD99，不表达 ERG。FISH 检测显示 *SS18* 基因相关易位，无 *EWSR1* 基因易位。

（王　坚）

第三节　中间性肿瘤

一、掌跖纤维瘤病

【定义】

掌跖纤维瘤病（palmar and plantar fibromatosis）是一类发生于手掌和足底腱膜的成纤维细胞 / 肌成纤维细胞性肿瘤，切除不净可发生局部复发，但不转移。

【编码】

ICD-O　　8813/1

ICD-11　　XH75J5

【病因】

病因不明，可能与多种因素相关，包括遗传因素、外伤等。

【临床特征】

（一）流行病学

1. 发病率　掌跖部纤维瘤病发病率有高度变异型，发病率 0.2%～56% 不等，流行病学显示，黑人和东方民族发病率较低。

2. 发病年龄　好发于 40 岁以上，发病率随年龄增加而增加。跖部纤维瘤病更好发于较年轻的人群，多在 30 岁以下，少数可见于儿童和青少年。

3. 性别　男性多见，男：女为（3～4）:1。

（二）部位

手掌或足底（跖部），后者多为非承重性部位。

（三）症状

掌纤维瘤病通常发生于远端掌横纹与无名指的纵轴线相交处，一般无明显自觉症状，经数月或数年后结节逐渐增大，融合成索状硬结或带状斑块（图 2-3-1），波及无名指与小指，晚期累及中指和示指，引起掌指关节强直性收缩，又名 Dupuytren 挛缩。跖部纤维瘤病又名 Ledderhose 综合征，很少引起挛缩，主要发生于足底中央，常可扪及大小不等的结节，在久立和长时间行走后足底多伴不适。50% 的病例可为双侧性。

（四）影像学

位于浅表软组织内，无关节破坏表现。MRI 对病变范围等有一定的参考价值。

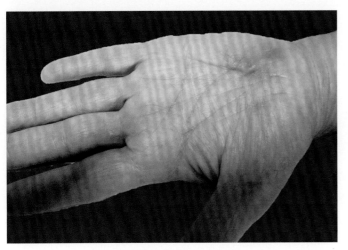

图 2-3-1　掌纤维瘤病的临床表现
手掌尺侧皮肤索状硬节

（五）治疗

药物治疗主要是应用抗纤维化药物（注射溶组织梭菌胶原酶）、免疫抑制剂及生物制剂等。局部应用糖皮质激素有一定疗效，尤其在术中喷洒或者术后注射该类药物可减少复发。后期可采取手术为主的综合治疗。

（六）预后

预后主要与发病时间长短、是否早期治疗以及手术切除范围等相关。足底如为多发性、双侧性以及家族史等，复发风险可能更高。

【病理变化】

（一）大体特征

切除的纤维瘤病结节多约 1cm 左右，可融合成索状或带状肿块，组织质硬、瘢痕样，切面灰白色，周围可见皮下灰黄色脂肪组织或增厚的腱膜。

（二）镜下特征

1. **组织学特征**　肿瘤位于腱膜内，低倍镜下略呈多结节性，细胞密度明显高于邻近的腱膜组织（图 2-3-2A）。结节内由条束状排列的纤细成纤维细胞和肌成纤维细胞组成（图 2-3-2B），细胞之间可有多少不等的胶原纤维，瘤细胞核常可呈波浪状。少数病例可有少量多核巨细胞，或伴有骨化生。

2. **免疫组织化学**　梭形细胞表达 α-SMA 和 MSA（图 2-3-3），可灶性表达 β-catenin。

3. **电镜观察**　细胞核呈锯齿状，胞质内含有充分发育的粗面内质网、纵向排列的伴有分散致密体的微丝、胞膜下斑。

【遗传学】

无 β-catenin 基因突变。

【鉴别诊断】

1. **侵袭性纤维瘤病**　发生于腹壁、四肢或腹腔深部软组织，体积多较大，并常浸润至邻近的骨骼肌。

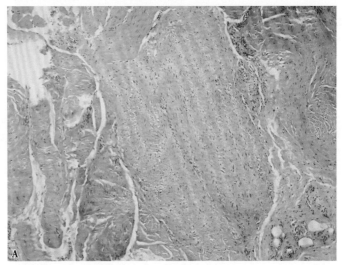

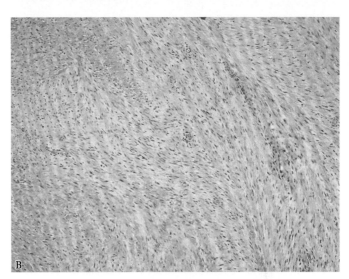

图 2-3-2　掌纤维瘤病的组织学特征
A. 肿瘤位于腱膜内，低倍镜下略呈多结节性，细胞密度明显高于邻近的腱膜组织，HE×40；B. 结节内条束状排列的纤细成纤维细胞和肌成纤维细胞组成，HE×100

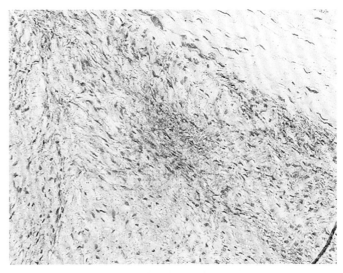

图 2-3-3　掌纤维瘤病的免疫组化
部分肿瘤细胞表达 α-SMA，IHC×200

2. 富于细胞性纤维组织细胞瘤　极少发生于手掌或足底，多发生于四肢或躯干真皮内，瘤细胞较为密集，常呈交织状排列瘤细胞多呈胖梭形。

3. 神经纤维瘤　瘤细胞较少呈细长的条束状排列，瘤细胞不表达 α-SMA，但可表达 S-100 蛋白和 SOX10。

4. 其他肿瘤　包括分化良好的纤维肉瘤、梭形细胞滑膜肉瘤和恶性周围神经鞘膜瘤等。

二、阴茎纤维瘤病

【定义】

阴茎纤维瘤病（penile fibromatosis）由 Peyronie 于 1743 年首先描述，也称 Peyronie 病（Peyronie disease，PD），该病以阴茎白膜和白膜及海绵体之间疏松结缔组织内局限性纤维组织增生并斑块形成为特征，可能导致阴茎发生硬化及变形进而影响阴茎的勃起功能，故又名阴茎硬结症。

【病因】

确切病因尚不清楚，外伤可能是一个主要的致病因素。其他如遗传学等，也可能引起 PD。而糖尿病、高血压、高脂血症等引起血管和神经通路损害的疾病，被视为 PD 的危险因素。也有学者认为该病与自身免疫性疾病以及情感等因素相关。

【临床特征】

（一）流行病学

1. 发病率　发病率为 3%～9%。好发于欧美白人，亚洲或黑人很少发生。

2. 发病年龄　患者常为中老年人。

3. 性别　男性。

（二）部位

阴茎。

（三）症状

病变主要累及阴茎海绵体，最常见位置在阴茎背侧面近冠状沟处，常引起疼痛，可触及斑块，勃起功能受到不同程度的影响。早期表现为疼痛，斑块，阴茎畸形；而随着病情的进展表现为斑块，阴茎畸形及性功能障碍。

（四）治疗

治疗方式应选择适当并及时的手术切除，手术切除后小肠黏膜下层的移植术，有报道效果较好。

（五）预后

局部复发可能与手术切除范围相关。

【病理变化】

（一）大体特征

结节境界不清，大小 0.6～6cm 不等，平均直径多在 2cm，质地坚硬，可伴有钙化，灰白色，可累及整个海绵体。

（二）镜下特征

1. 组织学特征　早期病变表现为血管周围淋巴细胞、浆细胞浸润，间质水肿变性，血管内皮增生，最早累及部位是阴茎白膜和海绵体之间的疏松结缔组织。随着病变进展，间质成纤维细胞增生，形成结节，成纤维细胞排列成束状或编织状，侵犯海绵体、隔膜及周边横纹肌组织，病变可伴有玻璃样变性，甚至出现钙化及骨化。在炎症的消退期，纤维组织再生，甚至发生玻璃样变性，进而导致勃起功能障碍。

2. 电镜观察　显示成纤维细胞细胞和肌成纤维细胞特征。

【鉴别诊断】

包括瘢痕疙瘩、Gardner 纤维瘤和炎性肌成纤维细胞瘤等。

三、侵袭性纤维瘤病

【定义】

侵袭性纤维瘤病（aggressive fibromatosis，AF）又称韧带样型纤维瘤病（desmoid-type fibromatosis）是一种中间性成纤维细胞和肌成纤维细胞性肿瘤，呈局部侵袭性生长，切除不净易发生局部复发，但不转移。

【编码】

韧带样瘤型纤维瘤病	ICD-O	8821/1
	ICD-11	XH13Z3
腹壁纤维瘤病	ICD-O	8822/1
	ICD-11	XH6116

【病因】

确切病因尚不清楚，可能与下列因素有关：①与遗传因素有关，在韧带样型纤维瘤病中，*APC* 抑癌基因失活可能是其发生的启动事件，其失活多因突变引起，可发生在伴有家族性腺瘤性息肉病（FAP）的病例或散发病例，为胚系或体系突变。这些突变多导致截短蛋白的产生，通过影响其 *β-catenin* 调节功能而引起细胞增生；②与创伤及手术史有关；③与激素或内分泌因素有关，本病多发生于妊娠期或产后。

【临床特征】

（一）流行病学

1. 发病率　少见，占纤维性肿瘤的 1.19 %，占软组织肿瘤的 0.03%。但家族性腺瘤性息肉病中其发病率高达 8%～38%，较一般人群高出 852 倍。

2. 发病年龄　腹壁纤维瘤病，可发生于任何年龄，高发年龄为 30～40 岁。腹壁外纤维瘤病，青春期至 40 岁年龄段最为多见，老年人罕见，也可见于 10 岁以下儿

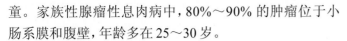

童。家族性腺瘤性息肉病中，80%～90% 的肿瘤位于小肠系膜和腹壁，年龄多在 25～30 岁。

3. 性别 腹壁纤维瘤病和腹壁外纤维瘤病均好发于生育期女性。而腹腔内和肠系膜纤维瘤病，男性略多见。

（二）部位

腹壁、腹壁外（包括四肢、胸壁、肩背部、臀部和颈部等）、腹腔 / 盆腔 / 腹膜后。

（三）症状

腹壁纤维瘤病临床常以腹部包块为主诉，可伴有疼痛，疼痛与月经无关。且包块表面皮肤无颜色改变及其他症状。腹部包块常位于腹直肌一侧，很少有包块位于腹部正中或横跨腹正中线。腹壁纤维瘤病可单独发病，也可伴发于其他疾病。

腹壁外纤维瘤病好发部位依次为上肢、胸壁、背部、大腿和前臂，头颈部少见，部分病例可表现为多中心性。

腹腔内和肠系膜纤维瘤病多发生于小肠系膜，也可发生于结肠系膜、胃结肠韧带及大网膜等。早期无症状，肿块增大被触及可引起腹痛，一般为偶然发现，或者发现时肿物已经很大。常伴随 Gardner 综合征。

（四）影像学

CT 扫描肿瘤区域密度基本均匀，平扫或增强扫描密度接近于周围肌肉密度，CT 扫描能提示本病的诊断并准确评估肿瘤侵犯范围。MRI 有参考价值。

（五）治疗

外科手术一直是侵袭性纤维瘤病患者的一线治疗措施。肿瘤不能切除、切除不完全或切缘阳性的患者可以选择放疗，最近有很多研究也都表明，单纯放疗和手术后辅助放疗都有确定的治疗作用。对于伴有家族性腺瘤性息肉病患者还需要配合化学治疗。

（六）预后

预后主要与手术的切除范围，病程及发生部位有关。放化疗还会引起相应的副作用及并发症。

【病理变化】

（一）大体特征

境界不清、质地较硬的肿块，腹壁和腹壁外纤维瘤病直径通常为 5～10cm，腹腔内常 >10cm。切面呈灰白色，质韧，常呈编织状。

（二）镜下特征

1. 组织学特征

（1）腹壁和腹壁外纤维瘤病：肿瘤境界不清，常浸润至邻近的横纹肌组织和脂肪组织（图 2-3-4A），可见萎缩的多核肌巨细胞。瘤细胞由形态一致的梭形成纤维细胞和肌成纤维细胞组成，呈长条束状排列，部分区域可呈波

浪状（图 2-3-4B、2-3-4C），梭形细胞之间可有多少不等的胶原纤维，明显时可呈瘢痕疙瘩样。瘤细胞核染色质稀疏或呈空泡状，有时可见小核仁，偶见核分裂象，胞质略嗜双色，两端细长（图 2-3-4D）。部分病例间质可伴有黏液样变性，瘤细胞可从梭形变为星状（图 2-3-4E、2-3-4F）。

（2）腹腔内和肠系膜纤维瘤病：腹腔内或盆腔内纤维瘤病可有相对较为清楚的周界。肠系膜纤维瘤病多累及肠壁（图 2-3-4G、2-3-4H），镜下形态与腹壁或腹壁外纤维瘤病基本相同，除呈条束状排列外，还常呈交织状排列（图 2-3-4I），间质疏松，可呈水肿或黏液样，部分区域可见瘢痕疙瘩样胶原纤维（图 2-3-4J）。肿瘤内含有小至中等大血管，血管周围间质常伴有水肿。

2. 免疫组织化学 梭形细胞表达 vimentin、α-SMA、MSA、calponin 和 β-catenin（图 2-3-5），可灶性表达 desmin，不表达 CD117、CD34、h-caldesmon 和 S-100 蛋白。

【遗传学】

散发性病例存在 *β-catenin* 基因（*CTNNB1*）体细胞突变，伴有 FAP/Gardner 综合征者存在 *APC* 基因失活性胚系突变。

【鉴别诊断】

1. 胃肠道间质瘤 瘤细胞密度明显高于纤维瘤病，瘤细胞间较少含有胶原纤维束，瘤细胞表达 CD117、DOG1 和 CD34，分子检测可显示 *KIT/PDGFRA* 基因突变。

2. 神经纤维瘤 瘤细胞核呈逗点状或蝌蚪样，间质可见黏液变，瘤细胞表达 S-100 蛋白和 SOX10。

3. 结节性筋膜炎 主要由梭形和星形细胞的肌成纤维细胞组成，细胞排列紊乱无方向性，背景疏松，黏液水肿样，可见微囊，间质常见多少不等的慢性炎症细胞浸润和红细胞外渗，有时可见少量核较小，数量较少的多核巨细胞。FISH 检测显示 *USP6* 基因易位。

4. 孤立性纤维性肿瘤 多发生于胸膜，具有细胞密集和细胞疏松区域，瘤细胞表达 CD34 和 STAT6。

5. 低度恶性纤维黏液样肉瘤 纤维瘤病的间质可有水肿或黏液样变，可与低度恶性纤维黏液样肉瘤相混淆，但后者的瘤细胞不表达 α-SMA 和 β-catenin，可表达 MUC4，FISH 检测显示 *FUS* 基因易位。

6. 低度恶性肌成纤维细胞性肉瘤 生长方式与纤维瘤病相似，但瘤细胞密度高于纤维瘤病，瘤细胞至少显示有轻度的异型性。

7. 腹膜后纤维化 较少形成结节状肿块，镜下纤维组织内常伴有明显的淋巴浆细胞浸润，浆细胞表达 IgG4。

8. 其他 包括纤维瘢痕、炎性肌成纤维细胞瘤和深部血管黏液瘤等。

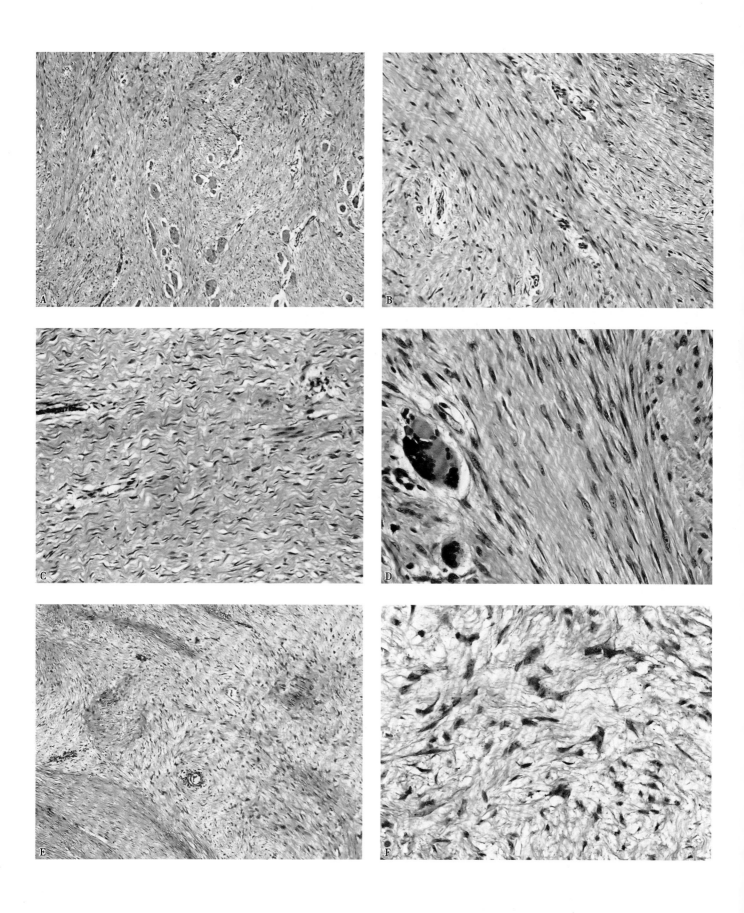

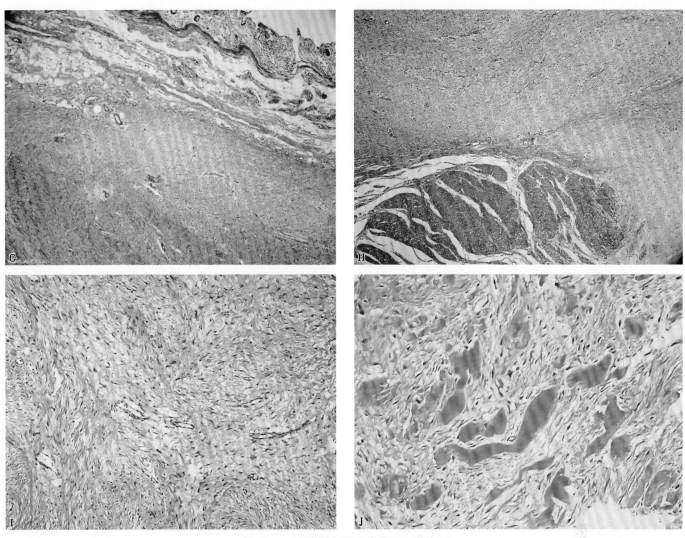

图 2-3-4　侵袭性纤维瘤病的组织学特征

A．肿瘤浸润横纹肌，HE×100；B．梭形成纤维细胞和肌成纤维细胞呈长条索状排列，HE×200；C．梭形成纤维细胞和肌成纤维细胞可呈波浪状排列，HE×200；D．梭形细胞染色质稀疏，可见小核仁，细胞之间可见胶原纤维，HE×400；E．间质可伴有黏液样变性，HE×100；F．黏液样区域内瘤细胞呈星状 HE×400；G．肿瘤位于肠壁内，HE×40；H．肿瘤浸润肠壁平滑肌，HE×40；I．瘤细胞呈交织状排列，HE×100；J．部分病例内可见瘢痕疙瘩样胶原纤维，HE×100

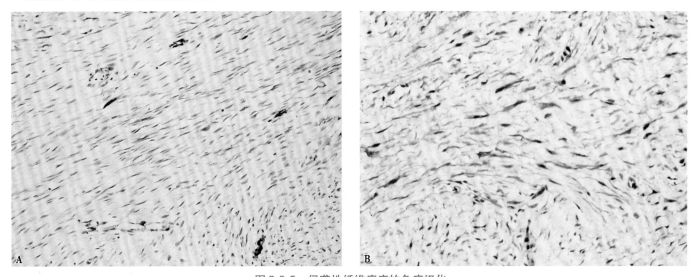

图 2-3-5　侵袭性纤维瘤病的免疫组化

A．梭形细胞可部分表达 α-SMA，IHC×100；B．梭形细胞表达 β-catenin（核染色），IHC×200

（陈小岩）

四、婴儿纤维瘤病

【定义】

婴儿纤维瘤病（infantile fibromatosis，IFM）是一种发生于婴幼儿的纤维瘤病，属于中间性肿瘤，常复发，伴局部浸润和破坏，但无转移。

【临床特征】

（一）流行病学

1. 发病率　少见。

2. 发病年龄　几乎所有病例在8岁前发病，多数在2岁前出现。

3. 性别　男性略多见。

（二）部位

好发于头颈部、肩部、上臂、大腿，其中以头颈部的舌、下颌和乳突部多见。

（三）症状

表现为生长迅速的侵袭性肿块。侵及周围肌肉，围绕血管、神经生长，导致压痛、触痛和功能障碍。侵及关节囊时会导致挛缩及活动受限。

（四）治疗

手术切除。

（五）预后

切除不彻底会复发，不转移。

【病理变化】

（一）大体特征

肿瘤呈实性，边界不清，灰白色，瘢痕样，直径1～10cm。肿瘤无包膜，附带部分受累的肌肉和皮下脂肪。

（二）镜下特征

1. 组织学特征　形态学变化很大，反映了成纤维细胞的不同分化阶段。最常见的类型是弥漫型，由排列杂乱的小而不成熟的成纤维细胞组成。瘤细胞形态介于原始间叶细胞和成纤维细胞之间，常侵及邻近肌肉组织（图2-3-6A、2-3-6B），富于黏液样基质和网状纤维，并伴散在的淋巴细胞浸润；多数病例可找到残留的肌纤维和

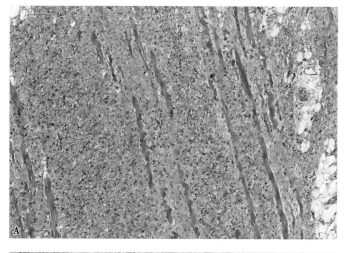
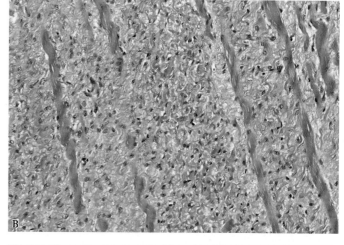
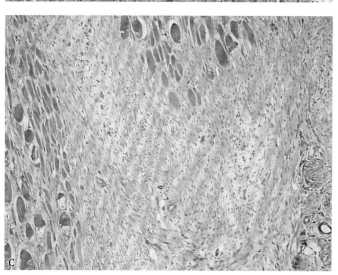
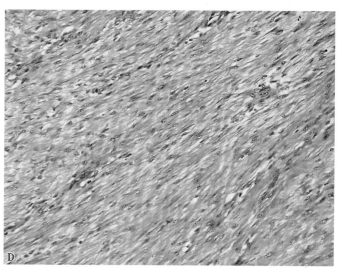

图2-3-6　婴儿纤维瘤病的组织学特征

A. 肿瘤细胞浸润横纹肌，HE×40；B. 瘤细胞形态介于原始间叶细胞和成纤维细胞之间，HE×200；C. 婴儿韧带样型纤维瘤病浸润横纹肌，HE×40；D. 条束状排列的成纤维细胞和肌成纤维细胞，与成年型纤维瘤病相似，HE×200

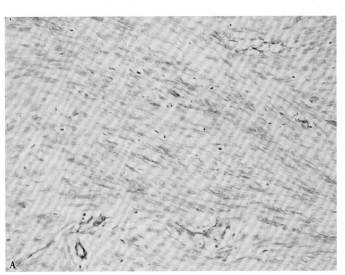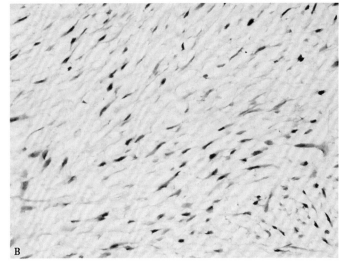

图 2-3-7　婴儿纤维瘤病的免疫组化
A. 瘤细胞部分表达 α-SMA，IHC×200；B. 瘤细胞表达 β-catenin，IHC×200

脂肪组织。部分区域富于细胞，梭形、胖梭形，偶见核分裂象，也称侵袭性婴儿纤维瘤病，与先天性纤维肉瘤很相似。另一种类似于成年型的韧带样纤维瘤病（韧带样型），好发于 5 岁以上儿童，由束状排列的较成熟的梭形成纤维细胞组成，与成人腹壁纤维瘤病相似（图 2-3-6C、2-3-6D）。

2. 免疫组织化学　瘤细胞不同程度表达 α-SMA（图 2-3-7A）、MSA、calponin、desmin 和 β-catenin（图 2-3-7B），不表达 S-100 蛋白和 CD34。

【鉴别诊断】

1. 婴幼儿纤维性错构瘤　由呈器官样排列的原始间叶细胞、成纤维细胞和肌成纤维细胞条束和成熟脂肪组织组成。

2. 先天性纤维肉瘤　与成人型纤维肉瘤类似，其特征是高度富于细胞，呈鱼骨样排列，核分裂象活跃。常见出血和坏死。

3. 肌纤维瘤　境界较清，由肥胖的肌成纤维细胞排列成短束状或者漩涡状结构，常形成肌样漩涡或结节，中心常伴坏死及血管外皮瘤样结构。

五、脂肪纤维瘤病

【定义】

脂肪纤维瘤病（lipofibromatosis，LPF）曾称为非韧带样型婴幼儿纤维瘤病（infantile/juvenile fibromatosis，nondesmoid type），是一种好发于婴幼儿肢端的纤维脂肪性肿瘤，具有局部侵袭性，切除不净容易复发。

【编码】

ICD-O　　　8851/1
ICD-11　　　XH4QB6

【临床特征】

（一）流行病学

1. 发病率　非常罕见。

2. 发病年龄　新生儿到 14 岁，近 20% 的病例为先天性。中位年龄 1 岁，多数在 3 岁以内。

3. 性别　男性多见，男：女为 2:1。

（二）部位

多发生于肢端，特别是手和足，其他少见部位包括头颈、眼眶、下颌、背部、胸壁和腹壁。

（三）症状

表现为皮下组织或深层软组织间境界不清缓慢性生长的无痛性肿块。

（四）治疗

手术完整切除。

（五）预后

较高的局部复发率（70%），但不转移。易复发因素包括：出生时即起病、男性、核分裂象易见和未完整性切除。

【病理变化】

（一）大体特征

瘤体直径 1～7cm，平均直径 2cm，外形不规则，边界不清，切面黄色或浅褐色，有明显脂肪成分，质地坚韧。

（二）镜下特征

1. 组织学特征　肿瘤由梭形成纤维细胞和成熟脂肪交错组成（图 2-3-8）。脂肪成分大于 50%，脂肪细胞分化成熟，一般缺乏异型性。梭形成纤维细胞分隔脂肪组织，脂肪结构未受破坏，纤维结缔组织内可见少至中等量的胶原纤维，细胞无异型性，核分裂象少见，部分病例在梭形细胞与脂肪组织交界处可见小灶性的单空泡状细胞聚集。

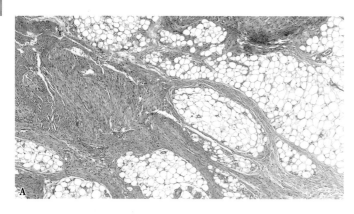

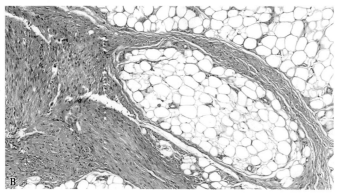

图 2-3-8　婴儿脂肪纤维瘤病的组织学特征

A. 梭形成纤维细胞和成熟脂肪交错组成，HE×100；B. 脂肪细胞
分化成熟，纤维细胞无异型性，HE×200

2. 免疫组织化学　梭形细胞不同程度表达 vimentin
（图 2-3-9）、CD34 和 α-SMA，可局灶表达 bcl-2、MSA、
S-100 蛋白和 EMA，不表达 desmin、CK 和 β-catenin。

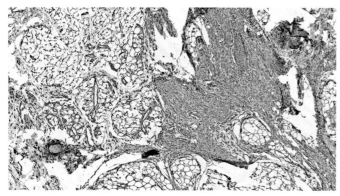

图 2-3-9　婴儿脂肪纤维瘤病的免疫组化

梭形细胞表达 vimentin，IHC×200

【遗传学】

个例报道 t（4；9；6）（q21；q22；q24）。新近报道显
示，脂肪纤维瘤病中存在受体酪氨酸激酶信号异常，涉
及一些基因融合，包括 *BRAF*、*EGFR*、*PDGFRB*、*RET* 和
ROS1，与 RTK EGFR（*EGF*，*HBEGF*，*TGFA*）融合，引起
PI3K-AKT-mTOR 通路下调。

【鉴别诊断】

1. 婴幼儿纤维性错构瘤　由呈器官样排列的原始
间叶细胞、成纤维细胞和肌成纤维细胞条束和成熟脂肪
组织组成。

2. 其他类型纤维瘤病　鉴别要点是纤维脂肪瘤病
保留有脂肪结构，并缺乏其他类型纤维瘤病的实体的纤
维组织增生。

3. 脂肪纤维瘤病样神经肿瘤　属于 NTRK 重排梭
形细胞肿瘤，生长方式与脂肪纤维瘤病相似，瘤细胞常
显示有轻度的异型性。免疫组化瘤细胞常表达 CD34 和
S-100 蛋白，并弥漫性表达 panTRK，FISH 检测可显示
NTRK1 基因易位。

六、孤立性纤维性肿瘤

【定义】

孤立性纤维性肿瘤（solitary fibrous tumor，SFT）是
一种具有血管外皮瘤样结构的成纤维细胞性肿瘤，除好
发于胸膜外，可发生于躯体多个部位，遗传学具有 *NAB2-
STAT6* 融合基因。

【编码】

孤立性纤维性肿瘤	ICD-O	8815/1
	ICD-11	XH7E62
恶性孤立性纤维性肿瘤	ICD-O	8815/3
	ICD-11	XH1HP3

【临床特征】

（一）流行病学

1. 发病率　不常见。

2. 发病年龄　常见于成年人，高峰年龄段为 40～70
岁，少数病例发生于儿童和青少年。

3. 性别　发生于胸膜者以女性略多见，胸膜外除脂
肪瘤样型略多见于男性外，男女发病无明显差异。

（二）部位

除好发于胸膜外，几乎所有胸膜外的部位均可发生，
包括脑膜、眼眶、纵隔、腹盆腔、前列腺和四肢等。

（三）症状

可发生于浅表或深部软组织，通常表现为缓慢性生
长的无痛性肿块，可为体检时所发现，体积较大者可有
压迫症状，或因分泌胰岛素样生长因子而产生副瘤性低
血糖。

（四）治疗

手术完整性切除，恶性者可辅以放化疗。

（五）预后

局部复发为 10%～30%，其中约 10%～40% 的复发
发生于 5 年之后。有侵袭性行为者多有 *TERT* 促进子突

变。转移性风险评估包括：患者年龄、肿瘤大小、核分裂象（/10HPF）和肿瘤性坏死，分为低度、中度和高度，参见表2-3-1。

表2-3-1 孤立性纤维性肿瘤的转移性风险分层评估

风险因素	评分
年龄/岁	
<55	0
≥55	1
肿瘤大小/cm	
<5	0
≥5，<10	1
≥10，<15	2
≥15	3
核分裂象/（/10HPF）	
0	0
1～3	1
≥4	2
肿瘤性坏死	
<10%	0
≥10%	1
风险性分层	总分
低度	0～3
中度	4～5
高度	6～7

【病理变化】

（一）大体特征

肿瘤呈单个结节，圆形或椭圆形，境界清楚，部分有包膜，可有蒂，偶见多发病例。肿瘤大小1～25cm，中位直径5～8cm。肿瘤切面呈实性，质地中等偏硬，灰白、灰黄色，结节状或编织状，可见出血和黏液变性区。组织学上呈恶性者局部可有侵袭性，或伴有坏死。

（二）镜下特征

1. 组织学特征 瘤细胞呈梭形和卵圆形，排列杂乱而无特异性，或呈束状、交织状、席纹状和人字形等排列（图2-3-10A），肿瘤内细胞稀疏区和密集区交替分布（图2-3-10B），常见血管外皮瘤样改变，丰富的鹿角形分支状薄壁血管（图2-3-10C），瘤细胞间有粗细不等的胶原纤维形成的胶原化区，可有黏液样变性（图2-3-10D），间质内可有散在的肥大细胞。瘤细胞界限不清，核染色质均匀，异型性不明显（图2-3-10E），核分裂象无或少见（<3/10HPF），无肿瘤性坏死。部分病例瘤细胞可呈上皮样（图2-3-10F）。肿瘤内可见扩张的血管，管壁常伴有明显的玻璃样变性（图2-3-10G）。

部分病例除经典形态外，可见巨细胞成分，并伴有

囊样扩张的窦腔，巨细胞散在分布于囊腔壁或间质中（图2-3-10H），以往被称为巨细胞血管纤维瘤，本质上是孤立性纤维性肿瘤的巨细胞亚型（giant cell variant）。少数病例可见肿瘤内含多量成熟脂肪组织，可称为脂肪瘤样或成脂性亚型（lipomatous or fat-forming variant）。

恶性SFT表现为瘤细胞密度增加，细胞核显示中-重度异型性，核分裂象>4/10HPF（图2-3-10I），可见病理性核分裂，可见肿瘤性坏死（图2-3-10J），肿瘤边缘呈浸润性生长。

去分化SFT表现为肿瘤内除含有SFT区域外还含有高级别肉瘤区域，后者可有异源性分化，包括骨肉瘤和横纹肌肉瘤等。

2. 免疫组织化学 瘤细胞表达CD34（图2-3-11A）、STAT6（图2-3-11B）、bcl-2和CD99，也可表达GRIA2，Rb表达无缺失。此外，部分病例α-SMA阳性，上皮样形态区域可表达EMA和CK，少数病例可表达β-catenin，不表达desmin和S-100蛋白。CD34在恶性SFT中表达可以减弱或缺失。

【遗传学】

*NAB2-STAT6*融合基因是SFT的一个重要驱动基因，发现位于第12号染色体上的*NAB2*基因的3′端与STAT6基因的5′端发生了倒位融合，产生了*NAB2-STAT6*融合基因，并证实SFT中存在高频基因融合变异。*NAB2-STAT6*融合基因可通过RT-PCR或NGS检测。除*NAB2-STAT6*外，SFT中可有*ALDH1*、*EGFR*、*JAK2*、组蛋白脱乙酰基酶和维甲酸受体的过度表达。去分化SFT中可有*TERT*促进子突变和*TP53*突变或缺失。

【鉴别诊断】

1. 梭形细胞滑膜肉瘤 瘤细胞可无明显的异型性，部分病例于细胞之间可见胶原纤维，局部区域也可见血管外皮瘤样排列，故梭形细胞滑膜肉瘤可被误诊为SFT，尤其是一些发生于胸膜和肺的病例，但滑膜肉瘤内的瘤细胞不表达CD34和STAT6，可灶性表达EMA和AE1/AE3，FISH检查可显示有*SS18*基因易位。

2. 隆突性皮肤纤维肉瘤 因瘤细胞表达CD34，部分病例可有胶原化，故可被误诊为SFT，包括成脂性SFT，但隆突性皮肤纤维肉瘤呈浸润性生长，不表达STAT6，FISH检测可显示*PDGFB*基因易位。

3. 梭形细胞脂肪瘤/乳腺型肌成纤维细胞瘤/富于细胞性血管纤维瘤 与SFT在镜下形态上有一定的相似之处，均可表达CD34，但不表达STAT6，Rb蛋白表达缺失。

4. 神经纤维瘤 瘤细胞纤细波浪状，无异型性和核分裂，免疫组化瘤细胞表达S-100蛋白和SOX10，不表达STAT6。

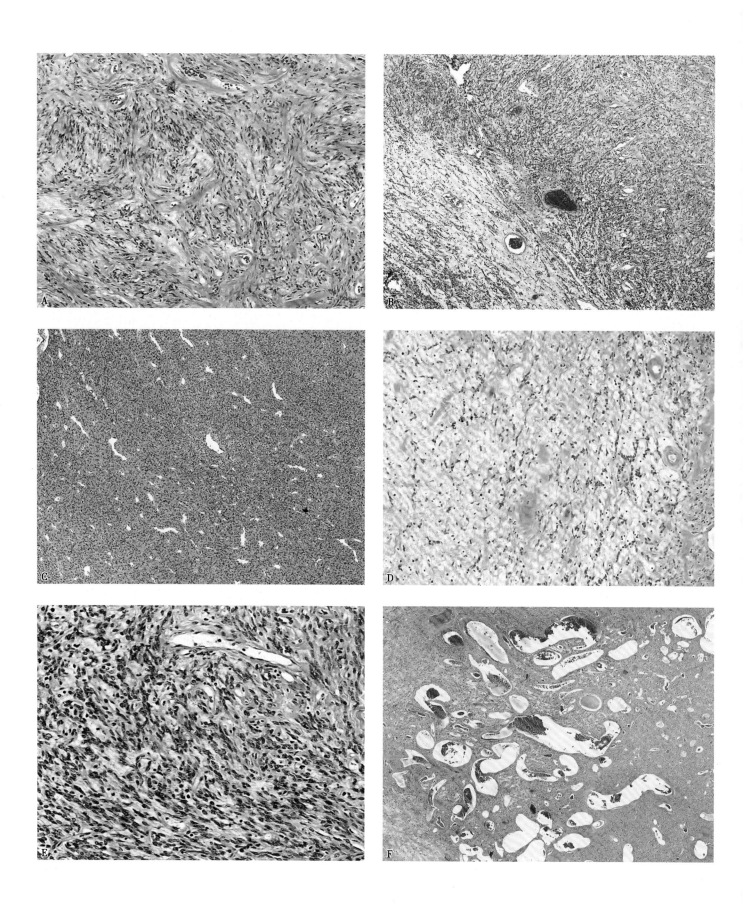

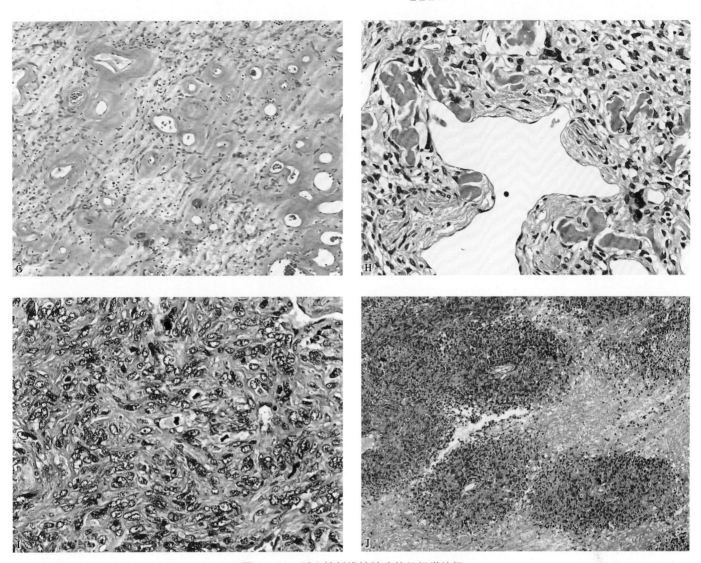

图 2-3-10 孤立性纤维性肿瘤的组织学特征

A. 肿瘤细胞梭形. 呈束状、交织状排列，HE ×100；B. 细胞稀疏区和密集区交替分布，HE×40；C. 鹿角形分支状薄壁血管，HE×40；D. 可见黏液样变性，HE×100；E. 核染色质均匀，异型性不明显，HE×200；F. 血管增生扩张，HE×40；G. 血管壁显著玻璃样变性，HE×100；H. 囊样扩张窦腔壁内可见散在的多核性巨细胞，HE×400；I. 瘤细胞显示有异型性，核分裂象易见，HE×400；J. 可见肿瘤性坏死，HE×100

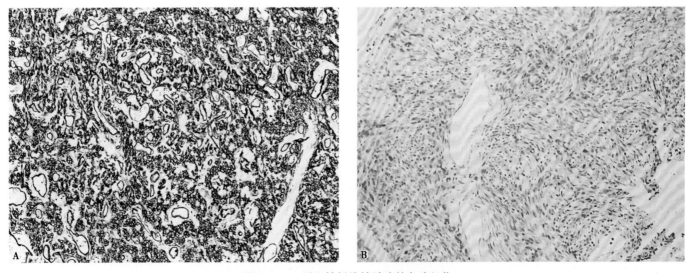

图 2-3-11 孤立性纤维性肿瘤的免疫组化

A. 瘤细胞表达 CD34，IHC×100；B. 瘤细胞表达 STAT6，IHC×100

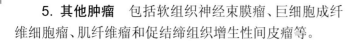

5. 其他肿瘤　包括软组织神经束膜瘤、巨细胞成纤维细胞瘤、肌纤维瘤和促结缔组织增生性间皮瘤等。

七、炎性肌成纤维细胞瘤

【定义】

炎性肌成纤维细胞瘤（inflammatory myofibroblastic tumor，IMT）是一种好发于儿童和青年人的肌成纤维细胞性肿瘤，间质内伴有慢性炎症细胞浸润，约半数病例有 *ALK*（2p23）基因重排。

【编码】

ICD-O　　8825/1

ICD-11　XH66Z0

【临床特征】

（一）流行病学

1. 发病率　比较少见。

2. 发病年龄　好发儿童和青年人，平均年龄和中位年龄分别为 10 岁和 9 岁。

3. 性别　女性稍多见。

（二）部位

主要发生于胸腔、腹腔内，包括肺、纵隔、胃肠道、肠系膜、大网膜、腹膜后软组织，其他如泌尿生殖道、甲状腺、乳腺、肝、胰腺、皮肤、软组织等。上皮样炎性肌成纤维细胞肉瘤（epithelioid inflammatory myofibroblastic sarcoma，EIMS）常发生于腹腔。

（三）症状

取决于发生部位。位于肺部者可有胸闷、胸痛和呼吸困难，位于腹腔者可有腹痛、腹部包块、胃肠道梗阻和消化不良等症状。膀胱者可有血尿。1/3 患者有不适、发热、贫血、血沉加快、高丙球蛋白血症和体重减轻等。

（四）实验室检查

可有小细胞低色素性贫血、血小板增多症、多克隆高丙种球蛋白血症、血沉加快和 C 反应蛋白上升。

（五）影像学

影像学显示软组织肿块阴影，实性，分叶状，有时可有钙化。EIMS 易侵犯周围组织，尤其是肠壁（图 2-3-12）。

（六）治疗

手术切除。不能手术者、侵袭性病例和 EIMS 可尝试 *ALK* 抑制剂（克唑替尼，crizotinib）治疗，前提是行 FISH 检测显示有 *ALK* 基因重排。

（七）预后

约 25% 肺外 IMT 可复发，转移率<2%，如肺、脑、肝和骨。EIMS 侵袭性高，预后差，易短期内复发和转移，死亡率高，对有 *ALK* 重排者采用克唑替尼可明显改善预后。

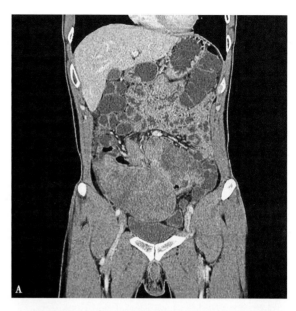

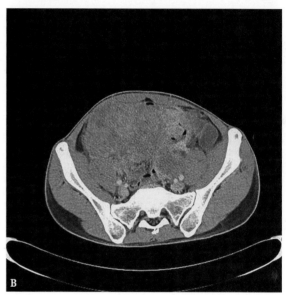

图 2-3-12　上皮样炎性肌成纤维细胞肉瘤 CT 影像
A. 腹腔巨大肿块，分叶状，结节状；B. 肿瘤侵犯周围组织

【病理变化】

（一）大体特征

界清，实性，结节状，中位直径 5～6cm，范围 1～26cm，切面见实性，结节状，质中或质硬，灰白或灰褐色，可有水肿或黏液样，少数局灶出血、坏死和钙化。多为单发，少数可多发。

（二）镜下特征

1. 组织学特征

（1）经典形态：由条束状或交织状排列的梭形或胖梭形成纤维细胞和肌成纤维细胞组成，间质有大量慢性炎症细胞浸润（图 2-3-13A、2-3-13B），主要是淋巴细胞和浆细胞，部分可有嗜酸性粒细胞。瘤细胞异型性不明显，淡染、空泡状，常见小核仁（1～2 个），核分裂象少见。除梭形细胞外,部分可见组织细胞样或节细胞样细胞(图 2-3-13C)。瘤细胞排列紧密成束状或疏松,间质常水肿、黏液变性及玻璃样变性(图 2-3-13D),少数伴有钙化和骨化。

(2)EIMS:属于恶性 IMT 一个罕见亚型,肿瘤具有 IMT 的一般特征,但是突出特征是瘤细胞上皮样和多边形(图 2-3-13E~2-3-13H),核仁明显,可见核分裂象。间质内常可见中性粒细胞浸润。肿瘤呈浸润性生长,侵犯血管等。少数病例内可见梭形细胞成分。

2. 免疫组织化学 瘤细胞不同程度表达 α-SMA、MSA 和 desmin(图 2-3-14A,B),部分表达 AE1/AE3,50% 表达 ALK(图 2-3-14C)。ALK 表达方式主要有三种:①定位于胞质,见于经典型 IMT,对应于 *TPM3/4* 等融合基因亚型;②定位于胞质呈颗粒状,对应于 *CLTC* 融合基因亚型;③定位于核膜或核旁,见于 EIMS,对应 *RANBP2* 融合亚型(图 2-3-14D)。EIMS 还可表达 desmin 和 CD30(图 2-3-14E,F)。少数病例可表达 ROS1(涉及 *ROS1* 重排)。

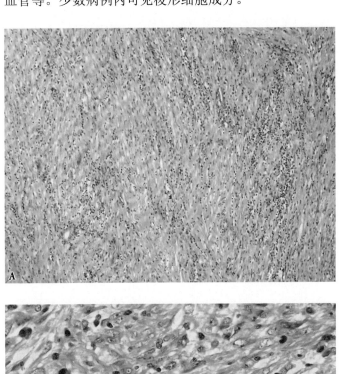

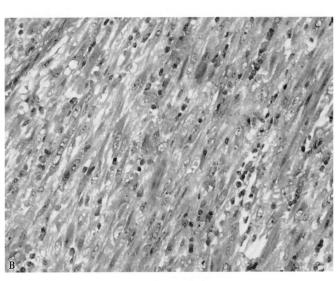

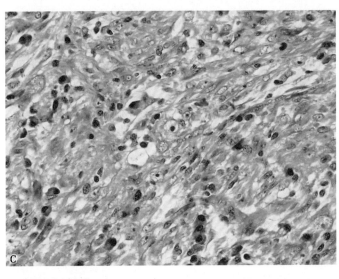

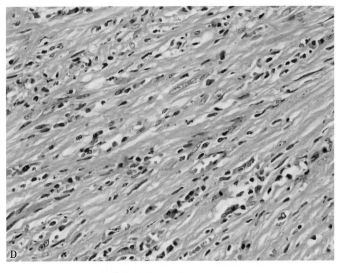

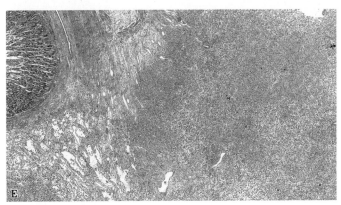

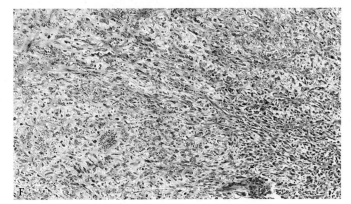

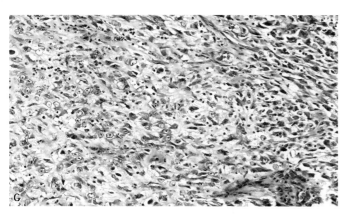
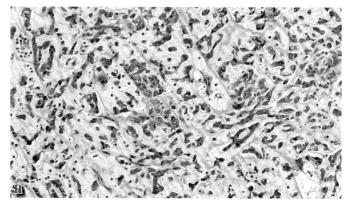

图 2-3-13　炎性肌成纤维细胞瘤的组织学特征

A. 经典型 IMT 由梭形细胞和慢性炎症细胞组成，HE×40；B. 经典型 IMT 中的梭形细胞和间质内慢性炎症细胞，HE×200；C. 部分瘤细胞可呈节细胞样，HE×400；D. 间质伴有胶原化，HE×200；E. EIMS，肿瘤位于肠黏膜下层及肌间，弥漫性片状生长，部分区域疏松，HE×50；F. EIMS，肿瘤细胞呈上皮样，排列呈索状、腺样，间质内可见中性粒细胞，HE×200；G. EIMS 肿瘤细胞呈上皮样，间质见大量黏液样基质，HE×400；H. EIMS，肿瘤细胞呈上皮样，间质见黏液样基质，HE×400

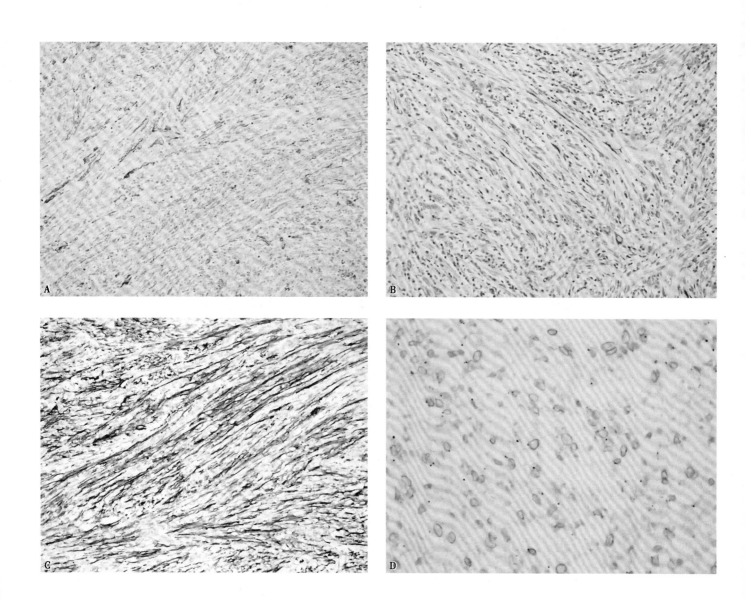

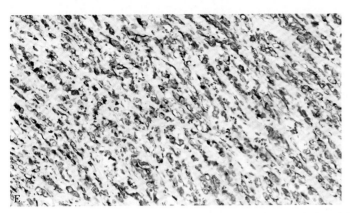
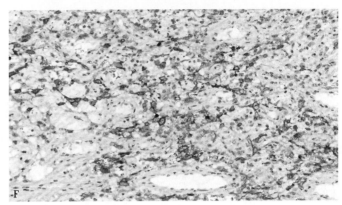

图 2-3-14 炎性肌成纤维细胞瘤的免疫组化

A. 梭形瘤细胞表达 α-SMA，IHC×100；B. 梭形瘤细胞表达 desmin，IHC×100；C. 经典型 IMT 中的梭形瘤细胞表达 ALK，IHC×200；D. EIMS 中的瘤细胞表达 ALK，IHC×400；E. EIMS 中的瘤细胞表达 desmin，IHC×200；F. EIMS 中的瘤细胞表达 CD30，IHC×200

【遗传学】

50%～60%IMT 有 *ALK* 基因（2p23）重排（图 2-3-15A），伴侣基因包括 *TPM3*、*TPM4*、*CLTC*、*CARS*、*ATIC*、*SEC31L1*、*PPFIBP1*、*DCTN1*、*EML4*、*PRKAR1A*、*LMNA*、*TFG*、*FN1* 和 *HNRNPA1*。EIMS 中也有 *ALK* 基因重排（图 2-3-15B），主要为 *RANBP2-ALK* 融合基因，少数为 *RRBP1-ALK*。5%～10%IMT 有 *ROS1* 或 *NTRK3* 基因重排，产生 *TFG-ROS1*、*YWHAE-ROS1* 和 *ETV6-NTRK3* 融合基因。少数 IMT 病例涉及 *RET* 或 *PDGFRB* 重排，不出现于 40 岁以上成年病例。

【鉴别诊断】

1. **结节性筋膜炎** 好发于青年人前臂，直径多小于 3cm，病史较短。镜下为梭形细胞病变，为由增生的成纤维细胞/肌成纤维细胞所组成，间质可伴有黏液变性，背景红细胞外渗，伴炎细胞浸润，无病理性核分裂。FISH 检测可显示 *USP6* 基因重排。

2. **滤泡树突细胞肉瘤、交指树突细胞肉瘤** 瘤细胞呈梭形，部分细胞呈佛手瓜样，可见核沟。免疫组化前者瘤细胞 CD21（93%）、CD23（63%）、CD35（89%）、FDC1p（88%）、Ki-M4（94%）阳性，后者瘤细胞 S-100、CD68 阳性，CD21、CD35、CD1a、CD207 阴性。

3. **ALK 阳性肿瘤** ALK 标记阳性和 *ALK* 基因易位可见于多种肿瘤类型，这类肿瘤可称为 ALKoma（ALK 瘤），结合临床，完善免疫组化，必要时分子病理辅助诊断。

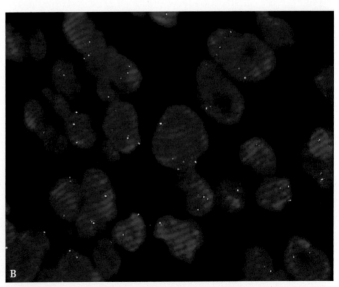

图 2-3-15 炎性肌成纤维细胞瘤的 FISH 检测

A. IMT 中的 *ALK* 基因重排；B. EIMS 中的 *ALK* 基因重排

（陈小岩）

八、浅表性 CD34 阳性成纤维细胞性肿瘤

【定义】

浅表性 CD34 阳性成纤维细胞性肿瘤（superficial CD34-positive fibroblastic tumor）是新近认识并报道的一种发生于皮肤或皮下的低级别成纤维细胞肿瘤，由片状或束状排列的胖梭形或多边形细胞组成，显示有明显的多形性，但核分裂象罕见，Ki67 增殖指数低。瘤细胞弥漫表达 CD34，并常灶性表达 AE1/AE3，INI1 表达无缺失。

【临床特征】

（一）流行病学

1. **发病率**　少见，目前文献报道不足 40 例。

2. **发病年龄**　成年人，中位年龄 37～38 岁，年龄范围 20～76 岁。

3. **性别**　男性略多见。

（二）部位

多发生在下肢，特别是大腿或近膝关节部位，其他部位如手臂、腹股沟、颈部、肩部、臀部和外阴等也可发生，肿块位于皮下或浅筋膜，与肌肉无明显粘连。

（三）症状

皮肤隆起性肿块，生长缓慢，无痛。

（四）治疗

手术切除。

（五）预后

可能属于中间性偶有转移肿瘤，多数预后良好，1 例报道伴淋巴结转移，切除淋巴结后随访 20 个月无病生存。

【病理变化】

（一）大体特征

肿瘤大小 1.5～10cm，平均 4.1cm，质地实性，灰黄或棕褐色，有胶样外观。

（二）镜下特征

1. **组织学特征**　肿瘤界限清楚，由束状或片状排列的胖梭形细胞或多边形细胞组成（图 2-3-16A），胞质丰富，呈红染原纤维样、颗粒状或泡沫样（图 2-3-16B）。主要特点是多数瘤细胞具有明显的多形性和明显的核仁，见奇异核、多叶核及核内假包涵体（图 2-3-16C、2-3-16D），但核分裂象非常少见（<1/50HPF），无不典型性核分裂，坏死少见。间质为分支状毛细血管及散在炎症细胞、肥大细胞及泡沫细胞（图 2-3-16E、2-3-16F）。

2. **免疫组织化学**　瘤细胞弥漫强阳性表达 CD34（图 2-3-17A），2/3 病例局灶表达 CK（图 2-3-17B），偶可表达 desmin。不表达、ERG、Fli-1、α-SMA 和 S-100 蛋白，INI1（SMARCB1）表达无缺失，无 TP53 过表达，Ki-67 指数低，常<1%。

【遗传学】

1 例细胞遗传学分析显示，个别细胞具有 t（2；5）（q31；q31），t（7；14）（q21；q24），有待于更多病例的积累。文献上报道的一些曾被误诊为多形性未分化肉瘤的病例显示有 *PRDM10* 重排（*PRDM10*-rearranged soft tissue tumor），可能与本病属于一瘤谱。

【鉴别诊断】

1. **未分化多形性肉瘤**　旧称恶性纤维组织细胞瘤，主要多见于老年人，发生于深部组织，2/3 发生于肌肉，肿瘤较大时可累及皮肤浅表部位，肿瘤结节状，常有出血、囊性变。肿瘤细胞多形且有异型，核分裂易见，包括病理性核分裂。免疫组化缺乏 CD34 弥漫强阳性，仅可见灶性阳性，Ki-67 指数明显增高。

2. **（肢端）黏液炎性成纤维细胞肉瘤**　好发中年人，常见四肢末端，可累及真皮。镜下为显著的黏液背景伴大量炎症细胞浸润，瘤细胞多形，可见 R-S 样或神经节样细胞，不同程度表达 CD34、CD68、α-SMA、个别弱

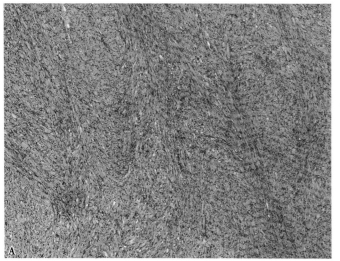

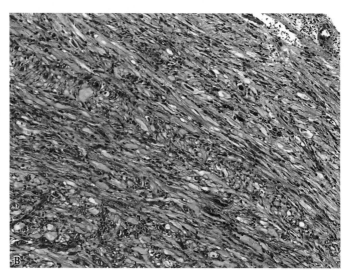

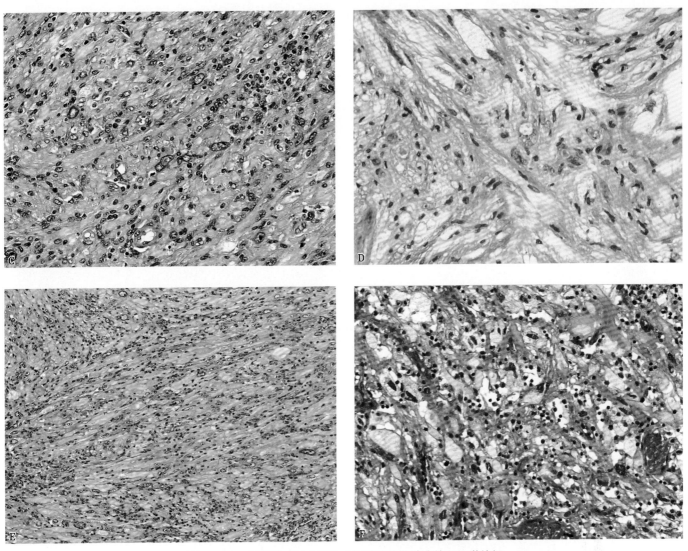

图 2-3-16　浅表性 CD34 阳性成纤维细胞性肿瘤的组织学特征

A. 肿瘤片状或束状排列，HE×40；B. 细胞红染原纤维样、颗粒状，IIE×100；C. 奇异核、多叶核及核内假包涵体，HE×200；D. 奇异核及核内假包涵体，HE×400；E. 间质毛细血管及散在炎症细胞、肥大细胞，HE×100；F. 梭形细胞之间可见泡沫细胞 HE×200

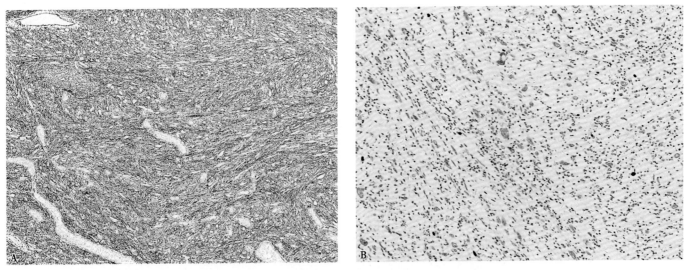

图 2-3-17　浅表性 CD34 阳性成纤维细胞性肿瘤的免疫组化

A. 瘤细胞表达 CD34，IHC×40；B. 瘤细胞 Ki67 标记，IHC×100

表达 CK。具有 t（1：10）易位及 3 号染色体异常，显示 *TGFBR3* 和 *MGEA5* 基因重排。

九、巨细胞成纤维细胞瘤

【定义】

巨细胞成纤维细胞瘤（giant cell fibroblastoma，GCF）是一种好发于儿童的局部侵袭性成纤维细胞性肿瘤，以含有核深染的多核性巨细胞和假血管样腔隙为特征，在免疫表型、细胞和分子遗传学上与发生于成人的隆突性皮肤纤维肉瘤（dermatofibrosarcoma protuberans，DFSP）相同，属于 DFSP 的特殊组织学亚型，又称为幼年型 DFSP。

【编码】

ICD-O　　8834/1

ICD-11　　XH9AV8

【临床特征】

（一）流行病学

1. 发病率　少见。

2. 发病年龄　多发生于 10 岁以下儿童，中位年龄为 6 岁，偶可发生于成年人。

3. 性别　男性多见，约占 2/3。

（二）部位

主要发生于躯干（包括胸腹壁、肩背部和会阴部）、腹股沟和腋下，部分病例发生于四肢和头颈部。

（三）症状

皮肤缓慢性生长的无痛性肿块，可隆起或呈结节状。

（四）治疗

局部扩大切除，并使侧切缘和底切缘阴性。

（五）预后

切除不净可发生局部复发（50%），但不转移。

【病理变化】

（一）大体特征

境界不清，直径 1～8cm，平均直径 3～4cm，切面呈灰白或灰黄色，局部可呈黏液样。

（二）镜下特征

1. 组织学特征　梭形细胞疏密不均分布，界限不清（图 2-3-18A），成纤维细胞样细胞轻 - 中度异型（图 2-3-18B），间隔胶原化间质及黏液变区域（图 2-3-18C），可见部分席纹状结构，可向皮下脂肪组织内生长。肿瘤内见特征性的假血窦样腔隙，内衬单核及多核的深染细胞（图 2-3-18D），部分呈分叶或花环状，核分裂象罕见（图 2-3-18E）。一些复发的病例中可见瘤细胞丰富区域，可呈席纹状排列，类似 DFSP（图 2-3-18F）。

2. 免疫组织化学　梭形和多核瘤细胞表达 CD34（图 2-3-19A），不表达 CD31（图 2-3-19B）和 ERG。

【遗传学】

与 DFSP 相同，显示有 r/t（17；22），并形成 *COL1A1-PDGFB* 融合基因，可通过 FISH 检测 *PDGFB* 基因易位。

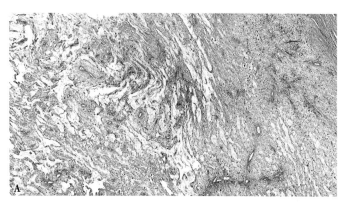

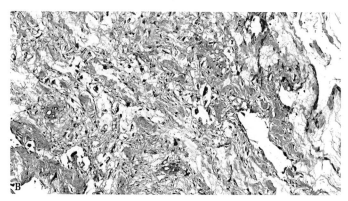

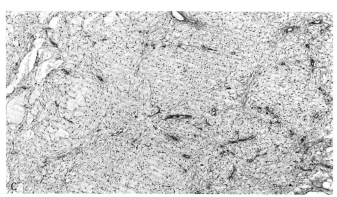

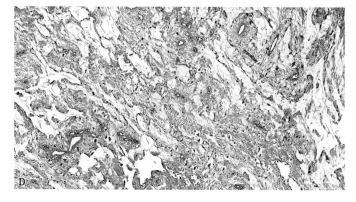

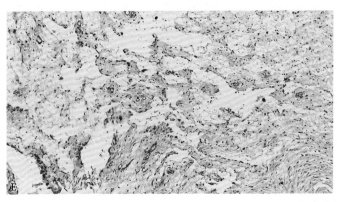
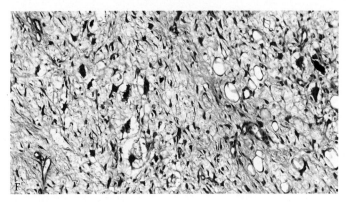

图 2-3-18　巨细胞成纤维细胞瘤的组织学特征

A. 梭形细胞疏密不均分布，HE×50；B. 细胞轻 - 中度异型，HE×200；C. 黏液变区域，HE×100；D. 特征性的假血窦样腔隙，HE×100；
E. 衬覆于腔隙的核深染多核性细胞，HE×100；F. 细胞分叶或花环状，核分裂象罕见，HE×400

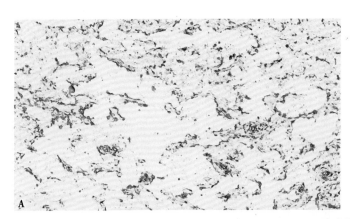
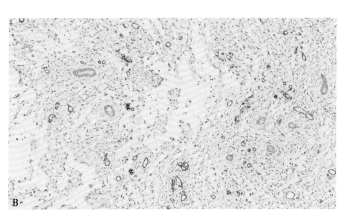

图 2-3-19　巨细胞成纤维细胞瘤的免疫组化

A. CD34 标记，IHC×116；B. CD31 标记，IHC×79

【鉴别诊断】

1. **巨细胞血管纤维瘤**　多见于成年人，常发生于眼眶，肿瘤界限清楚。镜下部分可见巨细胞形态，但主要结构以孤立性纤维性肿瘤样区域为主，血窦样腔隙少见。生物学行为良性。

2. **黏液样脂肪肉瘤**　深染多形性细胞和黏液背景可能会与 GCF 混淆，但黏液脂肪肉瘤深染的细胞核内见脂肪空泡，核分裂象易见，免疫组化 CD34 阴性可予以鉴别。

十、隆突性皮肤纤维肉瘤

【定义】

隆突性皮肤纤维肉瘤（dermatofibrosarcoma protuberans，DFSP）是一种发生于皮肤的局部侵袭性成纤维细胞性肿瘤，以短梭形细胞呈席纹状排列为特点，分子遗传学上具有 COL1A1-PDGFB 融合基因，切除不净易复发，部分病例（10%～15%）可向纤维肉瘤转化（FS-DFSP）。

【编码】

隆突性皮肤纤维肉瘤	ICD-O	8832/1
	ICD-11	XH4QZ8
色素性 DFSP	ICD-O	8833/1
	ICD-11	XH5CT4
纤维肉瘤型 DFSP	ICD-O	8832/3

【临床特征】

（一）流行病学

1. **发病率**　相对比较少见，但是皮肤最常见的软组织肉瘤。

2. **发病年龄**　多发生于 20～50 岁间中青年，平均年龄为 40 岁，年龄范围婴幼儿～90 岁。

3. **性别**　男性多见，男：女约为 1.5：1。

（二）部位

主要发生于躯干（包括腹壁、胸壁、胸背部）和四肢近端皮肤，其次可见头颈部（包括头皮），较少发生于生殖区和手足。

（三）症状

表现为皮肤缓慢性生长的结节，早期可呈斑块状。病史可长达 10 年以上，起初病变较小，就诊前肿块常明显增大，可呈多结节状隆起于皮肤表面。

（四）治疗

局部扩大切除，并使侧切缘和底切缘阴性，推荐切缘距离为 2～3cm。不能手术、发生转移的病例可尝试伊马替尼。

（五）预后

切除不净可发生局部复发（50%），可多次复发，转移率<0.5%，纤维肉瘤型 DFSP 转移率可达 10%～15%。

【病理变化】

（一）大体特征

结节状肿块，多数 2～5cm 大小，最大可达 20cm，可伴卫星结节，切面灰白色，肿块位于真皮，常浸润皮下脂肪，晚期可侵及骨骼肌或骨膜，表皮正常。

（二）镜下特征

1. 组织学特征

（1）经典型：肿瘤位于真皮内（图 2-3-20A），并常向皮下脂肪组织浸润性生长，可形成蜂窝状浸润图像（图 2-3-20B）。

瘤细胞由形态一致的梭形细胞组成，并形成特征性的席纹状排列结构（图 2-3-20C），瘤细胞可显示轻度异型性，核分裂象多<5 个 /10HPF。肿瘤内含有小血管，部分病例中血管壁肌内膜增生，血管腔不明显时可形成嗜伊红色结节（图 2-3-20D）。

（2）组织学亚型包括：①色素性，又称 Bednar 瘤，肿瘤内含有多少不等的树突状色素细胞（图 2-3-20E），明显时大体标本也可呈灰白灰黑色；②纤维肉瘤型，瘤细胞失去席纹状排列，而呈长条束状和鱼骨样排列（图 2-3-20F，G），核分裂象可>5/10HPF；③黏液样型，间质伴有明显的黏液样变性（>50%）（图 2-3-20H）；④硬化性，间质内含有大量的胶原纤维（图 2-3-20I）；⑤萎缩性或斑块型，肿瘤不呈隆起性生长，表面皮肤平坦或有萎缩，肿瘤细胞位于真皮内，瘤细胞可呈与表皮大致平行的线样或条束状排列（图 2-3-20J），席纹状排列不明显，常需借助 CD34 标记明确诊断；⑥少数病例可含有巨细胞成纤维细胞瘤样区域。

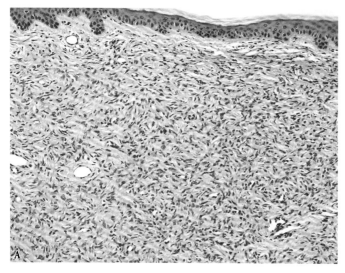

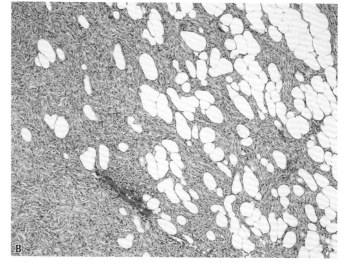

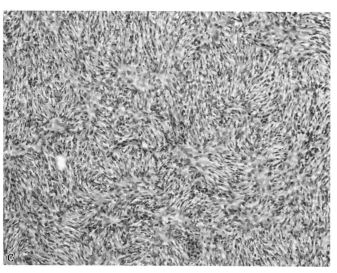

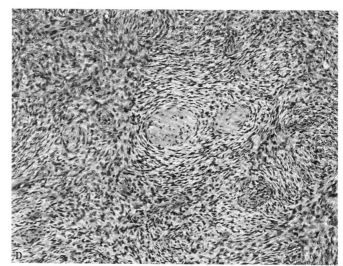

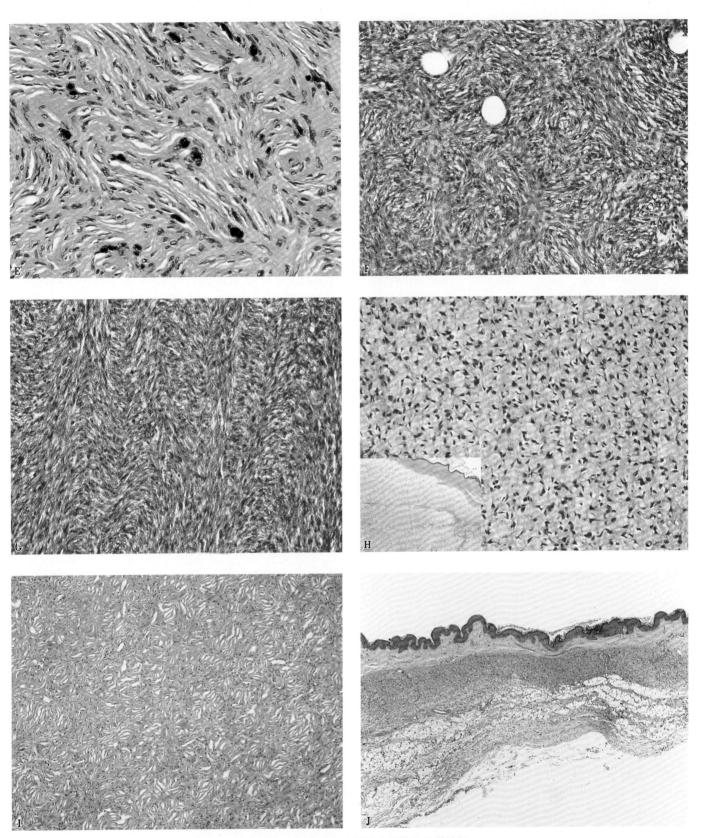

图 2-3-20　隆突性皮肤纤维肉瘤的组织学特征

A. 肿瘤位于真皮内，梭形细胞疏密不均分布，HE×200；B. 肿瘤浸润皮下脂肪组织，HE×100；C. 瘤细胞呈席纹状排列，HE×200；D. 血管肌内膜增生呈肌样结节，HE×200；E. 肿瘤内散在的树突状色素细胞，HE×400；F. 纤维肉瘤型 DFSP 中的纤维肉瘤区域，HE×200；G. 纤维肉瘤型 DFSP 中的纤维肉瘤区域，HE×200；H. 黏液样 DFSP，HE×200；I. 硬化性 DFSP，HE×100；J. 萎缩性 DFSP，HE×40

2. 免疫组织化学 瘤细胞弥漫性表达 CD34(图 2-3-21)，不表达 S-100 蛋白、α-SMA 和 desmin。肌样结节可表达 α-SMA。

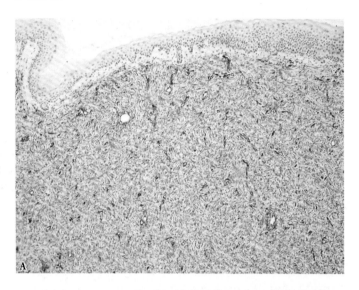

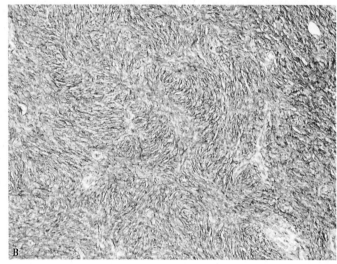

图 2-3-21 隆突性皮肤纤维肉瘤的免疫组化
A. 瘤细胞弥漫性表达 CD34，IHC×40；B. 瘤细胞弥漫性表达 CD34，IHC×100

【遗传学】

与 GCF 相同，显示有 r(17；22)或 der(22)t(17；22)(q22；q13)，并形成 COL1A1-PDGFB 融合基因，可通过 FISH 检测，也可采用 RT-PCR 检测 COL1A1-PDGFB 融合基因。<5 的病例 COL1A1-PDGFB 检测为阴性，可能涉及 COL6A3-PDGFD 和 EMILIN2-PDGFD 融合基因。在纤维肉瘤型 DFSP 中发现有 PDGFRB-Akt-mTOR 信号通路改变。

【鉴别诊断】

1. 纤维组织细胞瘤 部分病例也可见席纹状排列，但其他区域常可见纤维组织细胞瘤的其他成分，包括含铁血黄素吞噬细胞和泡沫样组织细胞等，肿瘤周边和底

部也有 CD34 阳性表达，但席纹状区域主要标记血管，而瘤细胞为阴性。

2. 皮肤弥漫性神经纤维瘤 在皮肤内弥漫性生长，包括累及皮下脂肪组织，少数病例内也可见色素沉着，可类似 DFSP 或 Bednar 瘤，但瘤细胞排列疏松，瘤细胞核扭曲或弯曲，一端尖细，部分病例内可见 Meissner 样小体。免疫组化标记显示，瘤细胞表达 S-100 蛋白和 SOX10。

3. 神经束膜瘤或混杂性神经鞘瘤 / 神经束膜瘤 梭形瘤细胞可呈交织状或束状排列，细胞之间可有多少不等的胶原纤维。免疫组化标记显示，肿瘤可表达 CD34 外，神经束膜瘤还表达 EMA、GLUT1 和 claudin-1，混杂性神经鞘瘤 / 神经束膜瘤中的施万细胞(胖梭形细胞)表达 S-100 蛋白和 SOX10，神经束膜细胞(纤细梭形细胞)表达混杂性神经鞘瘤 / 神经束膜瘤。

4. 斑块样 CD34+ 皮肤纤维瘤 也称勋章样真皮树突细胞错构瘤(medallion-like dermal dendrocyte hamartoma)，外观呈淡棕色或红斑样，硬币样大小或更大，略隆起。镜下，病变呈带状，位于真皮的上 2/3，由增生的成纤维细胞组成，在病变的上部呈垂直性生长，在下部呈水平状生长。免疫组化标记显示，瘤细胞可表达 CD34，易被误诊为萎缩性 DFSP，但 FISH 检测无 PDGFB 基因易位。

(徐如君)

十一、低度恶性肌成纤维细胞性肉瘤

【定义】

低度恶性肌成纤维细胞性肉瘤(low grade myofibroblastic sarcoma，LGMFS)是一种形态上、免疫表型和超微结构显示肌成纤维细胞分化的低度恶性梭形细胞肿瘤。

【编码】

ICD-O   8825/3
ICD-11   XH2668

【临床特征】

(一)流行病学

1. 发病率 非常少见。

2. 发病年龄 多发生于成年人，较少发生于儿童。

3. 性别 男性略多见。

(二)部位

主要发生于头颈部(特别是舌和口腔，偶可发生于腮腺、鼻腔和鼻窦)和四肢，其他部位包括躯干、腹股沟和腹盆腔等处。多位于皮下或深部软组织，极少发生于真皮内。

（三）症状

无痛性肿胀或增大的肿块。

（四）影像学

肿瘤常呈浸润性或破坏性生长。

（五）治疗

局部扩大切除，并使各切缘阴性。

（六）预后

容易发生局部复发，并可多次复发，但极少发生转移。

【病理变化】

（一）大体特征

境界不清的灰白色肿块，直径多<5cm，一些病例可>10cm，切面质韧，纤维样。

（二）镜下特征

1. **组织学特征**　肿瘤呈弥漫浸润性生长，常浸润邻近的横纹肌组织，类似侵袭性纤维瘤病（图 2-3-22A、2-3-22B），可穿插于肌束之间可形成棋盘样浸润图像。瘤细胞由条束状排列的梭形或胖梭形细胞组成，胞质淡嗜伊红色，胞界不清，染色质均匀或呈空泡状，有时可见小核仁，核显示轻 - 中度异型性（图 2-3-22C），可见核分裂象，包括病理性（图 2-3-22D）。瘤细胞间可见多少不等的胶原纤维（图 2-3-22E），部分肿瘤间质硬化明显，瘤细胞稀疏（图 2-3-22F）。间质内可伴有少量慢性炎症细胞浸润。

2. **免疫组织化学**　大多数病例表达 α-SMA，其他如 MSA 和 calponin，但不表达 h-caldesmon。部分病例也可程度不等表达 desmin，但不表达 myogenin 和 MyoD1。少数病例表达 β-catenin（图 2-3-23）。

3. **电镜观察**　显示肌成纤维细胞形态特点，包括核缩进有核裂，数量多少不等的粗面内质网，局部有致密体的质膜下肌丝（张力纤维），不连续的基底板，微胞饮小泡，一些病例中可见纤维连接复合体，以及细胞外可见丰富的胶原纤维。

【鉴别诊断】

1. **侵袭性纤维瘤病**　瘤细胞呈长条束状或波浪状排列，无交织的条束状或鱼骨样排列，核分裂象虽可见，但核多无异型性，且瘤细胞多灶性表达 α-SMA，并可表

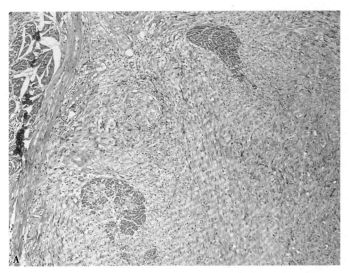

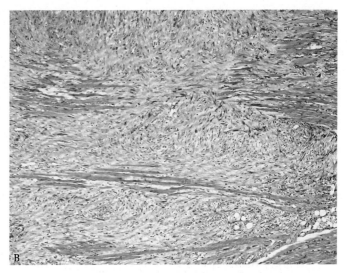

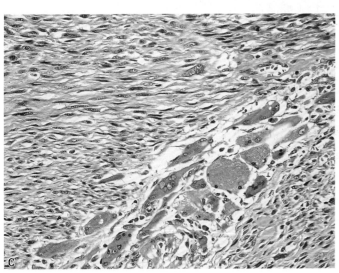

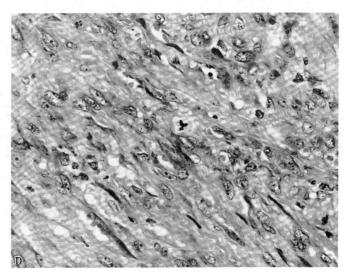

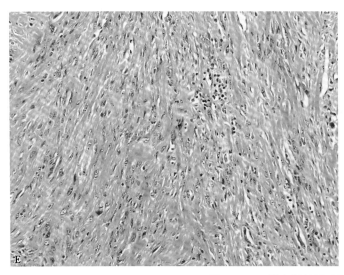
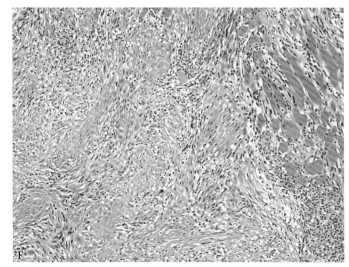

图 2-3-22　低度恶性肌成纤维细胞性肉瘤的组织学特征

A. 瘤细胞浸润横纹肌，HE×100；B. 瘤细胞呈条束状排列并浸润横纹肌，HE×100；C. 瘤细胞显示轻 - 中度异型性，HE×200；D. 瘤细胞染色质呈空泡状，可见小核仁，可见病理性核分裂，HE×400；E. 瘤细胞间可见胶原纤维，HE×100；F. 瘤细胞成分稀疏，间质内含有较多的胶原纤维，HE×100

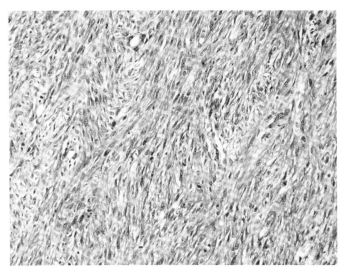

图 2-3-23　低度恶性肌成纤维细胞性肉瘤的免疫组化瘤细胞弥漫性表达 α-SMA，IHC×200

达 β-catenin，分子检测可显示 *β-catenin* 基因突变。

2. **纤维肉瘤**　瘤细胞密度和异型性均超过低度恶性肌成纤维细胞性肉瘤，免疫组化标记显示，瘤细胞多不表达 α-SMA，或仅为局灶性表达。

3. **梭形细胞横纹肌肉瘤**　形态学表现为梭形细胞肿瘤，免疫组化瘤细胞表达 desmin，myogenin 和 MyoD1。

4. **肌内结节性筋膜炎**　也可向邻近的肌肉组织穿插性生长，易被误诊为低度恶性肌成纤维细胞性肿瘤或肉瘤，但瘤细胞形态一致，无明显异型性，瘤细胞排列不规则，也不致密，常可见裂隙样或微囊样腔隙，间质可疏松、黏液样，除弥漫性表达 α-SMA 外，还可表达 CD10，FISH 检测可显示 *USP6* 基因易位。

十二、黏液炎性成纤维细胞性肉瘤

【定义】

黏液炎性成纤维细胞性肉瘤（myxoinflammatory fibroblastic sarcoma，MIFS）是一种局部侵袭性成纤维细胞性肿瘤，好发于肢端，以炎性黏液样背景中可见散在分布的含有大核仁的病毒细胞样细胞、节细胞样细胞或 R-S 样细胞为特征。

【编码】

ICD-O　　　8811/1

ICD-11　　XH2D15

【临床特征】

（一）流行病学

1. **发病率**　少见。

2. **发病年龄**　多发生于 25～50 岁间成年人。

3. **性别**　两性均可发生，无明显差异。

（二）部位

主要发生于肢端，特别是手指和手，腕、前臂、足趾、足、踝和小腿等处也可发生，少数病例位于躯体或肢体近端。多位于皮下，一些病例可累及浅表真皮或深部肌肉。

（三）症状

表现为皮肤缓慢性生长的肿块，境界不清。

（四）治疗

局部扩大切除，并使各切缘阴性。

（五）预后

局部复发（20%～70%），可多次复发，1/3 病例施行截肢。可累及区域淋巴结，但极少发生远处转移。

【病理变化】

（一）大体特征

境界不清，常呈多结节性，纤维性至黏液样，直径多为3～4cm，范围1～10cm。

（二）镜下特征

1. 组织学特征　多数肿瘤含有炎症性、纤维性和黏液样区域，其内可见散在分布的上皮样或多边形大细胞，含有嗜伊红色大核仁，形态上类似病毒细胞样细胞、节细胞样细胞或 R-S 样细胞（图 2-3-24A、2-3-24B），部分细胞核可有退变，核深染而畸形。核分裂象多较少见（≤5/50HPF）。炎症细胞为混杂性，包括淋巴细胞、浆细胞、嗜酸性粒细胞和中性粒细胞，淋巴细胞、浆细胞浸润可致密成片或有生发中心形成，类似淋巴组织增生性病变，黏液样区域内可有黏液湖形成，可见漂浮的假脂肪母细胞（图 2-3-24C），黏液样区域内常伴有明显的中性粒细胞浸润。此外，部分区域可见含铁血黄素沉积（图 2-3-24D），部分病例内可见少量散在的图顿巨细胞。

少数病例可含有类似含铁血黄素沉着性纤维脂肪瘤性肿瘤（hemosiderotic fibrolipomatous tumor, HFLT）或软组织多形性玻璃样变性的血管扩张性肿瘤（pleomorphic hyalinizing angiectatic tumor, PHAT）区域，也可称为混杂性或杂合性肿瘤，此三类肿瘤在形态学上有一定的重叠，遗传学上也有一定的相似性。

2. 免疫组织化学　不具特异性。部分病例可表达CD34（图 2-3-25），不表达 α-SMA、desmin、CD15、CD30和 CD45。

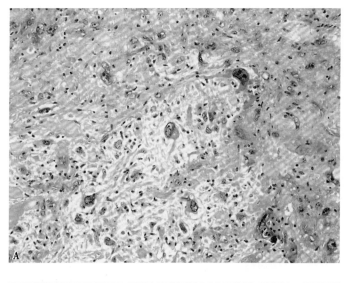
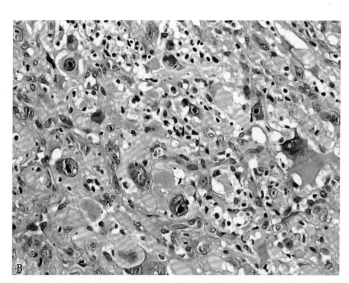
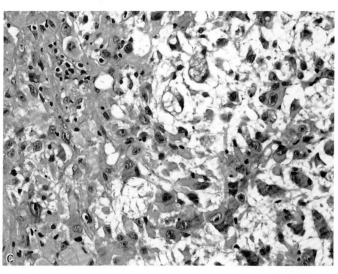
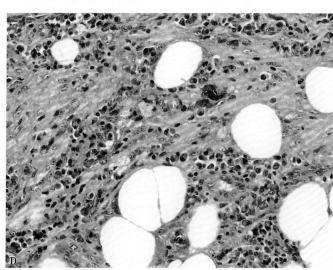

图 2-3-24　黏液炎性成纤维细胞性肉瘤的组织学特征

A. 黏液炎性纤维背景中可见散在的多边形或不规则形大细胞，HE×100；B. 上皮样或多边形大细胞含有明显的大核仁，HE×200；C. 可有黏液湖形成，可见假脂肪母细胞，HE×200；D. 部分区域可伴有含铁血黄素沉着，HE×200

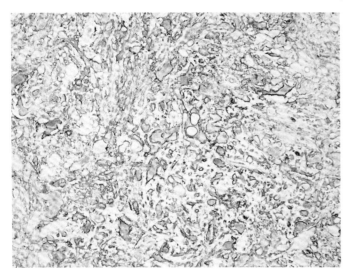

图 2-3-25 黏液炎性成纤维细胞性肉瘤的免疫组化
瘤细胞表达 CD34，IHC×200

【遗传学】

显示平衡性或非平衡性染色体易位 t（1；10）（p22；q24），导致 *TGFBR3*（1p22）和 *MGEA5*（10q24）基因重排，使得 *FGF8* 转录基因上调。可通过 FISH 检测。*TGFBR3* 和 *MGEA5* 基因重排也可见于 HFLT、混杂性 HFLT/MIFS 和混杂性 HFLT/PHAT。新近报道显示 MIFS 可有 *BRAF* 基因突变，但不见于 HFLT。此外，MIFS 还可有 3p11-12 扩增，导致 *VGLL3* 和 *CHMP2B* 表达上调。

【鉴别诊断】

1. **黏液纤维肉瘤** 多发生于中老年患者肢体近端，表现为浅表软组织内分叶状或结节状肿块，间质内含有大量的黏液，瘤细胞主要由轻 - 中度异型的梭形成纤维细胞组成，肿瘤内常可见弧线样血管，可含有实性区域，核分裂象易见，肿瘤内不见含有嗜酸性大核仁的上皮样或病毒样大细胞。

2. **炎性肌成纤维细胞瘤** 参见本章第七节。

3. **弥漫性腱鞘巨细胞瘤**（关节外色素性结节绒毛性滑膜炎） 常可见含有含铁血黄素沉着的绒毛状突起，肿瘤主要由增生的单核细胞组成，可见多少不等、散在分布的破骨细胞样多核巨细胞，肿瘤内不见含有大核仁的上皮样或多边形畸形细胞。

4. **淋巴结外霍奇金淋巴瘤** 多有结内霍奇金淋巴瘤病史，几乎不单独发生于肢端皮下，极少出现黏液样区域，也一般不见中心粒细胞浸润，病变内 R-S 细胞表达 CD15 和 CD30。

5. **其他** 包括增生性筋膜炎和浅表性 CD34 阳性成纤维细胞性肿瘤等。

（陈小岩 黄海建）

十三、婴儿纤维肉瘤

【定义】

婴儿纤维肉瘤（infantile fibrosarcoma，IFS）是一种发生于 1 岁以内新生儿和婴儿的成纤维细胞性肉瘤，常在局部呈浸润性生长，但极少发生转移，形态上可类似成人型纤维肉瘤，但细胞遗传学上具有特征性的染色体易位 t（12；15）（p13；q25），并形成 *ETV-NTRK*3 融合基因。部分病例可为先天性，也称先天性纤维肉瘤（congenital fibrosarcoma）。

【编码】

ICD-O   8814/3

ICD-11   XH7BC6

【临床特征】

（一）流行病学

1. **发病率** 少见，约占婴儿间叶性恶性肿瘤的 12%。

2. **发病年龄** 多发生于 1 岁以内新生儿和婴儿，约半数为先天性（36%～80%），可于产前检查时发现。

3. **性别** 男婴略多见。

（二）部位

多发生于远端肢体，浅表或深部软组织，也可发生于躯干和头颈部，内脏较少发生。

（三）症状

表现为生长迅速的肿块，可形成巨大肿块，与婴儿肢体比例极不协调。表皮可有水肿或溃疡形成。

（四）治疗

将肿瘤完整性切除，并使各切缘阴性。术前化疗可能会有一定的疗效。

（五）预后

预后相对较好，经规范化治疗（如手术联合化疗）后 10 年生存率为 90%，病死率 <5%，主要因局部浸润性生长的肿瘤累及重要解剖结构所致。局部复发率 25%～40%，多因切除不净所致。转移率 8%～15%。文献上也有自发性消退的报道。对具有 NTRK 重排不能手术或采用经典治疗手段难以处理的病例，可尝试 NTRK 抑制剂（拉罗替尼或恩曲替尼）。

【病理变化】

（一）大体特征

境界不清，分叶状，体积常较大，最大径可达 30cm，中位直径 5～6cm，切面呈灰白色、粉红色或灰红色，鱼肉状，可伴有出血、坏死、黏液样变或囊性变。

（二）镜下特征

1. **组织学特征** 肿瘤常呈浸润性生长，包括浸润邻近的脂肪组织和肌肉组织。肿瘤由长条束状、交织状、片状或鱼骨样排列的梭形细胞至分化较为原始的卵圆形细胞组成（图2-3-26A、2-3-26B），局部可显示血管外皮瘤样结构（图2-3-26C）。瘤细胞形态相对较为一致，无明显的多形性，可见核分裂象，并可很活跃。一些病例可主要由卵圆形至圆形细胞组成（图2-3-26D）。其他形态包括间质内伴有慢性炎症细胞浸润、间质胶原化、局灶性坏死、黏液样变性、髓外造血、钙化和含有类似肌纤维瘤样区域等。术前经过治疗的病例可显示广泛的纤维化，瘤细胞稀少呈瘢痕样改变。

2. **免疫组织化学** 主要表达vimentin，可局灶表达CD34和α-SMA。新近报道显示，伴有*NTRK*重排的婴儿纤维肉瘤可表达panTRK。

【遗传学】

具有特征性的染色体易位t（12；15）（p13；q25），并形成*ETV-NTRK3*融合基因，少数病例形成*EML4-NTRK3*融合基因，可通过RT-PCR或FISH检测。此种遗传学异常也可见于富于细胞性中胚叶肾瘤和少数*KIT/PDGFRA*野生型胃肠道间质瘤。少数病例涉及*NTRK1*（伴侣基因包括*TPM3*、*LMNA*、*TPR*、*SQSTM1*和*MIR584F1*）、*NTRK2*、*BRAF*和*MET*重排。

【鉴别诊断】

1. **梭形细胞滑膜肉瘤** 偶可发生于新生儿，形态上与婴儿纤维肉瘤有时较难区分，需借助免疫组化和分子检测。

2. **婴儿纤维瘤病** 临床表现与婴儿纤维肉瘤有时不同，一般不会在短期内形成累及肢体的巨大肿块，镜下瘤细胞密度低，异型性也不明显，分子检测显示无*ETV6-NTRK3*融合基因或*ETV6*基因重排。

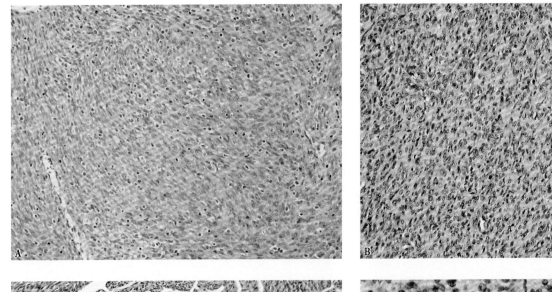

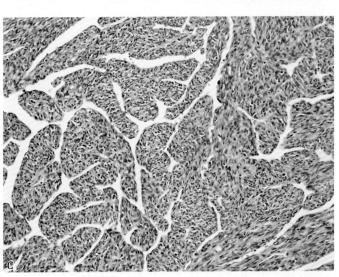
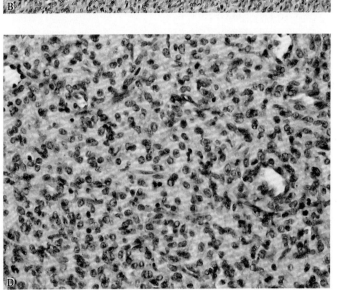

图2-3-26 婴儿纤维肉瘤的组织学特征

A. 胖梭形至卵圆形瘤细胞呈条束状排列，间质内可见淋巴细胞，HE×100；B. 肿瘤细胞呈片状分布，HE×100；C. 瘤细胞可呈血管外皮瘤样排列，HE×100；D 一些病例主要由卵圆形至圆形细胞组成，HE×200

3. 婴儿肌纤维瘤　常显示双相性生长结构，包括分化较好的嗜伊红色结节、梭形细胞条束和片状原始幼稚性区域，前者常表达 α-SMA，后者可呈血管外皮瘤样排列。

4. 婴儿横纹肌纤维肉瘤　形态上与婴儿纤维肉瘤难以区分，免疫组化标记显示局灶瘤细胞表达 desmin 和 myogenin。

5. 梭形细胞横纹肌肉瘤　多发生于儿童和青少年睾丸旁和头颈部，瘤细胞表达 desmin、myogenin 和 MyoD1。

6. *NTRK* 重排梭形细胞肿瘤　瘤细胞弥漫性表达 panTRK，分子检测显示 *NTRK1* 基因重排而无 *ETV6* 基因重排的婴儿纤维肉瘤实际上属于 *NTRK* 重排梭形细胞肿瘤。

（徐如君）

第四节　恶 性 肿 瘤

一、成人纤维肉瘤

【定义】

成人纤维肉瘤（adult-type fibrosarcoma）是一种由成纤维细胞组成的恶性肿瘤，可伴有多少不等的胶原纤维，瘤细胞常呈鱼骨样或人字形排列。纤维肉瘤属于一种排除性诊断，即在诊断之前需除外其他类型的梭形细胞肉瘤。

【编码】

ICD-O　　8810/3

ICD-11　　XH4EP1

【临床特征】

（一）流行病学

1. 发病率　按照严格的诊断标准，纤维肉瘤在成人软组织肉瘤中的所占比例<1%。

2. 发病年龄　主要发生于中老年人，中位年龄 50 岁。

3. 性别　男性稍多见，但无明显的差异。

（二）部位

多发生于肢体、躯干和头颈部深部软组织。发生于皮肤者多为纤维肉瘤型隆突性皮肤纤维肉瘤，发生于胸膜或盆腔者可能为恶性孤立性纤维性肿瘤，发生于腹膜后者可能为去分化脂肪肉瘤。

（三）症状

无特异性，多表现为深部软组织肿块，可伴有疼痛，或为无痛性。

（四）治疗

将肿瘤完整性切除，并使各切缘阴性。

（五）预后

肿瘤恶性度高，易复发，依据不同分化程度，复发率为 12%～79%，5 年生存率 55%，1/4 病例可从低级别向高级别转化。转移以肺和骨多见，淋巴结转移少见，影响预后的主要因素目前还不清楚，以往文献认为与肿瘤大小、深浅、异型性和切缘等相关。

【病理变化】

（一）大体特征

椭圆形或结节状肿块，直径 2～20cm，中位直径 6.5cm，质地多坚韧，切面呈灰白色或灰褐色，肿瘤较大者可伴有出血和坏死。

（二）镜下特征

1. 组织学特征　由形态相对一致的梭形成纤维细胞组成，核深染，胞质较少，常可见核分裂象，但在病例之间可多少不等。瘤细胞呈长条束状排列，常显示特征性的鱼骨样、人字形或肩章样排列（图 2-4-1A），偶也可排列成交织状或席纹状，瘤细胞间可见多少不等的胶原纤维（图 2-4-1B），可为纤细的胶原纤维丝，也可为粗大胶原纤维，类似瘢痕疙瘩，部分病例可伴有明显的玻璃样变性。一些病例可含有轻度异型的区域，类似纤维瘤病，但瘤细胞仍显示一定程度的异型性。

2. 免疫组织化学　主要表达 vimentin，可局灶表达 α-SMA，不表达 EMA、AE1/AE3、CD34、STAT6、desmin、MyoD1、S-100 蛋白和 SOX10，H3K27me3 无缺失性表达。

【遗传学】

1 例诊断严格的成人纤维肉瘤显示 *STRN3-NTRK3* 融合基因，1 例类似纤维肉瘤型 DFSP 的病例显示 *EML4-NTRK3* 融合基因，提示部分病例可能属于 *NTRK* 重排梭形细胞肿瘤。

【鉴别诊断】

1. 梭形细胞滑膜肉瘤　瘤细胞核可呈卵圆形，染色质相对较为均匀。免疫组化标记显示可灶性表达 EMA 和 AE1/AE3，如上皮标记为阴性，瘤细胞也常弥漫性表达 bcl-2 和 CD99，并常表达 calponin，FISH 检测显示 *SS18*（*SYT*）基因易位。

2. 恶性周围神经鞘膜瘤　镜下形态可类似纤维肉瘤，但肿瘤常发生于神经纤维瘤病基础上，或肿瘤发生与神经关系密切。肿瘤常显示交替的细胞密集和疏松黏液样区域，类似黑白相间的大理石花纹样，血管周围常有瘤细胞聚集，一些病例中还可见低级别区域（常可表达 S-100 蛋白和 SOX10），高级别区域可灶性表达 S-100 蛋白，可为阴性，H3K27me3 表达缺失。

3. 梭形细胞未分化肉瘤　肿瘤主要由梭形细胞组成，但瘤细胞显示有明显的多形性，如多形性明显时则诊

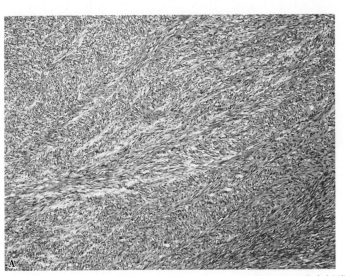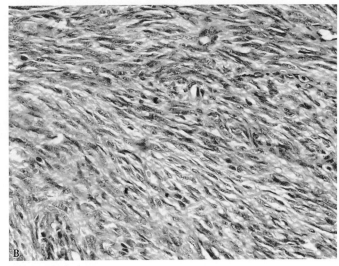

图 2-4-1　成人纤维肉瘤的组织学特征

A. 肿瘤细胞呈人字形或鱼骨样排列,HE×100; B. 瘤细胞间可见纤细的胶原纤维丝,核分裂象易见,HE×200

断为多形性未分化肉瘤。

4. 高级别梭形细胞横纹肌肉瘤　镜下形态与纤维肉瘤较难区分,需借助 desmin、MyoD1 和 myogenin 标记。

5. 梭形细胞恶性黑色素瘤　恶性黑色素瘤偶可由形态相对一致的梭形细胞组成,易被误诊为梭形细胞肉瘤,但瘤细胞常弥漫性表达 S-100 蛋白和 SOX10,并可程度不等的表达 HMB45 等其他色素细胞标记。

6. 纤维肉瘤型隆突性皮肤纤维肉瘤(FS-DFSP)　多发生于浅表皮肤,常有既往 DFSP 手术病史,部分病例中也可见经典的 DFSP 区域。对原发性且无经典 DFSP 区域的病例,如 CD34 标记有阳性表达(常为灶性或弱阳性),可提示 FS-DFSP 的诊断,如 CD34 标记为阴性,则可借助 FISH 检测 *PDGFB* 基因易位帮助明确诊断。

7. 恶性孤立性纤维性肿瘤(SFT)　与 FS-DFSP 相似,纤维肉瘤区域可失表达 CD34,但既往有 SFT 病史,或肿瘤含有 SFT 区域,可提示恶性 SFT 的诊断。必要时加做 RT-PCR 检测 *NAB2-STAT6* 融合性基因。

8. 其他　包括肉瘤样癌(梭形细胞癌)、富于细胞性纤维组织细胞瘤、富于细胞性神经鞘瘤、肌成纤维细胞性肉瘤、侵袭性纤维瘤病和高级别黏液纤维肉瘤等。

(徐如君)

二、放疗后纤维肉瘤

【定义】

放疗后纤维肉瘤(post-radiation fibrosarcoma)符合以下条件:肿瘤发生于接受放疗的部位(放射野内);接受放疗后经过 4~15 年潜伏期;肿瘤具有纤维肉瘤的形态特点;肉瘤旁组织具有放射损害的病变。

【临床特征】

(一)流行病学

1. 发病率　少见。

2. 发病年龄　主要发生于中老年人。

3. 性别　无明显差异。

(二)部位

接受放疗的部位(放射野内),以头颈部(包括鼻腔)较为常见。

(三)症状

局部软组织肿块或占位,根据肿瘤所处部位可伴有相应的症状。

(四)治疗

如有手术机会,将肿瘤完整性切除,并使各切缘阴性。

(五)预后

放疗后肉瘤是高度恶性肿瘤,生存期平均为 17.5 个月,对放疗和化疗不敏感,很少能治愈,预后差。

【病理变化】

与成人型纤维肉瘤相同(图 2-4-2)。

【遗传学】

有文献报道 *p53* 的突变是放疗后肉瘤发生的原因,而原发于软组织的纤维肉瘤 *p53* 的突变率较低。Mertens 等报道 3 号染色体重组的高频率性。然而特异的细胞遗传学方面的畸变还没有检测到。有学者认为放疗后纤维肉瘤发生与 *RET* 癌基因重排有关。

【鉴别诊断】

需除外原肿瘤复发。其他与成人型纤维肉瘤相同。

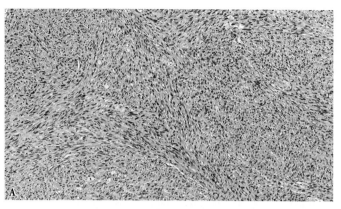

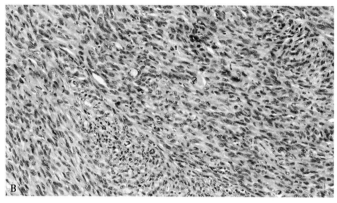

图2-4-2 放疗后纤维肉瘤的组织学特征

A. 梭形瘤细胞呈束状和交织状排列，HE×100；B. 瘤细胞明显异型，深染，可见核分裂，HE×200

（陈小岩）

三、烧伤瘢痕性纤维肉瘤

【定义】

烧伤瘢痕性纤维肉瘤（fibrosarcoma arising from a burn scar）是与热损伤相关的纤维肉瘤。

【临床特征】

（一）流行病学

1. **发病率** 少见。

2. **发病年龄** 3～71岁，中位年龄35.5岁。

3. **性别** 无明显差异。

（二）部位

四肢多见，极少发生于头颈部。

（三）症状

无症状，缓慢生长的肿块。

（四）治疗

广泛切除，高级别辅以放化疗。

（五）预后

5年生存率40%，血道转移常见于肺和骨骼。

【病理变化】

（一）大体特征

皮肤瘢痕下方锥形结节状肿块，大小不一，质地硬，

边界不清。

（二）镜下特征

与成人型纤维肉瘤相同（图2-4-3），由条束状或鱼骨样排列的梭形细胞组成，细胞形态相对一致，但有异型性，并可见核分裂象。

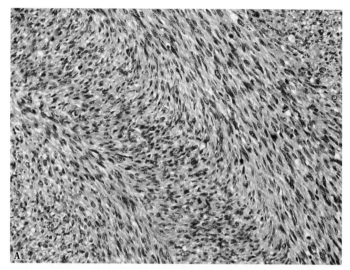

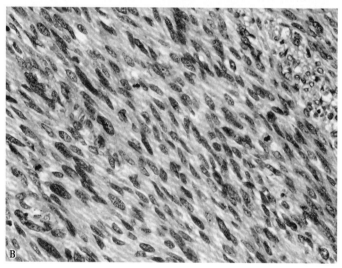

图2-4-3 烧伤瘢痕性纤维肉瘤的组织学特征

A. 梭形瘤细胞呈条束状排列，HE×200；B. 瘤细胞具有异型性，核分裂象易见，HE×400

【鉴别诊断】

由于烧伤瘢痕所致的纤维肉瘤极少见，而烧伤后引起的促结缔组织增生性鳞状细胞癌或基底细胞癌更常见，恶性黑色素瘤也可见于烧伤瘢痕上，需注意鉴别。

（徐如君）

四、黏液纤维肉瘤

【定义】

黏液纤维肉瘤（myxofibrosarcoma，MFS）是指间质伴有程度不等黏液样变性的成纤维细胞性恶性肿瘤，不同病例在瘤细胞密度、瘤细胞多形性和黏液样基质上有程度不

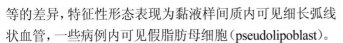

等的差异,特征性形态表现为黏液样间质内可见细长弧线状血管,一些病例内可见假脂肪母细胞(pseudolipoblast)。

【编码】

ICD-O 8811/3

ICD-11 XH8WH0

【临床特征】

(一)流行病学

1. 发病率 相对较为常见。

2. 发病年龄 主要发生于50～70岁间的中老年人,30岁以下极其罕见。

3. 性别 男性略多见。

(二)部位

好发生于肢体(下肢多于上肢),少数病例发生于躯干和头颈部,较少发生于手足、腹膜后和腹腔内。大多数病例(2/3)发生于浅表软组织(真皮深层和皮下),部分病例(1/3)位于筋膜下和肌肉内。

(三)症状

缓慢性生长的无痛性肿块。

(四)影像学

肿瘤常呈分叶状、多结节或浸润状分布,CT显示低密度病变,T_1WI为低至中等信号,T_2WI呈高信号。部分复发病例可见尾巴样征象,复发肿瘤常呈浸润状。

(五)治疗

将肿瘤完整性切除,并使各切缘阴性。在一些病例中辅助放疗可降低局部复发率。

(六)预后

局部复发率可达30%～40%。黏液纤维肉瘤Ⅰ级极少发生转移,但向Ⅱ～Ⅲ级的黏液纤维肉瘤转化时可具有转移潜能。Ⅱ～Ⅲ级黏液纤维肉瘤的转移率为20%～35%,常转移至肺、骨和区域淋巴结等。总的5年生存率为60%～70%。高龄患者、肿瘤体积大、位置深、组织学分级高和切缘阳性者预后不佳。上皮样黏液纤维肉瘤侵袭性相对较高,局部复发率为70%,转移率为50%。

【病理变化】

(一)大体特征

肿瘤多位于皮下组织内,多结节状,并常与表皮平行,直径可从3cm到10cm以上,切面呈胶冻状。少数位于深部肌肉组织内,体积较大,且结节状外形不明显,常向周围组织浸润性生长。中至高度恶性的肿瘤可见坏死。

(二)镜下特征

1. 组织学特征 根据肿瘤内黏液性区域的比例、瘤细胞的丰富程度、瘤细胞异型性和核分裂象,将黏液纤维肉瘤分为Ⅰ级(低度恶性)、Ⅱ级(中度恶性)和Ⅲ级(高度恶性)三种组织学分级。

(1)黏液纤维肉瘤Ⅰ级:低倍镜下,肿瘤呈多结节状(图2-4-4A),结节之间为纤细而不完整的纤维组织间隔,结节内含大量透明质酸的黏液样基质,可见细长曲线状或弧线状血管(图2-4-4B)。瘤细胞密度低,瘤细胞主要由梭形细胞或星状细胞组成,排列紊乱或呈条束状排列,瘤细胞周界不清,胞质常呈淡嗜伊红色,核深染,有轻度异型(图2-4-4C),核分裂象少见,常见假脂肪母细胞(图2-4-4D、2-4-4E),胞质内含黏液,阿辛蓝(AB)染色阳性。部分病例可见核深染的多核性瘤细胞或畸形瘤细胞。除弧线状血管外,也可见丛状或分支状血管网(图2-4-4F)。

(2)黏液纤维肉瘤Ⅱ级:瘤细胞密度增高,有明显的多形性和异型性,并可见核分裂象(包括病理性),间质黏液样,无弥漫成片的实质性区域(图2-4-4G、2-4-4H)。

(3)黏液纤维肉瘤Ⅲ级:肿瘤的大部分区域呈实质性,由梭形细胞和多形性细胞组成致密排列,核分裂象易见(包括病理性核分裂象),形态学上类似经典的纤维肉瘤或多形性未分化肉瘤,但肿瘤内仍可见Ⅰ～Ⅱ级黏液纤维肉瘤区域,包括弧形血管(图2-4-4I)。

(4)上皮样黏液纤维肉瘤:除经典的黏液纤维肉瘤区域外,肿瘤内可见成簇或片状分布的上皮样瘤细胞,胞质嗜伊红色,核呈圆形,染色质呈空泡状,可见明显的核仁,可见核分裂象(包括病理性)(图2-4-4J)。一些复发病例可完全由片状实性分布的上皮样瘤细胞组成,黏液样区域不明显,需结合前次手术病理切片明确诊断。

2. 免疫组织化学 多数梭形细胞表达vimentin,可局灶表达α-SMA、MSA和CD34,不表达AE1/AE3、desmin和S-100蛋白,H3K27me3无缺失性表达。此外,新近报道显示,65%的病例可表达claudin 6(CLDN 6),而良性黏液性肿瘤不表达,对鉴别诊断有一定的帮助。

【遗传学】

大部分病例显示高度复杂的核型,特别是高度恶性肿瘤和局部复发病例中。一些基因突变或扩增如*CDKN2A*、*CCND1*、*CCNE1*、*EGFR*、*EPHA3*、*EPHB1*、*FGFR1*、*JUN*、*NF1*、*RB1*、*RET*、*TP53*、*CCNE1*、*KIT*、*EGFR*、*RET*、*BRAF*、*NTRK2*等也多见于转移性和复发性肿瘤或高度恶性肿瘤中。

【鉴别诊断】

1. 低度恶性纤维黏液样肉瘤 好发于年轻人,肿瘤由交替性分布的黏液样区和纤维性区域组成,瘤细胞常呈漩涡状排列,瘤细胞异型性不明显,也无多形性,核分裂象罕见,黏液样区域内无假脂肪母细胞,部分病例中可见巨菊形团。免疫组化标记显示,瘤细胞表达MUC4,分子检测可显示*FUS-CREB3L2*融合性基因或*FUS*基因易位。

2. 富于细胞性黏液瘤 可发生于浅表、肌肉内或关

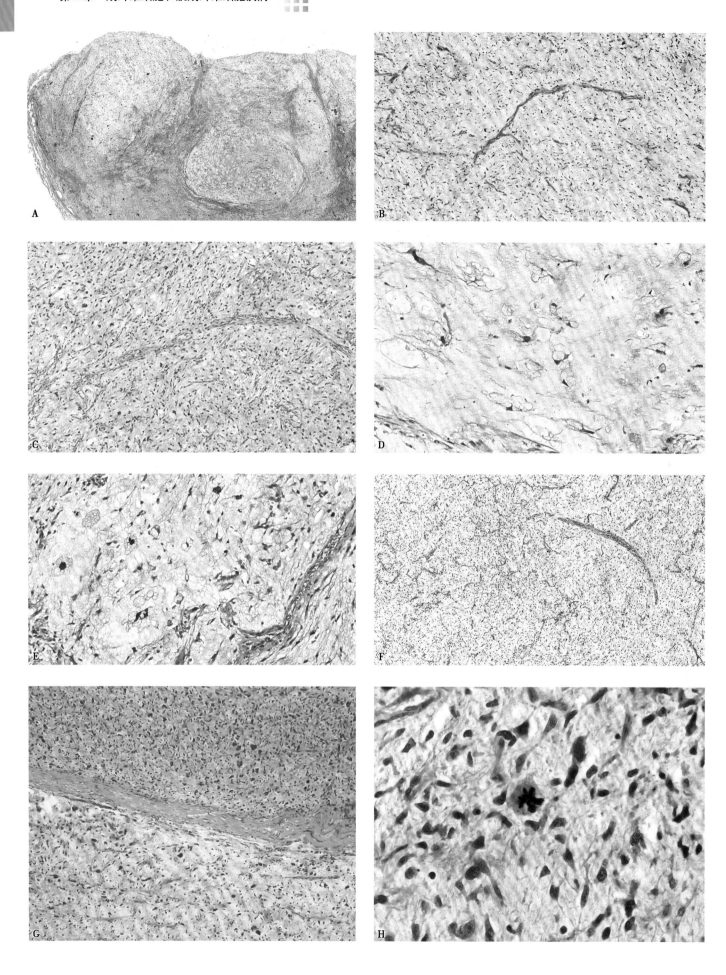

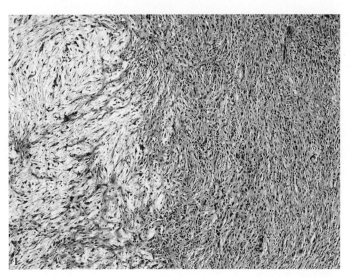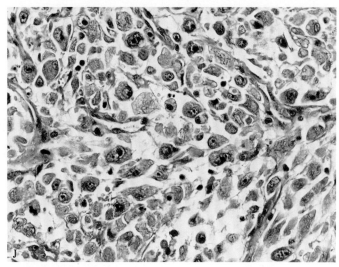

图 2-4-4　黏液纤维肉瘤的组织学特征

A. 肿瘤呈结节状，HE×20；B. 轻度异型梭形细胞，黏液样间质，弧线形血管，HE×100；C. 轻度异型梭形细胞，黏液样间质，弧线形血管，HE×100；D. 假脂肪母细胞，胞质内含黏液，HE×200；E. 假脂肪母细胞，胞质内含黏液，HE×200；F. 可见丛状或分支状血管网，HE×100；G. 肿瘤细胞密集区密度增加，核异型性增加，HE×100；H. 可见病理性核分裂，HE×400；I. 黏液纤维肉瘤Ⅲ级，可见实性区域，HE×100；J. 上皮样黏液纤维肉瘤，HE×400

节旁，瘤细胞无异型性和多形性，核分裂象罕见，无弧线样血管。肌内黏液瘤可有 *GNAS* 基因活化突变。

3. 黏液样脂肪肉瘤　好发于中年人的大腿和腘窝，肿瘤位置深。肿瘤内含有纤细丛状或分支状血管网，有诊断性脂肪母细胞，AB 染色有助于识别假脂肪母细胞。细胞遗传学显示，90% 以上的病例含有 t（12；16）（q13；p11），FISH 可检测出 *DDIT3* 基因易位。

4. 黏液性神经纤维瘤　神经纤维瘤为良性肿瘤，常边界不清，伴黏液变性，但缺乏弧线状血管及假脂肪母细胞样的肿瘤细胞，瘤细胞表达 S-100 蛋白和 SOX10。

5. 结节性筋膜炎　瘤细胞形态相对一致，常呈交织状、杂乱状或 S 形排列，间质内常见红细胞外渗为特征，多数病例背景疏松，常见腔隙或微囊，免疫组化标记显示梭形细胞表达 α-SMA，FISH 检测可显示 *USP6* 基因易位。

6. 黏液炎性成纤维细胞性肉瘤　多发生于肢端，虽也可见梭形细胞成分，黏液湖及假脂肪母细胞，但肿瘤内常可见含有明显大核仁的上皮样或多边形大细胞，类似节细胞、R-S 样细胞或病毒细胞，间质内常伴有明显的炎症细胞浸润。

7. 黏液样隆突性皮肤纤维肉瘤　发生于真皮内，瘤细胞形态较为一致，呈短梭形或星状，无明显的多形性，瘤细胞常可弱阳性表达 CD34，FISH 检测可显示有 *PDGFB* 基因易位。

8. 伴有黏液样变性的多形性未分化肉瘤　局部区域间质可伴有黏液样变性，但无弧线样血管。

（陈小岩）

五、低度恶性纤维黏液样肉瘤

【定义】

低度恶性纤维黏液样肉瘤（low-grade fibromyxoid sarcoma，LGFMS）是一种由异型性不明显的成纤维细胞所组成的低度恶性肿瘤，常由交替性或相间性分布的纤维性和黏液样区域组成，部分病例中可见巨菊形团结构，细胞遗传学显示特征性的染色体易位 t（7；16）（q34；p11）或 t（11；16）（p11；p11），形成 *FUS-CREB3L2* 或 *FUS-CREB3L1* 融合性基因。

【编码】

ICD-O　　8840/3
ICD-11　　XH4V76

【临床特征】

（一）流行病学

1. 发病率　相对较为少见。

2. 发病年龄　多发生于 30～40 岁间年轻人，但年龄范围较广，约 20% 病例可发生于 18 岁以下青少年。

3. 性别　无明显性别差异。

（二）部位

好发于下肢近端和躯干，其他部位如头颈部、上肢、胸腔、腹腔、结直肠、颅内、会阴等也可发生，多位于深部软组织，部分病例也可位于真皮或皮下，后者多见于儿童患者。

（三）症状

缓慢性生长的无痛性肿块，病程常 >1 年。

（四）治疗

将肿瘤完整性切除，并使各切缘阴性。在一些病例中辅助放疗可降低局部复发率。

（五）预后

低度恶性肿瘤，术后5年内复发率10%，转移率5%，但经长期随访，复发率和转移率相应增高。复发可发生在原发肿瘤切除多年之后（可长达45年），中位间隔5年，中位死亡时间为15年，故需注意长期随访。常见转移部位包括肺、胸膜和胸壁等。位于浅表者局部复发风险低，基本不发生转移。

【病理变化】

（一）大体特征

结节状肿块，直径1～23cm，界限较清，少数病例可见假包膜，切面灰白色，质韧，部分呈黏液样。

（二）镜下特征

1. 组织学特征　与侵袭性纤维瘤病相比，周界相对较为清楚，但部分病例可向邻近组织浸润性生长。低倍镜下显示，肿瘤由交替性或相间性分布的纤维性和黏液样区域组成（图2-4-5A），两种区域的比例因病例而异，少数病例可完全呈纤维性或黏液样（图2-4-5B）。纤维性区域内可见纤细的胶原纤维，黏液样区域内常可见弓形血管，瘤细胞可聚集在血管周围。间质偶可伴有钙化。

瘤细胞呈短梭形或卵圆形，核深染，异型性不明显或显示轻度的异型性，核分裂象罕见（图2-4-5C）。瘤细胞呈漩涡状、扭曲状或短束状（图2-4-5D），约40%的病例中可见巨菊形团结构，中央为略呈放射状排列的胶原纤维，周边为相对密集的圆形或卵圆形细胞（图2-4-5E、2-4-5F）。

少数病例内可含有类似硬化性上皮样纤维肉瘤区域（混杂性LGFMS/SEF）（图2-4-5G、2-4-5H），或含有原始未分化圆细胞成分（去分化LGFMS），后者多出现于复发性肿瘤中。

2. 免疫组织化学　瘤细胞表达MUC4（图2-4-6），部分病例可表达DOG1，一般不表达α-SMA和CD34等标记。

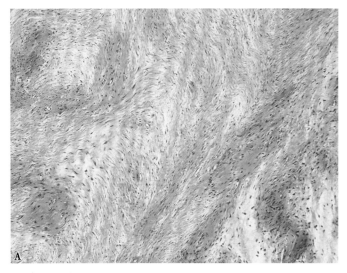

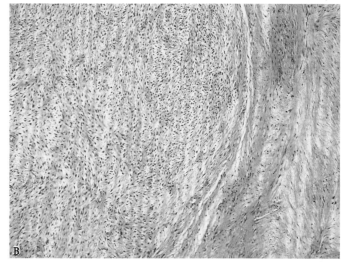

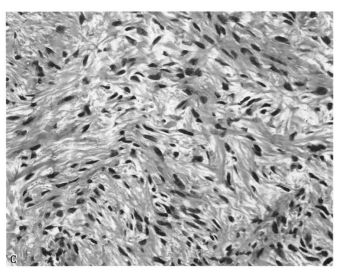

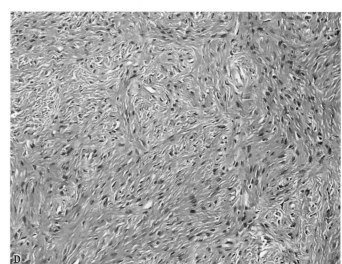

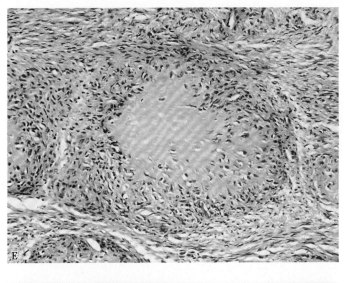
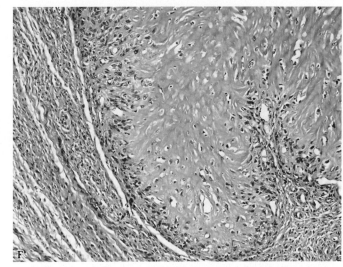
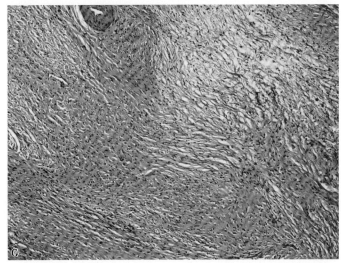
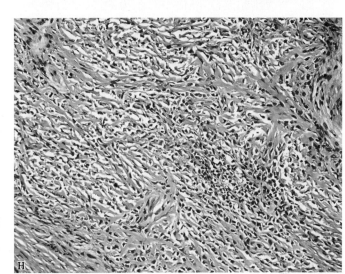

图 2-4-5　低度恶性纤维黏液样肉瘤

A. 由交替性分布的纤维性和黏液样区域组成，HE×40；B. 部分病例以黏液样区域为主，HE×40；C. 瘤细胞核深染，显示有轻度异型性，核分裂象罕见，HE×200；D. 瘤细胞呈漩涡状、扭曲状或短束状，HE×100；E. 部分病例中可见巨菊形团，中心为胶原纤维，HE×100；F. 巨菊形团周围为相对密集的圆形至卵圆形细胞，HE×100；G. 部分病例含有 SEF 样区域，HE×40；H. 混杂性 LGFMS/SEF 中的 SEF 区域，HE×100

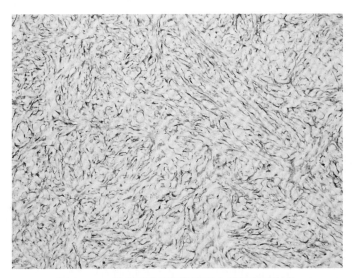

图 2-4-6　低度恶性纤维黏液样肉瘤的免疫组化
瘤细胞弥漫性表达 MUC4，IHC×100

【遗传学】

多数病例（75%）具有 t（7；16）（q33；p11），形成 *FUS-CREB3L2* 融合性基因，部分病例具有 t（11；16）（p11；p11），形成 *FUS-CREB3L1*，少数病例形成 *EWSR1-CREB3L1* 融合性基因。*FUS* 基因易位可通过 FISH 检测。

【鉴别诊断】

1. 侵袭性纤维瘤病　伴有黏液样变性的纤维瘤病可被误诊为 LGFMS，但纤维瘤病中的瘤细胞多呈纤细的梭形，并呈长条束状排列，常浸润至邻近脂肪和/或肌肉组织。免疫组化瘤细胞可灶性表达 α-SMA，并可表达 β-catenin，不表达 MUC4。分子检测可显示 β-catenin 基因突变，无 *FUS* 基因易位。

2. 富于细胞性黏液瘤　部分区域因瘤细胞相对较

为丰富，可呈纤维黏液样，可被误诊为 LGFMS，但瘤细胞呈纤细梭形，无异型性，常呈条束状排列，瘤细胞不表达 MUC4。

3. 神经束膜瘤　镜下形态可相似 LGFMS，但瘤细胞表达 EMA、GLUT-1 和 claudin-1，并可表达 CD34，不表达 MUC4，FISH 检测无 *FUS* 基因易位。

4. 黏液纤维肉瘤Ⅰ级　多发生于中老年人，肿瘤多呈结节状，结节之间为纤维性间隔，瘤细胞有一定的异型性和多形性，有时可见假脂肪母细胞，瘤细胞不表达 MUC4。

5. 硬化性上皮样纤维肉瘤（SEF）　也可含有少量 LGFMS 区域，部分病例为混杂性 SEF/LGFMS，瘤细胞也表达 MUC4，但纯的 SEF 多显示 *EWSR1-CREB3L1* 融合基因，混杂性 SEF/LGFMS 多显示为 *FUS-CREB3L2* 融合基因。

6. 其他肿瘤　包括黏液样脂肪肉瘤、混杂性神经鞘膜肿瘤、伴有黏液样变性的孤立性纤维性肿瘤、结节性筋膜炎和神经纤维瘤等。

（徐如君）

六、硬化性上皮样纤维肉瘤

【定义】

硬化性上皮样纤维肉瘤（sclerosing epithelioid fibrosarcoma，SEF）是纤维肉瘤的一种特殊亚型，由穿插于致密玻璃样变（硬化性）胶原基质中呈条索状排列的上皮样瘤细胞组成，与 LGFMS 相似，瘤细胞也表达 MUC4，细胞遗传学上可显示 *EWSR1-CREB3L1* 融合性基因，部分病例可为混杂性 SEF/LGFMS，与 LGFMS 构成纤维硬化性瘤谱。

【编码】

ICD-O　　8840/3

ICD-11　XH4BT2

【临床特征】

（一）流行病学

1. 发病率　少见。

2. 发病年龄　多发生于成年人，发病高峰为 30～60 岁，中位年龄为 45 岁，年龄范围为 14～87 岁。

3. 性别　无明显性别差异。

（二）部位

多发生于下肢带（臀部和大腿根部）的深部软组织内，其次可发生于躯干（胸壁和背部），部分病例位于上肢／上肢带（肩部和腋窝）和头颈部。偶尔发生于颅骨、脊柱旁、后腹膜、肾脏、盆腔、阴茎根部或骨等部位。

（三）症状

多数病例表现为深在性局部缓慢性增大的肿块，1/3 病例近期内明显增大并伴有疼痛。术前病程数月至数年。

（四）影像学

CT 或 MRI 检查显示肿瘤中心大部分区域呈低密度或低信号，周围呈中等至高密度或高信号。与组织学细胞分布情况相对应。

（五）治疗

将肿瘤完整性切除，并使各切缘阴性。一些病例辅助放化疗可能会降低局部复发率和转移率。

（六）预后

SEF 是一种低至中度恶性的纤维肉瘤，局部复发率可＞50%，转移率可高达 80%，死亡率为 25%～57%。常转移至肺、骨、心、脑、肾和胸壁。5 年生存率为 43%～75%。肿瘤体积较大位置较深并浸润骨膜或骨组织，或肿瘤位于颅内，提示预后较差。肿瘤位于躯干、体积大以及男性患者预后较差。

【病理变化】

（一）大体特征

肿瘤境界相对清楚，呈结节或分叶状，无包膜局部浸润周边软组织，直径 5～22cm，平均直径 7～10cm，切面灰白色，质韧或有弹性，偶尔可见黏液样变或伴有囊性变，有些病例因局灶钙化而使切面具有砂砾感。但出血或坏死均不常见。

（二）镜下特征

1. 组织学特征　以间质内含有大量致密的玻璃样变胶原纤维为特征（图 2-4-7A），一些病例瘤细胞稀少而富于硬化性间质（图 2-4-7B）。少数病例间质内可见钙化或骨化，但坏死少见。

在硬化性间质内可见条索状排列的上皮样瘤细胞（图 2-4-7C），胞质淡染或淡嗜伊红色，核呈卵圆形或不规则形而有棱角（图 2-4-7D），瘤细胞异型性不明显，核分裂象罕见。除呈单排的条索状或列兵样排列外，瘤细胞还可呈巢状或簇状排列，失去黏附时可形成假腺泡状或假腔隙样结构。

部分病例可含有经典纤维肉瘤样区域，或含有 LGFMS 样区域（混杂性 SEF/LGFMS）（图 2-4-7E、2-4-7F）。

2. 免疫组织化学　瘤细胞表达 MUC4（图 2-4-8），部分病例可灶性或弱表达 EMA，不表达 AE1/AE3、CD34、S-100 蛋白、α-SMA 和 desmin。

【遗传学】

多数病例显示 *EWSR1-CREB3L1* 融合性基因（＞60%），10% 病例显示 *FUS* 重排。混杂型病例可显示 *FUS-CREB3L2* 融合性基因。

【鉴别诊断】

1. 转移性癌　临床有癌病史，瘤细胞异型性明显，

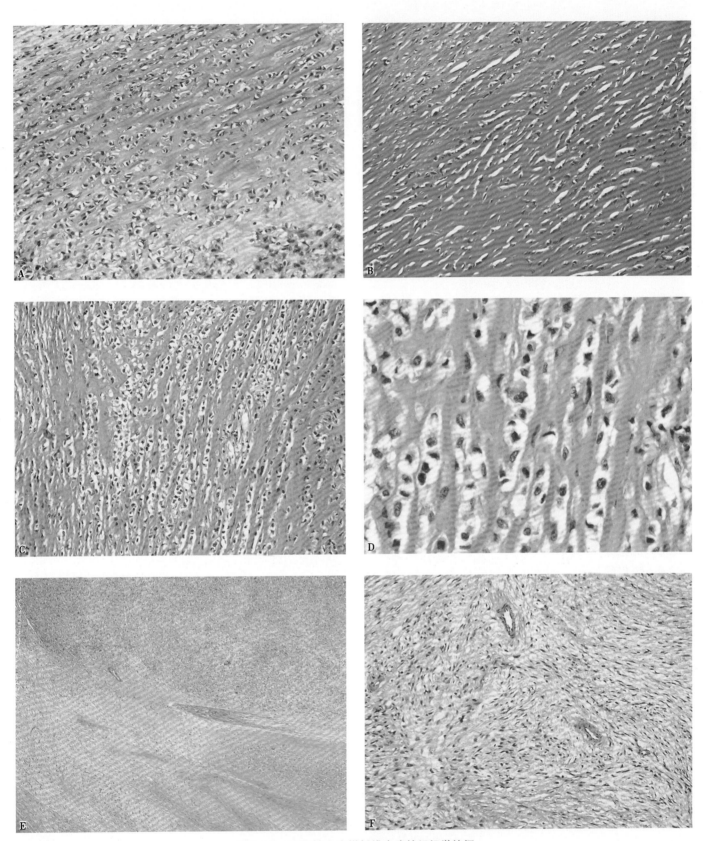

图 2-4-7　硬化性上皮样纤维肉瘤的组织学特征

A. 肿瘤以间质内含有大量致密的玻璃样变胶原纤维为特征，HE×100；B. 瘤细胞稀少，间质内含有大量玻璃样变胶原纤维，HE×100；
C. 瘤细胞呈条索状分布于胶原纤维之间，HE×100；D. 瘤细胞胞质淡染，核呈卵圆形或不规则而有棱角，HE×400；E. 部分病例含有
LGFMS 样区域，HE×40；F. 混杂性 SEF/LGFMS 中的 LGFMS 区域，HE×100

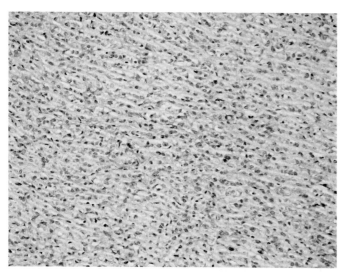

图 2-4-8 硬化性上皮样纤维肉瘤
瘤细胞表达 MUC4，IHC×100

核分裂象易见，癌细胞强阳性表达上皮性标记 CK 和相应癌肿标记物等。

2. 低度恶性纤维黏液样肉瘤 可含有类似 SEF 区域，但其他区域显示混杂或交替分布的纤维性和黏液样区域，瘤细胞呈短梭形或卵圆形，核深染，常呈漩涡状或杂乱交织状排列。

3. 硬化性横纹肌肉瘤 由分化较为原始的圆形或卵圆形细胞组成，核分裂象易见，瘤细胞呈条束状、小巢状、小簇状、小腺泡或假腔隙样排列，间质内常含有丰富的胶原纤维，可伴有玻璃样变性，明显时可类似骨样组织或软骨样基质，免疫组化标记显示瘤细胞弥漫性表达 MyoD1，不表达 MUC4。

4. 硬化性神经束膜瘤 多发生于手，大量胶原纤维间可见条索状或小巢状排列的圆形或卵圆形细胞，核形规则，染色质呈空泡状，常可见小核仁，核分裂象罕见或无，免疫组化标记显示，瘤细胞表达 EMA、GLUT1 和 claudin-1，不表达 MUC4。

5. 其他 包括硬化性淋巴瘤、孤立性纤维性肿瘤、骨化性纤维黏液样肿瘤、腺泡状横纹肌肉瘤、软组织透明细胞肉瘤、侵袭性纤维瘤病和骨外骨肉瘤等。

（陈小岩）

参 考 文 献

1. Caspi D, Fishel R, Varon M, et al. Multisystem presentation ofeosinophilic fasciitis. Rheumatol Rehabil, 1982, 21: 218.

2. Endo Y, Tamura A, Matsushima Y, et al. Eosinophilicfasciitis: report of two cases and a systematic review of theliterature dealing with clinical variables that predictoutcome. Clin Rheumatol, 2007, 26(9): 1445-1451.

3. Killen JW, Swift GL, White RJ. Eosinophilic fasciitis with pulmonary and pleural involvement.PostgradMed J, 2000, 76: 36-37.

4. Lebeaux D, Frances C, Barete S, et al. Eosinophilic fasciitis (Shulman disease): new insights into the therapeuticmanagement from a series of 34 patients. Rheumatology Oxford, 2012, 51(3): 557-561.

5. Leon Barnes, Gerald P. Rodnan, et al. Eosinophilic fasciitis: a pathologic study of twenty cases. Am J Path, 1979(2): 493-518.

6. Moriguchi M, Temi C, Kuroki S, et al. Eosinophilic fasciitiscomplicated with peripheral polyneumpathy. Intern Med, 1998, 37: 417-420.

7. Shulman LE. Diffuse fasciitis with eosinophilia: a new syndrome?. Trans Assoc Am Physicians, 1975, 88: 70-86.

8. Shulman LE. Diffuse fasciitis with hypergammaglobulinemia and eosinophilia: a new syndrome ? J Rheumatol 1(Suppl), 1974: 46.

9. 朝焰, 庄彦, 林立人. 嗜酸性筋膜炎累及膀胱致大量血尿一例. 中华内科杂志, 2005, 44(9): 647.

10. 文振华, 李敬扬. 食管受累的嗜酸性筋膜炎一例. 中华风湿病学杂志, 2011, 15(9): 653-654.

11. 杨丽君, 苌新民. 嗜酸性筋膜炎致多器官受累 1 例. 中国腹部疾病杂志, 2001, 1(5): 453-454.

12. Boh EE, Al-Smadi RM.Cutaneous manifeststations of gastrointestinal diseases. Dermatol Clin, 2002, 20(3): 553-546.

13. Childers B J, Potyondy L D, Nachreiner R, et al. Necrotizing fasciitis: a fourteen-year retrospective study of 163 consecutive patients. Am Surg, 2002, 68(2): 109-116.

14. Kao LS. Local variations in the epidemiology, microbiology, and outcomeof necrotizing soft-tissue infections: a multicenter study. Am J Surg, 2011, 202(2): 139-145.

15. Lancerotto L, Tocco I, Salmaso R, et al. Necrotizing fasciitis: classification, diagnosis, and management. J Trauma Acute Care Surg, 2012, 72(3): 560-566.

16. Leyva P, Herrero M, Eslava JM, et al. Cervical necrotizingfasciitis and diabetic ketocidosis: Literature reviewand case report. Int J Oral Maxillofac Surg, 2013, 42(12): 1592-1595.

17. Mills MK. Outcomes from treatment of necrotizing soft-tissue infections: results from the National Surgical Quality Improvement Programdatabase. Am J Surg, 2010, 200(6): 790-796.

18. Sorensen MD, Krieger JN, Rivara FP, et al. Fournier's Gangrene: population based epidemiology and outcome. J Urol, 2009, 181(5): 2120-2126.

19. Wall DB, Klein SR, Black S, et al. A simple model to help distinguish necrotizing fasciitis from nonnecrotizing soft tissue infection. J Am Coll Surg, 2000, 191(3): 227-231.

20. Wong C H, Chang H C, Pasupathy S, et al. Necrotizing fasciitis: clinical presentation, microbiology, and determinants of mortality. J Bone Joint Surg Am, 2003, 85(8): 1454-1460.

21. Amary MF, Ye H, Berisha F, et al. Detection of USP6 gene rearrangement in nodular fasciitis: An important diagnostic tool. Virchows Arch, 2013, 463 (1): 97-98

22. Carter JM, Wang X, Dong J, et al. USP6 genetic rearrangements in cellular fibroma of tendon sheath. Mod Pathol, 2016, 29 (8): 865-869.

23. Gibson TC, Bishop JA, Thompson LD. Parotid gland nodular fasciitis: a clinicopathologic series of 12 cases with a review of 18 cases from the literature. Head Neck Pathol, 2015, 9 (3): 334-344.

24. Hornick JL, Fletcher CD. Intraarticular nodular fasciitis--a rare lesion: clinicopathologic analysis of a series. Am J Surg Pathol, 2006, 30 (2): 237-241.

25. Lu L, Lao IW, Liu X, et al. Nodular fasciitis: a retrospective study of 272 cases from China with clinicopathologic and radiologic correlation. Ann Diagn Pathol, 2015, 19 (3): 180-185.

26. Paliogiannis P, Cossu A, Palmieri G, et al. Breast Nodular Fasciitis: a comprehensive review. Breast Care (Basel), 2016, 11 (4): 270-274.

27. Yano K, Kazuki K, Yoneda M, et al. Intraneural nodular fasciitis of the median nerve: case report and literature review. J Hand Surg Am, 2011, 36 (8): 1347-1351.

28. 陈军, 叶新青, 李瑶, 等. 结节性筋膜炎存在涉及 USP6 基因的染色体易位. 中华病理学杂志, 2014, 43 (8): 533-535.

29. Blanchard D, Hibon R, Hitier M, et al. Cranial fasciitis of childhood. Rev Laryngol Otol Rhinol (Bord), 2010, 131 (4-5): 289-293.

30. Keyserling HF, Castillo M, Smith JK. Cranial fasciitis of childhood. Am J Neuroradiol, 2003, 24 (7): 1465-1467.

31. Lauer DH, Enziger FM. Cranial fasciitis of childhood. Cancer, 1980, 45 (2): 401-406

32. Wagner RD, Wang EK, Lloyd MS, et al. Cranial Fasciitis: a systematic review and diagnostic approach to a pediatric scalp mass. J Craniofac Surg, 2016, 27 (1): e65-71.

33. Chi AC, Dunlap WS, Richardson MS, et al. Intravascular fasciitis: report of an intraoral case and review of the literature. Head Neck Pathol, 2012, 6 (1): 140-145.

34. Kuklani R, Robbins JL, Chalk EC, et al. Intravascular fasciitis: report of two intraoral cases and review of the literature. Oral Surg Oral Med Oral Pathol Oral Radiol, 2016, 121 (1): e19-25.

35. Lee HG, Pyo JY, Park Y, et al. Intravascular fasciitis of the common femoral vein. Vasa, 2015, 44 (5): 395-398.

36. Patchefsky AS, Enzinger FM. Intravascular fasciitis: a report of 17 cases. Am J Surg Pathol, 1981, 5 (1): 29-36.

37. Wang L, Wang G, Wang L, et al. Myxoid intravascular fasciitis. J Cutan Pathol, 2011, 38 (1): 63-66.

38. Liegl B, Felcher CD. Ischemic fasciitis: analysis of 44 cases indicating an inconsistent association with immobility or debilitation. Am J Surg Pathol, 2008, 32 (10): 1546-1552.

39. Lehmer LM, Moore JB, Ragsdale BD, et al. Ischemic fasciitis: enhanced diagnostic resolution through clinical, histopathologic and radiologic correlation in 17 cases. J Cutan Pathol, 2016, 43 (9): 740-748.

40. Montgomery EA, Meis JM, Mitchell MS, et al. Atypical decubital fibroplasia. A distinctive fibroblastic pseudotumor occurring in debilitated patients. Am J Surg Pathol, 1992, 16 (7): 708-715.

41. Perosio PM, Weiss SW. Ischemic fasciitis: a juxta-skeletal fibroblastic proliferation with a predilection for elderly patients. Mod Pathol, 1993, 6 (1): 69-72.

42. Sachak T, Heerema NA, Mayerson J, et al. Novel t (1; 2) (p36.1; q23) and t (7; 19) (q32; q13.3) chromosomal translocations in ischemic fasciitis: expanding the spectrum of pseudosarcomatous lesions with clonal pathogenetic link. Diagn Pathol, 2018, 13 (1): 18.

43. Yamada Y, Kinoshita I, Kohashi K, et al. HIF-1α, MDM2, CDK4, and p16 expression in ischemic fasciitis, focusing on its ischemic condition. Virchows Arch, 2017, 471 (1): 117-122.

44. Lundgren L, Kindblom LG, Willems L, et al. Proliferative myositis and fasciitis. A light and electron microscopic, cytologic, DNA-cytometric and immunohistoch-emical study. APMIS, 1992, 100 (5): 437-448.

45. Meis JM, Enzinger FM. Proliferative fasciitis and myositis of childhood. Am J Surg Pathol, 1992, 16 (4): 364-372.

46. Rosa G, Billings SD. A report of three cases of pediatric proliferative fasciitis. J Cutan Pathol, 2014, 41 (9): 720-723.

47. cl-Jabbour JN, Bennett MH, Burke MM, et al. Proliferative myositis. An immunohistochemical and ultrastructural study. Am J Surg Pathol, 1991, 15 (7): 654-659.

48. Bekers EM, Eijkelenboom A, Grünberg K, et al. Myositis ossificans-Another condition with USP6 rearrangement, providing evidence of a relationship with nodular fasciitis and aneurysmal bone cyst. Ann Diagn Pathol, 2018, 34: 56-59.

49. De Silva MV, Reid R. Myositis ossificans and fibroosseous pseudotumor of digits: a clinicopathological review of 64 caeses with emphasis on diagnostic pitfalls. Int J Surg Pathol, 2003, 11 (3): 187-195.

50. Rosenberg AE. Pseudosarcomas of soft tissue. Arch Pathol Lab Med, 2008, 132 (4): 579-586.

51. Tran QP, Thanikachalam K. Poster 92 Identifying Nonhereditary Myositis Ossificans Traumaticus in a Community Hospital. PMR, 2016, 8 (9S): S191-S192

52. 包和婧, 朱立新, 杨联军, 等. 我国进行性骨化性肌炎104例文献分析. 分子影像学杂志, 2015, 38 (4): 365-368.

53. 孟淑琴, 孙晓淇, 龚丽华, 等. 骨化性肌炎15例的临床病理学

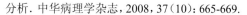

分析. 中华病理学杂志, 2008, 37 (10): 665-669.

54. Švajdler M, Michal M, Martínek P, et al. Fibro-osseous pseudotumor of digits and myositis Ossificans show consistent COL1A1-USP6 rearrangement: a clinicopathological and genetic study of 27 cases. Hum Pathol, 2019, 88: 39-47.

55. Chaudhry IH, Kazakov DV, Michal M, et al. Fibro-osseous pseudotumor of the digit: a clinicopathological study of 17 cases. J Cutan Pathol, 2010, 37 (3): 323-329.

56. Christopher DM, Julia A, Pancras CW, et al. WHO classification of tumous of soft tissue and bone. 4th Edition.Lyon: International Agency for Research on Cancer, 2013: 50-51.

57. Flucke U, Shepard SJ, Bekers EM, et al. Fibro-osseous pseudotumor of digits-Expanding the spectrum of clonal transient neoplasms harboring USP6 rearrangement. Ann Diagn Pathol, 2018, 35: 53-55.

58. 刘志, 安晓静, 石群立, 等. 指 (趾) 纤维骨性假瘤临床病理分析. 临床与实验病理学杂志, 2009, 25 (4): 374-378.

59. Alquati S, Gira FA, Bartoli V, et al. Low-grade myofibroblastic proliferations of the urinary bladder. Arch Pathol Lab Med, 2013, 137 (8): 1117-1128.

60. Harik LR, Merino C, Coindre JM, et al. Pseudosarcomatous myofibroblastic proliferations of the bladder: a clinicopathologic study of 42 cases. Am J Surg Pathol, 2006, 30 (7): 787-794.

61. Jebastin JAS, Smith SC, Perry KD, et al. Pseudosarcomatous myofibroblastic proliferations of the genitourinary tract are genetically different from nodular fasciitis and lack USP6, ROS1 and ETV6 gene rearrangements. Histopathology, 2018, 73 (2): 321-326.

62. Spiess PE, Tuziak T, Tibbs RF, et al. Pseudosarcomatous and sarcomatous proliferations of the bladder. Hum Pathol, 2007, 38 (5): 753-761.

63. Vasilakaki T, Koulia K, Tsavari A, et al. Pseudosarcomatous myofibroblastic proliferation of the urinary bladder: a rare entity. Urology, 2014, 83 (6): 1409-1411.

64. Westfall DE, Folpe AL, Paner GP, et al. Utility of a comprehensive immunohistochemical panel in the differential diagnosis of spindle cell lesions of the urinary bladder. Am J Surg Pathol, 2009, 33 (1): 99-105.

65. 李亮, 徐青霞, 韩翠红, 等. 膀胱器官相关性假肉瘤性肌纤维母细胞增生3例临床病理观察. 诊断病理学杂志, 2017, 24 (3): 178-181.

66. Micci F, Haugom L, Abeler V M, et al. Trisomy 7 in Postoperative spindle cell nodules. Cancer Genet Cytogenet, 2007, 174 (2): 147-150.

67. Proppe K H, Scully R E, Rosai J. Postoperative spindle cell nodules of genitourinary tract resembling sarcomas. A report of eight cases. Am J Surg Pathol, 1984, 8 (2): 101-108.

68. Zhao J, Ping H, Xing N. Postoperative spindle cell nodule of the bladder: a case report and review of the literature. Oncol Lett, 2014, 7 (5): 1507-1510.

69. 饶兰, 邹先进. 膀胱术后梭形细胞结节1例. 临床与实验病理学杂志, 2016, 32 (1): 116-117.

70. Ehman EC, Kaplan KJ, Kim BD, et al. Multifocal inflammatory fibroid polyps of the ileum. Am Surg, 2010, 76 (12): 227-229.

71. Lasota J, Wang ZF, Sobin LH, et al. Gain-of-function PDGFRA mutations, earlier reported in gastrointestinal stromal tumors, are common in small intestinal inflammatory fibroid polyps. A study of 60 cases. Mod Pathol, 2009, 22 (8): 1049-1056.

72. Mucientes P, Mucientes F, Klaassen R. Inflammatory fibroid polyp associated with early gastric carcinoma: a case report.Ann Diagn Pathol, 2012, 16 (2): 148-151.

73. Nonose R, Valenciano JS, da Silva CM, et al. Ileal intussusception caused by Vanek's tumor: a case report. Case Rep Gastroenterol, 2011, 5 (1): 110-116.

74. Nucci MR, Young RH, Fletcher CD.Cellular pseudosarcomatous fibroepithelial stromal polyps of the lower female genial tract: an underrecognized lesion often misdiagnosed as sarcoma.Am J Surg Pathol, 2000, 24 (2): 231-240.

75. Ozolek JA, Sasatomi E, Swalsky PA, et al. Inflammatory fibroid polyps of the gastrointestinal tract: clinical, pathologic, and molecular characteristics. Appl Immunohistochem Mol Morphol, 12 (1): 59-66.

76. Pantanowitz L, Antonioli DA, Pinkus GS, et al. Inflammatory fibroid polyps of the gastrointestinal tract: evidence for a dendritic cell origin.Am J Surg Pathol, 2004, 28 (1): 107-114.

77. Schildhaus HU, Cavlar T, Binot E, et al. Inflammatory fibroid polyps harbour mutations in the platelet-derived growth factor receptor alpha (PDGFRA) gene.J Pathol, 2008, 216 (2): 176-182.

78. Wysocki AP, Taylor G, Windsor JA.Inflammatory fibroid polyps of the duodenum: a review of the literature.Dig Surg, 2007, 24 (3): 162-168.

79. Zinkiewicz K, Zgodzinski W, Dabrowski A, et al. Recurrent inflammatory fibroid polyp of cardia: a case report.World J Gastroenterol, 2004, 10 (5): 767-768.

80. 赖日权, 崔华娟. 软组织假肉瘤性病变的病理诊断. 诊断病理学杂志, 2013, 20 (2): 65-69.

81. 刘丹, 王坚, 陈淼, 等. 胃肠道炎症性纤维性息肉37例临床病理学观察. 中华病理学杂志, 2016, 45 (6): 381-386.

82. Khosroshahi A, Carruthers MN, Stone JH, et al. Rethinking Ormond's disease: "idiopathic" retroperitoneal fibrosis in the era of IgG4-related disease. Medicine (Baltimore), 2013, 92 (2): 82-91.

83. Cristian S, Cristian M, Cristian P, et al. Management of idiopathic retroperitoneal fibrosis from the urologist's perspective. Ther Adv Urol, 2015, 7 (2): 85-99.

84. Elashry O，Nakada S，Wolf J，et al. Ureterolysisfor extrinsic ure-teral obstruction：a comparison of laparoscopic and open surgical techniques. J Urol，1996，156（4）：1403-1410.

85. Minocha P，Setia A. Presentation of idiopathic retroperitoneal fibrosis at a young age：A rare case report. Intractable Rare Dis Res，2016，5（4）：294-296.

86. Vaglio A，Salvarani C，Buzio C. Retroperitoneal fibrosis. Lancet，2006，367（9506）：241-251.

87. Zen Y，Onodera M，Inoue D，et al.Retroperitoneal fibrosis：a clinicopathologic study with respect to immunoglobulin G4.Am J Surg Pathol，2009，33：1833-1839.

88. 安乐美，许玉峰，张卓莉. 腹膜后纤维化 32 例临床特点及转归分析. 北京大学学报（医学版），2012，44（2）：265-269.

89. Daum O，Vanecek T，Sima R，et al. Reactive nodular fibrouspseu-dotumors of the gastrointestinal tract：report of 8 cases.Int J Surg Pathol，2004，12（4）：365-374.

90. Lasota J，Kopczynski J，Sarlomo-Rikala M，et al. KIT 1530ins-6mutation defines a subset of predominantly malignant gastroin-testinal stromal tumors of intestinal origin. Hum Pathol，2003，34（12）：1306-1312.

91. Makhlouf HR，Sobin LH. Inflammatory myofibroblastic tumors（inflammatory pseudotumors）of the gastrointestinal tract：how closely are they related to inflammatory fibroid polyps. HumPathol，2002，33（3）：307-315.

92. Yan F，Ma Y，Sun J，et al. Reactive nodular fibrous pseudotumor involving the gastrointestinal tract and mesentery：A case report and review of the literature. Oncol Lett，2015，9（3）：1343-1346.

93. Yantiss RK，Nielsen GP，Lauwers GY，et al. Reactive nodular fibrous pseudotumor of the gastrointestinaltract and mesentery：a clinicopathologic study of five cases. AmJ Surg Pathol，2003，27（4）：532-540.

94. 刘珺，魏红权，韩小于，等. 回盲部反应性结节状纤维性假瘤 1 例. 临床与实验病理学杂志，2015，31（1）：113-114.

95. Gauglitz GG，Korting HC，Pavicic T，et al. Hypertrophic scarring and keloids：Pathomechanisms and current and emerging treat-ment strategies. Mol Med，2011，17（1-2）：113-125.

96. Huang C，Ogawa R. Roles of lipid metabolism in keloid develop-ment. Lipids Health Dis，2013，12（1）：60.

97. Hunasgi S，Koneru A，Vanishree M，et al. Keloid：A case report and review of pathophysiology and differences between keloid and hypertrophic scars. J Oral Maxillofac Pathol，2013，17（1）：116-120.

98. Mari W，Alsabri SG，Tabal N，et al. Novel insights on understand-ing of keloid scar：article review. J Am Coll Clin Wound Spec，2016，7（1-3）：1-7.

99. Robles DT，Berg D. Abnormal wound healing：Keloids. Clin Der-matol，2007，25（1）：26-32.

100. Long X，Zhang M，Wang Y，et al. Algorithm of chest wall keloid treatment. Medicine（Baltimore），2016，95（35）：e4684.

101. Brandser EA，Goree JC，El-Khoury GY. Elastofibroma dorsi：prevalence in an elderly patient population as revealed by CT. AJR Am J Roentgenol，1998，171（4）：977-980.

102. Coskun A，Yildifim M. Bilateral elastofibroma dorsi. AnnThorac Surg，2011，92（6）：2242-2244.

103. Deveci MA，Özbarlas HS，Erdoğan KE，et al. Elastofibroma dorsi：Clinical evaluation of 61 cases and review of the literature. Acta Orthop Traumatol Turc，2017，51（1）：7-11.

104. Erkilic S，Kocer NE，Sivrikoz C.Subscapular elastofibroma intermingled with adipose tissue：variant type of elastofibroma or lipoma? Ann Diagn Pathol，2005，9（6）：327-329.

105. Giebel GD，Bierhoff E，Vogel J. Elastofibroma and pre-elastofi-broma--a biopsy and autopsy study. Eur J Surg Oncol，1996，22（1）：93-96.

106. Go PH，Meadows MC，Deleon EM，et al. Elastofibroma dorsi：a soft tissue masquerade. Int J Shoulder Surg，2010，4（4）：97-101.

107. Saint-Paul MC，Musso S，Cardot-Leccia N，et al. Elastofibroma of the stomach. Pathol Res Pract，2003，199（9）：637-639.

108. Sakatani T，Shomori K，Adachi H，et al. Elastofibroma of the sigmoid colon. Pathol Res Pract，2000，196（3）：205-207.

109. Yamazaki K. An ultrastructural and immunohistochemical study of elastofibroma：CD34，MEF-2，prominin2（CD133），and factor XIIIa-positive proliferating fibroblastic stromal cells con-nected by Cx43-type gap junctions.Ultrastruct Pathol，2007，31（3）：209-219.

110. 吕小梅，杨玉华. 弹力纤维瘤 8 例临床病理分析. 实用医学杂志，2007，23（7）：1037-1038.

111. Agir H，Sen C，Cek D，et al. Squamous cell carcinoma arising from a fibroepithelial polyp.Am Plast Surg，2005，55（6）：687-688.

112. Eads TL，Chung TY，Fabre VC，et al.The utility of submitting fibro-epithelial polyps for histological examination.Arch Dema-tol，1996，132（12）：1459-1462.

113. Schwartz RA，Tarlow MM，Lambert WC. Keratoacanthoma-like squamous cell carcinoma within the fibroepithelial polyp. Der-matol Surg，2004，30（2pt2）：349-350.

114. 吉玺，马小玲. 巨大型外阴软纤维瘤 1 例. 中国皮肤性病学杂志，2010，24（4）：365-366.

115. 廖晖，查琴，郭志强. 皮肤软纤维瘤继发鳞状细胞癌. 临床皮肤科杂志，2014，43（5）：288-289.

116. 赵辨. 中国临床皮肤病学. 南京：江苏科学技术出版社，2010：1576.

117. Colomé MI，Sánchez RL. Dermatomyofibroma：report of two cases. J Cutan Pathol，1994，21（4）：371-376.

118. Kamino H，Reddy VB，Gero M，et al. Dermatomyofibroma：

A benign cutaneous, plaque-like proliferation of fibroblasts and myofibroblasts in young adults. J Cutan Pathol, 1992, 19（2）: 85-93.

119. Ma JE, Wieland CN, Tollefson MM. Dermatomyofibromas arising in children: report of two new cases and review of the literature. Pediatr Dermatol, 2017, 34（3）: 347-351.

120. Mentzel T, Calonje E, Fletcher CD. Dermatomyofibroma: additional observations on a distinctive cutaneous myofibroblastic tumour with emphasis on differential diagnosis. Br J Dermatol, 1993, 129（1）: 69-73.

121. Mentzel T, Kutzner H. Dermatomyofibroma: clinicopathologic and immunohistochemical analysis of 56 cases and reappraisal of a rare and distinct cutaneous neoplasm. Am J Dermatopathol, 2009, 31（1）: 44-49.

122. Mentzel T, Kutzner H. Haemorrhagic dermatomyofibroma （plaque-like dermal fibromatosis）: clinicopathological and immunohistochemical analysis of three cases resembling plaque-stage Kaposi's sarcoma. Histopathology, 2003, 42（6）: 594-598.

123. NG WK, Cheung MF, MA L. Dermatomyofibroma: further support of its myofibroblastic nature by electronmicroscopy. Histopathology, 1996, 29（2）: 181-183.

124. Tardío JC, Azorín D, Hernández-Núñez A, et al. Dermatomyofibromas presenting in pediatric patients: clinicopathologic characteristics and differential diagnosis. J Cutan Pathol, 2011, 38（12）: 967-972.

125. Alawi F, Freedman PD. Sporadic sclerotic fibroma of the oral soft tissues. Am J Dermatopathol, 2004, 26（3）: 182-187.

126. Bhambri A, Del Rosso JQ. Solitary sclerotic fibroma. J Clin Aesthet Dermatol, 2009, 2（6）: 36-38.

127. Hugo Brito, Emilio M. Pereira, Jorge S. Reis-Filho, et al. Giant cell collagenoma: case report and review of the literature. J Cutan Pathol, 2002, 29（1）: 48-51.

128. Lee JH, An JS, Lee ES, et al. Comparison of sporadic sclerotic fibroma and solitary fibrous tumor in the oral cavity. Yonsei Med J, 2007, 48（3）: 535-539.

129. Pernet C, Durand L, Bessis D, et al. Solitary sclerotic fibroma of the skin: a possible clue for Cowden syndrome. Eur J Dermatol, 2012, 22（2）: 278-279.

130. Pillay P, Essa AS, Chetty R. Pacinian collagenoma. Br J Dermatol, 1999, 141（1）: 119-22.

131. Rapini RP, Golitz LE. Sclerotic fibromas of the skin. J Am Acad Dermatol, 1989, 20（2 Pt 1）: 266-271.

132. Requena L, Gutiérrez J, Sánchez Yus E. Multiple sclerotic fibromas of the skin. A cutaneous marker of Cowden's disease. J Cutan Pathol, 1992, 19（4）: 346-351.

133. Stocchero GF. Storiform collagenoma: case report. Einstein（Sao Paulo）, 2015, 13（1）: 103-105.

134. Tosti A, Cameli N, Peluso AM, et al. Storiform collagenoma ofthe nail. Cutis, 1999, 64（3）: 203-204.

135. García-Doval I, Casas L, Toribio J. Pleomorphic fibroma of the skin, a form of sclerotic fibroma: an immunohistochemical study. Clin Exp Dermatol, 1998, 23（1）: 22-24.

136. Hsieh YJ, Lin YC, Wu YH, et al. Subungual pleomorphic fibroma. J Cutan Pathol, 2003, 30（9）: 569-571.

137. Kamino H, Lee JY, Berke A. Pleomorphic fibroma of the skin: A benign neoplasm with cytologic atypia. A clinicopathologic study of eight cases. Am J Surg Pathol, 1989, 139（2）: 107-113.

138. Mahmood MN, Salama ME, Chaffins M, et al. Solitary sclerotic fibroma of skin: A possible link with pleomorphic fibroma with immunophenotypic expression for O13（CD99）and CD34. J Cutan Pathol, 2003, 30（1）: 631-636.

139. Nakamura Y, Nakamura A, Muto M. A case of pleomorphic fibroma of the skin presenting as intradermal nodule. Am J Dermatopathol, 2015, 37（2）: 175-176.

140. Rudolph P, Schubert C, Zelger BG, et al. Differential expression of CD34 and Ki-M1p in pleomorphic fibroma and dermatofibroma with monster cells. Am J Dermatopathol, 1999, 21（5）: 414-419.

141. Bakos LH. The giant cell fibroma: a review of 116 cases. Ann Dent, 1992, 51（1）: 32-35.

142. Campos E, Gomez RS. Immunocytochemical study of giant cell fibroma. Braz Dent J, 1999, 10（2）: 89-92.

143. Henriques ACG, Freitas RA, Pires BC, et al. Histochemical and immunohistochemical differences between solitaryoral fibroma and fibrous papule of the face. An Bras Dermatol, 2016, 91（5）: 589-594.

144. Houston GD. The giant cell fibroma. A review of 464 cases. Oral Surg Oral Med Oral Pathol, 1982, 53（6）: 582-587.

145. Magnusson BC, Rasmusson LG. The giant cell fibroma. A review of 103 cases with immunohistochemical findings. Acta Odontol Scand, 1995, 53（5）: 293-296.

146. Odell EW, Lock C, Lombardi TL. Phenotypic characterizationof stellate and giant cells in giant cell fibroma by immunocytochemistry. J Oral Pathol Med, 1994, 23（6）: 284-287.

147. RuCheng Kuo, YiPing Wang, HsinMing Chen, et al. Clinico-pathological Study of Oral GiantCell Fibromas.J Formos Med Assoc, 2009, 108（9）: 725-729.

148. Souza LB, Andrade ES, Miguel MC, et al. Origin of stellategiant cells in oral fibrous lesions determined by immunohistochemicalexpression of vimentin, HHF-35, CD68 andfactor ⅩⅢa. Pathology, 2004, 36（4）: 316-320.

149. Al-Qattan MM. Fibroma of tendon sheath of the hand: a series of 20 patients with 23 tumours. J Hand Surg Eur Vol, 2014, 39（3）: 300-305.

150. Carter JM, Wang X, Dong J, et al. USP6 genetic rearrangements in cellular fibroma of tendon sheath. Mod Pathol, 2016, 29(8): 865-869.

151. Glover M, Chebib I, Simeone FJ. Intra-articular fibroma of tendon sheath arising in the acromioclavicular joint. Skeletal Radiol, 2014, 43(5): 681-686.

152. Lamovec J, Bracko M, Voncina D. Pleomorphic fibroma of tendon sheath. Am J Surg Pathol, 1991, 15(12): 1202-1205.

153. Moretti VM, Ashana AO, de la Cruz M, et al. Tendon sheath fibroma in the thigh.Orthopedics, 2012, 35(4): e607-609.

154. Bhagalia S, Jain M, Pardhe N, et al. Collagenous fibroma (desmoplastic fibroblastoma) of the oral cavity. J Oral Maxillofac Pathol, 2012, 16(2): 277-279.

155. Evans HL. Desmoplastic fibroblastoma. A report of seven cases. Am J Surg Pathol, 1995, 19(9): 1077-1081.

156. Fukunaga M, Ushigome S. Collagenous fibroma (desmoplastic fibroblastoma): a distinctive fibroblastic soft tissue tumor. Adv Anat Pathol, 1999, 6(5): 275-280.

157. Kato I, Yoshida A, Ikegami M, et al. FOSL1 immunohistochemistry clarifies the distinction between desmoplastic fibroblastoma and fibroma of tendon sheath. Histopathology, 2016, 69(6): 1012-1020.

158. Macchia G, Trombetta D, Möller E, et al. FOSL1 as a candidate target gene for 11q12 rearrangements in desmoplastic fibroblastoma. Lab Invest, 2012, 92(5): 735-743.

159. Nishio J, Akiho S, Iwasaki H, et al. Translocation t(2; 11) is characteristic of collagenous fibroma (desmoplastic fibroblastoma). Cancer Genet, 2011, 204(10): 569-571.

160. 王坚, 陆洪芬. 促结缔组织增生性纤维母细胞瘤的病理形态学特征. 中华病理学杂志, 2000, 29(5): 331-333.

161. 姚家美, 曾海英, 谭云山, 等. 促结缔组织增生性纤维母细胞瘤七例临床病理学分析. 中华病理学杂志, 2017, 46(4): 223-227.

162. Al-Ibraheemi A, Martinez A, Weiss SW, et al. Fibrous hamartoma of infancy: a clinicopathologic study of 145 cases, including 2 with sarcomatous features. Mod Pathol, 2017, 30(4): 474-485.

163. Dickey GE, Sotelo-Avila C. Fibrous hamartoma of infancy: current review. Pediatr Dev Pathol, 1999, 2(3): 236-243.

164. Ellington N, Park JY, King K, et al. EGFR Exon 20 insertion/duplication mutation in fibrous hamartoma of infancy with predominantly pseudoangiomatous pattern mimicking giant cell fibroblastoma. Int J Surg Pathol, 2017, 25(5): 421-424.

165. Hung YP, Fletcher CDM, Hornick JL. Evaluation of Pan-TRK immunohistochemistry in infantile fibrosarcoma, lipofibromatosis-like neural tumor, and histologic mimics. Histopathology, 2018, 73(4): 634-644.

166. Park JY, Cohen C, Lopez D, et al. EGFR Exon 20 Insertion/Duplication Mutations Characterize Fibrous Hamartoma of Infancy. Am J Surg Pathol, 2016, 40(12): 1713-1718.

167. FortT, Widgerow AD. Umbilical keloid: an early start. Ann Plas Surg, 1990, 25(3): 214-215.

168. Ikard RW, Wahl RW. Umbilical stump keloid. South Med J, 1990, 83(12): 1494-1495.

169. Vargas SO. Fibrous umbilical polyp: a distinct fasciitis-like proliferation of early childhood with a marked male predominance. Am J Surg Pathol, 2001, 25(11): 1438-1442.

170. Lindhurst MJ, Sapp JC, Teer JK, et al. "A mosaic activating mutation in AKT1 associated with the Proteus syndrome". N Engl J Med, 2011, 365(7): 611-619.

171. Twede JV, Turner JT, Biesecker LG, et al. Evolution of skin lesions in Proteus syndrome. J Am Acad Dermatol, 2005, 52(5): 834-838.

172. Yavuzer R, Uluoğlu O, Sari A, et al. Cerebriform fibrous proliferation vs. proteus syndrome. Ann Plast Surg, 2001, 47(6): 669-672.

173. 果海娜, 李良, 何江耀, 等. Proteus 综合征 2 例临床病理分析. 临床与实验病理学杂志, 2016, 32(7): 805-807.

174. Abraham SC, Montgomery EA, Giardiello FM, et al. Frequent beta-catenin mutations in juvenile nasopharyngeal angiofibromas. Am J Pathol, 2001, 158(3): 1073-1078.

175. Agaimy A, Haller F. CTNNB1 (β-Catenin)-altered neoplasia: a review focusing on soft tissue neoplasms and parenchymal lesions of uncertain histogenesis. Adv Anat Pathol, 2016, 23(1): 1-12.

176. Alshaikh NA, Eleftheriadou A. Juvenile nasopharyngeal angiofibroma staging: An overview. Ear Nose Throat J, 2015, 94(6): E12-22.

177. Coutinho-Camillo CM, Brentani MM, Nagai MA. Genetic alterations in juvenile nasopharyngeal angiofibromas.Head Neck, 2008, 30(3): 390-400.

178. Pauli J, Gundelach R, Vanelli-Rees A, et al. Juvenile nasopharyngeal angiofibroma: an immunohistochemical characterisation of the stromal cell.Pathology, 2008, 40(4): 396-400.

179. Ponti G, Losi L, Pellacani G, Rossi GB, et al. Wnt pathway, angiogenetic and hormonal markers in sporadic and familial adenomatous polyposis-associated juvenile nasopharyngeal angiofibromas (JNA). Appl Immunohistochem Mol Morphol, 2008, 16(2): 173-178.

180. Sánchez-Romero C, Carlos R, Díaz Molina JP, et al. Nasopharyngeal angiofibroma: a clinical, histopathological and immunohistochemical study of 42 cases with emphasis on stromal features. Head Neck Pathol, 2018, 12(1): 52-61.

181. Azam F, Chatterjee M, Kelly S, et al. Multifocal calcifying

fibrous tumor at six sites in one patient: a case report. World J Surg Oncol, 2014, 12(1): 1-3.

182. Chorti A, Papavramidis TS, Michalopoulos A. Calcifying fibrous tumor: review of 157 patients reported in international literature. Medicine(Baltimore), 2016, 95(20): e3690.

183. Larson BK, Dhall D. Calcifying fibrous tumor of the gastrointestinal tract. Arch Pathol Lab Med, 2015, 139(7): 943-947.

184. Mehrad M, LaFramboise WA, Lyons MA, et al. Whole exome sequencing identifies unique mutations and copy number losses in calcifying fibrous tumor of the pleura: report of three cases and review of the literature. Hum Pathol, 2018, 78: 36-43.

185. Pezhouh MK, Rezaei MK, Shabihkhani M, et al. Clinicopathologic study of calcifying fibrous tumor of the gastrointestinal tract: a case series. Hum Pathol, 2017, 62: 199-205.

186. Corominas L, Sanpera I Jr, Sanpera-Iglesias J, et al. Calcifying aponeurotic fibroma in children: our experience and a literature review. J Pediatr Orthop B, 2017, 26(6): 560-564.

187. Fetsch JF, Miettinen M. Calcifying aponeurotic fibroma: a clinicopathologic study of 22 cases arising in uncommon sites. Hum Pathol, 1998, 29(12): 1504-1510.

188. Puls F, Hofvander J, Magnusson L, et al. FN1-EGF gene fusions are recurrent in calcifying aponeurotic fibroma. J Pathol, 2016, 238(4): 502-507.

189. Blythe WR, Logan TC, Holmes DK, et al. Fibromatosis colli: a common cause of neonatal torticollis. Am Fam Physician, 1996, 54(6): 1965-1967.

190. Sargar KM, Sheybani EF, Shenoy A, et al. Pediatric fibroblastic and myofibroblastic tumors: a pictorial review. Radiographics, 2016, 36(4): 1195-1214.

191. Skelton E, Howlett D. Fibromatosis colli: the sternocleidomastoid pseudotumour of infancy. J Paediatr Child Health, 2014, 50(10): 833-835.

192. Antaya RJ, Cajaiba MM, Madri J, et al. Juvenile hyaline fibromatosis and infantile systemic hyalinosis overlap associated with a novel mutation in capillary morphogenesis protein-2 gene. Am J Dermatopathol, 2007, 29(1): 99-103.

193. Denadai R, Bertola DR, Stelini RF, et al. Additional thoughts about juvenile hyaline fibromatosis and infantile systemic hyalinosis. Adv Anat Pathol, 2012, 19(3): 191-192.

194. Denadai R, Raposo-Amaral CE, Bertola D, et al. Identification of 2 novel ANTXR2 mutations in patients with hyaline fibromatosis syndrome and proposal of a modified grading system. Am J Med Genet A, 2012, 158A(4): 732-742.

195. El-Kamah GY, Fong K, El-Ruby M, et al. Spectrum of mutations in the ANTXR2(CMG2) gene in infantile systemic hyalinosis and juvenile hyaline fibromatosis. Br J Dermatol, 2010, 163(1): 213-215.

196. El-Maaytah M, Jerjes W, Shah P, et al. Gingival hyperplasia associated with juvenile hyaline fibromatosis: a case report and review of the literature. J Oral Maxillofac Surg, 2010, 68(10): 2604-2608.

197. Marques SA, Stolf HO, Polizel JO, et al. Hyaline fibromatosis syndrome: cutaneous manifestations. An Bras Dermatol, 2016, 91(2): 226-229.

198. Miyake I, Tokumaru H, Sugino H, et al. Juvenile hyaline fibromatosis. Case report with five years' follow-up. Am J Dermatopathol, 1995, 17(6): 584-590.

199. Nofal A, Sanad M, Assaf M, et al. Juvenile hyaline fibromatosis and infantile systemic hyalinosis: a unifying term and a proposed grading system. J Am Acad Dermatol, 2009, 61(4): 695-700.

200. Rahvar M, Teng J, Kim J. Systemic hyalinosis with heterozygous CMG2 mutations: a case report and review of literature. Am J Dermatopathol, 2016, 38(5): e60-63.

201. Thway K, Fisher C, Sebire NJ. Pediatric fibroblastic and myofibroblastic lesions. Adv Anat Pathol, 2012, 19(1): 54-65.

202. Almiñana-Pastor PJ, Buitrago-Vera PJ, Alpiste-Illueca FM, et al. Hereditary gingival fibromatosis: Characteristics and treatment approach. J Clin Exp Dent, 2017, 9(4): e599-602.

203. Bittencourt LP, Campos V, Moliterno LF, et al. Hereditary gingival fibromatosis: review of the literature and a case report. Quintessence Int, 2000, 31(6): 415-418.

204. Bozzo L, Machado MA, de Almeida OP, et al. Hereditary gingival fibromatosis: report of three cases. J Clin Pediatr Dent, 2000, 25(1): 41-46.

205. Coletta RD, Graner E. Hereditary gingival fibromatosis: a systematic review. J Periodontol, 2006, 77(5): 753-764.

206. Gawron K, Łazarz-Bartyzel K, Potempa J, et al. Gingival fibromatosis: clinical, molecular and therapeutic issues. Orphanet J Rare Dis, 2016, 11(1): 9.

207. Ramer M, Marrone J, Stahl B, et al. Hereditary gingival fibromatosis: identification, treatment, control. J Am Dent Assoc, 1996, 127(4): 493-495.

208. Stephenson KA, Klopper GJ, Opperman J, et al. Giant maxillary gingival fibromatosis. Ann R Coll Surg Engl, 2017, 99(2): e69-e71.

209. Henderson H, Peng YJ, Salter DM. Anti-calponin 1 antibodies highlight intracytoplasmic inclusions of infantile digital fibromatosis. Histopathology, 2014, 64(5): 752-755.

210. Laskin WB, Miettinen M, Fetsch JF. Infantile digital fibroma/fibromatosis: a clinicopathologic and immunohistochemical study of 69 tumors from 57 patients with long-term follow-up. Am J Surg Pathol, 2009, 33(1): 1-13.

211. Marks E, Ewart M. Infantile digital fibroma: a rare fibromatosis. Arch Pathol Lab Med, 2016, 140(10): 1153-1156.

212. Ortega E, Aranda FI, Chuliá MT, et al. Phyllodes tumor of the breast with actin inclusions in stromal cells: diagnosis by fine-needle aspiration cytology. Diagn Cytopathol, 2001, 25(2): 115-117.

213. Pettinato G, Manivel JC, Gould EW, et al. Inclusion body fibromatosis of the breast. Two cases with immunohistochemical and ultrastructural findings. Am J Clin Pathol, 1994, 101(6): 714-718.

214. Plusjé LG, Bastiaens M, Chang A, et al. Infantile-type digital fibromatosis tumour in an adult. Br J Dermatol, 2000, 143(5): 1107-1108.

215. Shin SJ, Rosen PP. Bilateral presentation of fibroadenoma with digital fibroma-like inclusions in the male breast. Arch Pathol Lab Med, 2007, 131(7): 1126-1129.

216. Yusoff KL, Spagnolo DV, Digwood KI. Atypical cervical polyp with intracytoplasmic inclusions. Pathology, 1998, 30(2): 215-217.

217. Michal M, Fetsch JF, Hes O, et al. Nuchal-type fibroma: a clinicopathologic study of 52 cases. Cancer, 1999, 85(1): 156-163.

218. Zamecnik M, Michal M. Nuchal-type fibroma is positive for CD34 and CD99. Am J Surg Pathol, 2001, 25(7): 970.

219. Coffin CM, Hornick JL, Zhou H, et al. Gardner fibroma: a clinicopathologic and immunohistochemical analysis of 45 patients with 57 fibromas. Am J Surg Pathol, 2007, 31(3): 410-416.

220. Dahl NA, Sheil A, Knapke S, et al. Gardner Fibroma: clinical and histopathologic implications of germline apc mutation association. J Pediatr Hematol Oncol, 2016, 38(5): e154-157.

221. Santoro C, Giugliano T, Bifano D, et al. From Gardner fibroma diagnosis to constitutional APC mutation detection: a one-way street. Clin Case Rep, 2017, 5(10): 1557-1560.

222. Schäfer M, Kadmon M, Schmidt W, et al. Neonatal Gardner fibroma leads to detection of familial adenomatous polyposis: two case reports. European J Pediatr Surg Rep, 2016, 4(1): 17-21.

223. Wehrli BM, Weiss SW, Yandow S, et al. Gardner-associated fibromas(GAF)in young patients: a distinct fibrous lesion that identifies unsuspected Gardner syndrome and risk for fibromatosis. Am J Surg Pathol, 2001, 25(5): 645-651.

224. Bhullar JS, Varshney N, Dubay L. Intranodal palisaded myofibroblastoma: a review of the literature. Int J Surg Pathol, 2013, 21(4): 337-341.

225. Karabulut YY, Kara T, Berkeşoğlu M. Intranodal palisaded myofibroblastoma-a rare case report and literature review. APMIS, 2016, 124(10): 905-910.

226. Kleist B, Poetsch M, Schmoll J. Intranodal palisaded myofibroblastoma with overexpression of cyclin D1. Arch Pathol Lab Med, 2003, 127(8): 1040-1043.

227. Laskin WB, Lasota JP, Fetsch JF, et al. Intranodal palisaded myofibroblastoma: another mesenchymal neoplasm with CTNNB1(β-catenin gene)mutations: clinicopathologic, immunohistochemical, and molecular genetic study of 18 cases. Am J Surg Pathol, 2015, 39(2): 197-205.

228. Michal M, Chlumská A, Povýsilová V. Intranodal "amianthoid" myofibroblastoma. Report of six cases immunohistochemical and electron microscopical study. Pathol Res Pract, 1992, 188(1-2): 199-204..

229. Nguyen T, Eltorky MA. Intranodal palisaded myofibroblastoma. Arch Pathol Lab Med, 2007, 131(2): 306-310.

230. Arafah MA, Ginter PS, D'Alfonso TM, et al. Epithelioid mammary myofibroblastoma mimicking invasive lobular carcinoma. Int J Surg Pathol, 2015, 23(4): 284-288.

231. Howitt BE, Fletcher CD. Mammary-type myofibroblastoma: clinicopathologic characterization in a series of 143 Cases. Am J Surg Pathol, 2016, 40(3): 361-367.

232. McMenamin ME, Fletcher CD. Mammary-type myofibroblastoma of soft tissue: a tumor closely related to spindle cell lipoma. Am J Surg Pathol, 2001, 25(8): 1022-1029.

233. Mukonoweshuro P, McCormick F, Rachapalli V, et al. Paratesticular mammary-type myofibroblastoma. Histopathology, 2007, 50(3): 396-397.

234. Zhang Y, Jorda M, Goldblum JR. Perianal mammary-type myofibroblastoma. Ann Diagn Pathol, 2010, 14(5): 358-360.

235. 于宝华, 柏乾明, 徐晓丽, 等. 乳腺肌成纤维细胞瘤九例临床病理学分析. 中华病理学杂志, 2018, 47(10): 747-752.

236. Fletcher CD, Tsang WY, Fisher C, et al. Angiomyofibroblastoma of the vulva. A benign neoplasm distinct from aggressive angiomyxoma. Am J Surg Pathol, 1992, 16(4): 373-382.

237. Laskin WB, Fetsch JF, Mostofi FK. Angiomyofibroblastomalike tumor of the male genital tract: analysis of 11 cases with comparison to female angiomyofibroblastoma and spindle cell lipoma. Am J Surg Pathol, 1998, 22(1): 6-16.

238. Laskin WB, Fetsch JF, Tavassoli FA. Angiomyofibroblastoma of the female genital tract: analysis of 17 cases including a lipomatous variant. Hum Pathol, 1997, 28(9): 1046-1055.

239. Nielsen GP, Rosenberg AE, Young RH, et al. Angiomyofibroblastoma of the vulva and vagina. Mod Pathol, 1996, 9(3): 284-291.

240. Nielsen GP, Young RH, Dickersin GR, et al. Angiomyofibroblastoma of the vulva with sarcomatous transformation("angiomyofibrosarcoma"). Am J Surg Pathol, 1997, 21(9): 1104-1108.

241. Wang J, Sheng W, Tu X, et al. Clinicopathologic analysis of angiomyofibroblastoma of the female genital tract. Chin Med J (Engl), 2000, 113(11): 1036-1039.

242. Chen E, Fletcher CD. Cellular angiofibroma with atypia or sarcomatous transformation: clinicopathologic analysis of 13 cases. Am J Surg Pathol, 2010, 34(5): 707-714.

243. Flucke U, van Krieken JH, Mentzel T. Cellular angiofibroma: analysis of 25 cases emphasizing its relationship to spindle cell lipoma and mammary-type myofibroblastoma. Mod Pathol, 2011, 24(1): 82-89.

244. Iwasa Y, Fletcher CD. Cellular angiofibroma: clinicopathologic and immunohistochemical analysis of 51 cases. Am J Surg Pathol, 2004, 28(11): 1426-1435.

245. Panagopoulos I, Gorunova L, Bjerkehagen B, et al. Loss of chromosome 13 material in cellular angiofibromas indicates pathogenetic similarity with spindle cell lipomas. Diagn Pathol, 2017, 12(1): 17.

246. Bekers EM, Groenen PJ, Verdijk MA, et al. Soft tissue angiofibroma: Clinicopathologic, immunohistochemical and molecular analysis of 14 cases. Genes Chromosomes Cancer, 2017, 56(10): 750-757.

247. Edgar MA, Lauer SR, Bridge JA, et al. Soft tissue angiofibroma: report of 2 cases of a recently described tumor. Hum Pathol, 2013, 44(3): 438-441.

248. Mariño-Enríquez A, Fletcher CD. Angiofibroma of soft tissue: clinicopathologic characterization of a distinctive benign fibrovascular neoplasm in a series of 37 cases. Am J Surg Pathol, 2012, 36(4): 500-508.

249. Sugita S, Aoyama T, Kondo K, et al. Diagnostic utility of NCOA2 fluorescence in situ hybridization and Stat6 immunohistochemistry staining for soft tissue angiofibroma and morphologically similar fibrovascular tumors. Hum Pathol, 2014, 45(8): 1588-1596.

250. Agaimy A, Michal M, Giedl J, et al. Superficial acral fibromyxoma: clinicopathological, immunohistochemical, and molecular study of 11 cases highlighting frequent Rb1 loss/deletions. Hum Pathol, 2017, 60: 192-198.

251. Al-Daraji Wl, Miettinen M. Superficial acral fibromyxoma: a clinicopathological analysis of 32 tumors including 4 in the heel. J Cutan Pathol, 2008, 35(11): 1020-1026.

252. Fetsch JF, Laskin WB, Miettinen M. Superficial acral fibromyxoma: a clinicopathologic and immunohistochemical analysis of 37 cases of a distinctive soft tissue tumor with a predilection for the fingers and toes. Hum Pathol, 2001, 32(7): 704-714.

253. Hollmann TJ, Bovée JV, Fletcher CD. Digital fibromyxoma (superficial acral fibromyxoma): a detailed characterization of 124 cases. Am J Surg Pathol, 2012, 36(6): 789-798.

254. Prescott RJ, Husain EA, Abdellaoui A, et al. Superficial acral fibromyxoma: a clinicopathological study of new 41 cases from the U.K.: should myxoma(NOS) and fibroma(NOS) continue as part of 21 st-century reporting? BrJ Dermatol, 2008, 159(6): 1315-1321.

255. Sawaya JL, Khachemoune A. Superficial acral fibromyxoma. Int J Dermatol, 2015, 54(5): 499-508.

256. Miettinen M, Makhlouf HR, Sobin LH, et al. Plexiform fibromyxoma: a distinctive benign gastric antral neoplasm not to be confused with a myxoid GIST. Am J Surg Pathol, 2009, 33(11): 1624-1632.

257. Quero G, Musarra T, Carrato A, et al. Unusual focal keratin expression in plexiform angiomyxoid myofibroblastic tumor. Medicine, 2016, 95(28): e4207.

258. Spans L, Fletcher CD, Antonescu CR, et al. Recurrent MALAT1-GLI1 oncogenic fusion and GLI1 upregulation define a subset of plexiform fibromyxoma. J Pathol, 2016; 239(3): 335-343.

259. Takahashi Y, Shimizu S, Ishida T, et al. Plexiform angiomyxoid myofibroblastic tumor of the stomach. Am J Surg Pathol, 2007, 31(5): 724-728.

260. Yoshida A, Klimstra DS, Antonescu CR. Plexiform angiomyxoid tumor of the stomach. Am J Surg Pathol, 2008, 32(12): 1910-1912.

261. 毕蕊, 殷舞, 刘馨莲, 等. 胃丛状血管黏液样肌纤维母细胞性肿瘤临床病理学观察. 中华病理学杂志, 2012, 41(11): 756-760.

262. Ahn J, Kim NR, Ha SY, et al. A case of primary subpleural pulmonary microcystic myxoma coincidentally occurred with pulmonary adenocarcinoma. J Pathol Transl Med, 2015, 49(3): 274-278.

263. Shilo K, Miettinen M, Travis WD, et al. Pulmonary microcystic fibromyxoma: Report of 3 cases.Am J Surg Pathol, 2006, 30(11): 1432-1435.

264. 贡其星, 李海, 张智弘, 等. 肺微囊性纤维黏液瘤的临床病理学特征. 中华病理学杂志, 2018, 47(2): 110-113.

265. Kao YC, Flucke U, Eijkelenboom A, et al. Novel EWSR1-SMAD3 gene fusions in a group of acral fibroblastic spindle cell neoplasms. Am J Surg Pathol, 2018, 42(4): 522-528.

266. Michal M, Berry RS, Rubin BP, et al. EWSR1-SMAD3-rearranged fibroblastic tumor: an emerging entity in an increasingly more complex group of fibroblastic/myofibroblastic neoplasms. Am J Surg Pathol, 2018, 42(10): 1325-1333.

267. Zhao L, Sun M, Lao IW, et al. EWSR1-SMAD3 positive fibroblastic tumor. Exp Mol Pathol. 2019 Jul 31; 110: 104291. doi: 10.1016/j.yexmp.2019.104291. [Epub ahead of print] PubMed PMID: 31376366.

268. De Jager PL, Chibnik LB, Cui J, et al. Integration of genetic risk factors into a clinical algorithm for multiple sclerosis susceptibility: a weighted genetic risk score. Lancet Neurol, 2009, 8(12):

1111-1119.

269. Fausto de Souza D, Micaelo L, Cuzzi T, et al. Ledderhose disease: an unusual presentation. J Clin Aesthet Dermatol, 2010, 3 (9): 45-47.

270. Gudmundsson KG, Arngrimsson R, Sigfusson N, et al. Epidemiology of Dupuytren's disease: clinical, serological, and social assessment. The Reykjavik Study. J Clin Epidemiol, 2000, 53 (3): 291-296.

271. Hart MG, Hooper G. Clinical associations of Dupuytren's disease. Postgrad Med J, 2005, 81 (957): 425-428.

272. Hindocha S, McGrouther DA, Bayat A. Epidemiological evaluation of Dupuytren's disease incidence and prevalence rates in relation to etiology. Hand (NY), 2009, 4 (3): 256-269.

273. Maravic M, Landais P. Dupuytren's disease in France--1831 to 2001--from description to economic burden. J Hand Surg, 2005, 30 (5): 484-487.

274. Montgomery E, Lee JH, Abraham SC, et al. Superficial fibromatoses are genetically distinct from deep fibromatoses. Mod Pathol, 2001, 14 (7): 695-701.

275. Van Rijssen AL, ter Linden H, Werker PM. Five-year results of a randomized clinical trial on treatment in Dupuytren's disease: percutaneous needle fasciotomy versus limited fasciectomy. Plast Reconstr Surg, 2012, 129 (2): 469-477.

276. Carson CC, Levine LA. Outcomes of surgical treatment. BJU Int, 2014, 113 (5): 704-713.

277. DiBenedetti DB, Nguyen D, Zografos L, et al. A population-based study of Peyronie's disease: prevalence and treatment patterns in the United States. Adv Urol, 2011, 2011: 282503.

278. Langston JP, Carson CC 3rd. Peyronie's disease: review and recent advances. Maturitas, 2014, 78 (4): 341-343.

279. Moreland R, Nehra A. Pathophysiology of Peyronie's disease. Int J Impot Res, 2002, 14 (5): 406-410.

280. Smith JF, Walsh TJ, Conti SL, et al. Risk factors for emotional and relationship problems in Peyronie's disease. J Sex Med, 2008, 5 (9): 2179-2184.

281. Bhattacharya B, Dilworth HP, Iacobuzio-Donahue C, et al. Nuclear beta-catenin expression distinguishes deep fibromatosis from other benign and malignant fibroblastic and myofibroblastic lesions. Am J Surg Pathol, 2005, 29 (5): 653-659.

282. DE Marchis ML, Tonelli F, Quaresmini D, et al. Desmoid Tumors in familial adenomatous polyposis. Anticancer Res, 2017, 37 (7): 3357-3366.

283. Huss S, Nehles J, Binot E, et al. β-catenin (CTNNB1) mutations and clinicopathological features of mesenteric desmoid-type fibromatosis. Histopathology, 2013, 62 (2): 294-304.

284. Koskenvuo L, Ristimäki A, Lepistö A. Comparison of sporadic and FAP-associated desmoid-type fibromatoses. J Surg Oncol,

2017, 116 (6): 716-721.

285. Kruse AL, Luebbers HT, Gratz KW, et al. Aggressive fibromatosis of the head and neck: a new classification based on a literature review over 40 years (1968-2008). J Oral Maxillofac Surg, 2010, 14 (4): 227-232.

286. Bao BN, Horowitz ME, Parham DM, et al. Challenges in the treatment of childhood fibromatosis. Arch Surg, 1987, 122 (11): 1296-1298.

287. Bhat V, Raju P, Rao S, et al. Infantile fibromatosis: a rare cause of anterior mediastinal mass in a child. J Clin Imaging Sci, 2015, 5: 34.

288. Coffin CM, Dehner LP. Fibroblastic-myofibroblastic tumors in children and adolescents: a clinicopathologic study of 108 examples in 103 patients. Pediatr Pathol, 1991, 11 (4): 569-588.

289. Faulkner LB, Hajdu SI, Kher U, et al. Pediatric desmoid tumor: retrospective analysis of 63 cases. J Clin Once, 1995, 13 (11): 2813-2818.

290. Fetsch JF, Miettinen M, Laskin WB, et al. A clinicopathologic study of 45 pediatric soft tissue and fibroblastic elements and a proposal for classification as lipofibromatosis. Am J Surg Pathol, 2000, 24 (11): 1491-1500.

291. Kaçar A, Paker I, Orhan D, et al. Childhood fibroblastic and myofibroblastic tumors: a multicenter documentation and review of the literature. Turk Patoloji Derg, 2012, 28 (1): 24-30

292. Scougall P, Staheli LT, Chew DE, et al. Desmoid tumors in childhood. Orthop Rev, 1987, 16 (7): 481-488.

293. Thompson DH, Khan A, Gonzalez C, et al. Juvenile aggressive fibromatosis: report of three cases and review of the literature. Ear Nose Throat J, 1991, 70 (7): 462-468.

294. Ayadi L, Charif S, Ben Hamed Y, et al. Pigmented lipofibromatosis in unusual location: case report and review of the literature. Virchow Arch, 2008, 452 (4): 115-117.

295. Deepti AN, Madhuri V, Walter NM, et al. Lipofibromatosis: report of a rare paediatric soft tissue tumor. Skeletal Radiol, 2008, 37 (6): 555-558.

296. Kabasawa Y, Kalsube K, Harada H, et al. A male infant case of lipofibromatosis in the submental region exhibited the expression of the connective tissue growth factor. Oral Surg Oral Med Oral pathol Oral Radiol Endod, 2007, 103 (5): 677-682.

297. 刘绮颖, 孙蒙, 喻林, 等. 脂肪纤维瘤病八例临床病理学观察. 中华病理学杂志, 2018, 47 (3): 186-191.

298. Al-Ibraheemi A, Folpe AL, Perez-Atayde AR, et al. Aberrant receptor tyrosine kinase signaling in lipofibromatosis: a clinicopathological and molecular genetic study of 20 cases. Mod Pathol, 2019, 32 (3): 423-434.

299. Cheah AL, Billings SD, Goldblum JR, et al. STAT6 rabbit monoclonal antibody is a robust diagnostic tool for the distinction of

solitary fibrous tumour from its mimics. Pathology, 2014, 46(5): 389-395.

300. Demicco EG, Park MS, Araujo DM, et al.Solitary fibrous tumor: a clinicopathological study of 110 cases and proposed risk assessment model. Mod Pathol, 2015, 25(9): 1298-1306.

301. Feasel P, Al-Ibraheemi A, Fritchie K, et al. Superficial solitary fibrous tumor: a series of 26 cases. Am J Surg Pathol, 2018, 42 (6): 778-785.

302. Guillou L, Gebhard S, Coindre JM. Lipomatous hemangiopericytoma: a fat-containing variant of solitary fibrous tumor? Clinicopathologic, immunohistochemical, and ultrastructural analysis of a series in favor of a unifying concept. Hum Pathol, 2000, 31 (9): 1108-1115.

303. Guillou L, Gebhard S, Coindre JM. Orbital and extraorbital giant cell angiofibroma: a giant cell-rich variant of solitary fibrous tumor? Clinicopathologic and immunohistochemical analysis of a series in favor of a unifying concept. Am J Surg Pathol, 2000, 24(7): 971-979.

304. Lau SK, Weiss LM, Chu PG. Myxoid solitary fibrous tumor: a clinicopathologic study of three cases. Virchows Arch, 2009, 454 (2): 189-194.

305. Mohajeri A, Tayebwa J, Collin A, et al. Comprehensive genetic analysis identifies a pathognomonic NAB2/STAT6 fusion gene, nonrandom secondary genomic imbalances, and a characteristic gene expression profile in solitary fibrous tumor. Genes Chromosomes Cancer, 2013, 52(10): 873-886.

306. Tai HC, Chuang IC, Chen TC, et al.NAB2-STAT6 fusion types account for clinicopathological variations in solitary fibrous tumors. Mod Pathol, 2015, 28(10): 1324-1335.

307. Thway K, Hayes A, Ieremia E, et al. Heterologous osteosarcomatous and rhabdomyosarcomatous elements in dedifferentiated solitary fibrous tumor: further support for the concept of dedifferentiation in solitary fibrous tumor. Ann Diagn Pathol, 2013, 17(5): 457-463.

308. Thway K, Ng W, Noujaim J, et al.The Current status of solitary fibrous tumor: diagnostic features, variants, and genetics. Int J Surg Pathol, 2016, 24(4): 281-292.

309. Vivero M, Doyle LA, Fletcher CD, et al. GRIA2 is a novel diagnostic marker for solitary fibrous tumour identified through gene expression profiling. Histopathology, 2014, 65(1): 71-80.

310. Alassiri AH, Ali RH, Shen Y, et al. ETV6-NTRK3 is expressed in a subset of ALK-negative inflammatory myofibroblastic tumors. Am J Surg Pathol, 2016, 40(8): 1051-1061.

311. Lee JC, Li CF, Huang HY, et al. ALK oncoproteins in atypical inflammatory myofibroblastic tumours: novel RRBP1-ALK fusions in epithelioid inflammatory myofibroblastic sarcoma. J Pathol, 2017, 241(3): 316-323.

312. Mariño-Enríquez A, Wang WL, Roy A, et al. Epithelioid inflammatory myofibroblastic sarcoma: Anaggressive intra-abdominal variant of inflammatory myofibroblastic tumor withnuclear membrane or perinuclear ALK. Am J Surg Pathol, 2011, 35(1): 135-144.

313. Yu L, Liu J, Lao IW, et al. Epithelioid inflammatory myofibroblastic sarcoma: a clinicopathological, immunohistochemical and molecular cytogenetic analysis of five additional cases and review of the literature. Diagn Pathol, 2016, 11(1): 67.

314. 黄海建, 陈小岩, 陈刚. 上皮样炎性肌纤维母细胞肉瘤. 中华病理学杂志, 2016, 45(7): 1-3.

315. Carter JM, Weiss SW, Linos K, et al. Superficial CD34-positive fibroblastic tumor: report of 18 cases of a distinctive low-grade mesenchymal neoplasm of intermediate (borderline) malignancy. Mod Pathol, 2014, 27(2): 294-302.

316. Hendry SA, Wong DD, Papadimitriou J, et al. Superficial CD34-positive fibroblastic tumour: report of two new cases. Pathology, 2015, 47(5): 479-482.

317. Lao IW, Yu L, Wang J. Superficial CD34-positive fibroblastic tumour: aclinicopathological and immunohistochemical study of an additional series. Histopathology, 2017, 70(3): 394-401.

318. Li W, Molnar SL, Mott M, et al. Superficial CD34-positive fibroblastic tumor: Cytologic features, tissue correlation, ancillary studies, and differential diagnosis of a recently described soft tissue neoplasm. Diagn Cytopathol, 2016, 44(11): 926-930.

319. Wada N, Ito T, Uchi H, et al. Superficial CD34-positive fibroblastic tumor: A new case from Japan. J Dermatol, 2016, 43(8): 934-936.

320. Yamaga K, Fujita A, Osaki M, et al. Detailed analysis of a superficial CD34-positive fibroblastic tumor: A case report and review of the literature. Oncol Lett, 2017, 14(3): 3395-3400.

321. Hofvander J, Tayebwa J, Nilsson J, et al. Recurrent PRDM10 gene fusions in undifferentiated pleomorphic sarcoma. Clin Cancer Res, 2015, 21(4): 864-869.

322. Puls F, Pillay N, Fagman H, et al. PRDM10-rearranged soft tissue tumor: a clinicopathologic study of 9 cases. Am J Surg Pathol, 2019, 43(4): 504-513.

323. Alguacil-Garcia A. Giant cell fibroblastoma recurring as dermatofibrosarcoma protuberans. Am J Surg Pathol, 1991, 15(8): 798-801.

324. Fletcher CD. Giant cell fibroblastoma of soft tissue: a clinicopathological and immunohistochemical study. Histopathology, 1988, 13(5): 499-508.

325. Jha P, Moosavi C, Fanburg-Smith JC. Giant cell fibroblastoma: an update and addition of 86 new cases from the Armed Forces Institute of Pathology, in honor of Dr. Franz M. Enzinger. Ann Diagn Pathol, 2007, 11(2): 81-88.

326. Shmookler BM, Enzinger FM, Weiss SW. Giant cell fibroblastoma. A juvenile form of dermatofibrosarcoma protuberans. Cancer, 1989, 64(10): 2154-2161.

327. 王坚, 朱雄增, 张仁元. 巨细胞纤维母细胞瘤临床与病理学观察. 中华病理学杂志, 2002, 31(1): 38-41.

328. Abdaljaleel MY, North JP. Sclerosing dermatofibrosarcoma protuberans shows significant overlap with sclerotic fibroma in both routine and immunohistochemical analysis: a potential diagnostic pitfall. Am J Dermatopathol, 2017, 39(2): 83-88.

329. Bisceglia M, Vairo M, Calonje E, et al. [Pigmented fibrosarcomatous dermatofibrosarcoma protuberans(Bednar tumor). 3 case reports, analogy with the "conventional" type and review of the literature]. Pathologica, 1997, 89(3): 264-273.

330. Davis DA, Sánchez RL. Atrophic and plaquelike dermatofibrosarcoma protuberans. Am J Dermatopathol, 1998, 20(5): 498-501.

331. Liang CA, Jambusaria-Pahlajani A, Karia PS, et al. A systematic review of outcome data for dermatofibrosarcoma protuberans with and without fibrosarcomatous change. J Am Acad Dermatol, 2014, 71(4): 781-786.

332. Llombart B, Serra-Guillén C, Monteagudo C, et al. Dermatofibrosarcoma protuberans: a comprehensive review and update on diagnosis and management. Semin Diagn Pathol, 2013, 30(1): 13-28.

333. Mentzel T, Beham A, Katenkamp D, et al. Fibrosarcomatous ("high-grade") dermatofibrosarcoma protuberans: clinicopathologic and immunohistochemical study of a series of 41 cases with emphasis on prognostic significance. Am J Surg Pathol, 1998, 22(5): 576-587.

334. Mentzel T, Schärer L, Kazakov DV, et al. Myxoid dermatofibrosarcoma protuberans: clinicopathologic, immunohistochemical, and molecular analysis of eight cases. Am J Dermatopathol, 2007, 29(5): 443-448.

335. Sabater-Marco V, Pérez-Vallés A, Berzal-Cantalejo F, et al. Sclerosing dermatofibrosarcoma protuberans(DFSP): an unusual variant with focus on the histopathologic differential diagnosis. Int J Dermatol, 2006, 45(1): 59-62.

336. Terrier-Lacombe MJ, Guillou L, Maire G, et al. Dermatofibrosarcoma protuberans, giant cell fibroblastoma, and hybrid lesions in children: clinicopathologic comparative analysis of 28 cases with molecular data--a study from the French Federation of Cancer Centers Sarcoma Group. Am J Surg Pathol, 2003, 27(1): 27-39.

337. Wang J, Hisaoka M, Shimajiri S, et al. Detection of COL1A1-PDGFB fusion transcripts in dermatofibrosarcoma protuberans by reverse transcription-polymerase chain reaction using archival formalin-fixed, paraffin-embedded tissues. Diagn Mol Pathol, 1999, 8(3): 113-119.

338. Agaimy A, Wünsch PH, Schroeder J, et al. Low-grade abdominopelvic sarcoma with myofibroblasticfeatures (low-grade myofibroblastic sarcoma): clinicopathological, immunohistochemical, molecular genetic and ultrastructural study of two caseswith literature review. J Clin Pathol, 2008, 61(3): 301-306.

339. Fisher C. Myofibrosarcoma. Virchows Arch, 2004, 445(3): 215-223.

340. Fletcher CD. Myofibroblastic tumours: an update. Verh Dtsch Ges Pathol, 1998, 82: 75-82.

341. Mentzel T, Dry S, Katenkamp D, et al. Low-grade myofibroblastic sarcoma: analysis of 18 cases in the spectrum of myofibroblastic tumors. Am J Surg Pathol, 1998, 22(10): 1228-1238.

342. Antonescu CR, Zhang L, Nielsen GP, et al. Consistent t(1; 10) with rearrangements of TGFBR3 and MGEA5 in bothmyxoinflammatory fibroblastic sarcoma and hemosiderotic fibrolipomatous tumor.Genes Chromosomes Cancer, 2011, 50(10): 757-764.

343. Boland JM, Folpe AL. Hemosiderotic fibrolipomatous tumor, pleomorphichyalinizing angiectatic tumor, and myxoinflammatory fibroblastic sarcoma: related or not? Adv Anat Pathol, 2017, 24(5): 268-277.

344. Elco CP, Mariño-Enríquez A, Abraham JA, et al. Hybrid myxoinflammatory fibroblastic sarcoma/hemosiderotic fibrolipomatous tumor: reportof a case providing further evidence for a pathogenetic link. Am J Surg Pathol, 2010, 34(11): 1723-1727.

345. Hallor KH, Sciot R, Staaf J, et al. Twogenetic pathways, t(1; 10) and amplification of 3p11-12, in myxoinflammatoryfibroblastic sarcoma, haemosiderotic fibrolipomatous tumour, and morphologically similar lesions. J Pathol, 2009, 217(5): 716-727.

346. Kao YC, Ranucci V, Zhang L, et al. Recurrent BRAF gene rearrangements in myxoinflammatory fibroblasticsarcomas, but not hemosiderotic fibrolipomatous tumors. Am J Surg Pathol, 2017, 41(11): 1456-1465.

347. Laskin WB, Fetsch JF, Miettinen M. Myxoinflammatory fibroblastic sarcoma: a clinicopathologic analysis of 104 cases, with emphasis on predictors of outcome. Am J Surg Pathol, 2014, 38(1): 1-12.

348. Zreik RT, Carter JM, Sukov WR, et al. TGFBR3 and MGEA5 rearrangements are much more common in "hybrid" hemosiderotic fibrolipomatous tumor-myxoinflammatory fibroblastic sarcomas than in classical myxoinflammatory fibroblastic sarcomas: a morphological and fluorescence in situ hybridization study. Hum Pathol, 2016, 53: 14-24.

349. Adem C, Gisselsson D, Dal Cin P, et al. ETV6 rearrangements in patients with infantile fibrosarcomas and congenital mesoblas-

tic nephromas by fluorescence in situ hybridization. Mod Pathol, 2001, 14 (12): 1246-1251.

350. Alaggio R, Barisani D, Ninfo V, et al. Morphologic overlap between infantile myofibromatosis and infantile fibrosarcoma: a pitfall in diagnosis. Pediatr Dev Pathol, 2008, 11 (5): 355-362.

351. Argani P, Fritsch MK, Shuster AE, et al. Reduced sensitivity of paraffin-based RT-PCR assays for ETV6-NTRK3 fusion transcripts in morphologically defined infantile fibrosarcoma. Am J Surg Pathol, 2001, 25 (11): 1461-1464.

352. Church AJ, Calicchio ML, Nardi, et al. Recurrent EML4-NTRK3 fusions in infantile fibrosarcoma and congenital mesoblastic nephroma suggest a revised testing strategy. Mod Pathol, 2018, 31 (3): 463-473.

353. Lundgren L, Angervall L, Stenman G, et al. Infantile rhabdomyofibrosarcoma: a high-grade sarcoma distinguishable from infantile fibrosarcoma and rhabdomyosarcoma. Hum Pathol, 1993, 24 (7): 785-795.

354. Sait SF, Danzer E, Ramirez D, et al. Spontaneous regression in a patient with infantile fibrosarcoma. J Pediatr Hematol Oncol, 2018, 40 (4): e253-e255.

355. Schofield DE, Fletcher JA, Grier HE, et al. Fibrosarcoma in infants and children. Application of new techniques. Am J Surg Pathol, 1994, 18 (1): 14-24.

356. Bahrami A, Folpe AL. Adult-type fibrosarcoma: a reevaluation of 163 putative cases diagnosed at a single institution over a 48-year period. Am J Surg Pathol, 2010, 34 (10): 1504-1513.

357. Folpe AL. Fibrosarcoma: a review and update. Histopathology, 2014, 64 (1): 12-25.

358. Nakayama H, Kamiji I, Naruse K, et al. Well differentiated adult-type fibrosarcoma arising from the occipital subcutaneous tissue in a 17-year-old man: case report with immunohistochemical study. Jpn J Clin Oncol, 1998, 28 (8): 511-516.

359. Oshiro Y, Fukuda T, Tsuneyoshi M. Fibrosarcoma versus fibromatoses and cellular nodular fasciitis. A comparative study of their proliferative activity using proliferating cell nuclear antigen, DNA flow cytometry, and p53. Am J Surg Pathol, 1994, 18 (7): 712-719.

360. De Boer MF, Deron PB, Eijkenboom WM, et al. Radiation-induced fibrosarcoma of the tongue. Clin Otolaryngol, 1995, 20 (4): 323-325.

361. Dorr W, Herrmann T. Second primary tumors after radiotherapy for malignancies. Treatment related parameters. Strahlenther Onkol, 2002, 178 (7): 357-362.

362. Gane NFC, Strickland RL, Bennett MH. Radiation-induced fibrosarcoma. Br J Cancer, 1970, 24 (4): 705-711.

363. Ito T, Seyama T, Iwamoto KS, et al. In vitro irradiation is able to cause RET oncogene rearrangement. Cancer Res, 1993, 53 (13): 2940-2043.

364. Mavrogenis AF, Pala E, Guerra G, et al. Post-radiation sarcomas. Clinical outcome of 52 Patients. J Surg Oncol, 2012, 105 (6): 570-576.

365. Mertens F, Larramendy M, Gustavsson A, et al. Radiation-associated sarcomas are characterized by complex karyotypes with frequent rearrangements of chromosome arm 3p. Cancer Genet Cytogenet, 2000, 116 (2): 89-96.

366. Weatherby RP, Dahlin DC, Ivins JC. Postradiation sarcoma of bone: review of 78 Mayo Clinic cases. Mayo Clin Proc, 1981, 56 (5): 294-306.

367. Kowal-Vern A, Ceiswell BK. Burn scars neoplasms: a literature review and a statistical analysis. Burns, 2005, 31 (4): 403-413.

368. Zindanci I, Can B, Kavala M, et al. Fibrosarcoma arising from a burn scar. Eur J Dermatol, 2011, 21 (6): 1-2.

369. Bekki H, Yamamoto H, Takizawa K, et al. Claudin 6 expression is useful to distinguish myxofibrosarcomas from other myxoid soft tissue tumors. Pathol Res Pract, 2017, 213 (6): 674-679.

370. Heitzer E, Sunitsch S, Gilg MM, et al. Expanded molecular profiling of myxofibrosarcoma reveals potentially actionable targets. Mod Pathol, 2017, 30 (12): 1698-1709.

371. Huang HY, Lal P, Qin J, et al. Low-grade myxofibrosarcoma: a clinicopathologic analysis of 49 cases treated at a single institution with simutanelous assessment of the efficacy of 3-tier and 4-tier grading system. Hum Pathol, 2004, 35 (5): 612-621.

372. Nascimento A, Bertoni F, Fletcher CD. Epithelioid variant of myxofibrosarcoma: expanding the clinicomorphologic spectrum of myxofibrosarcoma in a series of 17 cases. Am J Surg Pathol, 2007, 31 (1): 99-105.

373. Roland CL, Wang WL, Lazar AJ, et al. Myofibrosarcoma. Surg Oncol Clin N Am, 2016, 25 (4): 775-788.

374. Scoccianti G, Ranucci V, Frenos F, et al. Soft tissue myxofibrosarcoma: a clinico-pathological analysis of a series of 75 patients with emphasis on the epithelioid variant. J Surg Oncol, 2016, 114 (1): 50-55.

375. Tjarks BJ, Ko JS, Billings SD. Myxofibrosarcoma of unusual sites. J Cutan Pathol, 2018, 45 (2): 104-110.

376. Willems SM, Debiec-Rychter M, Szuhai K, et al. Local recurrence of myxofibrosarcoma is associated with increase in tumour grade and cytogenetic aberrations, suggesting a multistep tumour progression model. Mod Pathol, 2006, 19 (3): 407-416.

377. 喻林, 刘丹, 刘绮颖, 等. 上皮样黏液纤维肉瘤十例临床病理分析. 中华病理学杂志, 2016, 45 (1): 10-15.

378. Billings SD, Giblen G, Fanburg-Smith JC. Superficial low-grade fibromyxoid sarcoma (Evans tumor): a clinicopathologic analysis of 19 cases with a unique observation in the pediatric population. Am J Surg Pathol, 2005, 29 (2): 204-210.

379. Cowan ML. Thompson LD. Leon ME, et al. Low-grade fibro-myxoid sarcoma of the head and neck: a clinicopathologic series and review of the literature. Head and Neck Pathol, 2016, 10 (2): 161-166.

380. Doyle LA, Wang WL, Dal Cin P, et al. MUC4 is a sensitive and extremely useful marker for sclerosing epithelioid fibrosarcoma: association with FUS gene rearrangement. Am J Surg Pathol, 2012, 36 (10): 1444-1451.

381. Evans HL. Low-grade fibromyxoid sarcoma. A report of 12 cases. Am J Surg Pathol, 1993, 17 (6): 595-600.

382. Evans HL. Low-grade fibromyxoid sarcoma: a clinicopathologic study of 33 cases with long-term follow-up. Am J Surg Pathol, 2011, 35 (10): 1450-1162.

383. Folpe AL, Lane KL, Paull G, et al. Low-grade fibromyxoid sarcoma and hyalinizing spindle cell tumor with giant rosettes: a clinicopathologic study of 73 cases supporting their identity and assessing the impact of high-grade areas. Am J Surg Pathol, 2000, 24 (10): 1353-1360.

384. Guillou L, Benhattar J, Gengler C, et al. Translocation-positive low-grade fibromyxoid sarcoma: clinicopathologic and molecular analysis of a series expanding the morphologic spectrum and suggesting potential relationship to sclerosing epithelioid fibrosarcoma: a study from the French Sarcoma Group. Am J Surg Pathol, 2007, 31 (9): 1387-1402.

385. Lane KL, Shannon RJ, Weiss SW. Hyalinizing spindle cell tumor with giant rosettes: a distinctive tumor closely resembling low-grade fibromyxoid sarcoma. Am J Surg Pathol, 1997, 21 (12): 1481-1488.

386. Matsuyama A, Hisaoka M, Shimajiri S, et al. Molecular detection of FUS-CREB3L2 fusion transcripts in low-grade fibro-myxoid sarcoma using formalin-fixed, paraffin-embedded tissue specimens. Am J Surg Pathol, 2006, 30 (9): 1077-1084.

387. Thway K, Ng W, Benson C, et al. DOG1 Expression in low-grade fibromyxoid sarcoma: a study of 11 cases, with molecular characterization. Int J Surg Pathol, 2015, 23 (6): 454-460.

388. Vallejo-Benítez A, Rodríguez-Zarco E, Carrasco SP, et al. Expression of DOG1 in low-grade fibromyxoid sarcoma: A study of 19 cases and review of the literature. Ann Diagn Pathol, 2017, 30: 8-11.

389. Antonescu CR, Rosenblum MK, Pereira P, et al. Sclerosing epithelioid fibrosarcoma: a study of 16 cases and confirmation of a clinicopathologically distinct tumor. Am J Surg Pathol, 2001, 25 (6): 699-709.

390. Arbajian E, Puls F, Magnusson L, et al. Recurrent EWSR1-CREB3L1 gene fusions in sclerosing epithelioid fibrosarcoma. Am J Surg Pathol, 2014, 38 (6): 801-808.

391. Chebib I, Desphande V, Nielsen GP. Sclerosing Muc-4-positive sarcoma with glandular differentiation resembling sclerosing epithelioid fibrosarcoma. Int J Surg Pathol, 2015, 23 (2): 144-148.

392. Donner LR, Clawson K, Dobin SM. Sclerosing epithelioid fibrosarcoma: a cytogenetic, immunohistological, and ultrastructural study of an unusual histological variant. Cancer Genet Cytogenet, 2000, 119 (2): 127-131.

393. Eyden BP, Manson C, Banerjee SS, et al. Sclerosing epithelioid fibrosarcoma: a study of five cases emphasizing diagnostic criteria: a study of five cases emphasizing diagnostic criteria. Histopathology, 1998, 33 (4): 3543-3560.

394. Gisselsson D, Andreasson P, Meis-Kindblom JM, et al. Amplification of 12q13 and 12q15 sequences in a sclerosing epithelioid fibrosarcoma. Cancer Genet Cytogenet, 1998, 107 (2): 102-106.

395. Meis-Kindblom JM, Kindblom LG, Enzinger FM. Sclerosing epithelioid fibrosarcoma: a variant of fibrosarcoma simulating carcinoma. Am J Surg Pathol, 1995, 19 (9): 979-993.

396. Ohlmann CH, Brecht IB, Junker K, et al. Sclerosing epithelioid fibrosarcoma of the kidney: clinicopathologic and molecular study of a rare neoplasm at a novel location. Ann Diagn Pathol, 2015, 19 (4): 221-225.

397. Prieto-Granada C, Zhang L, Chen HW, et al. A genetic dichotomy between pure sclerosing epithelioid fibrosarcoma (SEF) and hybrid SEF/low-grade fibromyxoid sarcoma: A pathologic and molecular study of 18 cases. Genes Chromosomes Cancer, 2015, 54 (1): 28-38.

398. Wojcik JB, Bellizzi AM, Dal Cin P, et al. Primary sclerosing epithelioid fibrosarcoma of bone: analysis of a series. Am J Surg Pathol, 2014, 38 (11): 1538-1544.

399. 胡维维，赖日权，王坚，等. 硬化性上皮样纤维肉瘤的临床病理学观察. 中华病理学杂志, 2004, 33 (4): 337-341.

400. Wang X, Wang J. Primary sclerosing epithelioid fibrosarcoma of the kidney: Report of two additional cases with a clinicopathological and molecular cytogenetic study. Exp Mol Pathol, 2019, 107: 179-183.

第三章

纤维组织细胞性疾病

第一节 良性肿瘤

一、良性纤维组织细胞瘤

【定义】

良性纤维组织细胞瘤（benign fibrous histocytoma，BFH）是一种发生于真皮的真性肿瘤或瘤样病变，由短束状或片状排列的成纤维细胞样细胞和组织细胞样细胞混合组成，常伴有数量不等的泡沫样组织细胞、含铁血黄素吞噬细胞和图顿巨细胞反应以及炎性细胞浸润。

【编码】

ICD-O　　8831/0

ICD-11　　XH8B90

【病因】

病因不明，但少数患者具有轻度创伤病史或昆虫叮咬史，也可能与免疫抑制状态相关。

【临床特征】

（一）流行病学

1. **发病率**　最常见的软组织良性肿瘤之一，发病率仅次于血管瘤及脂肪瘤。

2. **发病年龄**　好发于中青年人。

3. **性别**　无明显差异。

（二）部位

可发生于身体任何部位，最常见于四肢，尤其是腿部，偶尔可以发生于面部，罕见情况下可发生于肺及骨。

（三）症状

临床常表现为缓慢性生长的孤立性褐色结节，约1/3病变为多发，并在不同时间点出现，有时可导致皮肤凹陷。当肿瘤内含有较多的含铁血黄素沉着，临床上可类似色素性病变。

（四）治疗

局部完整切除，体积较大、位置较深的病例，可行局部扩大切除。

（五）预后

完整切除后多可治愈，切除不彻底、位置较深的病例可能会复发，局部复发率为 20%，极少数情况下可发生远处转移。

【病理变化】

（一）大体特征

圆形、类圆形结节或息肉状肿物，无包膜，边界清晰，位置较深的病变界限更清晰。病变直径从数毫米到数厘米不等，多为 1cm 左右。切面颜色及质地取决于肿瘤组织内胶原纤维、含铁血黄素、脂质和血管的比例及数量，可呈灰白色、灰黄色、暗红色等，质地可较硬或偏软。

（二）镜下特征

1. **组织学特征**　肿瘤位于真皮内，与表皮之间常有一层无瘤带（Grenz zone），表皮多伴有增生和基底细胞色素沉着（图 3-1-1A）。在肿瘤边缘，瘤细胞常与粗大的胶原纤维相互交错（图 3-1-1B）。肿瘤由比例不等的梭形成纤维细胞样细胞和组织细胞样细胞（或原始间叶样细胞）组成（图 3-1-1C、3-1-1D），可以其中的一种细胞成分为主，以单一的梭形成纤维细胞样细胞为主时也称真皮纤维瘤（dermatofibroma）（图 3-1-1E）。此外，多数病例内常可见多少不等的含铁血黄素沉着和泡沫样组织细胞反应，并可见含铁血黄素性吞噬细胞或吞噬脂质的图顿巨细胞（图 3-1-1F、3-1-1G），间质可伴有数量不等的炎症细胞反应。梭形成纤维细胞样细胞可呈交织状或短束状排列（图 3-1-1H），部分病例中可显示明显的席纹状排列结构（图 3-1-1I）。瘤细胞无明显的异型性或多形性，部分病例中可见核分裂象。

组织学亚型包括：①部分肿瘤可含有血窦样血管腔隙，周边常伴有较多的含铁血黄素沉着，以往也称为硬化性血管瘤（图 3-1-1J），含有类似动脉瘤样骨囊肿中的假血管性腔隙时也称为"动脉瘤样纤维组织细胞瘤"（aneurysmal FH）（图 3-1-1K、3-1-1L），当含有大量的含铁血黄素沉着时，也称为含铁血黄素沉着性纤维组织细胞瘤（hemosiderotic FH）（图 3-1-1M），可被误诊为恶性黑色素瘤；②脂质化纤维组织细胞瘤（lipidized FH），多发生于踝部，以肿瘤内含有大量的泡沫样组织细胞和细胞之间间质胶原化和玻璃样变性为特点（图 3-1-1N、3-1-1O），部分区域可见经典纤维组织细胞瘤成分；③上皮样细胞组织细胞瘤（epithelioid cell histiocytoma，ECH），瘤细胞呈上皮样，

在真皮层内呈结节状或片状分布，参见后述；④其他少见亚型，包括透明细胞性、瘢痕疙瘩样（图 3-1-1P）、栅栏状、颗粒细胞性、伴有破骨细胞样巨细胞和黏液样等。富于细胞性纤维组织细胞瘤和非典型性纤维组织细胞瘤详见后述。

2. 免疫组织化学　无特异性标记，肿瘤内的组织细

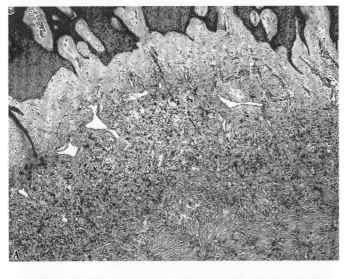

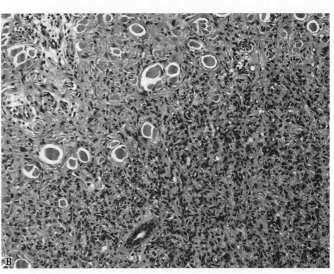

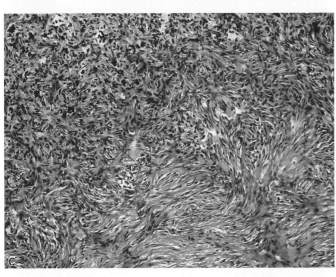

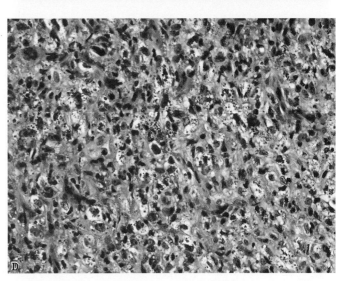

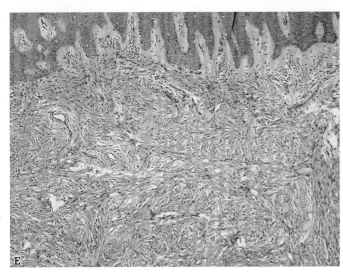

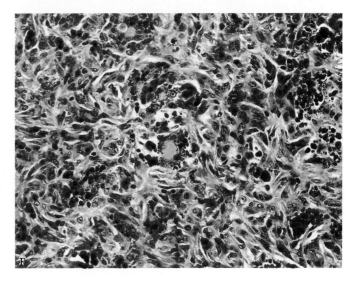

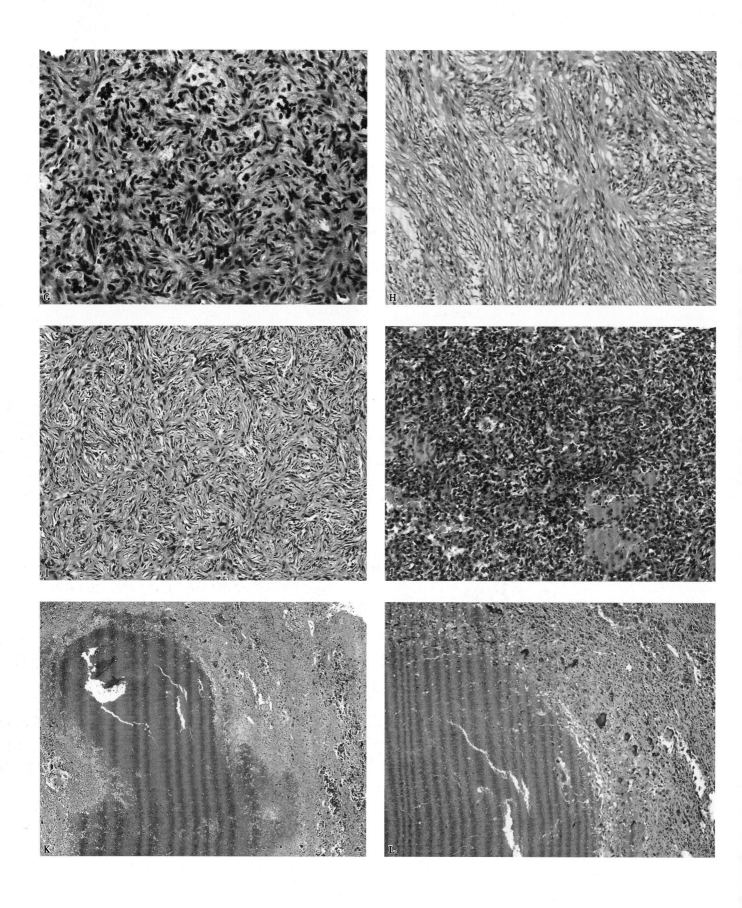

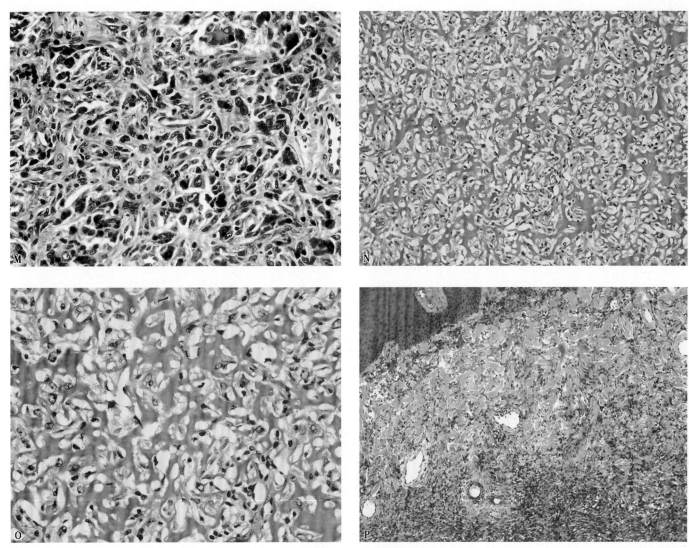

图 3-1-1　纤维组织细胞瘤的组织学特征

A. 肿瘤位于真皮内，与表皮间有无瘤细胞带，表皮增生并基底细胞色素沉着，HE×40；B. 肿瘤边缘瘤细胞与粗大的胶原纤维相互交错，HE×100；C. 肿瘤由交织状排列的梭形成纤维细胞组成，可见散在的图顿巨细胞，HE×100；D. 肿瘤由片状分布的组织细胞样组成，可见含铁血黄素沉着，HE×200；E. 真皮纤维瘤主要由成分单一的梭形纤维细胞组成，HE×200；F. 肿瘤内常可见含铁血黄素吞噬性细胞，HE×200；G. 肿瘤内常可见泡沫样组织细胞和图顿巨细胞，HE×200；H. 瘤细胞呈短条束状或交织状排列，HE×100；I. 瘤细胞呈席纹状排列，HE×100；J. 所谓的硬化性血管瘤，HE×100；K. 肿瘤内含有扩张的出血性腔隙，类似动脉瘤样骨囊肿中的腔隙，HE×40；L. 出血性腔隙为假血管性腔隙，HE×100；M. 肿瘤内含有大量的含铁血黄素沉着时可被误诊为恶性黑色素瘤，HE×200；N. 脂质化纤维组织细胞瘤以含有大量的泡沫样组织细胞和间质胶原化为特点，HE×100；O. 脂质化纤维组织细胞瘤，HE×200；P. 瘢痕疙瘩样纤维组织细胞瘤以含有粗大的瘢痕疙瘩样胶原纤维为特征，HE×100

胞（包括巨噬细胞和泡沫样组织细胞）可表达 CD68 和 CD163（图 3-1-2A）。可灶性表达 CD34，多位于肿瘤周边或近基底部（图 3-1-2B、3-1-2C）。部分病例中，梭形细胞可部分表达 α-SMA（图 3-1-2D）。

【遗传学】

30%～100% 的病例具有克隆性，单克隆性在不同研究报道及不同亚型之间存在差异，提示纤维组织细胞瘤可能是一组异质性疾病，其中有一部分属于肿瘤性。新近报道显示上皮样细胞组织细胞瘤中可检测出 SQSTM1-ALK，提示这一类病变与经典型纤维组织细胞瘤可能有

所不同。新近报道显示，纤维组织细胞瘤涉及 PRKCB 或 PRKCD 基因重排，伴侣基因编码膜相关蛋白（PDPN、CD63 和 LAMTOR1）。

【鉴别诊断】

1. 结节性筋膜炎　极少发生于真皮内，细胞成分相对单一，主要由增生的梭形肌成纤维细胞组成，瘤细胞排列疏松，常可见裂隙或微囊样结构，间质内可有红细胞外渗。免疫组化标记显示，病变内的梭形细胞弥漫性表达 α-SMA，FISH 检测可显示有 USP6 基因易位。

2. 隆突性皮肤纤维肉瘤　瘤细胞成分单一，常显示

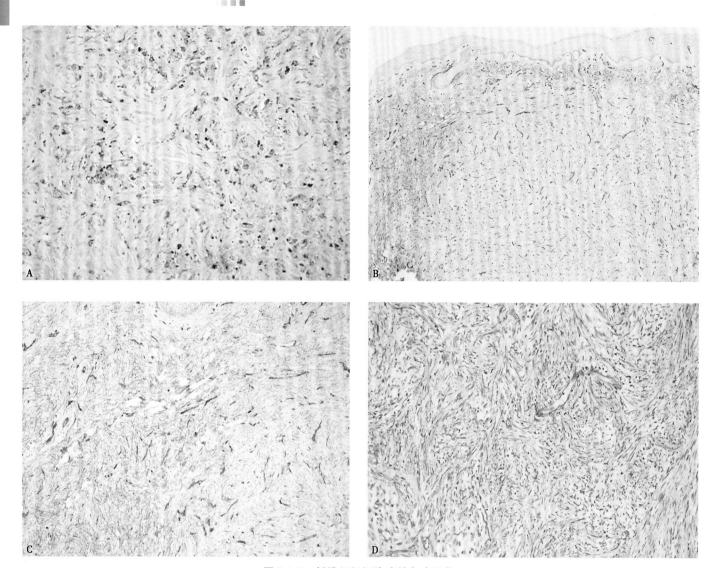

图 3-1-2 纤维组织细胞瘤的免疫组化

A. 肿瘤的组织细胞表达 KP1，IHC×100；B. 肿瘤的边缘区域可表达 CD34，IHC×40；C. 肿瘤的边缘区域可表达 CD34，IHC×100；D. 部分梭形瘤细胞可表达 α-SMA，IHC×100

有特征性的席纹状排列，且瘤细胞弥漫性表达 CD34，肿瘤常浸润皮下脂肪组织，形成蜂窝状浸润图像。FISH 检测可显示有 *PDGFB* 基因易位。

3. 恶性黑色素瘤　瘤细胞显示有明显的多形性和异型性，免疫组化标记显示瘤细胞表达 S-100 蛋白、SOX10 和 HMB45 标记。

4. 混杂性神经鞘瘤 / 神经束膜瘤　常位于真皮内，由胖梭形细胞和纤细的梭形细胞组成，呈交织状和束状排列，偶可见核略大深染的瘤细胞，免疫组化标记显示，胖梭形细胞表达 S-100 蛋白和 SOX10，纤细的梭形细胞表达 EMA、GLUT1 和 CD34。

二、富于细胞性纤维组织细胞瘤

【定义】

富于细胞性纤维组织细胞瘤（cellular fibrous his-tiocytoma，CFH）是良性纤维组织细胞瘤的一种组织学亚型，主要由致密条束状生长的梭形成纤维细胞和肌成纤维细胞组成，所谓的"伴有皮下侵犯的真皮纤维瘤"及"具有局部复发潜能的真皮纤维瘤"均属于此种亚型。

【临床特征】

（一）流行病学

1. 发病率　在纤维组织细胞瘤中所占的比例不足 5%。

2. 发病年龄　好发于中青年人。

3. 性别　无明显差异。

（二）部位

与普通良性纤维组织细胞瘤一致。

（三）症状

表现为缓慢性生长无痛性小结节。

（四）治疗

宜采取局部广泛切除以防止复发。

（五）预后

局部复发率约为 25%，没有证据表明细胞丰富程度是提示复发的独立预后因素。皮下侵犯率较高，极少数情况下可发生肺转移。

【病理变化】

（一）大体特征

与经典型纤维组织细胞瘤相比，体积相对较大，直径可达 5cm 或以上，切面呈灰白色或灰黄色，可伴有灶性出血或坏死。

（二）镜下特征

1. 组织学特征　与良性纤维组织细胞瘤相比主要由相对单一的胖梭形细胞构成（图 3-1-3A），胞质可呈淡嗜伊红色，瘤细胞排列成长束状或交织状，可见核分裂象（图 3-1-3B、3-1-3C），易累及皮下脂肪组织（图 3-1-3D），部分病例可发生自发性中心坏死。与经典型纤维组织细胞瘤相比，其他细胞成分如泡沫样组织细胞、含铁血黄素吞噬细胞和图顿巨细胞等相对较为少见，但一些病例中可见散在分布的核大深染畸形细胞，与非典型性纤维组织细胞瘤可有一定重叠。

2. 免疫组织化学　梭形瘤细胞主要表达 vimentin，可程度不等表达 α-SMA（图 3-1-4）、MSA、calponin 和 desmin，多为局灶性表达。

【遗传学】

新近研究显示，该肿瘤中存在独特的染色体易位，但尚不清楚此种易位是特异性存在于富于细胞性纤维组织细胞瘤，还是共存于所有的纤维组织细胞瘤。

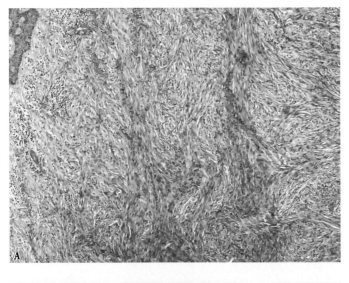
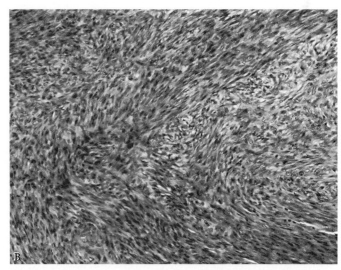
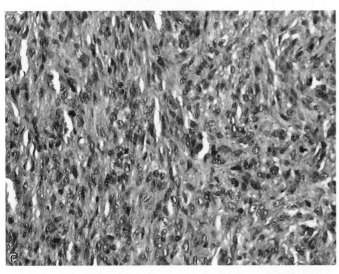
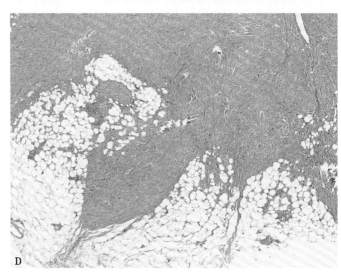

图 3-1-3　富于细胞性纤维组织细胞瘤的组织学特征

A. 肿瘤由形态单一的胖梭形细胞构成，HE×100；B. 肿瘤排列成长束状，HE×200；C. 部分病例易见核分裂象，HE×200；D. 肿瘤可呈楔状累及皮下脂肪组织，HE×40

图3-1-4 富于细胞性纤维组织细胞瘤的免疫组化
瘤细胞可程度不等地表达α-SMA,IHC×100

【鉴别诊断】

1. **皮肤平滑肌肉瘤** 平滑肌肉瘤细胞异型较明显,细胞核呈杆状,可见核端空泡,胞质嗜酸性,核分裂象较易见,浸润性生长,瘤细胞表达α-SMA、desmin和h-caldesmon。

2. **隆突性皮肤纤维肉瘤** 瘤细胞常呈蜂窝状浸润皮下脂肪组织,并弥漫性表达CD34,FISH检测显示*PDGFB*基因易位。

3. **富于细胞型结节性筋膜炎** 结节性筋膜炎细胞丰富时可以误诊为纤维组织细胞瘤,病史较短,并且有黏液变性及红细胞外渗现象,细胞排列杂乱无章,有时可见核分裂象,α-SMA标记常呈弥漫性阳性,FISH检测显示*USP6*基因易位。

4. **非典型性纤维黄色瘤** 瘤细胞异型性明显,核分裂象易见,并常可见病理性核分裂象,瘤细胞常弥漫强阳性表达CD10。

三、深部良性纤维组织细胞瘤

【定义】

深部良性纤维组织细胞瘤(deep benign fibrous histiocytoma)指一种发生于深部软组织内的良性纤维组织细胞瘤,是良性纤维组织细胞瘤的一种组织学亚型。

【编码】

ICD-O 8831/0

ICD-11 XH5DP4

【临床特征】

(一)流行病学

1. **发病率** 较少见,在纤维组织细胞瘤中所占的比例不足5%。

2. **发病年龄** 好发于中青年人。

3. **性别** 男性多见。

(二)部位

好发于下肢及头颈部的皮下组织内,极少数位于深部肌肉组织内及其他少见部位,如气管、眼眶、肾脏、外耳道等。

(三)症状

表现为缓慢生长的无痛性结节。

(四)治疗

宜采取局部广泛切除,以防止复发。

(五)预后

复发率较高,常常因切除不尽导致,侵犯皮下和/或多结节状生长病例复发率接近50%。发生于眼眶的肿瘤具有浸润性边界或细胞密集区者复发率为57%。此外,有研究指出,发生于面部的病例常侵犯皮下及肌肉,具有较高的复发率。

【病理变化】

(一)大体特征

肿瘤边界比普通型纤维组织细胞瘤清晰,直径可以达到5cm或以上。切面通常呈黄色或灰白色,体积较大者有时可伴有灶性出血。

(二)镜下特征

1. **组织学特征** 多位于皮下,境界相对清楚(图3-1-5A)。与发生于皮肤者相似,但细胞成分相对单一,以席纹状结构排列为主,黄色瘤细胞及含铁血黄素性吞噬细胞、慢性炎细胞等较少,主要由梭形或胖梭形的成纤维细胞样细胞组成,胞质常呈嗜伊红色。间质常发生黏液样变性或玻璃样变性,少数情况下可出现骨化生。有时可见血管外皮瘤样结构(图3-1-5B),发生于眼眶的病例常出现血管外皮细胞瘤和纤维组织细胞瘤样混合区。少数病例内可见到小灶性的出血和坏死。部分病例细胞丰富,可见核分裂象,但无核异型性及病理性核分裂象,此种病例可诊断为富于细胞性纤维组织细胞瘤。

2. **免疫组织化学** 与经典型纤维组织细胞瘤相似,瘤细胞主要表达vimentin,可灶性表达α-SMA、calponin和MSA。

【遗传学】

与经典型纤维组织细胞瘤相似,涉及*PRKCB*或*PRKCD*重排。

【鉴别诊断】

主要需要与隆突性皮肤纤维肉瘤、皮肤平滑肌肉瘤、增生活跃期富于细胞的结节性筋膜炎及多形性未分化肉瘤(旧称恶性纤维组织细胞瘤)等鉴别。

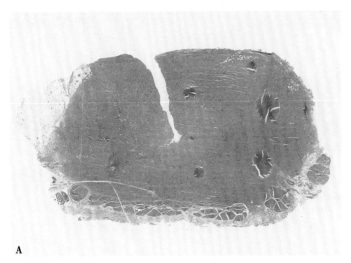
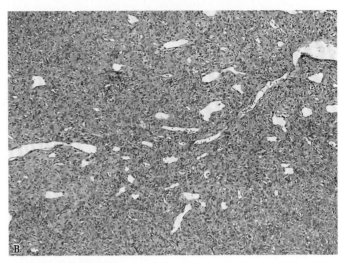

图 3-1-5 深部纤维组织细胞瘤的组织学特征

A. 肿瘤位于皮下,境界相对清楚,HE×1.25;B. 可见血管外皮瘤样结构,HE×100

四、非典型性纤维组织细胞瘤

【定义】

非典型性纤维组织细胞瘤(atypical fibrous histiocytoma, AtFH)是纤维组织细胞瘤的一种特殊亚型,镜下以在经典性纤维组织细胞瘤的背景中可见散在分布的核大深染、核形不规则的多形性、胖梭形或奇异型细胞为特征,可见核分裂象,部分病例内尚可见病理性核分裂。AtFH可被误诊为多形性肉瘤,又称假肉瘤性纤维组织细胞瘤。

【编码】

ICD-11 XH1RM7

【临床特征】

(一)流行病学

1. 发病率 较少见。

2. 发病年龄 多发生于青壮年人,平均年龄为38岁,约 1/3 的病例发生于 20 岁以下,年龄范围为 5~79 岁。

3. 性别 男性稍多见。

(二)部位

好发于四肢和躯干,少数病例位于头颈部。

(三)症状

略隆起皮肤的结节或斑块,呈肉色、灰褐色或灰黑色。

(四)治疗

局部完整切除,并使切缘阴性。

(五)预后

生物学行为上多呈良性经过,完整切除后一般不复发。Kaddu 等对 21 例患者的随访结果显示,3 例局部复发,2 例出现远处转移,其中 1 例患者 96 个月后死亡。

【病理变化】

(一)大体特征

结节中位直径 1.5cm,少数病例可 >2cm,范围为 0.4~8cm,切面呈灰白、灰黄色,少数病例呈灰黑色。

(二)镜下特征

1. 组织学特征 多数病例局限于真皮内(图 3-1-6A),但约 1/3 病例可累及至浅表皮下脂肪组织(图 3-1-6B)。

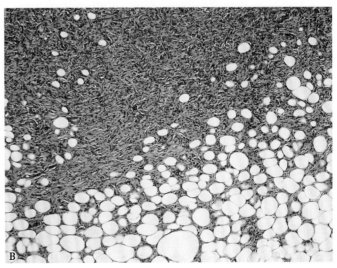

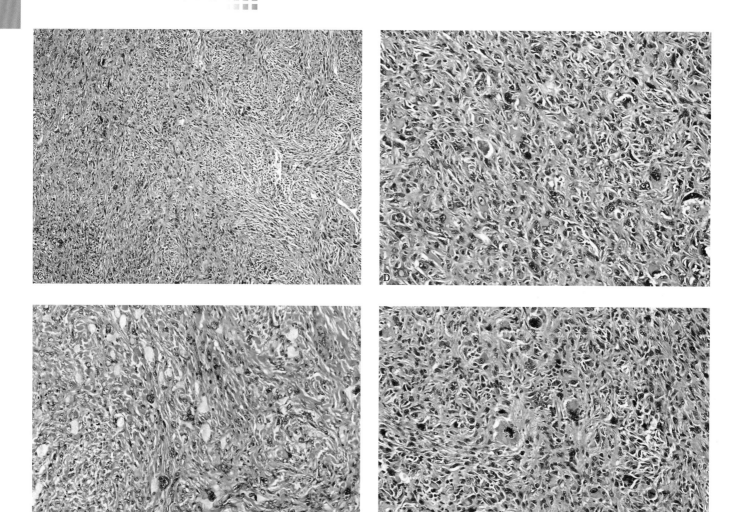

图 3-1-6　非典型性纤维组织细胞瘤的组织学特征

A. 肿瘤主要位于真皮内，HE×40；B. 肿瘤可累及浅表皮下脂肪组织，HE×100；C. 在纤维组织细胞瘤背景中可见核深染、核形不规则的多形性细胞或奇异型细胞，HE×100；D. 非典型性纤维组织细胞瘤中的核深染多形性细胞或奇异型细胞，HE×200；E. 部分多形性细胞或奇异型细胞的胞质呈泡沫样，HE×200；F. 部分病例内可见核分裂象，包括病理性，HE×200

镜下的特征性形态表现为在经典型纤维组织细胞瘤的背景中可见核大深染、核形不规则的多形性细胞、胖梭形细胞或、奇异型细胞或多核性细胞（图 3-1-6C～3-1-6E），可见小核仁和核分裂象（1～15/10HPF），部分病例内可见病理性核分裂，或可见灶性坏死（图 3-1-6F）。

2. 免疫组织化学　瘤细胞可灶性表达 α-SMA 和 CD34。

【鉴别诊断】

1. 非典型性纤维黄色瘤　属于中间型肿瘤，好发于老年人头颈部日光照射部位，肿瘤局限于真皮内，镜下形态呈高级别梭形细胞 - 多形性肉瘤样，包括瘤细胞显示有明显的多形性和异型性，核分裂象易见，包括病理性，瘤细胞常弥漫强阳性表达 CD10。

2. 浅表性 CD34 阳性成纤维细胞性肿瘤　镜下形态与 AtFH 较为相似，但肿瘤主要发生于浅表皮下，核分裂象罕见，瘤细胞弥漫性表达 CD34，并可灶性表达 AE1/AE3。

五、转移性"良性"纤维组织细胞瘤

【定义】

极少数情况下，纤维组织细胞瘤可发生区域性或远处转移，原发性肿瘤的组织学形态不能帮助判断转移潜能。

【临床特征】

（一）流行病学

1. 发病率　极为罕见。

2. 发病年龄　主要发生于成年人，平均年龄为 42 岁，年龄范围为 3～68 岁。

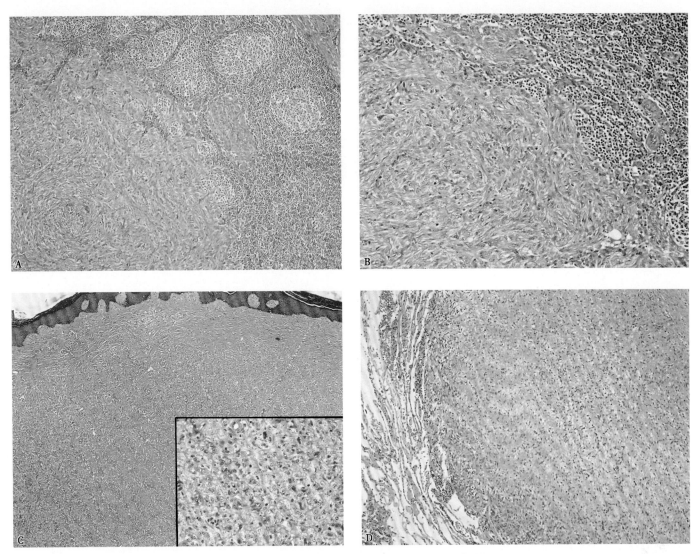

图 3-1-7　转移性"良性"纤维组织细胞瘤的组织学特征

A. 纤维组织细胞瘤转移至区域淋巴结，HE×100；B. 纤维组织细胞瘤转移至区域淋巴结，HE×200；C. 皮肤原发性纤维组织细胞瘤，HE×40（插图 HE×200）；D. 纤维组织细胞瘤转移至肺，HE×100

3. 性别　男性略多见。

（二）部位

原发性肿瘤多位于下肢（特别是大腿），部分病例可发生于臀部、躯干、肩部、颈部和手指等处。

（三）症状

一般无症状，转移至肺者可有咳嗽等。部分病例有肿瘤复发病史。

（四）治疗

局部手术切除。

【病理变化】

（一）大体特征

原发性肿瘤中位直径 3.2cm，范围 1～5cm。

（二）镜下特征

发生转移的纤维组织细胞瘤主要为富于细胞性纤维

组织细胞瘤，少数为动脉瘤样纤维组织细胞瘤、非典型性纤维组织细胞和上皮样纤维组织细胞瘤，极少数情况下为经典型纤维组织细胞瘤。区域性转移多是区域淋巴结（图 3-1-7A、3-1-7B），远处转移部位多为肺（图 3-1-7C、3-1-7D）。

（李传应）

六、上皮样纤维组织细胞瘤

【定义】

上皮样纤维组织细胞瘤（epithelioid fibrous histiocytoma，EFH）也称上皮样细胞组织细胞瘤（ECH），是一种发生于皮肤真皮的良性间叶性肿瘤，由多边形或大圆形上皮样细胞组成，瘤细胞表达 ALK，分子检测显示有 *ALK* 基因重排，与经典的纤维组织细胞瘤有所不同，提示为一种独特的病理学类型。

【临床特征】

（一）流行病学

1. **发病率**　少见。

2. **发病年龄**　好发于成年人，平均年龄 40 岁。

3. **性别**　男性略多见。

（二）部位

好发于下肢，特别是大腿，其他部位包括小腿、上臂、肩部、腹壁、臀部和足等处。

（三）症状

表现为缓慢性生长的无痛性结节，圆形、半圆顶状或息肉状，与皮肤颜色相近。

（四）治疗

局部完整切除。

（五）预后

良性肿瘤。

【病理变化】

（一）大体特征

结节直径 0.5～2cm，切面呈灰白色。

（二）镜下特征

1. **组织学特征**　低倍镜下肿瘤位于真皮内（图 3-1-8A），两侧上皮角可呈衣领状向下包绕。由片状分布的多边形或大圆形上皮样细胞组成（图 3-1-8B），胞质丰富，嗜伊红色，核呈卵圆形，染色质细致，可见小核仁，核分裂象罕见。瘤细胞间的间质伴有胶原化（图 3-1-8C）。

2. **免疫组织化学**　瘤细胞常表达 ALK（D5F3 和 1A4）（图 3-1-9）。

【遗传学】

上皮样纤维组织细胞瘤中最常见的融合基因为 *SQSTM1-ALK* 和 *VCL-ALK* 融合基因，可通过 RT-PCR、FISH 或二代测序检测。其他少见的 *ALK* 伴侣基因包括 *DCTN1*、*ETV6*、*PPFIBP1*、*SPECC1L*、*TMP3*、*PRKAR2A*、*MLPH* 和 *EML4*。

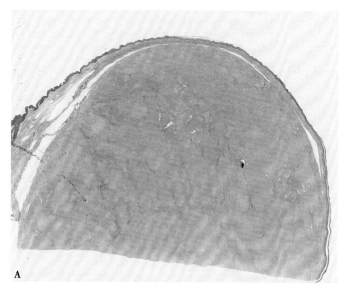

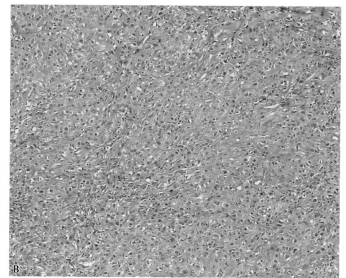

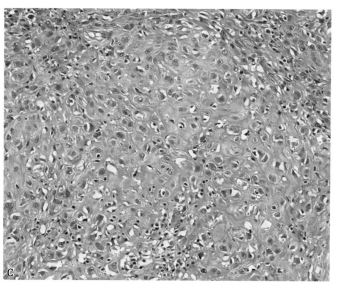

图 3-1-8　上皮样纤维组织细胞瘤的组织学特征

A. 肿瘤位于真皮内，境界清楚，HE×5.4；B. 由片状分布的上皮样细胞组成，HE×100；C. 瘤细胞胞质丰富，嗜伊红色，间质胶原化，HE×200

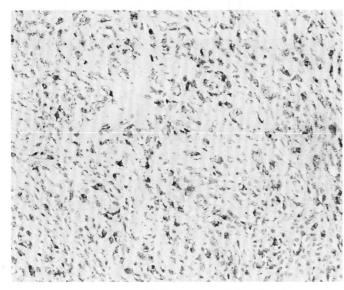

图 3-1-9 上皮样纤维组织细胞瘤的免疫组化
瘤细胞表达 ALK（D5F3），IHC×200

【鉴别诊断】

1. Spitz 痣 也是由巢状分布的上皮样细胞和梭形细胞组成，但表皮内也常含有病变成分，瘤细胞表达 S-100 蛋白、SOX10、HMB45 和 Melan A。

2. PEComa 也是由巢状分布的多边形细胞和大圆形细胞组成，瘤细胞表达 HMB45 和 PNL2。

（王 坚）

七、Neurothekeoma

【定义】

Neurothekeoma 是一种发生于真皮内、组织来源尚不明的间叶性肿瘤，主要由圆形或类圆形上皮样细胞组成，在真皮内呈小叶状或微结节状分布，其间为纤维性分隔。免疫组化和电镜观察显示，Neurothekeoma 中的瘤细胞不具施万细胞分化，与神经鞘黏液瘤无相关性，属于两种不同的肿瘤类型。新近基因谱分析提示，Neurothekeoma 与纤维组织细胞性肿瘤相近。

【临床特征】

（一）流行病学

1. 发病率 少见。

2. 发病年龄 好发于儿童和青年人（多<40 岁），平均年龄 25 岁。

3. 性别 女性多见，女:男为 2:1。

（二）部位

好发于头颈部、上肢和肩部，其中发生于头颈部者多位于面部，特别是鼻颧和鼻唇部。

（三）症状

表现为缓慢性生长的无痛性结节，圆形或半圆顶状，与皮肤颜色相近。

（四）治疗

局部完整切除。

（五）预后

良性肿瘤，少数病例可局部复发，特别是切除不净时。

【病理变化】

（一）大体特征

结节直径多<2cm，平均直径 1.1cm，范围为 0.3～6cm。切面呈灰白或灰褐色，质地坚实，部分病例可含有黏液样区域。

（二）镜下特征

1. 组织学特征 低倍镜下肿瘤位于真皮内，呈小叶状或微结节状（图 3-1-10A），由纤维性间隔所分隔。肿瘤周界常不清，约半数病例可累及皮下。小叶内的瘤细胞由上皮样、卵圆形或胖梭形细胞组成，胞质丰富，淡嗜伊红色（图 3-1-10B），可见核分裂象，平均 3 个 /10HPF，范围 0～22 个 /10HPF。除上皮样瘤细胞外，部分病例可见少量多核细胞，可为破骨细胞样巨细胞，或为合体样巨细胞（图 3-1-10C）。多数病例为实性，约 30% 病例小叶内基质可伴有黏液样变性（图 3-1-10D、3-1-10E），少数病例可完全呈黏液样，小叶内或结节内的瘤细胞可呈漩涡状排列。另 25% 的病例可显示有异型性，包括非典型性的多核细胞（图 3-1-10F）。

2. 免疫组织化学 瘤细胞常表达 CD10、NKI-C3（CD63）、NSE、MiTF 和 PGP9.5（图 3-1-11），可灶性表达 α-SMA 和 CD68，不表达 S-100 蛋白和 SOX10，也不表达 Melan-A、HMB-45、desmin 和 AE1/AE3。

【鉴别诊断】

1. Spitz 痣或 Spitz 样恶性黑色素瘤 也是由巢状分布的上皮样细胞和梭形细胞组成，但表皮内也常含有病变成分，瘤细胞表达 S-100 蛋白、SOX10、HMB45 和 Melan A。

2. 真皮神经鞘黏液瘤 患者多为中年人，肿瘤多发生于肢体远端，特别是手，黏液样小叶或结节内的瘤细胞表达 S-100 蛋白和 SOX10。

3. 丛状纤维组织细胞瘤 肿瘤位于真皮深层和皮下，由多个结节构成，结节主要由圆形或卵圆形单核细胞及破骨细胞样多核巨细胞构成，结节周围可见增生的梭形成纤维细胞或肌成纤维细胞条束。

4. 上皮样纤维组织细胞瘤 表皮常伴有增生，肿瘤位于真皮内，由片状分布的上皮样细胞组成，瘤细胞可表达 ALK。

5. 混杂性神经束膜瘤 /Neurothekeoma 多发生于口周，由 Neurothekeoma 和神经束膜瘤两种成分混杂组

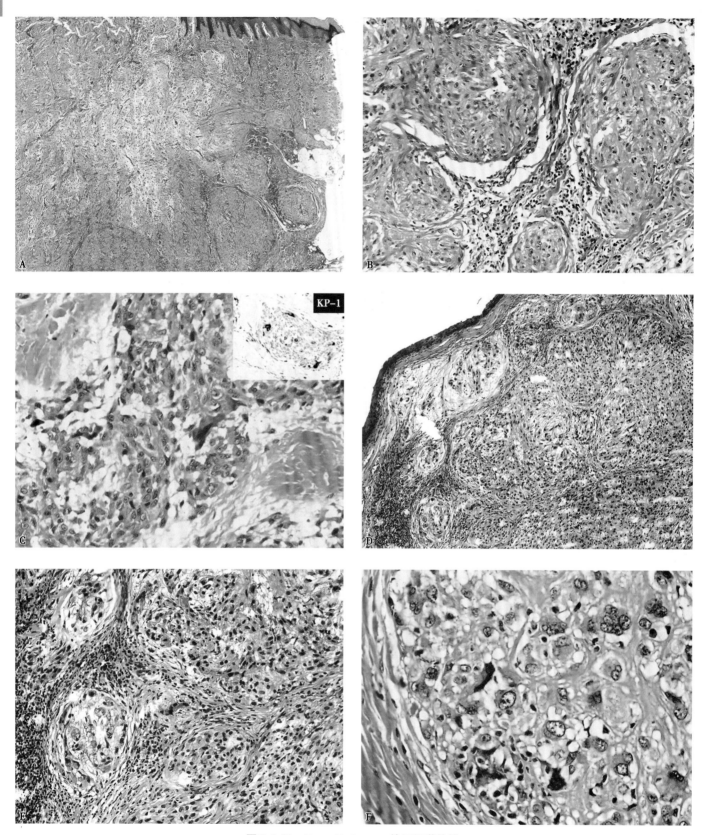

图 3-1-10　Neurothekeoma 的组织学特征

A. 低倍下显示肿瘤小叶状或结节状，HE×40；B. 小叶内或结节内定的瘤细胞由上皮样细胞或卵圆形细胞组成，HE×100；C. 小叶或结节内偶可见多核巨细胞，HE×200；D. 部分病例小叶内基质伴有黏液样变性，HE×100；E. 部分小叶内基质伴有黏液样变性，HE×100；F. 小叶内瘤细胞可伴有异型性，HE×400

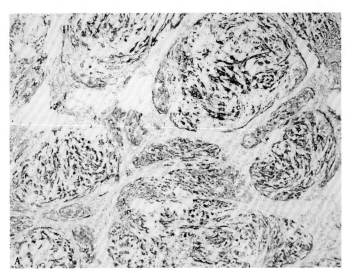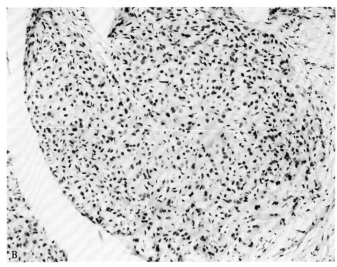

图 3-1-11　Neurothekeoma 的免疫组化
A. 瘤细胞表达 CD10, IHC×100; B. 瘤细胞表达 MiTF, IHC×100

成,可呈丛状,神经束膜瘤由纤细梭形细胞组成,常呈漩涡状排列,免疫组化标记显示,神经束膜成分表达 EMA、GLUT1 和 claudin-1 标记。

（李传应）

八、局限性腱鞘巨细胞瘤

【定义】

腱鞘滑膜巨细胞瘤（tenosynovial giant cell tumor, TSGCT）是一组起自关节、滑囊和腱鞘滑膜的肿瘤,根据发生部位（关节内和关节外）和生长方式（局限性和弥漫性）分为两种类型,在临床表现和生物学行为上有所不同,但组织发生相同。

局限性腱鞘巨细胞瘤是一种好发于手指的良性肿瘤,主要由滑膜样单核细胞组成,伴有多少不等的上皮样滑膜细胞、破骨细胞样巨细胞、含铁血黄素性吞噬细胞、泡沫样组织细胞和炎症细胞。发生于关节内者又称局限性色素性绒毛结节性滑膜炎（pigmented villonodular synovitis, PVNS）。

【编码】

ICD-O　　9252/0
ICD-11　　XH6911

【临床特征】

（一）流行病学

1. **发病率**　较为常见。

2. **发病年龄**　可发生于任何年龄,最常见于 30～50 岁患者。

3. **性别**　女性多见,女:男为 2:1。

（二）部位

好发生于手指（85%）,尤其是示指及中指,邻近腱鞘滑膜或指间关节。其他发病部位包括腕、踝、足和膝部,少数病例位于肘和臀部,偶可发生于脊椎关节面。

（三）症状

生长缓慢的无痛性小结节,病程可达数年。体检显示,肿瘤通常固定于深部组织,与表皮无粘连。

（四）影像学

局部软组织肿块,有时可观察到邻近关节的退行性改变,约 10% 病例可有骨皮质侵蚀。

（五）治疗

完整切除,并使切缘阴性。

（六）预后

良性肿瘤,但可发生局部复发,通常为仅作肿瘤摘除术或切除不净者,局部复发率为 4%～30%,复发通常为非破坏性的,可通过手术再次切除。

【病理变化】

（一）大体特征

多呈分叶状,肿瘤下方底部常因肌腱的压迫而出现浅沟。肿瘤体积通常较小,平均直径 2cm,范围 0.5～4cm。位于大关节者,体积较大,并且形状不规则。肿瘤切面的颜色及质地取决于肿瘤内脂质及含铁血黄素的含量多少,可呈灰黄色或灰红色,常伴有黄色或棕色斑点,质地通常较坚实。

（二）镜下特征

1. **组织学特征**　境界清楚,呈分叶状,周边可有纤维性包膜（图 3-1-12A）,肿瘤由比例不等的滑膜样圆形单核细胞、体积略大的上皮样细胞、破骨细胞样巨细胞、泡沫样组织细胞、含铁血黄素吞噬细胞和炎症细胞组成（图 3-1-12B、3-1-12C）,肿瘤间质可伴有不同程度的胶原化,可类似骨样组织。泡沫样细胞在肿瘤所占比 >50%

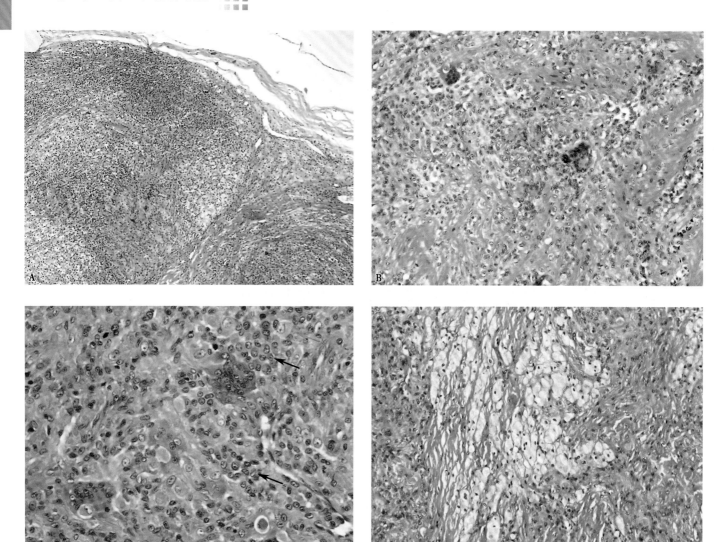

图 3-1-12 局限型腱鞘巨细胞瘤的组织学特征

A. 肿瘤周界清楚，有纤维性包膜，HE×100；B. 肿瘤由单核圆形细胞和破骨细胞样巨细胞构成，HE×200；C. 体积较小的单核样细胞和体积略大的上皮样细胞，HE×400；D. 肿瘤内的泡沫样组织细胞，HE×200

时又呈黄色瘤样型（图 3-1-12D），可有图顿巨细胞，有时可见胆固醇裂隙样结构。肿瘤内可见核分裂象，平均（3～5）/10HPF，可达 20/10HPF。瘤细胞排列疏松的区域可形成假腺腔或裂隙样，但相比弥漫型少见。

2. 免疫组织化学 单核细胞表达 CD68、CD163 和CD45（图 3-1-13），体积略大的上皮样细胞表达 clusterin，破骨细胞样巨细胞表达 CD68 和 TRAP。约 50% 病例内可见表达 desmin 的树突状细胞。

【遗传学】

细胞遗传学研究显示：该肿瘤常表现为涉及 *CSF1* 基因的 1 号染色体的异位，编码克隆性刺激因子 1，突变仅在个别肿瘤细胞中出现。另一个常见易位是发生在 2 号染色体上的 *COL6A3*，导致肿瘤细胞高水平表达CSF1，CSF1 能吸引较多巨噬细胞到肿瘤部位来。t（1；2）（p11；q3-36）可形成 *COL6A3-CSF1* 融合基因。

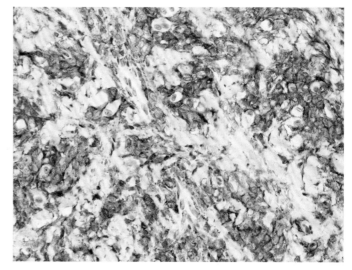

图 3-1-13 局限性腱鞘巨细胞瘤的免疫组化
单核样细胞表达 CD163，IHC×200

【鉴别诊断】

1. **肉芽肿性病变** 通常很少局限，常含有大量炎细胞，缺乏成片的滑膜样的单核细胞。

2. **腱黄色瘤** 即腱鞘黄色瘤，相对于腱鞘巨细胞瘤而言，腱黄色瘤经常发生于高脂血症患者，而且常为多发，并累及肌腱本身。组织学上，腱黄色瘤几乎完全由黄色瘤细胞组成，有时可见少量多核巨细胞及慢性炎症细胞。

3. **腱鞘纤维瘤** 发生部位与滑膜腱鞘巨细胞瘤相似，但镜下以增生的成纤维细胞和肌成纤维细胞为主，无上皮样滑膜细胞、破骨细胞样巨细胞、泡沫样组织细胞和含铁血黄素吞噬细胞等成分。需注意的是，滑膜腱鞘巨细胞瘤发生较为广泛的纤维化时可类似腱鞘纤维瘤。

4. **富于巨细胞的上皮样肉瘤** 瘤细胞形态较单一，胞质深嗜伊红色，核大，常有明显核仁，免疫组化标记显示瘤细胞表达 AE1/AE3，并常表达 CD34，INI1 表达缺失。

（钟定荣）

第二节 中间性肿瘤

一、丛状纤维组织细胞瘤

【定义】

丛状纤维组织细胞瘤（plexiform fibrohistiocytic tumor, PFHT）是一种发生于真皮至皮下的间叶性肿瘤，由丛状分布的成纤维细胞和组织细胞样细胞组成。极少数情况下，PFHT 可发生转移。

【编码】

ICD-O 8835/1

ICD-11 XH4GL1

【临床特征】

（一）流行病学

1. **发病率** 比较少见。

2. **发病年龄** 好发于儿童及青少年，中位年龄为 14.5～20 岁，30 岁以后发生者少见，年龄范围 1～77 岁。

3. **性别** 女性多见，但近年来的资料显示性别无差异。

（二）部位

最常见的发生部位为上肢（63%），尤其是手和腕部，其次是下肢（14%），躯干等处也可发生，头颈部罕见。

（三）症状

表现为皮下缓慢性生长的无痛性肿块或斑块，表皮可隆起，中央可有凹陷。

（四）治疗

宜采取手术局部广泛切除。

（五）预后

属于中间性偶有转移型，局部复发率为 12.5%～40%，极少数病例（6%）可发生淋巴结转移，罕见肺部转移。组织学参数如核分裂象和血管侵犯等与侵袭性生物学行为无相关性。

【病理变化】

（一）大体特征

多结节状，质地坚实，境界不清，多位于真皮和皮下交界处，少数病例可累及肌肉。直径多<3cm，范围为 0.3～8.5cm，切面呈灰白色。

（二）镜下特征

1. **组织学特征** 病变主要分布于真皮与皮下的交界性区域，低倍镜下显示为丛状分布的结节或短条束（图 3-2-1A）。高倍镜下，结节由圆形或上皮样组织细胞样细胞组成，常伴有破骨细胞样巨细胞（图 3-2-1B、3-2-1C），短条束由成纤维细胞和肌成纤维细胞组成。两种细胞成分因病例而异，可分为：①成纤维细胞型，主要由丛状或条束状增生的梭形成纤维细胞和肌成纤维细胞组成，多伴有淋巴细胞浸润，并常累及皮下脂肪组织（图 3-2-1D）；②组织细胞样型，呈结节状或漩涡状分布，常伴有破骨细胞样巨细胞，有时破骨细胞样巨细胞可不明显；③混合型，由组织细胞样结节和短束状成纤维细胞混合组成。其他组织学改变包括间质可伴有玻璃样变性或黏液样变性，偶可有骨化生。少数病例可见脉管侵犯。转移性至肺部的病变可表现为胸膜下或支气管周围纤维组织细胞性小结节。

2. **免疫组织化学** 结节内的破骨细胞样巨细胞可表达 CD68（图 3-2-2），短束状排列的肌成纤维细胞可表达 α-SMA。

【遗传学】

文献报道仅有 3 例丛状纤维组织细胞瘤有染色体异常，包括 t（4，15）（q21；q15），但缺乏一致性染色体异常改变。

【鉴别诊断】

1. **Neurothekeoma** 组织学上与丛状纤维组织细胞瘤有一定的重叠，或可能有相关性，但 1/3 的病例发生于头颈部，免疫组化标记显示瘤细胞表达 MiTF。

2. **软组织巨细胞瘤** 多发生于四肢浅表或深部软组织内，镜下呈结节状，以含有大量的破骨细胞样巨细胞为特征，半数病例可有骨化生。

3. **慢性肉芽肿性病变** 也呈结节状，但多由上皮样组织细胞和朗格汉斯巨细胞组成。

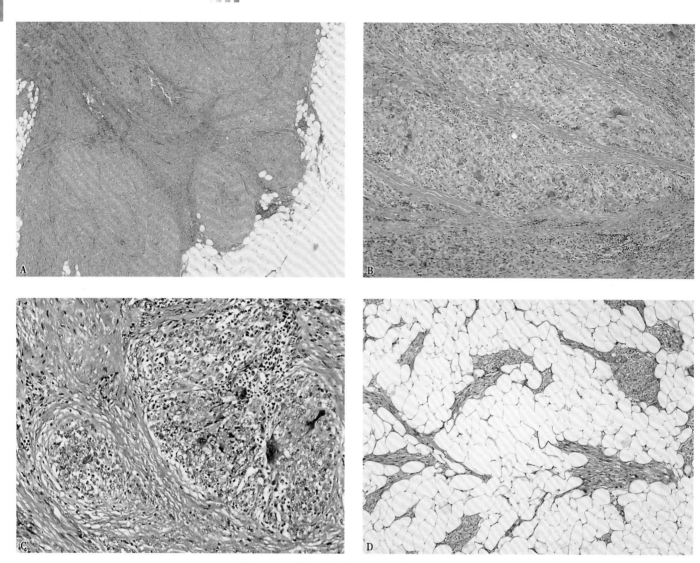

图 3-2-1　丛状纤维组织细胞瘤的组织学特征

A. 低倍镜下显示真皮和皮下交界处结节性病变，HE×40；B. 丛状分布的结节，并可见破骨细胞样巨细胞，HE×100；C. 示结节内组织细胞样细胞和散在的破骨细胞样巨细胞，间质内淋巴细胞浸润，HE×200；D. 示皮下脂肪组织内浸润性生长的成纤维细胞短条束，HE×100

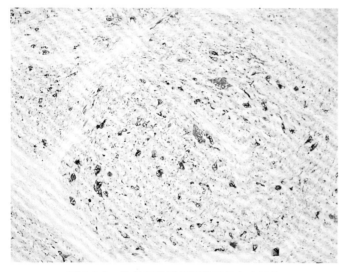

图 3-2-2　丛状纤维组织细胞瘤的免疫组化
结节内的破骨细胞样巨细胞表达 CD68，IHC×100

二、软组织巨细胞瘤

【定义】

软组织巨细胞瘤（giant cell tumor of soft tissue，GCT-ST）又称低度恶性潜能的软组织巨细胞瘤（soft tissue giant cell tumor of low malignant potential，STGCTLMP），是一种发生于软组织内但在临床上和组织学上与骨巨细胞瘤相似的肿瘤，极少数情况下可发生转移。

【编码】

ICD-O　　9251/1

ICD-11　　XH81M1

【临床特征】

（一）流行病学

1. **发病率**　比较少见。

2. **发病年龄**　中年人多见，平均年龄 40 岁，年龄范围5～89岁。

3. 性别　无明显差异。

（二）部位

最常见于四肢（70%），特别是手臂、大腿和小腿，其次为躯干（20%）和头颈部（7%）。浅表皮下（2/3）和筋膜下深部软组织（1/3）均可发生。

（三）症状

表现为无痛性肿块，术前平均病程为6个月。

（四）影像学

X线检查时在肿块周围常可见到钙化影。

（五）治疗

采取手术局部广泛切除。

（六）预后

属于中间性偶有转移性肿瘤，局部复发率为12%，与切除不净有关。极少数情况下可发生转移或致患者死亡。

【病理变化】

（一）大体特征

肿瘤呈结节状或多结节状，边界清晰，平均直径3cm，范围0.3～10cm。70%的病例累及皮下脂肪或真皮，30%的病例位于筋膜下，肿块切面呈红褐色或灰褐色，周边常伴有骨化，切开时可有砂砾感。

（二）镜下特征

1. 组织学特征　低倍镜下呈多结节状，结节之间为纤维性间隔，肿瘤周边常可见化生性骨（图3-2-3A）。肿瘤内常伴有出血，可有囊性变（图3-2-3B），可有类似动脉瘤样骨囊肿中的出血性腔隙（血湖）。约1/3病例可见血管侵犯。高倍镜下，结节由单核细胞、短梭形细胞和破骨细胞样巨细胞组成，单核细胞的核和破骨细胞样巨细胞中的核形态上一致（图3-2-3C、3-2-3D）。单核细胞虽可见核分裂象（2～5/10HPF），少数情况下可>30/10HPF，但

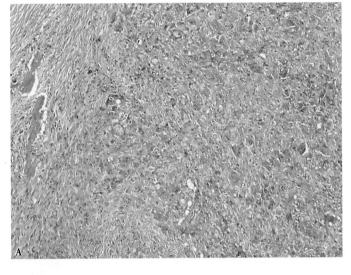
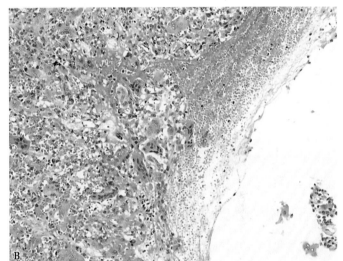
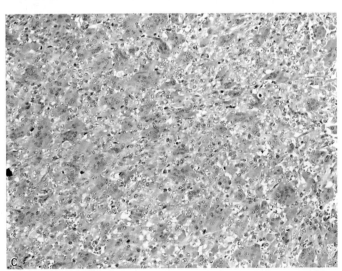
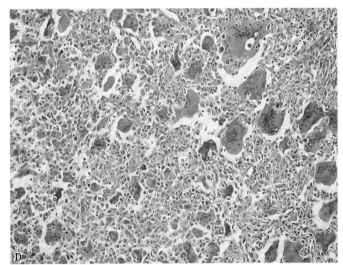

图3-2-3　软组织巨细胞瘤的组织学特征

A. 肿瘤周边可见化生性骨，HE×100；B. 肿瘤可出现囊性变，含大量红细胞，HE×200；C. 单核细胞的核与破骨细胞样巨细胞的核形态上一致，HE×200；D. 部分破骨细胞样巨细胞可含有多个核，HE×200

无多形性和异型性，也极少见有坏死。

2. 免疫组织化学 与骨巨细胞瘤基本一致，单核细胞可表达 CD68、α-SMA 和 P63（图 3-2-4A），破骨细胞样巨细胞可表达 CD68（图 3-2-4B）和抗酒石酸酸性磷酸酶（TRAP）。此外，软组织巨细胞瘤可表达 RANK 和 RUNX2，较少表达 RANKL 和 SATB2（25%）。单核细胞可表达 CD14，多核巨细胞及部分单核细胞可表达 CD33。

【遗传学】

与骨巨细胞瘤不同的是，软组织巨细胞瘤无 *H3F3A* 基因突变。

【鉴别诊断】

1. 腱鞘巨细胞瘤 发病部位有助于两者的鉴别。腱鞘巨细胞瘤通常有显著的间质玻璃样变性，并且细胞组成更为多样，包括单核组织细胞样细胞、上皮样滑膜细胞、黄色瘤细胞、含铁血黄素吞噬细胞和淋巴细胞。

2. 巨细胞型多形性未分化肉瘤（巨细胞型恶性纤维组织细胞瘤） 瘤细胞显示异型性和多形性，可见病理性核分裂象，并可见坏死，除破骨细胞样巨细胞外，部分病例内可见瘤巨细胞。

3. 丛状纤维组织细胞瘤 两者可以有非常相似的区域，但是丛状纤维组织细胞瘤的细胞群双态性以及真皮或皮下发病，均有助于两者的鉴别。

4. 上皮样肉瘤 少数肿瘤内可含有破骨细胞样巨细胞，但瘤细胞表达 AE1/AE3 和 CD34，INI1 表达缺失。

三、弥漫性腱鞘巨细胞瘤

【定义】

弥漫性腱鞘巨细胞瘤（diffuse-type tenosynovial giant cell tumor，DTGCT）是一种局部侵袭性肿瘤，其形态与局限型腱鞘巨细胞瘤相似，也是由滑膜样圆形单核细胞和散在破骨细胞样巨细胞组成，可发生于关节内，也可发生于关节外，同义词为色素性绒毛结节性滑膜炎（PVNS）。

【编码】

ICD-O   9252/1

ICD-11   XH52J9

【临床特征】

（一）流行病学

1. 发病率 与局限性腱鞘巨细胞瘤相比相对少见。

2. 发病年龄 易发生于年轻患者，平均年龄为 35 岁，中位年龄为 41 岁，年龄范围 4～76 岁。

3. 性别 女性患者稍多于男性。

（二）部位

发生于关节内者主要发生于膝关节（75%），其次为髋关节（15%），以及踝、肘和肩关节，少数病例可发生于颞颌关节和椎关节突关节。发生于关节外者主要发生于膝、大腿和足，少见部位包括手指、腕、腹股沟、肘和趾。多位于关节旁软组织内，也可完全位于肌肉内和皮下。

（三）症状

患者多因患肢疼痛、触痛、肿胀及关节活动受限而就诊，可伴有关节渗液和积血，病史较长，常达数年。影像学检查表现为明显的软组织肿物并伴有骨质疏松、关节腔增宽，邻近骨皮质受损。

（四）治疗

尽量完整切除肿瘤但不引起严重的功能障碍。当病变位于邻近大关节的部位时，此时缩小根治范围更为恰

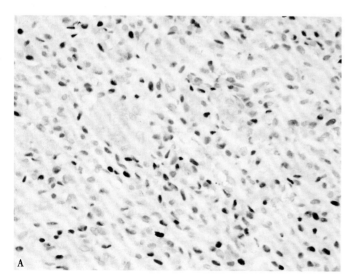
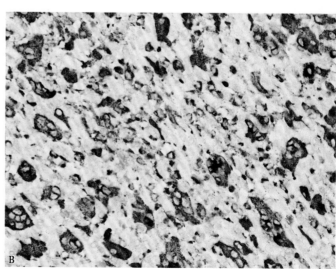

图 3-2-4 软组织巨细胞瘤的免疫组化
A. 单核细胞表达 P63，IHC×400；B. 破骨细胞样巨细胞表达 CD68 IHC×200

当。放疗目前已经用于手术无法切除的病例，但还缺少关节外肿瘤的治疗经验。对于膝关节部位的肿瘤，应用关节镜切除滑膜后多数病例会局部复发。一些不能手术或放疗的病例可尝试伊马替尼治疗。

（五）预后

容易复发，关节外肿瘤患者局部复发率高达40%～50%，另一项研究显示复发率为33%。所有复发病例均发生于首次切除后4～6个月内。极少数情况下发生转移，转移常见部位为肺。现有研究证明其中确实存在少数恶性病例。

【病理变化】

（一）大体特征

与关节内病变相比发生于关节外者含铁血黄素较少，绒毛状结构不明显。病变体积较大，常超过5cm，质地稍硬或呈海绵状、多结节状，切面可呈黄色或棕色。

（二）镜下特征

1. 组织学特征　多数病例呈浸润性生长，可浸润骨骼肌。瘤细胞常呈片状分布，局部区域可见绒毛样结构，衬覆一层或多层滑膜细胞（图3-2-5A、3-2-5B）。部分区域可见裂隙或假腺腔样间隙。瘤细胞主要由体积稍小的单核样细胞和体积稍大的上皮样细胞组成，前者核呈卵圆形或梭形，胞质淡嗜伊红色，核小、卵圆形或成角状，常可见核沟，后者胞质丰富，淡染，核呈肾形，染色质空泡状，胞质的周边常可见含铁血黄素沉着（图3-2-5C）。肿瘤内也可见破骨细胞样巨细胞，但通常少于局限型腱鞘巨细胞瘤（图3-2-5D）。此外，肿瘤组织内还可伴有泡沫样组织和炎症细胞。间质可发生程度不等的纤维化和玻璃样变性。

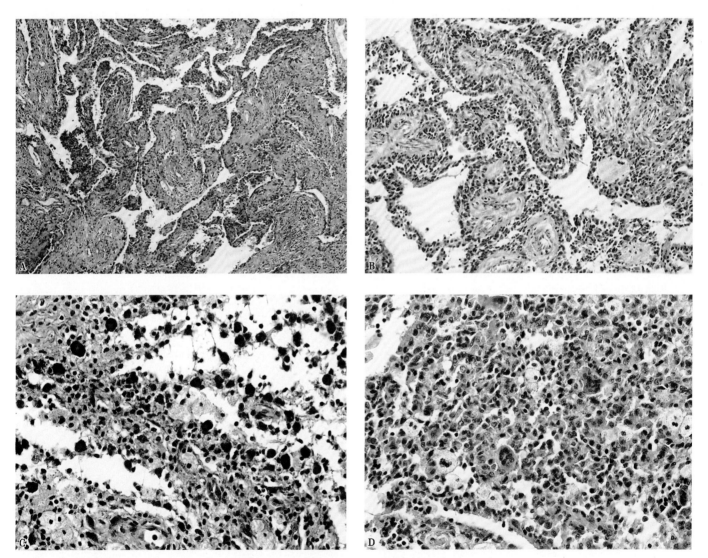

图3-2-5　弥漫性腱鞘巨细胞瘤的组织学特征

A. 局部区域可见绒毛样结构，HE×100；B. 绒毛样结构衬覆多层滑膜细胞，HE×200；C. 体积稍大的上皮样细胞的胞质周边可见含铁血黄素沉着，HE×400；D. 可见少量散在的破骨细胞样巨细胞，HE×400

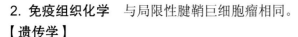

2. 免疫组织化学　与局限性腱鞘巨细胞瘤相同。

【遗传学】

与局限性腱鞘巨细胞瘤相同。

【鉴别诊断】

1. 局限性腱鞘巨细胞瘤　好发于手指，病变体积较小，界限清楚。临床表现为无痛性小结节，组织学上破骨细胞样多核巨细胞较多，肿瘤细胞多样性不明显。

2. 软组织巨细胞瘤　呈多结节状，由胶原纤维带分隔，细胞类型及排列形式多样，地图状黄色瘤区域与细胞透明样变区域交叉排列，裂隙样或假腺样结构罕见。

3. 滑膜肉瘤　因弥漫性腱鞘巨细胞瘤中可出现裂隙样或腔隙样结构，可被误诊为滑膜肉瘤，导致过度治疗。

4. 软骨母细胞瘤　发生于颞颌关节者可因含有软骨化生而被误诊为软骨母细胞瘤。

第三节　恶性肿瘤

恶性腱鞘巨细胞瘤

【定义】

恶性腱鞘巨细胞瘤（malignant tenosynovial giant cell tumor）是一种罕见肿瘤，是指含有肉瘤性区域和良性腱鞘巨细胞瘤成分的肿瘤，肉瘤样区域通常类似于巨细胞型未分化肉瘤（巨细胞型恶性纤维组织细胞瘤）；或者指原发病变为典型的良性腱鞘巨细胞瘤，但复发肿瘤表现为恶性。

【编码】

ICD-O　　　9252/3

ICD-11　　XH5AQ9

【临床特征】

（一）流行病学

1. 发病率　恶性腱鞘巨细胞瘤非常少见。

2. 发病年龄　好发于中老年人，年龄范围为12～79岁，平均年龄为56岁。

3. 性别　无性别差异

（二）部位

多发生于膝部，其次可见于足背、踝、大腿及颞颌关节等处。

（三）症状

临床表现为局部肿胀，部分患者可出现疼痛，病程可

为7个月至17年。影像学检查有时在肿块边缘可见钙化区。

（四）治疗

按照高度恶性的肉瘤给予积极的临床处理。

（五）预后

可发生转移，多少情况下表现为最初病变局部切除后多次复发，最终发生同一肢体的多灶转移，但也并非全是如此。

【病理变化】

（一）大体特征

肿瘤呈多结节样，无包膜，直径为3～13cm，多累及滑膜，表现为大量息肉样的肿瘤组织，呈灰黄色，质地软或脆，可浸润至滑膜周围的腱鞘、肌肉及脂肪组织内。

（二）镜下特征

1. 组织学特征　表现为呈结节状或实性片状分布的圆形或卵圆形细胞，细胞核大、深染，可为巨型核，核仁明显（图3-3-1A），核分裂象易见（＞10/10HPF），包括病理性，可含有异型梭形细胞区域，无经典型腱鞘巨细胞瘤中的分带现象。结节内间质少，约50%的病例中可见到良性或恶性的多核巨细胞，散在分布于单核细胞之间，常伴有少量的黄色瘤细胞和炎症细胞。肿瘤常呈弥漫浸润性生长，包括浸润肿瘤包膜及其周边组织，常见血管侵犯（图3-3-1B），肿瘤细胞黏附性差，可见片状坏死（图3-3-1C）。

2. 免疫组织化学　瘤细胞表达KP-1和vimentin，Ki67增殖指数高（图3-3-2）。

【遗传学】

新近对1例发生胸膜转移的恶性腱鞘巨细胞瘤NGS检测显示，肿瘤*CDKN2A/B*基因缺失。

【鉴别诊断】

1. 经典型色素性绒毛结节性滑膜炎　主要累及关节腔内，瘤细胞多样性不显著，核分裂象少见，尤其是病理性核分裂象。恶性腱鞘巨细胞瘤核仁明显，核质比高，可见病理性核分裂，病灶主要呈结节状、片状或混合型排列方式，缺乏典型病变中的分带现象，常呈浸润性生长方式，浸润至滑膜、滑囊及滑膜周围软组织、脂肪组织内。大片坏死常见。

2. 滑膜肉瘤　瘤细胞形态相对一致，无明显的多形性，无破骨细胞样巨细胞，免疫组化标记显示，瘤细胞可灶性表达AE1/AE3和EMA，并常表达bcl-2和CD99，FISH检测可显示有*SS18*（*SYT*）基因易位。

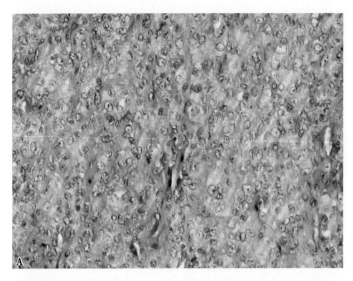

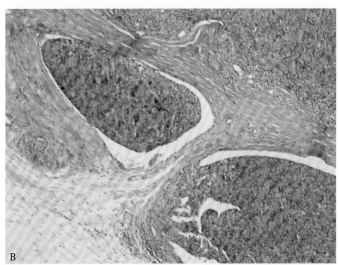

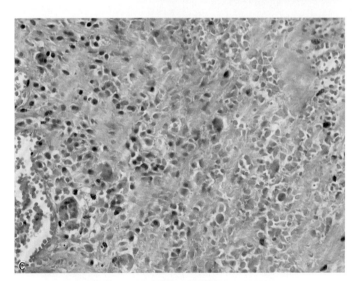

图 3-3-1 恶性腱鞘巨细胞瘤的组织学特征

A. 肿瘤细胞核仁更加明显，HE×400；B. 肿瘤累及包膜处血管，HE×100；C. 肿瘤组织内常见退变坏死，HE×200

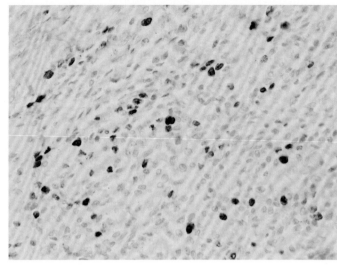

图 3-3-2 恶性腱鞘巨细胞瘤的免疫组化
瘤细胞高表达 Ki67，IHC×400

（钟定荣）

参 考 文 献

1. Calonje E，Fletcher CDM. Aneurysmal benign fibrous histiocytoma：clinicopathological analysis of 40 cases of a tumour frequently misdiagnosed as a vascular neoplasm. Histopathology，1995，26（4）：323-331.

2. Calonje E. Is cutaneous benign histiocytoma（dermatofibroma）a reactive inflammatory process or a neoplasm? Histopathology，2000，37（3）：278-280.

3. Chen TC，Kuo TT，Chan HL. Dermatofibroma is a clonal proliferative disease. J Cutan Pathol，2000，27（1）：36-39.

4. Doyle LA，Mariño-Enriquez A，Fletcher CD，et al. ALK rearrangement and overexpression in epithelioid fibrous histiocytoma. Mod Pathol，2015，28（7）：904-912.

5. Helm KF，Helm T，Helm F. Palisading cutaneous fibrous histiocytoma. An immunohistochemical study demonstrating differentiation from dermal dendrocytes. Am J Dermatopathol，1993，15（6）：559-561.

6. Iwata J，Fletcher CDM. Lipidized fibrous histiocytoma. Clinicopathologic analysis of 22 cases. Am J Dermatopathol，2000，22（2）：126-134.

7. Kamino H，Jacobson M. Dermatofibroma extending into the subcutaneous tissue. Differential diagnosis from dermatofibrosarcoma protuberans. Am J Surg Pathol，1990，14（12）：1156-1164.

8. Kuo TT，Hu S，Chan HL. Keloidal dermatofibroma. Report of 10 cases of a new variant. Am J Surg Pathol，1998，22（5）：564-568.

9. Mentzel T，Kutzner H，Rutten A，et al. Benign fibrous histiocytoma（dermatofibroma）of the face：clinicopathologic and immunohistochemical study of 34 cases associated with an aggressive clinical course. Am J Dermatopathol，2001，23（5）：419-426.

10. Płaszczyca A，Nilsson J，Magnusson L，et al.Fusions involving protein kinase C and membrane-associated proteins in benign fibrous histiocytoma. Int J Biochem Cell Biol，2014，53：475-481.

11. Walther C，Hofvander J，Nilsson J，et al. Gene fusion detection in formalin-fixed paraffin-embedded benign fibrous histiocytomas using fluorescence in situ hybridization and RNA sequencing. Lab Invest，2015，95（9）：1071-1076.

12. Nakayama R，Togashi Y，Baba S，et al. Epithelioid cell histiocytoma with SQSTM1-ALK fusion：a case report. Diagn Pathol，2018，13（1）：28.

13. Paties C，Vasallo G，Taccagni GL. Clear cell dermatofibroma. Am J Surg Pathol，1997，21（2）：250-252.

14. Wilson Jones E，Cerio R，Smith NP. Epithelioid cell histiocytoma：a new entity. Br J Dermatol，1989，120（2）：185-195.

15. Calonje E，Mentzel T，Fleteher CDM. Cellular benign fibrous histiocytoma：clinicopathologic analysis of 74 cases of a distinctive variant of cutaneous fibrous histiocytoma with frequent recurrence. Am J Surg Pathol，1999，18（7）：668-676.

16. Guillou L，Gebhard S，Salmeron M，et al. Metastasizing fibrous histiocytoma of the skin：a clinicopathologic and immunohistochemical analysis of three cases. Mod Pathol，2000，13（6）：654-660.

17. Vanni R，Marras S，Faa G，et al. Cellular fibrous histiocytoma of the skin：evidence of a clonal process with different karyotype from dermatofibrosarcoma. Gene Chromosomes & Cancer，1997，18（4）：314-317.

18. Zelger B，Sidoroff A，Stanzl U，et al. Deep penetarting dermatofibroma versus dermatofibrosarcoma protuberans：a clinicopathologic comparison. Am J Surg Pathol，1994，18（7）：677-686.

19. Gleason BC，Fletcher CD. Deep "benign" fibrous histiocytoma：clinicopathologic analysis of 69 cases of a rare tumor indicating occasional metastatic potential. Am J Surg Pathol，2008，32（3）：354-362.

20. Franquemont DW，Cooper PH，Shmookler BM，et al. Benign fibrous histiocytoma of the skin with potential for local recurrence：a tumor to be distinguished from dermatofibroma. Mod Pathol，1990，3（2）：158-163.

21. Fukamizu H，Oku T，Inoue K，et al. Atypical（"pseudosarcomatous"）cutaneous histiocytoma. J Cutan Pathol，1983，10（5）：327-333.

22. Beham A，Fletcher CD. Atypical "pseudosarcomatous" variant of cutaneous benign fibrous histiocytoma：report of eight cases. Histopathology，1990，17（2）：167-169.

23. Kaddu S，McMenamin ME，Fletcher CD. Atypical fibrous histiocytoma of the skin：clinicopathologic analysis of 59 cases with evidence of infrequent metastasis. Am J Surg Pathol，2002（1），26：35-46.

24. 翁微微，杨静，王坚. 非典型性纤维组织细胞瘤24例临床病理学分析. 中华病理学杂志，2013，42（5）：316-320.

25. Colome-Grimmer MI，Evans HL. Metastasizing cellular dermatofibroma：a report of two cases. Am J Surg Pathol，1996，20（11）：1361-1367.

26. Doyle LA，Fletcher CD. Metastasizing "benign" cutaneous fibrous histiocytoma：a clinicopathologic analysis of 16 cases. Am J Surg Pathol，2013，37（4）：484-495.

27. Fetsch JF，Laskin WB，Hallman JR，et al. Neurothekeoma：an analysis of 178 tumors with detailed immunohistochemical data and long-term patient follow-up information. Am J Surg Pathol，2007，31（7）：1103-1114.

28. Gallagher RL，Helwig EB. Neurothekeoma：a benign cutaneous tumor of nerve sheath origin. Am J Clin Pathol，1980，74（6）：759-764.

29. Hornick JL，Fletcher CD. Cellular neurothekeoma：detailed characterization in a series of 133 cases. Am J Surg Pathol，2007，31（3）：329-340.

30. Laskin WB，Fetsch JF，Miettinen M. The "neurothekeoma"：immunohistochemical analysis distinguishes the true nerve sheath myxoma from its mimics. Hum Pathol，2000，31（10）：1230-1241.

31. Requena L，Sitthinamsuwan P，Fried I，et al. A benign cutaneous plexiform hybrid tumor of perineurioma and cellular neurothekeoma. Am J Surg Pathol，2013，37（6）：845-852.

32. 丁华，汪亮亮，许晓琳，等. 真皮神经鞘黏液瘤和 Neurothekeoma 的临床病理学对比性研究. 中华病理学杂志，2016，45（11）：755-761.

33. Boland JM，Folpe AL，Hornick JL，et al. Clusterin is expressed in normal synoviocytes and in tenosynovial giant cell tumors of localized and diffuse types：diagnostic and histogenetic implications. Am J Surg Pathol，2009，33（8）：1225-1229.

34. Folpe AL，Weiss SW，Fletcher CD，et al. Tenosynovial giant cell tumors：evidence for a desmin-positive dendritic cell subpopulation. Mod Pathol，1998，11（10）：939-944.

35. Furlong MA，Motamedi K，Laskin WB，et al. Synovial-type giant cell tumors of the vertebral column：a clinicopathologic study of 15 cases，with a review of the literature and discussion of the differential diagnosis. Hum Pathol，2003，34（7）：670-679.

36. Kitagawa Y，Ito H，Amano Y，et al. MR imaging for preoperative diagnosis and assessment of local tumor extent on localized giant cell tumor of tendon sheath. Skeletal Radiol，2003，32（11）：633-638.

37. Maluf HM，DeYoung BR，Swanson PE，et al. Fibroma and giant cell tumor of tendon sheath：a comparative histological and immunohistological study. Mod Pathol，1995，8（2）：155-159.

38. Monaghan H，Salter DM，Al-Nafussi A. Giant cell tumor of

tendon sheath（localised nodular tenosynovitis）: clinicopathological features of 71 cases. J Clin Pathol, 2001, 54（5）: 404-407.

39. O'Connell JX, Fanburg JC, Rosenberg AE. Giant cell tumor of tendon sheath and pigmented villonodular synovitis: immunophenotype suggest a synovial cell origin. Hum Pathol, 1995, 26（7）: 771-775.

40. Ushijima M, Hashimoto H, Tsuneyoshi M, et al. Giant cell tumor of the tendon sheath（nodular tenosynovitis）. A study of 207 cases to compare the large joint group with the common digit group. Cancer, 1986, 57（4）: 875-884.

41. Enzinger FM, Zhang RY. Plexiform fibrohistiocytic tumor presenting in children and young adults. An analysis of 65 cases. Am J Surg Pathol, 1988, 12（11）: 818-826.

42. Fox MD, Billings SD, Gleason BC, et al. Expression of MiTF may be helpful in differentiating cellular neurothekeoma from plexiform fibrohistiocytic tumor（histiocytoid predominant）in a partial biopsy specimen. Am J Dermatopathol, 2012, 34（2）: 157-160.

43. Hollowood K, Holley MP, Fletcher CD. Plexiform fibrohistiocytic tumour: clinicopathological, immunohistochemical and ultrastructural analysis in favour of a myofibroblastic lesion. Histopathology, 1991, 19（6）: 503-513.

44. Jaffer S, Ambrosini-Spaltro A, Mancini AM, et al. Neurothekeoma and plexiform fibrohistiocytic tumor: mere histologic resemblance or histogenetic relationship? Am J Surg Pathol, 2009, 33（6）: 905-913.

45. Moosavi C, Jha P, Fanburg-Smith JC. An update on plexiform fibrohistiocytic tumor and addition of 66 new cases from the Armed Forces Institute of Pathology, in honor of Franz M. Enzinger, MD. Ann Diagn Pathol, 2007, 11（5）: 313-319.

46. Redlich GC, Montgomery KD, Allgood GA, et al. Plexiform fibrohistiocytic tumor with a clonal cytogenetic anomaly. Cancer Genet Cytogenet, 1999, 108（2）: 141-143.

47. Remstein ED, Arndt CA, Nascimento AG. Plexiform fibrohistiocytic tumor: clinicopathologic analysis of 22 cases. Am J Surg Pathol, 1999, 23（6）: 662-670.

48. Salomao DR, Nascimento AG. Plexiform fibrohistiocytic tumor with systemic metastases: a case report. Am J Surg Pathol, 1997, 21（4）: 469-476.

49. Taher A, Pushpanathan C. Plexiform fibrohistiocytic tumor: a brief review. Arch Pathol Lab Med, 2007, 131（7）: 1135-1138.

50. Folpe AL, Morris RJ, Weiss SW. Soft tissue giant cell tumor of low malignant potential: a proposal for the reclassification of malignant giant cell tumor of soft parts. Mod Pathol, 1999, 12（9）: 894-902.

51. Holst VA, Elenitsas R. Primary giant cell tumor of soft tissue. J Cutan Pathol, 2001, 28（9）: 492-495.

52. Mancini I, Righi A, Gambarotti M, et al. Phenotypic and molecular differences between giant-cell tumour of soft tissue and its bone counterpart. Histopathology, 2017, 71（3）: 453-460.

53. May SA, Deavers MT, Resetkova E, et al. Giant cell tumor of soft tissue arising in breast. Ann Diagn Pathol, 2007, 11（5）: 345-349.

54. Bisbinas I, De Silva U, Grimer RJ. Pigmented villonodular synovitis of the foot and ankle: a 12-year experience from a tertiary orthopedic oncology unit. J Foot Ankle Surg, 2004, 43（6）: 407-411.

55. Hu Y, Kuang B, Chen Y, et al. Imaging features for diffuse-type tenosynovial giant cell tumor of the temporomandibular joint: A case report. Medicine（Baltimore）, 2017, 96（26）: e7383.

56. Rao AS, Vigorita VJ. Pigmented villonodular synovitis（giant cell tumor of the tendon sheath and synovial membrane）. A review of eighty-one cases. J Bone Joint Surg, 1984, 66（1）: 76-94.

57. Somerhausen NS, Fletcher CD. Diffuse-type giant cell tumor: clinicopathologic and immunohistochemical analysis of 50 cases with extra-articular disease. Am J Surg Pathol, 2000, 24（4）: 479-492.

58. Alexiev BA, Tumer Y, Yang GY. Malignant tenosynovial giant cell tumor with CDKN2A/B genomic alteration: a histological, immunohistochemical, and molecular study. Hum Pathol, 2017, 63: 144-148.

59. Bertoni F, Unni K, Beabout JW, et al. Malignant giant cell tumor of the tendon sheaths and joints（malignant pigmented villonodular synovitis）. Am J Pathol, 1997, 21（2）: 153-163.

60. Kalil RK, Unni KK. Malignancy in pigmented villonodular synovitis. Skeletal Radiol, 1998, 27（7）: 392-395.

61. Layfield LJ, Meloni-Ehrig A, Liu K, et al. Malignant giant cell tumor of synovium（malignant pigmented villonodular synovitis）. Arch Pathol Lab Med, 2000, 124（11）: 1636-1641.

62. Shinjo K, Mihake N, Tahashi Y. Malignant giant cell tumor of the tendon sheath: an autopsy report and review of the literature. Jpn J Clin Oncol, 1993, 23（5）: 317-324.

63. Yoon HJ, Cho YA, Lee JI, et al. Malignant pigmented villonodular synovitis of the temporomandibular joint with lung metastasis: a case report and review of the literature. Oral Surg Oral Med Oral Pathol Oral Radiol & Endod, 2011, 111（5）: e30-36.

第四章

平滑肌疾病

第一节 错构瘤样病变

一、皮肤平滑肌错构瘤

【定义】

皮肤平滑肌错构瘤（smooth muscle hamartoma，SMH）是一种少见的真皮平滑肌增生，分为先天性、后天性和家族性3型，通常为先天性平滑肌错构瘤（congenital smooth muscle hamartoma，CSMH），偶可发生于青少年和成年人，同义词包括竖毛肌错构瘤（arrector pili hamartoma）、先天性毛发和平滑肌痣（congenital pilar and smooth muscle naevus）以及先天性平滑肌痣（congenital smooth muscle naevus）。

【临床特征】

（一）流行病学

1. **发病率** 临床上本病并不少见，据统计日本的新生儿发病率为1/1 000。

2. **发病年龄** 该病大多出生时即有，通常为先天性，也可发生于儿童或青少年，偶可发生于成年人。

3. **性别** 男性略多于女性，男女之比为1.5:1。

（二）症状

好发于婴幼儿躯干和四肢近端的皮肤，少数病例也可发生于头颈部（如眉毛和眼睑）、阴囊和结膜等处，呈大小不等斑块状，斑块可随着年龄的增长而增大。

临床上将本病分为四种类型：1型为最常见的局灶型；2型为毛囊型；3型为多灶型；4型为弥漫型。

（三）治疗

如果没有临床症状，可不需治疗；对于有症状的皮损或因美容需要者则以手术为主，面积小者单纯手术切除即可，皮损较大者尚需植皮。

（四）预后

预后好。

【病理变化】

（一）大体特征

斑块直径范围为1～10cm，常有色素沉着，并常被覆明显的毛发，也可呈肉色。多数患者假Darier症（pseudo-Darier's sign）呈阳性，即病变呈短暂性的硬结状或经摩擦后有竖毛现象。病变有时也可呈萎缩状。其他少见的情形包括丘疹样毛囊病、多灶性病变以及所谓的"米其林轮胎宝宝（Michelin-Tire Baby syndrome）"体型，后者常伴有其他的一些异常。

（二）镜下特征

1. **组织学特征** 病变位于真皮内，可见呈水平宽带状或条束状增生的平滑肌束（图 4-1-1A），或在真皮内及浅表皮下见散在分布、排列杂乱的增生性平滑肌束，形态上与竖毛肌相似，胞质嗜伊红色，核无异型性，也无核分裂象（图 4-1-1B），被覆表皮可伴有棘细胞增生和基底细胞色素沉着。

2. **免疫组织化学** 增生的平滑肌束表达 α-SMA（图 4-1-2）、h-caldesmon 和 desmin。

【鉴别诊断】

1. **竖毛肌平滑肌瘤** 多发生于青年人，常呈多灶性，镜下增生的平滑肌多呈实性结节状，而无水平宽带状分布。

2. **复合性蓝痣和平滑肌错构瘤** 镜下可见杂乱增生的平滑肌束，并可见梭形色素细胞和色素吞噬细胞。

3. **特殊部位的正常皮肤** 包括乳头、外阴和睾丸，真皮内可含有正常的平滑肌束。

二、乳腺肌样错构瘤

【定义】

乳腺肌样错构瘤（myoid or muscular harmatoma of the breast，MH）为正常乳腺组成成分异常混合所形成的界限清楚的肿块。典型的乳腺肌样错构瘤由乳腺导管、小叶、肌样细胞束、纤维和脂肪组织以不同比例混合而成。

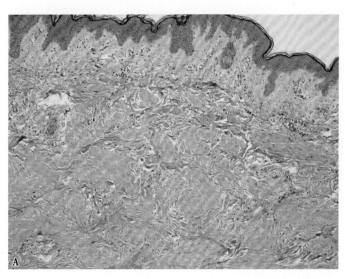
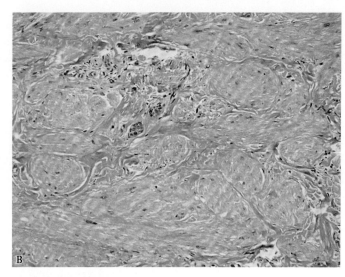

图 4-1-1 皮肤平滑肌错构瘤的组织学特征
A. 肿瘤位于真皮内，呈宽带状或条束状，HE×100；B. 增生的平滑肌束与竖毛肌相似，HE×200

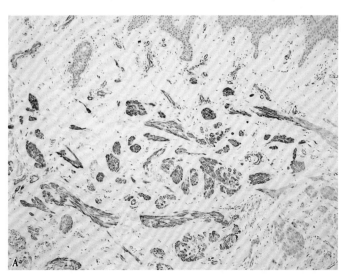
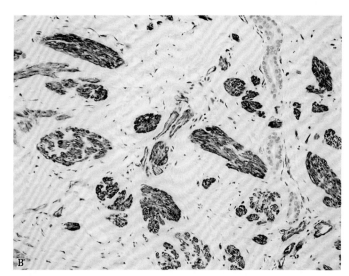

图 4-1-2 皮肤平滑肌错构瘤的免疫组化
A. 增生的平滑肌束表达 α-SMA，IHC×100；B. 增生的平滑肌束表达 α-SMA，IHC×200

【临床特征】

（一）流行病学

1. 发病率 乳腺错构瘤占乳腺良性肿瘤的 0.1%～0.7%。

2. 发病年龄 主要见于中青年。

3. 年龄 女性多见，少数发生于男性。

（二）症状

多以无痛性乳腺肿块就诊，圆形或卵圆形活动性肿块，无触痛，与周围组织无粘连，常被临床考虑为纤维腺瘤。

（三）影像学

钼靶摄片常表现为界限清楚的肿块影，内部密度不均，有时可见囊性区域；少数病例周边伴有放射性透亮晕环，具有一定的诊断价值。超声检查显示有包膜的境界清楚的肿块，内部回声不均。MRI 显示椭圆形、边界清晰的肿块，内部异质性强化，可见散在片状脂肪密度影，局部边缘可见线状放射性晕环。当病变较典型时，影像学即可明确错构瘤的诊断。

（四）治疗

良性病变，单纯切除可治愈。

（五）预后

病变的复发潜能尚不清楚。

【病理变化】

（一）大体特征

肿瘤不大，表现为境界清楚的结节，切面灰白灰黄，质软或偏硬，类似纤维腺瘤，部分边界不清。

（二）镜下特征

1. 组织学特征 肿瘤由乳腺导管上皮、肌样细胞束、纤维间质和成熟脂肪组织以不同比例混合而成（图4-1-3A）。肌样细胞胞质呈嗜酸性或淡染，细胞核梭形或两端钝圆呈雪茄烟样，形态类似平滑肌细胞（图4-1-3B）。上皮成分可伴发硬化性腺病、导管上皮普通型增生、导管扩张和大汗腺化生等。间质偶尔可见假血管瘤样间质增生、黏液变性和软骨分化等改变。

2. 免疫组织化学　大多数 MH 中的肌样成分显示 vimentin、α-SMA 和 MSA 弥漫强阳性，常不同程度的表达 desmin 和 calponin。少数病例 S-100 蛋白和 p63 可阳性。

3. 电镜观察　肌样细胞呈肌成纤维细胞分化的超微结构特征：胞质中存在大量肌动蛋白丝和梭形密体；具有明显的胞膜下密斑和连续的基板；胞质未见内角蛋白丝和桥粒。

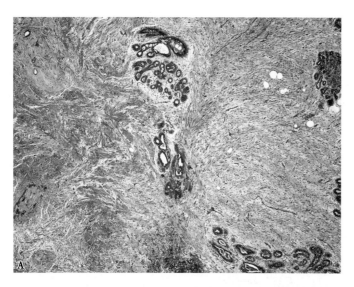

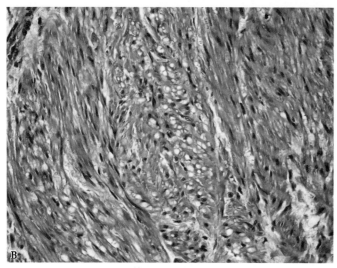

图 4-1-3　乳腺肌样错构瘤的组织学特征
A. 乳腺肌样错构瘤由乳腺导管、增生的肌样细胞束混合组成，HE×40；B. 增生的肌样细胞束形态上类似平滑肌细胞，HE×200

【鉴别诊断】

1. 纤维腺瘤　MH 最容易被误诊为纤维腺瘤，因两者具有相似的临床和影像学特点。此外，纤维腺瘤具有特征性的管周或管内生长方式，肿瘤内部较少出现正常的乳腺小叶，一般没有明显的肌样成分和脂肪组织。

2. 男性乳腺发育样增生　当 MH 中导管和小叶成分较少，且伴导管上皮增生时，可类似于男性乳腺发育样增生。但男性乳腺发育样增生中有特征性的腺管周围黏液水肿样空晕，间质淋巴细胞浸润，微乳头状导管上皮增生等。

3. 乳腺病　一般没有包膜，病变中缺乏明显的肌样成分和脂肪组织。

4. 其他梭形细胞病变　包括梭形细胞型的腺肌上皮瘤、平滑肌瘤、肌成纤维细胞瘤、神经鞘瘤和纤维瘤病等。

第二节　良性肿瘤

一、皮肤平滑肌瘤

皮肤平滑肌瘤（cutaneous leiomyoma）可分为以下三类：①起源于皮肤竖毛肌的竖毛肌平滑肌瘤；②起源于外生殖区肉膜肌和乳头乳晕平滑肌的外生殖区和乳头部平滑肌瘤；③延胡索酸水解酶缺乏相关性平滑肌瘤。起源于血管中膜的血管平滑肌瘤现归属于血管周皮细胞肿瘤。

竖毛肌平滑肌瘤

【定义】

竖毛肌平滑肌瘤（pilar leiomyoma, piloleiomyomas）是一种起自于皮肤竖毛肌的良性平滑肌瘤。

【临床特征】

（一）流行病学

比较少见，多发生于青少年或成年人，少数病例在出生时即有，其中有些有遗传背景。

（二）症状

好发于面部、背部和肢体的伸侧面（尤其是小腿和上臂），呈红棕色小丘疹样，直径多为数毫米，可呈簇状、带状疱疹样或线状排列。常伴有疼痛感，特别是在受到寒冷刺激时。病变生长缓慢，常为新旧病灶共存。

（三）治疗

局部切除即可治愈。但病变数量众多时，治疗有困难。

【病理变化】

（一）大体特征

部分病例表现为孤立性的病变，多见于女性，可发生于任何带有毛发的皮肤,特别是躯干和四肢,病变明显大于多发性者,通常为1~2cm,一般不伴有疼痛。

（二）镜下特征

1. **组织学特征** 肿瘤位于真皮层内,境界不清,常与周围的胶原组织相混杂,半数以上的病例伴有表皮增生。肿瘤由结节状排列的平滑肌细胞组成,类似增大的竖毛肌,结节间为纤维结缔组织间隔,平滑肌细胞也可呈条索状或紊乱状排列（图4-2-1）。部分肿瘤内可见到核分裂象,但<1/10HPF。部分病例内,瘤细胞的核因退变而出现一定的多形性,并可见多核细胞,但不见核分裂象,类似子宫的奇异性平滑肌瘤（bizarre leiomyoma）或共质性或合体（细胞）性平滑肌瘤（symplastic leiomyoma）。

2. **免疫组织化学** 瘤细胞表达α-SMA、MSA、h-cal-

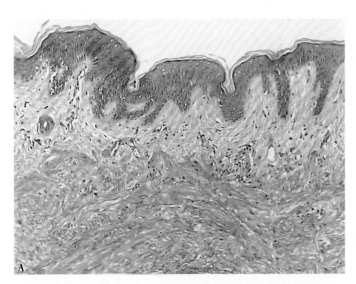

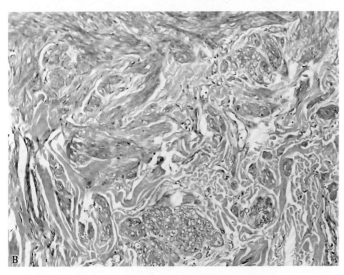

图4-2-1 竖毛肌平滑肌瘤的组织学特征

A. 肿瘤位于真皮内,境界欠清楚。由胞质丰富、红染的梭形细胞构成,HE×100；B. 粗大的平滑肌条索似增大的竖毛肌,与胶原纤维混杂在一起,HE×100

desmon、calponin和desmin（图4-2-2）。遗传性平滑肌瘤病和肾细胞癌综合征（HLRCC）相关性平滑肌瘤FH标记常为阴性。

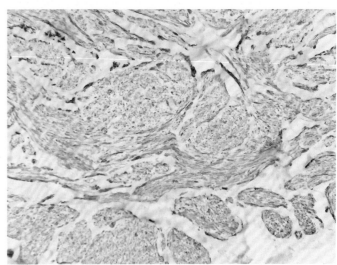

图4-2-2 竖毛肌平滑肌瘤的免疫组化
增生的平滑肌细胞表达α-SMA,IHC×100

【鉴别诊断】

1. **先天性平滑肌错构瘤** 好发生于婴幼儿,常为孤立性病灶,被覆表皮毛发较多,可有色素沉着,镜下于真皮层内可见水平宽带状增生的平滑肌束。

2. **成人型肌纤维瘤** 常显示双相性结构,即增生的肌样结节和分化相对原始的幼稚性区域,后者可见血管外皮瘤样结构。肌样结节表达α-SMA,但不表达h-caldesmon。

3. **血管平滑肌瘤** 多发生于皮下,境界清楚,可见厚壁血管及围绕血管呈同心圆状增生的平滑肌瘤。

4. **真皮肌纤维瘤** 真皮内可见与表皮平行排列的成纤维细胞和肌成纤维细胞条束,形态上类似纤维瘤病,免疫组化标记可显示部分表达α-SMA,但不表达h-caldesmon。

外生殖区平滑肌瘤

【定义】

外生殖区平滑肌瘤（external genital leiomyoma）是一种发生于外生殖区的平滑肌瘤。

【临床特征】

（一）流行病学

比竖毛肌平滑肌瘤多见,但也属少见肿瘤,仅占皮肤平滑肌瘤的4.2%。男女均可发病。

（二）症状

女性主要发生于外阴,尤其是大阴唇,也可发生于乳头和乳晕；男性主要发生于阴囊,也可发生于精索、睾丸和阴茎等处。

（三）治疗

局部完整切除多可治愈。

【病理变化】

（一）大体特征

无痛性的结节，直径多在2cm以下，偶有体积达6cm以上者。

（二）镜下特征

1. **组织学特征** 与竖毛肌平滑肌瘤不同的是，本瘤界限相对清楚，并富于细胞，形态上主要有梭形细胞型、上皮样细胞型和黏液/玻璃样变性型三种类型（图4-2-3），可混杂存在。值得注意的是，少数病例中瘤细胞有明显畸形，即所谓的奇异型平滑肌瘤。有时可富于细胞，或可见到少量核分裂象（<5/10HPF），尤其是在妊娠期，可能与激素刺激有关。另外，阴囊和睾丸的平滑肌瘤如出现核异型，在诊断为奇异型平滑肌瘤或共质性平滑肌瘤之前，应仔细寻找核分裂象，因后者的出现往往提示有恶性可能。

对于发生于外阴的平滑肌肿瘤，Nielson等提出若肿瘤符合下列参数中三种或四种，要考虑为肉瘤：①肿瘤直径≥5cm；②核分裂象≥5/10HPF；③肿瘤边界呈浸润性；④瘤细胞显示中至高度的异型性。如肿瘤仅符合上述参数中的一种，应诊断为平滑肌瘤，如符合两种，则可采用非典型性平滑肌瘤或非典型性平滑肌肿瘤（atypical leiomyoma or atypical SMT）来诊断。

2. **免疫组织化学** 瘤细胞表达α-SMA、MSA、h-caldesmon和desmin（图4-2-4A、4-2-4B），部分病例可表达ER和PR（图4-2-4C），Ki67增殖指数低（图4-2-4D）。

【鉴别诊断】

男性外生殖区平滑肌瘤需与睾丸附件平滑肌增生而形成的肿块鉴别，后者好发于中老年，肿块直径可达6～7cm，镜下增生的平滑肌排列规则且稀疏。女性外生殖区平滑肌瘤，特别是上皮样或黏液样变性者，需与血管肌成纤维细胞瘤、侵袭性血管黏液瘤和乳腺型肌成纤维细胞瘤等肿瘤相鉴别。

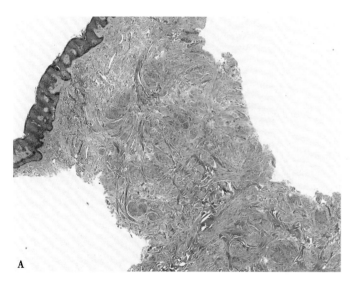

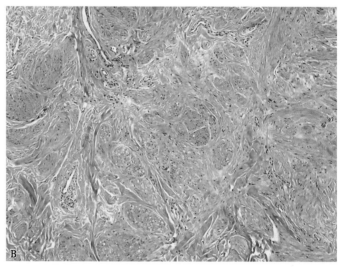

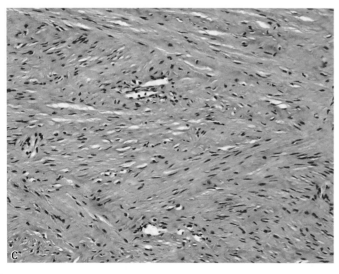

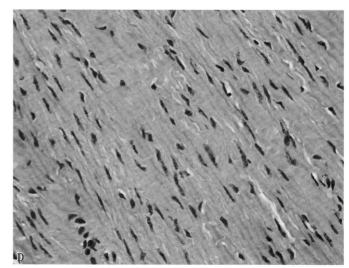

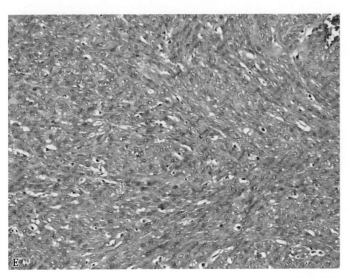
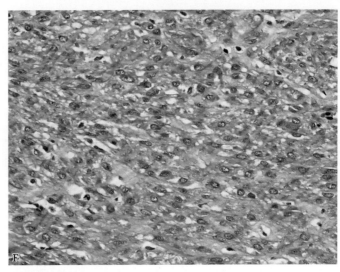

图 4-2-3　外生殖区平滑肌瘤的组织学特征

A. 乳晕平滑肌瘤由增生的平滑肌条束或结节组成，HE×40；B. 乳晕平滑肌瘤中增生的平滑肌条束或结节，HE×100；C. 附睾平滑肌瘤中增生的平滑肌条束，HE×200；D. 附睾平滑肌瘤中增生的平滑肌条束，HE×400；E. 阴唇平滑肌瘤中增生的平滑肌条束，HE×200；F. 阴唇平滑肌瘤中增生的平滑肌条束，HE×400

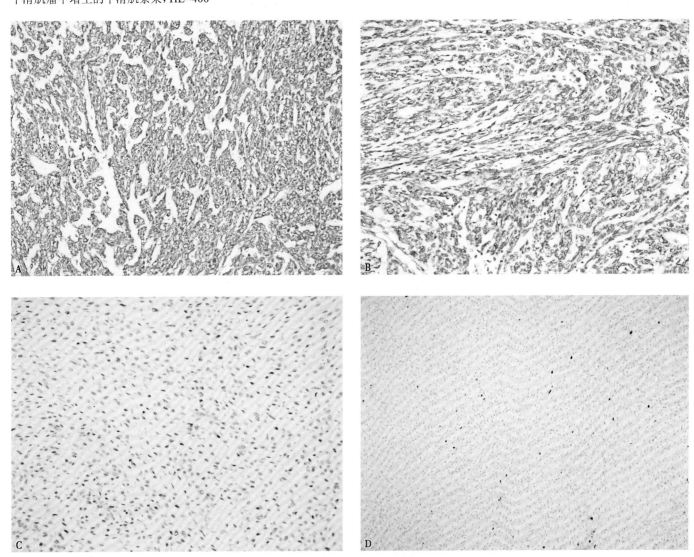

图 4-2-4　外生殖器平滑肌瘤的免疫组化

A. 阴唇平滑肌瘤中增生的平滑肌条束表达 α-SMA，IHC×200；B. 阴唇平滑肌瘤中增生的平滑肌条束表达 h-caldesmon，IHC×200；C. 阴唇平滑肌瘤中增生的平滑肌条束表达 ER，IHC×200；D. 阴唇平滑肌瘤中增生的平滑肌条束低表达 Ki67，IHC×100

延胡索酸水解酶缺乏相关性平滑肌瘤

【定义】

系胚系延胡索酸水解酶基因（fumarate hydratase，FH）（1q43）突变（该基因涉及三羧酸循环）导致，为常染色体显性遗传，可伴有遗传性平滑肌瘤病和乳头状肾细胞癌，也称 Reed 综合征。

【编码】

ICD-11　　XH5085

【病因】

多灶性皮肤和子宫平滑肌瘤与遗传性平滑肌瘤病和肾细胞癌综合征（hereditary leiomyomatosis and renal cell cancer syndrome，HLRCC）相关，HLRCC 是一种常染色体显性遗传性疾病，*FH* 基因胚系缺失性突变。*FH* 是三羧酸循环酶（Krebs cycle enzyme），多灶性皮肤平滑肌瘤可有 *FH* 基因突变，有 *FH* 基因突变的女性常患有子宫平滑肌瘤。

【临床特征】

（一）流行病学

多表现为家族性发病，患者年龄较轻（多<30 岁）。

（二）症状

躯干和四肢皮肤、皮下多发性平滑肌瘤（图 4-2-5），一般不伴有疼痛。大约 80% 的患者可有子宫多发平滑肌瘤。遗传性平滑肌瘤肾癌综合征的子宫平滑肌瘤发病年龄早，多数在 30 岁前就发生子宫肌瘤。这些患者多数会有皮肤多发平滑肌瘤，皮肤多发平滑肌瘤是遗传性平滑肌瘤肾癌综合征最敏感和特异的临床表现。

（三）治疗

多数病例肿瘤体积较小，局部切除即可治愈。但病变数量众多时，治疗有困难。

（四）预后

诊断遗传性平滑肌瘤肾癌综合征的意义在于：这些患者发生肾癌的概率很高（5%～20% 的患者会出现肾癌），所以一旦患者诊断遗传性平滑肌瘤肾癌综合征，患

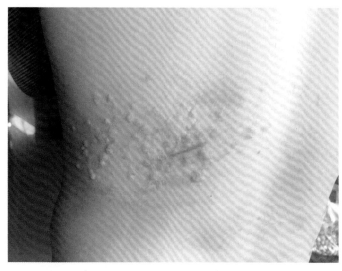

图 4-2-5　延胡索酸水解酶缺乏相关性皮肤平滑肌瘤
左侧腰背部多发的皮肤结节（图片由浙江大学医学院附属第一医院病理科滕晓东医师提供）

者及其亲属都需要密切检测肾癌。

【病理变化】

（一）大体特征

皮肤平滑肌瘤体积多较小，多数伴有子宫多发性平滑肌瘤，肿瘤体积也较小。

（二）镜下特征

1. 组织学特征　FH 相关性皮肤平滑肌瘤由成束的平滑肌组成（图 4-2-6A、4-2-6B）。FH 相关性肾细胞癌镜下类似 2 型乳头状肾细胞癌，癌细胞排列成乳头状，胞质丰富、嗜伊红色，核仁明显（图 4-2-6C、4-2-6D）。

FH 相关性子宫平滑肌瘤可有一定的形态特点，如：间质水肿，血管呈鹿角样和裂隙样；细胞密度大，细胞核有异型，但是核分裂象很少；核仁明显，犹如病毒包涵体，核仁周围有透亮区域；细胞质含有嗜酸性小球样结构和红色的玻璃膜样和纤维丝样物质（图 4-2-6E～4-2-6H）。这种形态既可以见于散发的病例，也可以见于遗传性平滑肌瘤肾癌综合征。另一方面，延胡索酸水解酶缺乏相关性平滑肌瘤也并不恒定地显示这些形态学特点。

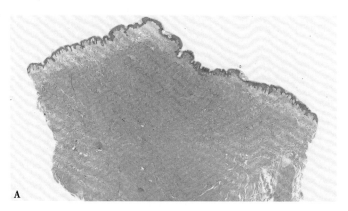

A

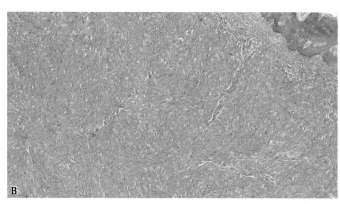

B

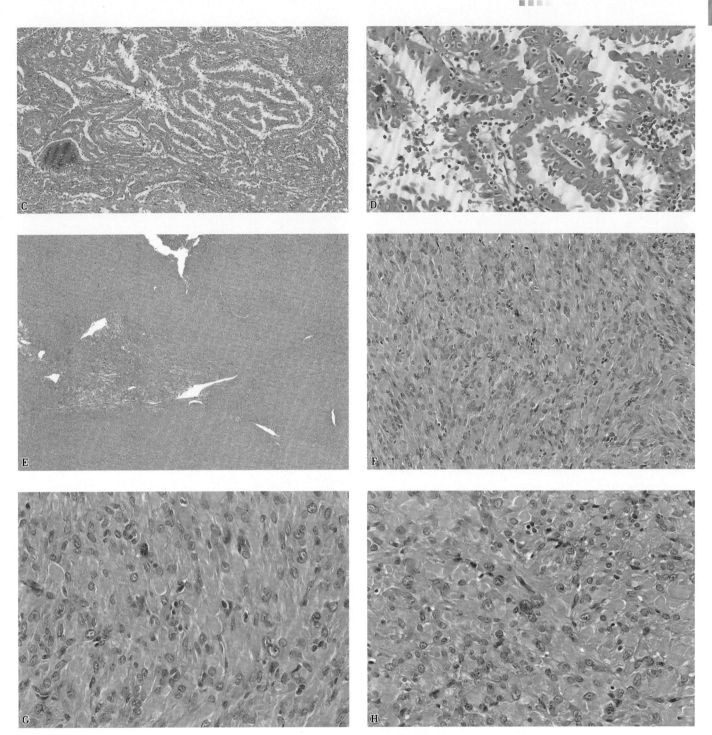

图 4-2-6　FH 相关性皮肤平滑肌瘤

A. 肿瘤位于真皮和皮下，HE×20；B. 由成束的平滑肌组成，HE×100；C. FH 相关性肾细胞癌，癌细胞排列成乳头状，HE×100；D. 癌细胞胞质嗜伊红色，核仁明显，HE×400；E. FH 相关性子宫平滑肌瘤，肿瘤分叶结节状，局部间质水肿；部分血管扩张呈鹿角状，部分呈裂隙样，HE×10；F. 瘤细胞密度比一般平滑肌瘤要大，HE×200；G. 与普通平滑肌瘤不同，胞质含有嗜酸性小体样结构和红色玻璃膜样和纤维丝样物质，HE×400；H. 细胞核大小不一，染色质水泡状，核仁大而红，类似病毒包涵体，核仁周围有透亮区域，HE×400（图片 A～D 由浙江大学医学院附属第一医院病理科滕晓东医师提供，图片 E～H 由美国圣路易斯华盛顿大学医学院曹登峰医师提供）

2. 免疫组织化学　瘤细胞除表达 α-SMA、MSA、h-caldesmon、calponin 和 desmin 等平滑肌瘤标记外，常表达 2- 琥珀半胱氨酸（2-succinic cysteine，2-SC），但 FH 标记为阴性（失表达），正常平滑肌以及肿瘤内血管可作阳性内对照，呈胞质颗粒状染色。但 FH 和 2-SC 标记尚未在工作中常规性开展。

【遗传学】

FH 基因胚系缺失性突变（图 4-2-7）。

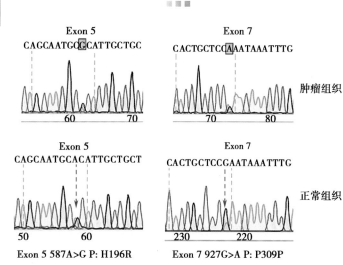

Exon 5
CAGCAATGG<u>C</u>CATTGCTGC
60 70

Exon 7
CACTGCTCC<u>A</u>AATAAATTTG
70 80

肿瘤组织

Exon 5
CAGCAATGCACATTGCTGCT
50 60

Exon 7
CACTGCTCCGAATAAATTTG
230 220

正常组织

Exon 5 587A>G P: H196R   Exon 7 927G>A P: P309P

图 4-2-7　FH 相关性平滑肌瘤分子检测
（图片由浙江大学医学院附属第一医院病理科滕晓东医师提供）

二、深部软组织平滑肌瘤

【定义】

深部软组织平滑肌瘤（leiomyoma of deep soft tissue）是一种发生于深部软组织（躯体深部软组织和腹腔 - 腹膜后）的平滑肌瘤。

【编码】

ICD-O　　　8890/0
ICD-11　　　XH4CY6

【临床特征】

（一）流行病学

1. 发病率　躯干深部平滑肌瘤相对较为少见，腹腔 - 腹膜后平滑肌瘤相对较为常见。

2. 发病年龄　主要发生于中年人，躯干深部平滑肌瘤可发生于青少年。

3. 性别　躯干深部平滑肌瘤无性别差异，腹腔 - 腹膜后平滑肌瘤主要发生于围绝经期女性。

（二）症状

有两种类型：一种为躯体深部软组织平滑肌瘤（deep somatic tissue leiomyomas），两性均可发生，肿瘤多位于肢体，尤其是大腿，其次为臀部和躯干。另一种为盆腔腹膜后 / 腹腔平滑肌瘤（pelvic retroperitoneal/abdominal leiomyomas），主要发生于女性患者，特别是绝经期前妇女，肿瘤位于盆腔、腹膜后和腹腔（包括肠系膜或大网膜），体积通常比较大，被视为"发生于子宫外的子宫平滑肌瘤"。两型均常以发现深部肿块就诊。

（三）治疗

完整切除。

（四）预后

躯体深部平滑肌瘤经手术切除以后一般不会发生局

部复发。腹膜后 - 腹腔平滑肌瘤局部复发率为 10%。

【病理变化】

（一）大体特征

躯体深部软组织平滑肌瘤最大径为 <1cm～15cm，平均为 7.7cm；腹膜后 / 腹腔平滑肌瘤较大，平均直径 14～16cm，范围 2.5～37cm。两者境界均较清楚，切面灰白色，编织状，质地较坚韧。

（二）镜下特征

1. 组织学特征　躯体深部软组织平滑肌瘤由交织条束状排列的平滑肌样细胞组成（图 4-2-8A），瘤细胞含有丰富、嗜伊红色的胞质，核的两端平钝或呈雪茄样（图 4-2-8B），瘤细胞核无异型性，核分裂象罕见（<1/50HPF），肿瘤内无凝固性坏死。部分病例可伴玻璃样变、钙化、骨化，偶尔可见栅栏状排列，易被误诊为神经鞘瘤。

部分病例瘤细胞可呈上皮样，胞质嗜伊红色或透亮，也称上皮样平滑肌瘤（epithelioid leiomyoma）或透明细胞平滑肌瘤（clear cell leiomyoma）。

腹膜后 / 腹腔平滑肌瘤的光镜形态与子宫平滑肌瘤相似（图 4-2-8C、4-2-8D），可见核分裂象，但不超过 5/50HPF，无病理性核分裂，瘤细胞无异型性，肿瘤内无凝固性坏死。在一些体积较大的肿瘤中，间质常伴有纤维化、玻璃样变性、钙化或黏液样变性等退形性改变。

部分肿瘤内还可出现多少不等的成熟脂肪组织，称脂肪平滑肌瘤（lipoleiomyoma），但若脂肪组织较多，则宜诊断为肌脂肪瘤。

少数肿瘤内可见核深染、形状不规则的畸形细胞，与子宫奇异型平滑肌瘤相似，但无核分裂象，也无凝固性坏死。

2. 免疫组织化学　瘤细胞表达 α-SMA（图 4-2-9A）、MSA、desmin 和 h-caldesmon，不表达 S-100 蛋白。盆腔腹膜后 / 腹腔平滑肌瘤常表达 ER 和 PR（图 4-2-9B）和 WT1，而躯体深部软组织平滑肌瘤不表达 ER 和 PR。

【遗传学】

躯体平滑肌瘤无特异性改变。腹膜后 - 腹腔平滑肌瘤的遗传学改变与子宫平滑肌瘤相似，可涉及 12q（HMGA2）和 8q（PLAG1）重排。部分病例显示 t（10；17）（q22；q21）和 t（9；22）（q33；q12），分别产生 KAT6B-KANSL1 和 EWSR1-PBX3 融合基因。

【鉴别诊断】

因为平滑肌肉瘤可有酷似良性平滑肌瘤的区域，对于一个体积较大深部软组织平滑肌肿瘤，在诊断为良性之前，要多取材和多切片除外恶性；同样，诊断盆腔腹腔 / 腹膜后的平滑肌肿瘤为肉瘤时应考虑是否为深部平

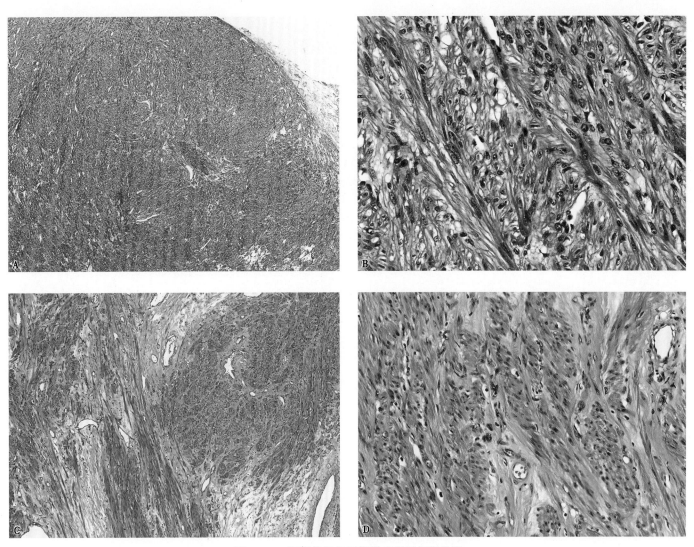

图 4-2-8 深部软组织平滑肌瘤的组织学特征

A. 胸壁平滑肌瘤，由条束状排列的平滑肌样细胞组成，HE×40；B. 瘤细胞含有丰富、嗜伊红色的胞质，核的两端平钝或呈雪茄样，HE×400；C. 腹腔妇科型平滑肌瘤，HE×50；D. 腹腔妇科型平滑肌瘤，HE×200

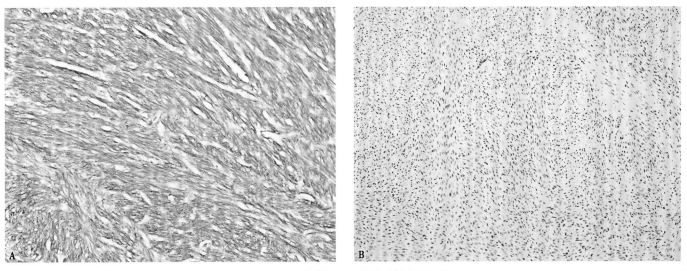

图 4-2-9 深部软组织平滑肌瘤的免疫组化

A. 瘤细胞表达 α-SMA，IHC×200；B. 盆腔腹膜后／腹腔平滑肌瘤表达 ER，IHC×100

滑肌瘤。ER 和 PR 标记可能对鉴别有所帮助，盆腔腹膜后/腹腔的平滑肌肉瘤多不表达 ER 和 PR。

三、腹膜播散性平滑肌瘤病

【定义】

腹膜播散性平滑肌瘤病（leiomyomatosis peritonealis disseminate）是一种发生于腹膜表面、由多灶性平滑肌或平滑肌样结节所组成的病变。同义词为弥漫性盆腔平滑肌瘤病（diffuse peritoneal leiomyomatosis）。

【编码】

ICD-O　　8890/1

ICD-11　　XH8MR2

【组织发生】

本病的组织发生有争议，一般认为是在激素驱动下体腔间皮下间充质化生，平滑肌雌、孕激素水平增高。也有研究发现腹膜播散性平滑肌瘤病瘤结节是克隆性的，都有 X 染色体失活，提示病变是由同一结节来源，即病变是"转移性的"。但实际上，患者一般都具有良性的临床经过。

【临床特征】

（一）流行病学

非常少见，绝大多数病例发生于妇女，半数以上发生于怀孕妇女，其余病例发生于服用口服避孕药的患者，提示肿瘤发生与激素水平有关。

（二）症状

下腹疼痛和子宫异常出血等症状通常是由同时存在的子宫平滑肌瘤所致，而不是腹膜病变所致，部分病例是在做妇科其他手术时（如剖宫产术和子宫肌瘤切除术）偶然所见。

（三）治疗

无特异性治疗方法。常用保守治疗，包括停用口服避孕药或激素替代药、避免妊娠、使用促性腺激素释放激素的类似药或芳香酶抑制剂。保守治疗无效时，可考虑肿瘤手术切除或切除卵巢。部分病例妊娠结束后或去除激素刺激后，肿瘤可以自发性消退。

【病理变化】

（一）大体特征

腹膜表面（包括膀胱和子宫表面）附着多个分离的、大小不等、表面光滑的灰白色结节，数毫米至数厘米大小，似恶性肿瘤扩散。

（二）镜下特征

1. **组织学特征**　由多个结节组成，结节内的细胞为分化良好的平滑肌样细胞，呈交织状排列，细胞密度低至中等，细胞无多形性，核分裂象罕见，没有非典型核分裂象。妊娠患者平滑肌细胞中常混有蜕膜样细胞。少数病

例可合并子宫内膜或宫颈内膜的分化，偶尔合并多囊性间皮瘤。

2. **免疫组织化学**　瘤细胞表达 α-SMA、MSA、calponin、desmin 和 h-caldesmon，并可表达 ER 和 PR。

【鉴别诊断】

1. **转移性平滑肌肉瘤**　肿块一般较大，细胞异型性明显，常有肿瘤性坏死，核分裂象易见，可能有病理性核分裂象。

2. **复发性平滑肌瘤**　多见于子宫肌瘤腔镜手术，部分病例可复发，在腹盆腔及腹膜和网膜上形成多灶性病变，类似腹膜播散性平滑肌瘤病。

四、静脉内平滑肌瘤病

【定义】

静脉内平滑肌瘤病（intravenous leiomyomatosis，IVL）是一种发生于静脉内的结节状平滑肌细胞增生，多见于子宫肌壁间的静脉内，可延伸至子宫外静脉。

【编码】

ICD-O　　8890/1

ICD-11　　XH60C2

【临床特征】

（一）流行病学

较为罕见，绝大多数发生于绝经前的中年妇女，半数为怀孕妇女。

（二）症状

多表现为阴道不规则性出血和下腹疼痛。半数以上有子宫增大。约 80% 的病例病变延伸至盆腔静脉，30% 的病例延伸至下腔静脉，偶可达心脏导致死亡。

（三）治疗

70% 的病例可通过切除子宫和子宫外血管内延伸性病灶而治愈，30% 可复发，复发患者可再次手术治疗，采用他莫昔芬可能有一定的疗效。

【病理变化】

（一）大体特征

子宫肌壁间的血管内可见结节状肿块，体积较大，平均 6～7cm，部分病例像蛇行一样延伸至阔韧带的子宫静脉，质韧，淡红色或灰白色。

（二）镜下特征

1. **组织学特征**　静脉内增生的平滑肌结节，多数病例中的平滑肌分化良好，核分裂象罕见，间质可伴有水肿或透明样变性，少数病例可富于细胞，偶见核分裂象（<1/10HPF），其中部分病例可能是子宫平滑肌瘤向血管内播散所致，可转移至肺部，称为转移性平滑肌瘤（metastasizing leiomyoma）。

2. 免疫组织化学 瘤细胞表达 α-SMA、MSA、calponin、desmin 和 h-caldesmon，并可表达 ER 和 PR。

【遗传学】

本病很容易认为来源于血管平滑肌，但 2 例肿瘤的细胞遗传学研究显示出现常见于子宫平滑肌瘤的派生染色体 der(14)t(12;14)(q15;q24)，支持子宫起源。

【鉴别诊断】

静脉内平滑肌瘤病，特别是富于细胞型主要是与子宫内膜间质肉瘤鉴别，两者都可以出现在血管中，后者缺乏裂隙及厚壁血管，h-caldesmon 阴性，而 CD10 阳性。

五、实质脏器平滑肌瘤

胃肠道平滑肌瘤

【临床特征】

（一）流行病学

胃肠道各段均可发生平滑肌瘤，食管较为常见，为食管最常见的间叶肿瘤；其次为结直肠，较为少见，发生于胃和小肠者较罕见。近年来临床上和病理上对 GIST 的诊断比较盛行，为数不少胃肠道平滑肌瘤在术前被误诊为 GIST。

食管平滑肌瘤发生年龄较为广谱，中位年龄 30～35 岁，偶可发生于儿童和老年人；胃肠道其他部位平滑肌瘤主要为老年人。各部位均以男性多见，男：女为 2∶1。

（二）症状

部分病例无症状，往往是内镜检查时偶尔发现，特别是结肠的平滑肌瘤。部分病例有部位相应的症状，如食管的平滑肌瘤可产生胸骨后不适或疼痛，烧灼感和吞咽困难；胃窦平滑肌瘤可引起胃出口阻塞；肠道平滑肌瘤可致肠套叠和扭转；阑尾的肿瘤可引起阑尾炎；直肠和肛门肿瘤可致里急后重或便秘等。

【病理变化】

（一）大体特征

肿瘤起源于黏膜肌或固有肌层，可为壁内境界清楚的结节，也可为小息肉样肿物突向腔中；肿瘤境界清楚，多数较小，1～3cm，很多结直肠的肿瘤<1cm；少数可以较大，>5cm，甚至达 10cm。肿瘤灰白色，质地橡皮样，切面常为编织状外观。

（二）镜下特征

1. 组织学特征 瘤细胞稀疏、分散，核小，胞质呈深嗜伊红色，细胞边界不清，瘤细胞呈平行的条束状、漩涡状或不规则状排列（图 4-2-10A、4-2-10B），也可呈波浪状或栅栏状排列。局部区域核可有多形性，但不见核分裂象。血管壁可伴有玻璃样变性，部分病例内还可见灶性的钙化。

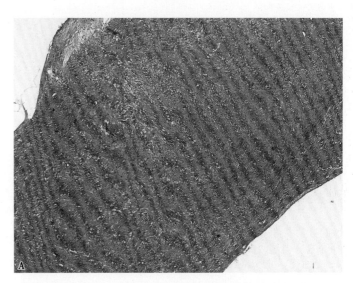

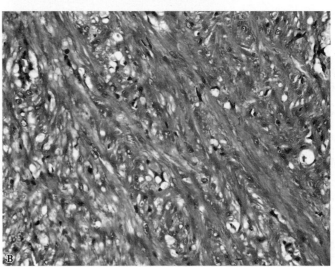

图 4-2-10　食管平滑肌瘤的组织学特征
A. 食管平滑肌瘤，瘤细胞密度低，低倍镜下呈嗜伊红色，HE×40；
B. 呈条束状排列的平滑肌细胞，HE×400

2. 免疫组织化学 瘤细胞表达 α-SMA、desmin、h-caldesmon 和 smoothelin（图 4-2-11A、4-2-11B），不表达 CD117、DOG1 和 CD34。肿瘤内的卡哈尔间质细胞可表达 CD117 和 DOG1（图 4-2-11C、4-2-11D），可被误认为 CD117 和 DOG1 阳性，进而被误诊为胃肠道间质瘤。

【鉴别诊断】

1. 胃肠道间质瘤 瘤细胞密度相对较高，常弥漫性表达 CD117、DOG1 和 CD34，分子检测可显示 *KIT/PDGFRA* 基因突变。

2. 胃肠道神经鞘瘤 肿瘤周边常有淋巴细胞套，瘤细胞密度较平滑肌瘤高，由条束状、交织状或梁索状排列的梭形细胞组成，细胞之间可有胶原纤维，瘤细胞弥漫性表达 S-100 蛋白和 SOX10，不表达 α-SMA、desmin 和 h-caldesmon。

3. 炎性肌成纤维细胞瘤 梭形细胞中伴有浆细胞的炎症细胞浸润，散在 α-SMA 和 desmin 阳性，但阳性强

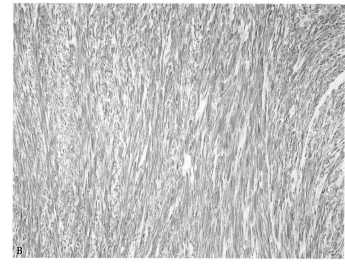
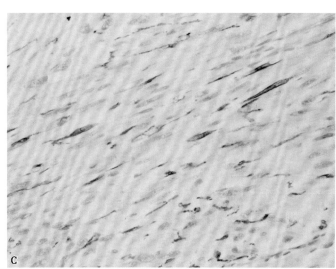
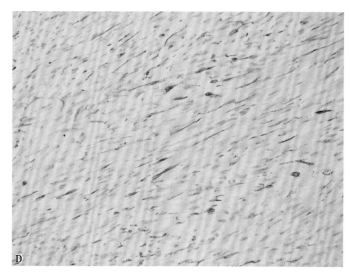

图 4-2-11　食管平滑肌瘤的免疫组化

A. 瘤细胞表达 α-SMA，IHC×40；B. 瘤细胞表达 desmin，IHC×100；C. 肿瘤内的卡哈尔间质细胞表达 CD117，IHC×400；D. 肿瘤的卡哈尔间质细胞表达 DOG1，IHC×200

度和广泛程度均不如平滑肌瘤；部分病例 ALK 阳性。

肺平滑肌瘤

　　肺平滑肌瘤少见，主要见于中年人，发生于肺实质较发生于支气管稍常见。组织学形态与发生于食管者相似。

泌尿生殖道平滑肌瘤

　　可发生于膀胱、肾脏和输尿管等处，镜下形态与其他脏器平滑肌瘤相似。

　　器官相关性平滑肌瘤均为良性肿瘤，局部切除即可治愈。

子宫平滑肌瘤

【编码】

子宫平滑肌瘤　　　　　　　ICD-O　　　8890/0

奇异性平滑肌瘤	ICD-O	8893/0
	ICD-11	XH9824
富于细胞性平滑肌瘤	ICD-O	8892/0
	ICD-11	XH9662
黏液样平滑肌瘤	ICD-O	8896/0
	ICD-11	XH9CC7
上皮样平滑肌瘤	ICD-O	8891/0
	ICD-11	XH8S79
子宫脂肪平滑肌瘤	ICD-O	8890/0
	ICD-11	XH4FS5

　　子宫肌瘤是实质脏器平滑肌瘤的一种特殊类型，是女性生殖器官最为常见的良性肿瘤，整体发病率为 4%～10%，但在 50 岁以上的女性中发病率上升到近 40%。出现明显的临床症状未产妇较经产妇常见，绝经后较绝经前女性常见。

子宫肌瘤可发生于浆膜下、肌壁内或黏膜下，是否出现症状与肿瘤的大小和部位有关。B超检查准确率可达93%。平滑肌瘤一般为多发（75%）。

大体上，典型的平滑肌瘤境界清楚、切开时肿瘤内压力释放而膨出，切面呈漩涡样，灰白质韧。

镜下，肿瘤由交错排列的平滑肌束构成，瘤细胞胞质嗜酸性，核细长、两端钝圆；核分裂在月经周期的分泌期和月经期常增加，但通常<5/10HPF；间质含不等量的血管，常有较丰富的结缔组织，可有散在分布的淋巴细胞。

除了以上普通型平滑肌瘤外，平滑肌瘤还有很多亚型，如：

（1）富于细胞性平滑肌瘤（cellular leiomyoma）：是指瘤细胞较子宫肌层和普通型平滑肌瘤细胞明显丰富的平滑肌瘤；大体上可能较软，颜色稍深；细胞温和、均匀一致，核分裂一般<5/10HPF。

（2）核分裂活跃的平滑肌瘤（mitotically active leiomyoma）：普通平滑肌瘤的形态，但核分裂象常>10/10HPF，无细胞学非典型性和肿瘤性坏死（图4-2-12A）。一般见于生育期女性，一般肿瘤较小（<8cm），若肿瘤大、灶性有奇异形核，须除外平滑肌肉瘤。

（3）水肿性平滑肌瘤（hydropic leiomyoma）：普通型平滑肌瘤可出现水肿性改变，水肿范围大时，肿瘤大体上类似黏液样平滑肌瘤。组织学上细胞间水肿液聚集，水肿液比黏液样变嗜酸性强，常可见几乎无细胞的水肿液围绕肿瘤细胞结节现象。

（4）平滑肌瘤伴卒中改变（leiomyoma with apoplectic change）：妊娠、孕激素、氨甲环酸治疗可导致平滑肌瘤出现所谓"卒中"样改变，出现出血性梗死区，周围有富于细胞区围绕，常伴有核分裂象增多，有时还伴有黏液样变。患者可有腹痛、发热及呕吐等症状。

（5）上皮样平滑肌瘤（epithelioid leiomyoma）：肿瘤细胞为上皮样形态的圆形或多角形细胞，排列呈片状、束状、小梁状或巢状，胞质明显嗜酸性或透明。在文献中也称之为平滑肌母细胞瘤或透明细胞平滑肌瘤。该型平滑肌瘤罕见，形态学对其生物学行为的经验有限，通常诊断时持谨慎的态度，要求肿瘤境界清楚、大小<6cm、缺乏坏死、几乎没有核的非典型性，核分裂<3/10HPF。

（6）黏液样平滑肌瘤（myxoid leiomyoma）：非常罕见，细胞量少，细胞外基质出现酸性黏液（Alcian蓝染色阳性）将平滑肌纤维束分隔。瘤细胞无非典型性、核分裂象罕见或无，缺乏浸润性边界。发现任何程度的细胞异型性、核分裂>2/10HPF及坏死均要考虑平滑肌肉瘤的诊断。

（7）绒毛叶状分割性平滑肌瘤（cotyledonoid dissecting leiomyoma）：又称为Sternberg瘤。大体特征是平滑肌分

割肌层不规则生长，境界不清楚；还可从子宫壁延伸到阔韧带、盆腔及腹腔。若充血明显时外观类似胎盘。组织学上通常为大小不等的平滑肌结节，偶尔也可富于细胞。

（8）脂肪平滑肌瘤（lipoleiomyoma）：其特征是平滑肌瘤细胞间出现不等量脂肪组织。脂肪量较大时，肿瘤可显黄色，患者大多数为绝经后妇女（图4-2-12B）。

（9）子宫内弥漫性平滑肌瘤病（intrauterine diffuse leiomyomatosis）：罕见，指子宫内出现无数小而融合的平滑肌瘤结节，子宫弥漫性对称性肿大。镜下通常为富于细胞的平滑肌瘤。1例多个瘤结节克隆性分析表明，各瘤结节均有非随机X染色体被灭活；但各瘤结节中为不同X染色体被灭活，支持肿瘤各自独立起源。

【遗传学】

约40%子宫平滑肌瘤有细胞遗传学改变，包括6p重排（累及 HMGA1 基因）、7q缺失、12三体（累及 HMGA2 基因）和t（12；14）（累及 HMGA2 基因）。这些变化可引

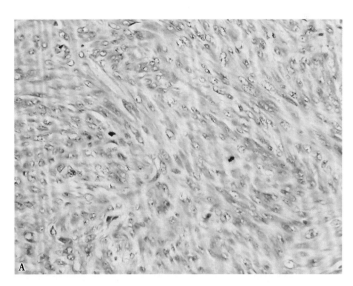

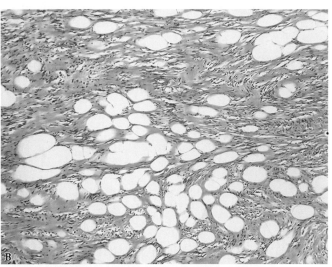

图4-2-12　子宫平滑肌瘤的组织学特征
A. 核分裂活跃性平滑肌瘤，HE×400；B. 脂肪平滑肌瘤，HE×100

起高活动性蛋白 HMGA1 和 HMGA2 的表达中断或失调,进而参与肿瘤的发生。

六、良性转移性平滑肌瘤

【定义】

由子宫转移至肺等部位,呈良性组织学表现的平滑肌瘤,被命名为"转移性平滑肌瘤"(metastasizing leiomyoma),此后不断有类似病例报道,并将其命名改为"良性转移性平滑肌瘤"(benign metastasizing leiomyoma,BML)。

【编码】

ICD-O　　　8898/1

ICD-11　　　XH1EX8

【组织发生】

关于肺部 BML 的发病机制尚未完全确定,提出的机制有:激素敏感的平滑肌束原位增生形成肿瘤;低度子宫平滑肌肉瘤转移到肺部;来自子宫平滑肌瘤的良性平滑肌细胞转移并定殖于肺部。患者均有因子宫肌瘤的子宫切除史,肿瘤形态学良性,有激素受体表达,肿瘤克隆性分析及端粒酶长度比较等研究均支持肿瘤来源于子宫良性平滑肌瘤。

【临床特征】

（一）流行病学

BML 发生于因子宫肌瘤而接受子宫切除术的妇女。

（二）症状

一般于子宫平滑肌瘤手术数月至十数年后出现多发性转移性结节,绝大多数转移至肺,也可转移到其他部位,如纵隔、神经系统、皮肤、淋巴结和骨等部位均偶有报道。然而,这种组织学良善的病变却具有侵袭性和播散性,尤其是转移至肺的 BML,可引起患者呼吸功能障碍,导致呼吸衰竭而死亡。

（三）影像学

胸部 CT 检查可显示肺部多个圆形或类圆形转移性结节,边界清楚(图 4-2-13)。

（四）治疗

手术联合激素治疗是较理想的选择。

【病理变化】

（一）大体特征

通常为多个结节,平均直径为 1.8cm。病变界限清楚,呈推挤性生长,易剥离,似良性的子宫平滑肌瘤。

（二）镜下特征

1. 组织学特征　不同结节的组织形态结构一致,无包膜,与周围组织分界清楚,可夹有卷入的呼吸道上皮。镜下由束状、交织状或漩涡状排列的平滑肌细胞组成(图 4-2-14),瘤细胞分化良好,核无异型性,核分裂象少见,肿瘤内不见凝固性坏死。

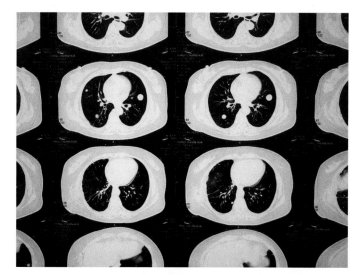

图 4-2-13　转移性平滑肌瘤的影像学
CT 显示肺部双侧转移性平滑肌瘤

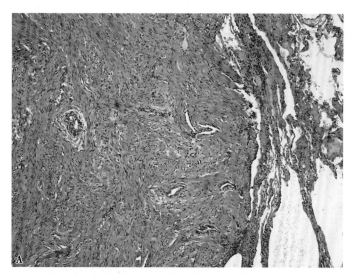

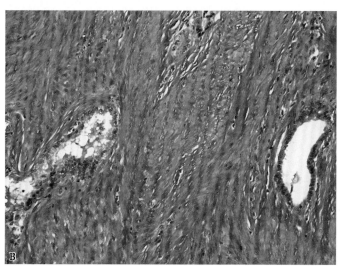

图 4-2-14　转移性平滑肌瘤的组织学特征
A. 肺部转移性平滑肌瘤,HE×100;B. 肺泡之间束状、交织状或漩涡状排列的平滑肌细胞,HE×200

2. **免疫组织化学** 梭形瘤细胞表达 α-SMA(图 4-2-15A)、calponin、desmin 和 h-caldesmon,并表达 ER 和 PR(图 4-2-15B),提示肿瘤来源于女性生殖道;Ki67 增生指数低,有助于与平滑肌肉瘤相鉴别。

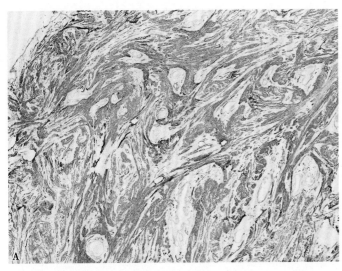

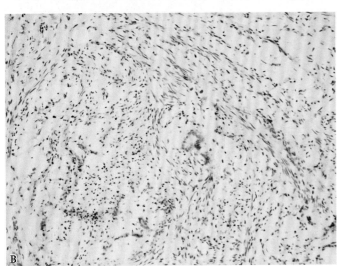

图 4-2-15 转移性平滑肌瘤的免疫组化
A. 瘤细胞表达 α-SMA,IHC×40;B. 瘤细胞表达 ER,IHC×100

【鉴别诊断】

BML 的诊断标准十分严格,诊断前需充分取材,细致观察细胞的组织学形态、生长方式和免疫组织化学染色结果,结合分子生物学检测结果除外高分化平滑肌肉瘤转移和子宫外原发性平滑肌肿瘤。此外,仔细探究病史、积极进行妇科体查并明确子宫平滑肌瘤病史,才能从生物学行为上认定 BML 转移的特性。

七、淋巴结内血管肌瘤样错构瘤

【定义】

淋巴结内血管肌瘤样错构瘤(angiomyomatous hamartoma of lymph node, AMH-LN)是一种淋巴结内的血管和平滑肌增生。

【临床特征】

（一）流行病学

1. **发生率** 少见。

2. **发病年龄** 发病年龄广。

3. **性别** 以男性多见,男:女约 2:1。

（二）症状

绝大多数病例发生于腹股沟淋巴结,少数发生于颈部、腘窝等部位淋巴结。病程较长,有时患侧肢体可出现水肿。

（三）治疗

局部切除即可治愈。

【病理变化】

（一）大体特征

淋巴结增大,最大径为 1~3.5cm,中位 2cm,切面由灰白肿瘤组织取代。

（二）镜下特征

淋巴结门部可见增生的厚壁血管,并从门部向淋巴结实质内延伸;血管周为增生的平滑肌组织,排列紊乱,但与血管关系较为密切(图 4-2-16),有时可见脂肪组织。

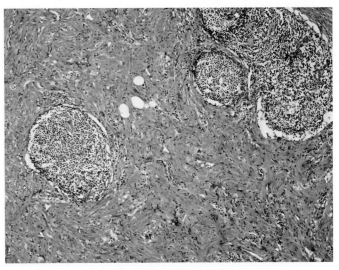

图 4-2-16 淋巴结内血管肌瘤样错构瘤的组织学特征
淋巴结门部可见增生的平滑肌组织,HE×100

第三节 恶性潜能未定的平滑肌肿瘤

【定义】

恶性潜能未定的平滑肌肿瘤(smooth muscle tumor of uncertain malignant potential, SMTUMP)是指可能具有恶性生物学行为,但又不能明确诊断为平滑肌肉瘤的平滑肌肿瘤,同义词为非典型性平滑肌肿瘤。

【编码】

ICD-O   8897/1

ICD-11   XH1EN1

【临床特征】

（一）流行病学

因本病诊断标准尚未完全统一，精确的发病率尚不明确。

（二）症状

与子宫肌瘤相似。

（三）预后

该类肿瘤的复发率较低，为8.7%～11%，大多数不会复发。

【病理变化】

1. 组织学特征　通常不能明确良恶性的平滑肌肿瘤包含了一些不良的组织学特征，但尚没有足够的依据诊断为恶性。有以下几种情况：如肿瘤异型性不明显、核分裂指数不高，但肿瘤内含有较为明确的上皮样或黏液样区域；无肿瘤性坏死，细胞异型性不明显，但核分裂>15/10HPF（图4-3-1A、4-3-1B）；瘤细胞有弥漫和明显的异型性，核分裂指数低，没有或不能确定是否存在肿瘤性凝固性坏死；瘤细胞有中或高度异型性，无肿瘤性坏死，因肿瘤细胞退行性变，其核类似核分裂而难以确定核分裂数等。符合这些条件的平滑肌肿瘤罕见，不宜滥用。

2. 免疫组织化学　Ki-67、p53和PR在鉴别SMTUMP与子宫平滑肌肉瘤中有一定的辅助作用，肉瘤中Ki-67增生指数和p53阳性率通常>15%，而STUMP往往<15%；大多数肉瘤中PR阴性，但SMTUMP往往阳性。新近文献报道显示，一部分"SMTUMP"病例可表达ALK，FISH检测也显示有ALK重排。这些"SMTUMP"病例在形态上与炎性肌成纤维细胞瘤有一定的重叠，且间质可伴有黏液样变性。故对拟诊断为SMTUMP的病例，建议加做ALK标记，以确定是否有ALK阳性肿瘤的可能性（图4-3-1C、4-3-1D），因为后者可与ALK抑制剂靶向治疗相关。

（吴勇军　粟占三　刘保安）

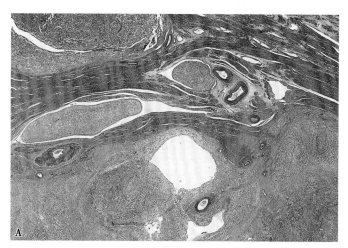
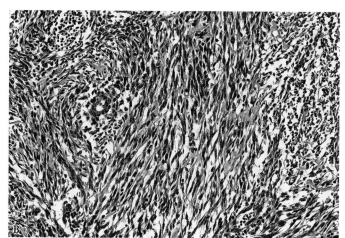
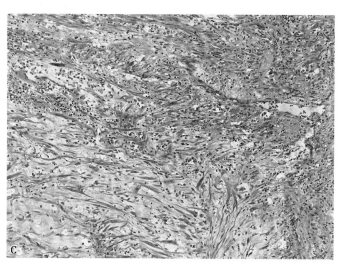
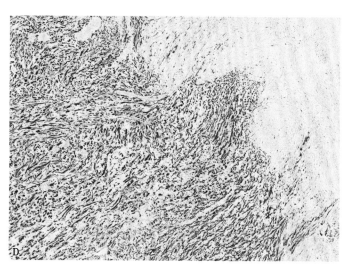

图4-3-1　恶性潜能未定的平滑肌肿瘤

A. 肿瘤呈结节状，部分累及血管，HE×10；B. 瘤细胞核分裂象易见，HE×200；C. 误诊为SMTUMP的子宫炎性肌成纤维细胞瘤，间质伴有黏液样变性，HE×200；D. 瘤细胞弥漫表达ALK（D5F3），IHC×100

第四节　EBV 相关性平滑肌肿瘤

【定义】

EBV 相关性平滑肌肿瘤（EBV-associated smooth muscle tumors, EBV-SMT）是一种与 EBV 感染相关的平滑肌肿瘤，常发生于免疫抑制患者。

【临床特征】

（一）流行病学

患者多为女性，年龄范围较广（1～66 岁）。主要发生于三种情况：①HIV/AIDS 引起的免疫缺陷；②移植后导致的免疫缺陷（PT）；③先天性或原发性免疫缺陷（PID），后者一些患者曾有骨髓移植，与第二类重叠。EBV-SMT 的 PID 患者多为儿童，PT 和 HIV/AIDS 患者中的 68% 和 72% 为成年人。EBV-SMT 多发生于出现免疫缺陷或移植术后数月或数年之后。EBV-SMT 可发生于任何部位，但极少发生于子宫。HIV/AIDS 相关的 EBV-SMT 好发于髓内或髓外中枢神经系统（41%）。PT 相关的 EBV-SMT 多发生于肝脏，其次为肺和消化道，也可发生于肾、肺和心脏移植。多中心性病变在 PID、PD 和 HIV/AIDS 三种情况中发生的比例分别为 71%、54% 和 29%。

（二）症状

临床上多表现为非特异性的疼痛或与受累部位相关的症状，如髓内或髓外 CNS 病变可有神经症状，位于胃肠道者可有出血、疼痛、阻塞货穿孔层症状，支气管内病变可有发绀、发热和肺部感染。

（三）治疗

提高免疫机能，对有 HIV/AIDS 患者行抗逆转录病毒治疗，对 EBV-SMT 可采取手术切除。

（四）预后

主要取决于患者的免疫机能状态。早期报道显示 HIV/AIDS 相关的患者预后不佳，多数患者死于感染而非死于 EBV-SMT。多发性肿瘤不可视为转移性。是否完整性手术切除、肿瘤是否为多中心性、肿瘤直径 >5cm、核分裂象、瘤细胞多形性、有无坏死与预后并无显著相关性，尽管发生于髓内的 PT-SMT 预后相对较差。随着机体免疫机能的提高，也可有相应的变化。曾有报道采用 GATA2 缺陷患者经造血干细胞移植后，EBV-SMT 发生完全退缩。

【病理变化】

（一）大体特征

与经典的平滑肌肿瘤不同，本瘤常为多发；大小不一，直径 3～4cm，体积大者可超过 20cm。与一般平滑肌肿瘤相似，质地偏硬，切面呈灰白色、漩涡状。

（二）镜下特征

1. 组织学特征　由交织条束状排列的嗜伊红色梭形细胞组成（图 4-4-1A），半数病例中可见形态较为原始的圆形平滑肌细胞。部分病例可显示血管外皮瘤样排列。瘤细胞显示轻-中度异型性，但在 HIV 感染的病例中可有明显的异型性，包括核分裂象易见，伴或不伴有坏死。但并不是所有的病例都显示平滑肌肉瘤的形态特征，故采用 EBV-SMT 更为恰当。肿瘤内可见散在的淋巴细胞（T 细胞）（图 4-4-1B）。

2. 免疫组织化学　瘤细胞弥漫表达 α-SMA（图 4-4-2）和 h-caldesmon, desmin 标记通常为灶性阳性。

3. 原位杂交　EBER 原位杂交显示阳性（图 4-4-3），但也有少量病例（HIV/AIDS>PT）EBER 可为阴性。

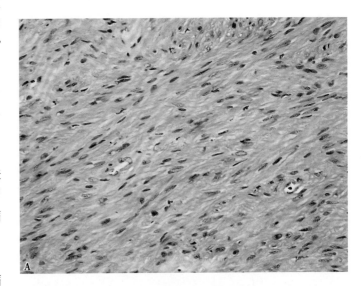

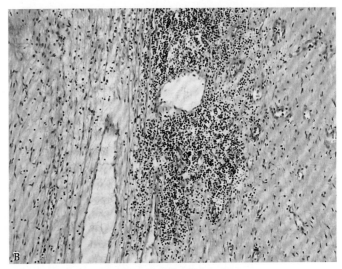

图 4-4-1　EBV 相关性平滑肌肿瘤

A. 条束状排列的嗜伊红色梭形细胞，HE×400；B. 肿瘤内可见淋巴细胞浸润，HE×200

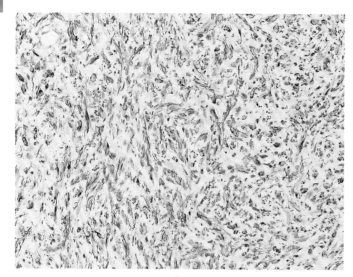

图 4-4-2　EBV 相关性平滑肌肿瘤
瘤细胞表达 α-SMA，IHC×200

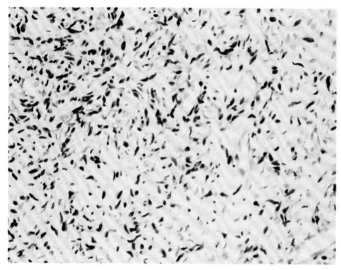

图 4-4-3　EBV 相关性平滑肌肿瘤
EBER 原位杂交显示阳性，ISH×400

（张红英）

第五节　恶性肿瘤

一、浅表性平滑肌肉瘤

【定义】

浅表性平滑肌肉瘤（superficial leiomyosarcoma）包括真皮平滑肌肉瘤（dermal leiomyosarcoma）、皮下平滑肌肉瘤（subcutaneous leiomyosarcoma）和继发性平滑肌肉瘤（secondary leiomyosarcoma）三种类型。绝大多数的真皮平滑肌肉瘤可能起源于竖毛肌，位于阴茎和睾丸等外生殖区的肿瘤则可能起源于生殖肉膜肌或勃起肌。皮下

平滑肌肉瘤可能起源于血管的平滑肌。继发性平滑肌肉瘤由皮肤外平滑肌肉瘤（如子宫和腹腔 / 腹膜后平滑肌肉瘤）转移至皮肤所致。

【病因】

多发性病变往往提示为皮肤外平滑肌肉瘤转移所致。少数病例有外伤史或曾接受过放射治疗。真皮平滑肌肉瘤在有免疫抑制、接受器官移植或有 HIV 感染的人群中有较高的发病率。

【临床特征】

（一）流行病学

1. 发生率　比较少见，在皮肤恶性肿瘤中所占的比例仅为 2%～3%。

2. 发病年龄　可发生于任何年龄段，但多发生于 50～70 岁间的中老年人，极少发生于儿童。

3. 性别　男性多见。

（二）部位

好发于四肢的伸侧面，特别是近侧端，如大腿；也可位于躯干和头颈部，以及乳晕 / 乳头、外生殖区和肛周等部位。

（三）症状

多表现为单个痛性结节，也可为无痛性或无特殊症状。起病之初生长均较缓慢，约 13% 的病例在随后的时间里可迅速增大。

（四）治疗

局部广泛切除，边缘至少应有 2cm，并确保基底部阴性。采用 Mohs 显微描记手术，总的治愈率可达 87%。

（五）预后

真皮平滑肌肉瘤的预后较好，局部复发率为 5%～50%，极少发生远处转移，故有学者提出采用真皮内非典型性平滑肌肿瘤来命名（atypical intradermal smooth muscle neoplasm）。皮下平滑肌肉瘤的局部复发率为 50%～70%，转移率为 30%～40%，多转移至肺、肝和骨等部位。

【病理变化】

（一）大体特征

真皮平滑肌肉瘤多数 2.0cm 以下。结节呈淡红色、深红色、褐色或灰黑色，质地偏硬，被覆表皮可光滑或疣状，部分可伴有出血、溃疡。

皮下平滑肌肉瘤位于皮下脂肪组织内，被覆表皮常可被推动。皮下平滑肌肉瘤的结节比真皮平滑肌肉瘤略大，周界相对比较清晰，患者也可有疼痛或触痛感。

继发性平滑肌肉瘤多发生于头皮或背部，多为子宫和腹腔 / 腹膜平滑肌肉瘤转移所致。

（二）镜下特征

1. 组织学特征　肿瘤位于真皮内（图 4-5-1A），约

2/3 的病例在局部可延伸至皮下组织内。瘤细胞明显较平滑肌瘤丰富，分化好的肿瘤由交织排列的梭形细胞组成，胞质丰富，深嗜伊红色，含有纵行肌丝，核两端平钝或呈雪茄样，核分裂象易见，多>2/10HPF。分化差的肿瘤瘤细胞多形性，无纵行肌丝，核明显异型，核分裂活跃（图 4-5-1B）。瘤细胞呈圆形或卵圆形，胞质嗜伊红色时，也称上皮样皮肤平滑肌肉瘤（epithelioid cutaneous leiomyosarcoma）。肿瘤周界不清，常见瘤细胞向胶原纤维内浸润、穿插。间质内出血和坏死相对较少见，但偶尔可呈明显的胶原化或伴有大量的结缔组织增生，也称硬化性或促结缔组织增生性皮肤平滑肌肉瘤（sclerotic or desmoplastic cutaneous leiomyosarcoma）。瘤细胞主要有两种生长方式，一种呈结节状，另一种呈弥漫状，前者细胞丰富，核分裂象易见；后者细胞相对稀疏，瘤细胞分化良好，核分裂象不明显。皮肤平滑肌肉瘤中较少见到凝固性坏死。

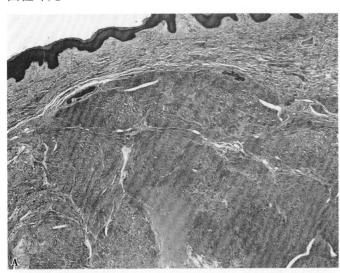

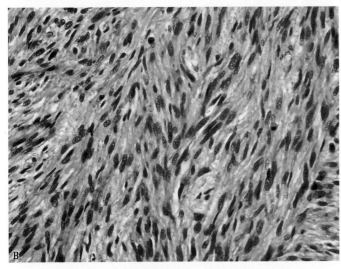

图 4-5-1 浅表性平滑肌肉瘤的组织学特征

A. 肿瘤位于真皮内，HE×40；B. 由交织排列的梭形细胞组成，瘤细胞显示平滑肌分化特点，可见核分裂象，HE×400

2. 免疫组织化学 瘤细胞表达 α-SMA、MSA、desmin 和 h-caldesmon（图 4-5-2），FH 无表达缺失。部分病例（30%～40%）可表达 CK。

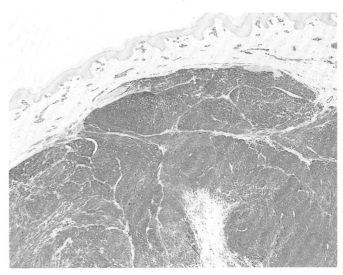

图 4-5-2 浅表性平滑肌肉瘤的免疫组化

真皮内平滑肌肉瘤 α-SMA 标记，IHC×40

【鉴别诊断】

包括梭形细胞鳞状细胞癌、富于细胞性纤维组织细胞瘤、促结缔组织增生性恶性黑色素瘤和非典型性纤维黄色瘤等。

二、炎性平滑肌肉瘤

【定义】

炎性平滑肌肉瘤（inflammatory leiomyosarcoma）是一种显示平滑肌分化的间叶源性恶性肿瘤，伴有明显的炎症细胞浸润，遗传学显示近单倍体表型。

【临床特征】

（一）流行病学

1. 发生率 较少见，迄今为止文献上约报道了 40 例。

2. 发病年龄 主要发生于成年人，中位年龄 35～40 岁，年龄范围 12～64 岁。

3. 性别 男性多见。

（二）部位

主要发生于下肢，其次为躯干和腹膜后。

（三）症状

表现为深部软组织增大的肿块，个别伴有感染性症状。

（四）治疗

将肿瘤完整切除。

（五）预后

少数病例可发生转移。

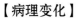

【病理变化】

（一）大体特征

结节状，周界相对清楚，直径3～12cm，切面灰白、灰红或灰褐色，质软。

（二）镜下特征

1. 组织学特征　多显示为低级别的平滑肌肉瘤形态，特征性形态表现为肿瘤内含有大量的炎症细胞浸润，多为小淋巴细胞，也可混杂浆细胞。炎症细胞明显时，可掩盖肿瘤细胞。肿瘤内也可含有组织细胞，可呈黄色瘤样细胞形态。少数病例中，炎症细胞可为中心粒细胞或嗜酸性粒细胞。

2. 免疫组织化学　瘤细胞弥漫强阳性表达α-SMA、h-caldesmon和calponin，可表达desmin。

【遗传学】

近单倍体。无融合基因。全局基因表达谱分析显示有涉及肌肉发育和功能的基因差异性表达，包括*ITGA7*、*MYF5*、*MYF6*、*MYOD1*、*MYOG*和*PAX7*。

【鉴别诊断】

伴有大量炎症细胞浸润的其他梭形细胞肿瘤，包括炎性肌成纤维细胞瘤和伴有大量炎症反应的多形性未分化肉瘤等。

三、深部软组织平滑肌肉瘤

【定义】

深部软组织平滑肌肉瘤（leiomyosarcoma of deep soft tissue）是一种发生于深部软组织、显示平滑肌分化的软组织肉瘤。

【编码】

平滑肌肉瘤	ICD-O	8890/3
	ICD-11	XH7ED4
黏液样平滑肌肉瘤	ICD-O	8890/3
	ICD-11	XH13Z5
上皮样平滑肌肉瘤	ICD-O	8890/3
	ICD-11	XH3122
腹膜后平滑肌肉瘤	ICD-O	8890/3
	ICD-11	2B58.0

【临床特征】

（一）流行病学

1. 发生率　占所有软组织肉瘤的5%～10%。

2. 发病年龄　多发生于中老年患者，儿童和青少年也可发生，但少见。

3. 性别　盆腔腹膜后平滑肌肉瘤女性为多，约占2/3，其他部位男女比例相等。

（二）部位

大多数病例（75%）发生于腹膜后，包括盆腔。另一组病例发生于大血管，最常见于下腔静脉及其主要分支以及下肢大静脉。少数病例位于其他部位，包括下肢和躯干等，偶可见于头颈部和实质脏器。

（三）症状

盆腔腹膜后肿瘤的临床症状包括腹胀、腹痛和腹部包块，以及体重减轻、恶心和呕吐等。来源于下腔静脉产生的肿瘤取决于累及的位置：上段可阻塞肝静脉引起Budd-Chiari综合征，导致肝大、黄疸和腹水；中段可导致肾静脉阻塞，引起肾功能不良；下段可导致腿部水肿。

（四）治疗

将肿瘤完整切除。化疗不是十分敏感，采用药物包括多柔比星、异环磷酰胺、氮烯唑胺、吉西他滨、紫杉烷类、曲贝替定、帕唑帕尼和艾日布林等。

（五）预后

盆腔/腹膜后的平滑肌肉瘤多>10cm，常难以完整切除，易发生局部复发和远处转移，转移多至肝和肺，预后较差，死亡率达80%，多死于转移。下腔静脉平滑肌肉瘤5年和10年生存率分别为50%和30%。周围软组织的平滑肌肉瘤，局部复发率为10%～25%，转移率为45%，多转移至肺，5年生存率为64%。位于躯体的平滑肌肉瘤，若患者年龄超过62岁，肿瘤体积>4cm，位置深，有凝固性坏死，FNCLCC分级指数高，肿瘤侵犯血管，活检时肿瘤破碎或未被完整切除，提示患者预后不佳。

【病理变化】

（一）大体特征

盆腔腹膜后肿块多>10cm，平均直径达16cm，范围7.5～35cm；位于肢体者相对较小，平均为6cm；位于浅表部位者多<5cm。切面呈灰白色，鱼肉状，伴有灶性出血、坏死或囊性变。部分肿瘤的切面呈灰白色漩涡状或编织状，质地坚韧，似平滑肌瘤。

（二）镜下特征

1. 组织学特征　由平行束状或交织束状排列的嗜伊红色梭形细胞组成（图4-5-3A），偶可见血管外皮瘤样结构或栅栏状排列（图4-5-3B）。瘤细胞的胞质丰富，深嗜伊红色，含有纵行肌丝，瘤细胞核居中，核两端平钝或呈雪茄样（图4-5-3C），可见核分裂象，包括病理性，部分分化较好的肿瘤核分裂象相对较少见；肿瘤内常可见核深染、形状不规则的瘤细胞，可为局灶性（图4-5-3D）。部分瘤细胞核的一端可见空泡，常形成凹陷性压迹（图4-5-3E）。瘤细胞异型性、核分裂象和肿瘤性坏死等因病例而异（图4-5-3F～4-5-3I）。其他形态包括间质胶原化和钙化等。起自于血管的平滑肌肉瘤可见肿瘤直接起自于血管（图4-5-3J、4-5-3K）。

组织学亚型包括：①黏液样平滑肌肉瘤（myxoid LMS），间质呈广泛的黏液样变性（图4-5-3L）。②上皮样平滑肌肉瘤（epithelioid LMS），主要或完全由片状或巢状排列的圆形或上皮样细胞构成（图4-5-3M），胞质嗜伊红色，偶可呈透亮状，瘤细胞多形性不明显，但核分裂象多>3/10HPF。③富于破骨样巨细胞的平滑肌肉瘤（LMS with prominent osteoclast-like giant cells），肿瘤内含有散在分布的破骨样巨细胞（图4-5-3N）。④颗粒细胞平滑肌肉瘤（granular cell LMS），瘤细胞伴有颗粒样变性。⑤多

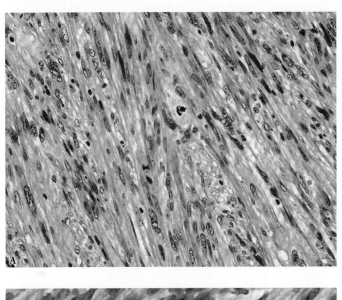

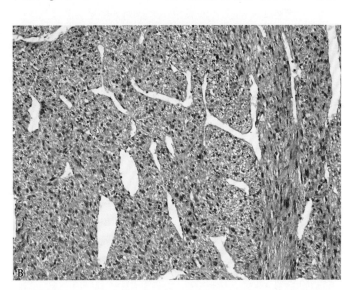

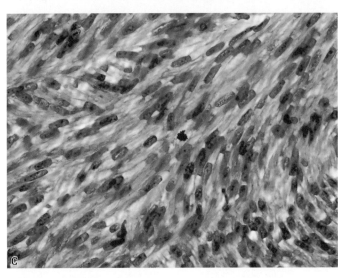

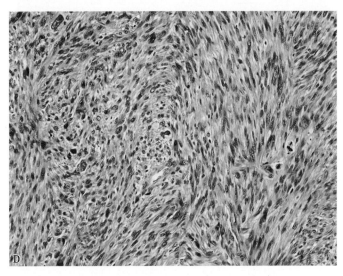

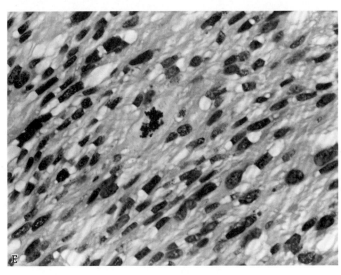

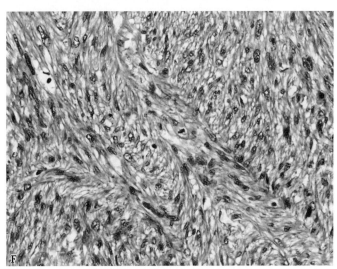

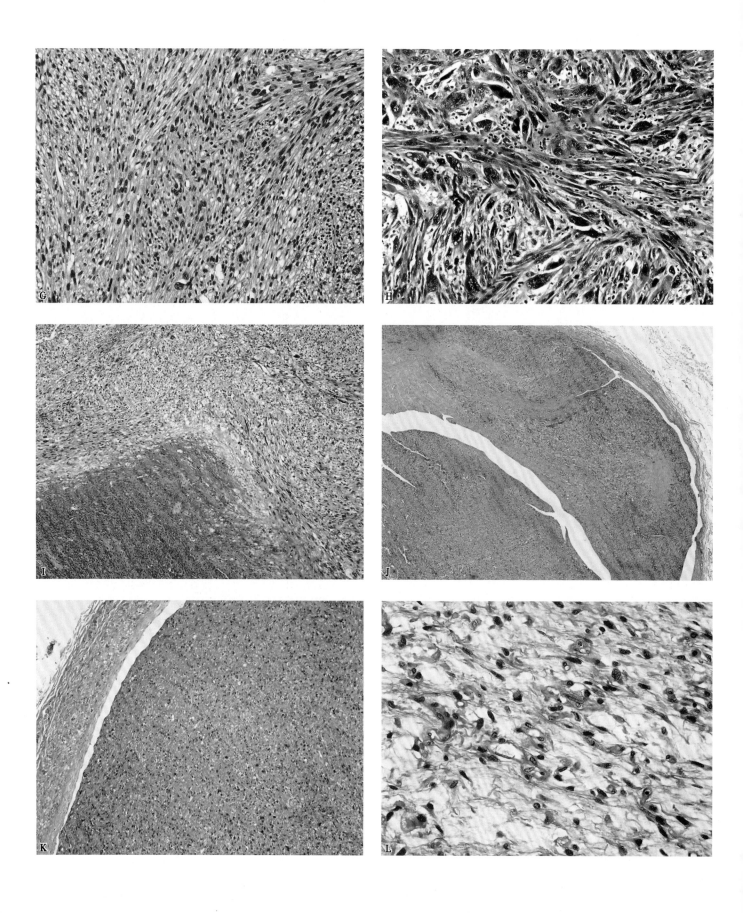

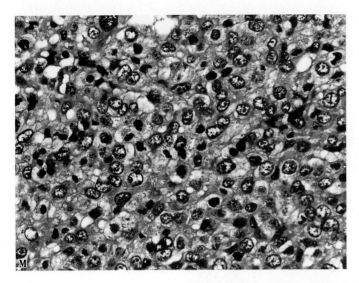
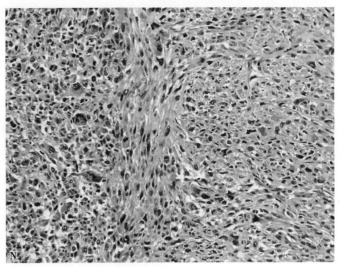

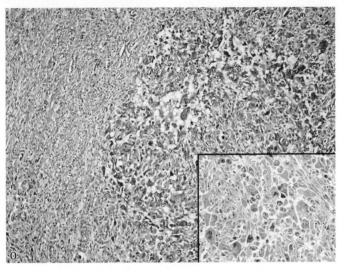

图 4-5-3　平滑肌肉瘤的组织学特征

A. 瘤细胞呈条束状排列，HE×200；B. 部分病例内可见血管外皮瘤样结构，HE×100；C. 瘤细胞核两端平钝，雪茄样，HE×400；D. 平滑肌肉瘤中常可见不规则形瘤细胞，HE×200；E. 瘤细胞核端可有空泡形成，HE×400；F. 高分化平滑肌肉瘤，HF×400；G. 中分化平滑肌肉瘤，HE×200；H. 低分化平滑肌肉瘤，HE×400；I. 部分肿瘤内可见凝固性坏死，HE×100；J. 低倍镜下可见肿瘤起自于血管，HE×40；K. 起自于血管的平滑肌肉瘤，HE×100；L. 黏液样平滑肌肉瘤，HE×200；M. 上皮样平滑肌肉瘤，HE×400；N. 部分肿瘤内可富含破骨细胞样巨细胞，HE×200；O. 去分化平滑肌肉瘤，部分区域呈多形性未分化肉瘤样，并失平滑肌分化，HE×100，插图 HE×400

形性平滑肌肉瘤（pleomorphic LMS），瘤细胞显示高度多形性和异型性，类似多形性未分化肉瘤，但镜下仍有提示平滑肌肉瘤分化的形态特征，免疫组化支持平滑肌分化。⑥去分化平滑肌肉瘤（dedifferentiated LMS），含有多形性未分化肉瘤样区域，但局部仍可见分化好的、经典的平滑肌肉瘤形态，两者间可相对境界清楚（图 4-5-3O），也可相互移行。多形性未分化肉瘤样区域失表达平滑肌分化标记。⑦具有横纹肌样特征的平滑肌肉瘤（LMS with rhahdoid features），瘤细胞偶可呈横纹肌样形态，即核大、偏位，染色质呈空泡状，可见明显核仁；⑧少数肿瘤内可

见异源性成分，如上皮成分、横纹肌样细胞、骨和软骨等。

2. 免疫组织化学　瘤细胞弥漫强阳性表达 α-SMA、MSA（HHF35）、h-caldesmon 和 calponin（图 4-5-4A～4-5-4C），70%～80% 的病例表达 desmin（图 4-5-4D），约 30% 的腹膜后平滑肌肉瘤尚可灶性表达 CD34，10%～30% 的病例尚可表达 S-100 蛋白、AE1/AE3 和 EMA，不表达 CD117。

3. 电镜观察　胞质内可见平行排列、伴有致密斑的肌动蛋白微丝（图 4-5-5）、附着斑及吞饮囊泡，细胞周围可见完整或不完整的基底膜。

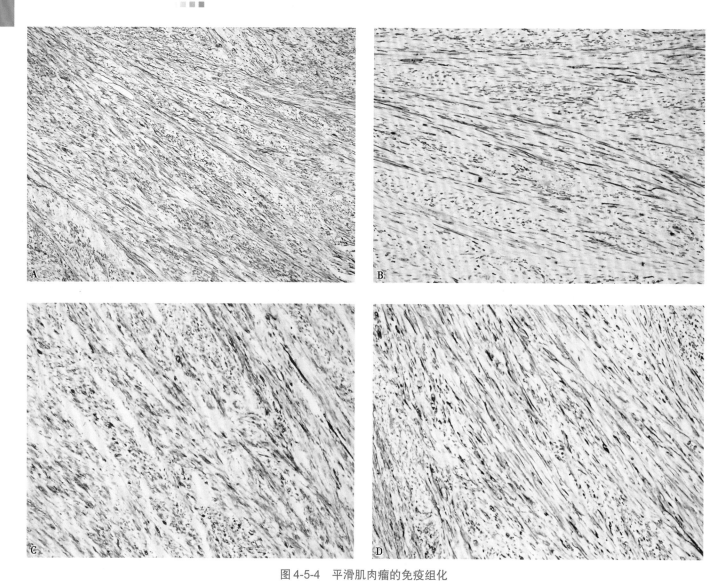

图 4-5-4 平滑肌肉瘤的免疫组化

A. 瘤细胞表达 α-SMA，IHC×100；B. 瘤细胞表达 h-caldesmon，IHC×200；C. 瘤细胞表达 calponin，IHC×200；D. 瘤细胞表达 desmin，IHC×200

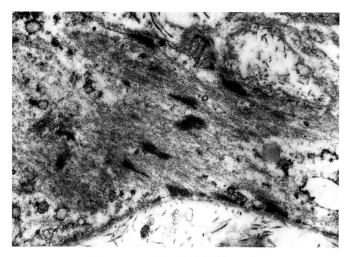

图 4-5-5 平滑肌肉瘤的电镜观察

胞质内可见平行排列、伴有致密斑的肌动蛋白微丝

【遗传学】

染色体丢失：10q（*PTEN*），13q（*RB1*），16q 和 17p（*TP53*）；获得：17p11.2（靶基因：myocardin，*MYOCD*，心肌蛋白，调节平滑肌发生和分化）。*MYOCD* 基因在平滑肌肉瘤中有扩增和过表达。

【鉴别诊断】

1. **腹腔内深部平滑肌瘤** 好发于女性，偶见少量核分裂象，但瘤细胞无异型性和多形性，也无肿瘤性坏死。除平滑肌标记外，常弥漫性表达 ER 和 PR。

2. **梭形细胞横纹肌肉瘤** 好发于头颈部和睾丸旁。除 desmin 外，瘤细胞也可表达 α-SMA，但还表达 MyoD1 和 myogenin。

3. **低度恶性肌成纤维细胞性肉瘤** 常呈浸润性生长，可浸润横纹肌形成棋盘样结构。瘤细胞常弥漫性表

达 α-SMA 和 MSA，但不表达 h-caldesmon。

4. 梭形细胞 PEComa　发生于腹腔内的梭形细胞 PEComa 易被误诊为平滑肌肉瘤，加做色素细胞标记（HMB45 和 PNL2 等）有助于鉴别诊断。

5. 恶性上皮样 PEComa　诊断上皮样平滑肌肉瘤之前，需除外恶性上皮样 PEComa 的可能性，加做色素细胞标记（HMB45 和 PNL2 等）可帮助诊断。

6. 胃肠道外间质瘤　发生于胃肠道外的间质瘤易被误诊为平滑肌肉瘤，特别是位于阴道旁的病例，加做 CD117 和 DOG1 标记有助于鉴别诊断。

7. 多形性未分化肉瘤　多形性平滑肌肉瘤或去分化平滑肌肉瘤可被误诊为多形性未分化肉瘤，肿瘤内经典的平滑肌肉瘤区域以及免疫组化标记可资鉴别。

8. 其他梭形细胞病变　包括结节性筋膜炎、肌纤维瘤、侵袭性纤维瘤病和恶性周围神经鞘膜瘤等。

四、子宫平滑肌肉瘤

【定义】

是子宫最常见的肉瘤，完全由平滑肌分化的恶性肿瘤细胞构成。

【编码】

ICD-11　　2B58.1

【临床特征】

（一）流行病学

子宫平滑肌肉瘤占子宫恶性肿瘤的 1%～2%，大多为成年女性，平均年龄 45～55 岁，仅 15% 发生在 40 岁以下。大多数肿瘤一开始即为恶性，只有少数来源于平滑肌瘤恶变。

（二）症状

与子宫肌瘤相似，主要有阴道出血、下腹部疼痛及盆腔肿块。若肿瘤发生于围绝经期和绝经后、没有进行激素替代疗法的妇女，肿瘤又较大时，则有恶性可能。应用他莫昔芬治疗乳腺癌的妇女，子宫平滑肌肉瘤的发病率升高。肿瘤还可出现破裂（如腹腔积血）、宫外侵犯及远处转移。

（三）治疗

较为普遍的治疗是全子宫加双侧附件切除，淋巴结转移率较低，淋巴结的清扫对预后影响不大。但若有淋巴结转移，其生存率明显低于无淋巴结转移者。辅助性放疗和化疗对生存率的影响还不确定，总的印象是作用不大。

（四）预后

子宫平滑肌肉瘤是高度侵袭性肿瘤，容易复发和转移，最常见转移的部位为肺和肝。总五年生存率为 15%～25% 之间，5 年内死亡的所有患者肿瘤均扩散到骨盆外。存活率与患者年龄、肿瘤大小、浸润性边界、坏死与否、核分裂率、核异型程度、血管浸润等有一定关系，但研究结果之间并不一致，能确定的是临床分期与预后相关。

【病理变化】

（一）大体特征

平滑肌肉瘤通常为孤立性肿块，常见于子宫肌壁间，但也可见于黏膜下或浆膜下，平均直径 10cm。尽管少数肿瘤大体上类似平滑肌瘤，但大多数肉瘤明显表现不同，如肿瘤境界不清或有明显的肌层浸润，质地较软，灰白鱼肉样，常伴地图状出血坏死，坏死区大体检查时常表现为黄色或黄绿色。

（二）镜下特征

1. 组织学特征　子宫平滑肌肉瘤绝大多数为梭形细胞平滑肌肉瘤，但也有少数为上皮样平滑肌肉瘤和黏液样平滑肌肉瘤。

梭形细胞平滑肌肉瘤显示束状梭形细胞紧密相交排列、嗜酸性细胞质、核细长两端钝圆。诊断梭形细胞平滑肌肉瘤通常有三个主要的组织学特征，即瘤细胞明显的非典型性、丰富的核分裂象（10/10HPF）以及肿瘤性坏死（图 4-5-6A～4-5-6C）。通常具备上述特征的两个即可诊断平滑肌肉瘤。

上皮样平滑肌肉瘤由圆形到多角形细胞构成，瘤细胞胞质丰富、嗜酸性，核异型性常较明显，核分裂象易见，常为 5/10HPF。上皮样平滑肌肉瘤少见，恶性的诊断标准还有待完善，若肿瘤细胞有中或高度异型、出现肿瘤性坏死、核分裂 3/10HPF、明显浸润性生长及血管淋巴管浸润，均提示肿瘤为恶性（图 4-5-6D、4-5-6E）。值得注意的是尽管有的上皮样平滑肌肿瘤没有上述特征，其生物学行为仍表现为恶性。

黏液样平滑肌肉瘤大体呈胶样，切面有光泽，以出现丰富的黏液样基质为特征（图 4-5-6F），瘤细胞胞质少、椭圆形、梭形或星状核，平滑肌的束状结构模糊。黏液样平滑肌瘤和黏液样平滑肌肉瘤的鉴别标准尚没有很好的建立，黏液样平滑肌肉瘤常常看起来似乎为良性，实际上复发和转移率均很高。较为实用的标准是如果出现下列任何一条均应考虑黏液样平滑肌肉瘤的诊断：①瘤细胞有高级别异型性（图 4-5-6G）；②凝固性肿瘤性坏死；③核分裂≥2/10HPF；④肿瘤破坏性浸润周围子宫肌层。

2. 免疫组织化学　子宫平滑肌肉瘤通常表达平滑肌标记，如 α-SMA、desmin 和 h-caldesmon 等（图 4-5-7）。值得注意的是子宫平滑肌肉瘤也可能表达 CD10 和 / 或斑片状表达 CK；上皮样平滑肌肉瘤 CK 的表达更为常

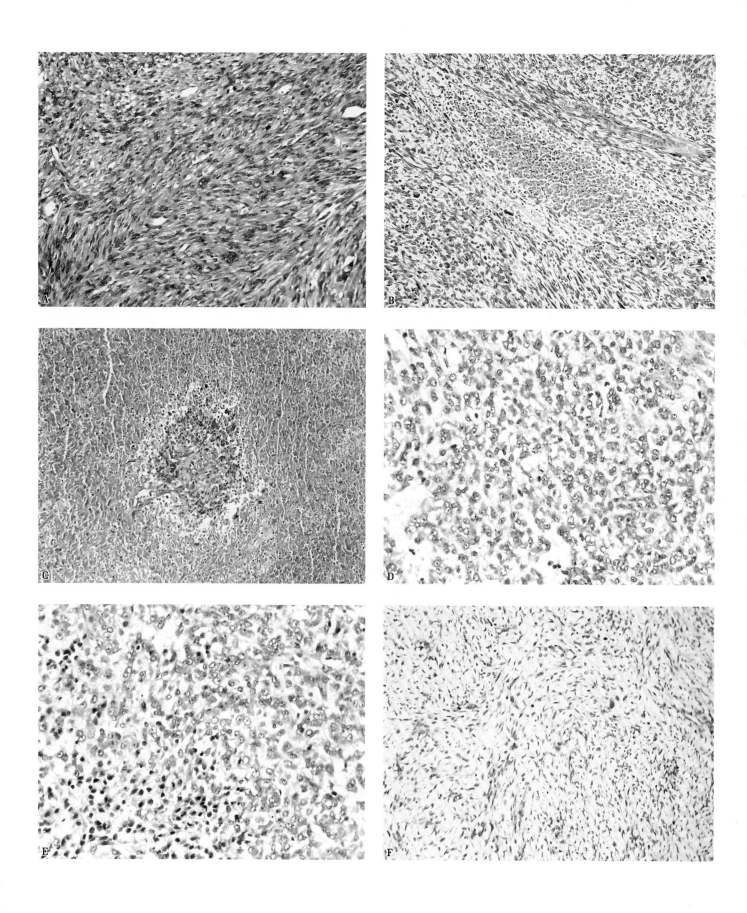

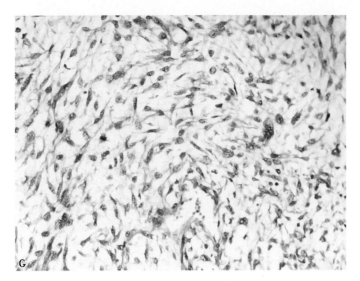

图 4-5-6　子宫平滑肌肉瘤的组织学特征

A. 子宫梭形细胞平滑肌肉瘤，瘤细胞多形性明显，胞质丰富，嗜伊红色，HE×200；B. 子宫梭形细胞平滑肌肉瘤，肿瘤中可见凝固性坏死灶，HE×200；C. 广泛凝固性坏死，血管周仅残留少量瘤细胞，HE×100；D. 子宫上皮样平滑肌肉瘤瘤细胞圆形、卵圆形，似上皮细胞，异型性明显，HE×200；E. 子宫上皮样平滑肌肉瘤部分散在肿瘤细胞核固缩、胞质变红，呈凋亡改变，HE×200；F. 子宫黏液样平滑肌肉瘤肿瘤细胞较为稀疏，间质明显黏液变，HE×200；G. 瘤细胞有轻到中度非典型性，可见个别瘤巨细胞和核分裂，HE×200

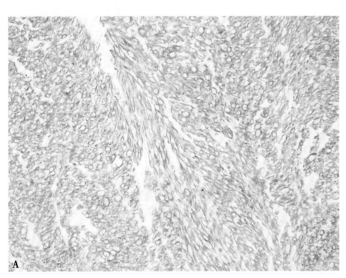

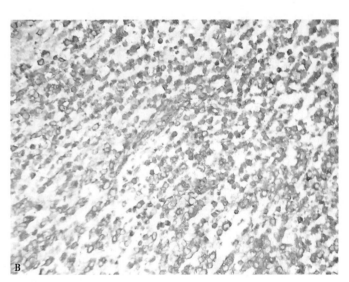

图 4-5-7　子宫平滑肌肉瘤的免疫组化

A. 子宫平滑肌肉瘤表达 α-SMA，IHC×200；B. 子宫上皮样平滑肌肉瘤表达 desmin，IHC×200

见，且常缺乏 desmin 的表达；黏液样平滑肌肉瘤往往缺乏 desmin 的表达。有一定比例的肿瘤表达 ER、PR、p53、p16 和 bcl-2 等，在诊断和鉴别诊断中的作用有限。

（吴勇军　粟占三　刘保安）

参 考 文 献

1. Dupre A，Viraben R.Congenital smooth muscle nevus with follicular spotted appearance.J Am Acad Dermatol，1985，13（5 Pt 1）：837-838.

2. Gerdsen R，Lagarde C，Steen A，et al. Congenital smooth muscle hamartoma of the skin：clinical classification. Acta Derm Venereol，1999，79（5）：408-409.

3. Grau-Massanes M，Raimer S，Colome-Grimmer M，et al. Congenital smooth muscle hamartoma presenting as a linear atrophic plaque：case report and review of the literature. Pediatr Dermatol，1996，13（3）：222-225.

4. Gualandri L，Cambiaghi S，Ermacora E，et al. Multiple familial smooth muscle hamartomas. Pediatr Dermatol，2001，18（1）：17-20.

5. Wang HL，Chiang FY，Tai CF，et al. Lingual leiomyomatous hamartoma with bifid tip and ankyloglossia in a patient without oral-facial-digital syndrome：a case report and literature review. World J Surg Oncol，2013，11：230.

6. Johnson MD，Jacobs AH. Congenital smooth muscle hamartoma. A report of six cases and a review of the literature. Arch Dermatol，1989，125（6）：820-822.

7. Raj S，Calonje E，Kraus M，et al. Cutaneous pilar leiomyoma：clinicopathologic analysis of lesions in 45 patients. Am J Dermatopathol，1997，19（1）：2-9.

8. Roper GJ, Smith MS, Lueder GT. Congenital smooth muscle hamartoma of the conjunctival fornix. Am J Ophthal Mol, 1999, 128(5): 643-644.

9. Schnur RE, Herzberg AJ, Spinner N, et al. Variability in the Michelin tire syndrome. A child with multiple anomalies, smooth muscle hamartoma, and familial paracentric inversion of chromosome 7q. J Am Acad Dermatol, 1993, 28(2 Pt 2): 364-370.

10. Zvulunov A, Rotem A, Merlob P, et al. Congenital smooth muscle hamartoma. Prevalence, clinical findings, and follow up in 75 patients. Am J Dis Child, 1990, 144(7): 782-784.

11. Amir RA, Sheikh SS. Breast hamartoma: A report of 14 cases of an under-recognized and under-reported entity. Int J Surg Case Rep, 2016, 22: 1-4.

12. Daroca PJ Jr, Reed RJ, Love GL, et al. Myoid hamartomas of the breast. Hum Pathol, 1985, 16(3): 212-219.

13. Fisher CJ, Hanby A M, Robinson L, et al. Mammary hamartoma-a review of 35 cases. Histopathology, 1992, 20(2): 99-106.

14. Ravakhah K, Javadi N, Simms R. Hamartoma of the breast in a man: first case report. Breast J, 2001, 7(4): 266-268.

15. Sevim Y, Kocaay AF, Eker T, et al. Breast hamartoma: a clinicopathologic analysis of 27 cases and a literature review. Clinics(Sao Paulo), 2014, 69(8): 515-523.

16. Stafvla V, Kotsifopoulos N, Grigoriadis K, et al. Myoid hamartoma of the breast: a case report and review of the literature. Breast J, 2007, 13(1): 85-87.

17. Su CC, Chen CJ, Kuo SJ, et al. Myoid hamartoma of the breast with focal chondromyoxid metaplasia and pseudoangiomatous stromal hyperplasia: A case report. Oncol Lett, 2015, 9(4): 1787-1789.

18. Yu L, Yang W, Xu X, et al. Myoid harmatoma of the breast: clinicopathologic analysis of a rare tumor indicating occasional recurrence potential. Breast J, 2011, 17(3): 322-324.

19. Biankin SA, O'Toole VE, Fung C, et al. Bizarre leimyoma of the vagina: Report of a case. Int J Gynecol Pathol, 2000, 19(2): 186-187.

20. Bremmer F, Kessel FJ, Behnes CL, et al. Leiomyoma of the tunica albuginea, a case report of a rare tumour of the testis and review of the literature. Diagn Pathol, 2012, 7: 140.

21. Brooks JK, Nikitakis NG, Goodman NJ, et al. Clinicopathologic characterization of oral angioleiomyomas. Oral Surg Oral Med Oral Pathol Oral Radiol Endod, 2002, 94(2): 221-227.

22. Buelow B, Cohen J, Nagymanyoki Z, et al. Immunohistochemistry for 2-succinocysteine(2SC) and fumarate hydratase(FH) in cutaneous leiomyomas may aid in identification of patients with HLRCC(hereditary leiomyomatosis and renal cell carcinoma syndrome). Am J Surg Pathol, 2016, 40(7): 982-988.

23. Lehtonen HJ. Hereditary leiomyomatosis and renal cell cancer: update on clinical and molecular characteristics. Fam Cancer, 2011, 10(2): 397-411.

24. Menko FH, Maher ER, Schmidt LS, et al. Hereditary leiomyomatosis and renal cell cancer(HLRCC): renal cancer risk, surveillance and treatment. Fam Cancer, 2014, 13(4): 637-644.

25. Liu JY, Liao SL, Zheng J. Cutaneous epithelioid angioleiomyoma with clear-cell change. Am J Dermatopathol, 2007, 29(2): 190-193.

26. Lawson GM, Salter DM, Hooper G. Angioleiomyomas of the hand. A report of 14 cases. Journal of Hand Surgery British & European Volume, 1995, 20(4): 479-483.

27. Mahalinga M, Coldherg LJ. Atypical pilar leiomyoma: cutaneous counterpart of uterine symplastic leiomyoma? Am J Dermatopathol, 2001, 23(4): 299-303.

28. Marioni G, Marchese-Ragona R, Femandez S, et al. Progesterone receptor expression in angioleiomyoma of the nasal cavity. Acta Otolaryngol, 2002, 122(4): 408-412.

29. Newman PL, Fletcher CD. Smooth muscle tumours of the external genitalia: clinicopathological analysis of a series. Histopathology, 1991, 18(6): 523-529.

30. Nielsen GP, Rosenberg AE, Koerner FC, et al. Smooth muscle tumors of the vulva. A clinicopathological study of 25 cases and review of the literature. Am J Surg Pathol, 1996, 20(7): 779-793.

31. Nishio J, Iwasaki H, Ohjimi Y, et al. Chromosomal imbalances in angioleiomyomas by comparative genomic hybridization. Int J Mof Med, 2004, 13(1): 13-16.

32. Sayeed S, Xing D, Jenkins SM, et al. Criteria for risk stratification of vulvar and vaginal smooth muscle tumors: an evaluation of 71 cases comparing proposed classification systems. Am J Surg Pathol, 2018, 42(1): 84-94.

33. Bakotic BW, Cabello-Inehausti B, Willis IH, et al. Clear cell epithelioid leiomyoma of the round ligament. Mod Pathol, 1999, 12(9): 912-918.

34. Billings SD, Folpe AL, Weiss SW. Do leiomyomas of deep soft tissue exist? An anlysis of highly differentiated smooth muscle tumors of deep soft tissue supporting two distinct subtypes. Am J Surg Pathol, 2001, 25(9): 1134-1142.

35. Kilpatrick SE, Mentzel T, Fletcher CD. Leiomyoma of deep soft tissue. Clinicopathologic analysis of a series. Am J Surg Pathol, 1994, 18(6): 576-582.

36. Lee MW, Choi JH, Sung Kj, et al. Palisaded and verocay body prominent leiomyoma of deep soft tissue. J Dermatol, 2002, 29(3): 160-163.

37. Lopez-barea F, Rodriguez-peralto JL, Burgos E, et al. Calcified leiomyoma of deep soft tissue. report of a case in childhood. Virchows Arch, 1994, 425(2): 217-220.

38. Paal E，Mietinnen M. Retroperitoneal leiomyomas：a clinicopathologic and immunohistochemical study of 56 cases with a comparison to retroperitoneal leiomyosarcomas. Am J Surg Pathol，2001，25（11）：1355-1363.

39. Watson GM，Saifuddin A，Sandison A. Deep soft tissue leiomyoma of the thigh. Skeletal Radiol，1999，28（7）：411-414.

40. Pieslor PC，Orenstein JM，Hogan DL，et al.Ultrastructure of myofibroblasts and decidualized cells in leiomyomatosis peritonealis disseminata.Am J Clin Pathol，1979，72（5）：875-882.

41. Quade BJ，McLachlin CM，Soto-Wright V，et al. Disseminated peritoneal leiomyomatosis. Clonality analysis by X chromosome inactivation and cytogenetics of a clinically benign smooth muscle proliferation. Am J Pathol，1997，150（6）：2153-2166.

42. Randrianjafisamindrakotroka NS，Baldauf JJ，Philippe E，et al.Leiomyomatosis peritonealis disseminata.Report on two cases and differential diagnosis with peritoneal metastases of a low-grade stromal sarcoma of the ovary. Pathol Res Pract，1995，191（12）：1252-1257.

43. Zotalis G，Nayar R，Hicks DG. Leiomyomatosis peritonealis dissemita，endometriosis and multicystic mesothelioma：an unusual association. Int J Gynecol Pathol，1998，17（2）：178-182.

44. 李新迪，饶慧蓉，李发言，等. 播散性腹膜平滑肌瘤病. 临床与实验病理学杂志，1996，12（1）：69.

45. 朱力，李宝珠. 腹膜播散性平滑肌瘤病的临床病理分析. 中华病理学杂志，1996，25（5）：270-272.

46. Clement PB，Young RH，Scully RE. Intravenous leiomyomatosis of the uterus. A clinicopathological analysis of 16 cases with unusual histologic features. Am J Surg Pathol，1988，12（12）：932-945.

47. Dal Cin P，Quacle BJ，Neskey DM，et al. Intravenous leiomyomatosis is characterized by a der（14）t（12；14）（q15；q24）. Genes Chromosomes Cancer，2003，36（2）：205-206.

48. Khayata GM，Thwaini S，Aswad SG. Intravenous leiomyomatosis extending to the heart. Int J Gynaecol Obstet，2003，80（1）：59-60.

49. Konrad P，Mellblom L. Intravenous leiomyomatosis. Acta Obstet Gynecol Scand，1989，68（4）：371-376.

50. Lam PM，Lo KW，Yu MM，et al. Intravenous leiomyomatosis with atypical histologic features：A case report. Int J Gynecol Cancer，2003，13（1）：83-87.

51. Matsumoto K，Yamamoto T，Hisayoshi T，et al. Intravenous leiomyomatosis of the uterus with multiple pulmonary metastases associated with large bullae-like cyst formation. Pathol Int，2001，51（5）：396-401.

52. Mulvany NJ，Slavin JL，Ostor AG，et al. Intravenous leiomyomatosis of the uterus：a clinicopathologic study of 22 cases. Int J Gynecol Pathol，1994，13（1）：1-9.

53. Gui T，Qian Q，Cao D，et al.Computerized tomography angiography in preoperative assessment of intravenous leiomyomatosis extending to inferior vena cava and heart. BMC Cancer，2016，16：73.

54. Worley MJ Jr，Aelion A，Caputo TA，et al. Intravenous leiomyomatosis with intracardiac extension：a single-institution experience. Am J Obstet Gynecol，2009，201（6）：574.e1-5.

55. AlShalabi O，Alahmar FO，Aljasem H，et al. Pelvic myxoid leiomyoma mass between vagina and rectum. Case Rep Surg，2016，2016：3479132.

56. Baschinsky DY，Isa A，Niemann TH，et al. Diffuse leiomyomatosis of the uterus：a case report with clonality analysis. Human Pathol，2000，31（11）：1429-1432.

57. Deshpande A，Nelson D，Corless CL，et al. Leiomyoma of the gastrointestinal tract with interstitial cells of Cajal：a mimic of gastrointestinal stromal tumor. Am J Surg Pathol，2014，38（1）：72-77.

58. Ip PP，Lam KW，Cheung CL，et al. Tranexamic acid-associated necrosis and intralesional thrombosis of uterine leiomyomas：a clinicopathologic study of 147 cases emphasizing the importance of drug-induced necrosis and early infarcts in leiomyomas. Am J Surg Pathol，2007，31（8）：1215-1224.

59. Miettinen M，SarlomcrRikala M，Sobin LH，et al. Esophageal stromal tumors：a Clinicopathologic，immunohistochemical，and molecular genetic study of 17 cases and comparison with esophageal leiomyomas and leiomyosareomas. Am J Surg Pathol，2000，24（2）：211-222.

60. O'Hanlon DM，Clarke E，Lennon J，et al. Leiomyoma of the esophagus. Am J Surg，2002，184（2）：168-169.

61. Oliva E，Young R H，Clement P B，et al. Cellular benign mesenchymal tumors of the uterus. A comparative morphologic and immunohistochemical analysis of 33 highly cellular leiomyomas and six endometrial stromal nodules，two frequently confused tumors. Am J Surg Pathol，1995，19（7）：757-768.

62. Roth LM，Reed RJ，Sternberg WH. Cotyledonoid dissecting leiomyoma of the uterus. The Sternberg tumor. Am J Surg Pathol，1996，20（12）：1455-1461.

63. Vera-Román JM，Sobonya RE，Gomez-Garcia JL，et al. Leiomyoma of the lung. Literature review and case report. Cancer，1983，52（5）：936-941.

64. Wang X，Kumar D，Seidman JD. Uterine lipoleiomyoma：a clinicopathologic study of 50 cases. Int J Gynecol Pathol，2006，25（3）：239-242.

65. Watanabe K，Ogura G，Suzuki T. Leiomyoblastoma of the uterus：an immunohistochemical and electron microscopic study of distinctive tumors with immature smooth muscle cell differentiation mimicking fetal uterine myocytes. Histopathol，2003，42（4）：

379-386.

66. 侯英勇，王坚，朱雄增，等. 食道间质瘤和平滑肌肿瘤对照性研究. 中华病理学杂志，2002，31（2）：116-119.

67. Kayser K，Zink S，Schneider T，et al. Benign metastasizing leiomyoma of the uterus: documentation of clinical，immunohistochemical and lectin-histochemical data of ten cases. Virchows Arch，2000，437（3）：284-292.

68. Ki EY，Hwang SJ，Lee KH，et al. Benign metastasizing leiomyoma of the lung. World J Surg Oncol，2013，11：279.

69. Moon H，Park SJ，Lee HB，et al. Pulmonary benign metastasizing leiomyoma in a postmenopausal woman. Am J Med Sci，2009，338（1）：72-74.

70. Nasu K，Tsuno A，Takai N，et al. A case of benign metastasizing leiomyoma treated by surgical castration followed by an aromatase inhibitor，anastrozole. Arch Gynecol Obstet，2009，279（2）：255-257.

71. Patton KT，Cheng L，Papavero V，et al. Benign metastasizing leiomyoma: clonality，telomere length and clinicopathologic analysis. Mod Pathol，2006，1991（1）：130-140.

72. Rivera JA，Christopoulos S，Small D，et al. Hormonal manipulation of benign metastasizing leiomyomas: report of two cases and review of the literature. J Clin Endocrinol Metab，2004，89（7）：3183-3188.

73. Chan JK，Frizzera G，Fletcher CD，et al. Primary vascular tumors of lymph nodes other than Kaposi's sarcoma. Analysis of 39 cases and delineation of two new entities. Am J Surg Pathol，1992，16（4）：335-350.

74. Mauro CS，McGough 3rd RL，Rao UN. Angiomyomatous hamartoma of a popliteal lymph node: an unusual cause of posterior knee pain. Ann Diagn Pathol，2008，12（5）：372-374.

75. Moh M，Sangoi AR，Rabban JT. Angiomyomatous hamartoma of lymph nodes，revisited: clinicopathologic study of 21 cases，emphasizing its distinction from lymphangioleiomyomatosis of lymph nodes. Hum Pathol，2017，68：175-183.

76. Sakurai Y，Shoji M，Matsubara T，et al. Angiomyomatous hamartoma and associated stromal lesions in the right inguinal lymph node: a case report. Pathol lnt，2000，50（8）：655-659.

77. Chen L，Yang B. Immunohistochemical analysis of p16，p53 and Ki67 expression in uterine smooth muscle tumors. Int J Gynecol Pathol，2008，27（3）：326-332.

78. Dall'Asta A，Gizzo S，Musarò A. Uterine smooth muscle tumors of uncertain malignant potential（STUMP）: pathology，follow-up and recurrence. Int J Clin Exp Pathol，2014，7（11）：8136-8142.

79. Devereaux KA，Kunder CA，Longacre TA. ALK-rearranged tumors are highly enriched in the stump subcategory of uterine tumors. Am J Surg Pathol，2019，43（1）：64-74.

80. Ip PPC，Cheung ANY，Clement PB. Uterine smooth muscle tumors of uncertain malignant potential（STUMP）: a clinicopathologic analysis of 16 cases. Am J Surg Pathol，2009，33（7）：992-1005.

81. Ng JSY，Han A，Chew SH，et al. A clinicopathologic study of uterine smooth muscle tumours of uncertain malignant potential（STUMP）. Ann Acad Med Singapore，2010，39（8）：625-628.

82. Blaise G，Nikkels AF，Quatresooz P，et al. Childhood cutaneous leiomyosarcoma. Pediatr Dermatol，2009，26（4）：477-479.

83. Coy S，Doyle LA. Fumarate hydratase expression is retained in atypical intradermal smooth muscle neoplasms and cutaneous leiomyosarcomas. Histopathology，2017，71（6）：1023-1025.

84. Diaz-Cascajo C，Borghi S，Weyers W. Desmoplastic leiomyosarcoma of the skin. Am J Dermatopathol，2000，22（3）：251-255.

85. Guillen DR，Cockerell CL. Cutaneous and subcutaneous sarcomas. Clinics in Dermatol，2001，19（1）：262-268.

86. Hall BJ，Grossmann AH，Webber NP，et al. Atypical intradermal smooth muscle neoplasms（formerly cutaneous leiomyosarcomas）: case series，immunohistochemical profile and review of the literature. Appl Immunohistochem Mol Morphol，2013，21（2）：132-138.

87. Jensen ML，Jensen OM，Michalski W，et al. Intradermal and subcutaneous leiomyosarcoma: a clinicopathologic and immunohistochemical study of 41 cases. J Cutan Pathol，1996，23（5）：458-463.

88. Karroum JE，Zappi EG，Cockerell CJ. Sclerotic primary cutaneous leiomyosarcoma. Am J Dermatopathol，1995，17（3）：292-296.

89. Kraft S，Fletcher CD. Atypical intradermal smooth muscle neoplasms: clinicopathologic analysis of 84 cases and a reappraisal of cutaneous "leiomyosarcoma". Am J Surg Pathol，2011，35（4）：599-607.

90. Torres T，Oliveira A. Superficial cutaneous leiomyosarcoma of the face: report of three cases. J Dermatol，2011，38（4）：373-376.

91. Wascher RA，Lee MYT. Recurrent cutaneous leiomyosarcoma. Cancer，1992，70（2）：490-492.

92. Winchester DS，Hocker TL，Brewer JD，et al. Leiomyosarcoma of the skin: clinical，histopathologic，and prognostic factors that influence outcomes. J Am Acad Dermatol，2014，71（5）：919-925.

93. Agaram NP，Zhang L，LeLoarer F，et al. Targeted exome sequencing profiles genetic alterations in leiomyosarcoma. Genes Chromosomes Cancer，2016，55（2）：124-130.

94. Cardis MA，Ni J，Bhawan J. Granular cell differentiation: A review of the published work. J Dermatol，2017，44（3）：251-258

95. Ceballos KM，Nielsen GP，Selig MK，et al. Is anti-h-caldesmon useful for distinguishing smooth muscle and myofibroblastic tumors? An immunohistochemical study. Am J Clin Pathol，2000，114（5）：746-753.

96. Chang A, Schuetze SM, Conrad EU 3rd, et al. So-called "inflammatory leiomyosarcoma": a series of 3 cases providing additional insights into a rare entity. Int J Surg PathoI, 2005, 13 (2): 185-195.

97. Chen E, O'Connell F, Fletcher CDM. Dedifferentiated leiomyosarcoma: clinicopathological analysis of 18 cases. Histopathol, 2011, 59 (6): 1135-1143.

98. Chudasama P, Mughal SS, Sanders MA, et al. Integrative genomic and transcriptomic analysis of leiomyosarcoma. Nat Commun, 2018, 9 (1): 144.

99. de Saint Aubain Somerhausen N, Fletcher CD. Leiomyosarcoma of soft tissue in children: clinicopathologic analysis of 20 cases. Am J Surg Pathol, 1999, 23 (7): 755-763.

100. Gibbons CLMH, Sun SG, Vlychou M, et al. Osteoclast-like cells in soft tissue leiomyosarcomas. Virchows Arch, 2010, 456 (3): 317-323.

101. Gustafson P, Willen H, Baldetorp B, et al. Soft tissue leiomyosarcoma. A population-based epidemiologic and prognostic study of 48 patients, including cellular DNA content. Cancer, 1992, 70 (1): 114-119.

102. Hashimoto H, Daimaru Y, Tsuneyoshi M. Leiomyosarcoma of the external soft tissue. A clinicopathologic, immunohistochemical and electron microscopic study. Cancer, 1986, 57 (10): 2077-2088.

103. Hisaoka M, Sheng W, Wand J, et al. Specific but varidhle expression of h-Caldesmon leiomyosarcomas. An immunohistochemical reassessment of a novel myogenic marker. Applied Immunohistochemistry & Molecular Morphology, 2001, 9 (4): 302-308.

104. Mentzel T, Calonje E, Fletcher CD. Leiomyosarcomas with prominent osteoclast-like giant cells: analysis of eight cases closely mimicking the so-called giant cell variant of "MFH". Am J Surg Pathol, 1994, 18 (3): 258-265.

105. Merchant W, Calonje E, Fletcher CD. Inflammatory Leiomyosarcoma: a morphological subgroup within the peterogeneous family of so-called inflammatory malignant fibrous histiocytoma. Histopathol, 1995, 27 (6): 525-532.

106. Mentzel T, Wadden C, Fletcher CD. Granular cell changes in smooth muscle tumours of the skin and soft tissue. Histopathology, 1994, 24 (3): 223-231.

107. Miyajima K, Oda Y, Oshiro Y, et al. Clinicopathological prognostic factors in soft tissue Leiomyosarcoma: a multivariate analysis. Histopathology, 2002, 40 (4): 353-359.

108. Nicolas MM, Tamboli P, Gomez JA, et al. Pleomorphic and dedifferentiated leiomyosarcoma: clinicopathologic and immunohistochemical study of 41 cases. Hum Pathol, 2010, 41 (5): 663-671

109. Oshiro Y, Shiratsuchi H, Oda Y, et al. Rhabdoid features in leiomyosarcoma of soft tissue: with special reference to aggressive behavior. Mod Pathol, 2000, 13 (11): 1211-1218.

110. Suster S. Epithelioid leiomyosarcoma of the skin and subcutaneous tissue: clinicopathologic, immunohistochemical and ultrastructural study of five cases. Am J Surg Pathol, 1994, 18 (3): 232-240.

111. Yamamoto T, Minami R, Ohbayashi C, et al. Epithelioid leiomyosarcoma of the external deep soft tissue. Arch Pathol Lab Med, 2002, 126 (4): 468-470.

112. 李媛, 徐晓丽, 王坚. 伴破骨细胞样巨细胞平滑肌肉瘤的临床病理学观察. 中华病理学杂志, 2011, 40 (6): 363-367.

113. 孙蒙, 刘尽国, 刘绮颖, 等. 多形性平滑肌肉瘤和去分化平滑肌肉瘤的临床病理学分析. 中华病理学杂志, 2018, 47 (2): 87-93.

114. Giuntoli RL, Metzinger DS, DiMarco CS, et al. Retrospective review of 208 patients with leiomyosarcoma of the uterus: prognostic indicators, surgical management, and adjuvant therapy. Gynecol Oncol, 2003, 89 (3): 460-469.

115. Larson B, Silfverswrd C, Nilsson B, et al. Prognostic factors in uterine leiomyosarcoma. A clinical and histopathological study of 143 cases. Acta Oncol, 1990, 29 (2): 185-191.

116. Miettnen M, Fetsch JF. Evaluation of biological potential of smooth muscle tumors. Histopathol, 2006, 48 (1): 97-105.

117. Moinfar F, Azodi M, Tavassoli FA. Uterine sarcomas. Pathology, 2007, 39 (1): 55-71.

118. Toledo G, Oliva E. Smooth muscle tumors of the uterus: a practical approach. Arch Pathol Lab Med, 2008, 132 (4): 595-605.

119. Boman F, Gultekin H, Dickman PS. Latent Epstein-Barr virus infection demonstrated in low-grade leiomyosarcomas of adults with acquired immunodeficiency syndrome, but not in adjacent Kaposi's lesion or smooth muscle tumors in immunocompetent patients. Arch Pathol Lab Med, 1997, 121 (8): 834-838.

120. Brichard B, Smets F, Sokal E, et al. Unusual evolution of an Epstein-Barr virus-associated leiomyosarcoma occurring after liver transplantation. Pediatr Transplant, 2001, 5 (5): 365-369.

121. Chadwick EG, Connor EJ, Hanson IC, et al. Tumors of smooth-muscle origin in HIV-infected children. JAMA, 1990, 263 (23): 3182-3184.

122. Deyrup AT, Lee VK, Hill CE, et al. Epstein-Barr Virus-associated smooth myscle tumors are distinctive mesenchymal tumors reflecting multiple infection events. Am J Surg Pathol, 2006, 30 (1): 75-82.

123. McClain KL, Leach CT, Jenson HB, et al. Association with Epstein-Barr virus with leiomyosarcoma in children with AIDS. N Eng J Med, 1995, 332 (1): 12-18.

124. Rogatsch H, Bonatti H, Menet A, et al. Epstein-Barr virusassoci-

ated multicentric leiomyosarcoma in an adult patient after heart transplantation: case report and review of the literature. Am J Surg Pathol, 2000, 24(4): 614-621.

125. Ross JS, Del Rosario A, Bui HX, et al. Primary hepatic leiomyosarcoma in a child with the acquired immunodeficiency syndrome. Hum Pathol, 1992, 23(1): 69-72.

126. Somers GR, Tesoriero AA, Harland E, et al. Multiple leiomyosarcomas of both donor and recipient origin arising in a heart-land transplant patient. Am J Surg Pathol, 1998, 22(11): 1423-1428.

127. Zevallos-Giampietri EA, Yañes HH, Orrego Puelles J, et al. Primary meningeal Epstein-Barr virus-related leiomyosarcoma in a man infected with human immunodeficiency virus: review of literature, emphasizing the differential diagnosis and pathogenesis. Appl Immunohistochem Mol Morphol, 2004, 12(4): 387-391.

第五章

血管周细胞疾病

第一节 血管球瘤

【定义】

血管球瘤（glomus tumor，GT）是一种血管周间叶性肿瘤，由类似正常血管球的变异平滑肌细胞组成。与肌周细胞瘤、肌纤维瘤和血管平滑肌瘤构成血管周细胞瘤谱。

【编码】

血管球瘤	ICD-O	8711/0	ICD-11	XH47J2
血管球瘤病	ICD-O	8711/1	ICD-11	XH7CP7

【病因】

多发性家族性血管球瘤为常染色体显性遗传，由1p上的肾小球蛋白基因（*GLMN*）失活性突变导致。GLMN主要表达于血管平滑肌细胞。手指多发血管球瘤与*NF1*双等位基因失活性突变相关。

【临床特征】

（一）流行病学

1. **发病率** 较罕见，发生率约占所有四肢软组织肿瘤的2%。

2. **发病年龄** 多发生于20～40岁成年人，但可发生于任何年龄段，其中球血管瘤多见于儿童。

3. **性别** 无明显差异，但甲床下病变明显多见于女性。

（二）部位

好发于手指、足趾、甲床下，亦见于肌肉、阴茎、躯干及内脏器官如胃、鼻腔、气管和泌尿生殖道等部位。可单发和多发，多发性病变约占10%。

（三）症状

典型症状三联征为：自发性间歇性剧痛、难以忍受的触痛和冷敏感性疼痛。甲床下或皮下可见蓝、紫红色米粒状斑点。位于深部或脏器的病变可表现为无症状性肿块。

（四）治疗

局部切除。

（五）预后

很少恶变，局部完整切除后可治愈。

【病理变化】

（一）大体特征

直径多<1cm，一般为1～2cm，很少有超过3cm者，位于深部者体积可稍大。质软，色红或灰红。肿瘤周界清晰，多无包膜。

（二）镜下特征

1. **组织学特征** 单发性血管球瘤位于真皮或皮下组织内，界限清楚，周围可有纤维组织包绕（图5-1-1A），瘤内含有数量不等的狭窄血管腔（图5-1-1B），及大而不规则的血管（图5-1-1C），管壁玻璃样变增厚的血可见。血管腔内由扁平内皮细胞被覆，周围绕以多层血管球细胞（图5-1-1D）。血管球细胞的胞质呈弱嗜伊红性。核大而淡染，圆形或卵圆形，形态一致（图5-1-1E、5-1-1F）。血管球细胞可从血管壁向肿瘤的纤维组织间质扩展，由网状纤维包绕。间质中存在许多散在的成纤维细胞、肥大细胞和丰富的无髓神经纤维，可伴发间质黏液变性或玻璃样变性。

多发性血管球瘤中局限型大多同单发性血管球瘤。泛发型位于真皮深层或皮下组织，无结缔组织包膜，血管丰富，故也称为球状血管瘤。血管腔有单层扁平内皮细胞，但周围仅有1～3层血管球细胞，甚至部分血管壁周围无血管球细胞。在肿瘤间质中难以发现神经纤维。

组织学亚型包括：①球血管瘤（glomangioma），约占20%，低倍镜下类似海绵状血管瘤，但管壁周可见血管球细胞；②共质体性血管球瘤（symplastic GT），或称奇异性血管球瘤，部分瘤细胞发生退变性改变，但无核分裂象，也无坏死（图5-1-1G、5-1-1H）；③球血管肌瘤（glomangiomyoma），除血管球瘤区域外，还可见梭形平滑肌成分；④血管球瘤病（glomangiomatosis），呈弥漫浸润性生长，类似血管瘤病，血管周围可见增生的血管球细胞。

2. **免疫组织化学** 瘤细胞表达α-SMA（图5-1-2A）、MSA、calponin和h-caldesmon（图5-1-2B），程度不等表达CD34（图5-1-2C），部分病例可表达Syn（图5-1-2D），细胞周围Ⅳ型胶原纤维阳性。

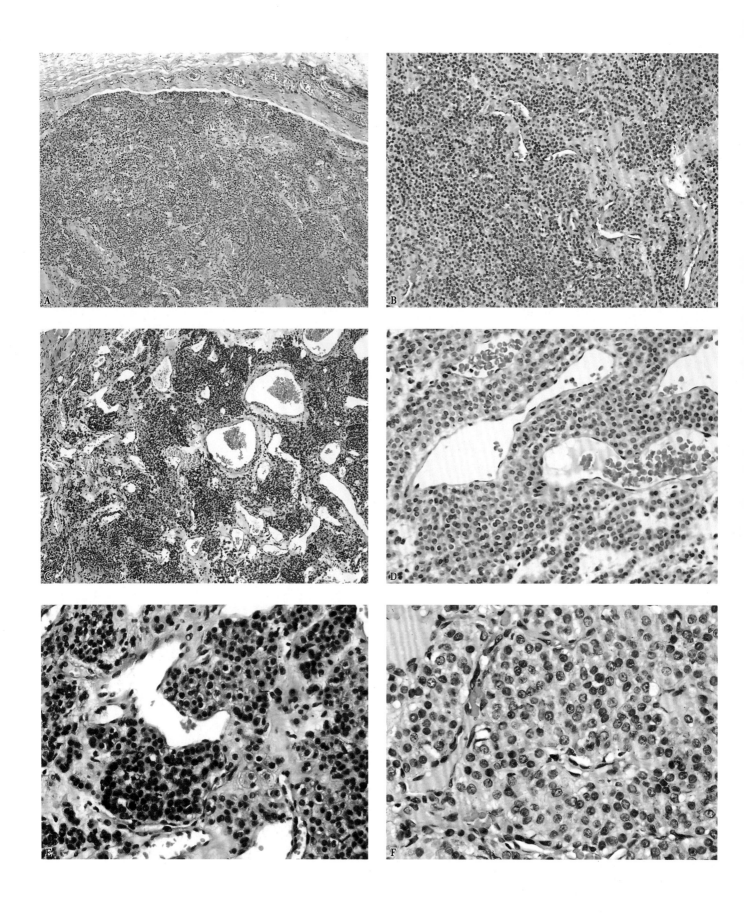

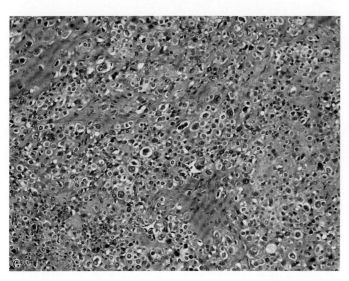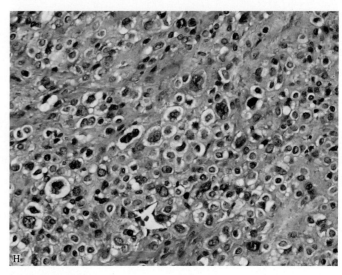

图 5-1-1 血管球瘤的组织学特征

A. 肿瘤位于皮下组织内,HE×40;B. 肿瘤内含有数量不等的狭窄血管腔,HE×100;C. 肿瘤内含有大而不规则的血管,HE×40;D. 血管腔周围绕以多层血管球细胞,HE×200;E. 血管球细胞的胞质呈淡嗜伊红性,核大而淡染,圆形或卵圆形,形态一致,HE×400;F. 血管球细胞的胞质呈淡嗜伊红性,核大而淡染,圆形或卵圆形,形态一致,HE×400;G. 部分瘤细胞发生退变性改变,HE×200;H. 部分瘤细胞发生退变性改变,HE×400

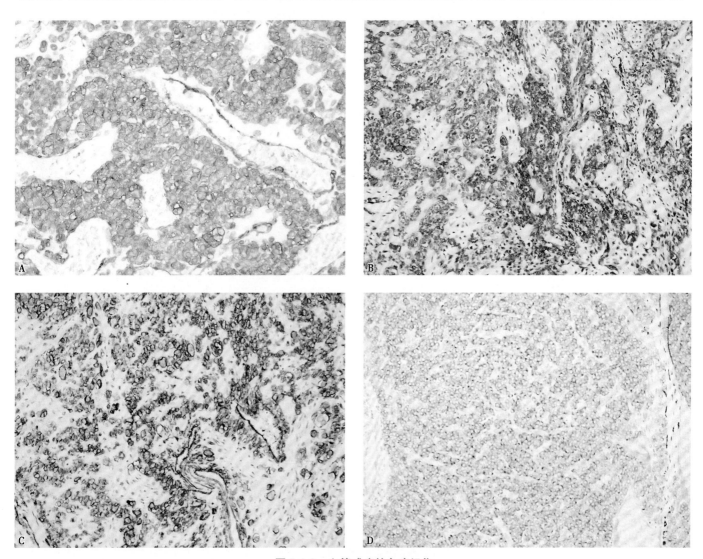

图 5-1-2 血管球瘤的免疫组化

A. 经典型血管球瘤中的瘤细胞表达 α-SMA,IHC×400;B. 奇异性血管球瘤中的瘤细胞表达 h-caldesmon,IHC×200;C. 奇异性血管球瘤中的瘤细胞表达 CD34,IHC×200;D. 经典型血管球瘤中的瘤细胞表达 Syn,IHC×100

【遗传学】

可有 *NOTCH* 基因（*NOTCH1*、*NOTCH2* 或 *NOTCH3*）重排，半数以上病例具有 *MIR143-NOTCH1-3* 融合性基因。1 例显示 t（1；5）。一些散发性病例可有 *BRAF*（*V600E*）和 *KRAS*（*G12A*）基因突变。

【鉴别诊断】

1. **骨疣** 肿瘤由成熟的骨组织组成，无血管球瘤的血管和大小一致的肿瘤细胞。

2. **汗腺瘤** 发生于皮下，肿瘤组织可见汗管分化，无围绕血管排列的特征，免疫组化肿瘤细胞呈 CK 及 EMA 阳性，vimentin 和 α-SMA 阴性。

3. **皮内痣** 组织由表浅巢状结构向真皮深层分化为梭形细胞的倾向，细胞质含有色素，细胞核可见核内包涵体，免疫组化 S100、Melan-A 和 HMB-45 阳性，α-SMA 阴性。

4. **肌周细胞瘤** 瘤细胞围绕血管呈洋葱皮样排列，核形态不像血管球瘤细胞核界限清楚。

5. **皮肤纤维瘤** 皮肤纤维瘤细胞成分复杂，可见组织细胞、多核巨细胞。免疫组化检测 CD68 阳性，α-SMA 灶性阳性。

6. **蓝痣** 蓝痣外观呈紫色，与血管球瘤相似，形态学蓝痣细胞含有大量的色素。

7. **多发性血管球瘤** 应与平滑肌瘤、海绵状血管瘤等鉴别。

8. **神经内分泌肿瘤** 发生于脏器特别是胃肠道和呼吸道的血管球瘤应与神经内分泌瘤相鉴别，血管球瘤可表达 Syn，易被误诊，但不表达 CK。

9. **其他肿瘤** 包括胃肠道间质瘤和肾小球旁器细胞瘤等。

第二节 恶性血管球瘤和恶性潜能未定的血管球瘤

【定义】

恶性血管球瘤的诊断标准为：①瘤细胞核有显著异型性，并可见核分裂象（任何数量）；②可见非典型性（病理性）核分裂象。

恶性潜能未定的血管球瘤（glomus tumor of uncertain malignant potential，GT-UMP）或非典型性血管球瘤（atypical glomus tumor）是指不能满足恶性血管球瘤的诊断标准，但除了核多形性外，显示一个非典型性形态。对于>2cm 和位于深部的血管球瘤也属于 GT-UMP。

【编码】

ICD-O 8711/3

ICD-11 XH21E6

【临床特征】

（一）流行病学

1. **发病率** 罕见，约占血管球瘤的 6%。

2. **发病年龄** 多发生于成年人，但可发生于儿童，中位年龄为 43 岁，年龄范围为 8～83 岁。

3. **性别** 无明显差异。

（二）部位

主要发生于四肢，部分病例也位于躯干。可发生于浅表，也为位于深部软组织。

（三）症状

局部肿块，可伴有疼痛。

（四）治疗

局部扩大切除。

（五）预后

转移率为 38%。

【病理变化】

（一）大体特征

中位直径为 2cm，范围为 0.2～12cm。

（二）镜下特征

1. **组织学特征** 主要有两种类型：①肿瘤内的恶性成分为梭形细胞条束，形态上类似平滑肌肉瘤或纤维肉瘤；②肿瘤内的恶性成分为成片分布的圆细胞，核级高，可见核分裂象（图 5-2-1），可显示侵袭性生长。

2. **免疫组织化学** 同血管球瘤，但 Ki67 指数明显增高（图 5-2-2）。

【遗传学】

新近报道显示，所有恶性血管球瘤均显示 *NOTCH2* 重排。恶性血管球瘤和恶性潜能未定的血管球瘤可有 *BRAF*（*V600E*）突变。

【鉴别诊断】

1. **骨外尤因肉瘤** 单一小圆形细胞增生，染色质细腻、胡椒盐样，可有菊形团形成，免疫组化标记显示，瘤细胞弥漫性表达 CD99、NKX2-2 和 bcl-2，FISH 检测显示 *EWSR1* 基因易位。

2. **其他小圆细胞恶性肿瘤** 包括神经内分泌肿瘤等。

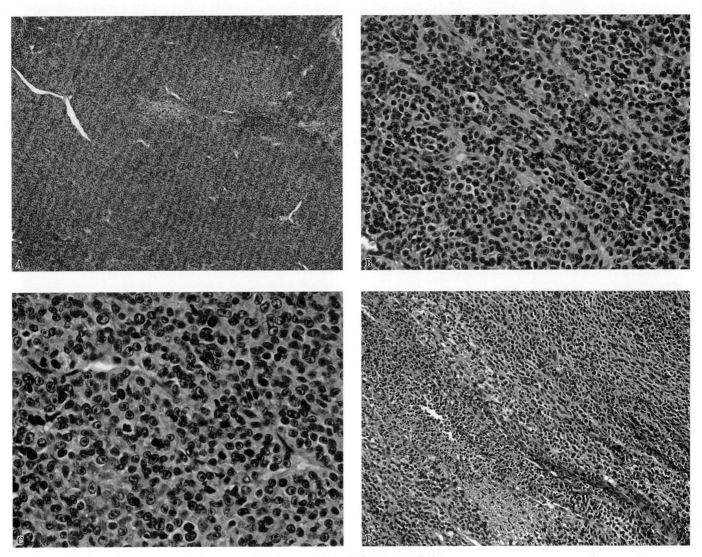

图 5-2-1　恶性血管球瘤的组织学特征

A. 恶性血管球瘤由成片的小圆细胞组成，HE×40；B. 瘤细胞显示异型性，并可见核分裂象，HE×200；C. 瘤细胞可见核仁，核分裂象易见 HE×400；D. 局灶区域可见肿瘤性坏死，HE×100

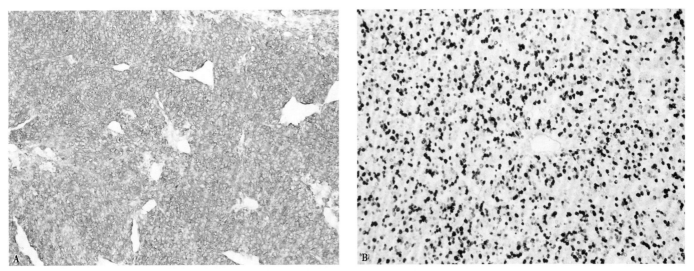

图 5-2-2　恶性血管球瘤的免疫组化

A. 瘤细胞表达 α-SMA，IHC×100；B. Ki67 指数明显增高，IHC×100

第三节　肌周皮细胞瘤

【定义】

肌周皮细胞瘤（myopericytoma）是一种位于皮下的良性肿瘤，由具有血管周肌样细胞或肌周皮细胞分化的瘤细胞组成。肌周皮细胞瘤与血管平滑肌瘤、肌纤维瘤/肌纤维瘤病、球周皮细胞和所谓的婴幼儿型血管外皮瘤共同组成一个瘤谱系。

【编码】

ICD-O　　8824/0

【病因】

散在病例发生于 AIDS 患者，与 EBV 感染相关。

【临床特征】

（一）流行病学

1. 发病率　较为少见。

2. 发病年龄　多为中年人，但可见于任何年龄段。

3. 性别　无明显差别。

（二）部位

多发生于真皮和皮下，较少位于深部。好发于肢体远端，肢体近端、颈部、躯干和口腔等处也可发生，少数病例发生于实质脏器或颅内。

（三）症状

表现为皮下缓慢生长的无痛性结节。病程可达数年。常为单发，也可为多发，多发者多为异时性发生，并累及一个特定的解剖区域。

（四）治疗

良性肿瘤，以局部手术切除为主。

（五）预后

手术完整切除后不复发。如为恶性，预后较差。

【病理变化】

（一）大体特征

结节界限清楚，直径在 2cm 以下，恶性者可达数厘米。

（二）镜下特征

1. 组织学特征　肿瘤境界清楚，但无包膜，由分布于血管周围的胖梭形至卵圆形肌样细胞组成（图 5-3-1A），瘤细胞形态一致，胞质嗜伊红色，核异型性不明显，核分裂象罕见，病程较久的病例可显示有退变性改变。肌样细胞常同心圆状围绕大小不一的生长（图 5-3-1B）。细胞密度不等，较丰富区域可呈片状，局部区域内可见鹿角状血管（血管外皮瘤样）。部分病例可见类似血管球瘤或血管平滑肌瘤样区域。此外，一些病例还可见嗜伊红色、漩涡状的肌样结节，突向血管腔，类似肌纤维瘤。偶尔肿瘤可完全位于血管腔内。部分区域，瘤细胞较为稀疏，间质

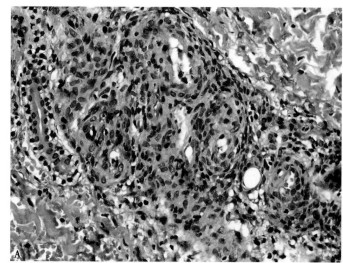

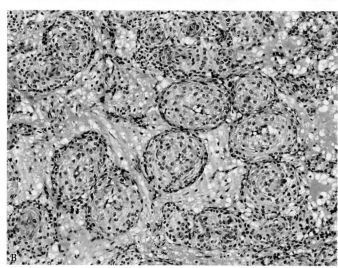

图 5-3-1　肌周皮细胞瘤的组织学特征

A. 多层的肌样细胞围绕小至中等大的血管，呈同心圆状或漩涡状生长，HE×200；B. 肌样细胞呈同心圆状围绕血管生长，HE×100

伴有玻璃样变性。

2. 免疫组织化学　瘤细胞表达 α-SMA（图 5-3-2）、MSA 和 h-caldesmon，并可表达一种新的抗体 myosin 1B（MYO1B），不表达 desmin、CD31、CD34、CK 和 S-100 蛋白。

【遗传学】

新近报道显示，在肌周皮细胞瘤/肌周皮细胞瘤病中存在 PDGFRB 基因改变。

【鉴别诊断】

1. 肌纤维瘤　形态上与肌周皮细胞瘤可有一定的重叠。肌纤维瘤多发生于儿童，也可发生于成年人皮下，镜下常显示双相性形态，即肌样结节和分化相对较为原始的间叶细胞成分，后者可有血管外皮瘤样排列结构。

2. 血管平滑肌瘤　形态上与肌周皮细胞瘤可有一定的重叠。血管平滑肌瘤多由分化良好的平滑肌组成，肿瘤内常含有厚壁血管，增生的平滑肌与血管壁可有移行，除 actin 和 h-caldesmon 外，还可表达 desmin。

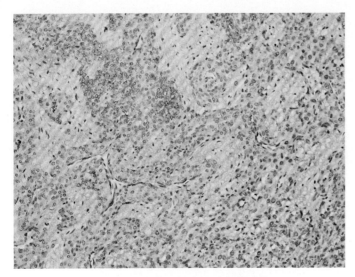

图 5-3-2　肌周皮细胞瘤的免疫组化
瘤细胞表达 α-SMA，IHC×100

3. 孤立性纤维性肿瘤　无瘤细胞围绕血管呈同心圆排列状现象，瘤细胞表达 CD34 和 STAT6。

4. 具有血管周上皮样细胞分化的肿瘤（PEComa）可围绕血管呈放射状排列，免疫组化标记显示，瘤细胞具肌样和色素细胞双相性分化。

5. 血管肌成纤维细胞瘤　好发于女性外阴，瘤细胞可围绕血管生长，瘤细胞表达 desmin、ER 和 PR。

第四节　鼻腔鼻窦球血管周皮细胞瘤

【定义】

鼻腔鼻窦球血管周皮细胞瘤（sinonasal glomangiopericytoma，SN-GPC）是一种发生于鼻腔和鼻窦的间叶性肿瘤，显示血管周肌样细胞分化，简称球血管周皮细胞瘤（glomangiopericytoma，GPC）。同义词为鼻腔鼻窦型血管外皮瘤（sinonasal-type hemangiopericytoma）。

【编码】

ICD-O　　9150/1

【临床特征】

（一）流行病学

1. 发病率　少见，占鼻腔肿瘤的比例<5%。

2. 发病年龄　以 60～80 岁间老年人多见，平均年龄 62.6 岁，但可发生于任何年龄，年龄范围为 5～86 岁。

3. 性别　女性略多，男女之比为 1∶1.2。

（二）部位

主要发生于鼻腔，常累及鼻窦，两侧均可发生。少数情况下，原发于鼻窦。

（三）症状

单侧息肉样肿块，可伴有鼻腔堵塞、鼻出血、鼻腔充血、呼吸困难、流涕和嗅觉改变等。

（四）影像学

鼻腔内充满不透明阴影，可累及鼻窦，可以骨侵蚀。

（五）治疗

完整切除。放疗效果不明确。

（六）预后

术后 5 年生存率>90%，1/3 患者局部复发（18%～44%），常在多年之后发生（平均 6.5 年，范围 1～17.5 年），需长期随访。

【病理变化】

（一）大体特征

送检组织大多为碎组织。完整切除者可为息肉状肿块，大小 0.8～8.0cm，平均 3.5cm，表面黏膜光滑，质地柔软，有弹性，可伴有水肿，切面呈棕红色。

（二）镜下特征

1. 组织学特征　肿瘤位于黏膜下，由实性分布或短束状排列的短梭形或卵圆形细胞组成（图 5-4-1A），瘤细胞之间为口径不一的扩张性血管，管壁多伴有玻璃样变性（图 5-4-1B）。高倍镜下，瘤细胞的胞质呈淡嗜伊红色，局灶区域可呈透亮状，胞界清或不清，瘤细胞核呈卵圆形或圆形，染色质均匀或呈空泡状，有时可见小核仁，但核分裂象罕见。少数病例可有轻度异型性，并可见少量核分裂象。少数病例（<5%）可见散在的瘤巨细胞，可能是一种退行性改变。除呈实性或短条束状排列外，瘤细胞也可呈席纹状、编织状或漩涡状排列。肿瘤内的间质较少，可伴有黏液样变性或疏松水肿样，常见外渗的红细胞，并可伴有多少不等的慢性炎症细胞浸润，特别是嗜酸性粒细胞和肥大细胞。

2. 免疫组织化学　瘤细胞表达 α-SMA（图 5-4-2）、MSA、FⅧa 和 laminin，并可表达 β-catenin 和 cyclinD1，不表达 CD34、S-100 蛋白、CD68、bcl-2、CD31、CK、EMA、NSE 和 desmin。此外，瘤细胞可表达淋巴增强结合因子 1（lymphoid enhancer-binding factor 1，LEF-1）。

【遗传学】

部分病例可有 *β-catenin* 基因（*CTNNB1*）突变。

【鉴别诊断】

1. 孤立性纤维性肿瘤　肿瘤境界清楚，瘤细胞密度不一，肿瘤内常含有较多的胶原纤维，可呈绳索样或石棉样，瘤细胞表达 CD34、bcl-2、CD99 和 STAT6。

2. 鼻咽血管纤维瘤　多发生于青少年，发生于鼻腔后部，可延伸累至鼻咽，肿瘤增大时可累及鼻腔、鼻窦和颅底。镜下由均匀分布的梭形细胞和星状细胞组成，含有薄壁扩张的血管，免疫组化标记显示，瘤细胞主要表达 vimentin，可表达 β-catenin，并可弱阳性或灶性表达 α-SMA。

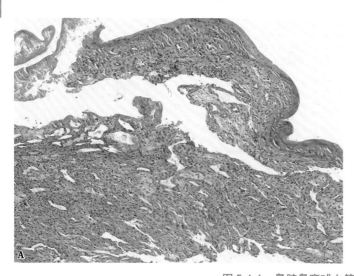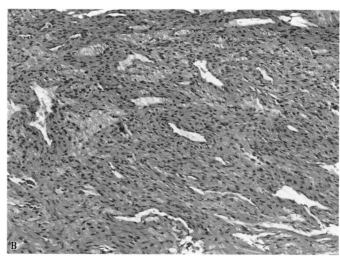

图 5-4-1　鼻腔鼻窦球血管周皮细胞瘤的组织学特征

A. 肿瘤位于黏膜下，由短束状排列的短梭形细胞和丰富的血管组成，HE×100；B. 短束状排列的梭形肌样细胞，HE×200

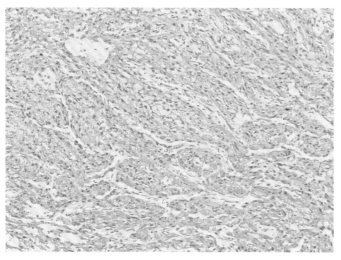

图 5-4-2　鼻腔鼻窦球血管周皮细胞瘤的免疫组化

瘤细胞表达 α-SMA，IHC×200

3. 鼻窦鼻腔双表型肉瘤　由条束状或交织状排列的梭形细胞组成，常可见内陷的黏膜上皮，后者可伴有鳞状化生。瘤细胞可有轻度异型性，可见少量核分裂象。免疫组化标记显示瘤细胞弥漫性表达 S-100 蛋白，并程度不等表达 α-SMA，部分病例可表达 myogenin，FISH 检测可显示 *PAX3* 基因易位。

4. 平滑肌肿瘤　瘤细胞胞质呈嗜伊红色，核可呈雪茄样，瘤细胞表达 α-SMA 和 h-caldesmon。

5. 鼻腔鼻窦肌上皮瘤　瘤细胞呈梭形、透明或浆细胞样，多被纤维性间质分割成不规则小叶，免疫组化标记显示，瘤细胞表达 CK 和 S-100 蛋白，也可表达 α-SMA、P63、calponin、desmin 和 GFAP。

6. 鼻腔鼻窦梭形细胞癌　瘤细胞异型明显，核分裂象易见，血管少，也无管壁玻璃样变，免疫组织化学显示瘤细胞表达上皮性标记 CK 和 EMA，不表达 α-SMA。

7. 梭形细胞无色素性恶性黑色素瘤　肿瘤细胞异型性大，核仁明显，可见核分裂象，免疫组织化学显示瘤细胞表达 S-100 蛋白和 HMB45 阳性。

8. 其他梭形细胞肿瘤　包括神经鞘瘤和神经纤维瘤等。

第五节　肌纤维瘤和肌纤维瘤病

【定义】

是一种显示双相性形态特征的良性肿瘤，由相对成熟的淡嗜伊红色肌样结节或条束与相对不成熟的原始间叶性区域组成，后者富于血管，可显示血管外皮瘤样结构。孤立性者称肌纤维瘤（myofibroma），多发者称为肌纤维瘤病（myofibromatosis）。因好发于婴儿，以往也称为婴儿肌纤维瘤 / 肌纤维瘤病。

【编码】

肌纤维瘤　　　ICD-O　8824/0　ICD-11　XH0953
肌纤维瘤病　　ICD-O　8824/1　ICD-11　XH1N00

【临床特征】

（一）流行病学

1. 发病率　较为少见。少数病例为家族性。

2. 发病年龄　多见于 2 岁以下的新生儿和婴幼儿，少数病例发生于儿童和青少年，偶可发生于成年人。

3. 性别　男性多见，男女比例约为 2∶1。

（二）部位

肌纤维瘤好发于头颈部，也可发生于四肢和躯干，位于真皮和皮下，或黏膜下，少数病例位于骨内。肌纤维瘤病发生于皮肤、肌肉和骨，并可累及内脏，后者包括胃肠道、心肺和中枢神经系统等。

（三）症状

无痛性结节或肿块。压迫神经时可出现疼痛，损伤脊髓者引起下肢弛缓性麻痹；发生在内脏出现相应症状；发生在骨骼者，放射学显示界限清楚的溶骨性病变，但一般不会穿破骨皮质；发生在软组织的病变偶可显示灶性钙化。

（四）治疗

以局部手术切除为主。对多发性肌纤维瘤可采用"等着看"（wait and see），但要注意随访。

（五）预后

病变为自限性，单结节者手术切除很少复发，不转移。累及内脏的多发性肌纤维瘤病患儿预后较差，多由于合并症状死亡。

【病理变化】

（一）大体特征

结节大小不一位于浅表者直径常<2cm，位于深部者可较大，直径范围 0.5～7cm，平均 2.5cm。质地坚实，切面呈灰白、淡红或浅棕色，可伴有囊腔形成。

（二）镜下特征

1. 组织学特征 多数病变境界清楚，部分病例可显示局部浸润性生长。镜下呈双相结构，淡染区为肌样结节或条束，由淡嗜伊红色的胖梭形肌成纤维细胞组成（图 5-5-1A），结节内的基质常发生黏液玻璃样变，可呈类似软骨的浅蓝色（图 5-5-1B），增生的梭形细胞可呈结节样突向血管腔内；淡染区之间为原始间叶细胞组成的深染区，其内含有丰富的分支状或不规则形扩张血管，可形成血管外皮瘤样结构（图 5-5-1C）。肿瘤内核分裂象可多少不等，部分病例可见坏死或钙盐沉着（图 5-5-1D）。

少数肌纤维瘤可显示有非典型性形态，包括细胞密度高，以条束状结构为主而无肌样结节，肿瘤呈浸润性生

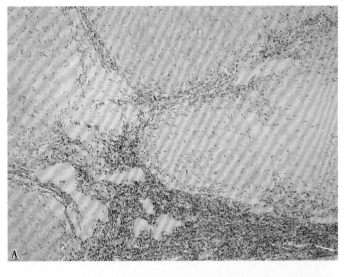
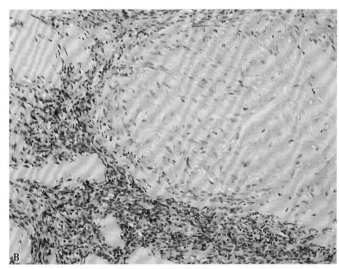
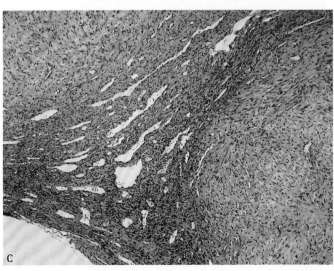
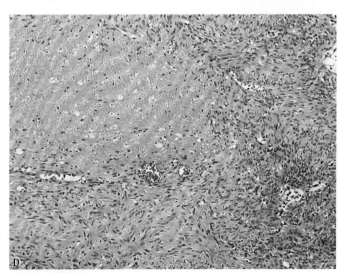

图 5-5-1 肌纤维瘤的组织学特征

A. 由淡染的肌样结节和深染的原始间叶细胞组成，HE×40；B. 淡染的肌样结节由肌成纤维细胞组成，基质可呈黏液软骨样，HE×100；C. 原始间叶细胞区内可见血管外皮瘤样结构，HE×100；D. 部分病例可见坏死，HE×100

长、神经周浸润，可见核分裂象等，称为富于细胞性/非典型性肌纤维瘤（cellular/atypical myofibroma）。

2. 免疫组织化学 肌样结节或条束表达 α-SMA 和 calponin（图 5-5-2）。富于细胞性/非典型性肌纤维瘤常双表达 α-SMA 和 desmin。

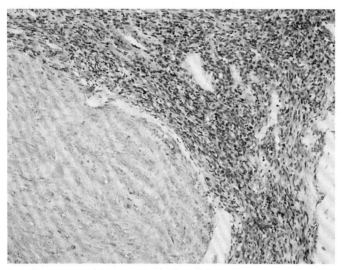

图 5-5-2 肌纤维瘤的免疫组化
肌样结节表达 α-SMA，IHC×100

【遗传学】

少数病例显示 del（6）（q12；q15），9q 单倍体和 16q 三倍体。家族性肌纤维瘤病可有 *PDGFRB* 基因突变。富于细胞性/非典型性肌纤维瘤可显示有 *SRF-RELA* 融合基因。

【鉴别诊断】

1. 平滑肌瘤 多有垂直条束状增生的嗜伊红色细胞组成，无原始间叶性区域，瘤细胞表达 α-SMA、desmin 和 h-caldesmon。

2. 婴儿纤维瘤病 常呈浸润性生长，由条束或交织状排列的梭形成纤维细胞组成，含有丰富的胶原纤维，可伴有玻璃样变，免疫组化标记示瘤细胞常弱阳性或灶性表达 α-SMA，但可表达 β-catenin。

3. 婴儿型纤维肉瘤 纤维肉瘤形态单一，梭形细胞呈束状或鱼骨样排列，可见血管外皮瘤样结构，核分裂象易见，无肌纤维瘤中的双相性形态。免疫组化瘤细胞表达 vimentin，可弱阳性或灶性表达 α-SMA，FISH 检测可显示有 *ETV6* 基因易位。

4. 婴儿纤维性错构瘤 发生于 2 岁以内婴幼儿，于腋窝前、后壁多见。由原始间叶组织和肿瘤梭形细胞组织组成。肿瘤梭形部分由 3 种细胞成分组成，成纤维细胞、肌成纤维细胞和胶原纤维，3 种成分纵横交错排列；

原始间叶组织由小圆形细胞星芒状细胞组成，常呈疏松漩涡状排列。原始间叶组织和肿瘤梭形细胞组织中见脂肪细胞增生。

5. 梭形细胞横纹肌肉瘤 可类似富于细胞的肌纤维瘤，瘤细胞也可部分表达 α-SMA，表达 desmin、myogenin 和 MyoD1。

6. 其他具有血管外皮样肿瘤结构的肿瘤 当肌纤维瘤以原始间叶细胞成分为主并呈血管外皮瘤样排列时，需与骨外尤因肉瘤、骨外间叶性软骨肉瘤和低分化滑膜肉瘤等肿瘤相鉴别。

第六节 血管平滑肌瘤

【定义】

血管平滑肌瘤（angioleiomyoma）是一种发生于皮下的良性肿瘤，由成熟的平滑肌围绕血管组成。

【编码】

ICD-O   8894/0

ICD-11   XH7CL0，2F2Y

【临床特征】

（一）流行病学

1. 发病率 较为少见。

2. 发病年龄 多发生于 40～60 岁间的成年人，平均年龄 42.5 岁。

3. 性别 发生于下肢者以成年女性多见，女：男约为 3：2，发生于上肢和头颈部者以男性多见。

（二）部位

约 89% 的血管平滑肌瘤发生于四肢末端的皮下或真皮深部，好发于下肢，尤其是小腿、踝部和足；其次可位于上肢，尤其是手和手指；偶可位于头颈部和躯干。组织学上为实体型血管平滑肌瘤者，多发生于下肢，海绵状型多发生于上肢，而静脉型血管平滑肌瘤则多发生于头颈部。

（三）症状

临床上表现为缓慢性生长的孤立性小结节，近半数病例伴有疼痛，部分病例可因温度刺激（寒冷和风吹）、施压、怀孕或月经时疼痛加剧。

（四）治疗

手术切除是最佳方法。术后复发率低。

（五）预后

手术切除可获治愈。

【病理变化】

（一）大体特征

肿块周界清楚，类圆形，直径多<2cm，切面呈灰白色

或灰褐色,有光泽。伴有钙化者,切时可有砂砾感。

（二）镜下特征

1. **组织学特征**　可分为三种类型:①实体型,肿瘤内的血管为呈裂隙样小静脉,周围围绕分化成熟的平滑肌细胞(图5-6-1A、5-6-1B),肿瘤内偶可见钙化灶;②静脉型,肿瘤内的血管为厚壁静脉型血管,增生的平滑肌常围绕血管呈漩涡状排列,瘤细胞与血管壁平滑肌细胞之间可见移行(图5-6-1C、5-6-1D);③海绵状型,肿瘤内的血管由扩张的海绵状血管和管壁薄层增生的平滑肌组成,间质可伴有黏液样变性或玻璃样变性。

少数病例内含有脂肪成分,肿瘤位置表浅,位于皮下,但名称上不能诊断为"皮肤血管平滑肌脂肪瘤",因肿瘤与肾脏或腹膜后的"血管平滑肌脂肪瘤"之间并无关系,临床上患者也不伴有结节性硬化症等。

2. **免疫组织化学**　增生的平滑肌表达 α-SMA、MSA、desmin 和 h-caldesmon,不表达 HMB45(图5-6-2)。

【遗传学】

包括13号单倍体,6p、21q 和13q 丢失。1例报道有 *NOTCH2* 重排。

【鉴别诊断】

1. **平滑肌瘤**　边界不清,由增生的平滑肌结节组成,与血管壁平滑肌之间无移行。

2. **肌周皮细胞瘤**　形态上可与血管平滑肌瘤有一定的重叠,常显示血管周生长方式,但瘤细胞并无成熟平滑肌分化特征。

3. **血管平滑肌脂肪瘤**　多发于肾脏,由成熟脂肪组织、平滑肌和血管构成。

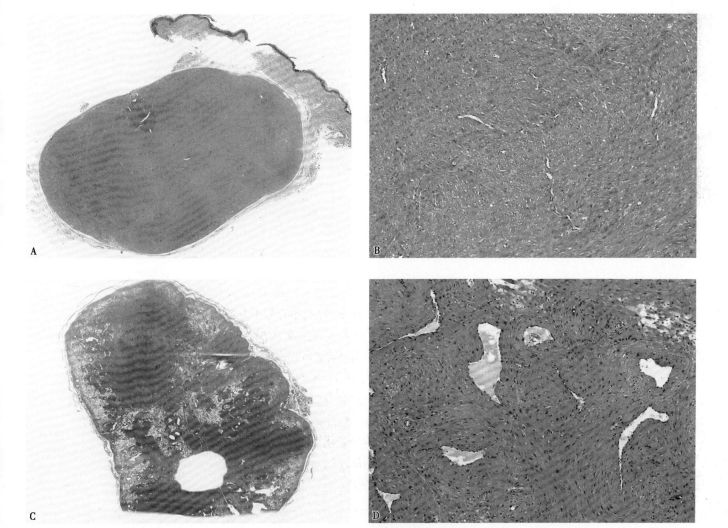

图 5-6-1　血管平滑肌瘤的组织学特征

A. 实体型血管平滑肌瘤,HE×8.9；B. 由条束状增生的平滑肌围绕裂隙样小静脉组成静脉型由厚壁血管和同心圆状围绕的平滑肌组成,HE×100；C. 静脉型血管平滑肌瘤,HE×5.6；D. 增生的平滑肌常围绕血管呈漩涡状排列,HE×100

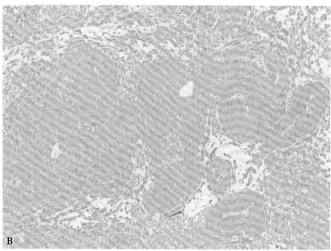

图 5-6-2　血管平滑肌瘤的免疫组化

A. 实体型，增生平滑肌表达 α-SMA，IHC×100；B. 静脉型，围绕血管的平滑肌表达 α-SMA，IHC×100

（杨桂芳　王国平）

参 考 文 献

1. Ammar A, Nizar A, Haneen A M. Glomangioma of the kidney: a rare case of glomus tumor and review of the literature. Case Rep Pathol, 2017, 2017: 1-7.

2. Chou T, Pan SC, Shieh SJ, et al. Glomus tumor twenty-year experience and literature review. Ann Plast Surg, 2016, 76 Suppl 1: S35-S40.

3. Dabek B, Kram A, Kubrak J, et al. A rare mutation in a rare tumor--SMARCB1-deficient malignant glomus tumor. Genes Chromosomes Cancer, 2016, 55(1): 107-109.

4. Gaertner EM, Steinberg DM, Huber M, et al. Pulmonary and mediastinal glomus tumors--report of five cases including a pulmonary glomangiosarcoma: a clinicopathologic study with literature review. Am J Surg Pathol, 2000, 24(8): 1105-1114.

5. Gombos Z, Zhang PJ. Glomus tumor. Arch Pathol Lab Med,

2008, 132(9): 1448-1452.

6. Heys SD, Brittenden J, Atkinson P, et al. Glomus tumour: An analysis of 43 patients and review of the literature. Br J Surg, 1992, 79(4): 345-347.

7. Kamarashev J, French LE, Dummer R, et al. Symplastic glomus tumor-a rare but distinct benign histological variant with analogy to other 'ancient' benign skin neoplasms. J Cutan Pathol, 2009, 36(10): 1099-1102.

8. Miettinen M, Paal E, Lasota J, et al. Gastrointestinal glomus tumors: a clinicopathologic, immunohistochemical, and molecular genetic study of 32 cases. Am J Surg Pathol, 2002, 26(3): 301-311.

9. Mosquera JM, Sboner A, Zhang L, et al. Novel MIR143-NOTCH fusions in benign and malignant glomus tumors. Genes Chromosomes Cancer, 2013, 52(11): 1075-1087.

10. Nishio J, Nabeshima K, Mori S, et al. Translocation(1; 5) in a glomus tumor. Anticancer Res, 2015, 35(11): 6167-6170.

11. Chim H, Lahiri A, Chew WY. Atypical glomus tumour of the wrist: a case report. Hand Surg, 2009, 14(2-3): 121-123.

12. Dong LL, Chen EG, Sheikh I, et al. Malignant glomus tumor of the lung with multiorgan metastases: case report and literature review. Onco Targets Ther, 2015, 8: 1909-1914.

13. Folpe AL, Fanburg-Smith JC, Miettinen M, et al. Atypical and malignant glomus tumors: analysis of 52 cases, with a proposal for the reclassification of glomus tumors. Am J Surg Pathol, 2001, 25(1): 1-12.

14. Karamzadeh Dashti N, Bahrami A, Lee SJ, et al. BRAF V600E mutations occur in a subset of glomus tumors, and are associated with malignant histologic characteristics. Am J Surg Pathol, 2017, 41(11): 1532-1541.

15. Lamba G, Rafiyath SM, Kaur H, et al. Malignant glomus tumor of kidney: the first reposed ease and review of literature. Hum Pathol, 2011, 42(8): 1200-1203.

16. Song SE, Lee CH, Kim KA, et al. Malignant glomus tumor of the stomach with multiorgan metastases: report of a case. Surg Today, 2010, 40(7): 662-667.

17. Zaidi S, Arafah M. Malignant gastric glomus tumor: a case report and literature review of a rare entity. Oman Med J, 2016, 31(1): 60-64.

18. Mosquera JM, Sboner A, Zhang L, et al. Novel MIR143-NOTCH fusions in benign and malignant glomus tumors. Genes Chromosomes Cancer, 2013, 52(11): 1075-1087.

19. Dray MS, McCarthy SW, Palmer AA, et al. Myopericytoma: a unifying term for a spectrum of tumours that show overlapping features with myofibroma. A review of 14 cases. J Clin Pathol, 2006, 59(1): 67-73.

20. Hung YP, Fletcher CDM. Myopericytomatosis: clinicopathologic

analysis of 11 cases with molecular identification of recurrent PDGFRB alterations in myopericytomatosis and myopericytoma. Am J Surg Pathol, 2017, 41 (8): 1034-1044.

21. Lau PP, Wong OK, Lui PC, et al. Myopericytoma in patients with AIDS: a new class of Epstein-Barr virus-associated tumor. Am J Surg Pathol, 2009, 33 (11): 1666-1672.

22. McMenamin ME, Calonje E. Intravascular myopericytoma. J Cutan Pathol, 2002, 29 (9): 557-561.

23. Meguro S, Akamatsu T, Matsushima S, et al. Phenotypic characterization of perivascular myoid cell neoplasms, using myosin 1B, a newly identified human pericyte marker. Hum Pathol, 2017, 62: 187-198.

24. Mentzel T, Dei Tos AP, Sapi Z, et al. Myopericytoma of skin and soft tissues: clinicopathologic and immunohistochemical study of 54 cases. Am J Surg Pathol, 2006; 30 (1): 104-113.

25. Nagai T, Kamimura T, Itou K, et al. Myopericytoma in urinary bladder: a case report. J Med Case Rep, 2017, 11 (1): 46.

26. Rodríguez D, Cornejo KM, Sadow PM, et al. Myopericytoma tumor of the glans penis. Can J Urol, 2015, 22 (3): 7830-7833.

27. Rousseau A, Kujas M, van Effenterre R, et al. Primary intracranial myopericytoma: report of three cases and review of the literature. Neuropathol Appl Neurobiol, 2005, 31 (6): 641-648.

28. Dandekar M, McHugh JB. Sinonasal glomangiopericytoma: case report with emphasis on the differential diagnosis. Arch Pathol Lab Med, 2010, 134 (10): 1444-1449.

29. Lasota J, Felisiak-Golabek A, Aly FZ, et al. Nuclear expression and gain-of-function β-catenin mutation in glomangiopericytoma (sinonasal-type hemangiopericytoma): insight into pathogenesis and a diagnostic nmarker. Mod Pathol, 2015, 28 (5): 715-720.

30. Lin IH, Kuo FY, Su CY, et al. Sinonasal-type hemangiopericytoma of the sphenoid sinus. Otolaryngol Head Neck Surg, 2006, 135 (6): 977-799.

31. Suzuki Y, Ichihara S, Kawasaki T, et al. β-catenin (CTNNB1) mutation and LEF1 expression in sinonasal glomangiopericytoma (sinonasal-type hemangiopericytoma). Virchows Arch, 2018, 473 (2): 235-239.

32. Thompson LD, Miettinen M, Wenig BM. Sinonasal-type hemangiopericytoma: a clinicopathologic and immunophenotypic analysis of 104 cases showing perivascular myoid differentiation. Am J Surg Pathol, 2003, 27 (6): 737-749.

33. Cheung YH, Gayden T, Campeau PM, et al. A recurrent PDGFRB mutation causes familial infantile myofibromatosis. Am J Hum Genet, 2013, 92 (6): 996-1000.

34. Granter SR, Badizadegan K, Fletcher CD. Myofibromatosis in adults, glomangiopericytoma, and myopericytoma: a spectrum of tumors showing perivascular myoid differentiation. Am J Surg Pathol, 1998, 22 (5): 513-525.

35. Guitart J, Ritter JH, Wick MR. Solitary cutaneous myofibromas in adults: report of six cases and discussion of differential diagnosis. J Cutan Pathol, 1996, 23 (5): 437-444.

36. Lee JW. Mutations in PDGFRB and NOTCH3 are the first genetic causes identified for autosomal dominant infantile myofibromatosis. Clin Genet, 2013, 84 (4): 340-341.

37. Linos K, Carter JM, Gardner JM, et al. Myofibromas with atypical features: expanding the morphologic spectrum of a benign entity. Am J Surg Pathol, 2014, 38 (12): 1649-1654.

38. Mynatt CJ, Feldman KA, Thompson LD. Orbital infantile myofibroma: a case report and clinicopathologic review of 24 cases from the literature. Head Neck Pathol, 2011, 5 (3): 205-215.

39. Oudijk L, den Bakker MA, Hop WC, et al. Solitary, multifocal and generalized myofibromas: clinicopathological and immunohistochemical features of 114 cases. Histopathology, 2012, 60 (6B): E1-11.

40. Dubina M, Goldenberg G. Viral-associated nonmelanoma skin cancers: a review. Am J Dermatopathol, 2009, 31 (6): 561-573.

41. Hachisuga T, Hashimoto H, Enjoji M. Angioleiomyoma. A clinicopathologic reappraisal of 562 cases. Cancer, 1984, 54 (1): 126-130.

42. Ishikawa S, Fuyama S, Kobayashi T, et al. Angioleiomyoma of the tongue: a case report and review of the literature. Odontology, 2016, 104 (1): 119-122.

43. Liu Y, Li B, Li L, et al. Angioleiomyomas in the head and neck: A retrospective clinical and immunohistochemical analysis. Oncol Lett, 2014, 8 (1): 241-247.

44. Marioni G, Marchese-Ragona R, Fernandez S, et al. Progesterone receptor expression in angioleiomyoma of the nasal cavity. Acta Otolaryngol, 2002, 122 (4): 408-412.

45. Matsuyama A, Hisaoka M, Hashimoto H. Angioleiomyoma: a clinicopathologic and immunohistochemical reappraisal with special reference to the correlation with myopericytoma. Hum Pathol, 2007, 38 (4): 645-651.

46. Woo KS, Kim SH, Kim HS, et al. Clinical experience with treatment of angioleiomyoma. Arch Plast Surg, 2014, 41 (4): 374-378.

47. Yoon TM, Yang HC, Choi YD, et al. Vascular leiomyoma in the head and neck region: 11 years experience in one institution. Clin Exp Otorhinolaryngol, 2013, 6: 171-175.

第六章

血管周上皮样细胞肿瘤

第一节 血管平滑肌脂肪瘤

一、肾血管平滑肌脂肪瘤

【定义】

肾血管平滑肌脂肪瘤（angiomyolipoma，AML）是一种发生于肾脏或肾周的间叶性肿瘤，由比例不等的成熟脂肪组织、梭形至上皮样 PEC 细胞以及厚壁血管混合组成，以往称为错构瘤。肾 AML 可同时伴发肺淋巴管肌瘤病。

【编码】

血管平滑肌脂肪瘤	ICD-O	8860/0
	ICD-11	XH4VB4
上皮样血管平滑肌脂肪瘤	ICD-11	XH0QR3

【病因】

20%～40% 的病例伴有结节性硬化综合征（tuberous sclerosis complex，TSC）。TSC 是一种常染色体显性遗传病，由 *TSC1*（9q34）或 *TSC2*（16q13.3）基因突变引起。*TSC1* 或 *TSC2* 基因突变激活哺乳动物雷帕霉素靶向基因（mammalian target of rapamycin，mTOR）通路，导致包括 AML 在内的肿瘤发生。

TSC 主要累及中枢神经系统、肾脏和心脏，包括大脑皮质结节 / 钙化、侧脑室室管膜下结节、室管膜下巨细胞星形细胞瘤、视网膜星形细胞增生、面部血管纤维瘤、甲旁纤维瘤、色素脱失斑、肾多发囊肿、肾、淋巴管肌瘤、心脏横纹肌瘤和鲨革斑等。

【临床特征】

（一）流行病学

1. **发病率** 相对较为常见。

2. **发病年龄** 多发生于中年人，高峰年龄段为 40～60 岁，年龄范围为 13～81 岁。伴有 TSC 者平均年龄 25～35 岁，不伴有 TSC 者平均年龄 45～55 岁。

3. **性别** 伴有 TSC 者无性别差异，不伴有 TSC 者多发生于女性。

（二）部位

两侧肾脏均可发生，以右肾略多见，少数病例为双侧性。

（三）症状

腹痛、胁肋部疼痛、血尿和肿块等，也可在剖腹探查、肾切除或尸检时偶然发现。

（四）影像学

因 AML 常含有脂肪成分，故影像学检查（B 超、CT 和 MRI）可在术前作出诊断（图 6-1-1A）。但如以脂肪成分为主时可被误诊为脂肪肉瘤（图 6-1-1B），以实性成分为主时可被误诊为肾细胞癌（图 6-1-1C）。

（五）治疗

手术切除。难以手术切除或发生恶性转化病例可尝试 mTOR 抑制剂。

（六）预后

可复发。约 1/3 的上皮样 AML 可转移至淋巴结、肝、肺和脊柱。

与肿瘤进展相关的危险因素包括：伴有 TSC、肿瘤大于 7cm、肿瘤延伸至肾外、累及肾血管和癌样生长方式。如仅具有其中的 1 个因素，疾病发生进展的危险性为 15%，2 个或 3 个则为 65%，4 个或 5 个则为 100%。极少数病例可发生肉瘤变。

【病理变化】

（一）大体特征

分叶状，无包膜，病变可小至镜下微小病灶，大者直径可达 27cm，平均 5～6cm。由灰红、灰褐或灰白色的肿瘤组织和黄色脂肪组织混合组成，并常伴有灶性出血，故常呈多彩状（图 6-1-2），以实性成分为主的肿瘤可呈鱼肉状。

伴有 TSC 者常为双侧性和多灶性，病变较小；不伴有 TSC 者多为单侧性和孤立性，肿瘤相对较伴有 TSC 者大。

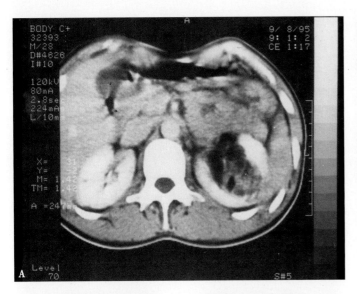

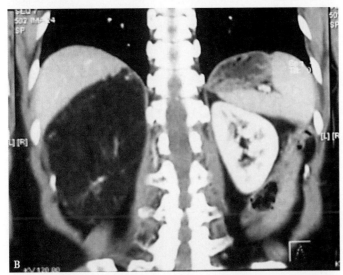

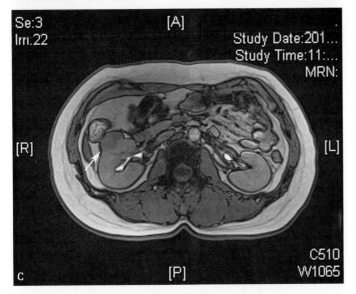

图 6-1-1　血管平滑肌脂肪瘤的影像学

A. 经典型血管平滑肌脂肪瘤 CT；B. 脂肪瘤样型血管平滑肌脂肪瘤 CT；C. 肌瘤样型血管平滑肌脂肪瘤 MRI

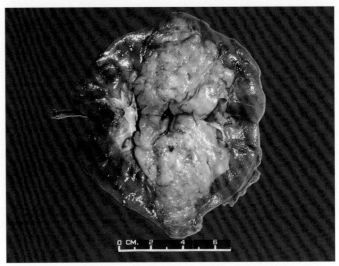

图 6-1-2　肾血管平滑肌脂肪瘤大体特征
肿瘤切面呈多彩状

（二）镜下特征

1. 组织学特征

（1）经典混合型（classic mixed type）：由成熟脂肪组织、梭形至上皮样 PEC 细胞和厚壁血管组成（图 6-1-3A）。血管壁常伴有玻璃样变性，血管周围常可见放射状排列的透亮上皮样细胞，血管之间可见条束状或片状增生的嗜伊红色梭形肌样细胞（PEC）。

（2）上皮样型（epithelioid variant）：由成巢或成片的上皮样 PEC 细胞组成（80%），胞质透亮或嗜伊红色（图 6-1-3B），部分瘤细胞可呈蜘蛛状。部分病例中可见多核性瘤细胞（图 6-1-3C）。

（3）脂肪瘤样型（lipomatous variant）：以脂肪成分为主（70%），易被误诊为高分化脂肪肉瘤，但在小血管周围及脂肪细胞之间可见透亮上皮样 PEC 细胞（图 6-1-3D、6-1-3E）。

（4）肌瘤样型（myomatous variant）：以胞质嗜伊红色的梭形肌样 PEC 细胞为主（脂肪成分 10%）（图 6-1-3F），核可有退变而伴有不典型性（图 6-1-3G），易被误诊为平滑肌肉瘤。

（5）血管瘤样型（angiomatous variant）：少数病例内可见丰富的血管，血管周围常可见多少不等的上皮样或梭形肌样 PEC 细胞（图 6-1-3H），胞质透亮或嗜伊红色。

2. 免疫组织化学　肌样 PEC 细胞具平滑肌和色素细胞双相性分化，可表达 α-SMA、desmin 和 h-caldesmon（图 6-1-4A、6-1-4B）等平滑肌标记，以及 HMB45、PNL2、Melan-A 和 MiTF 等色素细胞标记（图 6-1-4C～6-1-4E），并可表达 cathepsin A（图 6-1-4F）。上皮样 PEC 细胞以

表达色素细胞标记为主。PEC 细胞不表达 S-100 蛋白和 SOX10。

【遗传学】

在散发性 AML 和伴有 TSC 之 AML 中发现有 16p13 等位性丢失，在伴有 TSC 的 AML 中另有 TSC1 和 TSC2 基因功能缺失性突变，导致 TSC1 蛋白（马铃薯球蛋白，tuberin）和 TSC2 蛋白（错构瘤蛋白，hamartin）丢失。

【鉴别诊断】

1. 高分化脂肪瘤样脂肪肉瘤　脂肪肉瘤成分单一，脂肪小叶或脂肪细胞间的纤维性间隔内常可见核深染的

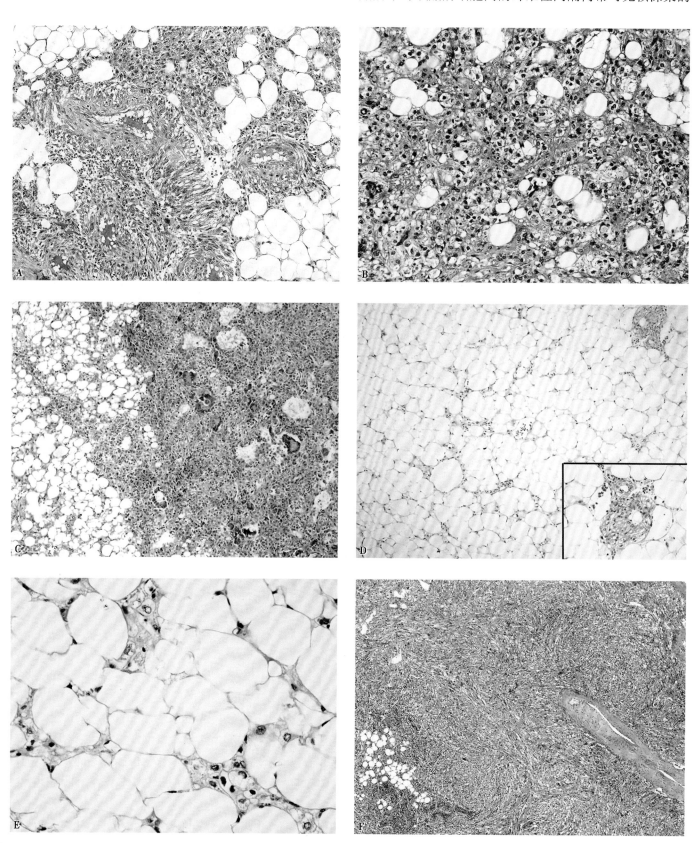

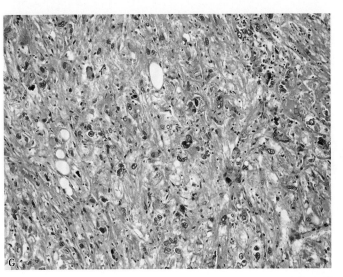

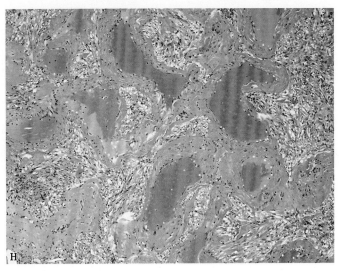

图 6-1-3　血管平滑肌脂肪瘤的组织学特征

A. 经典型，HE×100；B. 上皮样型，HE×200；C. 部分病例中可见多核瘤细胞，HE×200；D. 脂肪瘤样型，小血管周围肌样上皮样细胞，HE×100；E. 脂肪细胞之间可见胞质透亮的肌样上皮样细胞，HE×400；F. 肌瘤样型，HE×100；G. 瘤细胞显示不典型性，HE×200；H. 血管瘤样型，HE×100

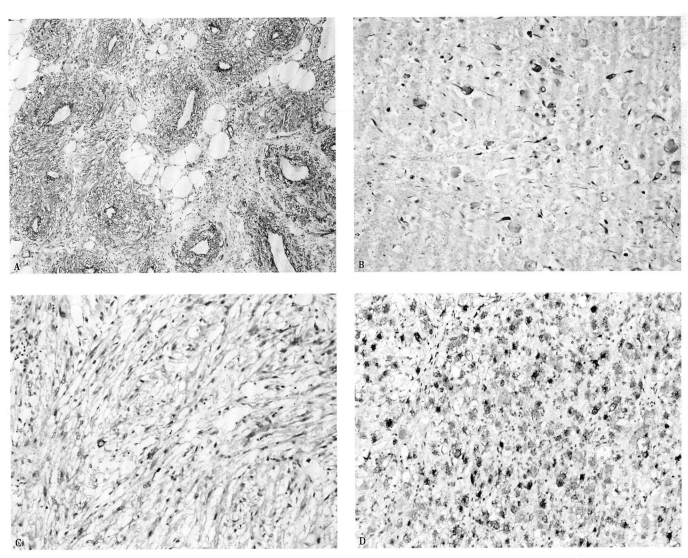

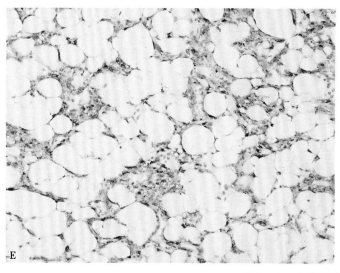
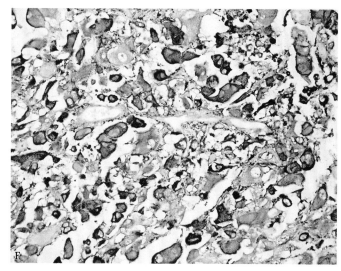

图 6-1-4　血管平滑肌脂肪瘤的免疫组化

A. 经典型 α-SMA 标记, IHC×100; B. 上皮样型 desmin 标记, IHC×200; C. 经典型 HMB45 标记, IHC×200; D. 上皮样型 HMB45 标记, IHC×200; E. 脂肪瘤样型 HMB45 标记, IHC×200; F. 上皮样型 cathepsin-A 标记, IHC×400

非典型性间质细胞, 表达 MDM2、CDK4 和 P16, 不表达 α-SMA 和 HMB45, FISH 检测显示 *MDM2* 基因扩增。

2. 平滑肌肉瘤　肌瘤样 AML 易被误诊为平滑肌肉瘤, 但血管壁周围常可见少量透明上皮样或梭形肌样 PEC 细胞, 瘤细胞除表达 α-SMA 和 h-caldesmon 外, 还程度不等表达 HMB45 和 PNL2 等色素细胞标记。

3. 透明细胞肾细胞癌　上皮样 AML 易被误诊为透明细胞肾细胞癌, 特别是在作术中冷冻切片诊断时, 采用上皮性标记和色素细胞标记有助于两者的鉴别诊断。

4. 多形性横纹肌肉瘤　以胞质嗜伊红色的大圆形和大多边形细胞为主时可被误诊为横纹肌肉瘤, 但后者不表达 HMB45 和 PNL2 等色素细胞标记。

二、肾外血管平滑肌脂肪瘤

【定义】

发生于肾外的 AML, 主要指肝 AML。

【病因】

6%～10% 的肝 AML 患者可伴有 TSC, 常同时伴有肾 AML。

【临床特征】

（一）流行病学

1. 发病率　较少见。

2. 发病年龄　主要发生于成年人, 年龄范围为 26～86 岁, 平均年龄为 49 岁。

3. 性别　两性均可发生, 但多见于女性。

（二）部位

肝是最常见的肾外 AML, 约占所有 AML 的 8%。

（三）症状

常为体检时或因其他原因行肝脏检查时所发现, 或为其他原因行腹部手术时偶然发现。部分病例也可因肿块较大而产生相应的症状, 如腹部不适、腹部疼痛、腹部肿块和低热等。极少数病例因肿块破裂而导致急腹症。

（四）影像学

MRI 可显示肿瘤内含有低密度的脂肪组织成分。血管造影显示肿瘤内血管非常丰富 (图 6-1-5)。

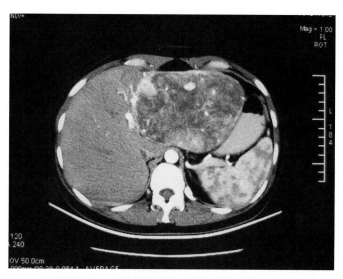

图 6-1-5　肝脏脂肪瘤样血管平滑肌脂肪瘤 CT 显示混杂性密度的占位性病变

（五）治疗

手术切除。难以手术切除或恶性病例可尝试 mTOR 抑制剂。

（六）预后

大多数肝 AML 病例呈良性经过。少数病例可呈侵袭性，包括局部复发和转移，其肿瘤直径多超过 10cm。

【病理变化】

（一）大体特征

多为单个结节，直径数毫米至 36cm，平均 8.7cm，切面呈灰黄、灰红或灰褐色，质软，可伴有出血和坏死。

（二）镜下特征

1. 组织学特征　与肾 AML 相似，由成熟脂肪组织、梭形至上皮样肌样细胞（PEC）和厚壁血管三种成分混合组成。根据这三种成分在肿瘤内所占的比例，分为：①经典混合型（图 6-1-6A）；②脂肪瘤样型（图 6-1-6B）；③上皮样型（图 6-1-6C）；④血管瘤样型。少数病例的间质内可见集聚的慢性炎症细胞，其内夹杂梭形至上皮样肌样细胞（PEC），类似炎性假瘤（图 6-1-6D）。

少数肝上皮样 AML 中的瘤细胞显示明显的异型性，可见核分裂象（包括病理性核分裂），并可见凝固性坏死和侵犯血管，提示肿瘤可能具有侵袭性行为（图 6-1-6E、6-1-6F）。

2. 免疫组织化学　同肾 AML。

【遗传学】

同肾 AML。

【鉴别诊断】

肝上皮样 AML 可被误诊为肝细胞肝癌，特别是在做术中冷冻切片病理诊断时。

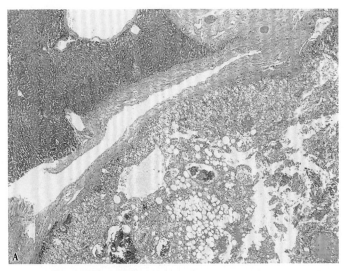

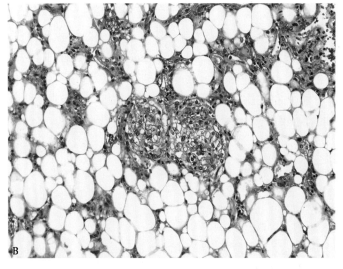

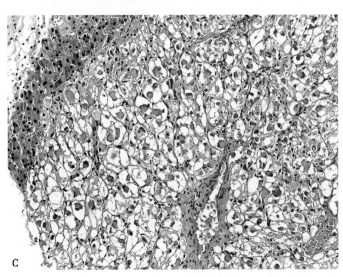

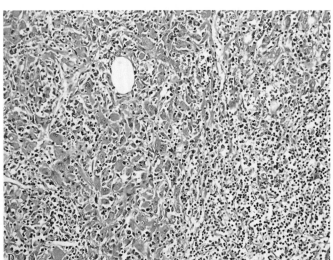

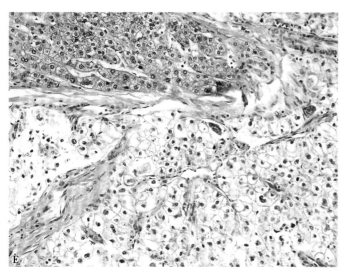
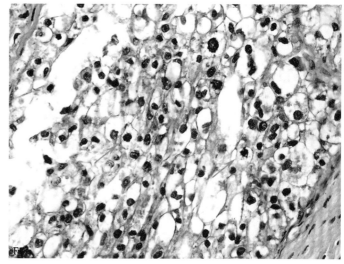

图 6-1-6　肝血管平滑肌脂肪瘤的组织学特征

A. 经典型，HE×40；B. 脂肪瘤样型，HE×200；C. 上皮样型，HE×200；D. 炎性假瘤样，HE×200；E. 恶性上皮样 AML，HE×200；F. 恶性上皮样 AML，可见核分裂象（箭头），HE×400

第二节　肺透明细胞糖瘤

【定义】

肺透明细胞糖瘤（clear cell sugar tumor，CCST）或肺透明细胞肿瘤（clear cell tumor of lung，CCTL）是一种发生于肺内的 PEComa，由巢状、腺泡状、器官样或片状排列的透明细胞（PEC）组成，肿瘤内常富含血管网。CCST 可合并 AML 和淋巴管肌瘤病，同属 PEComa 家族。

【编码】

ICD-O　　　8005/0

ICD-11　　 XH4CC6

【临床特征】

（一）流行病学

1. **发病率**　少见。

2. **发病年龄**　多发生于中年人，平均年龄为 57 岁，年龄范围为 8～73 岁。

3. **性别**　两性均可发生，女性稍多见。

（二）部位

双侧肺部均可发生，但多位于右肺。

（三）症状

常为体检或因其他原因行肺部检查时所偶然发现。少数患者可表现为胸痛、咳嗽或因肺炎就诊。

（四）影像学

肿瘤呈圆形或卵圆形，一般位于肺周边，境界清楚，肿瘤内部相对均质，周边强化（图 6-2-1）。

（五）治疗

手术切除。恶性病例可尝试 mTOR 抑制剂。

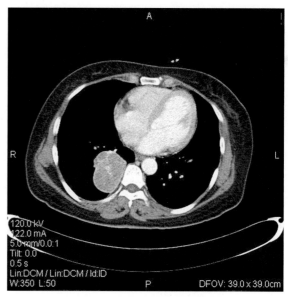

图 6-2-1　肺恶性透明细胞糖瘤 CT
右肺周边内可见境界清楚的结节状阴影

（六）预后

大多数病例呈良性经过，极少数病例呈侵袭性，可发生肺内或其他部位转移。

【病理变化】

（一）大体特征

多为单个结节，直径多<3cm，范围 1.5～6.5cm，切面呈半透明状，灰红或灰白色，少数病例可伴有坏死。

（二）镜下特征

1. **组织学特征**　由巢状、腺泡状、器官样或片状排列的上皮样细胞（PEC）组成，胞质透亮或嗜伊红色，瘤细胞巢之间为丰富、纤细的血管网（图 6-2-2A、6-2-2B）。少数病例瘤细胞内可见色素颗粒。恶性病例显示瘤细胞密

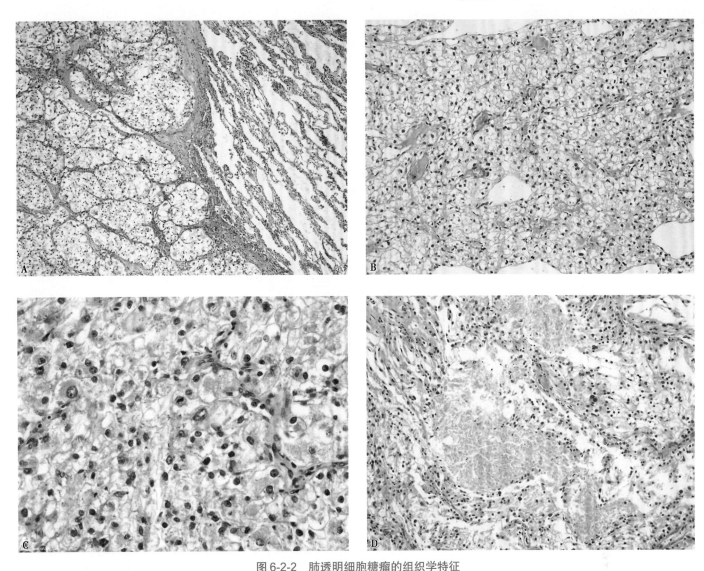

图 6-2-2　肺透明细胞糖瘤的组织学特征

A．巢状和腺泡状排列的透亮上皮样细胞，瘤巢间为纤维血管性间隔，HE×40；B．片状分布的透亮上皮样细胞和丰富的血管，HE×100；C．瘤细胞显示异型性，并可见核分裂象，HE×400；D．凝固性坏死，HE×100

度增加，瘤细胞核增大、深染，核分裂象易见（包括异常核分裂），可见凝固性坏死（图 6-2-2C、6-2-2D），肿瘤可呈浸润性生长。

2. **免疫组织化学**　同肾上皮样 AML。

【鉴别诊断】

1. **转移性透明细胞肾细胞癌**　肾脏有占位或曾有肾癌病史，瘤细胞表达上皮性标记。

2. **转移性透明细胞恶性黑色素瘤**　有恶性黑色素瘤病史，瘤细胞仅具色素细胞分化，不具肌样分化。

3. **转移性腺泡状软组织肉瘤**　部分区域瘤细胞可呈透亮状，但其他区域可显示典型的腺泡状软组织肉瘤形态，瘤细胞表达 TFE3 和 MyoD1（胞质颗粒状），不表达色素细胞标记。

4. **神经内分泌肿瘤**　瘤细胞表达上皮性标记和内分泌标记，不表达色素细胞标记。

5. **肺副神经节瘤**　主细胞表达 Syn、CgA、NSE 和 CD56 标记，支持细胞表达 S-100 蛋白。瘤细胞不表达色素细胞标记。

第三节　淋巴管肌瘤和淋巴管肌瘤病

【定义】

淋巴管肌瘤（lymphangioleiomyoma，LAM）是一种由淋巴管周围、肺间质血管周围、肺细支气管周围或纵隔、腹膜后及盆腔淋巴结内增生的上皮样至梭形肌样细胞（PEC）所组成的肿瘤，局灶性病变称为淋巴管肌瘤，广泛累及淋巴管者称为淋巴管肌瘤病（lymphangioleiomyomatosis，LAMs），后者可伴有或不伴有肺实质累及。

【病因】

LAM 可伴发肾 AML（15%）。LAM 可伴有 TSC，0.1%～2.3% 的 TSC 患者可发生 LAM，涉及 *TSC2* 基因突变。

【编码】

ICD-O　　9174/1

ICD-11　　XH10K6

【临床特征】

（一）流行病学

1. 发病率　少见。

2. 性别和发病年龄　几乎均发生于女性，通常为生育期妇女，平均年龄为 40～45 岁，不少患者有口服避孕药史。

（二）部位

主要发生于肺部，肺外部位如纵隔、腹膜后、盆腔内和腹股沟淋巴结等处也可发生。

（三）症状

发生于肺内者表现为进展性呼吸困难（气喘），其他症状包括自发性气胸、咯血和乳糜胸等。发生于腹腔和盆腔者可表现为无痛性的腹部肿块，或肿块所引起的一些非特异性症状，其他症状包括腹痛、乳糜腹和乳糜尿等。

（四）影像学

肺 LAM 早期无明显异常改变，进展期显示胸导管、中央乳糜管和大淋巴管阻塞，阻塞远端的淋巴管扩张，高分辨胸片和 CT 可清晰显示肺部的囊性病变（图 6-3-1A），囊性变的程度和范围因病例而异，明显时呈蜂窝状。肺外病变多数发生于纵隔内和腹膜后沿着淋巴管分布的淋巴结。超声和 CT 可显示纵隔、上腹部（包括肠系膜和肾门）和盆腔肿块，有时肿块可从上腹部延伸至盆腔、髂血管旁和腹股沟淋巴结（图 6-3-1B）。

（五）治疗

局灶性病变行手术切除。部分病例对孕激素或抗雌激素治疗有一定疗效。病变广泛者可尝试 mTOR 抑制剂。

（六）预后

局灶性病变经手术切除后患者可长期生存。广泛累及肺实质者，30%～70% 的患者常在 1～10 年内因发生肺功能不全而导致患者死亡，可考虑肺移植，但仍可在移植肺的基础上再次复发。LAM 的 5 年、10 年和 15 年生存率分别为 91%、79% 和 71%。

【病理变化】

（一）大体特征

位于肺部者，病变呈弥漫囊性，似严重肺水肿样，囊腔直径多在 0.5～2cm 之间，可达 10cm，囊性变在立体显微镜下更为清晰。位于肺外者，常见胸导管和纵隔淋巴结为红色至灰红色肿块所取代，个别病例呈多个融合性肿块，直径超过 3cm 者常呈多囊状，内含黄褐色的乳糜液。

（二）镜下特征

1. 组织学特征

（1）肺 LAM：肌样细胞（PEC）常呈小簇状、小巢状或短束状分布于囊肿或细支气管边缘（图 6-3-2A、6-3-2B），或沿着血管和淋巴管分布。

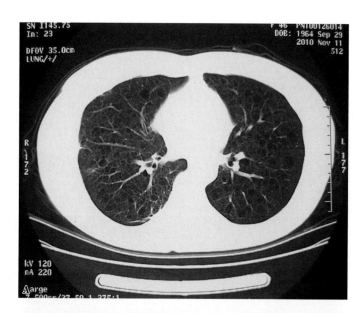

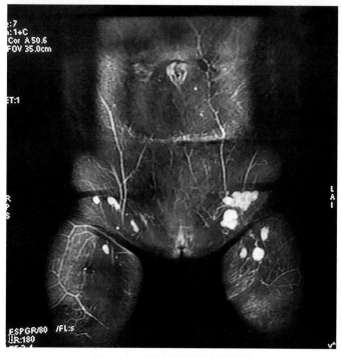

图 6-3-1　淋巴管肌瘤的影像学

A. 肺部病变呈囊性；B. 双侧腹股沟和大腿根部沿淋巴管分布的多发结节

（2）肺外 LAM：由条束状、粗梁状或乳头状增生的肌样细胞（PEC）和衬以扁平内皮的网状、分支状或窦样腔隙组成，可见淋巴细胞聚集灶（图 6-3-2C、6-3-2D）。

2. 免疫组织化学　肌样细胞（PEC）表达 α-SMA 和 MSA，少部分细胞表达 desmin，多数上皮样 LAM 细胞表达 HMB45、PNL2、Melan-A、ER 和 PR（图 6-3-3），也可表达 cathepsin K，还可表达 β-catenin。

【鉴别诊断】

包括自发性肺纤维化、肺原发性平滑肌瘤、转移性平滑肌瘤和平滑肌肉瘤等。

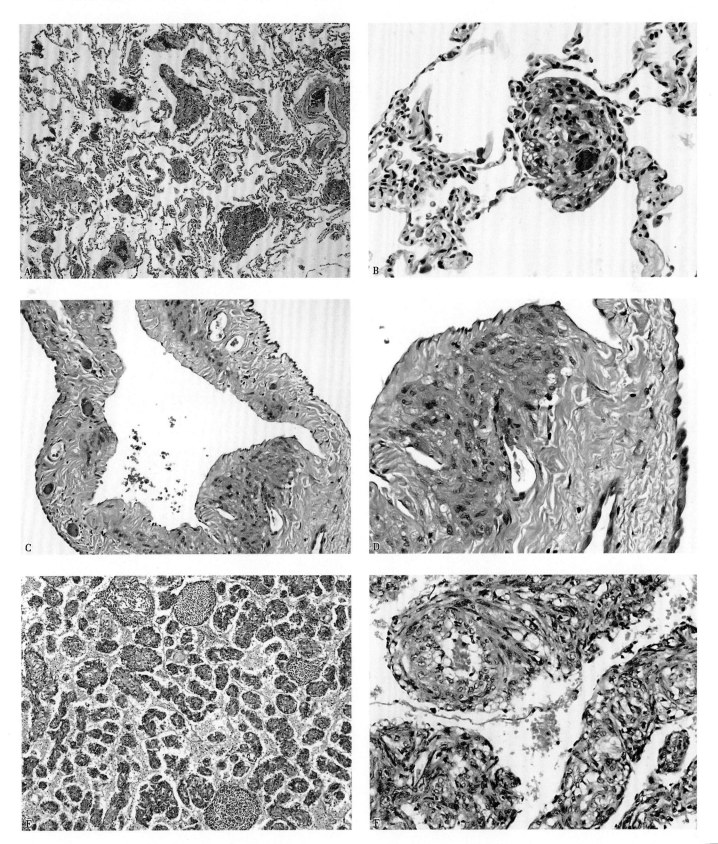

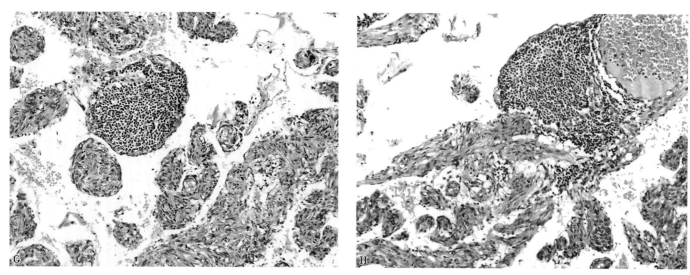

图 6-3-2　淋巴管肌瘤的组织学特征

A. 肺淋巴管肌瘤，低倍镜下肺间质内可见散在分布的小结节，HE×40；B. 血管周围增生的 PEC，HE×200；C. 细支气管黏膜下增生的 PEC，HE×200；D. 细支气管黏膜下增生的 PEC，HE×400；E. 盆腔淋巴管肌瘤，粗梁状增生的肌样细胞（PEC）和窦样腔隙，HE×40；F. 盆腔淋巴管肌瘤，HE×200；G. 淋巴细胞聚集灶，HE×100；H. 淋巴细胞聚集灶，HE×100

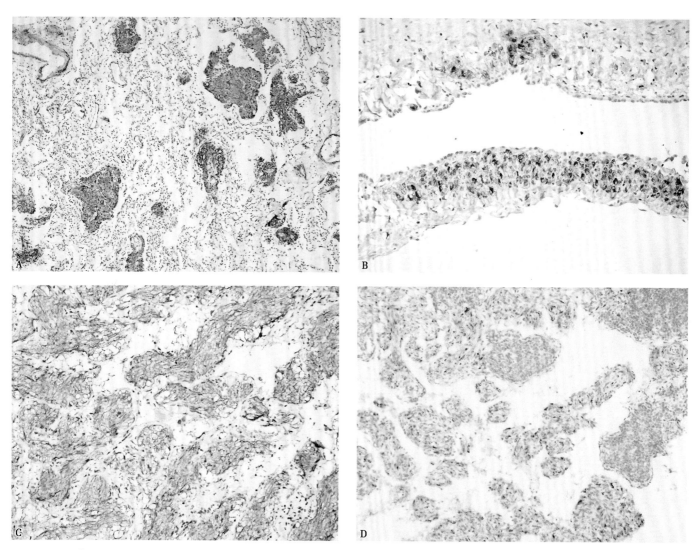

图 6-3-3　淋巴管肌瘤的免疫组化

A. 肺淋巴管肌瘤 α-SMA 标记，IHC×40；B. 肺淋巴管肌瘤 HMB45 标记，IHC×200；C. 盆腔肺淋巴管肌瘤 α-SMA 标记，IHC×100；D. 盆腔淋巴管肌瘤 HMB45 标记，IHC×100

第四节　非特指性血管周上皮样细胞肿瘤

一、腹盆腔血管周上皮样细胞肿瘤

【概述】

腹盆腔 PEComa 体积常较大,在临床上常呈侵袭性,可发生复发和远处转移,后者可转移至肝、肺、脑和骨,并可导致患者死亡,故曾被称为腹盆腔 PEC 肉瘤(abdominopelvic sarcoma of perivascular epithelioid cells,PECS)。

【编码】

良性 PEComa	ICD-O	8714/0
	ICD-11	XH4C66
恶性 PEComa	ICD-O	8714/3
	ICD-11	XH9WD1

【临床特征】

（一）流行病学

1. **发病率**　少见。

2. **发病年龄**　多发生于中青年。

3. **性别**　多见于女性,女:男约为 3:1。

（二）部位

腹腔、盆腔和腹膜后。

（三）症状

腹部肿块及因肿块引起的非特异性症状。

（四）影像学

腹盆腔巨大占位(图 6-4-1),常富于血供。

（五）治疗

手术切除。不能手术者或恶性 PEComa 可尝试 mTOR 抑制剂。

（六）预后

体积巨大不能手术者预后不佳,可发生肝转移等。

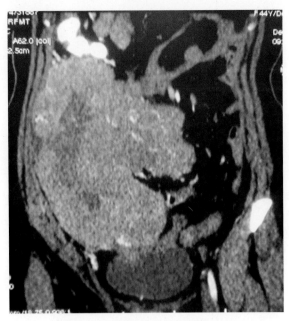

图 6-4-1　盆腔 PEComa 的影像学
CT 示腹盆腔巨大肿块

【病理变化】

（一）大体特征

分叶状或结节状肿块,直径可 >20cm,切面呈灰白或灰红色,可伴有出血和坏死。

（二）镜下特征

1. **组织学特征**

（1）经典型:与发生于其他部位的 PEComa 相似,由巢状、腺泡状、器官样或片状排列的透明或嗜伊红色上皮样 PEC 组成,瘤细胞巢之间为丰富、纤细的血管网(图 6-4-2A)。恶性者瘤细胞密度增高,瘤细胞有异型,可见核分裂象和坏死等(图 6-4-2B~6-4-2D)。

（2）梭形细胞型:由条束状排列的嗜伊红色至透亮状梭形 PEC 组成(图 6-4-2E、6-4-2F),部分病例内可见核分裂象,易被误诊为平滑肌肉瘤。

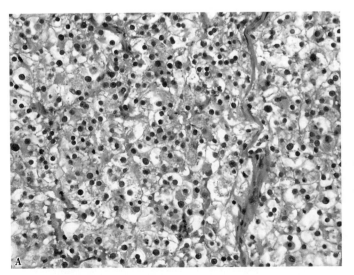

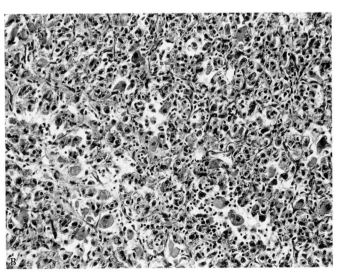

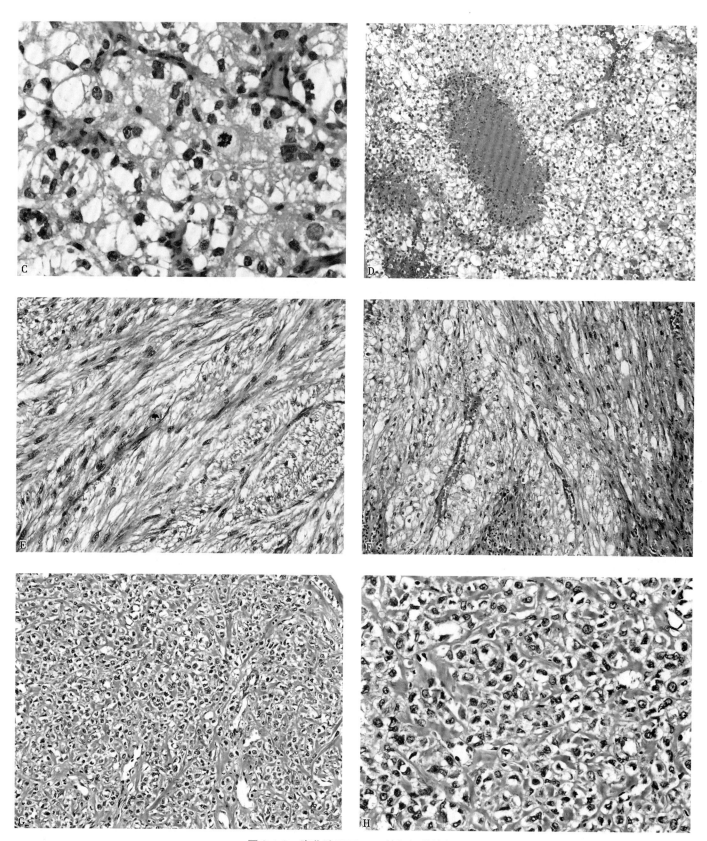

图 6-4-2 腹盆腔 PEComa 的组织学特征

A. 腹盆腔 PEComa，HE×200；B. 腹盆腔恶性 PEComa，瘤细胞密度增高，并有异型性，HE×100；C. 腹盆腔恶性 PEComa，可见核分裂象，HE×400；D. 腹盆腔恶性 PEComa，可见坏死，HE×100；E. 腹盆腔梭形细胞 PEComa，易被误诊为平滑肌肉瘤，HE×200；F. 腹盆腔梭形细胞 PEComa，可见胞质透亮瘤细胞，HE×200；G. 腹盆腔硬化性 PEComa，HE×100；H. 腹盆腔硬化性 PEComa，HE×200

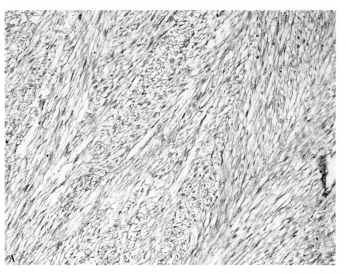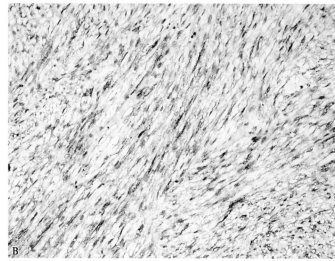

图 6-4-3　腹盆腔梭形细胞 PEComa 的免疫组化

A. 瘤细胞弥漫性表达 α-SMA，IHC×100；B. 瘤细胞表达 HMB45 标记，IHC×100

（3）硬化型：主要发生于腹膜后，少数病例也可发生于盆腔和子宫，镜下间质伴有明显的玻璃样变性，也称硬化性 PEComa（sclerosing PEComa）（图 6-4-2G、6-4-2H）。

2. 免疫组织化学　梭形细胞 PEComa 除表达 α-SMA、desmin 和 h-caldesmon 外，还表达 HMB45、PNL2 和 Melan-A 等色素细胞标记（图 6-4-3）。

【鉴别诊断】

梭形细胞 PEComa 需注意与平滑肌肉瘤相鉴别。另在诊断发生于腹盆腔的上皮样平滑肌肿瘤之前，应注意是否有 PEComa 的可能性，加做 HMB45 等色素细胞标记可帮助明确诊断。

二、女性生殖道血管周上皮样细胞肿瘤

【概述】

女性生殖道血管周上皮样细胞肿瘤（PEComa of the gynaecological tract）主要发生于子宫，可合并肾 AML 和肺 LAM。多数子宫 PEComa 为散发性，约 5% 病例伴有 TSC。

除子宫外，其他部位包括宫颈、阴道、附件、阔韧带和外阴。少数病例为多发性（PEComatosis），可累及生殖道多个部位，包括宫颈、宫体、阔韧带、卵巢和盆腔等。

【病因】

与 TSC1 基因（9q34）（27%）和 TSC2 基因（16p13.3）（73%）突变相关。TSC1 和 TSC2 分别编码错构瘤蛋白（hamartin）和马铃薯球蛋白（tuberin）。

在约 23% 的子宫 PEComa 病例中存在 TFE3 基因的重排，包括形成 SFPQ/PSF-TFE3 和 DVL2-TFE3 等融合基因，以及有 TFE3 重排但无相对应的伴侣基因。识别这一特殊的 PEComa 亚型对指导临床治疗很重要，因具有 TFE3 重排的 PEComa 的发病机制与经典型 PEComa 有所不同，采用 mTOR 抑制剂可能无效。除 TFE3 外，也有少数 PEComa 病例显示 RAD51B 基因的重排。

【临床特征】

（一）流行病学

1. 发病率　迄今为止，子宫 PEComa 约有 80 多例报道，宫颈 13 例、阴道 7 例、附件 6 例、阔韧带 5 例、外阴 1 例。

2. 发病年龄　多发生于中青年，其中子宫 PEComa 患者的平均和中位年龄分别为 48 岁和 44 岁，高峰年龄段为 40～49 岁。部分病例可发生于青春期前儿童。

（二）症状

肿瘤较小时多无症状，常为偶然发现，如超声等检查或腹腔镜手术（图 6-4-4）。临床有症状者包括腹部疼痛和阴道流血，少数病例可因子宫破裂发生血腹和急腹症。

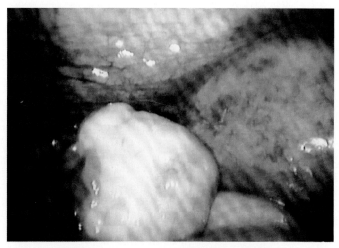

图 6-4-4　腹腔镜手术中偶然发现阔韧带肿瘤

（三）影像学

超声显示低回声肿块，回声不均匀，CFDI：内可见丰富的血流信号。CT 可显示子宫体积增大，可见团块状混杂密度影，增强后见明显不均匀强化和血管影（图 6-4-5A）。MRI 显示结节状或分叶状软组织团块影，T₁WI 等信号，T₂WI 混杂信号（图 6-4-5B）。

（四）治疗

手术切除。不能手术者或恶性 PEComa 可尝试 mTOR 抑制剂（*TFE3* 易位相关性 PEComa 除外）。

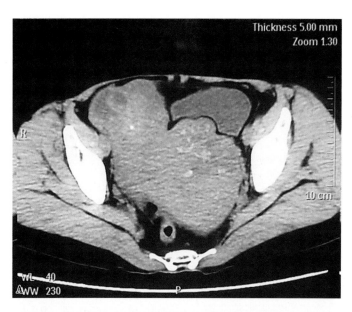

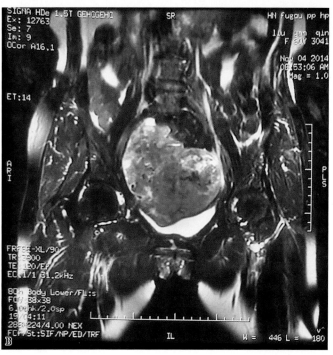

图 6-4-5　子宫 PEComa 的影像学

A. CT 显示子宫团块状混合密度影；B. MRI 显示子宫前壁分叶状软组织团块

（五）预后

约有 20 多例子宫 PEComa 临床上呈侵袭性，可发生卵巢（19%）和盆腔内播散（14.3%）。远处转移率为 62%，主要转移至肺、肝、骨和淋巴结。发生转移的中位和平均时间分别为 90 个月和 51.2 个月。

【病理变化】

（一）大体特征

分叶状、结节状或多结节状，最大径可达 30cm，具有侵袭性者平均和中位直径分别为 11cm 和 12.5cm。切面呈灰白或灰红色，可伴有出血和坏死（图 6-4-6），可浸润宫体全层，并可突破浆膜层。

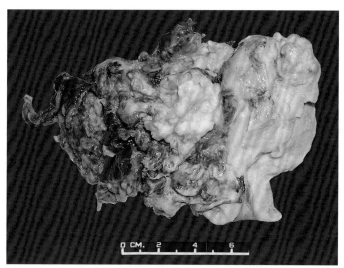

图 6-4-6　阔韧带 PEComa 的大体特征
复发性肿瘤累及子宫和附件

（二）镜下特征

1. 组织学特征

（1）子宫 PEComa：从瘤细胞形态上可为上皮样、梭形细胞型或上皮样 - 梭形细胞混合型（图 6-4-7A～6-4-7C）。瘤细胞与血管关系密切，可呈巢状或器官样分布于血管网之间，或分布于血管周围，可围绕血管呈放射状。从生长方式上可呈舌状（tongue-like）类似子宫内膜间质肉瘤（图 6-4-7D），或呈片状（图 6-4-7E），也可呈境界清楚的结节状（图 6-4-7F）。部分病例间质可伴有明显的硬化（图 6-4-7G、6-4-7H）。

（2）子宫恶性 PEComa：瘤细胞密度增高，可见核分裂象和坏死（图 6-4-7I～6-4-7K），少数病例可呈梭形细胞肉瘤或多形性肉瘤样（图 6-4-7L）。

2. 免疫组织化　与发生于其他部位的 PEComa 相似，表达肌样和色素细胞标记（图 6-4-8A～6-4-8D）。*TFE3* 相关性 PEComa 常弥漫强阳性表达 TFE3（图 6-4-8E），并可表达 MiTF。

【遗传学】

伴有 *TFE3* 易位的 PEComa FISH 检测可显示 *TFE3* 基因易位。

【鉴别诊断】

1. 平滑肌肿瘤　梭形细胞 PEComa 需注意与具有恶性潜能的平滑肌肿瘤或平滑肌肉瘤相鉴别,另在诊断发生于腹盆腔的上皮样平滑肌肿瘤之前,也应注意是否有 PEComa 的可能性,加做色素细胞标记可帮助明确诊断。

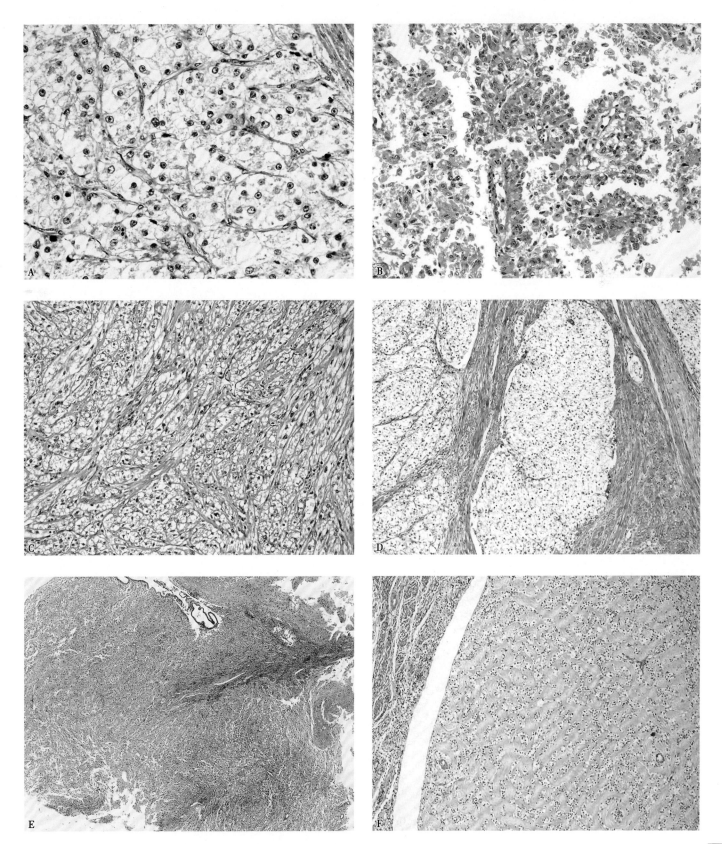

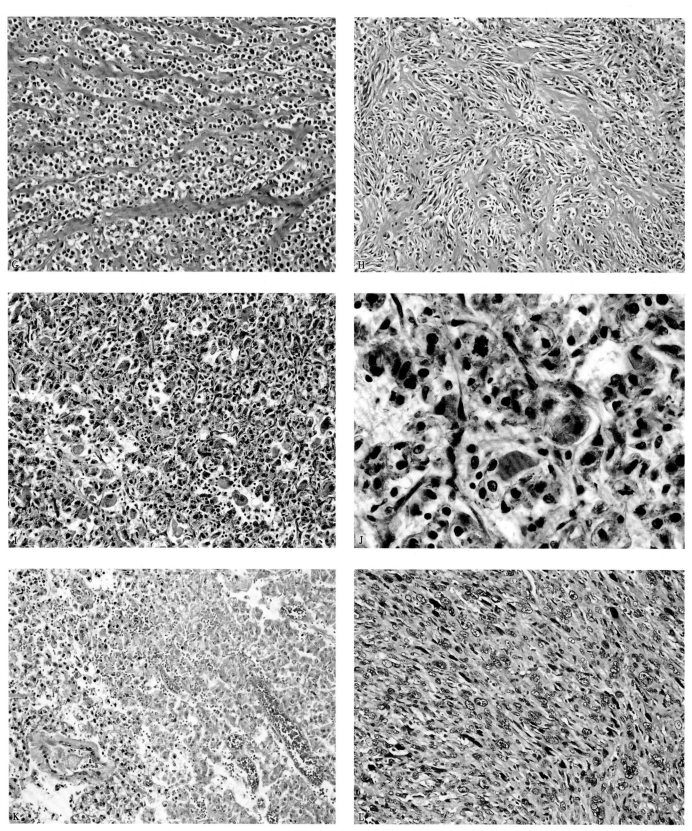

图 6-4-7　子宫 PEComa 的组织学特征

A. 胞质呈透亮状，HE×200；B. 胞质呈嗜伊红色，围绕血管生长，HE×100；C. 子宫 PEComa，由上皮样至梭形 PEC 组成，HE×100；D. 呈舌状生长，HE×40；E. 呈片状生长，HE×40；F. 呈结节状生长，HE×40；G. 上皮样 PEComa 间质硬化，HE×100；H. 梭形细胞 PEComa 间质硬化，HE×100；I. 子宫恶性 PEComa，瘤细胞密度增加，并有异型性，HE×100；J. 可见核分裂象，HE×400；K. 可见坏死，HE×100；L. 呈高级别肉瘤形态，HE×200

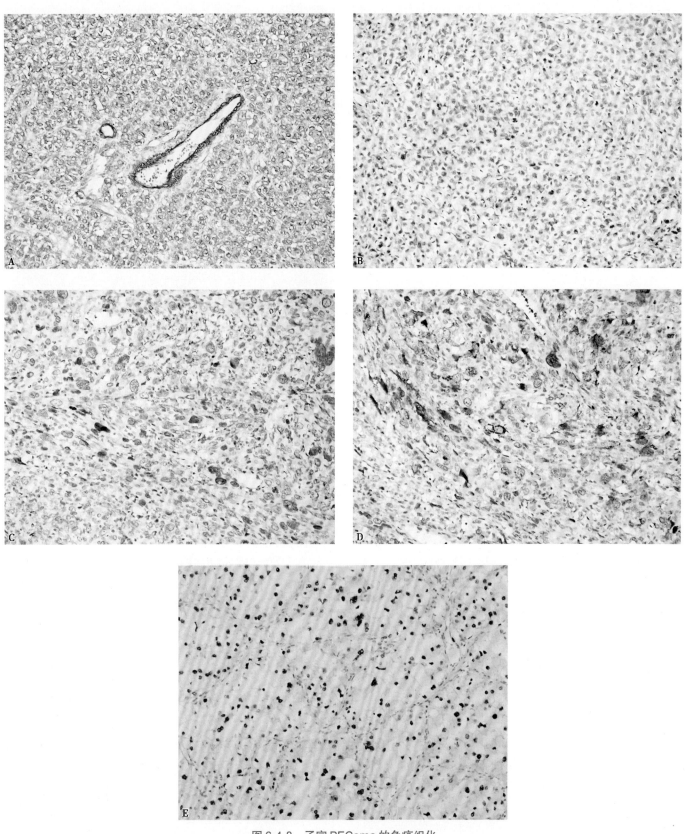

图 6-4-8 子宫 PEComa 的免疫组化

A. 子宫上皮样 PEComa 弥漫性表达 desmin, IHC×100; B. 子宫上皮样 PEComa 弥漫性表达 HMB45, IHC×100; C. 子宫肉瘤样 PEComa
表达 desmin, IHC×400; D. 子宫肉瘤样 PEComa 表达 PNL2, IHC×400; E. 瘤细胞表达 TFE3, IHC×100

2. 腺泡状软组织肉瘤　上皮样 PEComa 也可显示明显的器官样结构,与腺泡状软组织肉瘤有一定的相似,且 *TFE3* 易位相关性 PEComa 也可表达 TFE3,故可被误诊为腺泡状软组织肉瘤,但后者可表达 MyoD1(胞质颗粒状染色),不表达色素细胞标记。

三、胃肠道血管周上皮样细胞肿瘤

【概述】

胃肠道 PEComa 主要发生于大肠,特别是降结肠、横结肠和直肠,部分病例位于小肠和胃,少数病例位于食管、胰腺、胆囊、胆总管、肝内胆管旁和阑尾等部位。除个别病例外,胃肠道 PEComa 与 TSC 相关的报道相对较少。

【临床特征】

(一)流行病学

1. 发病率　迄今为止文献上报道了 50 多例。胃肠道 PEComa 占 PEComa-NOS 的 20%～25%。

2. 发病年龄　多发生于成年人,但部分病例发生于儿童和青少年,平均年龄和中位年龄为 39 岁和 45 岁,年龄范围为 5.5～97 岁。

3. 性别　女性稍多见,女:男为 1.8:1。

(二)症状

不具特征性,并因部位而异。患者可有腹痛、黑便、便血或不全肠梗阻等症状。

(三)治疗

手术切除。不能手术者或恶性 PEComa 可尝试 mTOR 抑制剂。

(四)预后

局部复发和转移率为 23%,死亡率为 12%。

【病理变化】

(一)大体特征

可位于黏膜或黏膜下,呈息肉状,也可位于消化道壁内、浆膜面或肠系膜(图 6-4-9),呈结节状或分叶状,直径 0.8～22cm。切面可呈灰白、灰黄、灰褐、灰红或灰黑色不等,可伴有出血和坏死。

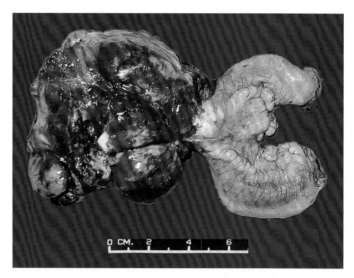

图 6-4-9　肠系膜 PEComa 的大体特征

(二)镜下特征

1. 组织学特征　大多数 GI PEComa 为上皮样型(图 6-4-10A～6-4-10D),少数病例为梭形细胞型或上皮样 - 梭形细胞混合型。恶性 PEComa 病例显示瘤细胞密度增高,可见核分裂象(可高达 36 个 /10HPF)和坏死(图 6-4-10E、6-4-10F)。

2. 免疫组织化学　与发生于其他部位的 PEComa 相似(图 6-4-11)。

【鉴别诊断】

1. 胃肠道间质瘤　PEComa 也可表达 CD117,可被误诊为胃肠道间质瘤,但无 *c-kit* 基因突变。与 PEComa 不同的是,胃肠道间质瘤还可表达 DOG1,但不表达 HMB45。

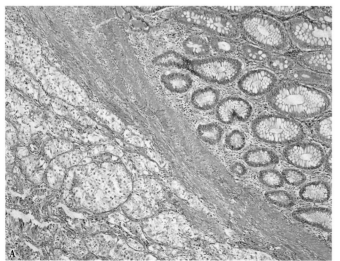

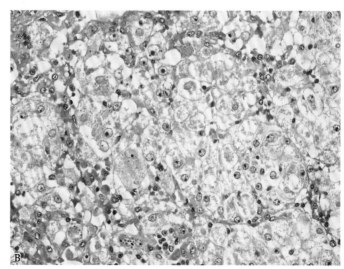

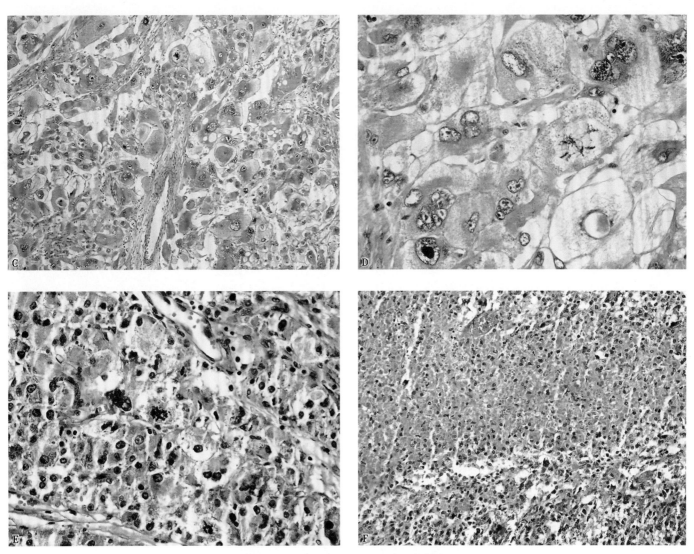

图 6-4-10　胃肠道 PEComa 的形态学特征

A. 回盲部 PEComa，HE×100；B. 回盲部 PEComa，部分瘤细胞的胞质内可见色素颗粒，HE×400；C. 横结肠恶性 PEComa，瘤细胞呈大圆形或多边形，可见核分裂象，HE×400；D. 横结肠恶性 PEComa，可见核分裂象，HE×600；E. 乙状结肠恶性 PEComa，瘤细胞有异型性，并可见核分裂象，HE×400；F. 乙状结肠恶性 PEComa，可见凝固性坏死，HE×200

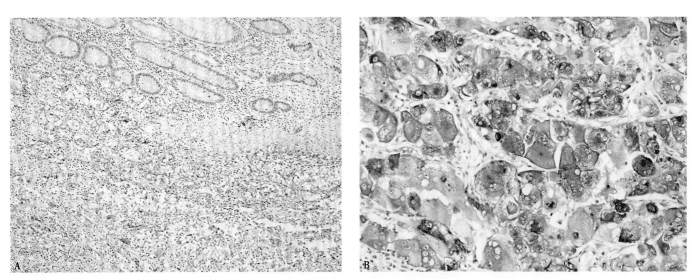

图 6-4-11　胃肠道 PEComa 的免疫组化

A. 回盲部 PEComa 的 HMB45 标记，IHC×100；B. 横结肠恶性 PEComa 的 HMB45 标记，IHC×400

2. 胃肠道透明细胞肉瘤样肿瘤　也称胃肠道恶性神经外胚层肿瘤，多发生于小肠，瘤细胞呈片状、巢状或结节状分布，局部可呈假腺泡状。约半数病例中可见破骨细胞样巨细胞。瘤细胞表达 S-100 蛋白和 SOX10，但不表达 HMB45 等其他色素细胞标记。FISH 检测可显示有 *EWSR1-CREB1* 融合性基因。

3. 胃肠道原发性或恶性黑色素瘤　除表达 HMB45 等色素标记外，常同时表达 S-100 蛋白，而胃肠道 PEComa 多不表达 S-100 蛋白，但可表达 α-SMA 和 / 或 desmin。

4. 胃肠道转移性透明细胞癌　特别是转移性透明细胞肾细胞癌，不表达 HMB45，但表达 AE1/AE3、EMA、CD10 和 PAX8。

四、膀胱血管周上皮样细胞肿瘤

【概述】

相比其他部位，发生于膀胱的 PEComa 相对较为少见。除膀胱外，PEComa 偶可发生于前列腺、精囊和脐尿管等部位。

【病因】

少数病例可为 TFE3 相关性。

【临床特征】

（一）流行病学

1. **发病率**　迄今为止文献上约报道了 20 多例。

2. **发病年龄**　主要发生于中青年，年龄范围为 19～48 岁，中位年龄为 36 岁。

3. **性别**　与其他部位 PEComa 有所不同的是，膀胱 PEComa 多发生于男性，男：女为 2：1。

（二）症状

患者多以血尿就诊。

（三）影像学

CT 可显示膀胱占位（图 6-4-12）。

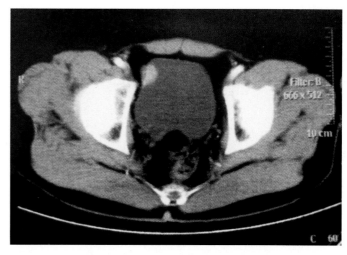

图 6-4-12　膀胱 PEComa 的影像学
CT 显示膀胱右前壁占位

（四）治疗

手术切除。临床上呈侵袭性者或恶性 PEComa 可尝试 mTOR 抑制剂（*TFE3* 相关性除外）。

（五）预后

多数病例预后相对较好，少数恶性病例预后较差，发生远处转移并致患者死亡。

【病理变化】

（一）大体特征

位于膀胱黏膜下或膀胱壁内，直径多为 3～5cm，切面呈灰白粉红色。

（二）镜下特征

1. **组织学特征**　位于黏膜下或膀胱壁内，由条束状或巢状排列的梭形至上皮样 PEC 细胞组成，胞质透亮或淡嗜伊红色，间质可伴有明显胶原化（图 6-4-13）。

2. **免疫组织化学**　与发生于其他部位的 PEComa 相似（图 6-4-14）。

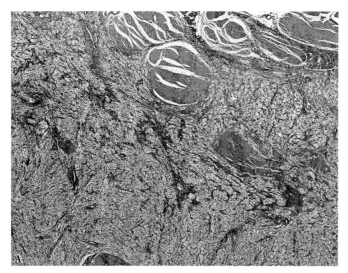

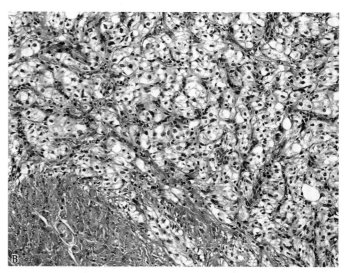

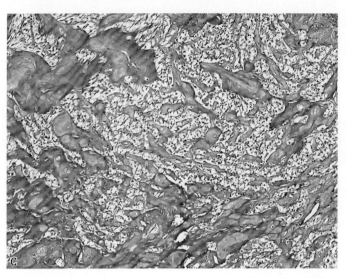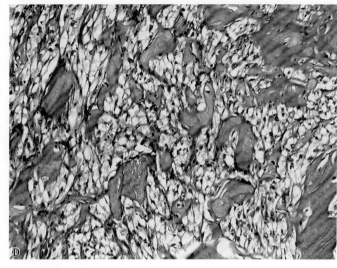

图 6-4-13　膀胱 PEComa 的组织学特征

A. 瘤细胞穿插于膀胱壁平滑肌之间，HE×40；B. 巢状排列的上皮样细胞，HE×200；C. 间质伴有硬化，HE×40；D. 间质伴有硬化，HE×200

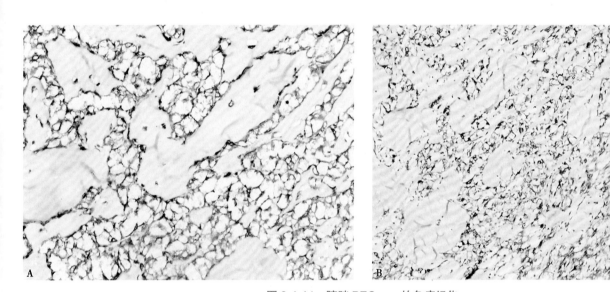

图 6-4-14　膀胱 PEComa 的免疫组化

A. α-SMA 标记，IHC×200；B. HMB45 标记，IHC×100

五、皮肤血管周上皮样细胞肿瘤

【概述】

与内脏和腹盆腔 PEComa 相比，皮肤 PEComa（cutaneous PEComa）比较少见，多发生于四肢皮肤。

【病因】

多数病例与 *TFE3* 重排无相关性。

【临床特征】

（一）流行病学

1. **发病率**　迄今为止文献上约报道了 40 多例。

2. **发病年龄**　年龄范围为 15～81 岁，中位年龄为52 岁。

3. **性别**　女性稍多见。

（二）部位

多发生于肢体，特别是下肢，少数病例位于前臂。

（三）症状

皮肤缓慢性生长的无痛性结节或斑块。

（四）影像学

以超声检查为主。可显示为境界清楚的低回声光团，CDFI 示内可见较丰富的血流信号（图 6-4-15）。

（五）治疗

手术切除。临床上呈侵袭性者或恶性 PEComa 可尝

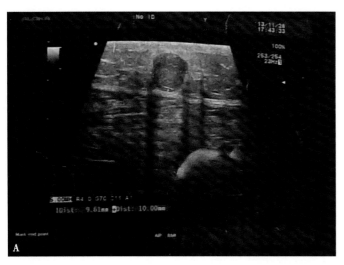
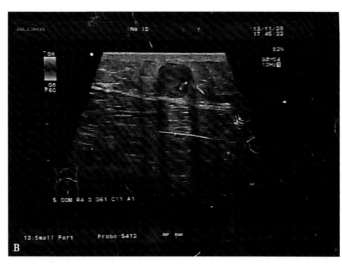

图 6-4-15　皮肤 PEComa 的影像学
A. 皮下境界清楚的低回声光团；B. CDFI 示内可见较丰富血流信号

试 mTOR 抑制剂（TFE3 相关性除外）。

（六）预后

多数病例呈良性或惰性经过，少数病例为恶性 PEComa。

【病理变化】

（一）大体特征

皮肤斑块或结节，直径 0.5～3cm，平均 1.5cm，切面呈灰白或灰红色。

（二）镜下特征

1. 组织学特征　多位于皮肤真皮内，可延伸至皮下，少数病例也可位于皮下。由梁索状、巢状排列的上皮样细胞组成，胞质透亮或淡嗜伊红色（图 6-4-16），瘤细胞巢之间常含有丰富的血管网，间质可伴有明显胶原化。

2. 免疫组织化学　与发生于其他部位的 PEComa 相似（图 6-4-17），除表达肌样分化和色素细胞标记外，还可表达 CD10。

【鉴别诊断】

1. 转移性 PEComa　诊断原发性皮肤 PEComa 前需除外转移性，发生于子宫等部位的恶性 PEComa 可发生皮肤转移。

2. 转移性透明细胞肾细胞癌　皮肤 PEComa 也可表达 CD10，但不表达 AE1/AE3 等上皮性标记，肾细胞癌不表达 HMB45 等标记。

3. 皮肤透明细胞恶性黑色素瘤　不具有肌样分化表型。除 HMB45、PNL2 和 Melan-A 等色素标记外，还表达 S-100 蛋白和 SOX10。

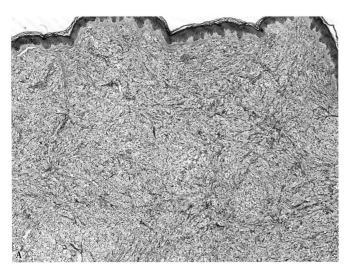
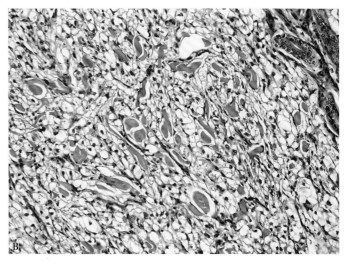

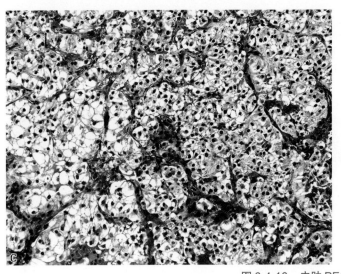
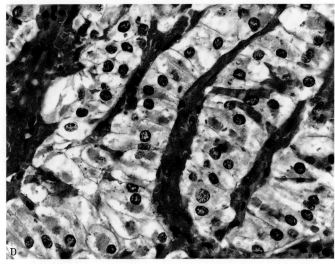

图 6-4-16　皮肤 PEComa 的组织学特征

A. 肿瘤位于真皮内，HE×40；B. 瘤细胞间可见胶原纤维，HE×200；C. 瘤细胞由胞质透亮至淡嗜伊红色的上皮样细胞组成，HE×200；D. 瘤细胞巢之间为纤细的血管网，HE×600

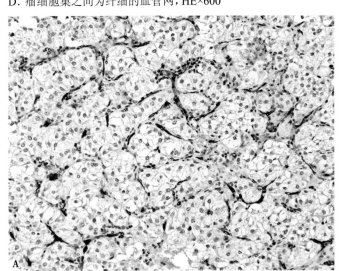
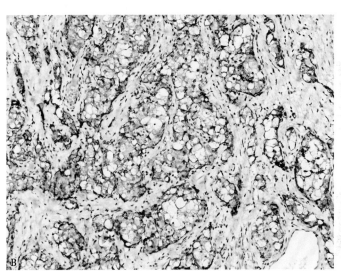

图 6-4-17　皮肤 PEComa 的免疫组化

A. CD34 标记，IHC ×200；B. HMB45 标记，IHC×200

六、骨血管周上皮样细胞肿瘤

【概述】

原发于骨内的 PEComa 非常少见。

【临床特征】

（一）流行病学

1. **发病率**　迄今为止文献上约报道了 20 多例。

2. **发病年龄**　患者年龄为 28～92 岁，平均年龄和中位年龄分别为 50 岁和 40 岁。

3. **性别**　两性均可发生，女性稍多见。

（二）部位

可发生于腓骨、胫骨、肋骨、股骨、肩胛骨、髋骨、胸椎和腰椎等部位。

（三）症状

疼痛，可伴有肢体肿胀。

（四）影像学

可显示为溶骨性病变（图 6-4-18），恶性病例可累及软组织。

（五）治疗

手术切除。临床上呈侵袭性者或恶性 PEComa 可尝试 mTOR 抑制剂（*TFE3* 相关性除外）。

（六）预后

多数病例呈良性或惰性经过，少数病例为恶性PEComa。

【病理变化】

1. **组织学特征**　与其他部位 PEComa 相似，由巢状或片状排列的上皮样细胞和丰富的血管网组成，胞质透亮或淡嗜伊红色（图 6-4-19），恶性病例可显示瘤细胞异型性、核分裂象和坏死等。

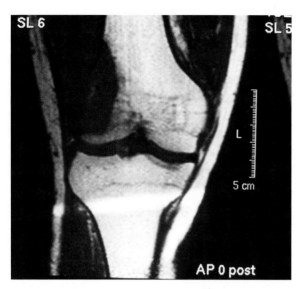

图 6-4-18 骨 PEComa 的影像学
MRI 显示左股骨下端溶骨性病变

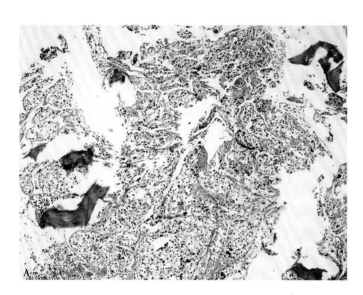

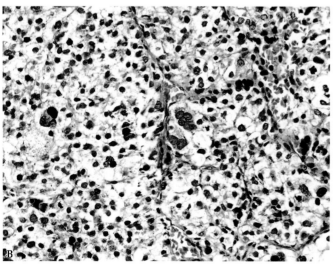

图 6-4-19 骨 PEComa 的组织学特征
A. 破碎骨小梁间见巢团状排列的透亮细胞，HE×40；B. 巢团状或器官样排列的透亮上皮样细胞，有异型性，HE×400

2. 免疫组织化学 与发生于其他部位的 PEComa 相似（图 6-4-20）。

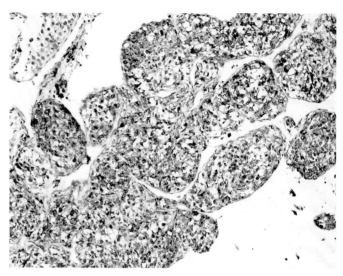

图 6-4-20 骨 PEComa 的免疫组化
瘤细胞表达 HMB45 标记，IHC×200

七、其他少见部位血管周上皮样细胞肿瘤

PEComa 偶可发生于一些少见部位，包括颅底、口腔黏膜、眼眶、眼球、鼻腔、口咽、心房间隔、胸壁、乳腺、腕部和足等处。

除经典型形态，少数病例可呈纤维瘤样形态（fibroma-like PEComa），并与 TSC 相关。

第五节 恶性血管周上皮样细胞肿瘤

大多数的 PEComa 病例呈良性或惰性经过，少数 PEComa 临床上呈侵袭性，一些临床病理学参数或危险因素对 PEComa 的性质判断有一定的参考价值，参见表 6-5-1。

表 6-5-1 PEComa 的良恶性判断

分类	标准
良性	无下列参数：
	肿瘤≥5cm
	浸润性生长
	核异型细胞密度高
	核分裂象>1/50HPF
	坏死
	侵犯血管
恶性潜能未定	以下参数中的 1 个：
	核多形性
	多核巨细胞
	肿瘤≥5cm

分类	标准
恶性	以下参数中的 2 个或以上：
	肿瘤 >5cm
	浸润性生长
	核异型细胞密度高
	核分裂象 >1/50HPF
	坏死
	侵犯血管

（刘绮颖　王　坚）

参 考 文 献

1. Bissler JJ, Kingswood JC, Radzikowska E, et al. Everolimus for angiomyolipoma associated with tuberous sclerosis complex or sporadic lymphangioleiomyomatosis（EXIST-2）: a multicentre, randomised, double-blind, placebo-controlled trial. Lancet, 2013, 381（9869）: 817-824.

2. Ferry JA, Malt RA, Young RH. Renal angiomyolipoma with sarcomatous transformation and pulmonary metastases. Am J Surg Pathol, 1991, 15（11）: 1083-1088.

3. Gulavita P, Fletcher CDM, Hirsch MS. PNL2: an adjunctive biomarker for renal angiomyolipomas and perivascular epithelioid cell tumours. Histopathology, 2018, 72（3）: 441-448.

4. Henske EP, Neumann HP, Scheithauer BW, et al. Loss of heterozygosity in the tuberous sclerosis（TSC2）region of chromosome band 16p13 occurs in sporadic as well as TSC-associated renal angiomyolipomas. Genes Chromosomes Cancer, 1995, 13（4）: 295-298.

5. Martignoni G, Pea M, Rigaud G, et al. Renal angiomyolipoma with epithelioid sarcomatous transformation and metastases: demonstration of the same genetic defects in the primary and metastatic lesions. Am J Surg Pathol, 2000, 24（6）: 889-894.

6. Mehta V, Venkataraman G, Antic T, et al. Renal angiomyolipoma, fat-poor variant--a clinicopathologic mimicker of malignancy. Virchows Arch, 2013, 463（1）: 41-46.

7. 包海龙, 陈鑫, 安云霞, 等. 单一机构 414 例肾血管平滑肌脂肪瘤临床病理特征. 中华病理学杂志, 2017, 46（6）: 378-382.

8. Kojima M, Nakamura S, Ohno Y, et al. Hepatic angiomyolipoma resembling an inflammatory pseudotumor of the liver. A case report. Pathol Res Pract, 2004, 200（10）: 713-716.

9. Lo RC. Epithelioid angiomyolipoma of the liver: a clinicopathologic study of 5 cases. Ann Diagn Pathol, 2013, 17（5）: 412-415.

10. Nguyen TT, Gorman B, Shields D, et al. Malignant hepatic angiomyolipoma: report of a case and review of literature. Am J Surg Pathol, 2008, 32（5）: 793-798.

11. Nonomura A, Enomoto Y, Takeda M, et al. Angiomyolipoma of the liver: a reappraisal of morphological features and delineation of new characteristic histological features from the clinicopathological findings of 55 tumours in 47 patients. Histopathology 2012, 61（5）: 863-880.

12. Tsui WMS, Colombari R, Portmann BC, et al. Hepatic angiomyolipoma. A clinicopathologic study of 30 cases and delineation of unusual morphologic variants. Am J Surg Pathol, 1999, 23（1）: 34-48.

13. 纪元, 朱雄增, 王坚, 等. 肝血管平滑肌脂肪瘤 10 例临床病理观察并文献复习. 临床与实验病理学杂志, 2000, 16（3）: 192-195.

14. Andrion A, Mazzucco G, Gugliotta P, et al. Benign clear cell （sugar）tumor of the lung. A light microscopic, histochemical, and ultrastructural study with a review of the literature. Cancer, 1985, 56（11）: 2657-2663.

15. Bonetti F, Pea M, Martignoni G, et al. Clear cell tumor of the lung is a lesion strictly related to angiomyolipoma the concept of a family of lesions characterized by the presence of the perivascular epithelioid cells. Pathology, 1994, 26（3）: 230-236.

16. Flieder DB, Travis WD. Clear cell "sugar" tumor of the lung: association with lymphangioleiomyomatosis and multifocal micronodular pneumocyte hyperplasia in a patient with tuberous sclerosis. Am J Surg Pathol, 1997, 21（10）: 1242-1247.

17. Lim HJ, Lee HY, Han J, et al. Uncommon of the uncommon: malignant perivascular epithelioid cell tumor of the lung. Korean J Radiol, 2013, 14（4）: 692-696.

18. Sale GE, Kulander BG. 'Benign' clear-cell tumor（sugar tumor）of the lung with hepatic metastases ten years after resection of pulmonary primary tumor. Arch Pathol Lab Med, 1988, 112（12）: 1177 1178.

19. Yan B, Yau EX, Petersson F. Clear cell 'sugar' tumour of the lung with malignant histological features and melanin pigmentation-the first reported case. Histopathology, 2011, 58（3）: 498-500.

20. Ye T, Chen H, Hu H, et al. Malignant clear cell sugar tumor of the lung: patient case report. J Clin Oncol, 2010, 28（31）: e626-628.

21. Abdelkader A, Lam CA, Shahir KS, et al. Retroperitoneal lymphangioleiomyoma with lymph node involvement: A pathologic-radiologic correlation of a rare form of myomelanocytic tumor. Ann Diagn Pathol, 2017, 27: 69-73.

22. Ferrans VJ, Yu ZX, Nelson WK, et al. Lymphangioleiomyomatosis（LAM）: a review of clinical and morphological features. J Nippon Med Sch, 2000, 67（5）: 311-329.

23. Flavin RJ, Cook J, Fiorentino M, et al. β-Catenin is a useful adjunct immunohistochemical marker for the diagnosis of pulmonary lymphangioleiomyomatosis. Am J Clin Pathol, 2011, 135（5）: 776-782.

24. Matsui K, Tatsuguchi A, Valencia J, et al. Extrapulmonary lymphangioleiomyomatosis (LAM): clinicopathologic features in 22 cases. Hum Pathol, 2000, 31(10): 1242-1248.

25. Urban T, Lazor R, Lacronique J, et al. Pulmonary lymphangioleiomyomatosis: a study of 69 patients. Medicine, 1999, 78(5): 321-337.

26. Wahid S, Chiang PC, Luo HL, et al. Pelvic lymphangioleiomyomatosis treated successfully with everolimus: Two case reports with literature review. Medicine (Baltimore), 2017, 96(10): e4562.

27. Yates DH. mTOR treatment in lymphangioleiomyomatosis: the role of everolimus. Expert Rev Respir Med, 2016, 10(3): 249-260.

28. Bonetti F, Martignoni G, Colato C, et al. Abdominopelvic sarcoma of perivascular epithelioid cells. Report of four cases in young women, one with tuberous sclerosis. Mod Pathol, 2001, 14(6): 563-568.

29. Hornick JL, Fletcher CD. Sclerosing PEComa: clinicopathologic analysis of a distinctive variant with a predilection for the retroperitoneum. Am J Surg Pathol, 2008, 32(4): 493-501.

30. Acosta AM, Adley BP. Predicting the behavior of perivascular epithelioid cell tumors of the uterine corpus. Arch Pathol Lab Med, 2017, 141(3): 463-469.

31. Anderson AE, Yang X, Young RH. Epithelioid angiomyolipoma of the ovary: a case report and literature review. Int J Gynecol Pathol, 2002, 21(1): 69-73.

32. Conlon N, Soslow RA, Murali R. Perivascular epithelioid tumours (PEComas) of the gynaecological tract. J Clin Pathol, 2015, 68(6): 418-426.

33. Fadare O, Parkash V, Yilmaz Y, et al. Perivascular epithelioid cell tumor (PEComa) of the uterine cervix associated with intraabdominal "PEComatosis": A clinicopathological study with comparative genomic hybridization analysis. World J Surg Oncol, 2004, 2: 35.

34. Folpe AL, Mentzel T, Lehr H-A, et al. Perivascular epithelioid cell neoplasms of soft tissue and gynecologic origin. A clinicopathologic study of 26 cases and review of the literature. Am J Surg Pathol, 2005, 29(12): 1558-1575.

35. Froio E, Piana S, Cavazza A, et al. Multifocal PEComa (PEComatosis) of the female genital tract associated with endometriosis, diffuse adenomyosis, and endometrial atypical hyperplasia. Int J Surg Pathol, 2008, 16(4): 443-446.

36. Ong LY, Hwang WS, Wong A, et al. Perivascular epithelioid cell tumour of the vagina in an 8 years old girl. J Pediatr Surg, 2007, 42(3): 564-566.

37. Ramaiah S, Ganesan R, Mangham DC, et al. Malignant variant of sclerosing perivascular epithelioid cell tumor arising in the adnexa. Int J Gynecol Pathol, 2009, 28(6): 589-593.

38. Schoolmeester JK, Dao LN, Sukov WR, et al. TFE3 translocation-associated perivascular epithelioid cell neoplasm (PEComa) of the gynecologic tract: morphology, immunophenotype, differential diagnosis. Am J Surg Pathol, 2015, 39(3): 394-404.

39. Schoolmeester JK, Howitt BE, Hirsch MS, et al. Perivascular epithelioid cell neoplasm (PEComa) of the gynecologic tract: clinicopathologic and immunohistochemical characterization of 16 cases. Am J Surg Pathol, 2014, 38(2): 176-188.

40. Yang W, Li G, Wei-qiang Z. Multifocal PEComa (PEComatosis) of the female genital tract and pelvis: a case report and review of the literature. Diagn Pathol, 2012, 7: 23.

41. Agaimy A, Wünsch PH. Perivascular epithelioid cell sarcoma (malignant PEComa) of the ileum. Pathol Res Pract, 2006, 202(1): 37-41.

42. Birkhaeuser F, Ackermann C, Flueckiger T, et al. First description of a PEComa (perivascular epithelioid cell tumor) of the colon: report of a case and review of the literature. Dis Colon Rectum, 2004, 47(10): 1734-1737.

43. Chen Z, Han S, Wu J, et al. A systematic review: perivascular epithelioid cell tumor of gastrointestinal tract. Medicine (Baltimore), 2016, 95(28): e3890.

44. Doyle LA, Hornick JL, Fletcher CD. PEComa of the gastrointestinal tract: clinicopathologic study of 35 cases with evaluation of prognostic parameters. Am J Surg Pathol, 2013, 37(12): 1769-1782.

45. Fassan M, Cassaro M, Vecchiato M, et al. Malignant perivascular epithelioid cell tumor of the esophagus. Case Rep Pathol, 2012, 2012: 1-5.

46. Mitteldorf CA, Birolini D, da Camara-Lopes LH. A perivascular epithelioid cell tumor of the stomach: an unsuspected diagnosis. World J Gastroenterol, 2010, 16(4): 522-525.

47. Ryan P, Nguyen VH, Gholoum S, et al. Polypoid PEComa in the rectum of a 15-year-old girl: case report and review of PEComa in the gastrointestinal tract. Am J Surg Pathol, 2009, 33(3): 475-482.

48. Shi HY, Wei LX, Sun L, et al. Clinicopathologic analysis of 4 perivascular epithelioid cell tumors (PEComas) of the gastrointestinal tract. Int J Surg Pathol, 2010, 18(4): 243-247.

49. Chan AW, Chan CK, Chiu Y, et al. Primary perivascular epithelioid cell tumour (PEComa) of the urinary bladder. Pathology, 2011, 43(7): 746-749.

50. Huang Y, Lu G, Quan J, et al. Primary perivascular epithelioid cell tumor of the bladder. Ann Diagn Pathol, 2011, 15(6): 427-430.

51. Kalyanasundaram K, Parameswaran A, Mani R. Perivascular epithelioid tumor of urinary bladder and vagina. Ann Diagn Pathol, 2005, 9(5): 275-278.

52. Pan CC, Yu IT, Yang AH, et al. Clear cell myomelanocytic tumor

of the urinary bladder. Am J Surg Pathol, 2003, 27（5）: 689-692.

53. Sukov WR, Cheville JC, Amin MB, et al. Perivascular epithelioid cell tumor（PEComa）of the urinary bladder: report of 3 cases and review of the literature. Am J Surg Pathol, 2009, 33（2）: 304-308.

54. Williamson SR, Bunde PJ, Montironi R, et al. Malignant perivascular epithelioid cell neoplasm（PEComa）of the urinary bladder with TFE3 gene rearrangement: clinicopathologic, immunohistochemical, and molecular features. Am J Surg Pathol, 2013, 37（10）: 1619-1626.

55. Williamson SR, Cheng L. Perivascular epithelioid cell tumor of the bladder. J Urol, 2011, 185（4）: 1473-1474.

56. Charli-Joseph Y, Saggini A, Vemula S, et al. Primary cutaneous perivascular epithelioid cell tumor: a clinicopathological and molecular reappraisal. J Am Acad Dermatol, 2014, 71（6）: 1127-1136.

57. Fernandez-Flores A, Nguyen CM, Cassarino DS. Cutaneous PEComas express cd10: implications for the classification of PEComas and the differential diagnosis with metastatic renal cell carcinoma. Am J Dermatopathol, 2016, 38（9）: 645-652.

58. Greveling K, Winnepenninckx VJ, Nagtzaam IF, et al. Malignant perivascular epithelioid cell tumor: a case report of a cutaneous tumor on the cheek of a male patient. J Am Acad Dermatol, 2013, 69（5）: e262-264.

59. Ieremia E, Robson A. Cutaneous PEComa: a rare entity to consider in an unusual site. Am J Dermatopathol, 2014, 36（12）: e198-201.

60. Llamas-Velasco M, Mentzel T, Requena L, et al. Cutaneous PEComa does not harbour TFE3 gene fusions: immunohistochemical and molecular study of 17 cases. Histopathology, 2013, 63（1）: 122-129.

61. Llamas-Velasco M, Requena L, Mentzel T. Cutaneous perivascular epithelioid cell tumors: A review on an infrequent neoplasm. World J Methodol, 2016, 6（1）: 87-92.

62. Navale P, Asgari M, Chen S. Pigmented perivascular epithelioid cell tumor of the skin: first case report. Am J Dermatopathol, 2015, 37（11）: 866-869.

63. Parra-Medina R, Morales SD. Cutaneous perivascular epithelioid cell tumor of gynecologic origin metastatic to skin, lung, stomach, and brain. Am J Dermatopathol, 2017, 39（2）: 157-159.

64. Stuart LN, Tipton RG, DeWall MR, et al. Primary cutaneous perivascular epithelioid cell tumor（PEComa）: Five new cases and review of the literature. J Cutan Pathol, 2017, 44（8）: 713-721.

65. Desy NM, Bernstein M, Nahal A, et al. Primary perivascular epithelioid cell neoplasm（PEComa）of bone: report of two cases and review of the literature. Skeletal Radiol, 2012, 41（11）: 1469-1474.

66. Insabato L, De Rosa G, Terracciano LM, et al. Primary monotypic epithelioid angiomyolipoma of bone. Histopathology, 2002, 40（3）: 286-290.

67. Kazzaz D, Khalifa M, Alorjan M, et al. Malignant PEComa of the lumbar vertebra: a rare bone tumour. Skeletal Radiol, 2012, 41（11）: 1465-1468.

68. Lao IW, Yu L, Wang J. Malignant perivascular epithelioid cell tumor（PEComa）of the femur: a case report and literature review. Diagn Pathol, 2015, 10: 54.

69. Lian DW, Chuah KL, Cheng MH, et al. Malignant perivascular epithelioid cell tumour of the fibula: a report and a short review of bone perivascular epithelioid cell tumour. J Clin Pathol, 2008, 61（10）: 1127-1129.

70. Torii I, Kondo N, Takuwa T, et al. Perivascular epithelioid cell tumor of the rib. Virchows Arch, 2008, 452（6）: 697-702.

71. Yamashita K, Fletcher CD. PEComa presenting in bone: clinicopathologic analysis of 6 cases and literature review. Am J Surg Pathol, 2010, 34（11）: 1622-1629.

72. Govender D, Sabaratnam RM, Essa AS. Clear cell 'sugar' tumor of the breast: another extrapulmonary site and review of the literature. Am J Surg Pathol, 2002, 26（5）: 670-675.

73. Guthoff R, Guthoff T, Mueller-Hermelink HK, et al. Perivascular epithelioid cell tumor of the orbit. Arch Ophthalmol, 2008, 126（7）: 1009-1011.

74. Koutlas IG, Pambuccian SE, Jessurun J, et al. Perivascular epithelioid cell tumor of the oral mucosa. Arch Pathol Lab Med, 2005, 129（5）: 690-693.

75. Larque AB, Kradin RL, Chebib I, et al. Fibroma-like PEComa: a tuberous sclerosis complex-related lesion. Am J Surg Pathol, 2018, 42（4）: 500-505.

76. Leavers B, Earls P, Harvey R. Sinonasal perivascular epithelioid cell tumor: benign or malignant neoplasm? Am J Rhinol Allergy, 2012, 26（3）: 213-217.

77. McGregor SM, Alikhan MB, John RA, et al. Melanotic PEComa of the sinonasal mucosa with NONO-TFE3 fusion: an elusive mimic of sinonasal melanoma. Am J Surg Pathol, 2017, 41（5）: 717-722.

78. Rao S, Pavithra P, Bhat S, et al. Cardiac perivascular epithelioid cell tumor. World J Pediatr Congenit Heart Surg. 2017 Jan 1: 2150135116682452. doi: 10.1177/2150135116682452. ［Epub ahead of print］

79. Saluja K, Thomas J, Zhang S, et al. Malignant perivascular epithelioid cell tumor of the oropharynx with strong TFE3 expression mimicking alveolar soft part sarcoma: a case report and review of the literature. Hum Pathol, 2018, 76: 149-155.

80. Haiges D, Kurz P, Laaff H, et al. Malignant PEComa. J Cutan Pathol, 2018, 45（1）: 84-89.

第七章

横纹肌疾病

第一节 非肿瘤性疾病

一、局灶性肌炎

【定义】

局灶性肌炎(focal myositis,FM)是一种发生于骨骼肌内的良性自限性炎性假瘤。

【病因】

病因不明,可能与病毒感染、肌肉去神经支配、自身免疫和家族性因素有关。极少数病例有外伤史。

【临床特征】

(一)流行病学

1. **发病率** 非常少见。

2. **发病年龄** 年龄范围广(7～94岁),平均年龄41岁,中位年龄36岁。

3. **性别** 无明显差异。

(二)部位

主要发生于四肢,特别是下肢(约70%),尤其是股外侧肌、长收肌、腹股沟肌肉和腓肠肌,部分病例发生于躯干骨骼肌(胸背部肌肉和腹直肌等)、头颈部(颏肌、胸锁乳突肌)和上肢肌肉等部位。

(三)症状

起病隐匿,局限于某一肌肉并迅速增大的肿块,部分病例可伴有钝痛。体检可于受累肌肉触及肿块,呈卵圆形或梭形,界限不清,质硬或软。

(四)实验室检查

血清学检查乳酸脱氢酶和肌酸激酶正常。肌电图多数正常。

(五)影像学

CT和MRI可显示病变部位和范围。CT多显示为低密度,MRI显示为不均质长T_1(或中等T_1)和长T_2信号,与周围组织界限不清。

(六)治疗

多采用止痛剂和非甾体抗炎药,部分患者短时采用皮质醇症状可缓解。对复发病例有学者提出手术切除。

(七)预后

预后较好。部分病例可自发性消退。

【病理变化】

(一)大体特征

受累肌肉内单个卵圆形或梭形肿块,界限不清,无包膜,质韧,中位直径3cm,平均直径3.9cm,范围1～20cm。

(二)镜下特征

1. **组织学特征** 病变边界不清,早期可有间质水肿、肌纤维周围和血管周围可见慢性炎症细胞浸润(图7-1-1A),主要为淋巴细胞,也可见巨噬细胞、浆细胞和嗜酸性粒细胞。肌细胞明显大小不一,肥大的肌纤维和小的或正常的肌纤维相毗邻。肌纤维之间及其周围常见纤维化,多发生于肌内膜,并分隔肌纤维(图7-1-1B),晚期病变可显示致密纤维化。再生的肌纤维胞质可呈嗜碱性,核大、空泡状,可见核仁。肌纤维可伴有斑片状坏死,可有局灶性神经退变,包括轴突肿胀、脱髓鞘和神经内膜纤维化。肌纤维可不等程度的被脂肪替代。

2. **免疫组织化学** 巨噬细胞表达CD163,不表达S-100蛋白和CD1a;淋巴细胞主要表达CD3和CD4,不表达细胞毒标记,有明显感染时可以有B细胞和树突浆样细胞表达。

【鉴别诊断】

1. **炎症性肌病** 包括多发性肌炎、皮肌炎和包涵体肌炎。临床上表现为进行性肌无力,常为近端肌肉首先受累。镜下可与局灶性肌炎有重叠。

2. **增生性肌炎** 常显示有棋盘样结构,常可见节细胞样细胞。

3. **恶性淋巴瘤** 可累及躯体肌肉组织,瘤细胞密集,有异型性,免疫组化标记显示为克隆性增生(B或T细胞性),PCR可显示B细胞免疫球蛋白或TCR重排。

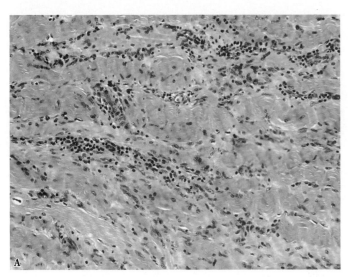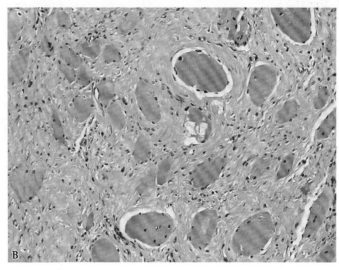

图7-1-1 局灶性肌炎的组织学特征

A. 肌纤维间隙和血管周围可见慢性炎症细胞浸润，HE×100；B. 肌细胞大小不一，肌纤维间纤维化，并分隔肌纤维，HE×100

4. 侵袭性纤维瘤病 主要由条索状增生的成纤维细胞和肌成纤维细胞组成，常向肌肉组织内浸润性生长，可有萎缩的肌巨细胞，较少伴有肌纤维周围慢性炎症细胞浸润。

5. 其他 包括肌内脂肪瘤、炎性肌成纤维细胞瘤等。

二、神经源性肌萎缩

【定义】

神经源性肌萎缩（neurogenic amyotrophy）是由神经系统病变引起，肌肉丧失神经支配，或丧失其紧张性刺激，发生继发性病理改变，临床出现肌无力、肌萎缩症状。

【病因】

由神经系统病变引起。可继发于脊髓疾病、前角运动神经元性损害和周围神经疾病。

【临床特征】

（一）流行病学

1. **发病率** 少见。

2. **发病年龄** 多发生于婴儿和儿童。

3. **性别** 无明显差异。

（二）部位

根据受累的肌肉分布部位不同而异。

（三）症状

患者表现为肌无力、肌萎缩。脊髓型肌萎缩包括：肌萎缩性侧索硬化、脊髓前角灰质炎、先天性肌弛缓、婴儿进行性脊髓肌萎缩等。周围神经疾病包括：遗传性运动感觉神经病、后天性末梢神经疾患（中毒、代谢性、炎症性），如糖尿病性多发性神经炎、周围神经炎；脊髓先天

性感染及创伤；以及一些病因不明的疾病，如运动神经元病，均可引起相应运动单位肌肉发生病变。在病变早期（数周内）肌肉形态变化不明显，经1～2个月后才逐渐出现肌纤维萎缩。肌电图呈神经源性肌损害改变，血清肌酸激酶（creatine kinase）增高不明显。

（四）治疗

部分患者由于累及呼吸系统等引起呼吸衰竭而死亡。

【病理变化】

（一）大体特征

肌肉体积变小，颜色变淡，晚期由于纤维化而质变硬。

（二）镜下特征

组织学特征 ①肌纤维萎缩，萎缩的肌纤维在横切面上直径变小，常形成明显角状，称小角化肌纤维（small angular fiber）（图7-1-2A），如肌萎缩侧索硬化（ALS）、遗传性运动感觉神经病等患者。但婴儿型和儿童型的脊髓性肌萎缩症则出现小圆形的萎缩肌纤维。早期出现散在的小群萎缩肌纤维，后来成群出现（大群肌萎缩，少者可12～20根肌纤维，多者可达数百）（图7-1-2B）。成群肌纤维萎缩（大群肌萎缩）是神经源性肌萎缩的特点。典型者在横切面上同时见有萎缩肌群及正常或肥大肌群。在慢性进行性病例，肌纤维大小不等的差异更为显著。肌纤维坏死和再生少见；②同型肌群代替了正常Ⅰ、Ⅱ型肌纤维的镶嵌排列，称为同型肌纤维群组化；③肌核相对或绝对增多；④肌纤维横切面出现靶纤维（图7-1-2C）。有人认为靶纤维是神经性肌萎缩早期的特征性病变，尤其以Ⅰ型纤维最多见，肌纤维大小可正常或稍变小；⑤损害约1年后见纤维组织增生。3年后几乎全由纤维组织和脂肪组织代替，亦见有淋巴细胞浸润。

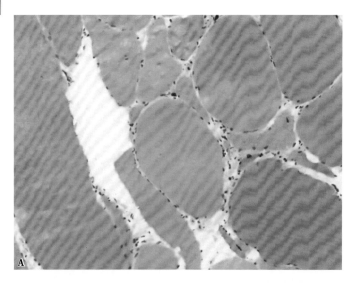

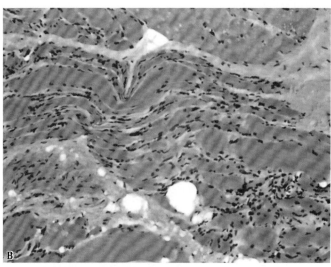

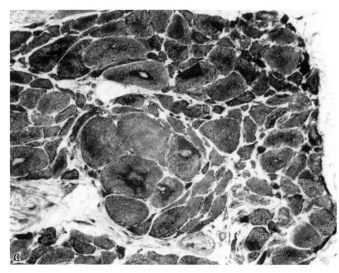

图 7-1-2　神经源性肌萎缩的组织学特征

A. 神经源性肌萎缩中小角化肌纤维，HE×200；B. 神经源性肌萎缩中成群肌纤维萎缩，HE×200；C. 靶纤维中多个肌纤维胞质中央不着色或着色浅，外周深染，NADH-TR×400

【鉴别诊断】

主要与肌源性萎缩鉴别。

三、肌营养不良

【定义】

肌营养不良（muscular dystrophy，MD）是以进行性加重的肌力低下、肌萎缩为主要临床表现的一组遗传性骨骼肌疾病的总称。

【分型标准】

根据美国肌肉萎缩症协会（Muscular Dystrophy Association，MDA）的分型标准，将 MD 分类如表 7-1-1 所示。随着对 MD 研究的深入，此标准已经不能很好地反映 MD 的分型，现补充说明如下：①DMD 和 BMD 的临床表型不同，变异基因、缺陷蛋白相同，前者为 dystrophy 蛋白完全缺失，后者为该蛋白不完全缺失；②LGMD 是临床表型相近的一大组进行性肌营养不良，分为：常染色体显性遗传 LGMD（LGMD1）和常染色体隐性遗传 LGMD（LGMD2），LGMD1 有 7 种类型，LGMD2 有 13 种类型；③先天性肌营养不良、强直性肌营养不良、远端型肌营养不良、Emery-Dreifuss 型肌营养不良均包含若干类型；④面肩肱型肌营养不良尚未克隆出其致病基因及蛋白。

表 7-1-1　肌营养不良分型（MDA 标准）

中文名称	英文名称	英文缩写
杜兴型肌营养不良	Duchenne muscular dystrophy	DMD
贝克型肌营养不良	Becker muscular dystrophy	BMD
肢带型肌营养不良	limb-girdle muscular dystrophy	LGMD
先天性肌营养不良	congenital muscular dystrophy	CMD
面肩肱型肌营养不良	facio-scapulo-humeral type muscular dystrophy	FSHD
强直性肌营养不良	myotonic dystrophy	DM
Emery-Dreifuss 型肌营养不良	Emery-Dreifuss muscular dystrophy	EDMD
眼咽型肌营养不良	oculopharyngeal muscular dystrophy	OPMD
远端型肌病 / 肌营养不良	distal muscular dystrophy	DD

【病因】

由于编码肌细胞相关蛋白的基因变异，造成蛋白缺陷或功能障碍，导致肌细胞完整性破坏，参见表 7-1-2。

【临床特征】

（一）流行病学

1. 发病率　较为少见。

2. 发病年龄　多发生于新生儿或儿童，部分类型好发于成人。

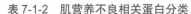

表 7-1-2　肌营养不良相关蛋白分类

蛋白种类	蛋白名称
肌纤维膜蛋白	sarcoglycans，caveolin-3，dysferlin
胞质骨架蛋白	dystrophin，desmin
胞质肌节蛋白	myotilin，telethonin，titin，ZASP
胞质酶蛋白	calpain-3，E3 ubiquitin ligase，DMPK，ZNF9，FKRP
细胞核蛋白	emerin，lamina/C，PABPN1
细胞外基质蛋白	laminin A，collagen Ⅵ，POMT1，fukutin，biglycan，merosin，integrinα

缩写：DMPK：distrophia myotonine-protein kinase；FKRP：fukutin related protein；PABPN1：polyadenylate bingding protein nuclear 1；POMT1：protein O-mannosyl transferase-1；ZASP：Z-band alternatively spliced PDZ-containing protein；ZNF9：zinc finger protein 9

3. 性别 无明显差别。

（二）部位

根据各型肌营养不良的受累肌肉部位不同而异。

（三）症状

各型肌营养不良的患者，由于受累肌肉部位的不同及其病变严重程度的差异，出现相应不同的临床表现。如 Duchenne 肌营养不良患者起立困难，步态异常，直至不能行走。先天性肌营养不良患者婴儿期或幼儿早期（2 岁前）发病，可出现全身性肌张力低下、肌无力，呈松软儿综合征临床表现，还可伴有视力障碍和关节病变等。强直性肌营养不良是最常见的成人发病的 MD，成人患者可出现紧握性、叩击肌强直，面部肌力低下，无表情，双睑下垂，呈特征性斧样面容。各型患者病程速度进展不一。面肩肱型和 Ullrich 型进展较缓慢，其他各型进展迅速。随着肌纤维变性、坏死增加，血清肌酸激酶的水平大多增高，Duchenne 型更为显著。血清碳酸酐酶同工酶Ⅲ（CAⅢ）在肌营养不良患者也普遍升高，而 Duchenne 型肌营养不良患儿更为敏感，比正常对照组可高达 3~39 倍。GOP、GPT 亦可升高。病情发展迅速者，如 Duchenne 型，可由于呼吸肌、心肌受害引起呼吸衰竭和心力衰竭而导致死亡。尽管临床表现不同（临床异质性），不同类型的 MD 可由同种蛋白缺陷而导致。将同种蛋白缺陷导致的疾病进行归组并以缺陷蛋白进行命名，见表 7-1-3。

（四）预后

部分患者由于呼吸肌、心肌受害引起呼吸衰竭和心力衰竭而导致死亡。

【病理变化】

（一）大体特征

决定于其类型和疾病的阶段。肌肉早期改变不明显，病程进展时，肌肉萎缩或出现假性肥大，因脂肪或纤维组织增多，肌肉变黄色或白色。

表 7-1-3　肌营养不良缺陷蛋白病对应的缺陷蛋白及临床表型

疾病	缺陷蛋白	临床表型（骨骼肌受累为主）
肌营养不良蛋白病	肌营养不良蛋白	DMD；BMD
肌聚糖蛋白病	γ-、α-、β-、δ- 肌聚糖	LGMD 2C、2D、2E、2F 型
奇异不良蛋白病	奇异不良蛋白	LGMD 2B 型；Miyoshi 肌病；远端前群肌病；
层黏连蛋白病	层黏连蛋白 A/C	EDMD；LGMD 1B 型
胶原蛋白病	Ⅵ 型胶原	Ullrich 型先天性肌病；Bethelem 肌病
小窝蛋白病	小窝蛋白	LGMD 1C 型；波纹肌病
肌收缩蛋白病	肌收缩蛋白	LGMD 1A 型，肌原纤维肌病
伊默菌素病	伊默菌素	EDMD I 型
钙蛋白酶病	钙蛋白酶	LGMD 2A 型
肌动蛋白链接蛋白病	肌动蛋白链接蛋白	LGMD 2G 型
肌联蛋白病	肌联蛋白	LGMD 2J、2G、2A 型；胫骨肌营养不良
福山蛋白病	福山蛋白	FCMD；LGMD 2M 型；，先天性肌营养不良 1X 型
福山相关蛋白肌病	福山相关蛋白	LGMD 2I 型；先天性肌营养不良 1C 型
E3 泛素化连接酶肌病	E3 泛素化连接酶	LGMD 2H 型；sarvotulular 肌病

Duchenne/Becker muscular dystrophy（DMD/BMD）：杜氏 / 贝氏肌营养不良；Emery-Dreifuss muscular dystrophy（EDMD）：埃 - 德二氏肌营养不良；Fukuyama congenital muscular dystrophy（FCMD）：福山型先天性肌营养不良；Limb-girdle muscular dystrophy（LGMD）：肢带型肌营养不良

（二）镜下特征

1. 组织学特征 肌营养不良的骨骼肌病变基本相似：①肌纤维大小不等：萎缩的肌纤维常呈圆形，直径变小；另有肌纤维肥大，轮廓变圆，是肌营养不良的特点（图 7-1-3A）；②肌纤维变性、坏死及再生：不同程度肌纤维变性，以玻璃样变最常见，表现为 HE 染色和其他多种染色均呈深染。肌纤维坏死初期，其胞质浅染，随后其周边可出现单核细胞。再生肌纤维表现为核大、泡状核、核仁明显，肌浆呈嗜碱性；③肌核增多和核内移：萎缩明显的肌纤维的细胞核可形成核链或核袋（图 7-1-3B）。核内移是肌营养不良常见而且是早期的表现，在其他改变未发生前已十分明显，尤以强直性肌营养不良特别突出；④纤维组织增生和脂肪组织浸润：肌营养不良的晚期，肌纤维大量丧失，内衣、束衣的结缔组织大量增生，伴有脂肪组织浸润，将萎缩的肌纤维分隔，甚至在大片纤维和脂肪组织内，仅见散在萎缩的肌纤维。此外，先天性肌营养不良的病理学发病机制以肌纤维发育不良和成熟障碍为

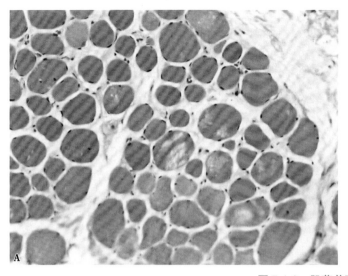
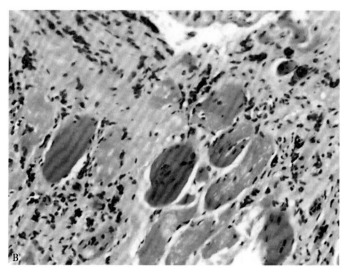

图 7-1-3 肌营养不良的组织学特征

A. 肌营养不良的肌纤维大小不等，圆形化，HE×100；B. 肌营养不良的核内移和核链，HE×100

主，可伴有部分肌纤维的变性、坏死和再生，有别于肌纤维胞膜破坏为主的进行性肌营养不良；强直性肌营养不良常见较多核内移、核链和肌浆块等较特征性病理改变。

2. 免疫组织化学 Dystrophin 可用于诊断 DMD 和 BMD；sarcoglycan 和 dysferlin 可用于诊断肢带型肌营养不良；emerin 可用于诊断 EDMD I 等。Dystrophin 蛋白表达完全缺失，可确诊 DMD。在临床工作中，常见 dystrophin-N、R、C 中一型或两型表达完全缺失（图 7-1-4），其余呈不完全缺失，也可诊断 DMD。部分 DMD 患者活检骨骼肌组织中残留少数 dystrophin 染色阳性的肌纤维，称返祖纤维。

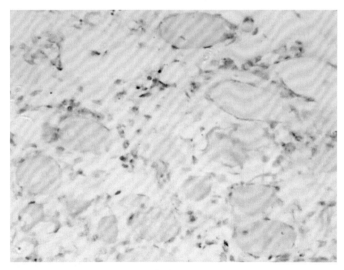

图 7-1-4 肌营养不良的免疫组化

迪谢内肌营养不良：dystrophy 表达缺失 IHC×200

【鉴别诊断】

肌营养不良主要与神经性肌萎缩和多发性肌炎鉴别。

（韩安家）

四、感染性肌炎

【定义】

由细菌、病毒、真菌、寄生虫等生物病原体感染造成的炎性肌病。

【病因】

由细菌、病毒、真菌、寄生虫等生物病原体感染引起。以病毒性肌炎常见，文献报道可引起感染性肌炎的病毒有流感病毒、柯萨奇病毒、副流感病毒、乙型肝炎病毒和人类弧肠病毒及 HIV。

【临床特征】

（一）流行病学

发病率少见，可作为全身性病毒性疾病一部分，严重者可出现肌无力及肌球蛋白血症。

（二）预后

大多数情况下病毒性肌炎具有自愈性。

【病理变化】

（一）大体特征

常不需活检，大体上无特征。

（二）镜下特征

肌肉活检表现为明显的炎细胞浸润，肌纤维坏死及再生。不同类型的病原生物体感染具有各自相应的形态学特征。

五、免疫介导性肌炎

【定义】

机体的淋巴细胞特别是 T 细胞被肌抗原致敏后介导的细胞免疫过程导致肌纤维的坏死和之后的再生。

【病因】

自身免疫性疾病，病因不明。

【临床特征】

（一）流行病学

成人最常见的肌病，在20～40岁的女性最常见。多发性肌炎常常有病毒和寄生虫感染史或其他自身免疫性疾病。多发性肌炎可伴发肺癌、结肠癌和乳腺癌。

（二）症状

突然起病，进行性加重的近端肌肉肌无力，数星期后缓解或加剧。最常见的症状是肌痛、吞咽困难、感觉不适。皮肌炎可出现皮肤红斑、水肿和硬结，一般自面部开始。

（三）实验室检查

包括血沉和血浆肌酸激酶，另外患者体内可检测到一定数量的抗PM1的自身抗体。

【病理变化】

（一）大体特征

肌肉活检标本无明显的大体特征。

（二）镜下特征

多发性肌炎主要表现为炎细胞浸润、肌纤维变性、坏死和再生，伴有肌束膜区血管周围的淋巴细胞浸润（图7-1-5）。皮肌炎典型的病例有肌束膜区血管周围的淋巴细胞浸润而无真正的血管炎，肌肉中的炎症反应较轻微，某些病例甚至可不出现，肌肉周边区萎缩是本病显著的标志。病程长者常常缺乏纤维坏死和炎症反应。皮肌炎电镜下可见内皮细胞内出现意义不明的波浪状小管状结构。

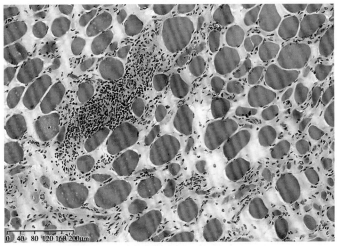

图7-1-5　免疫介导性肌炎的组织学特征

肌纤维大小不等，部分肌纤维萎缩、变性坏死，肌内膜见大量炎症细胞浸润，HE×100（图片由中山大学附属第一医院廖冰医师提供）

六、良性先天性肌病

【定义】

本病是一组遗传性疾病，幼年发病，出现"软婴儿综合征"，表现为近端或弥漫性肌无力。

【病因】

多种先天性肌病由不同的遗传因素引起，包括常染色体显性遗传、常染色体隐性遗传或X连锁等。

【临床特征】

（一）流行病学

出生后或婴幼儿发病。

（二）症状

中央轴空病：常染色体显性遗传，婴儿期出现肌肉无力，累及近端肌肉，程度较轻。

多轴空病：出生时即有肌无力和肌张力低下，一些患有面肌和眼外肌受累。

线状体肌病（又称杆状体肌病）：常染色体显性或隐性遗传，表现为明显的面肌和近端肌肉肌力减弱以及面部拉长、颌部凸出、颚弓高等面部畸形。

中央核肌病：可以是显性、隐性或X连锁遗传。表现为进行性的肌无力，可出现眼外肌麻痹和面肌无力。

结蛋白贮积性肌病：常染色体显性遗传，通常在儿童或青年发病。主要表现为远端性肌无力、吞咽困难和心肌受累。

【病理变化】

镜下特征

（1）中央轴空病：肌纤维中央部分缺损或轴空，每根肌纤维内可见1个以上的轴空病灶，Ⅰ型纤维占优势。多轴空病：Ⅰ型纤维占优势，大多数肌纤维中出现微小的轴空样病灶。线状体肌病：骨骼肌多数肌纤维胞质内可见大量杆状体聚集，以肌纤维膜下为著，呈深红色（图7-1-6A）。组织化学改良Gomori三色染色（MGT）在大多数的肌纤维可以在肌膜下出现红黑色的线状或杆状沉积物（图7-1-6B）。

（2）中央核肌病：核大小正常，有泡状染色质网。围绕中央核的肌浆有破坏，在冰冻切片上透明或呈空泡状。电镜下见肌原纤维有破坏，中央性细胞核周围有线粒体及某些膜结构聚集。结蛋白贮积性肌病：病变位于肌纤维的肌浆周边部，电镜下此区聚集有颗粒状和细丝状电子致密物。

七、获得性肌病

【定义】

继发于代谢性疾病、恶性肿瘤、内分泌疾病、药物副作用所引起的一系列由酶缺陷及细胞内代谢产物集聚所致的肌病。

【病因】

由代谢性疾病、恶性肿瘤、内分泌疾病、药物副作用以及遗传因素等所引起的一系列由酶缺陷和／或细胞内

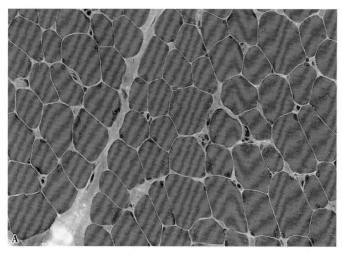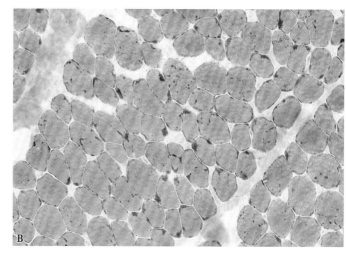

图 7-1-6　中央轴空病的组织学特征

A. 骨骼肌多数肌纤维胞质内可见大量杆状体聚集,以肌纤维膜下为著,呈深红色,HE×100;B. 骨骼肌多数肌纤维胞质内可见大量杆状体聚集,呈紫蓝色 MGT,染色 ×200(图片由中山大学附属第一医院廖冰医生提供)

代谢产物集聚引起。

【临床特征及病理变化】

1. 周期性瘫痪　本病任何年龄均可发病,以青年男性多见。病程表现为反复性、自限性发作的特点,表现为不同程度、不同病程的迟缓性瘫痪。通常在较长时间休息后出现麻痹不能运动。可出现低血钾周期性瘫痪、高血钾周期性瘫痪、正常血钾周期性瘫痪。病理诊断必须结合临床,肌纤维内见到空泡状改变,肌纤维退变、再生、肌内膜纤维化等。

2. 糖原贮积病　根据缺陷酶的种类及贮积的代谢产物不同分为 Ⅱ、Ⅲ、Ⅴ、Ⅶ 型,Ⅱ型糖原贮积病为酸性麦芽糖酶缺陷,表现为进行性及无力、肌张力降低、巨舌、心肌病和巨大器官。肌活检显示 PAS 阳性,肌纤维胞质内有许多大小不等的淀粉酶阳性空泡。Ⅲ型糖原贮积病由脱支链酶缺乏引起,婴儿表现为发育迟缓、肝大及低血糖,骨骼肌受累较轻。肌纤维内含糖原空泡,PAS 阳性。Ⅴ型糖原贮积病由肌磷酸化酶缺乏引起,又称 McArdle 病,表现为全身软弱无力,肌痛、运动后症状加重。镜下可见新月体型的 PAS 阳性空泡。Ⅶ型糖原贮积病由磷酸果糖激酶缺陷引起,儿童发病多见,临床症状有肌痛和运动性肌强直。延长运动时间可出现恶心、呕吐、严重肌无力、衰弱和肌红蛋白血症。少数患者出现溶血性贫血。冰冻切片肌浆内出现新月体型的 PAS 阳性区。

3. 脂质贮积病　由肉毒碱及肉碱脂酰转移酶缺陷引起,从婴儿到中年均可发病,临床症状表现为慢性进行性轻度的肌肉无力,可发生急性脑病、心力衰竭、肝功能损害、低血糖和血浆肉毒碱水平异常降低。病理变化为

肌纤维弥散的空泡形成,空泡大小不一,脂肪染色阳性。

4. 线粒体肌病　单独运用形态学不能作出疾病诊断,是从临床、生化、遗传学角度提出的疾病。是由线粒体 DNA 缺失,线粒体 tRNA 基因突变引起的发育缺陷和代谢障碍性肌病。临床症状可表现为眼睑下垂、眼肌麻痹、肌无力、出现破碎红纤维,可出现心脏传导阻滞、小脑共济失调、癫痫发作、乳酸血症等。病理改变表现为肌纤维内异常聚集的大量线粒体,免疫组化用琥珀酸脱氢酶(SDH)标记呈强阳性反应。电镜下见线粒体数量增多、形态异常、大小不一,线粒体嵴增多,可见同心圆样包涵体。

(孟　刚)

第二节　良性肿瘤

一、心脏横纹肌瘤

【定义】

心脏横纹肌瘤(cardiac rhabdomyoma)是一种由胚胎性横纹肌母细胞组成的心脏良性间叶性肿瘤。

【编码】

ICD-O　　8900/0

【病因】

多数病例发生于结节性硬化综合征(tuberous sclerosis complex,TSC)。

【临床特征】

(一)流行病学

1. 发病率　是儿童心脏肿瘤的最常见类型。

2. **发病年龄** 好发于婴幼儿和儿童,尤以1岁以内新生儿多见。

3. **性别** 男性略多见。

(二)部位

多发生于右心室和左心室,少数病例发生于室间隔、心房、腔静脉心房连接处、心外膜表面以及血管壁。部分病例为多灶性。

(三)症状

一般无任何症状,有时因肿瘤所致的各种血流动力学改变而引起血流梗阻、房室瓣狭窄、心律失常、心功能不全及大量心包积液。

(四)治疗

采用保守治疗为主,治疗心律失常。外科手术适用于流血道梗阻或心律失常治疗无效者。在肿瘤消退上mTOR抑制剂依维莫司可能会有一定的疗效。

(五)预后

良性肿瘤。不少病例可自发性消退。

【病理变化】

(一)大体特征

与周围心肌组织分界较清,无包膜,实性,质地同肌肉相似。切面呈灰白色、淡红色或淡褐色,大小0.3~3cm。多数为单发,也可多发。

(二)镜下特征

1. **组织学特征** 由成片的大多边形组成,胞质呈透亮空泡状(图7-2-1),部分瘤细胞的胞质呈嗜伊红色,可因胞质收缩而呈放射状条带从细胞膜延伸到细胞核,形成"蜘蛛样细胞"。胞质内较少见到横纹。瘤细胞核较小而不规则,常位于细胞中央,可见小核仁,但核无异型性,也无核分裂象。

2. **免疫组织化学** 瘤细胞表达desmin、myogenin和MyoD1,部分病例可表达HMB45,不表达α-SMA、S-100蛋白、AE1/AE3、NSE和CD68,Ki67增殖指数<5%。

【遗传学】

16号染色体上 *TSC2* 基因(马铃薯球蛋白基因,tuberin)和9号染色体上 *TSC1* 基因(错构瘤蛋白,hamartin)突变。

【鉴别诊断】

1. **成人型横纹肌瘤** 发生于心脏外,较少见到蜘蛛状细胞。

2. **心脏颗粒细胞瘤** 瘤细胞呈巢状分布,胞质呈颗粒状,免疫组化标记显示瘤细胞表达S-100蛋白、SOX10和NSE。

3. **其他疾病** 包括心肌糖原贮积病、组织细胞样心肌病、心脏脂肪瘤和成熟心肌细胞错构瘤等。

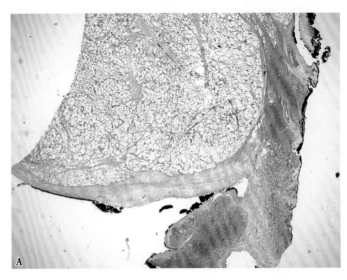
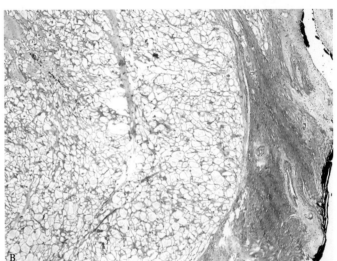
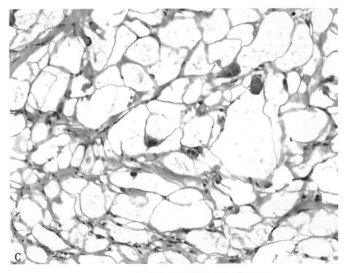

图7-2-1 心脏横纹肌瘤的组织学特征

A. 心脏横纹肌瘤由成片的大多边形透亮细胞组成,HE×40;B. 心脏横纹肌瘤由成片的大多边形透亮细胞组成,HE×100;C. 心脏横纹肌瘤由成片的大多边形透亮细胞组成,HE×400

二、心脏外横纹肌瘤

心脏外横纹肌瘤（extracardiac rhabdomyoma）是一种发生于心脏以外其他部位的具有未成熟或成熟骨骼肌分化的良性间叶性肿瘤，分为胎儿型、成年型和生殖道型三种类型。

胎儿型横纹肌瘤

【定义】

胎儿型横纹肌瘤（fetal rhabdomyoma）是一种显示不成熟骨骼肌分化（肌管样分化）的良性横纹肌母细胞性肿瘤。

【编码】

ICD-O　　8903/0

ICD-11　　XH4729

【病因】

一部分病例伴有痣样基底细胞癌综合征（Gorlin syndrome），由*PTCH1*基因突变导致。

【临床特征】

（一）流行病学

1. 发病率　非常少见。

2. 发病年龄　多发生于3岁以下婴幼儿，半数发生于1岁以内，约1/4为先天性，中位年龄2.1岁。

3. 性别　男性多见，男∶女为5∶3。

（二）部位

主要发生于头颈部（70%～90%），特别是耳后区，以及口腔、口咽、颊黏膜和软腭等处。偶可发生于其他部位，包括胸壁、腹壁、盆腔、腹膜后、肛旁、四肢和膀胱等处。

（三）症状

皮下或黏膜下缓慢生长的无痛性孤立性肿块，发生于口咽处者可有呼吸困难症状。多发性病变发生于Gorlin综合征。

（四）治疗

手术切除。

（五）预后

良性肿瘤，切除后一般不复发或转移。

【病理变化】

（一）大体特征

肿瘤境界较为清楚，位于黏膜者可无蒂或呈息肉样，切面有光泽，可呈胶冻样，中位直径3cm，范围为1～12.5cm。

（二）镜下特征

1. 组织学特征

（1）经典型（黏液型）：由不规则束状排列的不成熟骨骼肌纤维和大量黏液样基质组成（图7-2-2A），其中不成熟的骨骼肌纤维类似胎儿肌管，肌纤维内偶可见横纹，瘤细胞无异型性。

（2）中间型（幼年型）：瘤细胞较丰富，由大量分化性的横纹肌母细胞组成（图7-2-2B），可见梭形带状或圆形节细胞样横纹肌母细胞，瘤细胞无明显异型性，可见核分裂象，但无病理性核分裂，也无肿瘤性坏死，且肿瘤不呈浸润性生长。

2. 免疫组织化学　瘤细胞表达desmin和myogenin（图7-2-3A～7-2-3C），不表达CK和CD68，Ki67增殖指数<5%（图7-2-3D）。

【鉴别诊断】

1. 胚胎性横纹肌肉瘤　肿瘤呈浸润性生长，瘤细胞显示有异型性，可见核分裂象，包括病理性，Ki67增殖指数较高。

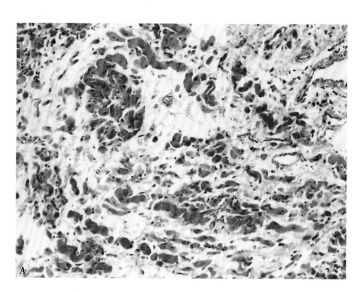

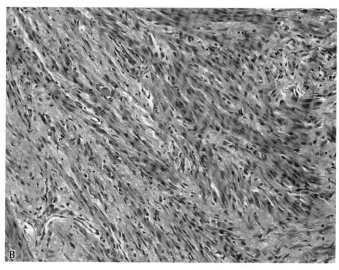

图7-2-2　胎儿型横纹肌瘤的组织学特征

A. 黏液型横纹肌瘤，HE×100；B. 中间型横纹肌瘤由梭形带状横纹肌母细胞组成，可见圆形横纹肌母细胞，HE×200

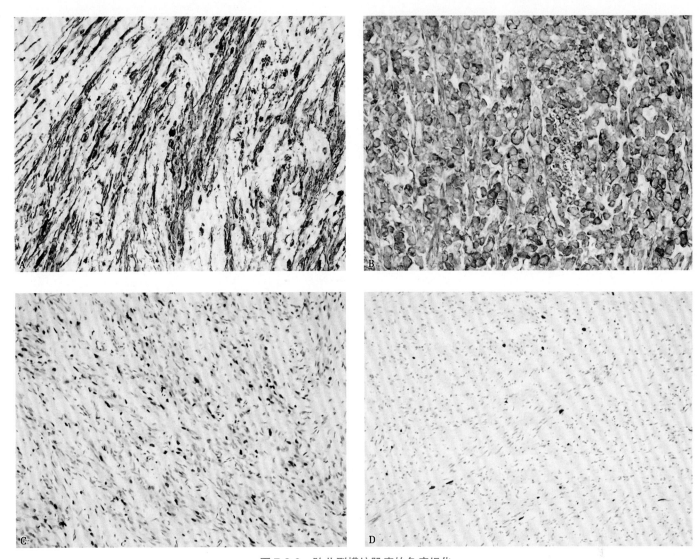

图 7-2-3 胎儿型横纹肌瘤的免疫组化

A. 带状瘤细胞表达 desmin，IHC×200；B. 圆形瘤细胞表达 desmin，IHC×200；C. 瘤细胞表达 myogenin，IHC×100；D. Ki67 增殖指数低，IHC×100

2. **梭形细胞横纹肌肉瘤** 瘤细胞呈条束状，可见核分裂象，部分病例间质硬化，或含有硬化性横纹肌肉瘤区域。

成人型横纹肌瘤

【定义】

成人型横纹肌瘤（adult rhabdomyoma）是一种发生于成年人的良性间叶性肿瘤，由分化性多边形横纹肌母细胞组成。

【编码】

ICD-O　　8904/0

ICD-11　　XH4BG5

【临床特征】

（一）流行病学

1. **发病率** 少见，但却是心脏外最常见的横纹肌瘤。在所有肌源性肿瘤中所占比例<2%。

2. **发病年龄** 多发生于成年人，中位年龄 60 岁，平均年龄 50 岁，年龄范围 33～80 岁。

3. **性别** 男性多见，男：女为（3～4）：1。

（二）部位

主要发生于头颈部，特别是咽、喉、舌根和口底，以及腮腺和颈部软组织。偶可发生于头颈部以外部位，如胃、食管和纵隔，极少数病例发生于四肢。

（三）症状

无痛性孤立性肿块，部分病例可因肿瘤阻塞咽或喉而产生声音嘶哑、呼吸困难、吞咽困难和睡眠窒息症等症状。一部分病例（20%）为多发性。

（四）治疗

手术切除。

（五）预后

良性肿瘤。局部复发率达 40%，可在术后发生多次复发,或在多年之后发生复发。无自发性消退报道。

【病理变化】

(一)大体特征

发生于头颈部,表现为颈部浅表软组织内的孤立性肿块,或为上呼吸道/上消化道黏膜息肉样或分叶状病变,中位直径3cm,范围0.5~10cm,切面呈红棕色。

(二)镜下特征

1. 组织学特征 由成片或成巢的大多边形或大圆形细胞组成,胞质丰富,嗜伊红色、颗粒状,部分瘤细胞胞质可呈空泡状或透亮状(图7-2-4A),PAS染色阳性,可被淀粉酶消化。核呈小圆形,居中或居边分布,染色质呈空泡状。部分瘤细胞可见胞质内横纹(图7-2-4B)或棒状包涵体,横纹结构可通过特殊染色(如Masson三色或PTAH)或结蛋白标记显示更清晰。瘤细胞之间可见纤细的血管网。

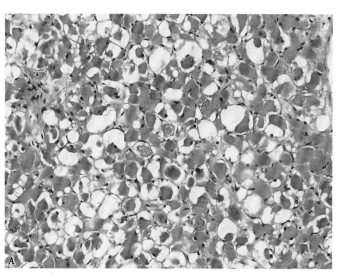

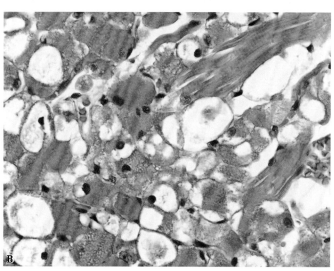

图 7-2-4 成人型横纹肌瘤的组织学特征

A.由成片或成巢大多边形或大圆形横纹肌母细胞组成,部分细胞呈空泡状,HE×100;B.纵切面于部分细胞的胞质内可见横纹,HE×400

2. 免疫组织化学 瘤细胞表达 desmin、MSA 和 myogenin(图7-2-5),不表达 CK 和 CD68,Ki67 增殖指数低(<5%)。

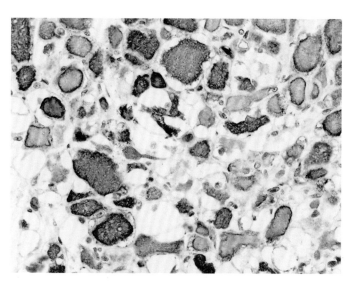

图 7-2-5 成人型横纹肌瘤的免疫组化

瘤细胞表达 MSA,IHC×400

【鉴别诊断】

1. 胚胎性横纹肌肉瘤 肿瘤呈浸润性生长,瘤细胞显示有异型性,可见核分裂象,包括病理性,Ki67 增殖指数较高。

2. 梭形细胞横纹肌肉瘤 瘤细胞呈条束状,可见核分裂象,部分病例间质硬化,或含有硬化性横纹肌肉瘤区域。

生殖道型横纹肌瘤

【定义】

生殖道型横纹肌瘤(genital rhabdomyoma)是一种发生于成年人生殖道、显示成熟骨骼肌分化的良性间叶性肿瘤。

【编码】

ICD-O   8905/0

ICD-11   XH5AF2

【临床特征】

(一)流行病学

1. 发病率 非常少见。

2. 发病年龄 多发生于中年人,发生于婴幼儿者可能为胎儿型横纹肌瘤。

3. 性别 绝大多数病例发生于女性,偶可发生于男性。

(二)部位

女性患者主要发生于女性阴道,部分病例位于外阴、宫颈和尿道；男性患者主要发生于睾丸鞘膜、精索和睾丸旁软组织。

（三）症状

多为临床检查时偶然发现，部分女性患者可有月经过多或绝经后阴道出血等症状，男性患者可表现为睾丸肿胀或扪及无痛性肿块。

（四）治疗

手术切除。

（五）预后

良性肿瘤，不复发和转移。

【病理变化】

（一）大体特征

病变常呈息肉状，直径多为 2～3cm。切面灰白色，质软。

（二）镜下特征

1. 组织学特征　分为经典型和硬化性两种亚型：①经典型，在疏松的纤维结缔组织内可见散在性分布的长梭形和宽带状横纹肌母细胞组成，胞质内可见明显的横纹（图 7-2-6）；②硬化性，睾丸旁和盆底部横纹肌瘤以含有大量玻璃样变的胶原纤维性间质为特征，周边常可见淋巴浆细胞聚集灶。分化较好的胖梭形、圆形或卵圆形横纹肌母细胞呈束状、梁状、簇状或散在性分布于硬化性间质内，偶可见双核或多核瘤细胞，但瘤细胞无异型性，核分裂象罕见，也无凝固性坏死。

2. 免疫组织化学　瘤细胞表达 desmin 和 myogenin。

【鉴别诊断】

1. 胚胎性横纹肌肉瘤　肿瘤呈浸润性生长，瘤细胞密度不均，可显示程度不等的分化，核有异型性，并可见

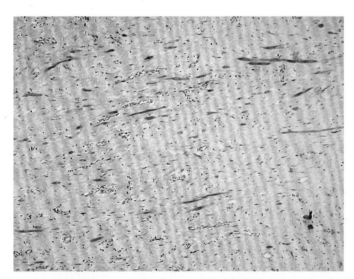

图 7-2-6　生殖道型横纹肌瘤的组织学特征
疏松纤维结缔组织内可见散在分布的长梭形和宽带状横纹肌母细胞，HE×100

核分裂象，包括病理性，Ki67 增殖指数较高。化疗后的胚胎性横纹肌肉瘤细胞可稀疏，且瘤细胞分化较好，可被误诊为横纹肌瘤。

2. 葡萄簇样横纹肌肉瘤　黏膜下有细胞密集的生发层，瘤细胞有一定的异型性。

3. 梭形细胞横纹肌肉瘤　瘤细胞丰富，呈条束状或交织状排列，可见多少不等的核分裂象，部分病例间质硬化，或含有硬化性横纹肌肉瘤区域。

第三节　横纹肌肉瘤

一、胚胎性横纹肌肉瘤

【定义】

胚胎性横纹肌肉瘤（embryonal rhabdomyosarcoma，ERMS）是一种向胚胎性骨骼肌方向显示不同程度分化的原始间叶源性恶性肿瘤。

【编码】

ICD-O　　　8910/3

ICD-11　　　XH83G1

【病因】

一部分病例由生殖系突变引起。胚胎性横纹肌肉瘤还与一些综合征相关，包括 HRAS 基因突变的 Costello 综合征，NF1 基因突变的 I 型神经纤维瘤病，多个基因突变的 Noonan 综合征。一些病例还与 Beckwith-Wiedemann 综合征相关。伴发胸肺母细胞瘤综合征的宫颈胚胎性横纹肌肉瘤由 DICER1 基因突变引起。组织学上不能分类的横纹肌肉瘤常发生于 TP53 基因突变所致的 Li-Fraumeni 综合征，少数情况为 PTCH1 基因突变所致的 Gorlin 综合征。

【临床特征】

（一）流行病学

1. 发病率　横纹肌肉瘤是婴幼儿和儿童最常见的软组织肉瘤，而胚胎性横纹肌肉瘤则是其中最常见的一种类型（60%～70%）。

2. 发病年龄　好发于 10 岁以内的婴幼儿和儿童，36% 病例<5 岁，4% 为新生儿，偶可为先天性。部分病例可发生于青少年（18%）。少数病例也可发生于成人，包括老年人。成人横纹肌肉瘤中的 20% 为胚胎性横纹肌肉瘤。

3. 性别　男性略多见，男：女为 1.5：1

（二）部位

多发生于头颈部和泌尿生殖道，前者包括眼眶、鼻腔鼻窦、口腔（包括舌和颊部）和耳道；后者包括膀胱、前列

腺、睾丸旁软组织、阴道和宫颈。少数病例也可发生于盆腔、腹腔和腹膜后，以及四肢和躯干等处。

（三）症状

受累部位肿块占位效应或因占位引起的梗阻。常表现为突然增大的肿块，发生于头颈部可表现为眼球突出、复视、鼻窦炎和一侧耳聋，发生于泌尿生殖道可表现为阴囊肿块、尿潴留，发生于胆道系统则可引起黄疸。

（四）治疗

综合治疗，包括手术切除、化疗和放疗。

（五）预后

预后主要取决于临床分期、组织学分型及部位。葡萄簇状或高分化梭形细胞变异型预后通常较好，而出现细胞间变提示预后不良。发生于眼眶预后好，5年生存率达92%。其次是头颈部、泌尿生殖道。位于膀胱、前列腺、脑膜及其他软组织部位者则预后较差。其他预后不良因素包括：成年人、肿瘤体积大及切除不净或无法切除。常见的转移部位为肺、淋巴结、肝脏及大脑。胚胎性横纹肌肉瘤预后较腺泡状横纹肌肉瘤要好。

【病理变化】

（一）大体特征

肿瘤边界欠清，直径数毫米至32cm，切面呈灰白或灰红，胶冻样或鱼肉状，质软或质脆，常伴出血和坏死。

（二）镜下特征

1. 组织学特征 瘤细胞形态多样，但基本上重现了骨骼肌胚胎发育过程中各个阶段的细胞。分化较原始的瘤细胞呈星形、短梭形和小圆形（图7-3-1A、7-3-1B），与未分化的原始间叶细胞相似，核深染，胞质较少，核分裂象易见，包括病理性。当瘤细胞逐渐向成熟方向分化时，胞质增多，因肌原纤维聚集而呈深嗜伊红色（图7-3-1C），瘤细胞从形态上也由星形和小圆形变为蝌蚪样、梭形、带状、网球拍样、大圆形或卵圆形、疟原虫样、蜘蛛网状或断箭样等各种形态的横纹肌母细胞（图7-3-1D、7-3-1E），梭形或带状横纹肌母细胞的胞质内偶可见横纹（图7-3-1F）。部分肿瘤内含有散在分布核大深染的瘤巨细胞，也称间变性横纹肌肉瘤（anaplastic rhabdomyosarcoma）（图7-3-1G）。

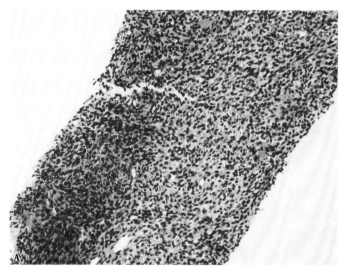

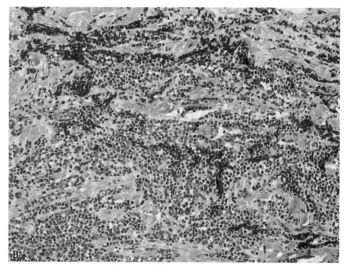

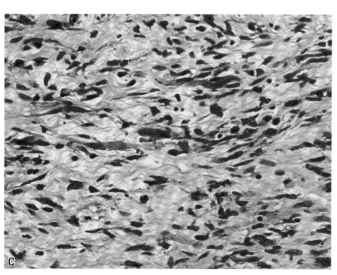

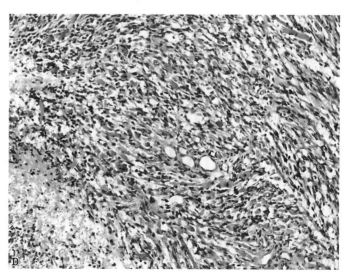

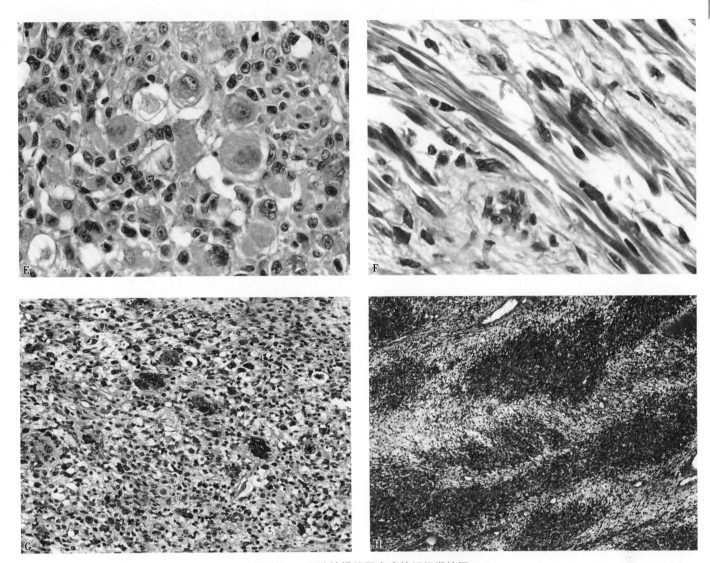

图 7-3-1　胚胎性横纹肌肉瘤的组织学特征

A. 由短梭形和星状细胞组成，HE×100；B. 由原始小圆细胞组成，HE×100；C. 部分瘤细胞的胞质因肌原纤维聚集而呈深嗜伊红色（横纹肌母细胞），HE×200；D. 肿瘤显示明显的横纹肌母细胞分化，HE×100；E. 大圆形横纹肌母细胞，HE×400；F. 梭形或带状横纹肌母细胞的胞质内偶可见横纹，HE×400；G. 肿瘤内含有散在分布核大深染的瘤巨细胞，HE×200；H. 细胞丰富的致密区和细胞疏松的黏液区呈交替性分布，HE×40

肿瘤的组织结构类似胚胎横纹肌，由聚集的瘤细胞和疏松、黏液样的中胚层组织组成，瘤细胞丰富的致密区和瘤细胞疏松的黏液区呈交替性分布（大理石花纹样）（图 7-3-1H），常见瘤细胞围绕血管生长。发生于宫颈等部位的病例可伴有软骨化生。

分化型胚胎性横纹肌肉瘤较少见，部分见于经治疗后的复发性或转移性肿瘤。少数病例含有梭形细胞横纹肌肉瘤区域，或腺泡状横纹肌肉瘤区域，后者常需经分子检测证实。

2. 免疫组织化学　瘤细胞表达 desmin、MSA、myogenin 和 MyoD1（图 7-3-2），还可表达 WT1，在与其他类型小圆细胞肿瘤的鉴别诊断上具有一定价值。瘤细胞可程度不等表达 α-SMA，并可灶性表达 AE1/AE3。

【遗传学】

复杂，常显示 2、8、12 和 13 号染色体获得，11p15.5 杂合性缺失（此区含有编码生长因子 *IGF2* 和生长抑制因子 *H19* 和 *CDKN1C* 的印迹基因）。基因组学研究显示，ERMS 中存在驱动基因突变，涉及 RAS 通路（*NRAS*、*KRAS*、*HRAS*、*NF1*、*FGFR4*），PI3K 效应蛋白（*PTEN*、*PIK3CA*），或细胞周期蛋白（*FBXW7*、*CTNNB1*）。儿童 ERMS 可有 *HRAS* 和 *KRAS* 突变，成人 ERMS 可有 *NRAS* 突变。其他基因突变包括 *NF1*、*TP53* 和 *BCOR* 等，以及表观遗传学改变等。

【鉴别诊断】

1. 横纹肌瘤　①胎儿型横纹肌瘤，好发于头颈部，肿瘤境界清楚，虽也可见核分裂象，但瘤细胞无明显的异

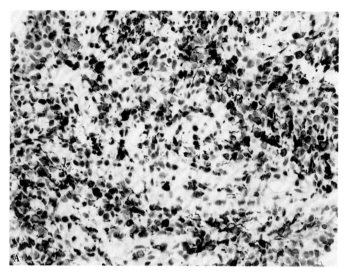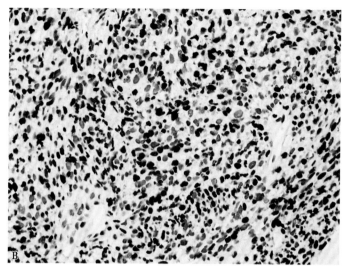

图 7-3-2　胚胎性横纹肌肉瘤的免疫组化
A. 瘤细胞表达 desmin，IHC×200；B. 瘤细胞表达 myogenin，IHC×200

型性，无肿瘤性坏死；②成人横纹肌瘤，多发生于中年男性，肿瘤主要由形态相对一致的大圆形或多边形细胞组成，无幼稚的圆形或星状瘤细胞；③生殖道横纹肌瘤，主要发生于中年女性阴道，镜下于疏松的纤维结缔组织内见散在分布的横纹肌母细胞，瘤细胞无异型性，也无核分裂象。

2. 横纹肌瘤样错构瘤　多发生于婴幼儿，常发生于头颈部真皮和皮下，由骨骼肌、脂肪、神经和皮肤附属器组成，无异型性，无核分裂象，也无肿瘤性坏死。

3. 腺泡状横纹肌肉瘤　可呈实性巢状，易被误诊为胚胎性横纹肌肉瘤，特别是发生于鼻腔等部位。主要的鉴别点在于，腺泡状横纹肌肉瘤的瘤细胞相对一致，免疫组化常弥漫性表达 myogenin，并可表达 ALK，FISH 检测可显示 *FOXO1A* 易位，而胚胎性横纹肌肉瘤常可见多种形态的瘤细胞，包括横纹肌母细胞，myogenin 标记多呈部分表达。

4. 多形性横纹肌肉瘤　因肿瘤散在的间变性瘤巨细胞，间变性横纹肌肉瘤可被误诊为多形性横纹肌肉瘤，但后者多发生于成年人，总体上呈多形性肉瘤形态，而间变性横纹肌肉瘤是在胚胎性横纹肌肉瘤的背景中可见间变性瘤巨细胞。

5. 梭形细胞横纹肌肉瘤　胚胎性横纹肌肉瘤中可出现梭形细胞成分，但其他区域可见经典的胚胎性横纹肌肉瘤区域，而在梭形细胞横纹肌肉瘤中，除部分病例中可见少量的横纹肌母细胞外，无胚胎性横纹肌肉瘤区域，如果有，宜诊断为胚胎性横纹肌肉瘤。

6. 胸肺母细胞瘤　主要发生于肺、胸膜和胸壁，肿瘤内幼稚的母细胞成分可向横纹肌分化，可被误诊为胚胎性横纹肌肉瘤，但胸肺母细胞瘤还常含有衬覆呼吸上皮的囊腔样结构。

7. 外胚层间叶瘤　除横纹肌肉瘤样区域外，肿瘤内常可见神经或神经外胚层成分，如节细胞、节细胞神经瘤、神经母细胞瘤或恶性周围神经鞘膜瘤。

8. 其他小圆细胞性恶性肿瘤　包括：①神经母细胞瘤，由结节状或分叶状分布的小圆细胞组成，背景内常可见神经毡，有时可见菊形团，瘤细胞表达 NSE、Syn 和 Gata-3；②嗅神经母细胞瘤，常显示巢状或分叶状排列，瘤细胞表达 Syn，不表达 desmin 和 myogenin；③骨外尤因肉瘤，肿瘤多位于脊柱旁和四肢，镜下由分叶状或片状分布的小圆细胞组成，部分病例内可见菊形团，免疫组化显示瘤细胞表达 CD99（细胞膜强阳性），不表达肌源性标记，FISH 检测可显示 *EWSR1* 基因易位；④肾外恶性横纹肌样瘤，镜下由排列松散的圆形或多边形细胞组成，瘤细胞核偏位，染色质常空泡状，内含明显的大核仁，免疫组化标记显示瘤细胞表达 CK，不表达 desmin，INI1 表达缺失；⑤促结缔组织增生性小圆形细胞肿瘤，好发于青年男性盆腔内，镜下由成巢的小圆细胞和大量增生的纤维结缔组织组成，瘤细胞可表达 desmin，但常呈核旁点状染色，不表达 myogenin，FISH 检测可显示 *EWSR1* 基因易位；⑥淋巴母细胞性淋巴瘤和粒细胞肉瘤等，可发生于软组织内，可被误诊为包括胚胎性横纹肌肉瘤在内的小圆细胞性软组织肉瘤，相应的免疫组化标记有助于鉴别诊断。

二、葡萄簇样横纹肌肉瘤

【定义】

葡萄簇样横纹肌肉瘤（botryoid rhabdomyosarcoma）是一种好发于被覆黏膜的空腔器官的胚胎性横纹肌肉

瘤,因外观上呈葡萄状而得名。

【临床特征】

(一)流行病学

1. 发病率 少见。

2. 发病年龄 好发生于 5 岁以下的婴幼儿,平均年龄为 1.8 岁,偶可发生于青年妇女,甚至是绝经后患者,少数可发生于妊娠期妇女。

3. 性别 女性多见。

(二)部位

主要发生于被覆黏膜的空腔器官,特别是泌尿生殖道和呼吸道,如阴道、宫颈、膀胱、肾盂、鼻腔和鼻咽,也可见于外耳道、胆道和眼结膜等处。

(三)症状

肿瘤呈葡萄状或息肉状,直径 0.2~12cm,质地柔软,黏液水肿样,可伴有感染、出血、溃疡或坏死。

(四)治疗

手术切除和化疗。

(五)预后

葡萄簇样横纹肌肉瘤预后通常较好。

【病理变化】

(一)大体特征

肿瘤边界欠清,直径数毫米至 32cm,切面呈灰白或灰红,胶冻样或鱼肉状,质软或质脆,常伴出血和坏死。

(二)镜下特征

1. 组织学特征 低倍镜下呈宽乳头或分叶状,肿瘤位于黏膜下,表面黏膜上皮完整(图 7-3-3A),也可增生或有溃疡形成,其中增生的黏膜上皮可发生鳞化,易被误诊为鳞癌。本瘤的特征性形态表现为:在紧靠黏膜上皮的下方由深染密集的瘤细胞形成一宽带状区域,数层到十数层,称为"形成层"(cambium layer)(图 7-3-3B、7-3-3C),形成层以下为黏液样区域,间质疏松、黏液水肿样,内有散在的分化程度不一的梭形、卵圆形或圆形横纹肌母细胞(图 7-3-3D),可见核分裂。当伴有感染时,间质内可见大量的急慢性炎症细胞浸润,有时可掩盖瘤细胞,导致

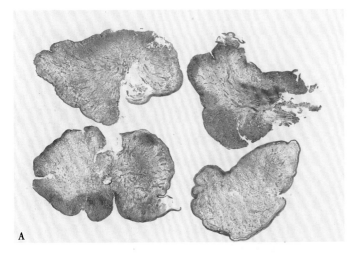
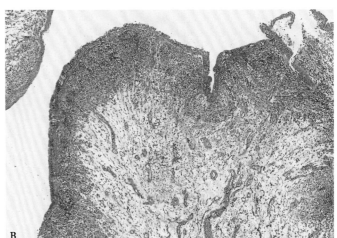
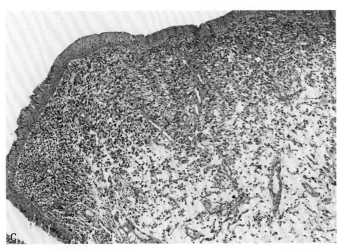
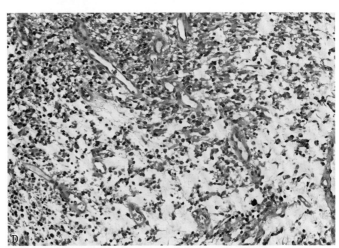

图 7-3-3 葡萄簇样横纹肌肉瘤的组织学形态

A. 葡萄簇样横纹肌肉瘤,低倍镜下呈宽乳头或分叶状,HE×10;B. 黏膜下宽带状分布的瘤细胞,HE×50;C. "形成层"内的瘤细胞,HE×100;D. 黏膜下黏液样区域内的瘤细胞,HE×200

漏诊。

2. 免疫组织化学　瘤细胞表达 desmin、MSA、myo-genin 和 MyoD1（图 7-3-4A、7-3-4B）。

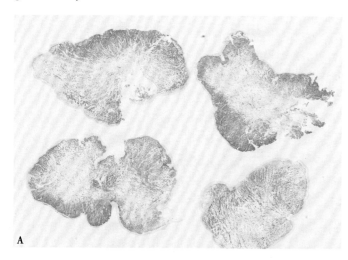

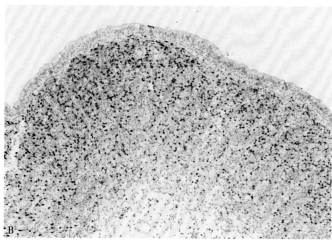

图 7-3-4　葡萄簇样横纹肌肉瘤的免疫组化
A. 瘤细胞表达 desmin, IHC×10；B. 瘤细胞表达 myogenin, IHC×100

【鉴别诊断】

1. 非典型纤维性息肉　阴道和鼻腔的息肉中有时可出现核深染的畸形间质细胞或多核巨细胞，无特征性的"形成层"结构。免疫组化标记也表达 desmin。

2. 生殖道横纹肌瘤　多发生于中青年妇女。镜下横纹肌母细胞多为梭形或带状，易找见横纹，瘤细胞无异型性，也无核分裂象，也无"形成层"图像。

（梅开勇）

三、腺泡状横纹肌肉瘤

【定义】

腺泡状横纹肌肉瘤（alveolar rhabdomyosarcoma, ARMS）是一种由形态一致的幼稚小圆形细胞组成的恶性肿瘤，瘤细胞具横纹肌分化，并常显示特征性的腺泡状结构，分子遗传学上具有特征性的 *PAX3/7-FOXO1* 融合基因。

【编码】

腺泡状横纹肌肉瘤	ICD-O	8920/3
	ICD-11	XH7099
混合性胚胎性 - 腺泡状横纹肌肉瘤	ICD-11	XH08B3

【临床特征】

（一）流行病学

1. 发病率　仅次于胚胎性横纹肌肉瘤，约占 25%。

2. 发病年龄　多发生于 10～25 岁的青少年和年轻成人，偶可发生于中年人。少见于儿童（占儿童横纹肌肉瘤的 20%），罕见于新生儿。

3. 性别　两性均可发生。

（二）部位

多发生于四肢深部软组织，部分病例可发生于头颈部（包括鼻腔、鼻窦）、躯干、脊柱旁、女性乳腺、肛旁会阴和腹膜后等处。

（三）症状

位于四肢者常表现生长迅速的肿块。发生于头颈部者可有鼻塞、眼球突出、颅神经损害（累及脑膜者），可以颈部淋巴结肿大为首发症状。发生于肛旁会阴者可有便秘症状。一些病例就诊时已处晚期，发生全身播散，包括骨髓累及。女性患者可伴有乳腺转移灶，可伴有疼痛感。

（四）治疗

手术切除 + 区域淋巴结清扫，化疗和 / 或放疗。

（五）预后

属高度恶性肿瘤，预后较胚胎性横纹肌肉瘤差，可能与分子遗传学异常相关。融合基因为 *PAX3-FOXO1* 型者较 *PAX7-FOXO1* 差。有 *MYCN*、*CDK4* 和 *MIR17HG* 基因扩增者预后不佳。

【病理变化】

（一）大体特征

灰白或灰红色肿块，常伴出血和坏死，肿瘤直径大小不一。

（二）镜下特征

1. 组织学特征　瘤细胞较为丰富，由形态相对一致的圆形细胞组成，胞核深染，胞质较少，呈巢状或片状分布，其间为纤维血管间隔，部分区域瘤巢中央细胞脱落，形成特征性的腺泡状结构（图 7-3-5A）。与胚胎性横纹肌肉瘤不同，肿瘤内较少见到横纹肌母细胞，但常可见核呈花环状排列的多核性瘤细胞（图 7-3-5B）。部分病例腺泡状结构可不明显，也称实体型（图 7-3-5C）。少数病例胞质可呈透亮状（图 7-3-5D），偶可合并胚胎性横纹肌肉瘤（混合性胚胎性 - 腺泡状横纹肌肉瘤）（图 7-3-5E、7-3-5F）。

2. 免疫组织化学　瘤细胞表达 desmin、MSA、myogenin

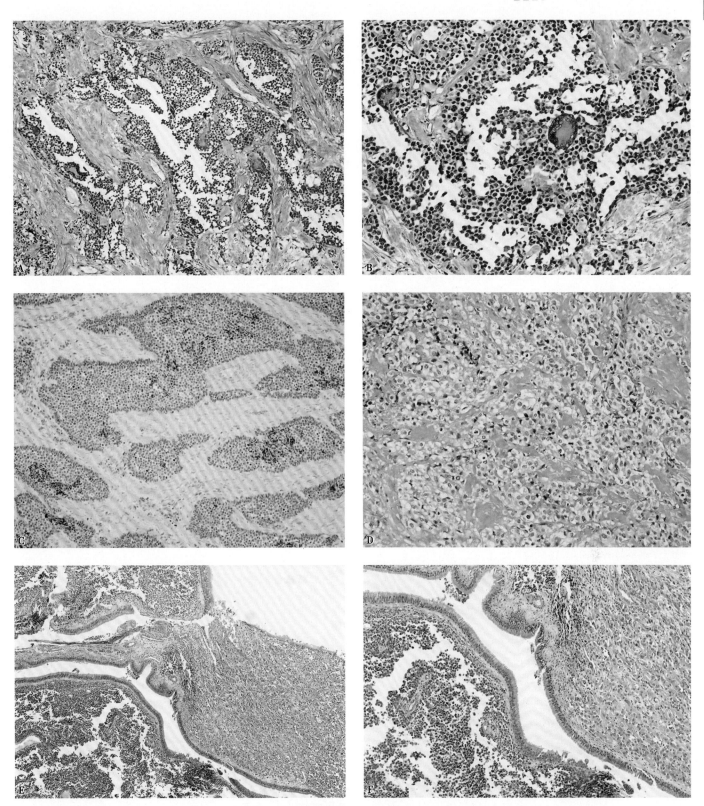

图 7-3-5 腺泡状横纹肌肉瘤的组织学特征

A. 低倍镜显示特征性的腺泡状结构,HE×100;B. 可见核呈花环状排列的多核性瘤细胞,HE×200;C. 实体型腺泡状横纹肌肉瘤由实性成巢的圆细胞组成,HE×100;D. 透明细胞型腺泡状横纹肌肉瘤,HE×200;E. 混合性胚胎性 - 腺泡状横纹肌肉瘤,左下为腺泡状区域,右上为胚胎性区域,HE×50;F. 混合性胚胎性 - 腺泡状横纹肌肉瘤,HE×100

和 MyoD1(图 7-3-6A、7-3-6B),其中 mygenin 和 MyoD1 常呈弥漫阳性。部分病例也可表达 AE1/AE3、Syn、CD56、CD99 和 WT1(胞质染色)(图 7-3-6C～7-3-6E)。

此外,瘤细胞常弥漫性表达 ALK(D5F3)(图 7-3-6F)。

【遗传学】

细胞遗传学上具有特征性的 t(2;13)(q35;q14)和

t(1；13)(p36；q14)，分别产生 *PAX3-FOXO1* 和 *PAX7-FOXO1* 融合基因。约 20% 病例 RT-PCR 检测 *PAX3/7-FOXO1* 为阴性，可能涉及其他基因融合，包括 *PAX3-*

FOXO4/NCOA1/NCOA2、*FOXO1-FGFR1* 等。

【鉴别诊断】

1. 胚胎性横纹肌肉瘤 多发生于泌尿生殖道和头颈

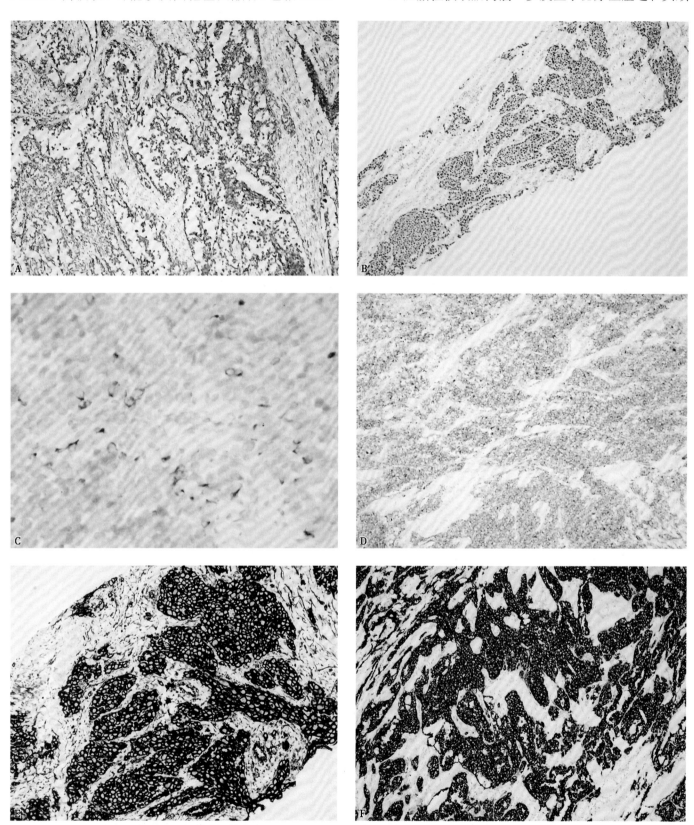

图 7-3-6 腺泡状横纹肌肉瘤的免疫组化

A. 瘤细胞弥漫性表达 desmin，IHC×100；B. 瘤细胞常弥漫性表达 myogenin，IHC×40；C. 瘤细胞可灶性表达 AE1/AE3，IHC×400；D. 瘤细胞可部分表达 Syn，IHC×100；E. 瘤细胞可胞质强阳性表达 WT1，IHC×100；F. 瘤细胞常弥漫性表达 ALK（D5F3），IHC×40

部,患者年龄相对较轻,镜下瘤细胞形态多样,常可见明确的多种形态横纹肌母细胞,myogenin 和 ALK(D5F3)非弥漫性阳性,FISH 检测 *FOXO1* 为阴性。

2. 硬化性横纹肌肉瘤 主要由幼稚的小圆细胞组成,镜下以肿瘤内含有硬化性间质为特征,瘤细胞可呈小腺泡状排列,常灶性表达 myogenin,而弥漫性表达 MyoD1,FISH 检测显示无 *FOXO1* 基因易位,分子检测可显示有 *MyoD1*(L122R)基因突变。

3. 其他小圆细胞肿瘤 包括骨外尤因肉瘤、神经母细胞瘤、嗅神经母细胞瘤、神经内分泌癌和恶性淋巴瘤等。

四、梭形细胞横纹肌肉瘤

【定义】

梭形细胞横纹肌肉瘤(spindle cell rhabdomyosarcoma, SCRMS)是横纹肌肉瘤的一种亚型,主要由条束状梭形细胞组成,可发生于儿童和成年人。梭形细胞横纹肌肉瘤与硬化性横纹肌肉瘤关系密切,部分病例兼有两者形态特征,分子检测显示均有 *MyoD1* 基因突变。WHO 分类将梭形细胞横纹肌肉瘤和硬化性横纹肌肉瘤合并为一类。

【编码】

ICD-O　　8912/3
ICD-11　　XH7NM2

【临床特征】

(一)流行病学

1. 发病率 较少见,占横纹肌肉瘤的 5%~10%。

2. 发病年龄 好发于儿童和青少年,并可发生于成年人,年龄范围为 4 个月至 79 岁。

3. 性别 男性多见。

(二)部位

发生于儿童和青少年者多发生于睾丸旁和头颈部,发生于成人者好发于头颈部,偶可位于四肢、膀胱、腹部、腋下、胸膜和腹膜后等处。

(三)症状

深部软组织无痛性肿块,偶可有局部压迫症状。

(四)治疗

手术切除,化疗和 / 或放疗。

(五)预后

发生于儿童者预后较好,5 年生存率>95%,发生于成人者 50% 发生局部复发和转移,多转移至淋巴结和肺。

【病理变化】

(一)大体特征

灰白或灰红色肿块,质地较韧,平均直径 4~6cm,范围为 2~30cm。

(二)镜下特征

1. 组织学特征 由形态相对一致的梭形细胞组成,呈条束状或交织状排列,部分区域可呈波浪状(图 7-3-7A~7-3-7C)。分化相对较好的病例瘤细胞异型性和多形性均不十分明显,核分裂象可见但不多见,易被误诊为低度恶性梭形细胞肿瘤,梭形细胞间偶可见散在的梭形、带状或多边形横纹肌母细胞(图 7-3-7D)。部分病例间质伴有明显胶原化,或含有硬化性横纹肌肉瘤样区域(图 7-3-7E、7-3-7F)。分化相对较差的病例瘤细胞显示有明显的异型性,核分裂象易见,形态上呈纤维肉瘤或高级别梭形细胞肉瘤样(图 7-3-7G、7-3-7H),如无免疫组化标记较难诊断。

2. 免疫组织化学 瘤细胞表达 desmin、myogenin 和 MyoD1(图 7-3-8A、7-3-8B),并可表达 α-SMA。

【遗传学】

与胚胎性横纹肌肉瘤和腺泡状横纹肌肉瘤有所不同,但与硬化性横纹肌肉瘤相似,存在 *MyoD1* 基因(L122R)突变,提示两者关系密切,属于同一瘤谱。先天性或婴儿型梭形细胞横纹肌肉瘤可有 *VGLL2*、*NCOA2* 和

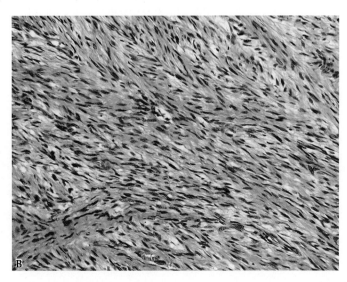

A　　　　　　　　　　　　　　　　B

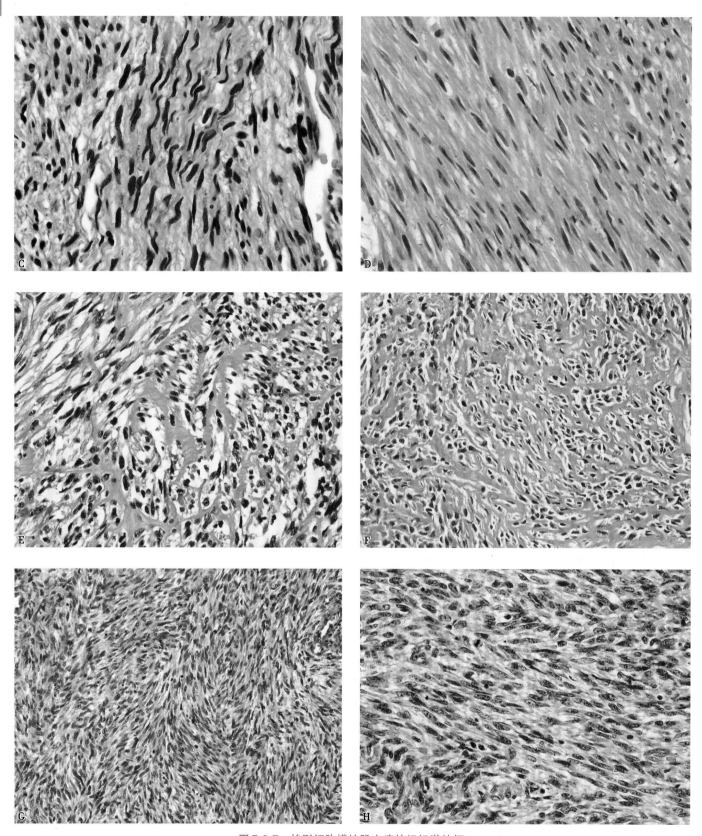

图 7-3-7　梭形细胞横纹肌肉瘤的组织学特征

A. 低倍镜显示梭形瘤细胞呈条束状或交织状排列，HE×100；B. 分化较好的梭形细胞横纹肌肉瘤，HE×200；C. 梭形瘤细胞呈波浪状排列，可被误诊为周围神经肿瘤，HE×400；D. 梭形瘤细胞见可见散在的横纹肌母细胞，HE×400；E. 部分区域间质伴有明显的胶原化，HE×400；F. 部分区域类型硬化性横纹肌肉瘤，HE×200；G. 高级别梭形细胞横纹肌肉瘤形态上类似纤维肉瘤，HE×200；H. 瘤细胞显示明显异型性，核分裂象易见，HE×400

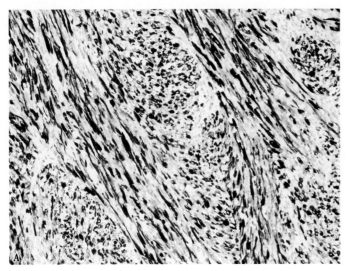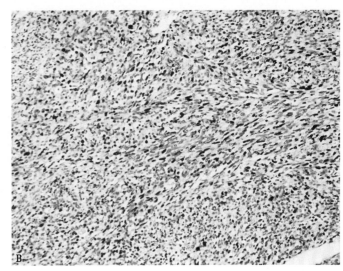

图 7-3-8　梭形细胞横纹肌肉瘤的免疫组化

A. 瘤细胞表达 desmin，IHC×200；B. 梭形细胞横纹肌肉瘤表达 myogenin，IHC×100

CITED2 重排，产生的融合基因包括 *SRF-NCOA2*、*TEAD1-NCOA2*、*VGLL2-NCOA2* 和 *VGLL2-CITED2*。发生于骨的梭形细胞横纹肌肉瘤可有 *TFCP2* 和 *NCOA2* 重排，产生 *EWSR1/FUS-TFCP2* 和 *MEIS1-NCOA2* 融合基因。

【鉴别诊断】

1. **低度恶性肌成纤维细胞性肉瘤**　常呈浸润性生长，瘤细胞间常可见胶原纤维，但镜下形态有时与分化较好的梭形细胞横纹肌肉瘤较难区分，需借助免疫组化，低度恶性肌成纤维细胞性肉瘤一般表达 α-SMA，较少表达 desmin，不表达 myogenin，而梭形细胞横纹肌肉瘤也可表达 α-SMA，但常表达 desmin、myogenin 和 MyoD1。

2. **平滑肌肉瘤**　梭形细胞横纹肌肉瘤可表达 α-SMA 和 MSA，但平滑肌肉瘤的瘤细胞显示平滑肌分化特征，包括嗜伊红色胞质和两端平钝呈雪茄样核，瘤细胞不表达 myogenin 和 MyoD1。

3. **恶性周围神经鞘膜瘤**　梭形细胞横纹肌肉瘤的瘤细胞可呈波浪状排列，易被误诊为恶性周围神经鞘膜瘤，但后者常发生于 I 型神经纤维瘤病的基础上，或肿瘤发生与周围神经关系密切，但瘤细胞不表达 desmin、myogenin 和 MyoD1，部分病例 H3K27Me3 表达缺失。恶性蝾螈瘤中虽可见散在的横纹肌母细胞，但仅这些横纹肌母细胞表达肌源性标记，肿瘤内的梭形细胞不表达。

4. **婴儿纤维肉瘤**　多发生于婴幼儿，瘤细胞不表达的 desmin、myogenin 和 MyoD1，FISH 检测可显示 *ETV6* 基因易位。以往文献上报道的婴儿横纹肌纤维肉瘤形态上和免疫表型上介于婴儿纤维肉瘤和梭形细胞横纹肌肉瘤之间，本质上属于梭形细胞横纹肌肉瘤。

5. **胚胎性横纹肌肉瘤**　胚胎性横纹肌肉瘤中可有梭形细胞区域，如肿瘤内有明确的胚胎性横纹肌肉瘤区域，宜诊断为胚胎性横纹肌肉瘤。

6. **成人型纤维肉瘤**　高级别梭形细胞横纹肌肉瘤形态上类似成人型纤维肉瘤，如无免疫组化可误诊为纤维肉瘤或梭形细胞未分化肉瘤，如形态上呈纤维肉瘤的病例表达 desmin，需加做 myogenin 和 MyoD1，以确定是否有高级别梭形细胞横纹肌肉瘤的可能性。

7. **其他梭形细胞肿瘤**　包括滑膜肉瘤、肌纤维瘤、炎性肌成纤维细胞瘤和梭形细胞恶性黑色素瘤等。

五、硬化性横纹肌肉瘤

【定义】

硬化性横纹肌肉瘤（sclerosing rhabdomyosarcoma，SRMS）是横纹肌肉瘤的一种亚型，主要由分化较为原始的小圆细胞组成，呈小巢状、条索状、小腺泡状或假腔隙样排列，以含有硬化性间质为特征，分子检测显示 *MyoD1* 基因突变，目前认为与梭形细胞横纹肌肉瘤关系密切，与梭形细胞横纹肌肉瘤属于同一瘤谱。

【编码】

ICD-O　　8912/3

ICD-11　　XH7NM2

【临床特征】

（一）流行病学

1. **发病率**　少见，在横纹肌肉瘤中所占比例<5%。

2. **发病年龄**　多发生于成年人，也可以发生于儿童和青少年，年龄范围为 0.3～79 岁，平均年龄和中位年龄为 24～26 岁。

3. **性别**　男性略多见。

（二）部位

主要发生于四肢和头颈部，躯干等部位也可发生。

（三）症状

深部软组织内生长迅速的肿块，可为无痛性。

（四）治疗

手术切除，化疗和/或放疗。

（五）预后

预后不佳，发生于成人者50%发生局部复发和转移。

【病理变化】

（一）大体特征

灰白色肿块，质地较韧或硬，中位直径6cm。

（二）镜下特征

1. 组织学特征　肿瘤可呈浸润性生长。主要由分化较为原始的小圆形细胞组成，胞质较少，淡嗜伊红色或透亮状，核分裂象易见。瘤细胞呈小巢状、条索状、小腺泡状或假腔隙样排列（图7-3-9A～图7-3-9D），肿瘤内含有较多玻璃样变的间质（硬化性）（图7-3-9E），可类似骨样组织或软骨样基质。部分病例中含有梭形细胞区域，类型梭形细胞横纹肌肉瘤（图7-3-9F）。

2. 免疫组织化学　瘤细胞弥漫强阳性表达MyoD1

（图7-3-10A），多灶性表达desmin和myogenin（图7-3-10B、7-3-10C），可表达α-SMA（图7-3-10D）。

【遗传学】

与胚胎性横纹肌肉瘤和腺泡状横纹肌肉瘤有所不同，但与梭形细胞横纹肌肉瘤相似，存在*MyoD1*基因（L122R）突变，提示两者关系密切。发生于婴儿的硬化性横纹肌肉瘤可有*VGLL2*相关性融合基因。

【鉴别诊断】

1. 腺泡状横纹肌肉瘤　硬化性横纹肌肉瘤中可有小腺泡状排列结构，但腺泡状横纹肌肉瘤中的腺泡状结构为含有纤维血管间隔的大腺泡，除小圆性细胞外，常可见花环状多核性瘤细胞，免疫组化标记显示，瘤细胞常弥漫性表达myogenin，FISH检测可显示*FOXO1*基因易位。

2. 硬化性上皮样纤维肉瘤　硬化性横纹肌肉瘤中的瘤细胞可呈条索样排列，与硬化性上皮样纤维肉瘤相似，但后者的瘤细胞异型性不十分明显，核分裂象少见，瘤细胞胞质淡染或透亮状，核常呈不规则或成角状，免疫组化标记显示，瘤细胞表达MUC4，不表达MyoD1。

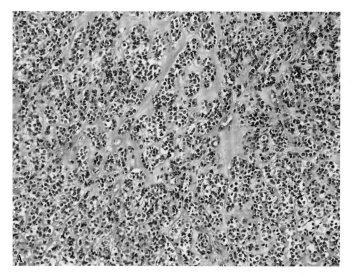

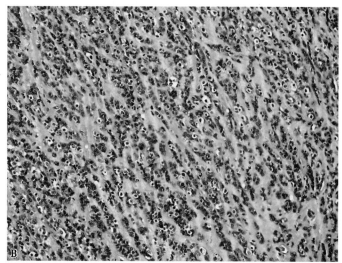

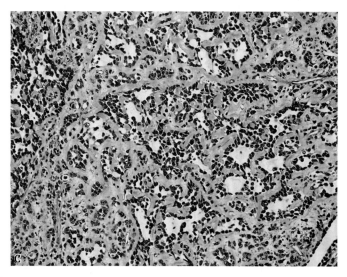

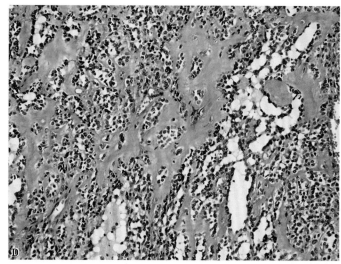

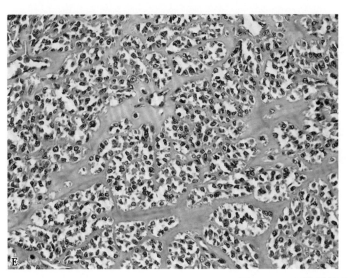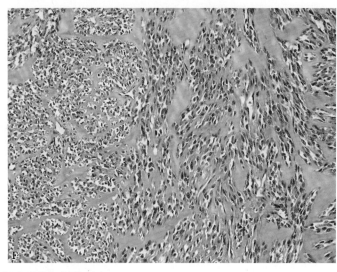

图 7-3-9　硬化性横纹肌肉瘤的组织学形态

A. 分化较为原始的小圆细胞呈小巢状排列,间质胶原化,HE×100;B. 分化较为原始的小圆细胞呈条索状排列,HE×100;C. 瘤细胞可呈腺泡状或腺腔样排列,HE×100;D. 瘤细胞呈假腔隙样排列,HE×100;E. 肿瘤以含有大量硬化性间质为特征,HE×200;F. 部分区域含有梭形细胞横纹肌肉瘤区域,HE×100

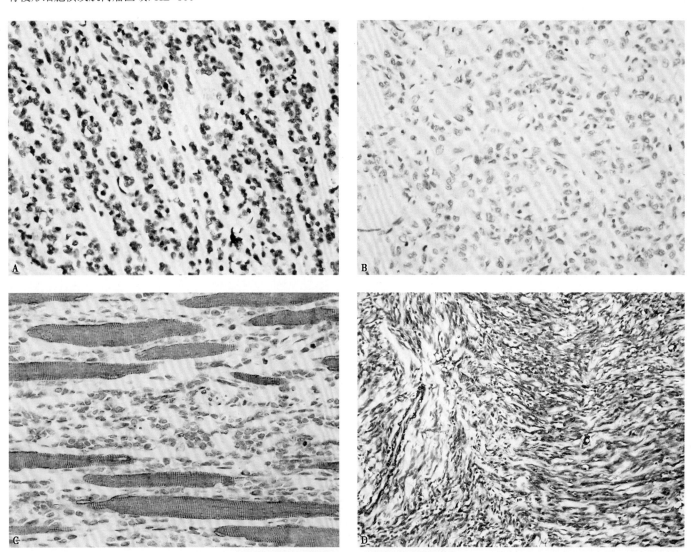

图 7-3-10　硬化性横纹肌肉瘤的免疫组化

A. 瘤细胞弥漫性表达 MyoD1,IHC×200;B. 瘤细胞灶性表达 myogenin,IHC×200;C. 瘤细胞灶性表达 desmin,IHC×200;D. 瘤细胞灶性表达 α-SMA,IHC×100

3. 其他肿瘤 包括骨外骨肉瘤、骨外软骨肉瘤、血管肉瘤和肌上皮样癌等。

六、多形性横纹肌肉瘤

【定义】

多形性横纹肌肉瘤（pleomorphic rhabdomyosarcoma, PRMS）是一种具有骨骼肌分化的高度恶性多形性肉瘤，以含有数量不等的多形性横纹肌母细胞为特征，肿瘤内不含有胚胎性或腺泡状横纹肌肉瘤成分。

【编码】

多形性横纹肌肉瘤	ICD-O	8901/3
	ICD-11	XH5SX9
多形性横纹肌肉瘤，成人型	ICD-11	XH4V85

【临床特征】

（一）流行病学

1. 发病率 少见，在横纹肌肉瘤中所占比例<5%。

2. 发病年龄 多发生于 45 岁以上的成年人，高峰年龄段为 50～70 岁，偶可发生于儿童，平均年龄和中位年龄为 50～55 岁，年龄范围 2～85 岁。

3. 性别 男性多见，男：女为 3：1。

（二）部位

主要发生于深部软组织，特别是下肢，也可发生于躯干（胸腹壁）、腹腔/腹膜后、上肢和头颈部，偶可发生于子宫等处。

（三）症状

深部软组织内生长迅速的肿块，可伴有疼痛。

（四）治疗

手术切除，化疗和/或放疗。

（五）预后

预后不佳，多于 5 年内发生转移，死亡率可达 70%，患者年龄大预后差。

【病理变化】

（一）大体特征

结节状或分叶状肿块，无包膜或被覆纤维性假包膜，平均直径 7cm，范围 2～17cm，切面呈灰白色或灰红色，质嫩，鱼肉状，可伴有坏死。

（二）镜下特征

1. 组织学特征 镜下显示高级别多形性肉瘤形态，多数病例内含有数量不等的多形性横纹肌母细胞（图 7-3-11A、7-3-11B），形状上可为大圆形、大多边形、带状、网球拍样或蜘蛛状，胞质深嗜伊红色或透亮状，与胚胎性横纹肌肉瘤中的横纹肌母细胞相似，但多形性横纹肌母细胞体积大，形状不规则，很少见到横纹。除成簇或成片的多形性横纹肌母细胞外，背景瘤细胞显示有明显的异型性，核分裂象易见（包括病理性），肿瘤内常可见凝固性坏死（图 7-3-11C）。

根据镜下形态，大致可分为：①经典型，以弥漫成片的多形性细胞（包括多形性横纹肌母细胞）为主；②圆细胞型；除成簇的多形性横纹肌母细胞外，背景肿瘤细胞以中等大圆细胞为主；③梭形细胞型，除成簇的多形性横纹肌母细胞外，背景肿瘤细胞为梭形细胞为主。少数病例可呈横纹肌样形态，表现为核偏位，核仁明显，核旁似含有嗜伊红色包涵体（图 7-3-11D）。

2. 免疫组织化学 瘤细胞常弥漫强阳性表达 desmin（图 7-3-12A），多灶性表达 myogenin 和/或 MyoD1（图 7-3-12B），Ki67 增殖指数高。

【遗传学】

不具特异性，染色体组型复杂。

【鉴别诊断】

1. 间变性横纹肌肉瘤 胚胎性横纹肌肉瘤（少数情

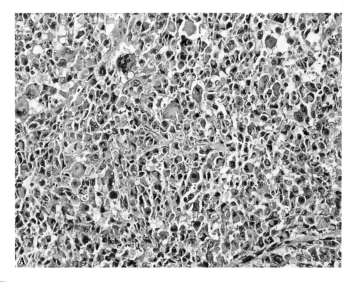

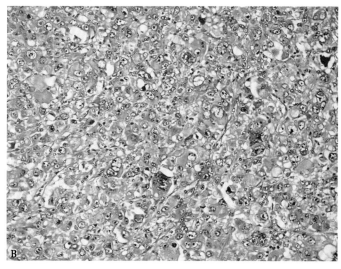

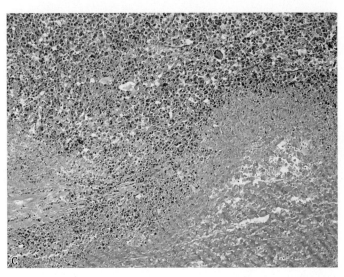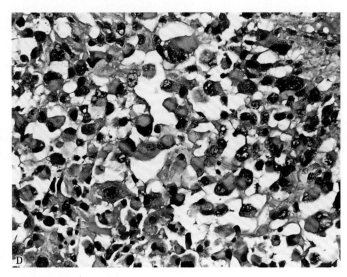

图 7-3-11　多形性横纹肌肉瘤的组织学特征

A. 肿瘤由异型性明显的大圆形或大多边形细胞组成,部分细胞显示横纹肌分化,HE×200;B. 多形性横纹肌母细胞数量较少时可不明显,HE×200;C. 肿瘤内常可见凝固性坏死,HE×100;D. 少数病例瘤细胞呈横纹肌样形态,HE×400

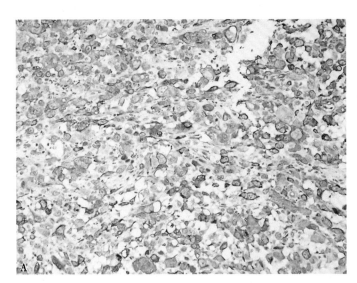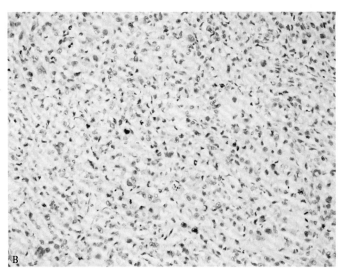

图 7-3-12　多形性横纹肌肉瘤的免疫组化

A. 瘤细胞弥漫性表达 desmin,IHC×200;B. 瘤细胞灶性表达 myogenin,IHC×100

况下腺泡状横纹肌肉瘤)可含有核大深染的间变性细胞或多形性细胞,可被误诊为多形性横纹肌肉瘤,但间变性横纹肌肉瘤多含有典型的胚胎性或腺泡状横纹肌肉瘤区域。

2. 多形性未分化肉瘤　肿瘤内无多形性横纹肌母细胞,部分病例免疫组化标记可显示灶性 desmin 阳性,但非弥漫性表达。

3. 多形性平滑肌肉瘤　含有经典的平滑肌肉瘤区域,瘤细胞不表达 myogenin 和 MyoD1。

4. 去分化脂肪肉瘤　可含有横纹肌肉瘤分化(异源性分化),但肿瘤内常含有脂肪肉瘤区域,FISH 检测可显示 *MDM2* 基因扩增。

5. 其他多形性恶性肿瘤　包括恶性黑色素瘤、肉瘤样癌和间变性大细胞淋巴瘤等,采用相应的免疫组化标

记可帮助鉴别。

(张宏图)

七、上皮样横纹肌肉瘤

【定义】

上皮样横纹肌肉瘤(epithelioid rhabdomyosarcoma)是横纹肌肉瘤的一种独特亚型,由成片的上皮样瘤细胞组成,形态上可类似差分化癌、恶性黑色素瘤或恶性淋巴瘤。此型较为少见,尚未被新版 WHO 分类列为新的亚型。

【临床特征】

(一)流行病学

1. 发病率　非常少见。

2. 发病年龄　多发生于老年人,年龄范围为 6~84

岁,中位年龄为 58 岁。

3. 性别 男性多见。

（二）部位

主要发生于四肢、头颈部和躯干深部软组织,少数病例可发生于浅表皮肤和皮下。

（三）症状

近期生长迅速的肿块,可为无痛性。

（四）治疗

手术切除,化疗和/或放疗。

（五）预后

预后不佳,常发生局部复发和转移,5 年生存率低。

【病理变化】

（一）大体特征

肿物边界不清,呈结节状,大小平均 10.7cm,直径范围为 3.5～15cm。切面灰红、灰褐色,质实或鱼肉状,可见出血。

（二）镜下特征

1. 组织学特征 瘤细胞呈弥漫性、均匀一致性、实性片状生长（图 7-3-13A）,浸润周围骨骼肌或脂肪组织。瘤细胞呈圆形或上皮样,胞质丰富,嗜酸性或嗜碱性,但不见横纹。核大、空泡状,核形不规则,核分裂易见（20/10HPF）,核仁明显（图 7-3-13B）,偶见 2～3 个核仁。有时可见多核巨细胞。可见凝固性坏死（图 7-3-13C、7-3-13D）,常见单个细胞坏死及凋亡。少数病例可见细胞核偏位,横纹肌样包涵体样胞质。少数病例局灶区域瘤细胞呈梭形。

2. 免疫组织化学 瘤细胞表达 desmin（图 7-3-14A）,程度不等表达 myogenin 和/或 MyoD1（图 7-3-14B）。可局灶表达上皮标记（AE1/AE3、CAM5.2 和 EMA）（图 7-3-14C）,少数病例可表达 Syn 和 CD56 等神经内分泌标记（图 7-3-14D）。

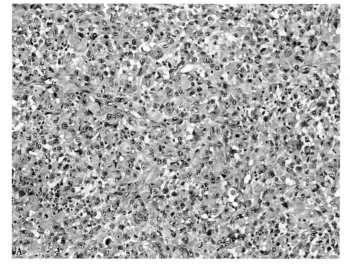
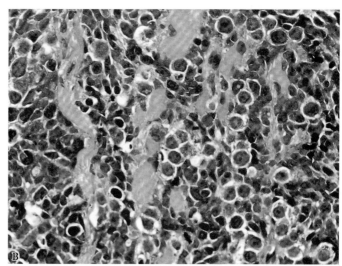
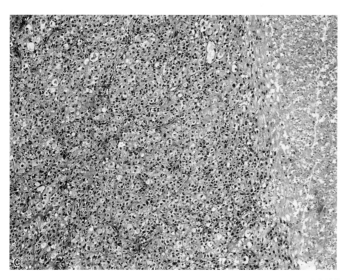
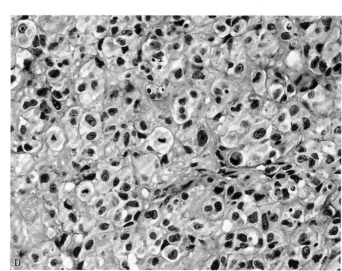

图 7-3-13 上皮样横纹肌肉瘤的组织学特征

A. 由成片的多边形和上皮样瘤细胞组成,核仁明显,HE×200；B. 成片的圆形细胞,可类似淋巴瘤 HE×400；C. 成片的上皮样细胞,可见坏死,HE×100；D. 成片的上皮样细胞,可类似差分化癌,HE×400

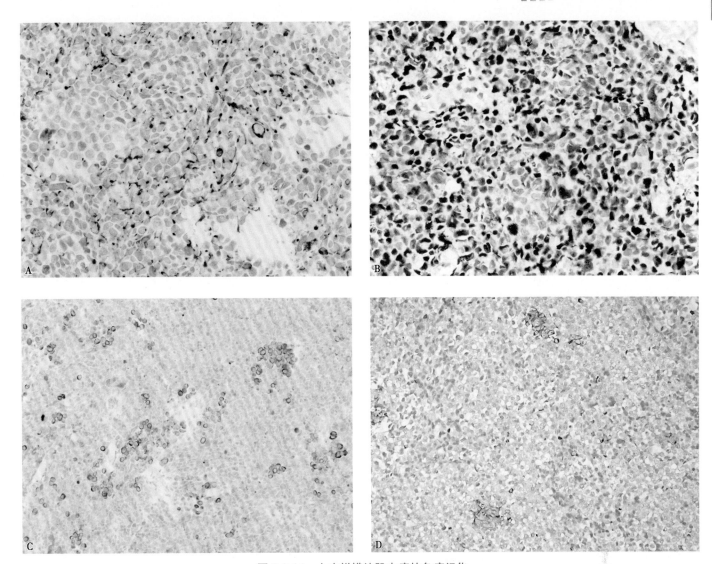

图 7-3-14　上皮样横纹肌肉瘤的免疫组化

A. 上皮样瘤细胞表达 desmin，IHC×400；B. 上皮样瘤细胞表达 myogenin，IHC×400；C. 上皮样瘤细胞灶性表达广谱 CK，IHC×100；
D. 上皮样瘤细胞灶性表达 Syn，IHC×100

【遗传学】

报道较少，尚未发现有特异性异常。

【鉴别诊断】

1. **差分化或未分化癌**　瘤细胞常弥漫性表达上皮性标记，不表达 desmin、myogenin 和 MyoD1。

2. **恶性黑色素瘤**　瘤细胞表达相关色素细胞标记。

3. **恶性淋巴瘤**　瘤细胞表达相关淋巴细胞标记。

4. **其他具有上皮样形态的肿瘤**　包括上皮样肉瘤、肌上皮癌、恶性肾外横纹肌样瘤等。

八、外胚层间叶瘤

【定义】

外胚层间叶瘤（ectomesenchymoma）是一种伴有神经元或神经母细胞成分的横纹肌肉瘤，可能起源于神经嵴，又称节细胞性横纹肌肉瘤（gangliorhabdomyosarcoma），或伴有节细胞分化的横纹肌肉瘤（rhabdomyosarcoma with ganglionic differentiation），属于横纹肌肉瘤的一种变异型。

【编码】

ICD-O　　　8921/3

ICD-11　　XH0S12

【临床特征】

（一）流行病学

1. **发病率**　非常少见。

2. **发病年龄**　多发生 5 岁以下儿童。

3. **性别**　两性均可发生，男性稍多见。

（二）部位

主要发生于睾丸旁软组织、外生殖器、盆腔、腹腔和腹膜后，少数病例位于头颈部和纵隔。

（三）症状

浅表或深部软组织生长迅速的肿块。

（四）治疗

与横纹肌肉瘤类似。

（五）预后

与横纹肌肉瘤类似。预后较好因素包括：年龄 <3 岁、肿瘤直径<10cm、位于浅表、低临床分期、无腺泡状横纹肌肉瘤成分。

【病理变化】

（一）大体特征

常呈分叶状，平均直径 5cm，范围 3～18cm，切面呈灰白色或棕褐色，伴有不同程度出血和坏死。

（二）镜下特征

1. **组织学特征**　典型形态表现在胚胎性横纹肌肉瘤的背景中混有神经外胚层成分（图 7-3-15），后者包括节细胞、节细胞神经瘤、神经母细胞瘤或恶性周围神经鞘膜瘤。组织学变异可以是腺泡状横纹肌肉瘤或外周原始神经外胚叶肿瘤。

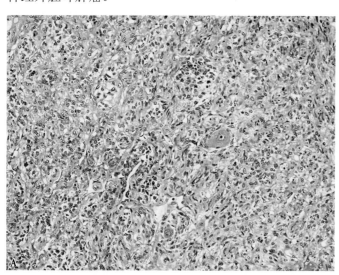

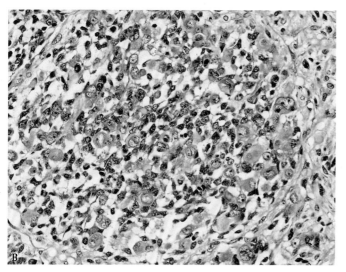

图 7-3-15　外胚叶间叶瘤的组织学特征

A. 分布于胚胎性横纹肌肉瘤背景中的节细胞，HE×100；B. 肿瘤内的胚胎性横纹肌肉瘤成分，HE×400

2. **免疫组织化学**　横纹肌肉瘤成分表达 desmin、myogenin 和 MyoD1，神经元成分可表达 Syn、CgA、NSE 和 PGP9.5，施万细胞成分可表达 S-100 蛋白。

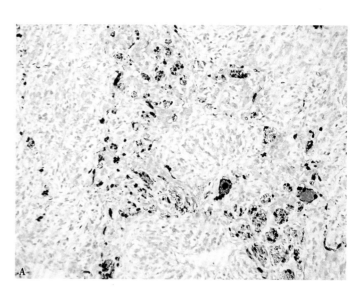

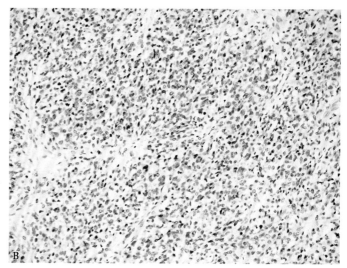

图 7-3-16　外胚叶间叶瘤的免疫组化标记

A. NSE 标记，IHC×100；B. myogenin 标记，IHC×100

【遗传学】

显示有 *HRAS* 基因突变，与胚胎性横纹肌肉瘤有重叠。

【鉴别诊断】

1. **胚胎性横纹肌肉瘤**　肿瘤内不含有神经元或神经成分。注意不要把伴有异源性神经内分泌分化的横纹肌肉瘤误诊为外胚叶间叶瘤。

2. **恶性蝾螈瘤**　肿瘤主体成分为恶性周围神经鞘膜瘤，可见散在分布的横纹肌母细胞。

3. **神经母细胞瘤、节细胞神经母细胞瘤和节细胞神经瘤**　肿瘤内不含有横纹肌肉瘤成分。

（梅开勇）

参考文献

1. Auerbach A，Fanburg-Smith JC，Wang G，et al. Focal myositis: a clinicopathologic study of 115 cases of an intramuscular mass-like reactive process. Am J Surg Pathol，2009，33（7）：1016-1024.

2. Kim KK，Yoo HJ1.Focal Myositis around Hip Joint: 3 Cases Report. Hip Pelvis，2014，26：198-201.

3. Kisielinski K，Miltner O，Sellhaus B，et al. Recurrent focal myositis of the peroneal muscles. Rheumatology（Oxford），2002，41（11）：1318-1322.

4. Moskovic E，Fisher C，Westbury G，et al. Focal myositis，a benign inflammatory pseudotumour: CT appearances. Br J Radiol，1991，64（762）：489-493.

5. Castro-Gago M，Dacruz-Alvarez D，Pintos-Martínez E，et al. Congenital neurogenic muscular atrophy in megaconial myopathy due to a mutation in CHKB gene. Brain Dev，2016，38（1）：167-172.

6. Martínez-Hernández R1，Soler-Botija C，Also E，et al. The developmental pattern of myotubes in spinal muscular atrophy indicates prenatal delay of muscle maturation. J Neuropathol Exp Neurol，2009，68（5）：474-481.

7. Roy S，Dubowitz V，Wolman L. Ultrastructure of muscle in infantile spinal muscular atrophy. J Neurol Sci，1971，12（2）：219-232.

8. DeSimone AM，Pakula A，Lek A，et al. Facioscapulohumeral Muscular Dystrophy. Compr Physiol，2017，7（4）：1229-1279.

9. Emery AE. The muscular dystrophies. Lancet（London，England），2002，359（9307）：687-695.

10. Mitsuhashi S，Kang PB. Update on the genetics of limb girdle muscular dystrophy. Semin Pediatr Neurol，2012，19（4）：211-218.

11. van der Pijl EM，van Putten M，Niks EH，et al. Characterization of neuromuscular synapse function abnormalities in multiple Duchenne muscular dystrophy mouse models. Eur J Neurosci，2016，43（12）：1623-1635.

12. Visser J，de Jong JM，de Visser M.The history of progressive muscular atrophy: syndrome or disease? Neurology，2008，70（9）：723-727.

13. Bailey RO，Turok DI，Jaufmann BP，et al. Myositis and AIDS. Hum Pathol，1987，18（7）：749-751.

14. Lange DJ，Britton CB，Younger DS，et al. The neuromuscular manifestations of HIV infections. Arch Neurol，1988，45（10）：1084-1088.

15. Simpson DM，Bendder AN. HIV-associated myopathy: analysis of 11 patients. Ann Neurol，1988，24（1）：79-84.

16. Askanas V，Engel WK，Alvarez RB. Immunocytochemical localization of ubiquitin in inclusion body myositis allows its light-microscopic distinction from polymyositis. Neurology，1992，42（2）：460-461.

17. Heffner RR. Inflammatory myopathies. A review. J Neuropathol ExpNeurol，1993，52（4）：339-350.

18. Oxenhandler R，Adelstein EH，Hart MN. Immunopathology of skeletal muscle.The value of direct immunofluorescence in the diagnosis of connective tissue disease.Hum Pathol，1977，8（3）：321-328.

19. Shy GM，Magee KR. A new congenital nn-progressive myopathy. Brain，1956，79（4）：610-621.

20. Shuaib A，Martin JME，Mitchell LB，et al.Multicore myopathy. Can J Neurol Sci，1988，15（1）：10-14.

21. DiMauro S，Bonilla E，Zeviani M，et al. Mitochondral myopathies. Ann Neurol，1985，17（6）：521-538.

22. Di Mauro S，Trevisan C，Hays A. Disorders of lipid metabolism in muscle. Muscle Nerve，1980，3（5）：369-388.

23. Tsujino S，Shanske S，DiMauro S. Molecular genetic heterogeneity of myophosphorylase deficiency（McArdle's disease）. N Engl J Med，1993，329（4）：241-245.

24. Beghetti M，Gow RM，Haney I，et al. Pediatric primary benign cardiac tumors: a 15-year review. Am Heart J，1997，134（6）：1107-1114.

25. Black MD，Kadletz M，Smallhorn JF，et al. Cardiac rhabdomyomas and obstructive left heart disease: histologically but not functionally benign. Ann Thorac Surg，1998，65（5）：1388-1390.

26. Burke AP，Virmani R. Cardiac rhabdomyoma: a clinicopathologic study. Mod Pathol，1991，4（1）：70-74.

27. Demir HA，Ekici F，Yazal Erdem A，et al. Everolimus: a challenging drug in the treatment of multifocal inoperable cardiac rhabdomyoma. Pediatrics，2012，130（1）：e243-247.

28. Günther T，Schreiber C，Noebauer C，et al. Treatment strategies for pediatric patients with primary cardiac and pericardial tumors: a 30-year review. Pediatr Cardiol，2008，29（6）：1071-1076.

29. Hutchinson JC，Ashworth MT，Sebire NJ，et al.Multiple cardiac rhabdomyomas visualised using micro-ct in a case of tuberous sclerosis.Fetal Diagn Ther，2017，41（2）：157-160.

30. Pandey M，Dutta R，Kothari SS.Massive biventricular rhabdomyoma in a neonate.Ann Pediatr Cardiol，2017，10（2）：218-219.

31. Sciacca P，Giacchi V，Mattia C，et al. Rhabdomyomas and tuberous sclerosis complex: our experience in 33 cases. BMC Cardiovasc Disord，2014，14：66.

32. Tiberio D，Franz DN，Phillips JR. Regression of a cardiac rhabdomyoma in a patient receiving everolimus. Pediatrics，2011，127（5）：e1335-1337.

33. Crotty PL，Nakhleh RE，Dehner LP. Juvenile rhabdomyoma. An intermediate form of skeletal muscle tumor in children. Arch Pathol Lab Med，1993，117（1）：43-47.

34. DiSanto S1，Abt AB，Boal DK，et al. Fetal rhabdomyoma and

nevoid basal cell carcinoma syndrome.Pediatr Pathol，1992，12（3）：441-447.

35. Eusebi V1，Ceccarelli C，Daniele E，et al.Extracardiac rhabdomyoma: An immunocytochemical study and review of the literature. Appl Pathol，1988，6（3）：197-207.

36. González-Pérez L，Alvarez-Argüelles H，Ramos Gutiérrez VJ，et al. Bladder fetal rhabdomyoma intermediate type. Urol Int，2018，101（2）：240-244.

37. Jo VY，Reith JD，Coindre JM，et al. Paratesticular rhabdomyoma: a morphologically distinct sclerosing variant. Am J Surg Pathol，2013，37（11）：1737-1742.

38. Kapadia SB，Meis JM，Frisman DM，et al. Fetal rhabdomyoma of the head and neck: a clinicopathologic and immunophenotypic study of 24 cases. Hum Pathol，1993，24（7）：754-765.

39. Leite KR，Dantas KO，de Azevedo LS，et al. Paratesticular rhabdomyoma.Ann Diagn Pathol，2006，10（4）：239-240.

40. 孙秋艳，刘绮颖，喻林，等. 心脏外横纹肌瘤的临床病理学观察. 中华病理学杂志，2014，43（11）：757-762.

41. Bjørndal Sørensen K，Godballe C，Ostergaard B，et al. Adult extracardiac rhabdomyoma: light and immunohistochemical studies of two cases in the parapharyngeal space. Head Neck，2006，28（3）：275-279.

42. Di Sant'Agnese PA，Knowles DM 2nd. Extracardiac rhabdomyoma: a clinicopathologic study and review of the literature. Cancer，1980，46（4）：780-789.

43. Hansen T，Katenkamp D. Rhabdomyoma of the head and neck: morphology and differential diagnosis. Virchows Arch，2005，447（5）：849-854.

44. Saini AT，Yang D，DiMaio CJ，et al. Adult-type rhabdomyoma of the cervical esophagus. Gastrointest Endosc，2015，81（6）：1477-1478.

45. Zhang GZ，Zhang GQ，Xiu JM，et al. Intraoral multifocal and multinodular adult rhabdomyoma: report of a case. J Oral Maxillofac Surg，2012，70（10）：2480-2485.

46. Willis J，Abdul-Karim FW，di Sant'Agnese PA. Extracardiac rhabdomyomas. Semin Diagn Pathol，1994，11（1）：15-25.

47. Cooper CL，Sindler P，Varol C，et al. Paratesticular rhabdomyoma. Pathology，2007，39（3）：367-369.

48. Han Y，Qiu XS，Li QC，et al. Epididymis rhabdomyoma: a case report and literature review. Diagn Pathol，2012，20（7）：47.

49. Hanski W，Hagel-Lewicka E，Daniszewski K. Rhabdomyomas of female genital tract. Report on two cases. Zentralbl Pathol，1991，137（5）：439-442.

50. Konrad EA，Meister P，Hübner G. Extracardiac rhabdomyoma: report of different types with light microscopic and ultrastructural studies. Cancer，1982，49（5）：898-907.

51. Lin GY，Sun X，Badve S. Pathologic quiz case. Vaginal wall mass in a 47-year-old woman. Vaginal rhabdomyoma. Arch Pathol Lab Med，2002，126（10）：1241-1242.

52. Lu DY，Chang S，Cook H，et al. Genital rhabdomyoma of the urethra in an infant girl. Hum Pathol，2012，43（4）：597-600.

53. Maheshkumar P，Berney DM. Spermatic cord rhabdomyoma. Urology，2000，56（2）：331.

54. Quijano Moreno SL，Lozano Salazar AD，Del Mar Berenguel Ibáñez M，et al. "Sclerosing" pelvic floor rhabdomyoma. Int J Surg Pathol，2016，24（2）：159-162.

55. Schoolmeester JK，Xing D，Keeney GL，et al. Genital rhabdomyoma of the lower female genital tract: a study of 12 cases with molecular cytogenetic findings. Int J Gynecol Pathol，2018，37（4）：349-355.

56. Kodet R，Newton WA Jr，Hamoudi AB，et al. Childhood rhabdomyosarcoma with anaplastic（pleomorphic）features. A report of the Intergroup Rhabdomyosarcoma Study. Am J Surg Pathol，1993，17（5）：443-453.

57. Newton WA Jr，Gehan EA，Webber BL，et al.Classification of rhabdomyosarcomas and related sarcomas. Pathologic aspects and proposal for a new classification—an Intergroup Rhabdomyosarcoma Study. Cancer，1995，76（6）：1073-1085.

58. Parham DM，Barr FG. Classification of rhabdomyosarcoma and its molecular basis. Adv Anat Pathol，2013，20（6）：387-397.

59. Rudzinski ER，Teot LA，Anderson JR，et al. Dense pattern of embryonal rhabdomyosarcoma，a lesion easily confused with alveolar rhabdomyosarcoma: a report from the Soft Tissue Sarcoma Committee of the Children's Oncology Group. Am J Clin Pathol，2013，140（1）：82-90.

60. Bell J，Averette H，Davis J，et al. Genital rhabdomyosarcoma: Current management and review of the literature. Obstet Gynecol Surv，1986，41（5）：257-263.

61. Brand E，Berek JS，Nieberg RK，et al. Rhabdomyosarcoma of the uterine cervix: Sarcoma botryoides. Cancer，1987，60（7）：1552-1560.

62. Copeland LJ，Gershenson DM，Saul PB，et al. Sarcoma botryoides of the female genital tract. Obstet Gynecol，1985，66（2）：262-266.

63. Daya DA，Scully RE. Sarcoma botryoides of the uterine cervix in young women: A clinicopathological study of 13 cases. Gynecol Oncol，1988，29（3）：290-304.

64. Kaabneh A，Lang Ch，Eichel R，et al. Botryoid-type of embryonal rhabdomyosarcoma of renal pelvis in a young woman. Urol Ann，2014，6（1）：81-84.

65. Li RF，Gupta M，McCluggage WG，et al. Embryonal rhabdomyosarcoma（botryoid type）of the uterine corpus and cervix in adult women: report of a case series and review of the literature. Am J Surg Pathol，2013，37（3）：344-355.

66. Libera DD, Falconieri G, Zanella M. Embryonal "Botryoid" rhabdomyosarcoma of the larynx: a clinicopathologic and immunohistochemical study of two cases. Ann Diagn Pathol, 1999, 3 (6): 341-349.

67. Bahrami A, Gown AM, Baird GS, et al. Aberrant expression of epithelial and neuroendocrine markers in alveolar rhabdomyosarcoma: a potentially serious diagnostic pitfall. Mod Pathol, 2008, 21 (7): 795-806.

68. Carpentieri DF, Nichols K, Chou PM, et al. The expression of WT1 in the differentiation of rhabdomyosarcoma from other pediatric small round blue cell tumors. Mod Pathol, 2002, 15 (10): 1080-1086.

69. Downs-Kelly E, Shehata BM, López-Terrada D, et al. The utility of FOXO1 fluorescence in situ hybridization (FISH) in formalin-fixed paraffin-embedded specimens in the diagnosis of alveolar rhabdomyosarcoma. Diagn Mol Pathol, 2009, 18 (3): 138-143.

70. Liu J, Guzman MA, Pezanowski D, et al. FOXO1-FGFR1 fusion and amplification in a solid variant of alveolar rhabdomyosarcoma. Mod Pathol, 2011, 24 (10): 1327-1335.

71. Parham DM, Qualman SJ, Teot L, et al. Correlation between histology and PAX/FKHR fusion status in alveolar rhabdomyosarcoma: a report from the Children's Oncology Group. Am J Surg Pathol, 2007, 31 (6): 895-901.

72. Pillay K, Govender D, Chetty R. ALK protein expression in rhabdomyosarcomas. Histopathology, 2002, 41 (5): 461-467.

73. Thompson LDR, Jo VY, Agaimy A, et al. Sinonasal tract alveolar rhabdomyosarcoma in adults: a clinicopathologic and immunophenotypic study of fifty-two cases with emphasis on epithelial immunoreactivity. Head Neck Pathol, 2018, 12 (2): 181-192.

74. Agaram NP, Chen CL, Zhang L, et al. Recurrent MYOD1 mutations in pediatric and adult sclerosing and spindle cell rhabdomyosarcomas: evidence for a common pathogenesis. Genes Chromosomes Cancer, 2014, 53 (9): 779-787.

75. Alaggio R, Zhang L, Sung YS, et al. A Molecular study of pediatric spindle and sclerosing rhabdomyosarcoma: identification of novel and recurrent VGLL2-related fusions in infantile cases. Am J Surg Pathol, 2016, 40 (2): 224-235.

76. Rekhi B, Upadhyay P, Ramteke MP, et al. MYOD1 (L122R) mutations are associated with spindle cell and sclerosing rhabdomyosarcomas with aggressive clinical outcomes. Mod Pathol, 2016, 29 (12): 1532-1540.

77. Szuhai K, de Jong D, Leung WY, et al. Transactivating mutation of the MYOD1 gene is a frequent event in adult spindle cell rhabdomyosarcoma. J Pathol, 2014, 232 (3): 300-307.

78. 张宏图, 郭蕾, 苏勤. 梭形细胞横纹肌肉瘤的临床病理特点. 中华肿瘤杂志, 2008, 30 (2): 141-143.

79. Folpe AL, McKenney JK, Bridge JA, et al. Sclerosing rhabdomyosarcoma in adults: report of four cases of a hyalinizing, matrix-rich variant of rhabdomyosarcoma that may be confused with osteosarcoma, chondrosarcoma, or angiosarcoma. Am J Surg Pathol, 2002, 26 (9): 1175-1183.

80. Mentzel T, Katenkamp D. Sclerosing, pseudovascular rhabdomyosarcoma in adults. Clinicopathological and immunohistochemical analysis of three cases. Virchows Arch, 2000, 436 (4): 305-311.

81. Wang J, Tu X, Sheng W. Sclerosing rhabdomyosarcoma: a clinicopathologic and immunohistochemical study of five cases. Am J Clin Pathol, 2008, 129 (3): 410-415.

82. Warner BM, Griffith CC, Taylor WD, et al. Sclerosing rhabdomyosarcoma: presentation of a rare sarcoma mimicking myoepithelial carcinoma of the parotid gland and review of the literature. Head Neck Pathol, 2015, 9 (1): 147-152.

83. 祝蕾, 王坚. 硬化性横纹肌肉瘤的临床病理学分析. 中华病理学杂志, 2007, 36 (9): 587-591.

84. Furlong MA, Fanburg-Smith JC. Pleomorphic rhabdomyosarcoma in children: four cases in the pediatric age group. Ann Diagn Pathol, 2001, 5 (4): 199-206.

85. Furlong MA, Mentzel T, Fanburg-Smith JC. Pleomorphic rhabdomyosarcoma in adults: a clinicopathologic study of 38 cases with emphasis on morphologic variants and recent skeletal muscle-specific markers. Mod Pathol, 2001, 14 (6): 595-603.

86. Gaffney EF, Dervan PA, Fletcher CD. Pleomorphic rhabdomyosarcoma in adulthood. Analysis of 11 cases with definition of diagnostic criteria. Am J Surg Pathol, 1993, 17 (6): 601-609.

87. Hollowood K, Fletcher CD. Rhabdomyosarcoma in adults. Semin Diagn Pathol, 1994, 11 (1): 47-57.

88. Pinto A, Kahn RM, Rosenberg AE, et al. Uterine rhabdomyosarcoma in adults. Hum Pathol, 2018, 74: 122-128.

89. 喻林, 王坚. 多形性横纹肌肉瘤的临床病理学观察. 中华病理学杂志, 2013, 42 (3): 147-152.

90. Feasel PC, Marburger TB, Billings SD. Primary cutaneous epithelioid rhabdomyosarcoma: a rare, recently described entity with review of the literature. J Cutan Pathol, 2014, 41 (7): 588-591.

91. Jo VY, Marino-Enriquez A, Fletcher CD. Epithelioid rhabdomyosarcoma: clinicopathologic analysis of 16 cases of a morphologically distinct variant of rhabdomyosarcoma. Am J Surg Pathol, 2011, 35: 1523-1530.

92. Yu L, Lao IW, Wang J. Epithelioid rhabdomyosarcoma: a clinicopathological study of seven additional cases supporting a distinctive variant with aggressive biological behaviour. Pathology, 2015, 47 (7): 667-672.

93. Zin A, Bertorelle R, Dall'Igna P, et al. Epithelioid rhabdomyosarcoma: a clinicopathologic and molecular study. Am J Surg Pathol, 2014, 38 (2): 273-278.

94. Boué DR, Parham DM, Webber B, et al. Clinicopathologic study

of ectomesenchymomas from Intergroup Rhabdomyosarcoma Study Groups Ⅲ and Ⅳ. Pediatr Dev Pathol, 2000, 3 (3): 290-300.

95. Floris G, Debiec-Rychter M, Wozniak A, et al. Malignant ectomesenchymoma: genetic profile reflects rhabdomyosarcomatous differentiation. Diagn Mol Pathol, 2007, 16 (4): 243-248.

96. Griffin BB, Chou PM, George D, et al. Malignant ectomesenchymoma: series analysis of a histologically and genetically heterogeneous tumor. Int J Surg Pathol, 2018, 26 (3): 200-212.

97. Holimon JL, Rosenblum WI. "Gangliorhabdomyosarcoma": a tumor of ectomesenchyme. Case report. J Neurosurg, 1971, 34 (3): 417-422.

98. Huang SC, Alaggio R, Sung YS, et al. Frequent HRAS Mutations

in malignant ectomesenchymoma: overlapping genetic abnormalities with embryonal rhabdomyosarcoma. Am J Surg Pathol, 2016, 40 (7): 876-885.

99. Kawamoto EH, Weidner N, Agostini RM Jr, et al. Malignant ectomesenchymoma of soft tissue report of two cases and review of the literature. Cancer, 1987, 59 (10): 1791-1802.

100. Kodet R, Kasthuri N, Marsden HB, et al. Gangliorhabdomyosarcoma: a histopathological and immunohistochemical study of three cases. Histopathology, 1986, 10 (2): 181-193.

101. Mouton SC1, Rosenberg HS, Cohen MC, et al. Malignant ectomesenchymoma in childhood. Pediatr Pathol Lab Med, 1996, 16 (4): 607-624.

第八章

脉 管 疾 病

第一节 非肿瘤性疾病

一、乳头状血管内皮增生

【定义】

乳头状血管内皮增生（papillary endothelial hyperplasia, PEH）是一种较为常见的反应性的血管内皮增生性病变，其本质是与血栓机化相关的一种特殊表现形式，也称为Masson瘤。

【临床特征】

（一）流行病学

1. 发病率 较为常见。

2. 年龄 病变多发生于成年人。

3. 性别 无明显差异。

（二）部位

不同的临床亚型好发部位不同，原发性血管内型以肢体皮下最为常见，继发性血管内型及血管外型几乎全身任何部位均可发生。

（三）症状

根据不同的临床表现可分为三种亚型：①原发性血管内型，此型最为常见，病变位于正常扩张的血管腔内，临床通常表现为无痛性或偶有触痛的皮下质硬结节，体积较小，通常直径不超过2cm，好发于手指，头颈部或躯干也可发生。年轻人多见，男女发病无显著差异；②继发性血管内型，通常表现为深部血管瘤、动静脉畸形、痔核组织及静脉曲张内的局灶性改变，临床表现与主体病变相关；③血管外型，此型与血肿机化相关，病变体积通常较大。

（四）治疗

手术切除首选。

（五）预后

PEH是良性病变，完全切除后可治愈。

【病理变化】

（一）大体特征

原发性血管内型表现为界清质硬结节、红褐色，大小一般不超过2cm。

（二）镜下特征

1. 组织学特征 病变界限较为清楚，可有假包膜形成，仔细观察或行平滑肌免疫组化染色通常可在病变外周凸显出残存的血管壁结构（通常为静脉组织，血管外型除外）。PEH的本质是血栓机化的一种特殊表现形式（图8-1-1A），病变中心可见显著的乳头状结构，乳头相互吻合沟通并可见融合，形成复杂的网络样结构，部分位于外周的乳头可与血管壁相连；乳头表面被覆单层扁平的内皮细胞（图8-1-1B），内皮细胞通常不具有或仅有轻度的细胞学异型性，核分裂象罕见，乳头轴心为纤维胶原结缔组织（图8-1-1C）。病变间质内通常可见出血、含铁血黄素沉积及不同机化程度的血栓组织。

2. 免疫组织化学 乳头表面内皮细胞表达CD31、CD34（图8-1-2）、ERG和Fli1。

【鉴别诊断】

1. 高分化血管肉瘤 虽然高分化血管肉瘤肿瘤细胞的异型性可能很不明显，但其通常显示显著的浸润性生长方式，分割、破坏原有的正常结构，病变界限不清、很少位于血管腔内。

2. 血管瘤、动静脉畸形和血肿 可伴发内皮乳头状增生。

二、反应性血管内皮瘤病

【定义】

反应性血管内皮瘤病（reactive angioendotheliomatosis, RAE）是一种罕见的、常与系统性疾病相关的皮肤血管增生性病变，亦被称为"弥漫性真皮血管瘤病"。

【病因】

发病机制不明，可能与系统性或局灶性血管腔闭塞及继发性组织缺氧有关，多数病例患有多种系统性疾病，

305

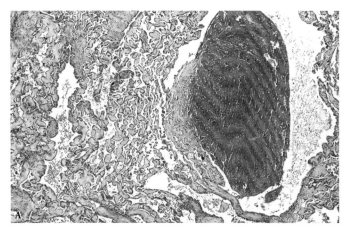

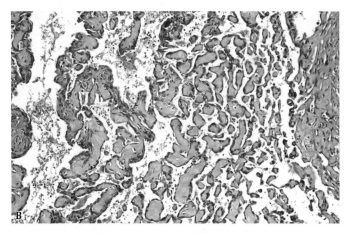

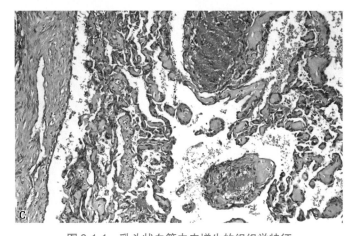

图 8-1-1 乳头状血管内皮增生的组织学特征

A. 结节内见显著的乳头状结构,周围见机化血栓,HE×40;B. 乳头相互吻合沟通并可见融合,乳头表面被覆单层扁平的内皮细胞,乳头轴心为纤维结缔组织,HE×100;C. 病变边缘可见血管壁组织,HE×100

包括:细菌性心内膜炎、肝硬化、肝肾功能衰竭、类风湿关节炎、抗磷脂综合征、结节病及冷球蛋白血症等;约25% 的患者无系统性疾病,考虑为特发性。

【临床特征】

(一)流行病学

1. 发病率 罕见。

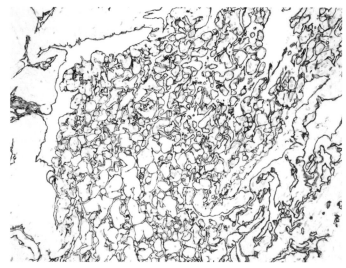

图 8-1-2 乳头状血管内皮增生的免疫组化
乳头表面单层内皮细胞表达 CD34,IHC×100

2. 年龄 患者多为成年人,罕见于儿童。

3. 性别 无性别倾向。

(二)部位

全身皮肤均可发生。

(三)症状

肢体、面部或躯干的皮肤表面多灶性红斑、紫癜性丘疹或斑块,可伴有表面溃疡形成。

(四)治疗

多数病例为自限性,无需特殊治疗。

(五)预后

良好,多数病例持续数周或数月后自行消退。

【病理变化】

(一)大体特征

大体上表现为分布广泛的皮肤丘疹、红斑及结节,可伴有皮肤表面溃疡形成。

(二)镜下特征

1. 组织学特征 皮肤真皮层内可见多灶性紧密排列的毛细血管丛,偶尔可累及浅表皮下组织,部分病例增生的毛细血管呈典型的分叶状结构。血管腔内衬内皮细胞较正常内皮细胞稍大,但无细胞学异型性,部分病例内皮细胞可显示上皮样形态学特征,血管腔周围围绕以明显的血管周皮细胞。可见局灶的红细胞外渗,与冷球蛋白血症相关的病例血管腔内可见到双折光性的嗜酸性微血栓。周围真皮组织内常显示轻度慢性炎细胞浸润及含铁血黄素沉积,有时真皮内可见到类似于筋膜炎样形态的肌成纤维细胞增生性改变。

2. 免疫组织化学 血管内皮细胞表达 CD31、CD34、ERG 和 Fli1;血管周皮细胞表达 α-SMA。

【鉴别诊断】

1. **卡波西肉瘤** 两者临床表现相似，镜下卡波西肉瘤的肿瘤细胞呈梭形细胞形态，梭形肿瘤细胞束之间可见裂隙状血管腔隙，周围真皮间质内炎细胞、包括浆细胞浸润常较显著，肿瘤细胞核 HHV8 阳性。

2. **获得性簇状血管瘤** 低倍镜下呈典型的炮弹状（cannon-ball）生长方式，毛细血管簇周围常可见裂隙样腔隙，类似肾小球样结构。

3. **高分化血管肉瘤** 呈显著的浸润性生长方式，肿瘤性内皮细胞异型性显著，血管腔周围缺乏周皮细胞包绕。

三、肾小球样血管瘤

【定义】

肾小球样血管瘤（glomeruloid hemangioma，GH）是一种罕见良性血管病变，临床上常与 POEMS 综合征或系统性 Castleman 病相关，因镜下形态类似于正常的肾小球样结构而得名。

【编码】

ICD-11 2F2Y 其他特指性良性皮肤肿瘤

【病因】

绝大多数肿瘤与 POEMS 综合征（Polyneuropathy 多发性神经病，Organomegaly 器官巨大症，Endocrinopathy 内分泌障碍，M-protein M 蛋白血症，Skin change 皮肤病变）或多中心性 Castleman 病相关。

【临床特征】

（一）流行病学

1. **发病率** 罕见，有报道称东亚人更为常见。

2. **年龄** 病变多发生于成年人，年龄范围 40～79 岁。

3. **性别** 女性多见。

（二）部位

好发于躯干和近端肢体，头颈部与实质脏器也可发生。

（三）症状

临床上常表现为多发性紫红色的皮肤丘疹样病变，大小直径 2～20mm。少数病例为单发，通常与 POEMS 综合征不相关。

（四）治疗

多发性 GH 无需治疗，部分与 POEMS 综合征相关的病变，临床潜在的浆细胞病变的治愈常导致肿瘤的消退；单发性肿瘤手术切除可治愈。

（五）预后

良性肿瘤，预后良好，无恶性潜能。

【病理变化】

（一）大体特征

皮肤丘疹样病变，大小直径为 2～20mm。

（二）镜下特征

1. **组织学特征** 病变位于真皮层，低倍镜下可见真皮层内多发性扩张的薄壁血管腔隙，扩张的血管腔内可见簇状、葡萄串样增生的毛细血管网，一些增生的毛细血管网与扩张的血管腔隙之间尚可见到新月样腔隙（crescentic space），非常类似于正常的肾小球结构（图 8-1-3）。增生的毛细血管网由血管内皮细胞、血管周细胞及散在分布的间质细胞组成，部分血管内皮细胞肥胖、空泡样，高倍镜下可见其内含有 PAS 阳性的玻璃样嗜酸性小球，已证实其成分主要为免疫球蛋白。

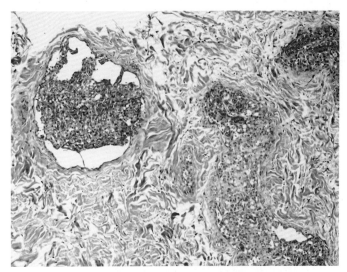

图 8-1-3 肾小球样血管瘤的组织学特征
扩张的血管腔隙内增生的毛细血管襻类似肾小球，HE×100

2. **免疫组织化学** 血管内皮细胞表达 CD31、CD34、ERG 和 Fli1；血管周皮细胞及间质细胞表达 α-SMA。

【鉴别诊断】

1. **获得性簇状血管瘤**（Nakagawa，血管网状细胞瘤） 低倍镜下呈典型的簇状、炮弹状（cannonball-like）生长方式，肿瘤细胞呈梭形或卵圆形，肿瘤细胞之间可见坍塌的、裂隙样血管腔隙，部分患者临床上可伴有消耗性凝血病（Kasabach-Merritt 综合征），被认为与 Kaposi 样血管内皮瘤有重叠。

2. **乳头状淋巴管内血管内皮瘤**（Dabska 瘤） 好发于儿童，肿瘤组织呈乳头状凸向扩张的血管或淋巴管腔内，可见玻璃样变轴心，肿瘤细胞呈典型的靴钉样，间质内常可见硬化胶原与淋巴细胞浸润，部分病例可伴有淋巴管瘤区域。

3. **卡波西肉瘤** 临床上多发性的皮肤病变易与 GH

混淆，患者常伴有免疫缺陷综合征，结节期肿瘤细胞呈梭形，交错束状排列间杂伴有裂隙状腔隙，腔隙内含红细胞；肿瘤细胞轻 - 中度异型，免疫组化 HHV8 阳性，间质内常可见含铁血黄素沉积及浆细胞浸润。

四、杆菌性血管瘤病

【定义】

杆菌性血管瘤病（bacillary angiomatosis，BA）是一种瘤样血管增生，由巴尔通体属引起，后者属于革兰阴性小杆菌，也是猫抓病、杆菌性紫癜、巴尔通体属细菌性心内膜炎的致病菌。

【编码】

ICD-11　　1C11.Y 其他类型巴尔通体病

【临床特征】

（一）流行病学

常发生于艾滋病患者及其他免疫力低下人群，罕见于免疫力正常的患者。

（二）部位

主要发生于皮肤，也可累及深部软组织，如未得到及时治疗，可扩散累及淋巴结、肝、脾、骨。

（三）症状

皮肤表面多发性粉红色隆起性病损，如发生于免疫力正常患者，则病损数量较少。

（四）治疗

红霉素治疗有效。

（五）预后

严重感染可致死，及时针对病因学治疗，病灶可消退。

【病理变化】

（一）大体特征

周界相对清晰的粉红色隆起性丘疹或结节，多发性。

（二）镜下特征

组织学特征　低倍镜下，由分叶状毛细血管构成（图 8-1-4A），高倍镜下见衬覆的内皮细胞呈上皮样，胞质透亮，可有轻度的异型性，偶见核分裂象，形态学类似上皮样血管瘤（图 8-1-4B），又称杆菌性（上皮样）血管瘤病；病变处间质内中性粒细胞浸润，有时聚集形成小脓肿，组织间隙内可特征性地出现颗粒状粉紫色物质（图 8-1-4C），其内含成团的病原体，经 Warthin-Starry 染色可发现杆状细菌。但部分病例缺少上述特征，与肉芽组织难以鉴别，如临床考虑此病，需行特殊染色明确诊断。

【鉴别诊断】

1. **上皮样血管瘤**　可累及皮肤、软组织及骨，且皮肤病变可多发，但上皮样血管瘤内浸润的炎症细胞主要

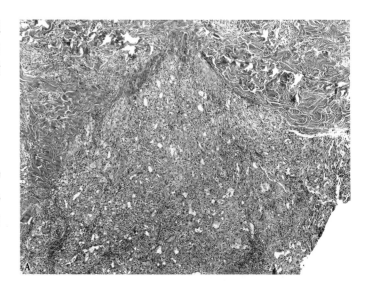

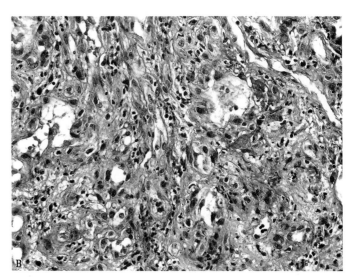

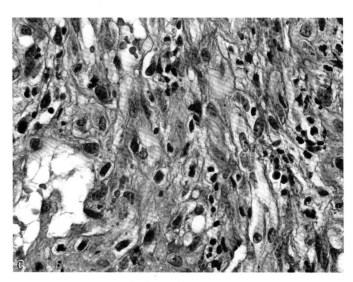

图 8-1-4　杆菌性血管瘤病的组织学特征

A. 病变主要位于真皮，低倍镜下呈分叶状毛细血管瘤样结构伴多量炎症细胞浸润，HE×100；B. 内皮细胞上皮样，形似上皮样血管瘤，背景多量中性粒细胞浸润，局灶形成小脓肿，HE×200；C. 高倍镜下，部分胞质透亮，间质内见灰紫色小颗粒，HE×400（图片由西班牙马德里自治大学 Luis Requena 医师惠赠）

为淋巴细胞、浆细胞、嗜酸性粒细胞，较少出现中性粒细胞浸润。在不伴有溃疡形成的分叶状毛细血管瘤结构中见到中性粒细胞聚集形成的小脓肿，要充分考虑杆菌性血管瘤病的可能。Warthin-Starry 染色有助于两者的鉴别。

2. 分叶状毛细血管瘤　主要累及皮肤黏膜表面，多单发，外生性生长，表面被覆上皮有"披肩样"或"衣领样"改变，有黏液水肿样间质，而缺少细胞碎片或粉紫色的颗粒状物质。

五、大局部性淋巴水肿

【定义】

大局部性淋巴水肿（massive localized lymphedema，MLL）主要发生于病态肥胖的个体，由于过多的脂肪皱褶压迫局部的淋巴管系统导致回流阻塞而发病，有时外科手术可能阻断淋巴管回流而使阻塞加重。

【临床特征】

（一）流行病学

1. 发病率　主要见于高加索白人，患者病态肥胖，体重常大于 130kg，约半数患者伴有冠心病和 2 型糖尿病。

2. 年龄　成人，平均年龄 50 岁。

3. 性别　女性略多见。

（二）部位

最常见于大腿，其次腹部、小腿，也见于腹股沟、耻骨上区、外阴、阴阜、阴囊、阴茎、肛周、腘窝、手臂等处；单发，少数可多发。

（三）症状

受累部位出现下垂肿物，伴皮肤角化过度或橘皮征。影像学表现为皮下软组织肿胀伴条纹影。部分患者可因肥胖或双下肢受累导致不能离床活动。病变生长至患者来就医的平均时间为 3 年。

（四）治疗

外科手术切除。

（五）预后

本病无侵袭性行为，但如若病因（病态肥胖等）不消除，则会出现病变持续或反复。也有文献报道有皮肤血管肉瘤继发于 MLL，故建议长期随访。

【病理变化】

（一）大体特征

病变平均最大径 30～50cm，重 3kg，表面皮肤增厚橘皮样，部分病例伴皮肤溃疡形成。切面见弥漫性增生的纤维组织穿插于脂肪组织间，间质水肿，有大小不等的伴浆液性渗出的囊腔。

（二）镜下特征

组织学特征：表皮增厚，偶尔角化过度；真皮及皮下广泛间质水肿及纤维化，增生的纤维间隔伸入皮下包裹脂肪小叶，以致小叶间隔增宽，脂肪小叶相对缩小，脂肪细胞大小不一。纤维化的间质内可见小-中等大的不规则淋巴管，有时表现为小的厚壁血管，管周有淋巴细胞浸润。在纤维间隔与残余脂肪交界处，可见反应性毛细血管聚集。部分病例在增宽的纤维间隔间见轻度非典型性成纤维细胞，甚至可呈多核巨细胞样形态，也有部分病例伴点灶状营养不良性钙化，形似深染的非典型核，易误为硬化性脂肪肉瘤。罕见病例出见局灶间质骨化生。

【鉴别诊断】

1. 硬化性脂肪肉瘤　多发生于腹膜后和睾丸旁。镜下为致密的胶原纤维化背景，其内的梭形细胞有一定异型性，可见核深染的异型细胞及多空泡的脂肪母细胞，后者免疫组化染色 S-100 阳性，分子遗传学上有 *MDM2* 基因的扩增。

2. 侵袭性纤维瘤病　腹壁外纤维瘤病常位于肌肉内或与腱膜相连，镜下成纤维细胞束状平行或波浪状排列，间质可见薄壁的血管，管腔可扩张，管周常有间质水肿。病变周边区常见内陷的残存骨骼肌萎缩成多核巨细胞形态，在部分间质黏液变明显而胶原稀少的病例中，肿瘤边界常较清楚。

（范钦和　贡其星）

第二节　良　性　肿　瘤

一、分叶状毛细血管瘤

【定义】

分叶状毛细血管瘤（lobular capillary hemangioma，LCH）又称肉芽组织型血管瘤（granulation tissue type hemangioma）、化脓性肉芽肿（pyogenic granulom），是主要发生于皮肤或黏膜表面的一种以毛细血管增生并形成小叶状结构为特征的血管瘤，伴有炎性细胞的浸润，表面偶有溃疡。主要见于面部、口腔和手部，多为单发息肉状，极少数可出现多发性卫星样损害。

【编码】

ICD-11　　XH3U29

【临床特征】

（一）流行病学

1. 发病率　与创伤、感染及妊娠等有关系，约 1/3 的病例曾有外伤史。

2. **年龄** 多为 20 岁以上成年人,新生儿或婴幼儿不发生。

3. **性别** 无明显差异。

(二)部位

好发于牙龈、手指、唇、面部、舌。本瘤 40% 见于皮肤,60% 见于黏膜。极少见于内脏及其他器官。

(三)症状

多数病例发展较快,病程常在 2 个月以内,1/3 有轻微损伤史。少数病例可为多灶性。

(四)治疗

局部切除。

(五)预后

本病系良性病变,手术完整切除可治愈。少数病例有复发,可能与手术切除不彻底有关,复发率为 10%。

【病理变化】

(一)大体特征

大多隆起于皮肤或黏膜表面,为红色或紫红色,呈息肉样生长,直径 <2cm 容易破溃、出血。无包膜,但界限清楚。

(二)镜下特征

1. **组织学特征** 瘤组织呈外生性生长,位于黏膜或真皮内,由增生的毛细血管密集排列,形成小叶状结构,小叶内增生的小血管常围绕一支较大的附有平滑肌的大血管。增生的血管内皮细胞较肥胖,缺乏异型性,可见多少不定的核分裂象,很少见到上皮样内皮细胞(图 8-2-1A)。表面被覆黏膜或皮肤常有溃疡形成,溃疡周边的鳞状上皮往往包绕病变的两侧及底部,呈"披肩样"或"衣领样"改变(图 8-2-1B)。溃疡处常有大量急、慢性炎细胞浸润和丰富的肉芽组织形成,但深部的小叶结构依然清晰(图 8-2-1C)。间质黏液水肿样。

2. **免疫组织化学** 内皮细胞表达 F8(图 8-2-2A)、CD31(图 8-2-2B)、CD34 和 UEA-1,周皮细胞表达 α-SMA,不表达 ER 和 PR。

【鉴别诊断】

1. **炎性肉芽组织** 毛细血管多呈芽状生长,靠近皮肤或黏膜表面的毛细血管较幼稚,与表面垂直,深部的血管较成熟,无分叶状结构。

2. **卡波西肉瘤** 可呈结节状生长,但病变界限不清,无分叶状结构,细胞呈梭形,成片分布,有中度异型,细胞间有血管裂隙并伴有红细胞外渗。

3. **上皮样血管瘤** 可呈结节状或小叶状结构,但内皮细胞呈上皮细胞样或组织细胞样,常见"靴钉"样突向血管腔内,间质内炎性细胞浸润明显,但以嗜酸性粒细胞和淋巴细胞浸润为主。

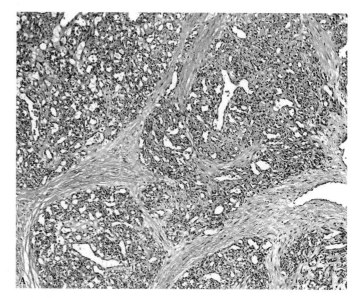
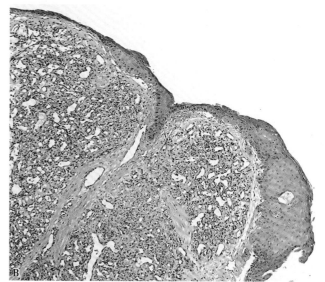
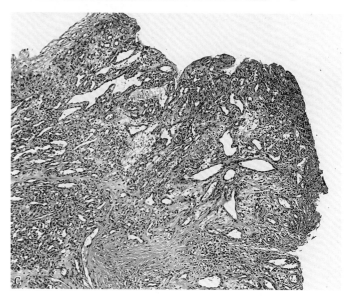

图 8-2-1 分叶状毛细血管瘤的组织学特征

A. 肿瘤呈分叶状,每个小叶见一较大的血管,周围聚集增生的毛细血管,HE×100;B. 鳞状上皮包绕病变呈披肩样或衣领样,HE×100;C. 被覆鳞状上皮萎缩,见溃疡和感染,HE×100

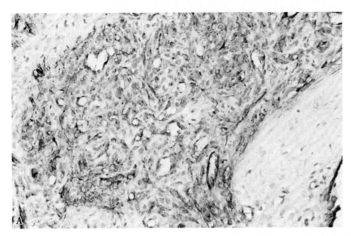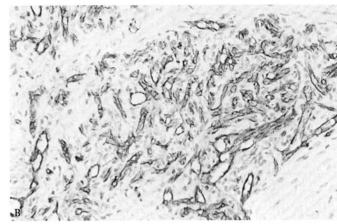

图 8-2-2 分叶状毛细血管瘤的免疫组化
A. F8 标记，IHC×100；B. CD31 标记，IHC×100

4. 获得性簇状血管瘤 组织形态与 LCH 相似，但患者多为儿童，好发于肩周区域，其小叶较大，呈圆形，外观似"炮弹头"样，小叶内毛细血管腔不明显，内皮细胞和外皮细胞均增生，周边为扩张的半月形薄壁血管，使整个小叶似乎突入周边的血管腔内。

5. 分化良好血管肉瘤 管腔不规则，互相吻合，细胞有异型，无分叶状结构。

二、婴幼儿富于细胞性血管瘤

【定义】

婴幼儿富于细胞性血管瘤（cellular hemangioma of infancy，CHI）又称草莓痣（strawberry nevus）、幼年型血管瘤或婴幼儿良性血管内皮瘤（juvenile hemangioma or benign hemangioendothelioma of infancy），是一种不成熟的毛细血管瘤。

【病因】

推测因缺氧刺激了内皮祖细胞和血管生成肽。多数病例为散发性，少数报道显示常染色体显性遗传，与 5q31-33（含有 *FLT4* 和 *FGFR4* 基因）相关。

【临床特征】

（一）流行病学

1. **发病率** 是婴儿最常见的血管肿瘤，在婴儿中的发生率为 4%～5%。常见于早产儿或低出生体重新生儿（<1.4kg）和多胎妊娠。

2. **年龄** 主要发生在新生儿（出生时或生后数周内）。

3. **性别** 女性多见，女：男为（3～5）：1。

（二）部位

好发于头颈部，包括面部、耳前区、头部和颈部皮肤（60%），也可发生于躯干、四肢和内脏。

（三）症状

皮肤红色斑块或丘疹，高出于皮肤，发生于枕部、颈部褶皱、腹股沟和肛旁者可伴有溃疡形成。通常在出生后数周内发生，数月内增大，半岁长至最大，75%～90% 的病例在 7 岁以内消退，遗留小的色素性瘢痕。15%～20% 可为多灶性。

（四）治疗

常采取保守性治疗。

（五）预后

70% 的病例在数月至数年内可自发性消退。

【病理变化】

（一）大体特征

早期病变呈扁平红色，似胎记，以后隆起呈草莓状。

（二）镜下特征

1. **组织学特征** 呈多结节状，早期病变由胖梭形内皮细胞组成，围绕成管腔不明显的血管腔隙（图 8-2-3），见中等量的核分裂，间质内见肥大细胞。病变成熟，内皮细胞扁平，类似成年型的毛细血管瘤。病变退化表现为间质进行性和弥漫性的纤维化。部分病例见神经旁浸润。

2. **免疫组织化学** 早增生期的瘤细胞 PCNA、VEGF、Ⅳ型胶原和 GLUT1 表达。增生期和退化期的瘤细胞表达 CD31（图 8-2-4A）、α-SMA 和 GLUT1（图 8-2-4B）。

【鉴别诊断】

1. **普通型毛细血管瘤** 位于真皮内，由增生的毛细血管组成，增生的毛细血管呈分叶状或结节状排列，小叶间为纤维结缔组织。

2. **血管周细胞瘤** 瘤细胞呈梭形，漩涡状或同心圆样围绕血管分布。

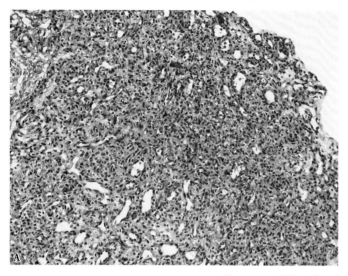
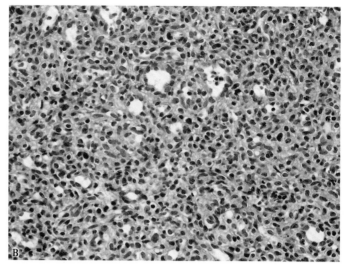

图 8-2-3　婴幼儿富于细胞性血管瘤的组织学特征
A. 病变由增生的胖梭形内皮细胞组成，HE×100；B. 可见较为原始的毛细血管，HE×200

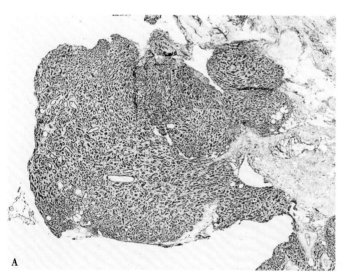
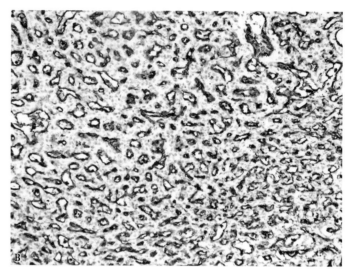

图 8-2-4　婴幼儿富于细胞性血管瘤的免疫组化
A. CD31 标记，IHC×40；B. GLUT1 标记，IHC×100

三、先天性血管瘤

【定义】

先天性血管瘤（congenital hemangioma，CH）是出生时病变已增生完全，出生后不会继续快速增生的一类血管肿瘤，是一类完全不同于婴幼儿血管瘤（infantile hemangioma，IH）的血管肿瘤。先天性血管瘤共有三种亚型：快速消退型先天性血管瘤（rapidlyinvolutingcongenital hemangioma，RICH）、不消退型先天性血管瘤（non-involuting congenital hemangioma，NICH）和部分消退型先天性血管瘤（partially involutingcongenital hemangioma，PICH）。

【临床特征】

（一）流行病学

1. **发病率**　罕见，约占血管瘤的 0.3%。RICH 相对

NICH 多见。

2. **年龄**　RICH 早在孕 12 周行产前超声波检查即可发现先天性血管瘤在宫内增殖，而 NICH 出生时先天性血管瘤已发展成熟。

3. **性别**　无明显差异。

（二）部位

RICH 好发于四肢和头颈部。NICH 好发部位依次是头颈部、躯干和四肢。

（三）影像学

妊娠中期超声检查，均表现为高流量特征，MRI 可见流空影。

（四）症状

1. **RICH**　出生时可表现为隆起的青紫色肿块伴有明显的辐射状静脉，或表现为半球形肿块表面伴有毛细血

312

管扩张。大多数 RICH 患儿在出生后 6～14 个月可完全消退，残留空袋状赘皮。少数 RICH 患儿，初期消退很快，但是最终消退不完全，病灶表面残留较粗的毛细血管扩张，病灶周围见发白晕圈。典型 RICH 触诊时温暖。有时见出血、溃疡和瘢痕。血管瘤位置较深时，表面可有正常皮肤覆盖。血管瘤较大时可合并暂时性凝血功能紊乱，多不严重。

2. NICH 为出生后皮肤边界清楚的紫红色或蓝紫色肿块，表面毛细血管扩张，皮损皮温升高，随患儿生长而按比例生长，皮损持续不消退。

3. PICH 在出生 20～30 个月内部分消退。消退后残留瘤体表面可见扩张的紫红色毛细血管，周围有淡色晕环。

（五）治疗

1. RICH 在快速消退期通常无需治疗，观察即可。有些患儿出生后第一周即开始消退。病灶表面可见结痂。对这类患儿，不推荐积极的药物、手术或其他治疗。

2. NICH 不会自行消退或消失，且切除后不会复发，首选手术治疗或硬化剂治疗后手术切除。

3. PICH 无需治疗。如因外观及功能障碍需治疗时，首选手术切除。

（六）预后

1. NICH 切除不彻底可以复发。

2. PICH 完全切除后无复发报道。

【病理变化】

（一）大体特征

1. RICH 多为孤立性，斑片样或外生性粉红至紫色肿瘤，大小数厘米到十几厘米，略高于皮肤或呈半球状隆起，表面可见放射状静脉、细小毛细血管，中间凹陷、溃疡或中央瘢痕和粗毛细血管扩张，周围可有白色边缘。消退了的皮肤松弛如袋状。侵犯真皮或皮下时触之较硬。

2. NICH 表现为平坦或凸起的皮损，肿瘤大小为 1.0～6.5cm，平均直径 3.4cm。表面为灰红色或紫色的毛细血管扩张。

3. PICH 表现为出生时体表软组织包块，半球形，质地较硬。病灶最大直径均大于 5cm。主要分为两类：一类为张力较高的暗紫红色包块，表面少量毛细血管扩张，周围见淡色晕环。另一类为张力一般的淡蓝紫色包块，表面见粗大扩张毛细血管，周围见淡色晕环。

（二）镜下特征

1. 组织学特征

（1）RICH：瘤组织呈小叶状结构，小叶间纤维脂肪组织增多（图 8-2-5A），大部分血管闭锁，余血管腔变窄，内皮细胞较扁平（图 8-2-5B），可见小灶性出血坏死、钙化及含铁血黄素沉着。

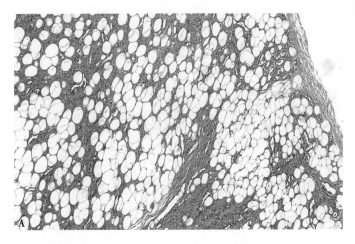

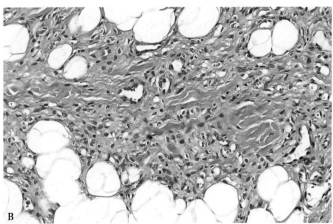

图 8-2-5 快速消退型先天性血管瘤的组织学特征

A. 瘤组织呈小叶状结构，小叶间纤维脂肪组织增多，HE×100；B. 大部分血管闭锁，余血管腔变窄，内皮细胞较扁平，HE×200（图片由浙江大学医学院附属第一医院滕晓东医师提供）

（2）NICH：肿瘤呈不规则的结节状或小叶状结构（图 8-2-6A），结节由形状不一、大小不一的血管构成（图 8-2-6B），衬以内皮细胞，细胞核呈"靴钉样"向管腔内突出，内皮细胞周围有一层或多层血管周细胞，中央见星形管腔（图 8-2-6C），间质为致密纤维组织，可见明显的小动脉及小静脉，散在淋巴管结构。

（3）PICH：瘤组织在真皮及真皮下层见增生小血管，可形成大小不等小叶状结构，或无明显小叶结构，小叶内充满大小不等的薄壁血管。小叶内部分区域，血管内皮细胞肿胀，胞核大小不一、浓染，核/浆比增大，但无明显异型性，有丝分裂象少见。部分内皮细胞胞核凸向管腔，形成特殊的"钉突样"细胞。

2. 免疫组织化学 内皮细胞表达 CD31、CD34 和 WT1，D2-40 散在阳性，不表达 GLUT1。

【鉴别诊断】

1. 婴幼儿性血管瘤 多在出生后 1 个月至 1 年内快速生长，80% 的血管瘤于 5 个月龄前停止生长，1 年后开始消退，最终消退率可达 70%～80%。IH 增生期

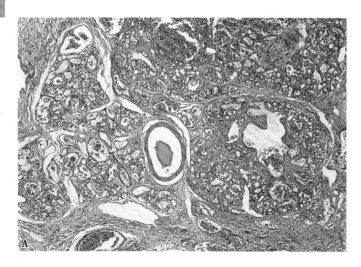

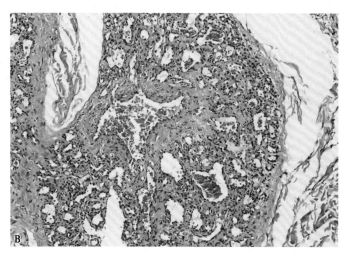

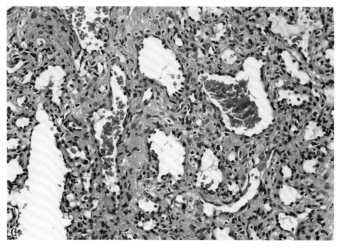

图 8-2-6 不消退型先天性血管瘤的组织学特征

A. 肿瘤呈不规则的结节状或小叶状结构，HE×40；B. 结节由形状不一、大小不一的血管构成，HE×100；C. 血管衬以内皮细胞，细胞核呈"靴钉样"向管腔内突出，内皮细胞周围有一层或多层血管周细胞，中央见星形管腔，HE×200（图片由南京市儿童医院武海燕医师提供）

毛细血管内皮细胞肥胖，核分裂象可见；随着消退期的进展，毛细血管内皮细胞逐渐扁平，管腔逐渐增大、规则、玻璃样变性，间质纤维脂肪逐渐增多，留下少量滋养血管。免疫组织化学表达 GLUT1 阳性具有鉴别诊断价值。

2. 脉管畸形 是一种非肿瘤性的脉管结构的发育异常，内皮细胞于静息状态。根据所含类型的不同分为微静脉、静脉畸形、动脉畸形、动静脉畸形、淋巴管畸形和混合畸形。没有特征性的小叶状结构和"钉突样"血管。免疫组织化学不表达 GLUT1，淋巴管畸形广泛表达 D2-40、CD31；血管畸形可表达 CD31、CD34、α-SMA；Ki67 常常阴性表达。

3. 簇状毛细血管瘤 也可出生时即存在，5 岁以下发病多见，无性别差异。单发或多发，缓慢扩大的红色斑片或斑块。组织形态学为血管内皮细胞与外皮细胞呈多结节样、同心漩涡状排列，紧密排列的内皮细胞突入血管腔而使管腔呈裂隙状、"炮弹"样，部分内皮细胞肥大，可见核分裂象。肿瘤细胞灶状表达 D2-40 具有鉴别诊断价值，不表达 GLUT1。

4. 卡波西型血管内皮瘤 可见结节，结节内为梭形肿瘤细胞及裂隙状血管腔，结节间为致密纤维结缔组织，其中部分病例可见典型的肾小球样结构。肿块边界不清，常浸润至周围组织。

5. 炎性肉芽组织 毛细血管多呈芽状生长，靠近皮肤或黏膜表面的毛细血管较幼稚，与表面垂直，深部的血管较成熟，无分叶状结构。

四、获得性簇状血管瘤

【定义】

获得性簇状血管瘤（acquired tufted angioma，ATA）又称中川血管网状细胞瘤（angioblastoma of Nakagawa）或获得性进展性毛细血管瘤（acquired progressive capillary hemangioma），是主要发生于真皮内，由不规则的毛细血管型血管结节组成的良性肿瘤，血管结节呈炮弹头样向腔内突出，形成血管内的"簇状"结构。新版 WHO 分类将本病与卡波西型血管内皮瘤合并为一类。

【编码】

ICD-O 9130/1

ICD-11 XH2EX4

【临床特征】

（一）流行病学

1. **发病率** 较为少见。

2. **年龄** 好发于青少年。

3. **性别** 无明显差异。

（二）部位

好发于躯干上部和颈部。

（三）症状

缓慢扩展的红斑或结节，表现为皮下结节。

（四）治疗

局部完整切除。

（五）预后

本病系良性病变，因病变范围广泛，难以完整切除，常局部复发。

【病理变化】

（一）大体特征

皮下结节，表面为红斑和斑块。

（二）镜下特征

1. 组织学特征　位于真皮网状层内，可累及皮下脂肪组织（图 8-2-7A、8-2-7B），由增生的不规则性毛细血管组成，呈结节状或丛状。结节周边见扩张的血管腔。结节呈炮弹头样向腔内突出（图 8-2-7C）。结节内实性的毛细血管性血管区域，管腔不明显，由增生的梭形和短梭形细胞组成，周边血管呈狭窄状或裂隙样（图 8-2-7D）。

2. 免疫组织化学　梭形细胞表达 actin，血管内皮细胞表达 CD31、CD34 和 ERG 等内皮标记（图 8-2-8A），不表达 GLUT1（图 8-2-8B）。

【鉴别诊断】

1. 婴幼儿富细胞性血管瘤　呈多结节状，早期病变由胖梭形内皮细胞组成，围绕成管腔不明显的血管腔隙，见中等量的核分裂。

2. 卡波西肉瘤　可呈结节状生长，但病变界限不清，无分叶状结构，细胞呈梭形，成片分布，有中度异型，细胞间有血管裂隙并伴有红细胞外渗。

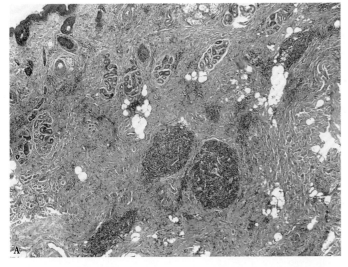
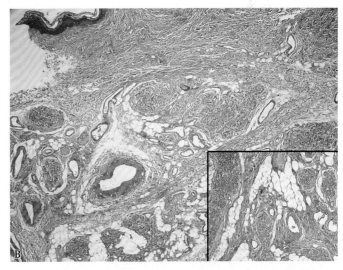
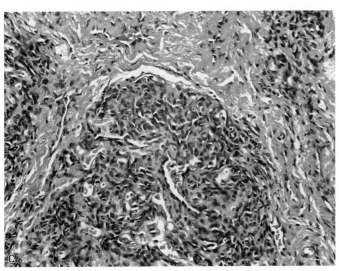
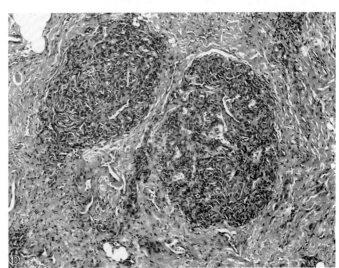

图 8-2-7　获得性簇状毛细血管瘤的组织学特征

A. 病变位于真皮内，由不规则的毛细血管形成结节状，HE×40；B. 病变累及至皮下（插图），HE×40；C. 结节呈炮弹头样向腔内突起，HE×200；D. 结节内实性毛细血管区域管腔不明显，由增生的短梭形细胞组成，HE×100（图片 A、C 和 D 由南京市儿童医院武海燕医师提供）

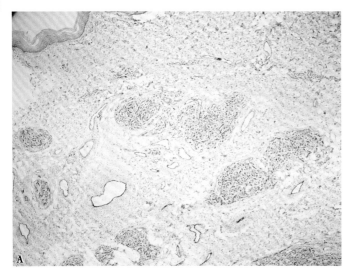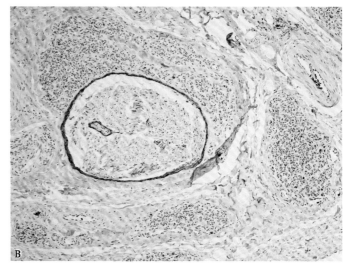

图 8-2-8　获得性簇状毛细血管瘤的免疫组化
A. 血管内皮细胞表达 CD31；IHC×40；B. 血管内皮细胞不表达 GLUT1（内对照神经束膜细胞阳性）；IHC×100

五、上皮样血管瘤

【定义】

上皮样血管瘤（epithelioid hemangioma，EH）是一种内皮细胞呈上皮样的良性血管肿瘤，由增生的上皮样血管伴多少不等的嗜酸性粒细胞和淋巴组织增生构成。曾被称为血管淋巴组织增生伴嗜酸性粒细胞增多症（angiolymphoid hyperplasia with eosinophilia）、组织细胞样血管瘤（histiocytoid hemangioma）、静脉内不典型性血管增生（intravenous atypical vascular proliferation）等。半数病例显示 *FOS* 或 *FOSB* 重排。

【编码】

ICD-O　　9125/0
ICD-11　　XH10T4

【病因】

与感染、外伤、血管畸形等相关。

【临床特征】

（一）流行病学

1. **发病率**　多发生于西方人，东方人则较为少见。

2. **年龄**　20～50 岁为发病高峰。

3. **性别**　好发于女性。

（二）部位

好发于头颈部，特别是耳周围，也可发生于肢端，少数病例可发生于舌、淋巴结、骨、睾丸和阴茎。

（三）症状

皮下结节，发生于同一区域者可为多灶性（10%～20%）。缓慢性生长。

（四）实验室检查

血清 IgE 多在正常范围。

（五）治疗

局部完整切除。

（六）预后

约 1/3 病例可发生局部复发，或未切除不净，或为多中心性所致。除少数病例可累及淋巴结外，不发生远处转移。

【病理变化】

（一）大体特征

多表现为单发的皮下小结节或红色丘疹样病变，平均直径在 1cm 以下，范围 0.5～2cm。病变无完整包膜，但境界较清。

（二）镜下特征

1. **组织学特征**　肿瘤呈分叶状（图 8-2-9A），每个小叶由毛细血管和管径不等的小血管呈条索状增生，血管内皮细胞呈上皮样改变，胞质嗜伊红色，胞质内可有空泡，核大染色质呈空泡状，可见小核仁（图 8-2-9B）。在增生的毛细血管间可见中等大小的成熟血管，管壁较厚，可见黏液样变性（图 8-2-9C）。血管周围有较多的炎症细胞浸润，主要是淋巴细胞、浆细胞可多可少，有些病例内见大量嗜酸性粒细胞（图 8-2-9D），但一般不形成嗜酸性微脓疡，有些病例嗜酸性粒细胞很少，甚至不见嗜酸性粒细胞。一些病例中，旺炽性增生的内皮细胞可呈实性巢状或片状（图 8-2-9E、8-2-9F）。少数病例除细胞密度高，瘤细胞呈实性成片生长外，可显示有多形性和坏死，称为非典型性上皮样血管瘤（atypical epithelioid hemangioma）。

2. **免疫组织化学**　上皮样内皮细胞表达 CD31 和 ERG（图 8-2-10A、8-2-10B），CD34 标记常为阴性，可灶性表达 CK，约 54% 的病例表达 FOSB。血管周皮细胞表达 α-SMA。间质内淋巴细胞表达 CD3，而 CD20 常常阴性，提示增生的主要是 T 淋巴细胞。

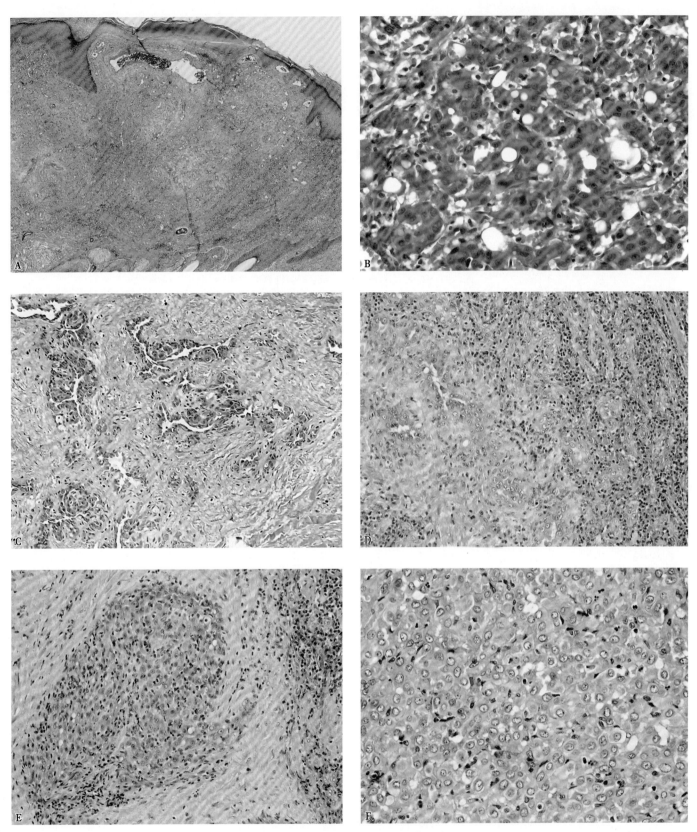

图 8-2-9 上皮样血管瘤的组织学特征

A. 肿瘤呈分叶状，内皮细胞肥硕呈上皮样改变，HE×40；B. 瘤细胞胞质深嗜伊红色，胞质内可见空泡，HE×600；C. 黏液样变性，HE×100；D. 血管周围较多的炎症细胞浸润，见多量嗜酸性粒细胞浸润，HE×200；E. 瘤细胞呈实性巢状排列，HE×200；F. 瘤细胞呈实性片状排列，HE×400

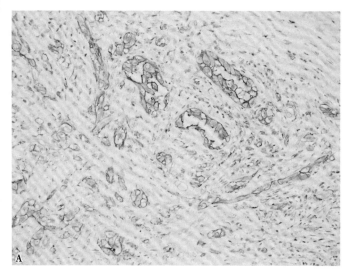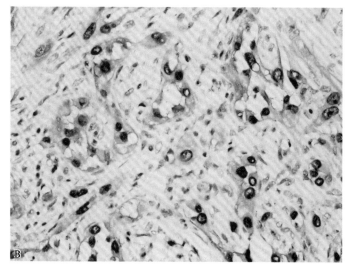

图 8-2-10 上皮样血管瘤的免疫组化

A. CD31 标记，IHC×100；B. ERG 标记，IHC×400

【遗传学】

近半数病例显示 *FOS* 或 *FOSB* 基因重排，多见于肢体、躯干非皮肤性和富于细胞性/非典型性病例。*FOS* 基因的伴侣基因不定，可包括 *MBNL1*、*VIM* 和 *lincRNA*；*FOSB* 的伴侣基因相对恒定，常为 *ZFP36*，少数情况为 *WWTR1* 或 *ACTB* 基因。

【鉴别诊断】

1. **木村病** 木村病是一种原因不明的、以头颈部皮下软组织肿块为主要表现并伴有淋巴结受累的慢性炎性疾病，常伴有外周性嗜酸性粒细胞增多、血清 IgE 增高、蛋白尿和肾病综合征；以男性患者多见。镜下表现为淋巴滤泡的形成及增生，伴大量嗜酸性粒细胞浸润，嗜酸性小脓肿的形成，病变晚期有纤维化倾向，血管虽有增生，但表现为毛细血管后微静脉的扁平或肿胀的内皮，并无上皮样改变。

2. **上皮样血管内皮瘤** 表现为累及表浅或深部软组织或内脏的孤立性肿块，巨检肿块呈灰白或灰红色，质地坚实，纤维样。镜下观察上皮样血管内皮瘤有特征性黏液玻璃样或软骨样背景，瘤细胞排列呈短条索状，常伴胞质内空泡，提示为单个瘤细胞形成的原始管腔，而多个上皮样细胞围成成熟的血管腔较少，背景炎性成分也很少。与上皮样血管瘤最有鉴别诊断意义的是细胞异型性，上皮样血管内皮瘤的细胞核质比和异型性较大。此外，FISH 检测 *CAMTA1* 或 *FOSB* 重排有一定的帮助。

3. **Masson 瘤** 又称乳头状血管内皮细胞增生，是一种良性反应性病变，常继发于静脉内血栓、血管畸形、血管瘤等，病变周边也常可找到残留的静脉壁平滑肌结构，加之衬覆乳头的内皮细胞可以肥胖或肿胀，易与静脉内上皮样血管瘤相混，但 Masson 瘤的乳头一般较细长，轴心为纤维素，后期轴心胶原化，乳头相互吻合呈迷路样。

（顾学文）

六、鞋钉样血管瘤

【定义】

鞋钉样血管瘤（hobnail hemangioma），是一种良性血管瘤。以血管内皮细胞呈鞋钉样表现为特征。大体上因病变周围绕一圈靶样瘀斑晕，加之镜下多有含铁血黄素沉积故又名靶样含铁血黄素沉积性血管瘤（targeted hemosiderotic hemangioma）。

【临床特征】

（一）流行病学

1. **发病率** 少见。

2. **发病年龄** 中青年，平均年龄 30 岁，年龄范围 6～72 岁。婴儿罕见。

3. **性别** 男性略多见。

（二）部位

好发于四肢近端及躯干部皮肤，偶可累及颜面部。

（三）症状

多表现为皮肤的单发性，环状淡紫色到紫色的丘疹样病变，周围绕以环样瘀斑晕，呈靶样外观（图 8-2-11）。

（四）治疗

局部切除可治愈。

（五）预后

本病可自行消退，预后良好。

【病理变化】

（一）大体特征

肿块多为单结节，界清，直径 0.2～2cm，切面暗红色，质软。

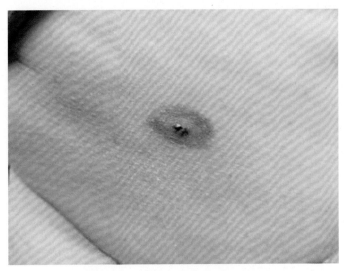

图 8-2-11 鞋钉样血管瘤的临床表现

皮肤单发性环状紫色的丘疹样病变,周围绕以环样瘀斑晕,呈靶样外观(图片由解放军 251 医院黄勇医师提供)

（二）镜下特征

1. 组织学特征 病变位于真皮内,境界清楚,浅层血管扩张明显,多呈海绵状血管瘤表现,衬覆的内皮细胞呈特征性的鞋钉样(图 8-2-12);深层血管多呈狭窄的裂隙状并以胶原分割。间质可见多少不等的外渗红细胞及含铁血黄素沉积。

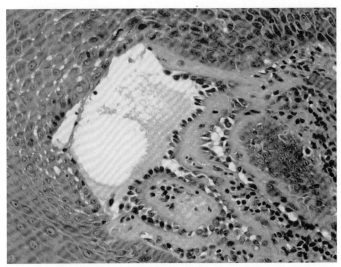

图 8-2-12 鞋钉样血管瘤的组织学特征

病变位于真皮内,浅层血管扩张,内皮细胞呈特征性的鞋钉样,HE×400

2. 免疫组织化学 鞋钉样内皮细胞表达 CD31 和 ERG,50% 病例表达 VEGFR-3 阳性,少数病例表达 CD34。

【鉴别诊断】

1. 网状血管内皮瘤 临床以斑块样血管团为特征,镜下肿瘤呈弥漫性浸润性生长,由细长、分支的薄壁血管构成特征性的网状结构。

2. 斑片期卡波西肉瘤 多发于艾滋病患者,肿瘤细胞异型性明显,不会出现内皮细胞的鞋钉样改变和真皮浅层扩张的毛细血管。

3. 皮肤的血管肉瘤 该瘤可见特征性的互相交错成网状的血管结构,且内皮细胞异型明显,常伴有坏死。

七、海绵状血管瘤

【定义】

海绵状血管瘤(cavernous hemangioma)是由囊性扩张的较大薄壁血管构成的肿瘤。常为先天性,出生时即出现。多发生在皮肤、软组织及内脏,无自然消退倾向。

【编码】

ICD-11   XH1GU2

【临床特征】

（一）流行病学

1. 发病率 在人群中的发生率估计为 0.5%～0.7%,占所有脑血管畸形的 8%～15%。

2. 年龄 儿童多见。

3. 性别 无明显差异。

（二）部位

海绵状血管瘤几乎全身任何部位都可以发生,以四肢、面颈部、躯干皮肤多见,骨骼、肝、脾、胃肠和其他内脏亦可发生。

（三）症状

海绵状血管瘤根据其深度不同表现症状也不同,位置较表浅的海绵状血管瘤,局部皮肤膨隆,高低错落,起伏不平,皮面微现蓝色或浅紫色。位置较深而不波及皮肤者,除局部显现形态不规则的轻、中度膨隆外,肤色并无明显改变。位于深部肌肉组织的海绵状血管瘤,表现局部肿胀,患肢粗,皮肤色泽正常,触之无明显包块。海绵状血管瘤无论是局限性的或是弥漫性的都不会自动消失,同时此瘤有压缩性,其体积大小可随体位改变而发生变化。

（四）治疗

方法多样,手术切除是首选。

（五）预后

良性肿瘤,完全切除后可治愈。

【病理变化】

（一）大体特征

肿瘤边界不清,质软,可巨大,红褐色;切面海绵状,内含血液。

（二）镜下特征

1. 组织学特征

（1）经典型:由囊性扩张的大小不一的血管构成。

管壁厚薄不均，腔大而不规则，常充满血液（图 8-2-13A、8-2-13B），内衬扁平的内皮细胞。管腔内常见血栓形成，可伴有机化、再通及乳头状内皮细胞增生（图 8-2-13C）。

（2）窦隙状血管瘤（sinusoidal hemangioma）：由不规则形、窦样扩张的、充血的薄壁血管构成（图 8-2-13D），低倍镜下呈典型筛窦状结构。

2. 免疫组织化学 内皮细胞表达 CD31、CD34 和 ERG。

【鉴别诊断】

1. 毛细血管瘤 病变较浅，体积较小，位于真皮内，由增生的毛细血管组成，呈分叶状或结节状分布，叶间为纤维结缔组织及管径较大的滋养血管。

2. 高分化血管肉瘤 尤其是发生在乳房的病变。乳房血管肉瘤是发生在实质内，而不是在真皮或皮下组织的病变，并具有明显的浸润性生长方式，而且，至少在局部可见明显的细胞核异型性和内皮细胞多层化。

八、深部血管瘤

滑膜血管瘤（synovial hemangioma）

【临床特征】

（一）流行病学

1. 发病率 罕见。

2. 发病 年龄大多数为儿童或青少年。

3. 性别 男性多见。

（二）部位

膝部最常见，其次为肘和手。

（三）症状

肿瘤生长缓慢，通常伴有关节肿胀和渗出。反复疼痛是常见症状，但约 1/3 的患者，其疼痛不是主要特征。

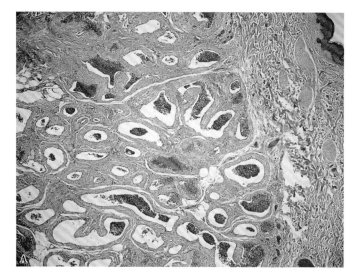
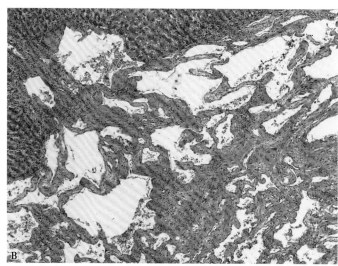
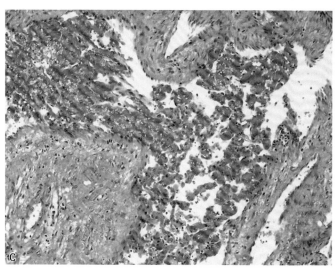
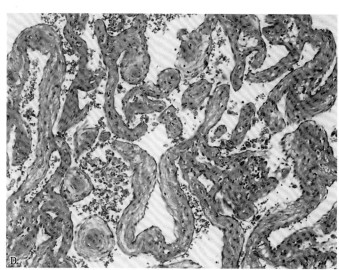

图 8-2-13 海绵状血管瘤的组织学特征

A. 肿瘤由囊性扩张的大小不一、厚薄不等的血管组成，HE×40；B. 血管扩张、腔大不规则、充血，HE×40；C. 管腔内见血栓形成伴机化及乳头状血管内皮细胞增生，HE×100；D. 窦样血管瘤由不规则窦样扩张的薄壁血管构成，HE×100

MRI是最好的影像学诊断技术,可以明确病变的范围。

（四）治疗

局部切除。

（五）预后

良性肿瘤,小的病变可以完整性切除,一般不会复发,病变较为广泛者较难做到完整性切除,可复发。

【病理变化】

（一）大体特征

局限型者体积较小,呈息肉或蕈伞状;但多数为弥漫型,占据大部分滑膜甚至充满关节腔内,暗红至棕褐色,伴表面滑膜绒毛状增生,似色素性绒毛结节性滑膜炎。

（二）镜下特征

1. 组织学特征　肿瘤常表现为海绵状血管瘤的形态,少部分可呈毛细血管瘤或动静脉血管瘤。血管位于滑膜下方,周围有黏液样或纤维性间质。有时可见大量含铁血黄素沉积。有部分病例可出现继发性滑膜绒毛状增生。

2. 免疫组织化学　内皮细胞表达 CD34、CD31 和 ERG。

【鉴别诊断】

1. 滑膜炎　滑膜血管瘤以血管瘤特征为主,滑膜被覆在血管瘤上,可有绒毛状突起,滑膜改变属于继发性改变,常较轻。但有时可十分显著,与滑膜炎很难鉴别。

2. 类风湿关节炎　该病常累及多个小关节,影像学检查可见关节面毛糙,关节面下骨质破坏;滑膜组织呈乳头状增生,表面有纤维蛋白渗出,纤维素在机化过程中有血管长入形成血管翳,但滑膜间质内有多量淋巴细胞、浆细胞浸润,乳头状增生的滑膜顶端常有淋巴滤泡形成,免疫荧光也可在浆细胞中检测到类风湿因子的存在。

3. 色素性绒毛结节性滑膜炎　又称弥漫性腱鞘巨细胞瘤,显微镜下瘤细胞由圆形、卵圆形、多边形的单核细胞构成,胞质内可见含铁血黄素沉积,单核细胞间可混杂黄色瘤细胞、多核巨细胞、慢性炎细胞及成纤维细胞,部分区域可见残存或反应性增生的滑膜裂隙。

肌内血管瘤（intramuscular hemangioma）

【编码】

ICD-O 9132/0

ICD-11 XH0553

【临床特征】

（一）流行病学

1. 发病率　并不常见。

2. 发病年龄　较广,但青少年和青年人多见。

3. 性别　无明显差异。

（二）部位

多发生于下肢(特别是大腿),其次为头颈部、上肢和躯干,少数病例发生于纵隔和腹膜后,偶可位于心肌。

（三）症状

缓慢性生长的肿块,病程多为数年,常有痛感,特别是运动以后,术前 MRI 可作出诊断。

（四）治疗

局部扩大切除。

（五）预后

良性肿瘤,切除后可获治愈,局部复发率 30%～50%,取决于病变的大小和切缘情况。

【病理变化】

（一）大体特征

肿瘤常较大,弥漫浸润周围肌组织。毛细血管型多呈实性的灰白或灰黄色肿块,可有小的血管样腔隙;若为大的血管,则可见明显的血管性腔隙,常可见出血或血栓;含有较多的脂肪组织时可呈黄色;最大径可超过 10～15cm。

（二）镜下特征

1. 组织学特征　可分为:毛细血管型(图 8-2-14A),毛细血管 - 静脉型(图 8-2-14B),海绵状血管型,混合型(动脉、静脉、毛细血管及淋巴管)(图 8-2-14C),加上脂肪组织可呈错构瘤样。发生于躯干、近端上肢的肿瘤以海绵状血管型多见,而头颈部以毛细血管型多见。肿瘤浸润可引起周围横纹肌组织萎缩。

2. 免疫组织化学　血管内皮表达 CD34 和 CD31;周围横纹肌组织表达 desmin,脂肪组织 S-100 阳性。

【鉴别诊断】

1. 血管肉瘤　血管肉瘤具有明显异型性,多有灶性坏死,常见相互吻合的血管腔隙,骨骼肌内罕见。可与肌内血管瘤鉴别。

2. 血管瘤病　血管瘤病为一种先天性儿童期疾病,常累及机体多个部位,包括肌肉、皮肤、骨骼等。而肌内血管瘤多见于青年人,且只累及局部骨骼肌。

3. 脂肪肉瘤　当肌内血管瘤含有较多脂肪时,需要与高分化脂肪肉瘤鉴别。肌内血管瘤无脂肪母细胞。而脂肪肉瘤可有分支成网的小血管,但不会形成明显的血管腔。

神经内血管瘤（intraneural haemangioma）

【临床特征】

（一）流行病学

1. 发病率　罕见。

2. 发病年龄　儿童和成年人均可发生。

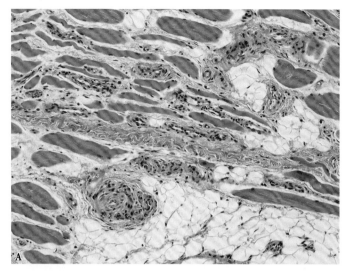

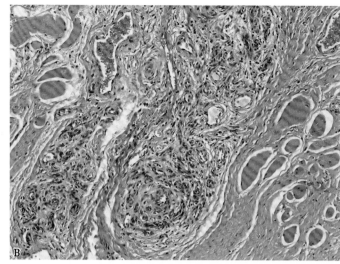

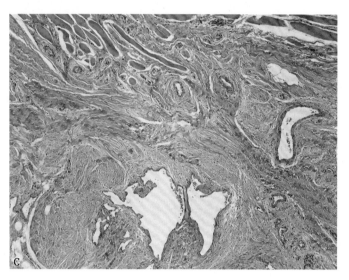

图 8-2-14　肌内血管瘤的组织学特征

A. 肿瘤为毛细血管型,并导致周围横纹肌组织萎缩,含脂肪组织呈错构瘤样,HE×100;B. 肌内血管瘤肿瘤为毛细血管 - 静脉型,HE×100;C. 肌内血管瘤肿瘤为混合型(动脉、静脉),HE×40

3. 性别　女性多见。

（二）部位

发生于外周神经内的血管瘤非常罕见,文献零星报道,见于内耳前庭神经、脊髓马尾、脊神经根、视神经、腓浅神经、胫后神经、正中神经等。

（三）症状

大多数表现为疼痛、软组织肿块,可出现神经压迫症状。

（四）治疗

局部切除。

（五）预后

良性肿瘤,切除后可获治愈。

【病理变化】

（一）大体特征

肿瘤可呈条索状,直径可达数厘米,切面灰白灰黄色,部分区域可呈暗红色,质地中等。

（二）镜下特征

1. 组织学特征　多表现为海绵状血管瘤的形态,

也可呈毛细血管瘤的表现。低倍镜下呈多结节状或分叶状(图 8-2-15A)。高倍镜下,瘤细胞排列紧密,密集的瘤细胞团内见较多新生毛细血管腔,呈毛细血管瘤图像(图 8-2-15B),小部分区域呈海绵状血管瘤图像(图 8-2-15C),少数管壁可见薄层平滑肌。两种血管成分于肿瘤局部混合并相互移行。肿瘤组织内富含神经纤维束,肿瘤成分与神经关系密切。部分瘤组织包绕并侵入神经内,部分被累及的神经仅残留少许神经纤维(图 8-2-15D)。

2. 免疫组织化学　瘤细胞表达 CD34 和 CD31(图 8-2-16A),α-SMA 血管壁平滑肌为阳性,S-100 蛋白神经纤维阳性(图 8-2-16B)。

【鉴别诊断】

恶性肿瘤累犯神经　当低分化癌、肉瘤(包括血管肉瘤、透明细胞肉瘤或恶性黑色素瘤等)侵犯神经时,应与分化幼稚、管腔不明显的毛细血管型神经内血管瘤鉴别,此时免疫组化有很大的诊断价值。

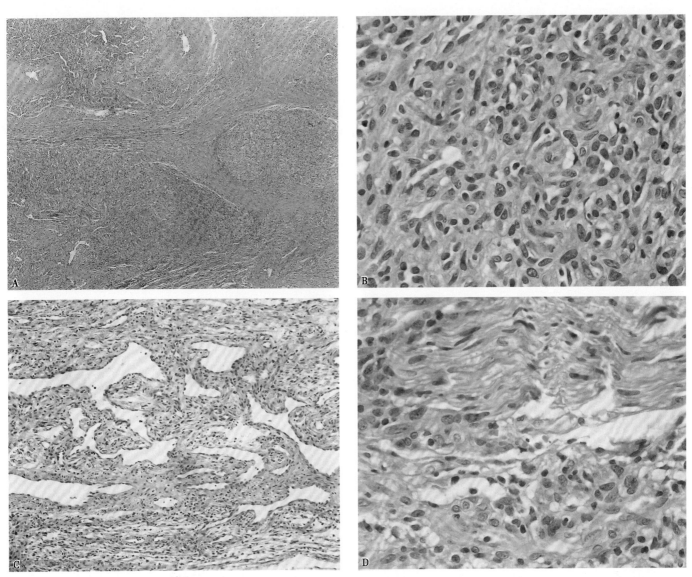

图 8-2-15 神经内血管瘤的组织学特征

A. 肿瘤呈分叶状结构,HE×40;B. 神经内血管瘤肿瘤部分区域为毛细血管瘤图像,可见管腔内红细胞,HE×400;C. 神经内血管瘤肿瘤部分区域呈海绵状血管瘤图像,HE×100;D. 神经内血管瘤瘤组织间可见受累的神经,HE×400(图片由徐州医学院病理学教研室刘慧医师提供)

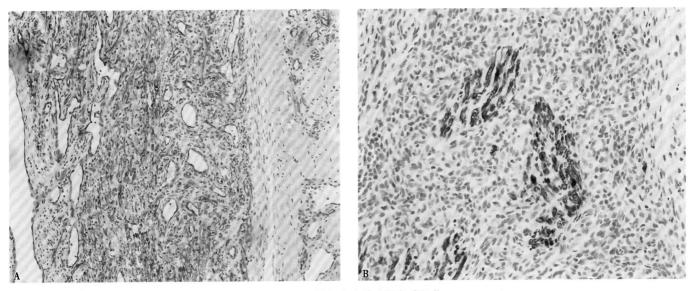

图 8-2-16 神经内血管瘤的免疫组化

A. 肿瘤组织 CD34 阳性,IHC×100;B. 肿瘤组织间残存神经纤维 S-100 蛋白阳性,IHC×200(图片由徐州医学院病理学教研室刘慧医师提供)

九、静脉性血管瘤

【定义】

静脉性血管瘤（venous hemangioma，VH）由扩张的大小不等的厚壁静脉血管聚集而成的良性血管肿瘤，管腔内可有机化血栓或伴有钙化。

【编码】

ICD-O　　9122/0

ICD-11　　XH4NS3

【病因】

临床进展和临床病理特征提示这种病变可能是一种血管畸形。

【临床特征】

（一）流行病学

1. **发病率**　罕见。

2. **发病年龄**　多发生于成年人。

3. **性别**　男女均可发病。

（二）部位

多发生于四肢皮下或深部软组织，偶可发生于三叉神经的下颌神经分支、眼眶、肺上裂、纵隔、腹膜后、乳腺、大脑及咽旁间隙等。

（三）症状

长期存在且生长缓慢的肿瘤。因可出现静脉结石，放射线检查常显示有钙化。

（四）治疗

局部切除。

（五）预后

良性肿瘤，切除后可获治愈，但位置深的肿瘤难以彻底切除，可以局部复发。

【病理变化】

（一）大体特征

肿瘤边界不清，瘤体大。可见扩张淤血的血管腔并伴有血管间隙内出血，有时可见静脉石。

（二）镜下特征

1. **组织学特征**　典型的静脉血管瘤由大的厚壁、扩张的肌性静脉血管构成（图 8-2-17A），这些血管扩张程度不一，常常伴有血栓形成，有时形成静脉石。有些宽大的扩张的血管壁变薄，很像海绵状血管瘤。管壁含有不规则排列的平滑肌（图 8-2-17B），并混杂于周围软组织中。

2. **免疫组织化学**　内皮细胞表达 CD31、CD34 和 ERG。

【鉴别诊断】

1. **肌内血管瘤**　肌内血管瘤虽然也总会有静脉血管，但经常混有其他类型血管构成。

2. **动静脉血管瘤**　弹力纤维染色可显示内弹力膜缺乏，有助于与动静脉型血管瘤鉴别。

十、微静脉型血管瘤

【定义】

微静脉型血管瘤（microvenular hemangioma）是一种缓慢性生长的良性血管增生，主要发生于真皮内，由血管腔塌陷的分支状小血管组成。

【临床特征】

（一）流行病学

1. **发病率**　极为少见。

2. **发病年龄**　多发生于中青年。

3. **性别**　男女均可发病。

（二）部位

多发生于四肢和躯干皮肤，以上肢为多，也可见于面部。

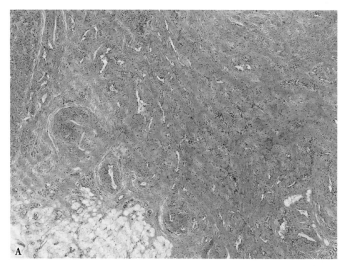
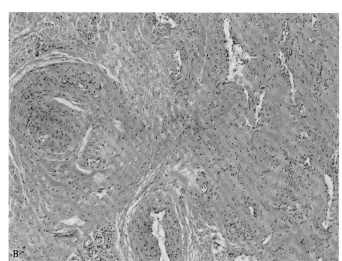

图 8-2-17　静脉性血管瘤的组织学特征

A. 低倍形态境界不清，HE×40；B. 静脉性血管瘤厚壁扩张的血管，管壁含有不规则排列的平滑肌，HE×100

（三）症状

缓慢性生长的紫色或红色丘疹或结节,病史数周至数月。

（四）治疗

局部切除。

（五）预后

良性肿瘤,切除后可获治愈。

【病理变化】

（一）大体特征

丘疹或结节直径 0.5～2cm。

（二）镜下特征

1. **组织学特征** 病变多位于真皮内,由增生的薄壁小血管组成。薄壁小血管呈不规则分支状,在真皮的全层内呈浸润性生长,与周围界限不清,管腔不明显,多呈狭窄状,易塌陷;内皮细胞有时可略肥胖或扁平,圆形或卵圆形,无异型性。血管周围常见血管周细胞是本病的另外一个特点;此外间质胶原纤维增生,故又称为促结缔组织增生性血管瘤（desmoplastic hemangioma）。间质内除少量的淋巴细胞和肥大细胞外,多无明显的炎症反应,也无红细胞渗出或含铁血黄素沉着。

2. **免疫组织化学** 内皮细胞表达 CD31、CD34 和 ERG,血管周细胞表达 α-SMA。

【鉴别诊断】

1. **卡波西肉瘤** 主要与早期卡波西肉瘤鉴别。与微静脉型血管瘤不同的是:卡波西肉瘤常呈多灶性,并且患者多伴有获得性免疫缺陷症状。组织学上,卡波西肉瘤多呈弥漫性或多结节性生长,背景中常伴有明显的慢性炎症性反应,红细胞渗出及含铁血黄色素沉着,并可见到嗜伊红色的透明小体。此外,在微静脉型血管瘤中常可见到血管周细胞而卡波西肉瘤很难见到。

2. **高分化血管肉瘤** 微静脉型血管瘤中的内皮细胞多无异型性,也不呈多层性或乳头状增生。尽管微静脉型血管瘤中的血管呈不规则分支状,但看不到血管肉瘤中常见的交通吻合支的形成。

3. **软组织血管纤维瘤** 周界相对清楚,除大量薄壁分支状血管外,血管之间可见少量增生的短梭形成纤维细胞,间质可能纤维样或胶原黏液样。FISH 检测可显示有 *NCOA2* 基因易位。

十一、血管瘤病

【定义】

血管瘤病（angiomatosis）又称弥漫性血管瘤（diffuse hemangioma）,是一种少见的血管弥漫性增生性疾病,累及大块或大片躯体软组织,或连续性累及多个组织平面。血管瘤病属于动静脉畸形的一种类型。

【病因】

曾经被认为是肿瘤性病变,目前认为可能与先天性血管畸形相关,主要是因为:①发生于婴幼儿和儿童期;②随个体发育而同步生长;③由无核分裂的增生性血管组成;④无消退倾向。

【临床特征】

（一）流行病学

1. **发病率** 罕见。

2. **发病年龄** 多发生于婴幼儿及儿童期,青春期生长明显。

3. **性别** 女性略多于男性。

（二）部位

多发生于下肢（>50%）,其次为胸壁、腹壁和上肢。

（三）症状

病变位于深部,至青春期或青年时较为明显。受累区域弥漫性肿胀,可伴有皮肤颜色改变,可有疼痛感。剧烈运动后肿胀更为明显。

（四）影像学

可显示周界不清、不均质性肿块（图 8-2-18）,可混杂脂肪成分,有时可见迂曲的大血管。

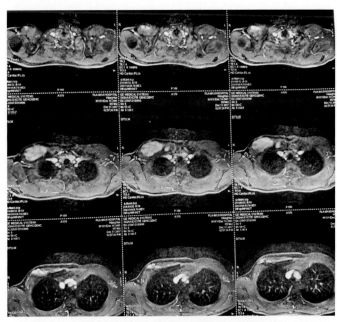

图 8-2-18 胸壁血管瘤病 CT 影像
显示右侧胸壁周界不清不均质性占位

（五）治疗

如有手术可行性,手术切除。

（六）预后

虽为良性病变,但易复发,病变持续存在,复发率为 60%～90%,其中 40% 可多次复发。未有转移或恶性转化报道。

【病理变化】

（一）大体特征

边界不清，直径 3～26cm，各病例颜色不同，常呈灰红色，多数病例含有脂肪和肌肉组织（图 8-2-19）。

（二）镜下特征

1. 组织学特征 分为两种类型：①肿瘤组织由大的厚壁动脉及静脉、海绵状血管及毛细血管混合组成（图 8-2-20A、8-2-20B）。大多数静脉壁较厚且不均匀，部分静脉壁较薄，向外凸起形成小血管簇；②另一种类型较少见，是由弥漫浸润的毛细血管组成，血管壁薄，周围可有淋巴细胞浸润。两种类型均可见大量脂肪组织（图 8-2-20C），故本病曾被称为浸润性血管脂肪瘤。可累及多个组织平面，包括真皮、皮下、肌肉和骨（图 8-2-20D），也可累及大片同一类型组织。少数病例可伴有骨化。

2. 免疫组织化学 内皮细胞表达 CD31、CD34 和 ERG，不表达 GLUT1。

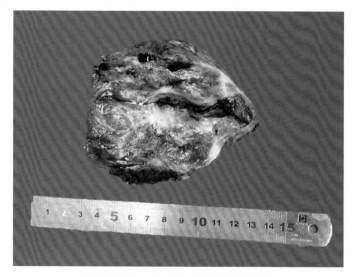

图 8-2-19 胸壁血管瘤病的大体特征
切面呈灰褐色

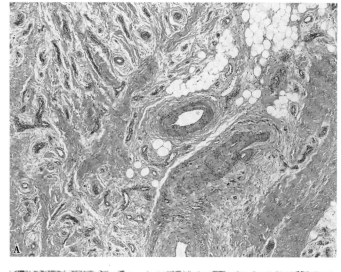

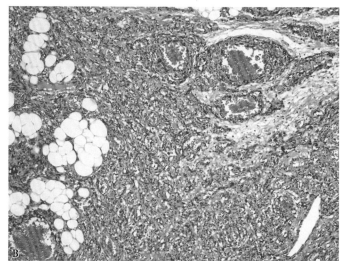

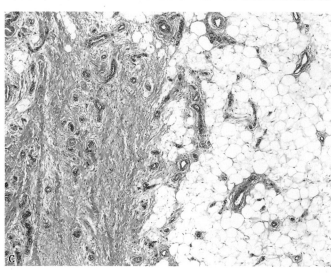

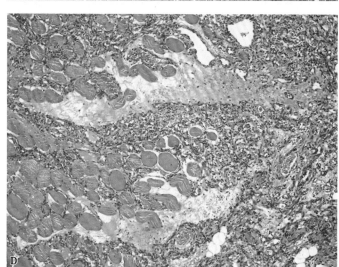

图 8-2-20 血管瘤病的组织学特征

A. 肿瘤组织由大的厚壁动脉及静脉及成簇的小静脉混合组成，HE×40；B. 肿瘤组织由海绵状血管和毛细血管混合组成，HE×100；C. 部分小静脉弥漫性浸润，长入脂肪组织内，HE×40；D. 增生的毛细血管在肌肉组织间浸润性生长，HE×100

【鉴别诊断】

1. **肌内血管瘤** 主要由比较一致的毛细血管组成，常缺乏混杂的厚壁动静脉及薄壁的海绵状血管。有时需结合临床和影像学。

2. **婴儿血管瘤** 多有小叶状结构，不呈弥漫浸润性生长，GLUT1 标记呈阳性。

3. **球血管瘤病** 与血管瘤病相似，也呈弥漫浸润性生长，并伴有大量的脂肪组织，但在血管周围可见成簇围绕的血管球细胞。

十二、梭形细胞血管瘤

【定义】

梭形细胞血管瘤（spindle cell hemangioma，SCH）是一种良性血管肿瘤，由海绵状血管瘤区域和实性梭形细胞区域组成。

【编码】

ICD-11　　XH2PS0

【临床特征】

（一）流行病学

1. **发病率** 少见。

2. **发病年龄** 可发生于任何年龄，但多发生于 20 岁左右青年人。

3. **性别** 男性略多见。

（二）部位

好发于四肢肢端，尤其是上肢，也有报道发生于口腔、宫颈、内脏、脊髓、骶骨、前额骨及腓骨骨膜。

（三）症状

表现为肢体浅表处光滑、质硬的孤立或多发性丘疹或结节，表面呈肤色或暗红色，多无自觉症状，偶伴有轻微疼痛或压痛。部分患者可有早发静脉曲张、先天性淋巴水肿、Maffucci 综合征或 Klipple-Trenaunay 综合征等症状。

（四）治疗

孤立性的 SCH 治疗以局部切除为主；多发性的 SCH 切除时要考虑是否会导致功能性损伤及残疾，并且多发性 SCH 发展为血管肉瘤时，放疗可能会造成更大损伤和病变，因此随访很有必要。

（五）预后

"局部复发"可能是多发性病灶，而非真性复发。

【病理变化】

（一）大体特征

界限不清，切面暗红色，质软，部分病例于血管腔隙内可有血栓或静脉石。

（二）镜下特征

1. **组织学特征** 由扩张的海绵状血管和实性条索状分布于血管之间的梭形细胞构成，梭形细胞占主要成分（图 8-2-21A）。梭形细胞呈成纤维细胞样形态（图 8-2-21B），细胞形态温和，无异型性和核分裂象。有时于梭形细胞成分内可见小簇空泡状上皮样细胞（图 8-2-21C）。部分病例扩张的海绵状血管腔内可见新鲜或机化血栓，可伴有钙化，内皮细胞可伴有乳头状增生。间质内可见外渗的红细胞（图 8-2-21D），类似卡波西肉瘤。

2. **免疫组织化学** 血管内皮细胞表达 CD34、CD31 和 ERG，梭形细胞表达 vimentin，不表达内皮细胞标记。

【遗传学】

常有 *IDH1* 或 *IDH2* 基因突变，可见散发性病例，也可见于 Maffucci 综合征。

【鉴别诊断】

1. **海绵状血管瘤** 肿瘤中无梭形细胞及空泡状上皮样细胞。

2. **卡波西肉瘤** 多发生于老年人或免疫抑制患者，肿瘤多位于真皮内，通常无海绵状血管瘤样区域和血栓形成，常含有裂隙样或筛状血管腔隙，梭形瘤细胞

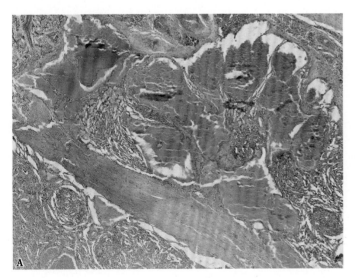

A

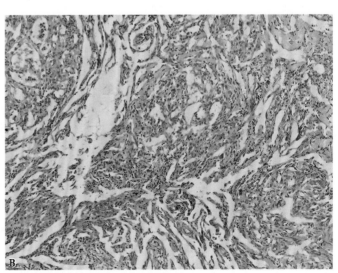

B

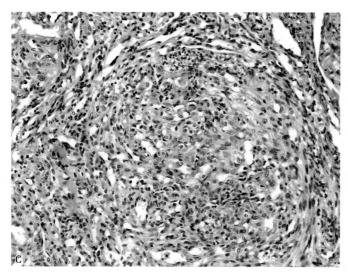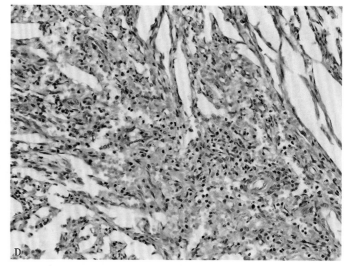

图 8-2-21　梭形细胞血管瘤的组织学特征

A. 海绵状血管瘤区域，HE×40；B. 梭形细胞区域，HE×100；C. 梭形细胞区域内小簇状上皮样细胞，HE×200；D. 间质外渗红细胞，HE×200

有异型性，并可见核分裂象，除表达内皮标记外，还表达 HHV8。

3. 卡波西型血管内皮瘤　多发生于婴幼儿和儿童，好发于肢体和腹膜后，临床上常伴有卡萨巴赫 - 梅里特综合征，镜下由浸润性生长的血管结节组成，显示卡波西肉瘤和毛细血管瘤形态，有时可见肾小球样结构，可表达内皮标记，但不表达 GLUT1。

4. 复合性血管内皮瘤　可含有梭形细胞血管瘤成分，但常含有网状血管内皮瘤和上皮样血管内皮瘤成分。

（朱振龙）

十三、吻合状血管瘤

【定义】

吻合状血管瘤（anastomosing hemangioma, AH）是一种新近报道的良性血管肿瘤，因肿瘤性血管显著的吻合状排列方式而使得易被误诊为血管肉瘤。

【编码】

ICD-O　　9120/0

ICD-11　　2E81.0

【临床特征】

（一）流行病学

1. 发病率　因属新近描述的血管瘤类型，文献上的报道尚不多。

2. 发病年龄　好发于成年人，中位年龄 60 岁。

3. 性别　男性多见。

（二）部位

多发生于实质脏器，以泌尿生殖系统如肾脏、肾上腺、睾丸和卵巢最为常见，也可见于肝脏和胃肠道，脊柱旁深部软组织也有报道。

（三）症状

发生于实质脏器者常表现为体检偶然发现的占位性病变，位于深部软组织的肿瘤表现为局部肿胀，表面皮肤色泽多正常。

（四）治疗

完整手术切除。

（五）预后

良性，罕见复发。

【病理变化】

（一）大体特征

多数肿瘤体积较小，直径 1～2cm，发生于软组织可达 7.5cm，肝脏病变有达 16cm 者。

（二）镜下特征

1. 组织学特征　低倍镜下大部分肿瘤界限清楚（图 8-2-22A），少部分发生于实质脏器的肿瘤可累及脏器周组织（肾脏 AH 可累及肾脏周脂肪及血管）。肿瘤内间质通常不显著，但部分病例亦可显示较为丰富的水肿或玻璃样变的间质（图 8-2-22B）及较大的营养性血管。高倍镜下肿瘤由紧密排列的相互吻合、沟通的毛细血管腔构成（图 8-2-22C），分叶状结构可不明显，血管腔内皮细胞单层排列，部分内皮细胞呈显著的靴钉样，有些类似于脾脏的红髓结构（图 8-2-22D）；偶尔内皮细胞内含有嗜酸性玻璃样小球，血管腔内常见微血栓形成，部分病例可见髓外造血及脂肪化生。

2. 免疫组织化学　内皮细胞表达 CD31、CD34、ERG 和 Fli1，间质细胞表达 α-SMA。

【遗传学】

绝大多数 AH 具有 *GNAQ* 或 *GNA14* 基因的体细胞突变，支持其为一种肿瘤性病变。

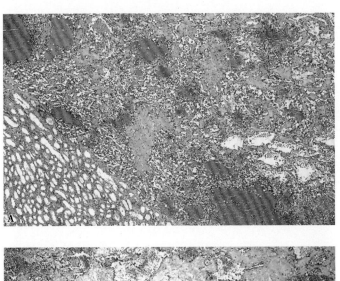
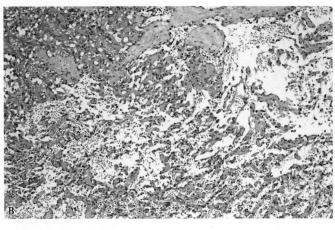
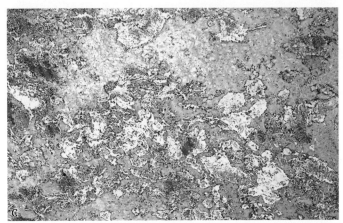
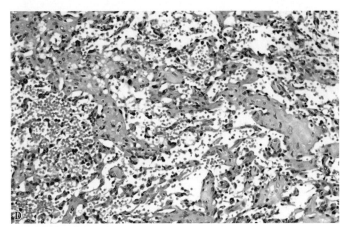

图 8-2-22　吻合状血管瘤的组织学特征

A. 肾脏吻合状血管瘤，肿瘤与周围肾脏实质分界清楚，HE×40；B. 肿瘤含有较为丰富的水肿及玻璃样变间质，HE×100；C. 肿瘤由紧密排列的相互吻合、沟通的毛细血管腔构成，HE×100；D. 血管腔内皮细胞单层排列，部分内皮细胞呈显著的靴钉样，有些类似于脾脏的红髓结构，HE×200

【鉴别诊断】

1. **血管肉瘤**　界限不清，呈显著的浸润性生长方式，血管腔衬覆肿瘤性内皮细胞常多层排列，部分肿瘤细胞呈显著上皮样或梭形，异型性较大，核分裂象及坏死常见。

2. **靴钉样血管瘤**　呈特征性的双相形态，浅表真皮可见显著扩张、衬覆明显的靴钉样内皮细胞的薄壁血管腔，真皮深部的血管腔呈裂隙样，周围常可见含铁血黄素沉积。

3. **网状血管内皮瘤**　常累及浅表皮肤，由细长、分支的血管腔组成，类似睾丸网结构；血管腔内衬显著靴钉样内皮细胞，可形成腔内乳头状结构，轴心玻璃样变，周围间质内常可见淋巴细胞浸润，与 Dabska 瘤形态有重叠。

十四、窦岸细胞血管瘤

【定义】

窦岸细胞血管瘤（littoral cell angioma，LCA）是一种发生于脾脏的特殊类型血管病变，细胞兼具内皮细胞和

组织细胞的形态及免疫表型特征。现认为可能是由于某种原因导致局部血流动力学的改变，致脾脏窦岸细胞增生，脾窦扩张并相互吻合而形成的局部血管瘤样病变伴组织细胞反应。

【临床特征】

（一）流行病学

1. **发病率**　总体发生率少见，但属脾脏常见的血管肿瘤之一。

2. **发病年龄**　可发生于任何年龄，中年人多见，中位年龄 49 岁。

3. **性别**　无差异。

（二）部位

脾脏。

（三）症状

脾脏肿大，有时伴脾功能亢进，也可无症状偶然发现。部分病例伴有其他内脏肿瘤。

（四）治疗

脾切除。

（五）预后

良性肿瘤，切除后可获治愈。

【病理变化】

（一）大体特征

脾脏内孤立或多发性的散在结节，直径数毫米至9cm，切面灰红，海绵状，充满血液。

（二）镜下特征

1. 组织学特征　低倍镜下，病变呈结节状，境界清楚；结节由大小不等，相互吻合成网的血管腔组成。大部分血管腔隙狭窄，略宽于脾窦，也有部分管腔扩张（图8-2-23A），或管壁呈乳头状隆起于管腔内（图8-2-23B）；血管腔隙内衬覆肥胖温和的细胞，无异型性，核分裂亦难寻；部分细胞可脱落于管腔内，胞质更丰富，形似组织细胞，胞质内可见吞噬含铁血黄素颗粒（图8-2-23C）；部分细胞胞质内可见嗜伊红色小体。

2. 免疫组织化学　瘤细胞表达内皮细胞标记CD31（图8-2-24A）、ERG和组织细胞标记CD68、CD163（图8-2-24B）、溶菌酶，可表达CD21，但一般不表达CD8（图8-2-24C）和CD34。

【鉴别诊断】

1. 脾脏血管肉瘤　好发于中老年人，表现为腹痛、腹腔肿块或腹腔积血，常伴有肝脏受累或远处转移。病变境界不清，常弥漫性生长。组织学上有明显的细胞异型性、吻合沟通的血管网、实性细胞区和梭形细胞束，核分裂象易见。免疫组化内皮细胞CD31、CD34、FⅧ阳性，部分病例表达CD68。

2. 脾脏错构瘤　常为孤立性病灶，境界清楚，病变内无白髓，由内衬窦内皮细胞的不规则排列的血管腔隙构成，髓索和窦状隙结构紊乱，免疫组化CD8和CD31染色可突出窦状隙成分。

十五、硬化性血管瘤样结节性转化

【定义】

硬化性血管瘤样结节性转化（sclerosing angiomatoid nodular transformation，SANT）是一种发生于脾脏的独特的非肿瘤性血管病变，曾称为"条索状毛细血管瘤"、"脾脏红髓结节性转化"。

【病因】

发病机制可能与血管瘤淤血、出血、坏死机化有关。有学者认为部分SANT形态学与脾脏炎性假瘤有交叉，两者关系密切；也有学者发现部分SANT病例中存在IgG4⁺浆细胞明显增多，但尚无明确的证据提示SANT是IgG4相关疾病。

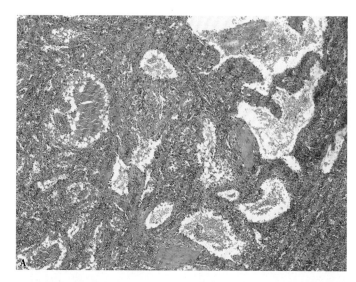
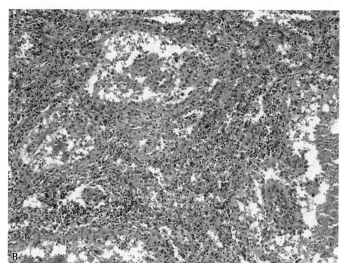
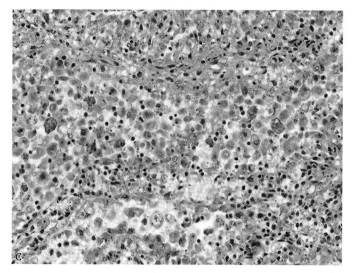

图 8-2-23　窦岸细胞血管瘤的组织学特征

A. 病变内见相互吻合成网的血管腔，大部分管腔狭窄似脾窦样排列，局部管腔扩张，腔内充满血液，HE×40；B. 管腔内壁衬覆肥胖温和的细胞，部分呈乳头状突入管腔，HE×100；C. 部分细胞脱落于管腔内，胞质内见含铁血黄素，HE×400

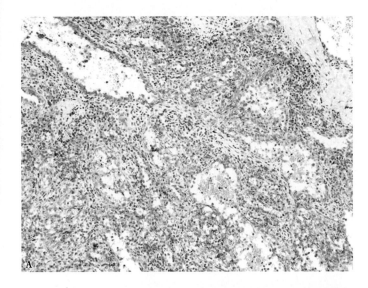

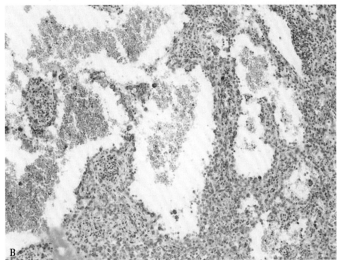

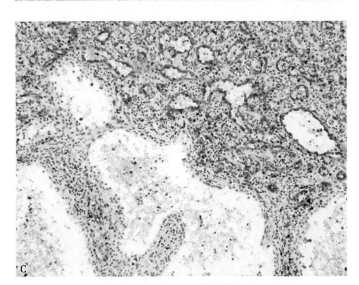

图 8-2-24 窦岸细胞血管瘤的免疫组化

A. CD31 标记肿瘤细胞表达血管内皮标记，IHC×100；B. CD163 标记肿瘤细胞表达组织细胞标记，IHC×100；C. CD8 标记正常窦内皮细胞阳性，而肿瘤细胞阴性，IHC×100

【临床特征】

（一）流行病学

1. 发病率 少见。

2. 发病年龄 主要发生于成人，中位年龄 56 岁。

3. 性别 女性多见。

（二）部位

脾脏。

（三）症状

多为无症状偶然发现，也可出现腹痛、腹部不适或脾大。

（四）治疗

脾切除。

（五）预后

良性病变，切除后可获治愈。

【病理变化】

（一）大体特征

脾脏内孤立性结节，直径 1～17cm，肿块无明显包膜，多数边界清楚，但也可边缘与正常脾脏组织相交错；切面灰褐或红棕色，质地较韧。

（二）镜下特征

1. 组织学特征 低倍镜下病变边界较清，呈结节状分布，结节大小不等，部分可相互融合（图 8-2-25A）。高倍镜下结节内见分支状或不规则形血管腔隙，内衬肥胖内皮细胞；腔隙间夹杂梭形或卵圆形细胞，胞质透亮，胞界不清，部分可见小核仁，无明显异形，核分裂象罕见（图 8-2-25B）。结节周围有多少不等的胶原纤维包绕，可有不同程度的玻璃样变性或黏液变性。间质内散在浆细胞、淋巴细胞和单核细胞浸润，可见小静脉增生、红细胞外渗或含铁血黄素沉积（图 8-2-25C）。

2. 免疫组织化学 结节内血管内皮细胞呈异质性表达，即小叶状分布毛细血管免疫表型为 CD34$^+$/CD31$^+$/CD8$^-$，窦岸样细胞免疫表型为 CD8$^+$/CD31$^+$/CD34$^-$，小静脉样血管免疫表型为 CD31$^+$/CD8$^-$/CD34$^-$，结节内梭形细胞表达 CD31、α-SMA 和 CD68，结节间梭形细胞表达 α-SMA 和 CD68。网状纤维染色可显示结节轮廓和结节内血管，PAS 染色显示结节周围胶原沉积物（图 8-2-26）。

【鉴别诊断】

1. IgG4 相关硬化性疾病 这是一组多系统受累的疾病，患者可能有自身免疫性疾病，常伴有血清 IgG4 水平的显著升高。组织学上表现为大量淋巴、浆细胞浸润伴 IgG4 阳性的浆细胞增多、漩涡状形态的间质硬化、闭塞性静脉炎。病变可累及胰腺、胆管、胆囊、肝脏、眼眶、泪腺、涎腺、甲状腺、腹膜后、肾脏、淋巴结、肠系膜、纵隔、主动脉、肺、胸膜、乳腺、皮肤、脑垂体、硬脊膜、前列腺、鼻腔、鼻窦等处，但尚无累及脾脏的报道。虽有学者发现部分 SANT 病例中存在 IgG4⁺ 浆细胞明显增多的情况（即 IgG4/ IgG>40%），但患者并无其他 IgG4 相关硬化性疾病的表现，故并未归入 IgG4 相关硬化性疾病中。

2. 炎性假瘤样滤泡树突细胞肿瘤 主要累及肝、脾，女性多见。镜下病变内广泛炎性假瘤样背景伴多量淋巴浆细胞浸润，散在的肿瘤性滤泡树突细胞，胞质淡染，界不清，核卵圆形或杆状，居中可见小的核仁，部分瘤细胞显示一定异型性，核膜皱褶，染色质粗糙，核仁明显。肿瘤细胞表达滤泡树突细胞标记（CD21、CD23、CD35、Clusterin 总有一项阳性），原位杂交 EBER 阳性，可帮助诊断。肿瘤内也缺乏 SANT 的血管瘤样结节。

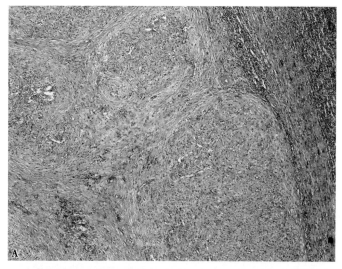

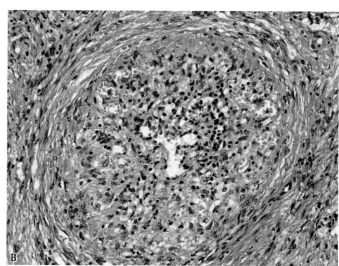

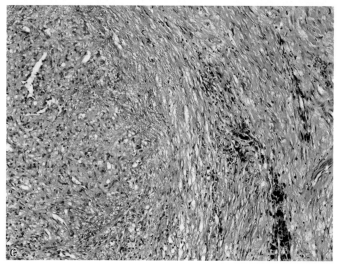

图 8-2-25 硬化性血管瘤样结节性转化的组织学特征
A. 病变与周围脾脏境界较清楚，呈结节状分布，结节大小不等，部分相互融合，HE×40；B. 结节内见分支状血管腔隙，内衬肥胖内皮细胞；腔隙间夹杂梭形或卵圆形细胞，HE×200；C. 单个结节周围有胶原纤维包绕，其内散在淋巴、浆细胞浸润及含铁血黄素沉积，HE×100

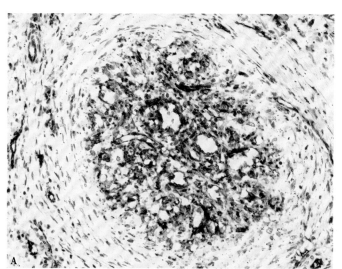

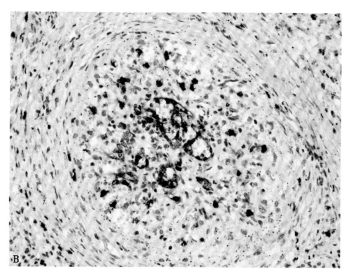

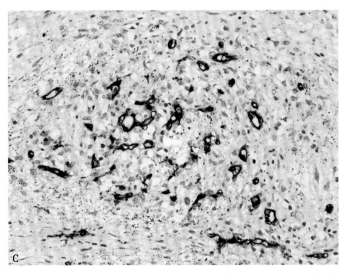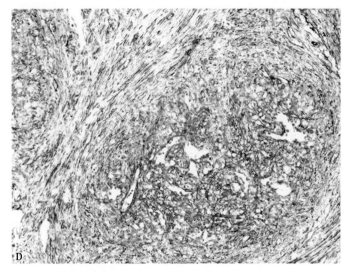

图 8-2-26 硬化性血管瘤样结节性转化的免疫组化

A. CD31 标记显示毛细血管、窦岸样细胞、结节内梭形细胞均阳性，IHC×200；B. CD8 标记结节内窦岸样细胞及散在的淋巴细胞阳性，IHC×200；C. CD34 标记结节内毛细血管阳性，IHC×200；D. SMA 标记结节内及结节间的梭形细胞均阳性 IHC×100

3. 杆菌性血管瘤病 累及脾脏时形成多发性结节，切面鱼肉样。镜下主要成分为小叶状增生的毛细血管，内皮细胞肥胖，可有不同程度的核非典型表现，有时局部可见不规则分支状血管腔，血管腔隙间可见数量不等的中性粒细胞。间质内见杆菌聚集形成的嗜双色性物质，是杆菌性血管瘤病诊断的重要线索，可通过 Warthin-Starry 银染法进一步证实。

4. 炎性假瘤/炎性肌成纤维细胞瘤 病变以（肌）成纤维细胞样细胞增生为主，伴有浆细胞、淋巴细胞、嗜酸性粒细胞等较多炎症细胞浸润，背景有胶原组织及黏液水肿。脾脏炎性假瘤/炎性肌成纤维细胞瘤的诊断必须要排除炎性假瘤样滤泡树突细胞肿瘤、脾脓肿周围反应性成纤维细胞增生、杆菌性血管瘤病，以及 SANT。以往诊断的脾脏该病变可能部分为 SANT，应注意观察是否有结节状血管瘤样结构的存在。

5. 毛细血管瘤 发生于脾脏的毛细血管瘤与发生于皮肤、软组织的形态相同，肿瘤细胞表达 CD31、CD34，而 CD8 阴性，与 SANT 血管瘤样区域对血管免疫标记显示出的异质性不同。

（范钦和　贡其星）

十六、外周血管网状细胞瘤

【定义】

外周血管网状细胞瘤（peripheral hemangioblastoma，PHB）或称外周血管母细胞瘤，是指发生于中枢神经系统外的血管网状细胞瘤，瘤细胞起源未明。

【病因】

与发生于中枢神经系统的血管网状细胞瘤相似，部分外周血管网状细胞瘤与 VHL（von Hippel-Lindau）综合征相关。

【临床特征】

（一）流行病学

1. 发病率 罕见，迄今为止，文献上共报道 200 多例。

2. 发病年龄 中位年龄 58 岁，年龄范围 27～79 岁。

3. 性别 无显著差异，男∶女为 1∶1.2。

（二）部位

多发生于脊神经根（颈、胸和腰骶椎）（68%），少数病例发生于实质脏器（肾脏、胃肠道、肝脏、胰腺和肾上腺等）（19%），盆腔、纵隔、腹膜后和周围软组织（7.3%），以及周围神经（3%）和骨（2.4%）。

（三）症状

可呈孤立性，或为多发性结节，后者常发生于 VHL 背景上。发生于脊神经根者，可有下肢麻木、乏力等症状。有提示 VHL 的表现包括肾细胞癌、肾囊肿、嗜铬细胞瘤、胰腺浆液性囊腺瘤、胰腺神经内分泌肿瘤、中枢神经系统血管网状细胞瘤、中耳内淋巴囊瘤、附睾乳头状囊腺瘤。

（四）治疗

手术完整切除。并进行遗传学检查，以明确是否伴发 VHL。

（五）预后

绝大多数病例生物学行为良性，完整切除后可治愈；部分切除不净的肿瘤可复发。

【病理变化】

（一）大体特征

界限清楚但无包膜，中位直径 4cm，范围 1.3～15cm，切面实性，灰红或灰黄色。

（二）镜下特征

1. 组织学特征 低倍镜下肿瘤呈分叶状，肿瘤由间质细胞（stromal cells）和丰富的血管组成（图 8-2-27A），间质细胞具有两种形态，一部分细胞呈梭形，胞质不明显，另一种细胞呈多角形上皮样，胞质丰富、透明或嗜酸性，部分此类细胞内含多空泡状的脂质化胞质，类似脂肪母细胞（图 8-2-27B），具有诊断特征性。部分病例局灶肿瘤性间质细胞可呈现显著的核多形性，但核分裂象和坏死罕见。肿瘤间质内含有丰富的血管组织，可呈复杂分支的毛细血管网或为厚壁扩张的鹿角形血管（图 8-2-27C）。

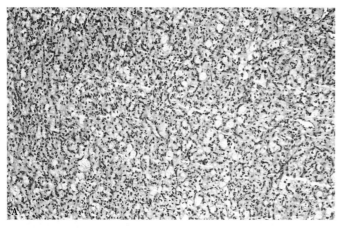

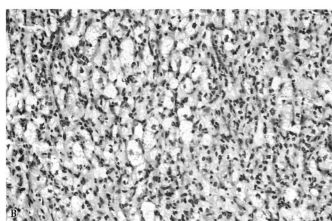

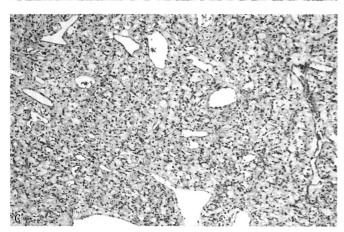

图 8-2-27 外周血管网状细胞瘤的组织学特征

A. 肿瘤由间质细胞和丰富的血管网组成，HE×40；B. 部分间质细胞呈多角形上皮样，胞质透明、内含多空泡状的脂质化胞质，HE×100；C. 肿瘤间质内含有丰富的血管组织，部分为厚壁扩张的鹿角形血管，HE×40

2. 免疫组织化学 肿瘤间质细胞 vimentin、α-inhibin、NSE、S-100 蛋白阳性（图 8-2-28A）；CD31、CD34 血管内皮标志物染色可凸显出肿瘤丰富的间质血管网（图 8-2-28B）。

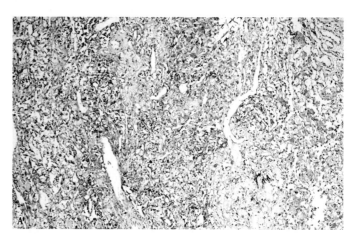

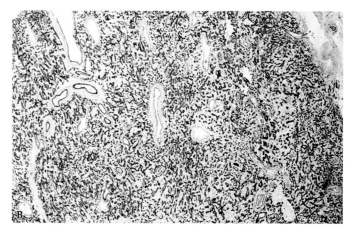

图 8-2-28 外周血管网状细胞瘤

A. 肿瘤细胞 α-inhibin 阳性，IHC×40；B. 间质血管网 CD34 阳性，IHC×40

【遗传学】

无论是与 VHL 综合征相关或散发的血管网状细胞瘤都具有 *VHL* 基因的失活或缺失。

【鉴别诊断】

1. 血管瘤 血管瘤不具有血管网状细胞瘤内的肿瘤性间质细胞。

2. 透明细胞肾细胞癌 有时两者组织学形态较为相似，且都可与 VHL 综合征相关，肾细胞癌排列方式多样，常呈片状、巢状、腺泡状，胞质内含有丰富的糖原；两者肿瘤细胞免疫组化特征不同，肾细胞癌表达 EMA 和 PAX8，不表达 α-inhibin 和 S-100 蛋白。

3. 副神经节瘤 肿瘤呈特征性的器官样排列（Zellballen pattern），瘤细胞表达 CgA、Syn 和 NSE，支持细胞 S-100 蛋白阳性。

4. 伴有上皮样分化的血管周细胞肿瘤（PEComa） 单相型上皮样 PEcoma 形态学与血管网状细胞瘤较为相

似,但 PEComa 缺乏血管网状细胞瘤中特征性的多空泡脂质化间质细胞,肿瘤细胞表达平滑肌和黑色素表型,α-SMA、HMB45 和 MelanA 阳性,部分 PEComa 与结节性硬化综合征(tuberous sclerosis complex,TSC)相关。

(范钦和 李 海)

十七、肝脏小血管性肿瘤

【定义】

肝脏小血管性肿瘤(hepatic small vessel neoplasm,HSVN)是一种新近报道的肝脏浸润性血管肿瘤,分子检测显示 HSVN 存在 GNAQ、GNA11 或 GNA14 基因突变。

【临床特征】

(一)流行病学

1. **发病率** 少见,可能由于 HSVN 属于一种新近认识的病种,既往一些病例可能被诊断其他类型的血管瘤。

2. **发病年龄** 主要发生于中年,年龄范围 24～83岁,中位年龄 54 岁。

3. **性别** 男性多见,男女比约为 3:1。

(二)部位

肝脏。

(三)临床表现

多无症状,偶有肝转氨酶增高,或在影像学上表现为肝脏局灶性结节状增生或肿瘤性图像。

(四)治疗

病灶完整切除。肝动脉栓塞化疗对该肿瘤无效。

(五)预后

可能属于一种恶性潜能未定的血管肿瘤。迄今为止,所报道的病例未见复发或转移。

【病理变化】

(一)大体特征

病灶无包膜,边界不清,直径为 0.2～5.5cm,中位直径 2.1cm。切面灰白或棕黄色,无囊变区域。

(二)镜下特征

1. **组织学特征** 肿瘤边界不清,主要由呈浸润性生长的薄壁小血管组成,可浸润于肝索间和汇管区周围。肿瘤性小血管的内皮细胞呈扁平状、胖卵圆形或靴钉样,无异型性,不见核仁,也不见核分裂象,不形成乳头或复层结构。血管腔内可见红细胞,个别病例中可见血栓形成。部分病例内可见髓外造血。一些病例可伴有周围肝细胞的结节状增生,易被误诊为高分化肝细胞肝癌。

2. **免疫组织化学** 肿瘤性小血管弥漫强阳性表达 CD34、CD31、ERG 和 Fli-1 等血管内皮标记,不表达广谱 CK、HHV8 和 CD8。一般不表达 p53、c-myc 和 GLUT-1等提示恶性肿瘤的标记物,Ki67 指数相对较低(0～8%)。

【遗传学】

分子检测显示存在 GNAQ、GNA11 或 GNA14 基因突变,个别病例存在 PICK3CA 基因突变。

【鉴别诊断】

1. **肝脏血管肉瘤** 肿瘤也呈浸润性生长,但常呈蜂窝状、海绵状、裂隙状或交通状,内皮细胞可呈复层,血腔内有时可见乳头簇形成。瘤细胞显示程度不等的异型性,可见核分裂象,肿瘤内可伴有出血、坏死和囊性变等继发性改变。免疫组化标记显示瘤细胞可表达 p53,Ki67 指数较 HSVN 高。肝血管病变穿刺标本在判断疾病的性质上有时有一定的难度,必要时可借助分子检测,相对 HSVN 而言,血管肉瘤常有 TP53、PTPRB、PLCG1、MYC、CDKN2A 和 BRAF 基因突变,而无 GNAQ、GNA11和 GNA14 基因突变。

2. **肝脏海绵状血管瘤** 病灶边界清楚,由大小不等的厚壁血管组成,内衬的内皮细胞呈扁平状,形态温和。海绵状血管瘤的变异型中可出现由薄壁小血管组成的区域,且同样存在 GNAQ 突变,Ki67 阳性细胞比率增高至 2%,但变异型病灶中仍可见扩张的中等至大的海绵状血管,且不会出现浸润性边界。

(孙月芳 王 坚)

十八、淋巴管瘤

【定义】

淋巴管瘤(lymphangioma)是一种由海绵状或囊状扩张的淋巴管组成的良性肿瘤或畸形,可能与淋巴管发育异常或阻塞有关。

【编码】

ICD-O	淋巴管瘤	9170/0
	囊性淋巴管瘤(水瘤)	9173/0
ICD-11	XH9MR8	

【临床特征】

(一)流行病学

1. **发病率** 少见。

2. **发病年龄** 半数以上为先天性,90% 发生于 2 岁以前,部分腹腔内淋巴管瘤可至成年期才显现。

3. **性别** 无明显差异。

(二)部位

淋巴管瘤可累及身体任何部位,好发于头颈部、腋窝、腹腔内(依次好发于于肠系膜、网膜、后腹膜),也见于肺、胃肠道、脾、肝、骨等实质器官,后三个部位常表现为弥漫或多灶性病变。发生于皮肤的淋巴管瘤较少见,但却是成人淋巴管瘤相对常见的累及部位,可分为表浅和深部两种。浅表者又称局限性淋巴管瘤,具有特征性形态；深部者与头颈部及腹腔的普通海绵状／囊状淋巴瘤相同。

（三）症状

与肿瘤大小和累及部位有关，如腹腔内淋巴管瘤可因肿物引起肠梗阻、肠扭转引发急腹症而被发现。发生于胎儿的淋巴管瘤（囊状水瘤）常与胎儿水肿和 Turner 综合征相关，并伴有较高的死亡率。

（四）治疗

手术切除。

（五）预后

良性病变。

【病理变化】

（一）大体特征

囊状淋巴瘤表现为境界清楚、柔软、有波动感的肿物，常由一个或多个相通的大囊组成，又称为囊状水瘤，好发于组织疏松的颈部和腋窝；海绵状淋巴管瘤表现为界限不清的海绵状可压缩的病变，好发于组织较致密的口腔、唇、颊、舌等处；局限性淋巴管瘤呈小泡状或疣状

结节，覆盖于受累皮肤表面。

（二）镜下特征

1. 组织学特征

（1）海绵状／囊状淋巴瘤：海绵状淋巴管瘤由管径大小不等、管壁厚薄不均的扩张的淋巴管组成，囊状淋巴管瘤由一个或多个相通的大囊组成，肿瘤常兼有两种形态（图 8-2-29A、8-2-29B）。小淋巴管周围有不明显的外膜包绕，大的淋巴管壁常有发育不良的平滑肌纤维；管腔内充满含淋巴细胞的蛋白性液体，内衬扁平的内皮细胞（图 8-2-29C、8-2-29D）。间质为胶原纤维，伴淋巴细胞团灶性分布其间，也可继发出血及炎症反应。

（2）局限性淋巴管瘤：扩张的淋巴管充满真皮乳头层（图 8-2-29E），并突入表皮，给人以"表皮内病变"的印象，被覆表皮棘层增厚并向外突出呈乳头状，部分病变可累及真皮乳头下方，偶尔延伸至皮下组织。部分淋巴管管腔可有分支，腔内衬覆单层的扁平内皮细胞，缺少非典型性、核分裂活跃及实性生长区，管周常伴有淋巴细胞聚集，称为获得性进行性淋巴管瘤（又称淋巴管内皮瘤），形

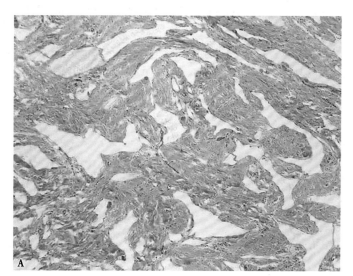

A

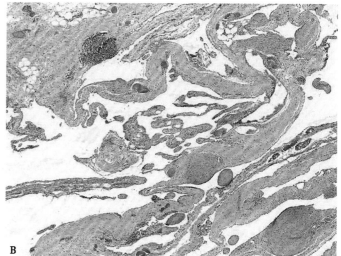

B

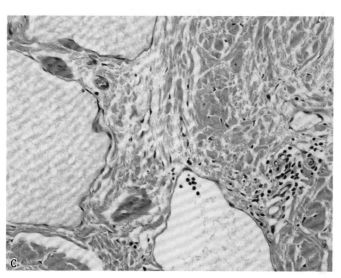

C

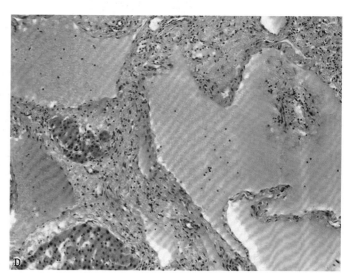

D

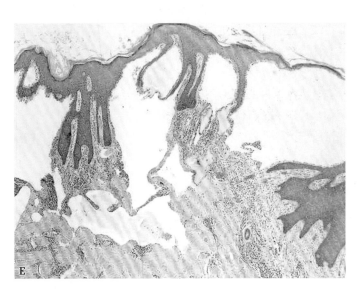

图 8-2-29　淋巴管瘤的组织学特征

A. 海绵状淋巴管瘤，低倍镜下肿瘤由管壁厚薄不均的海绵状淋巴管组成，HE×40；B. 腹腔内淋巴管瘤，局灶见平滑肌及淋巴细胞灶，HE×40；C. 海绵状/囊状淋巴管瘤，管腔内充满含淋巴细胞的蛋白性液体，HE×200；D. 肝脏海绵状淋巴管瘤，较大的淋巴管壁可见平滑肌纤维，HE×100；E. 局限性淋巴管瘤，扩张的淋巴管充满真皮乳头层，并突入表皮，HE×40

态学与非典型血管病变有一定程度相似。

2. **免疫组织化学**　表达淋巴管内皮标记物 VEGFR3 D2-40 和 PROX1（图 8-2-30），并恒定表达 CD31，CD34 表达不一。

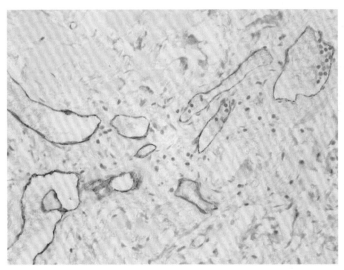

图 8-2-30　淋巴管瘤的免疫组化
D2-40 标记淋巴管内皮细胞阳性，IHC×200

【鉴别诊断】

1. **海绵状血管瘤**　需与伴有继发出血的淋巴管瘤鉴别。如出现间质淋巴细胞聚集，管腔较不规则，伴有间隔较宽的细胞核则倾向淋巴管瘤的诊断，淋巴管的免疫标记有助于两者鉴别。

2. **囊性间皮瘤**　需与发生于腹腔内的淋巴管瘤鉴别。囊性间皮瘤主要发生于成人，多见于中青年女性，镜下见一个或多个大小不等的圆形或不规则囊腔，衬覆单层扁平或立方形间皮细胞，有时细胞可呈靴钉样或乳头样突入囊腔，局灶可见鳞状上皮化生。间质为疏松的纤维结缔组织，常伴有慢性炎细胞浸润及内陷的间皮细胞。

免疫组化表达间皮及上皮细胞标记，可助鉴别。

3. **皮肤高分化血管肉瘤**　需与发生于皮肤的获得性进行性淋巴管瘤鉴别。皮肤血管肉瘤常不局限于真皮层，可累及皮下呈破坏性的浸润性生长，内皮细胞有一定异型性，出现管腔的沟通。在活检病变中获得性进行性淋巴管瘤的诊断需慎重，需要警惕高分化脉管肉瘤的可能。

（范钦和　贡其星）

十九、淋巴管瘤病

【定义】

淋巴管瘤病（lymphangiomatosis）是一种弥漫性的良性的淋巴管增生性病变，病变范围广泛，常累及多个组织层面及实质脏器。

【临床特征】

（一）流行病学

1. **发病率**　罕见。

2. **发病年龄**　好发于婴儿及儿童，绝大多数病例发生在 20 岁之前。

3. **性别**　无明显差异。

（二）部位

四肢多见，肺、胸导管、肝脏、脾脏等脏器亦可发生。

（三）症状

软组织的病变通常发生于肢体（下肢更为常见），范围较为广泛、有时可累及整个肢体，通常同时累及皮肤、软组织及骨。大体上表现为罹患肢体弥漫性肿胀，可有波动感。淋巴管造影显示数目众多的相互连接的淋巴管腔隙，X 线显示受累骨呈溶骨性改变。累及肺及胸导管的病变临床可伴有乳糜胸。

（四）治疗

治疗颇为棘手，肢体病变可选择局部手术切除，范围广泛时可考虑截肢；发生于脏器的病变可行低剂量放射治疗，亦可服用干扰素、抗血管生成药物（如贝伐单抗）等药物治疗。

（五）预后

累及实质脏器的患者预后差，死亡率高，肢体软组织伴或不伴骨受累者，预后相对较好。

【病理变化】

（一）大体特征

软组织的病变表现为累及部位的弥漫性肿胀，实质脏器的病变常表现为巨大多发囊性改变，表面凹凸不平，切面见大小不一的囊腔，腔内可见清亮淋巴液。

（二）镜下特征

1. **组织学特征**　皮肤及软组织的淋巴管瘤病镜下表现为真皮及皮下可见弥漫的分支状的不规则扩张的淋巴管腔隙（图 8-2-31），腔隙内衬单层扁平的内皮细胞，内皮细胞无异型性及核分裂象，绝大多数腔隙内不含内容物或仅含有少许淋巴液，周围间质内可见少量淋巴细胞聚集及含铁血黄素沉着。实质脏器的淋巴管瘤病组织学形态与淋巴管瘤相似，只是肿瘤累及范围广泛。

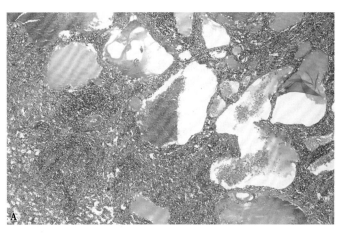

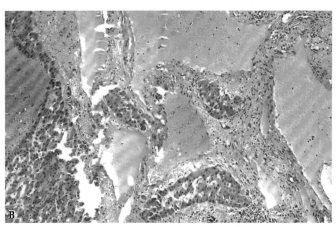

图 8-2-31　淋巴管瘤病的组织学特征
A. 脾脏淋巴管瘤病，HE×40；B. 肝脏淋巴管瘤病，HE×100

2. **免疫组织化学**　表达淋巴管内皮标志物 D2-40、Prox1 等。

【鉴别诊断】

1. **高分化血管肉瘤**　淋巴管瘤病的弥漫性生长方式类似高分化血管肉瘤，但其管腔内衬内皮细胞形态温和，无异型性、核分裂象，以及细胞复层结构和乳头状生长方式。

2. **良性淋巴管内皮瘤**（获得性进展性淋巴管瘤）　组织形态学方面与发生于皮肤及软组织淋巴管瘤病几乎无法区分，两者主要不同点在于临床表现及病变累及范围。

（范钦和　李　海）

第三节　中间性肿瘤

一、放疗相关性非典型性血管病变

【定义】

放疗相关性非典型性血管病变（atypical vascular lesion associated with radiation）是指放疗后出现于皮肤的丘疹样血管病变，低倍镜下病变位于浅表真皮内，略呈对称性，由簇状增生的扩张性薄壁毛细淋巴管组成，简称非典型性血管病变（AVL）。

【病因】

多发生于保乳术后行放疗者（40～60Gy）。

【临床特征】

（一）流行病学

1. **发病率**　主要见于乳腺癌术后放疗患者，也见于子宫内膜癌等其他肿瘤放疗后患者，常发生于放疗后 1～12 年内，中位潜伏期为 3 年。

2. **发病年龄**　多发生于 40～60 岁中老年，相比放疗后血管肉瘤要年轻 10 岁。

3. **性别**　女性患者。

（二）部位

见于放射线照射部位的皮肤，乳腺癌患者可见于乳腺和胸壁皮肤。妇科肿瘤则发生于相应的放射野内。

（三）症状

放射野内皮肤出现单个或多发肉色、粉褐色或紫红色丘疹或斑块（常<1cm）。

（四）治疗

手术切除。

（五）预后

大部分呈良性经过，但可有新病灶发生，极少数病例可进展为放疗后血管肉瘤，尤其是在多次复发以后。

【病理变化】

（一）大体特征

周界清晰，平均直径 8mm。

（二）镜下特征

1. 组织学特征

（1）淋巴管样型（lymphatic type，LT）：约占 2/3，位于真皮浅层，低倍镜下呈对称性、楔状，由簇状增生的扩张性薄壁毛细淋巴管组成（图 8-3-1A），多呈背靠背分布。淋巴管内衬单层内皮细胞，可略隆起呈半圆顶状，可向腔内形成乳头状突起（图 8-3-1B）。

（2）血管样型（vascular type，VT）：约占 1/3，镜下示不规则分布的毛细血管样血管，但缺乏毛细血管的小叶结构，管腔扩张或被压扁，局灶可伴有淋巴管样型。

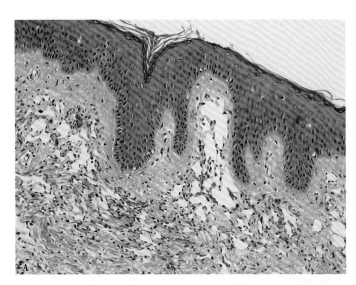

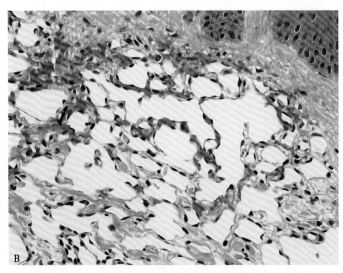

图 8-3-1 放疗相关性非典型性血管病变的组织学特征

A. 真皮浅层可见簇状增生的薄壁淋巴管，HE×100；B. 增生的淋巴管背靠背，内皮可略隆起呈半圆顶状，可向腔内形成乳头状突起，HE×200

2. 免疫组织化学

内皮细胞表达 CD31 和 CD34（图 8-3-2），不表达 MYC，Ki67 增殖指数低，在血管样型中 α-SMA 染色可完整显示管周肌细胞。

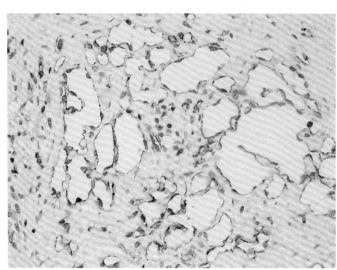

图 8-3-2 放疗相关性非典型性血管病变的免疫组化

内皮细胞表达 CD31，IHC×200

【鉴别诊断】

1. 放疗后皮肤血管肉瘤 肿瘤性血管呈浸润性生长，可累及至皮下或更深处组织，血管可呈交通状，内皮细胞可显示有异型性，或呈多层，或肿瘤内含有梭形细胞成分，免疫组化标记显示 MYC 阳性，FISH 检测可有 *MYC* 扩增。

2. 鞋钉样血管瘤 表现为皮肤孤立性丘疹或结节，无放疗史。镜下显示双相性结构，浅表真皮为扩张的血管，内衬鞋钉样内皮细胞，深层为狭窄的血管腔隙。

（范钦和 贡其星）

二、卡波西型血管内皮瘤

【定义】

卡波西型血管内皮瘤（kaposi-form hemangioendothelioma，KHE）是一种具有局部侵袭性的中间型血管肿瘤，好发于婴幼儿或儿童，临床上常伴有卡萨巴赫 - 梅里特综合征（Kasabach-Merritt syndrome，KMS）或称卡 - 梅现象（Kasabach-Merritt phenomenon，KMP），组织学上兼具卡波西肉瘤和毛细血管瘤形态。本病与 HIV 或 HHV8 感染无相关性。新版 WHO 软组织肿瘤分类将 KHE 和簇状血管瘤合并为一类，两者属于同一瘤谱。

【编码】

ICD-O   9130/1

ICD-11   XH6PA4

【临床特征】

（一）流行病学

1. 发病率　比较少见。

2. 发病年龄　多发生于婴幼儿和儿童，半数病例发生于 1 岁以内，偶可发生于成年人。

3. 性别　男性多见。

（二）部位

多发生于肢体和腹膜后，其他部位包括头颈等。可位于浅表皮下或深部软组织，少数病例可发生于骨。

（三）症状

取决于肿瘤的发生部位和肿瘤的大小。位于皮肤表现为周界不清的紫色斑块（图 8-3-3）。位于深部软组织者，表现为单个或多个结节状肿块，可累及更深部的骨骼，少数情况下累及区域淋巴结。发生于腹膜后者，临床上常表现为腹部肿块，常伴有 KMS（消耗性凝血病和血小板减少症）。

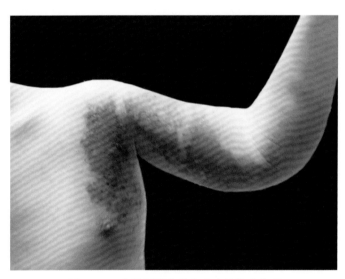

图 8-3-3　卡波西型血管内皮瘤的临床表现
左上臂和胸壁紫红色斑块样病变，周界不清

（四）治疗

手术切除是最有效的治疗方法。位于浅表者，如将病变作广泛性切除，多可治愈；位于腹膜后者多因病变广泛不能切除及伴有 KMS 而致患儿死亡。其他治疗包括激素、化疗（长春新碱等）、α- 干扰素、西罗莫司和依维莫司等。

（五）预后

本病无自然消退倾向，预后与肿瘤发生部位、病灶大小、并发症以及治疗情况有关。不能完全切除者容易局部复发，少数病例可发生淋巴结转移，但一般不发生远处转移。

【病理变化】

（一）大体特征

多结节状，直径 0.2～8.0cm，灰白色，质地坚实。

（二）镜下特征

1. 组织学特征　由浸润性生长的不规则形血管结节或小叶组成，结节间为纤维结缔组织间隔（图 8-3-4A）。血管结节或小叶由卡波西肉瘤样梭形细胞区域和毛细血管瘤样区域组成（图 8-3-4B），部分结节内可见肾小球样结构（图 8-3-4C），由卷曲的毛细血管组成，血管周可有 α-SMA 阳性的周皮细胞，血管结节周边或肾小球结构旁常可见裂隙样血管（图 8-3-4D），可含有或不含有 CD61 阳性血栓。瘤细胞异型性小，核分裂象少见。部分病例于肿瘤周边可有淋巴管腔隙，或合并淋巴管瘤。

2. 免疫组织化学　内皮细胞表达 CD31、CD34 和 ERG（图 8-3-5A、8-3-5B），可表达 Prox-1 和 D2-40，血管周皮细胞表达 α-SMA（图 8-3-5C），增生的血管结节不表达 GLUT1（图 8-3-5D）。CD61 标记可显示富含血小板成分的微血栓。

【遗传学】

2 例显示有 GNA14 突变。

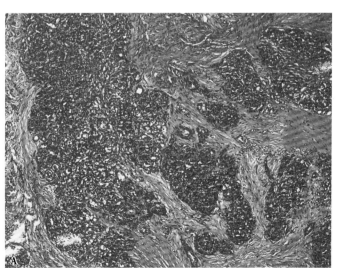

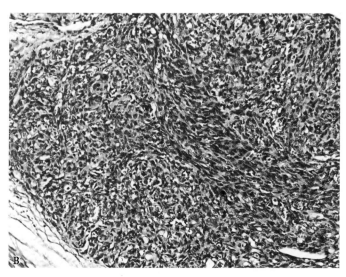

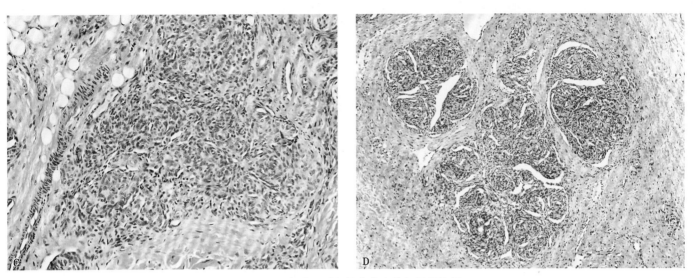

图 8-3-4　卡波西型血管内皮瘤的组织学特征

A. 浸润性生长的血管结节，HE×40；B. 由卡波西肉瘤样梭形细胞区域和毛细血管瘤样区域组成，HE×200；C. 血管结节内可见肾小球样结构，HE×200；D. 结节周边可见狭窄血管腔隙，HE×100

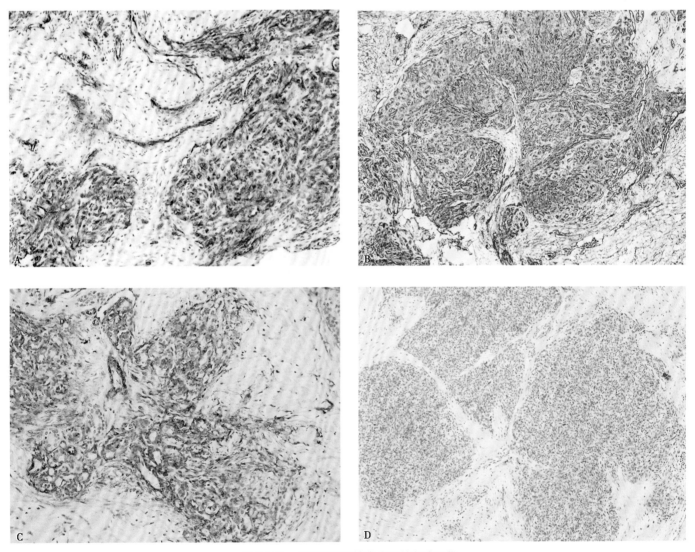

图 8-3-5　卡波西型血管内皮瘤的免疫组化

A. CD31 标记，IHC×200；B. CD34 标记，IHC×100；C. 血管周皮细胞表达 α-SMA，IHC×200；D. GLUT1 标记阴性，IHC×100

【鉴别诊断】

1. **卡波西肉瘤**　多发生于成人或免疫抑制患者，极少发生于婴幼儿和儿童，镜下由梭形细胞组成，瘤细胞异型，可见核分裂象，无毛细血管瘤样区域，肿瘤周围常伴有慢性炎症细胞浸润，瘤细胞表达HHV8。

2. **婴儿富于细胞性毛细血管瘤**　多发生于出生后婴儿，有自发消退倾向，瘤细胞排列成小叶状结构，但血管间无梭形细胞，无肾小球样结构，GLUT1强阳性。

3. **梭形细胞血管瘤**　好发于青年人，由梭形细胞和扩张的海绵状血管组成，常含有血栓，梭形细胞成分内有时可见小巢状的水泡细胞。

4. **获得性簇状血管瘤**　与KHE属于同一瘤谱，主要发生于皮肤。

三、网状血管内皮瘤

【定义】

网状血管内皮瘤（retiform hemangioendothelioma，RHE）是一种在局部呈侵袭性生长但极少发生远处转移的血管肿瘤，由细长分支状类似睾丸网的血管网组成，其内皮细胞呈鞋钉样。本病在形态上与血管内乳头状血管内皮瘤有延续性，同属鞋钉样血管内皮瘤（hobnail hemangioendothelioma）。

【编码】

ICD-O　　9136/1

ICD-11　　XH64U8

【临床特征】

（一）流行病学

1. **发病率**　比较少见，迄今为止，文献上的病例报道近50例。

2. **发病年龄**　好发于中青年，平均年龄为36岁，范围为6~78岁。

3. **性别**　女性略多见。

（二）部位

多发生于下肢，其次是躯干、头颈部和手，也可见于上肢、背部、阴茎、头皮、乳腺、会阴、胸膜和内眦等部位。

（三）症状

生长缓慢的斑块或结节状肿块，可单发也可多发，周界不清，表面呈红色或紫色，皮肤可增厚、糜烂或伴溃疡形成。偶可发生于曾接受放疗、患有淋巴水肿或上皮性恶性肿瘤的患者中。

（四）治疗

局部扩大切除。

（五）预后

呈局部侵袭性，局部复发率为60%，常在多年之内发生多次复发，少数可发生区域淋巴结转移。

【病理变化】

（一）大体特征

真皮或皮下周界不清的结节，直径多<3cm，偶可达12cm。

（二）镜下特征

1. **组织学特征**　位于真皮内，可累及皮下或更深的肌肉组织。由细长、分支状的薄壁血管组成（图8-3-6A），并形成特征性的网状结构，类似正常的睾丸网（图8-3-6B），间质显著的胶原化，可见灶性出血和含铁血黄素沉积。血管腔衬覆单层柱状的内皮细胞，胞质少，核圆形，深染，位于细胞的顶部，内皮细胞似鞋钉样或火柴头样向腔面突出（图8-3-6C、8-3-6D），灶性区域可形成乳头，其轴心为胶原组织。细胞无或有轻度的异型性，核分裂象罕见。部分病例在血管腔内或间质内可见较多的淋巴细胞浸润。

2. **免疫组织化学**　内皮细胞表达CD31、CD34、ERG和Claudin-5（CLDN5），通常不表达D2-40和VEGFR-3，背景中的淋巴细胞表达CD3。

【鉴别诊断】

1. **Dabska瘤**　好发于婴幼儿和儿童，多发生在头颈部。而RHE多发生于中青年，以四肢和躯干发病为主，头颈部也可发生。Dabska瘤内的血管多为大的扩张性血管，腔内部分充满透明液体，似海绵状淋巴管瘤，而RHE内的血管为细长分支状的薄壁血管；另一方面，Dabska瘤中可见完好的乳头状结构，而RHE中乳头仅为局灶性。

2. **鞋钉样血管瘤**　好发于儿童和青年人，多发生于具有POEMS综合征的患者，镜下肿瘤具有双相性的血管形态，仅在真皮浅表扩张血管的内皮细胞呈鞋钉样，而深部为不规则的狭窄、裂隙样血管。血管之间的间质多无淋巴细胞浸润。

3. **复合性血管内皮瘤**　可含有RHE成分，但肿瘤内常含有上皮样血管内皮瘤成分，一些病例内还可含有梭形细胞血管瘤、局限性淋巴管瘤和动静脉畸形等良性血管肿瘤成分。

4. **血管肉瘤**　血管肉瘤中的血管可呈分支状，易被误诊为RHE。但与RHE不同的是，血管肉瘤中的血管呈浸润性生长，在真皮内穿插、分隔胶原纤维，血管肉瘤的血管形状不规则，可呈交通状，内皮细胞虽可呈出芽或乳头状向血管腔内突出，但很少出现RHE中特征性的鞋钉样内皮细胞。

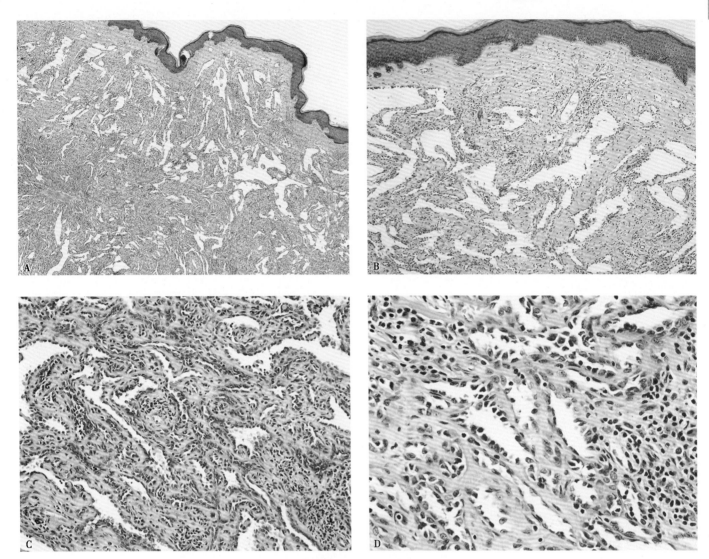

图 8-3-6 网状血管内皮瘤的组织学特征

A. 肿瘤位于真皮，由分支状血管构成，形成类似睾丸网的结构，HE×40；B. 真皮内分支状血管网，HE×100；C. 衬覆鞋钉样内皮细胞的细长分支状血管，HE×200；D. 高倍镜显示鞋钉样内皮细胞，间质内可见淋巴细胞浸润，HE×400

四、淋巴管内乳头状血管内皮瘤

【定义】

淋巴管内乳头状血管内皮瘤（papillary intralymphatic angioendothelioma，PILA）是一种罕见的血管肿瘤，发生于皮肤和皮下组织内，由增生的毛细血管型血管组成，内衬立方形或柱状内皮细胞，有时可形成腔内乳头状结构。增生的毛细血管周围常见淋巴细胞浸润。本病也称Dabska瘤，其他同义词包括血管内乳头状血管内皮瘤和鞋钉样血管内皮瘤。

【编码】

ICD-O　　9135/1
ICD-11　　XH4SY7

【临床特征】

（一）流行病学

1. **发病率**　极其少见，文献上的报道不足50例。

2. **发病年龄**　儿童和成人均可发生，主要发生于儿童，约25%发生于成人。

3. **性别**　女性略多见。

（二）部位

主要发生于肢体近端，特别是臀部和大腿，其次是肢体远端、躯干和头颈的浅表部位，也可见其他部位如脾、深部软组织、骨、睾丸、乳腺等。

（三）症状

缓慢生长的皮肤或皮下的无痛性斑块或结节。

（四）治疗

局部广泛切除，辅以放疗和区域淋巴结清扫。

（五）预后

大多数预后良好，可在局部呈浸润性生长，少数病例可转移至区域淋巴结和肺。

【病理变化】

（一）大体特征

周界不清，常累及真皮和皮下组织，部分病例可伴有囊性变，或者表面溃疡形成。

（二）镜下特征

1. 组织学特征 位于真皮或皮下，低倍镜下，肿瘤由类似海绵状淋巴管瘤样的不规则的薄壁脉管组成，部分管腔内可见有玻璃样轴心的乳头状结构（图 8-3-7A）。高倍镜下，管壁与乳头内衬立方形或柱状的内皮细胞，呈鞋钉样或火柴头样突向腔内（图 8-3-7B），细胞胞质少，胞核明显，核分裂象罕见，异型性小。

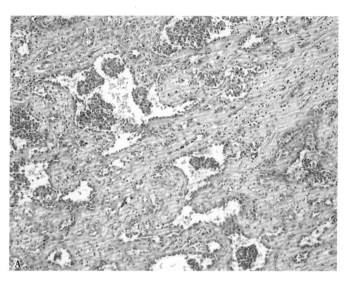

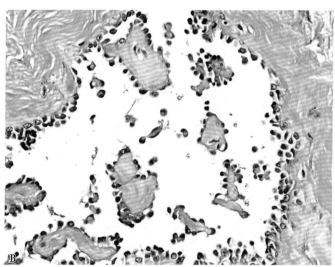

图 8-3-7 淋巴管内乳头状血管内皮瘤的组织学特征

A. 肿瘤由类似海绵状淋巴管瘤样的不规则的薄壁脉管组成，部分腔隙内可见乳头状结构，HE×100；B. 内皮细胞呈鞋钉样或火柴头样突向腔内，HE×400

2. 免疫组织化学 内皮细胞表达 CD31、CD34、VEGFR-3 和 F8。

【鉴别诊断】

1. 鞋钉样血管瘤 多发生于具有 POEMS 综合征的患者，镜下肿瘤具有双相性的血管形态，仅在真皮浅表扩张血管的内皮细胞呈鞋钉样，而深部为不规则的狭窄、裂隙样血管。血管之间的间质多无淋巴细胞浸润。

2. 网状血管内皮瘤 血管内可见玻璃样轴心的乳头结构，但仅为部分病例局灶性发生，不是其主要特点。特征性的镜下图像是由细长分支状类似睾丸网的血管网组成，其内皮细胞呈特征性的鞋钉样，肿瘤周围的间质一般有明显硬化，常见局灶性梭形细胞和少量上皮样细胞片状实性区。

五、复合性血管内皮瘤

【定义】

复合性血管内皮瘤（composite hemangioendothelioma，CHE）是一种局部侵袭性偶有转移型血管肿瘤，组织学上主要由良性、中间性和恶性成分混合组成。

【编码】

ICD-O　　9130/1

ICD-11　　XH8D24

【临床特征】

（一）流行病学

1. 发病率 极为少见，迄今为止，文献报道了约 45 例。

2. 发病年龄 多发生于成年人，中位年龄 45 岁，偶可发生于婴幼儿。

3. 性别 女性略多见。

（二）部位

好发于肢端真皮和皮下，特别是足、踝和手、腕、前臂，部分病例可位于头颈部，如口腔、舌、下颌前庭、腮腺、头皮、鼻、面颊、颈部和下咽部等处，以及躯干、大腿、上臂、纵隔、腹股沟淋巴结和实质脏器（包括肾、脾和肝脏）等部位。

（三）症状

皮肤或黏膜表面见红棕色或紫红色斑块或结节状肿块，25% 病例伴有淋巴水肿。病程长，一般 2~12 年，可达数十年。

（四）治疗

局部广泛切除。

（五）预后

经典型 CHE 的侵袭性远低于血管肉瘤。局部复发可发生在术后 4 个月~10 年，常为多次复发。可发生局部区域淋巴结转移。与经典型 CHE 相比，NE-CHE 侵袭性相对较高，半数病例可发生远处转移，包括骨、肺、肝和脑。

【病理变化】

（一）大体特征

单个结节或多结节状肿块，中位直径 3.2cm，范围 0.7～30cm，也可表现为周界不清的肿胀，皮肤表面可呈紫红色。

（二）镜下特征

1. 组织学特征　位于真皮深层或皮下，周界不清，呈浸润性生长。由比例不等的良性、中间型和恶性血管成分混合组成（图 8-3-8）。良性成分包括梭形细胞血管瘤、动静脉畸形和局限性淋巴管瘤；中间型成分包括网状血管内皮瘤和上皮样血管内皮瘤；恶性成分是低级别的血管肉瘤，由分支状或交通状的肿瘤性血管组成，内皮细胞有异型性，核分裂象少见。肿瘤内可见内皮细胞呈空泡状，类似脂肪母细胞形态。

部分病例由网状血管内皮瘤样区域、上皮样血管内皮瘤样区域、实性巢状区域组成，免疫组化标记除内皮标记外，表达神经内分泌标记（主要是 Syn），称为表达神经内分泌标记的复合性血管内皮瘤（CHE with neuroendocrine marker expression，NE-CHE）。

2. 免疫组织化学　内皮细胞表达 CD31、CD34 和 ERG。部分病例可表达神经内分泌标记，特别是 Syn。部分 NE-CHE 病例可表达 Syn。

【遗传学】

Perry 等报道的一组病例中有 1 例具有 PTBP1-MAML2 和 EPC1-PHC2 融合基因。

【鉴别诊断】

1. 网状血管内皮瘤　主要发生于肢端皮肤和软组织，镜下成分比较单一，主要由衬覆鞋钉样内皮细胞的分支状血管组成，无上皮样血管内皮瘤等其他血管肿瘤成分。

2. 上皮样血管内皮瘤　可发生于软组织和实质脏

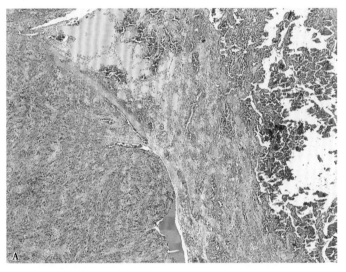
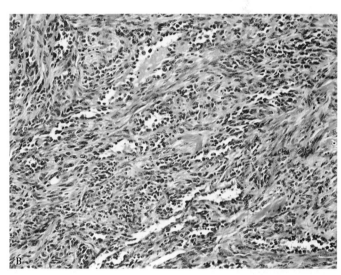
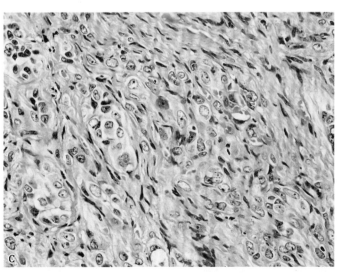
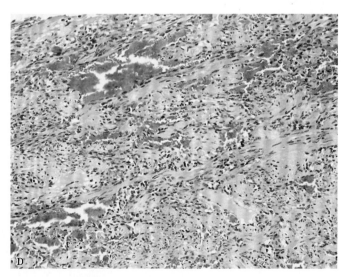

图 8-3-8　复合性血管内皮瘤的组织学特征

A. 低倍镜下显示肿瘤由不同的区域组成，HE×40；B. 网状血管内皮瘤区域，HE×100；C. 上皮样血管内皮瘤区域，HE×400；D. 高分化血管肉瘤样区域，HE×100

器,主要由条索状、小巢状或单个散在分布的上皮样细胞组成,常可见腔内含有红细胞的水泡细胞,间质呈黏液软骨样,无网状血管内皮瘤等其他血管肿瘤成分。

3. 高分化血管肉瘤 需特别注意的是,高分化血管肉瘤也可有类似网状血管内皮瘤的网状或分支状血管,容易将血管肉瘤误诊为网状血管内皮瘤。皮肤血管肉瘤多发生于老年人头皮和颜面部,由浸润性生长的不规则形血管组成,部分病例可含有高级别或实性区域。

4. 其他 包括梭形细胞血管瘤、卡波西肉瘤等。

（郭冰沁）

六、假肌源性血管内皮瘤

【定义】

假肌源性血管内皮瘤(pseudomyogenic hemangioendothelioma, PMHE),也称上皮样肉瘤样血管内皮瘤(epithelioid sarcoma-like hemangioendothelioma, ESLHE),是一种中间性偶有转移型血管内皮瘤,好发于青年男性下肢,常为多灶性,并累及不同组织平面,形态上类似肌源性肿瘤或上皮样肉瘤。

【编码】

ICD-O   9136/1

ICD-11   XH26F6

【临床特征】

（一）流行病学

1. 发病率 较罕见,迄今文献约报道了80多例。

2. 发病年龄 多发生于20～40岁青年人,平均年龄30岁,中位年龄28.5岁,超过40岁患者占10%～20%。

3. 性别 男性多见,男:女为3:1。

（二）部位

主要发生于下肢(约50%),其次可见于上肢、躯干和头颈部。少数病例可原发于骨内。

（三）症状

可位于皮肤、皮下或深部软组织,常为多灶性,其中皮肤病变表现为淡红色或红色丘疹样结节(图8-3-9A),无痛性或伴有疼痛,深部软组织病灶不易触诊,常需影像学检查(图8-3-9B)。

（四）治疗

主要采用手术切除。新近有文献报道尝试采用西罗莫司和依维莫司治疗而取得疗效者。

（五）预后

总体上呈惰性经过。局部复发较为常见,约60%患者出现局部复发或产生新病灶,极少数病例发生区域淋巴结转移或远处转移,后者多转移至肺、骨、头皮和软组织。多灶性病变可被误认为局部转移灶。

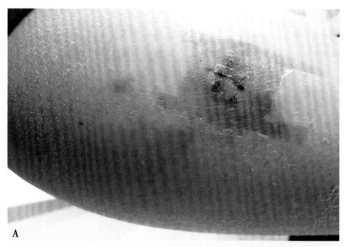

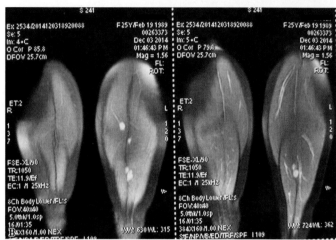

图8-3-9 假肌源性血管内皮瘤的临床表现和影像学

A. 左侧小腿皮肤多个丘疹样结节;B. MRI显示左侧小腿外侧肌群内多发异常信号灶

【病理变化】

（一）大体特征

结节直径多为1～2.5cm,平均2cm,一般<3cm,仅10%病例结节直径>3cm,切面呈灰白色或灰红色。

（二）镜下特征

1. 组织学特征 周界不清,边界呈浸润性,可累及不同的组织平面,分别位于真皮、皮下和肌肉内,并可累及骨膜或骨组织(图8-3-10A～8-3-10D)。高倍镜下,由条束状排列的胖梭形细胞至上皮样细胞组成,胞质丰富、嗜伊红色,核染色质呈空泡状,部分病例内可见核仁,核分裂象罕见,纤维性间质内常伴有中性粒细胞浸润,部分病例间质可伴有黏液样变性(图8-3-10E、8-3-10F)。

2. 免疫组织化学 瘤细胞表达AE1/AE3、ERG和Fli1(图8-3-11A、8-3-11B),50%～60%病例表达CD31(图8-3-11C),不表达EMA、CD34、desmin和S-100蛋白(图8-3-11D),INI1表达无缺失(图8-3-11E),Ki67增殖指数较低(图8-3-11F)。新标记物FOSB对PMHE的诊断和鉴别诊断有一定的帮助。

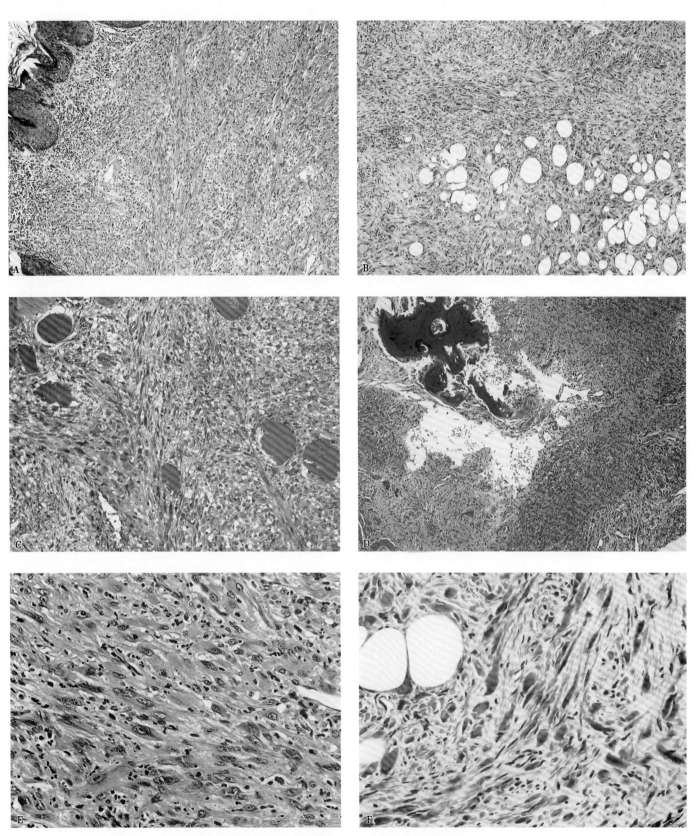

图 8-3-10　假肌源性血管内皮瘤的组织学特征

A. 肿瘤位于真皮内，由条束状增生的梭形细胞组成，HE×100；B. 肿瘤累及皮下脂肪组织，HE×100；C. 肿瘤累及深部肌肉组织，HE×200；D. 肿瘤累及骨组织，HE×100；E. 条束状增生的胖梭形细胞，胞质嗜伊红色，间质见中性粒细胞浸润，HE×400；F. 肿瘤细胞呈上皮样，具有丰富的嗜酸性胞质，类似横纹肌母细胞，间质伴有黏液样变性，HE×360

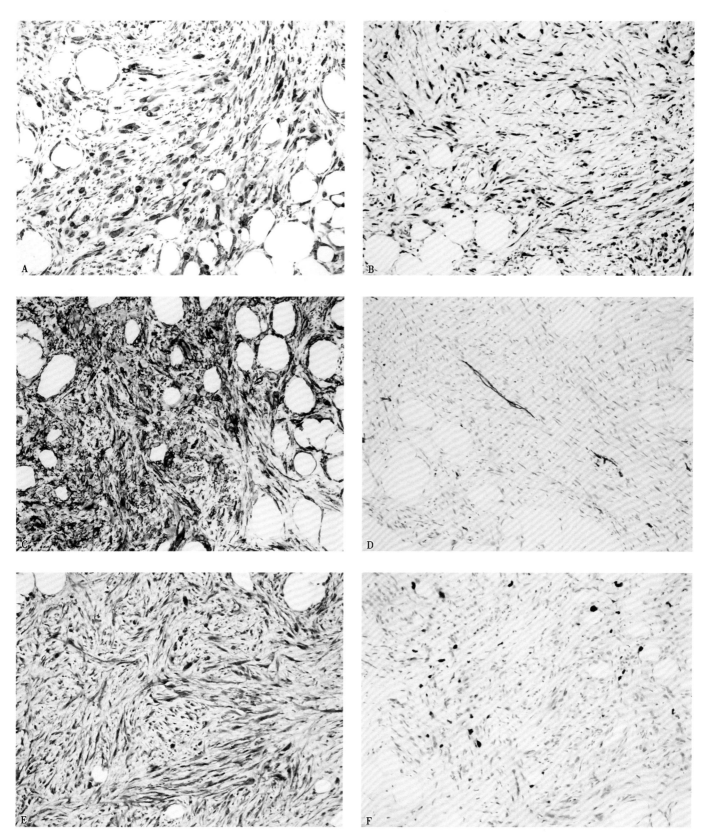

图 8-3-11　假肌源性血管内皮瘤的免疫组化

A. 瘤细胞表达 AE1/AE3，IHC×200；B. 瘤细胞表达 ERG，IHC×200；C. 瘤细胞表达 CD31，IHC×200；D. 瘤细胞不表达 CD34，IHC×200；E. INI1 标记无缺失，IHC×200；F. Ki67 标记，IHC×200

【遗传学】

具有 t(7；19)(q22；q13)，产生 *SERPINE1-FOSB* 融合基因。近半数病例为 *ACTB-FOSB* 融合基因，多出现于孤立性病变中。*FOSB* 基因易位可通过 FISH 检测。

【鉴别诊断】

1. 上皮样肉瘤　组织学表现为肉芽肿样结构伴地图样坏死，瘤细胞除 AE1/AE3 外，还表达 EMA，并常表达 CD34，INI1 表达缺失。上皮样肉瘤可弱阳性表达 ERG 和 Fli1，但瘤细胞不表达 CD31。

2. 上皮样血管内皮瘤　上皮样瘤细胞多呈条索样排列，或为小簇状、小巢状、单个散在分布，常可见含有红细胞的水泡细胞，间质呈黏液玻璃样，瘤细胞除 CD31 和 ERG 外，常可表达 CD34。

3. 富于细胞性纤维组织细胞瘤　较少呈多灶性，主要由条束状或交织状排列的梭形成纤维细胞和肌成纤维细胞组成，无胞质嗜伊红色的肌样细胞，间质内也无明显的中性粒细胞浸润，瘤细胞常程度不等地表达 α-SMA，但不表达 AE1/AE3、CD31 和 ERG。

4. 肌源性肉瘤　瘤细胞显示有明显的异型性，核分裂象易见，瘤细胞可表达包括 desmin 和 α-SMA 在内的肌源性标记，横纹肌肉瘤还可表达 myogenin 和 MyoD1。

（徐　瑾　王　坚）

七、卡波西肉瘤

【定义】

卡波西肉瘤（Kaposi sarcoma, KS）是一种局部侵袭性的血管内皮肿瘤或血管增生性病变，常发生于皮肤，呈多灶性斑片、斑块或结节状，也可累及黏膜、淋巴结和实质脏器。本病与人疱疹病毒 8 型（HHV8）感染相关，属于一种病毒诱导的血管增生。

【编码】

ICD-O　　9140/3

ICD-11　XH36A5

【病因】

与人疱疹病毒 8 型（HHV8）感染相关，HHV8 可存在于肿瘤内，也可在外周血中。大部分患者有免疫缺陷或免疫功能低下，包括肾移植和长期使用激素等。

【临床特征】

（一）流行病学

1. 发病率　分为四种临床和流行病学类型：①经典型（classic），多见于地中海、东欧和中非赤道，我国新疆地区也为高发区；②非洲地方流行型（African endemic），多发生于非洲赤道撒哈拉沙漠以南地区；③医源型（iatrogenic），

主要发生于免疫抑制性患者；④艾滋病相关型（AIDS-associated），好发于艾滋病患者，特别是同性恋和吸毒者。

2. 发病年龄　①经典型，多发生于老年人；②非洲地方流行型，多发生于儿童和中年人；③医源型，可发生于任何年龄段，但仍以老年人多见；④艾滋病相关型，以年轻人多见。

3. 性别　经典型与艾滋病相关型好发于男性，其他两种类型无明显差异。

（二）部位

①经典型：多发生于足和小腿；②非洲地方流行型：多发生于小腿，呈多灶性，可累及淋巴结；③医源型：可发生于手足、四肢、黏膜、淋巴结和实质脏器；④艾滋病相关型：好发于面部、生殖器和下肢，以及口腔黏膜、淋巴结、胃肠道和肺。

（三）症状

①经典型：表现为小腿或足部的皮肤斑块或结节，可伴有淋巴水肿，此型生物学行为惰性，病程较长；②非洲地方流行型：表现为小腿皮肤的多发性病变，部分患者与象皮病（podoconiosis）相关，一些患者可表现为淋巴结肿大；③医源型：多发生于服用免疫抑制剂治疗的器官移植患者，以四肢皮肤和皮肤黏膜病变多见，也可累及脏器。部分患者停用药物后病情得到改善；④艾滋病相关型：常表现为皮肤或黏膜的多发性病变，疾病晚期亦可累及淋巴结及实质脏器。不管是何种临床和流行病学类型，当皮肤和黏膜病变较为明显时，实质脏器受累者可无或有症状，取决于病变范围和部位。

（四）治疗

无特殊的治疗。早期局限性病变治疗方式多样，可选择手术切除、冷冻、激光或光动力治疗。医源性患者可考虑停用免疫抑制剂治疗。艾滋病相关性患者可采用核苷类逆转录酶抑制剂（AZT，齐多夫定）。

（五）预后

经典型及医源性型预后相对较好，非洲地方流行型及艾滋病相关型侵袭性强、累及范围广泛、预后较差。

【病理变化】

（一）大体特征

常表现为多发性皮肤斑片、斑块及大小直径不一的红色或灰红色结节（图 8-3-12）。

（二）镜下特征

1. 组织学特征　四种不同临床亚型的组织学特征相同，根据大体特征及临床表现的不同，皮肤及黏膜的肿瘤依次可分为以下三期：

（1）斑片期（patch stage）：此期镜下改变轻微，表现为网织真皮层内出现增生的血管腔隙（图 8-3-13A），管腔

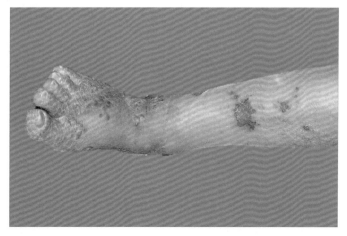

图 8-3-12 卡波西肉瘤的临床表现

患者小腿及足部见多发红色斑块及结节

不规则、锯齿状、相互连接，有时可见增生的血管突入较大的血管腔内（海岬征，promotory sign）（图 8-3-13B）；血管腔内衬单层扁平内皮细胞，异型性不明显，周围可见淋巴细胞、浆细胞浸润及出血、含铁血黄素沉积。此期病理诊断较为困难，常需结合临床病史必要时行 HHV8 免疫组化以确诊。

（2）斑块期（plaque stage）：除了斑片期中的形态学改变更为显著以外，在此期中还可见到梭形肿瘤细胞增生（图 8-3-13C），增生的梭形肿瘤细胞常常浸润和破坏皮肤附属器。

（3）结节期（nodular stage）：临床上增生的皮肤斑块相互融合成突起的结节，镜下表现为界限清楚的富于细胞的肿瘤结节，结节由相互交错排列的梭形肿瘤细胞束组成，肿瘤细胞束之间为裂隙状或筛孔状的血管腔隙，内常充满红细胞。梭形肿瘤细胞轻至中度异型性，可见核分裂象，胞质内常可见玻璃样小球（图 8-3-13D～8-3-13G）。部分肿瘤周围还可见显著扩张的淋巴管腔。

（4）其他少见亚型包括：①淋巴管瘤样；②血管瘤样；③差分化型。

2. 免疫组织化学 肿瘤性梭形细胞表达血管内皮和淋巴管内皮标志物，CD31、CD34、ERG、Fli1、D2-40、Prox1 阳性（图 8-3-14A），HHV8（LANA1）肿瘤细胞核阳性（图 8-3-14B），具有诊断特异性。

【鉴别诊断】

1. 卡波西样血管内皮瘤 好发于儿童，镜下呈分叶状，由梭形细胞卡波西样区和毛细血管瘤样区混合组成，类似肾小球样结构，部分病例可并发 Kasabach-Merritt 综

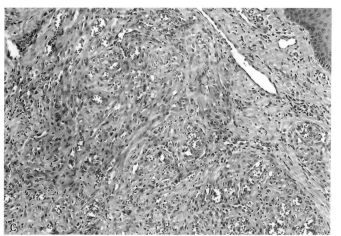

A

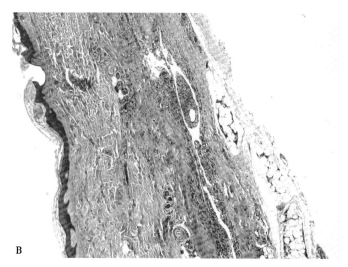

B

C

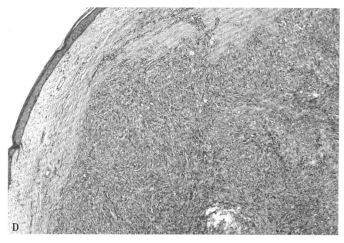

D

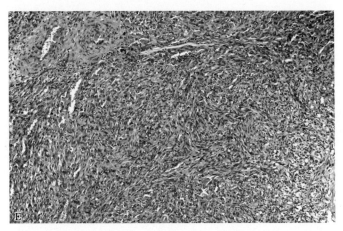

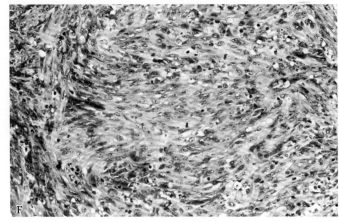

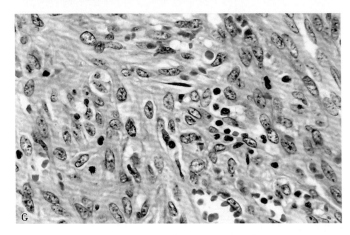

图 8-3-13 卡波西肉瘤的组织学特征

A. 斑片期卡波西肉瘤表现为网织真皮层内出现多量增生的血管腔隙，HE×40；B. 增生的血管突入较大的血管腔内（海岬征），HE×40；C. 斑块期卡波西肉瘤除了斑片期中的形态学改变更为显著以外，还可见到梭形肿瘤细胞增生，HE×100；D. 结节期卡波西肉瘤镜下表现为真皮层界限清楚的富于梭形细胞的肿瘤结节，HE×40；E. 结节由相互交错排列的梭形肿瘤细胞束组成，肿瘤细胞束之间为裂隙状或筛孔状的血管腔隙，HE×100；F. 梭形肿瘤细胞轻至中度异型性，偶尔可见核分裂象，HE×200；G. 胞质内可见玻璃样小球，HE×400

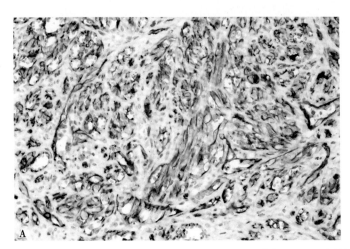

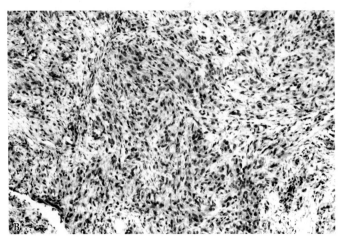

图 8-3-14 卡波西肉瘤的免疫组化
A. 肿瘤细胞 CD31 阳性，IHC×200；B. 肿瘤细胞 HHV8 核阳性，IHC×100

合征，肿瘤细胞 HHV8 阴性。

2. 获得性簇状血管瘤 成年人单发的皮肤病变，低倍镜下呈典型的簇状、炮弹状的生长方式，组织学形态与卡波西样血管内皮瘤有重叠，可能为同一肿瘤不同的形态学谱系。

3. 梭形细胞血管瘤 呈典型的双相性形态学改变，除了实性梭形细胞区域外，还可见海绵状血管瘤样区域，

梭形细胞区域内尚可见到上皮样内皮细胞，部分细胞空泡状，似脂肪母细胞。

4. 平滑肌肉瘤 相互交错排列的梭形细胞类似于卡波西肉瘤，但瘤细胞束之间无裂隙状血管腔隙，肿瘤细胞含有丰富的嗜伊红胞质，核端平钝、雪茄样，瘤细胞表达 α-SMA 和 desmin。

（范钦和 李 海）

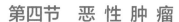

第四节 恶 性 肿 瘤

一、上皮样血管内皮瘤

【定义】

上皮样血管内皮瘤（epithelioid hemangioendothelioma，EHE）是一种以血管为中心的血管内皮细胞肿瘤，由条索状、小簇状、小巢状或单个散在分布的上皮样细胞组成，间质呈黏液玻璃样变，遗传学上具有特征性的 *WWTR1-CAMTA1* 融合基因。一部分肿瘤内有明显的血管形成，衬覆上皮样内皮细胞，遗传学上具有 *YAP1-TFE3* 融合基因。

【编码】

ICD-O　　9133/3

ICD-11　　XH9GF8

【临床特征】

（一）流行病学

1. **发病率**　少见。

2. **发病年龄**　可发生于任何年龄段，但好发于 30～50 岁中年人，很少发生儿童。YAP1-TFE3 型 EHE 患者较 WWTR1-CAMTA1 型 EHE 患者年轻。

3. **性别**　女性略多见。

（二）部位

分布较广，包括四肢、头颈部和其他部位软组织，后者如纵隔和胸膜等，可累及躯体所有部位。并可发生于实质脏器，尤其是肝、肺和骨，常为多灶性（50%），部分病例可同时伴发多脏器病变。

（三）症状

软组织肿瘤常表现为孤立性肿块，位于体表或深部软组织，可伴有轻微疼痛。30%～50% 起自于血管或与血管关系密切，通常以血管为中心生长，可出现血管阻塞相关症状，包括水肿等。病程较长者可有骨化。发生于肝和肺者常为体检时所发现，且常呈多灶性。发生于骨者常表现为局部疼痛和肿胀，也可无症状。

（四）治疗

手术治疗。放疗或化疗效果不肯定。

（五）预后

总体上呈惰性经过，5 年生存率为 81%，死亡率为 3%～20%，局部复发率为 10%～15%，转移率为 20%～30%，常见转移部位为肝、肺、淋巴结和骨，少数病例可发生多部位转移。高危因素为：肿瘤 > 3.0cm 和核分裂象 > 3/50HPF，5 年生存率为 59%。

【病理变化】

（一）大体特征

界限相对清楚的结节状肿块，质地坚实，平均直径 2.5cm，范围 0.5～18cm，切面呈灰白至灰褐色，可伴有坏死，位于血管腔内者可类似机化血栓。

（二）镜下特征

1. **组织学特征**　镜下呈浸润性生长，经典型由条索状、梁状、小簇状、小巢状或单个散在分布的上皮样细胞组成（图 8-4-1A、8-4-1B），胞质淡染或嗜伊红色，部分胞质内可见空泡形成，可含红细胞，也称水泡细胞（blister cell）（图 8-4-1C、8-4-1D），但无明确的肿瘤性血管形成，核小，空泡状，核仁不明显，核分裂象少见（<3/50HPF），间质呈特征性的黏液玻璃样，富含硫酸的基质可呈淡蓝色（软骨样）或深粉红色（玻璃样变），少数病例内可见骨化。其他形态包括：①部分病例内可见梭形细胞成分；②少数病例（<10%）含有散在的破骨细胞样巨细胞；③少数病例瘤细胞显示有明显的异型性，实性片状排列，核分裂象易见，可见坏死，文献上称为"恶性上皮样血管内皮瘤"。

新近文献上报道了一种亚型，瘤细胞的胞质呈嗜伊红色，并有明确的血管形成（图 8-4-1E、8-4-1F），免疫组化标记显示除内皮标记外，瘤细胞强阳性表达 TFE3，分子检测显示有 *YAP1-TFE3* 融合基因形成。

2. **免疫组织化学**　瘤细胞表达 CD31、CD34、ERG 和 Fli1（图 8-4-2A、8-4-2B），并表达相对特异性标记物 CAMTA1（图 8-4-2C），约 35% 的病例可表达上皮标记物（CK 和 EMA），Ki-67 常 <20%。经典型可表达相对特异性标记物 CAMTA1（图 8-4-2C），*YAP1-TFE3* 融合亚型表达 TFE3（图 8-4-2D），但 TFE3 并不特异，经典型也可表达。

【遗传学】

经典型上皮样血管内皮瘤显示有 t(1∶3)(p36.3∶q23-25)，并产生 *WWTR1-CAMTA1* 融合基因。有血管形成的亚型产生 *YAP1-TFE3* 融合基因，均可通过 FISH 或 RT-PCR 检测，可应用于常规诊断中。

【鉴别诊断】

1. **上皮样血管瘤**　常呈小叶状分布，胞质嗜伊红色的上皮样内皮细胞呈墓碑样衬覆血管腔，血管周也可见散在的水泡细胞，其内可含有红细胞，与上皮样血管内皮瘤类似，但瘤细胞不表达 CAMTA1，部分病例可表达 FOSB，FISH 检测也无 *WWTR1* 或 *CAMTA1* 基因易位。

2. **上皮样血管肉瘤**　瘤细胞体积大，胞核空泡状，含有明显的核仁，核分裂象易见，肿瘤内常可见不规则形血管腔隙形成。

3. **上皮样肉瘤**　多发生于四肢远端，常呈结节状，结节中央为坏死或玻璃样变胶原组织，瘤细胞表达 AE1/

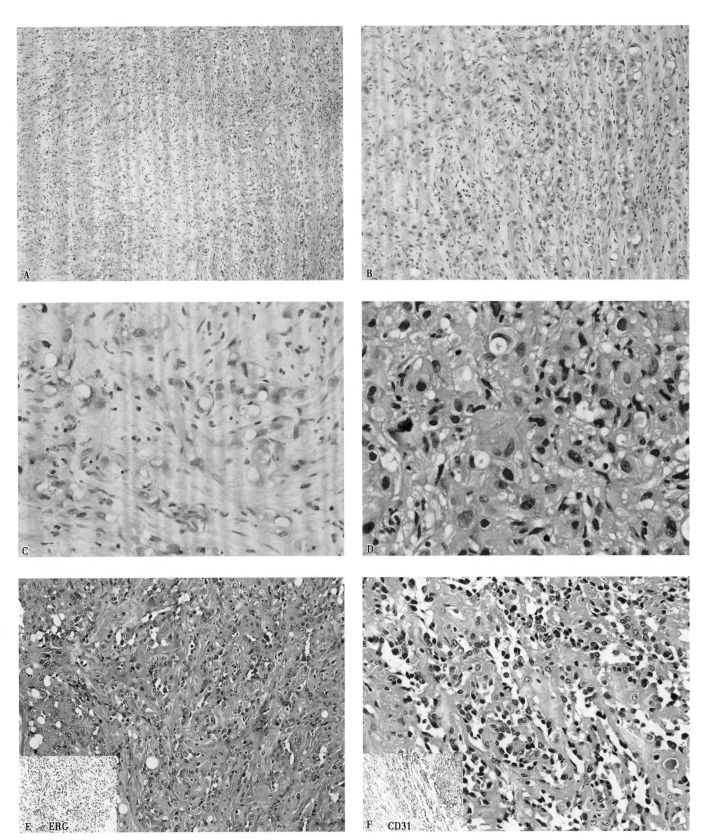

图 8-4-1　上皮样血管内皮瘤的组织学特征

A. 低倍镜下显示条索样排列的上皮样瘤细胞，HE×100；B. 上皮样瘤细胞的胞质内可见空泡形成，HE×200；C. 胞质内含有空泡的水泡细胞和黏液样基质，HE×400；D. 胞质空泡内含有红细胞，HE×400；E. TFE3 易位相关性上皮样内皮瘤可见血管腔隙形成，HE×200；F. TFE3 易位相关性上皮样内皮瘤，HE×400

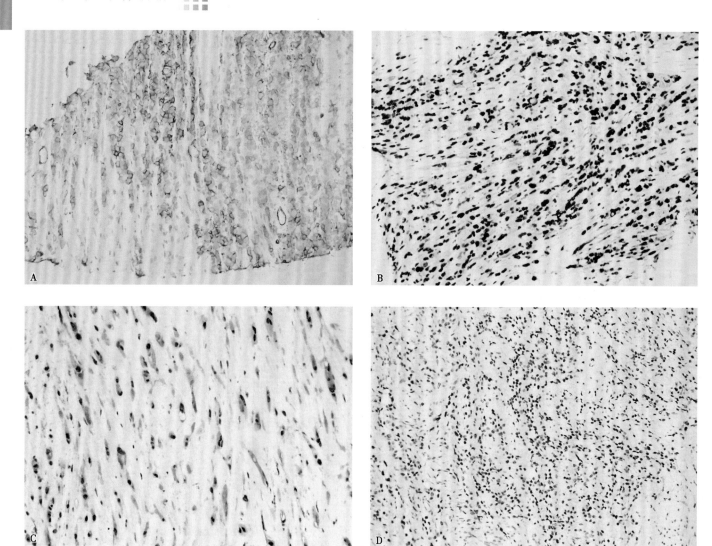

图 8-4-2 上皮样血管内皮瘤的免疫组化

A. 瘤细胞表达 CD31，IHC×200；B. 瘤细胞表达 ERG，IHC×200；C. 经典型表达 CAMTA1，IHC×200；D. YAP1-TFE3 融合亚型表达 TFE3，IHC×100（图 8-4-2C 由解放军南京总医院王小桐医师提供）

AE3、EMA 和 CD34，并可弱阳性表达 ERG 和 Fli1，加上肿瘤内的组织细胞或吞噬细胞可表达 CD31（可被误认为瘤细胞表达 CD31），可被误诊为血管内皮肿瘤，但上皮样肉瘤中的瘤细胞 INI1 表达缺失。

4. 软组织肌上皮瘤 瘤细胞也呈梁状或条索状排列，基质可呈黏液样或黏液软骨样，但瘤细胞除上皮标记外，多表达 S-100 蛋白，并可程度不等地表达 α-SMA、calponin、SOX10 和 GFAP 等肌上皮标记。

5. 假肌源性血管内皮瘤 主要由条束状或片状分布的梭形至胖梭形细胞组成，胞质嗜伊红色，部分瘤细胞可类似横纹肌母细胞，肿瘤内无含有红细胞的水泡细胞，间质内常伴有中性粒细胞浸润。瘤细胞常弥漫强阳性表达 AE1/AE3，并可表达 ERG 和 FOSB，而 CD31 表达程度不一，不表达 CD34。

6. 低分化腺癌 发生于胸膜、椎骨和阴茎等特殊部位的上皮样血管内皮瘤可被误诊为转移性低分化腺癌，

加做内皮标记可帮助鉴别诊断。

7. 其他肿瘤 包括骨外黏液样软骨肉瘤等。

二、血管肉瘤

【定义】

血管肉瘤（angiosarcoma，AS）是一种在形态学上和免疫表型上显示血管内皮分化的恶性肿瘤，包括皮肤血管肉瘤、深部软组织血管肉瘤、肢体水肿相关性血管肉瘤、放疗相关性血管肉瘤以及发生于乳腺、心脏、肝和脾等实质脏器的血管肉瘤。

【编码】

ICD-O　　9120/3

ICD-11　　XH6264

【病因】

包括：①少数病例可伴有遗传综合征，包括 Klippel-Trenaunay、Maffucci 和神经纤维瘤病；②肢体长期水肿

（Stewart-Treves 综合征）；③物理因素，如辐射和放疗；④化学因素，如聚氯乙烯；⑤异物或植入的合成血管；⑥动静脉瘘，血管畸形。

少数病例可发生于良性周围神经鞘膜肿瘤、恶性周围神经鞘膜瘤、精原细胞瘤和其他肿瘤的基础上。

【临床特征】

（一）流行病学

1. 发病率 少见，占软组织肉瘤的 2%～4%。原发性皮肤血管肉瘤最多，几乎占血管肉瘤的 50%；软组织的血管肉瘤占血管肉瘤的 10%，乳腺实质血管肉瘤相对少见，占软组织肉瘤 1%，占乳腺恶性肿瘤的 0.05%。

2. 发病年龄 皮肤软组织血管肉瘤好发于 60～90 岁间老年人，高峰年龄段为 70～80 岁，中位年龄为 75 岁。乳腺血管肉瘤常见于 30～40 岁妇女，中位年龄 35 岁。血管肉瘤很少发生于儿童。

3. 性别 皮肤血管肉瘤好发于男性，男：女约为 3：1。深部软组织血管肉瘤男性稍多见，男：女为 1.6：1。绝大部分乳腺血管肉瘤发生于女性。发生于心脏、肝脾等实质脏器的血管肉瘤无明显差异，但以男性略多见。

（二）部位

皮肤血管肉瘤主要发生于头皮，偶可发生躯干和四肢等其他部位皮肤。深部软组织血管肉瘤主要发生于四肢，特别是下肢（约占 40%），其次为腹膜后、纵隔、腹腔和肠系膜。肢体水肿相关性血管肉瘤主要发生于上肢。放疗相关性血管肉瘤多发生于放射野内。发生于实质脏器的血管肉瘤包括乳腺、心脏、脾脏、肝脏和骨，偶可发生于肾上腺、胃肠道、卵巢、子宫、阴茎、睾丸、肺和中枢神经系统等。

（三）症状

皮肤血管肉瘤表现为暗红色或紫色斑块或结节（图 8-4-3A～8-4-3C），可呈多灶性，可伴有出血或溃疡，或呈

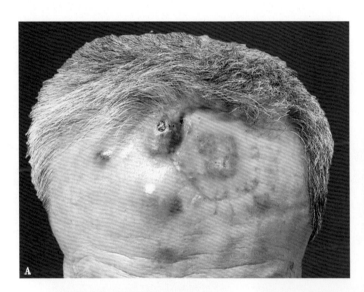
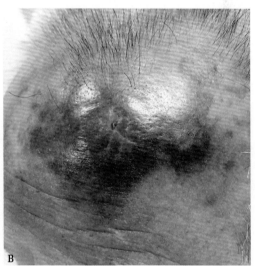
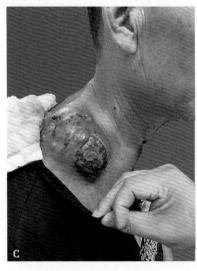
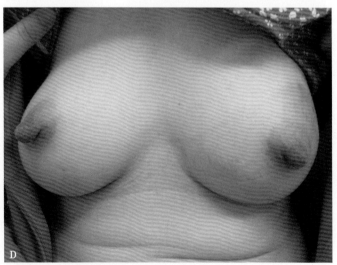

图 8-4-3　血管肉瘤的临床表现

A. 头皮血管肉瘤，呈多灶性紫红色或红黑色结节状；B. 额部皮肤呈灰褐灰红瘀斑状；C. 右肩部复发性血管肉瘤（原被误诊为海绵状血管瘤）；D. 左乳血管肉瘤，患侧乳房明显增大

淤血青肿样，可由局部蔓延至邻近区域。

深部软组织血管肉瘤表现为增大的肿块，常伴有疼痛，可伴有凝血病、贫血或持续性血肿形成。

放疗相关性血管肉瘤以放疗后乳腺血管肉瘤为例，多发生于放射野内，表现为胸壁皮肤紫红色结节，可为多灶性，或乳腺内病灶。

乳房血管肉瘤表现为患侧乳房增大（图 8-4-3D），乳腺深部生长迅速的肿块，边界不清，乳腺表面皮肤或乳晕可受病变累及呈紫红色斑块状。发生于脾脏的血管肉瘤表现为脾肿大、腹痛和乏力贫血等系统性症状。发生于心脏、肝脏、胃肠道和泌尿生殖道的血管肉瘤无特异性，可分别表现为心律失常、心悸、胸部不适、呼吸困难、腹痛、消化道或泌尿生殖道出血等症状，部分病例就诊时已发生其他部位转移，其中转移至肺时可有咯血。另有一些病例可为体检时发现。

（四）治疗

手术，辅以化疗。

（五）预后

为高侵袭性肿瘤，预后较差，超过半数的软组织血管肉瘤患者在 1 年内死亡，总生存率为 30%。容易发生局部复发和远处转移，后者常转移至肺、脑、骨、躯体软组织和其他部位的皮肤。深部软组织血管肉瘤预后不佳因素包括：患者高龄、肿瘤位于腹膜后、肿瘤体积大和高增殖活性。组织学分级与血管肉瘤的预后相关性存有争议，一些分化良好的血管肉瘤也常显示侵袭性生物学行为。

【病理变化】

（一）大体特征

常表现为境界不清的出血性肿块，可为多结节性，大小不等，切面呈暗红色或红褐色（图 8-4-4），可伴有出血、坏死和囊性变，分化较差者可呈灰红、灰白色，质脆。

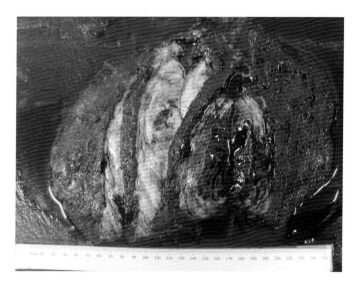

图 8-4-4　乳腺血管肉瘤的大体特征
肿瘤境界不清，切面呈灰红灰白色

（二）镜下特征

1. 组织学特征　肿瘤呈浸润性生长是血管肉瘤的重要形态学特征。镜下形态取决于肿瘤内的血管生成程度：①组织学上分化相对良好的肿瘤内可见明显的血管形成，内皮细胞可呈单层扁平状，无明显的异型性，类似良性血管瘤样，但血管肉瘤中的血管口径常大小不一、形状不规则，部分区域可呈交通状（图 8-4-5A），内皮细胞还可呈乳头状向腔内突起或出芽状（图 8-4-5B）。肿瘤性血管在真皮胶原纤维间、乳腺实质内、脂肪组织间、肌肉组织间和其他组织之间穿插、浸润性生长（图 8-4-5C～8-4-5F）；②组织学上分化中等的肿瘤仍可见血管形成，但内皮细胞可显示有异型性，并可呈多层，可出现瘤巨细胞，内皮细胞可形成复杂的乳头状结构突向腔内，部分区域呈实性，由结节状或片状分布的梭形、短梭形或卵圆形瘤细胞组成，核分裂象易见，有时可见明显的核仁（图 8-4-5G～8-4-5K），部分病例于实性瘤细胞巢内可见胞质内空泡（图 8-4-5L），提示血管形成，少数病例呈泡沫细胞样，也称泡沫细胞型血管肉瘤（foamy cell angiosarcoma）；③组织学上分化较差的血管肉瘤血管腔隙形成不明显，而由实性成片的异型细胞组成（图 8-4-5M、8-4-5N），此型常需经免疫组化标记证实。

上皮样血管肉瘤（epithelioid angiosarcoma）属于血管肉瘤的一种形态学亚型，多见于深部软组织血管肉瘤和发生于部分实质脏器的血管肉瘤，后者包括甲状腺、胃肠道、子宫、膀胱、纵隔、肾上腺和肺等。上皮样血管肉瘤的瘤细胞呈大圆形或多边形，核大，染色质呈空泡状，可见明显的核仁，核分裂象易见，部分瘤细胞胞质内可见微空泡形成，偶含红细胞（图 8-4-6A、8-4-6B）。瘤细胞呈巢状或片状分布，部分病例内可见血管腔隙形成，可呈不规则扩张、分支状或裂隙样（图 8-4-6C、8-4-6D）。间质内可有红细胞外渗、含铁血黄素沉着和炎症细胞（淋巴细胞、嗜酸性粒细胞等）浸润等。

2. 免疫组织化学　瘤细胞表达 CD31、CD34、EFG 和 Fli1（图 8-4-7A～8-4-7F），部分病例（特别是上皮样血管肉瘤）可表达 AE1/AE3 和 EMA 等上皮性标记（图 8-4-7G），差分化血管肉瘤 Ki67 增殖指数高（图 8-4-7H）。此外，α-SMA 标记常显示血管周皮细胞缺失，放疗相关性血管肉瘤可表达 MYC。

【遗传学】

血管肉瘤在遗传学上存在异质性。染色体表型复杂，无特征性的改变。与其他具有复杂性表型的肉瘤不同的是，血管肉瘤显示 TP53 和 PIK3CA/AKT/mTOR 低水平改变。与血管形成和血管特异性受体酪氨酸激

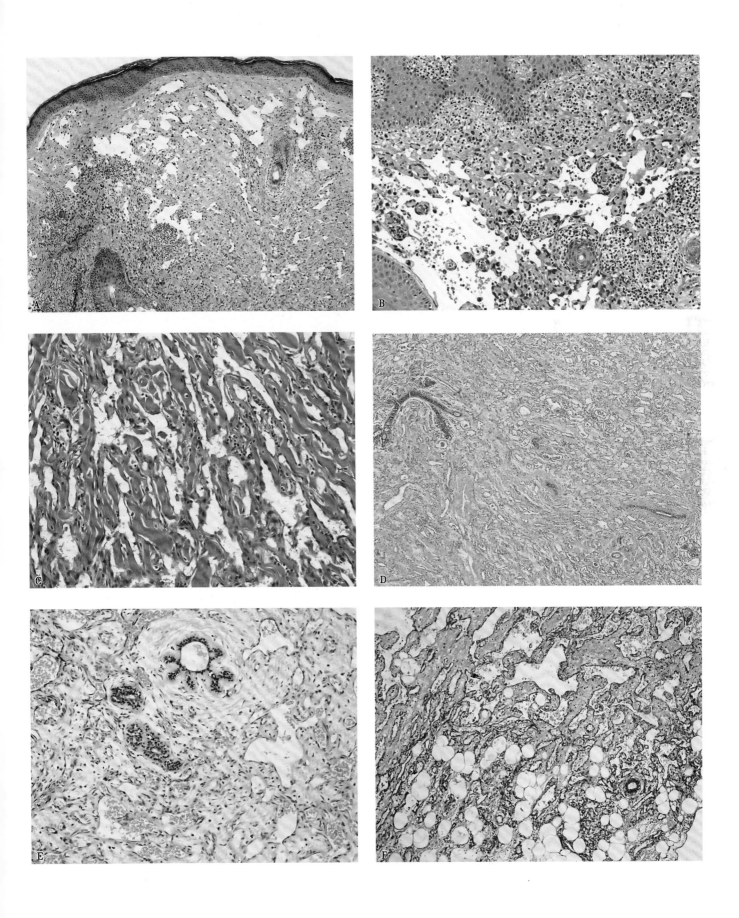

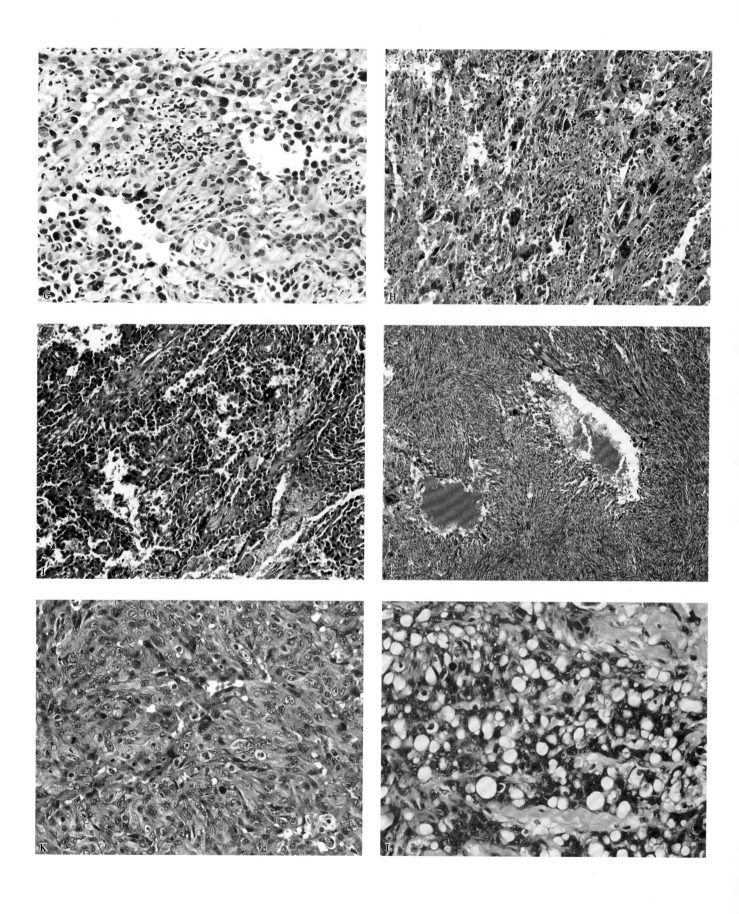

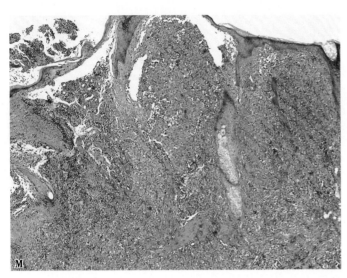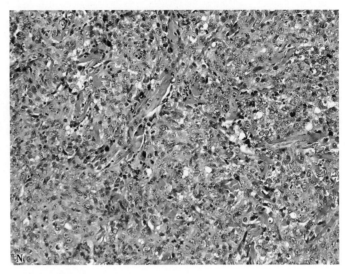

图 8-4-5　血管肉瘤的组织学特征

A. 头皮血管肉瘤，真皮内可见扩张性血管，形状不规则，部分呈交通状，HE×100；B. 头皮血管肉瘤，内皮细胞呈乳头状向腔内突起，HE×200；C. 头皮血管肉瘤，肿瘤性血管在胶原纤维间穿插、分隔性生长，HE×100；D. 乳腺血管肉瘤，肿瘤性血管在乳腺实质内浸润性生长，HE×40；E. 乳腺血管肉瘤，导管周围浸润性生长的不规则形血管，HE×200；F. 颈部血管肉瘤，肿瘤性血管在脂肪组织内浸润性生长，HE×100；G. 头皮血管肉瘤，内皮细胞显示有明显的异型性，HE×200；H. 脾脏血管肉瘤，可见瘤巨细胞，HE×200；I. 乳腺血管肉瘤，内皮细胞形成复杂的乳头状结构突向血管腔内，HE×200；J. 脾脏血管肉瘤，部分区域呈实性，由条束状排列的梭形细胞组成，HE×100；K. 实性区域内的瘤细胞核分裂象易见，可见明显的核仁，HE×400；L. 头皮血管肉瘤，瘤细胞可呈空泡状，提示血管形成，HE×400；M. 头皮差分化血管肉瘤，血管形成不明显，HE×40；N. 头皮差分化血管肉瘤，主要由成片的短梭形和卵圆形组成，HE×200

酶相关的基因在血管肉瘤中常上调，包括 *TIE1*、*KDR*（*VEGFR2*）、*TEK* 和 *FLT4*（*VEGFR3*）。一部分病例（尤其是年轻患者）还涉及 *CIC* 基因异常。约 40% 的病例显示涉及血管信号通路的基因突变，如 *KDR*、*PTPRB* 和 *PLCG1*，少数情况下涉及 *RAS*、*PIK3CA*、*TP53*、*FLT4* 和 *TIE1*。50%～100% 的放疗后血管肉瘤和伴淋巴水肿的血管肉瘤（继发性血管肉瘤）存在 *MYC* 基因扩增，25% 的继发性血管肉瘤存在 *FLT4*（5q35）基因共扩增。一些原发和继发性血管肉瘤（特别是乳腺、骨和实质脏器血管肉瘤）还存在 *KDR* 和 *PLCG1* 基因突变，无论 *MYC* 是否有扩增。*KDR* 和 *PLCG1* 基因具有相互排除性，均涉及信号通路。具有 *FLT4* 扩增的血管肉瘤无 *KDR* 或 *PLCG1* 基因突变，主要发生于 *MYC* 扩增的血管肉瘤，预后较差。

【鉴别诊断】

1. **血管瘤**　周界相对清楚，可呈叶状分布，血管分化良好，形状相对规则，内皮无复层或成簇现象。

2. **卡波西肉瘤**　主要发生于免疫抑制和免疫功能

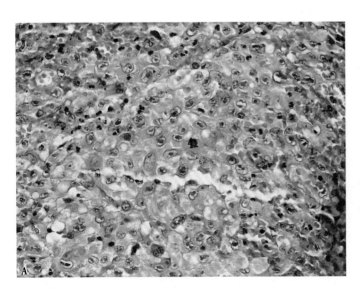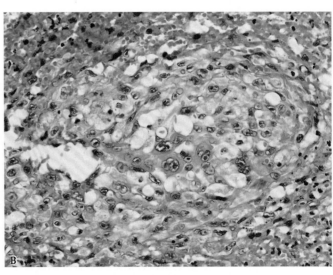

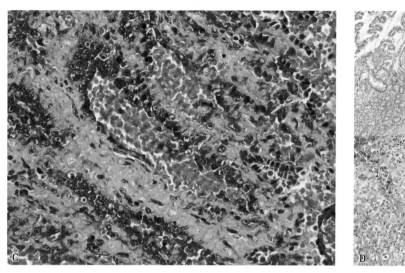
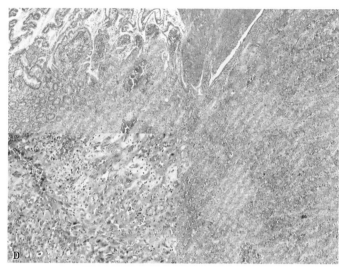

图8-4-6 上皮样血管肉瘤的组织学特征

A. 主要由成片的大圆形细胞组成,可见明显的核仁,HE×400;B. 部分瘤细胞可见胞质微空泡,内含红细胞,HE×400;C. 肾上腺上皮样血管肉瘤,可见扩张的血管腔隙和上皮样瘤细胞,HE×200;D. 小肠上皮样血管肉瘤,可见分支状血管腔隙,HE×40,插图HE×200

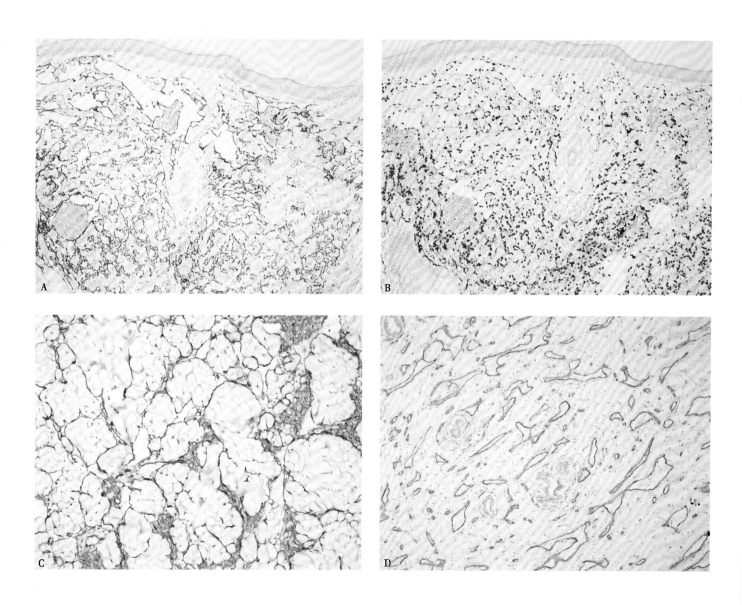

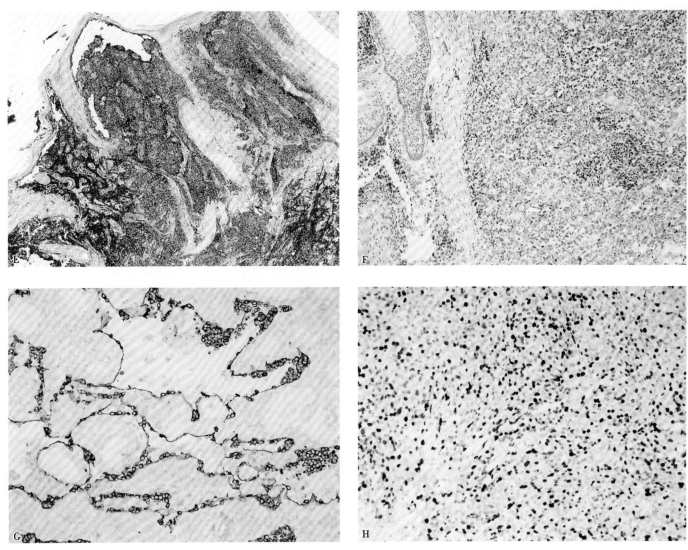

图 8-4-7　血管肉瘤的免疫组化

A. 头皮血管肉瘤，瘤细胞表达 CD31，IHC×40；B. 头皮血管肉瘤，瘤细胞表达 ERG，IHC×40；C. 头皮血管肉瘤，分隔真皮胶原纤维的不规则形血管表达 CD34，IHC×40；D. 乳腺血管肉瘤，浸润乳腺实质的不规则形血管表达 CD34，IHC×40；E. 差分化头皮血管肉瘤，瘤细胞表达 CD31，IHC×40；F. 差分化头皮血管肉瘤，瘤细胞表达 ERG，IHC×100；G. 上皮样血管内皮瘤，瘤细胞表达 AE1/AE3，IHC×100；H. 差分化血管肉瘤，Ki67 标记，IHC×100

低下的患者，好发于四肢末端，肿瘤位于真皮内，主要由梭形细胞组成，血管形成不明显，但可见大量的红细胞外渗，免疫组化标记显示瘤细胞表达 HHV8。

3. 血管内乳头状内皮增生　主要发生于扩张的血管腔隙内，常伴有血栓形成，增生的乳头常由血管壁向腔内伸出，多呈迷路状。

4. 肉瘤样癌、恶性黑色素瘤或非典型性纤维黄色瘤　发生于头皮的差分化血管肉瘤有时较难诊断，需与肉瘤样癌、恶性黑色素瘤和非典型性纤维黄色瘤相鉴别，采用相应的免疫组化标记有助于鉴别诊断。

5. 上皮样血管内皮瘤　经典型无明确的血管腔隙形成，间质呈黏液样或黏液软骨样，瘤细胞表达 CAMTA1，FISH 检测可显示有 *WWTR1* 基因易位。

6. 上皮样肉瘤　瘤细胞可表达 CD34，并可弱阳性表达 ERG 和 Fli1，肿瘤内的组织细胞或吞噬细胞可表达 CD31（可被误认为瘤细胞表达 CD31），可被误诊为上皮样血管肉瘤，需引起注意，但上皮样肉瘤中的瘤细胞 INI1 表达缺失。

（印洪林）

参 考 文 献

1. Branton PA，Lininger R，Tavassoli FA. Papillary endothelial hyperplasia of the breast：the great impostor forangiosarcoma：a clinicopathologic review of 17 cases. Int J Surg Pathol，2003，11（2）：83-87.

2. Campos MS，Garcia-Rejas RA，Pinto DS Jr，et al. Intravascular

papillary endothelial hyperplasia: report of 4 cases withimmuno-histochemical findings. Med Oral Patol Oral Cir Bucal, 2009, 14 (10): e506-509.

3. Clearkin KP, Enzinger FM. Intravascular papillary endothelial hyperplasia. Arch Pathol Lab Med, 1976, 100 (8): 441-444.

4. Hashimoto H, Daimaru Y, Enjoji M. Intravascular papillary endothelial hyperplasia. A clinicopathologic study of 91 cases. Am J Dermatopathol, 1983, 5 (6): 539-546.

5. Inoue H, Miyazaki Y, Kikuchi K, et al. Intravascular papillary endothelial hyperplasia of the oral cavity. JOral Sci, 2011, 53 (4): 475-480.

6. Kuo TT, Sayers CP, Rosai J. Masson's "vegetant intravascular hemangioendothelioma: " a lesion often mistaken for angiosarcoma: study of seventeen cases located in the skin and soft tissue. Cancer, 1976, 38 (3): 1227-1236.

7. Brazzelli V, Baldini F, Vassallo C, et al. Reactive angioendotheliomatosis in an infant. Am J Dermatopathol, 1999, 21 (1): 42-45.

8. Creamer D, Black MM, Calonje E. Reactive angioendotheliomatosis in association with the antiphospholipid syndrome. J Am Acad Dermatol, 2000, 45 (2): 903-906.

9. McMenamin ME, Fletcher CD. Reactive angioendotheliomatosis: a study of 15 cases demonstrating a wide clinicopathologic spectrum. Am J Surg Pathol, 2002, 26 (6): 685-697.

10. Shyong EQ, Gorevic P, Lebwohl M, et al. Reactive angioendotheliomatosis and sarcoidosis. Int J Dermatol, 2002, 41 (12): 894-897.

11. Chan JKC, Fletcher CDM, Hicklin GA, et al. Glomeruloid hemangioma. A distinctive cutaneous lesion of multicentric Castleman's disease associated with POEMS syndrome. Am J Surg Pathol, 1990, 14 (11): 1036-1046.

12. Forman SB, Tyler WB, Ferringer TC, et al. Glomeruloid hemangioma without POEMS syndrome: series of three cases. J Cutan Pathol, 2007, 34 (12): 956-967.

13. Lee H, Meier FA, Ma CK, et al. Eosinophilic globules in 3 cases of glomeruloid hemangioma of the head and neck: a characteristic offering more evidence for the thanatosomes with or without POEMS. Am J Dermatopathol, 2008, 30 (6): 539-544.

14. Obermoser G, Larcher C, Sheldon JA, et al. Absence of human herpesvirus-8 in glomeruloid hemangioma associated with POEMS syndrome and Castleman's disease. Br J Dermatol, 2003, 148 (6): 1276-1278.

15. Rongioletti F, Gambini C, Lerza R. Glomeruloid hemangioma. A cutaneous markers of POEMS syndrome. Am J Dermatopathol, 1994, 16 (2): 175-178.

16. Diniz LM, Medeiros KB, Landeiro LG, et al. Bacillary angioma-tosis with bone invasion. An Bras Dermatol, 2016, 91 (6): 811-814.

17. Goldblum JR, Flope AL, Weisss SW. Enzinger&Weiss's Soft Tissue tumors. 6th ed.Elsevier Limited, 2014: 675-677.

18. LeBoit PE, Berger TG, Egbert BM, et al. Bacillaryangiomatosis. The histopathology and differential diagnosis of a pseudoneoplasticinfection in patients with human immunodeficiency virus disease. Am J SurgPathol, 1989, 13 (11): 909-920.

19. Maurin M, Raoult D. Bartonella infections: diagnostic and management issues.Curr Opin Infect Dis, 1998, 11 (2): 189-193.

20. Mejía F, Seas C. Bacillary angiomatosis. Am J Trop Med Hyg, 2014, 91 (3): 439.

21. Miettinen M. Modern Soft Tissue Pathology. 2nd ed. Cambridge University, 2016: 578-579.

22. Goldblum JR, Flope AL, Weisss SW. Enzinger&Weiss's Soft Tissue tumors. 6th ed. Elsevier Limited, 2014: 745-747.

23. Farshid G1, Weiss SW. Massive localized lymphedema in the morbidly obese: a histologically distinct reactive lesion simulating liposarcoma. Am J Surg Pathol, 1998, 22 (10): 1277-1283.

24. Manduch M, Oliveira AM, Nascimento AG, et al. Massive localised lymphoedema: a clinicopathological study of 22 cases and review of the literature. J Clin Pathol, 2009, 62 (9): 808-811.

25. Kurt H, Arnold CA, Payne JE, et al. Massive localized lymphedema: a clinicopathologic study of 46 patients with an enrichment for multiplicity.Mod Pathol, 2016, 29 (1): 75-82.

26. Shon W, Ida CM, Boland-Froemming JM, et al. Cutaneous angiosarcoma arising in massive localized lymphedema of the morbidly obese: a report of five cases and review of the literature. J Cutan Pathol, 2011, 38 (7): 560-564.

27. Jabbar F, Hammoudeh ZS, Bachusz R, et al. The diagnostic and surgical challenges of massive localized lymphedema. Am J Surg, 2015, 209 (3): 584-587.

28. Demir Y, Demir S, Aktepe F. Cutaneous lobular capillary hemangioma induced by pregnancy.J Cutan Pathol, 2004, 31 (1): 77-80.

29. Kim FS, Kim KJ, Chang SE, et al.Metaplastic classification in a cutaneous pyogenic granuloma: a case report. J Derrnatol, 2004, 31 (4): 326-329.

30. Mills SE, Cooper PH, Fechner RE.Lobular capillary hemangioma: the underlying lesion of pyogenic granuloma. A study of 73 cases from the oral and nasal mucous membranes.Am J Surg Pathol, 1980, 4 (5): 470-479.

31. Nichols GE, Gaffey MJ, Mills SE, et al.Lobular capillary hemangioma.An immunohistochemical study including steroid hormone receptor status. Am J Clin Pathol, 1992, 97 (8): 770-775.

32. Ryan P, Aarons S, Murray D, et al.Human herpesvirus 8 (HHV-8)

detecled in two patients with Kaposi's sarcoma-like pyogenic gnanuloma.J Clin Pathol, 2002, 55 (8): 619-622.

33. Yuan K, Wing LY, Lin MT. Pathogenetic roles 0f angiogenic factors inpyogenic granulomas in pregnancy are modulated by fernule sex hormones.J Periodontol, 2002, 73 (7): 701-708.

34. Calonje E, Mentzel T, Fletcher CD. Pseudomalignant perineural invasion in cellular capillary hemangiomas.Histopathology, 1995, 26 (2): 159-164.

35. North PE, Waner M, Mizeracki A, et al.GLUT1: a newly discovered immunohistochemical marker for juvenile hemangiomas. Hum Pathol, 2000, 31 (1): 11-22.

36. Taxy JB, Gray SR. Cellular angiomas of infancy: an ultrastructural study of two cases.Cancer, 1979, 43 (6): 2322-2331.

37. Tomplins, Walsh TS Jr. Some observations on the strawberry nevus of infancy. Cancer, 1956, 9 (5): 869-904.

38. 袁斯明, 欧阳天祥, 邢新, 等. 婴幼儿血管瘤病理结构变化与临床演变过程的联系. 中国美容整形外科杂志, 2006, 17 (5): 388-391.

39. Berenguer B, Mulliken JB, Enjolras O, et al.Rapidly involuting congenital hemangioma: clinical and histopathologic features. Pediatr Develop Pathol, 2003, 6 (6): 495-510.

40. Boon LM, Enjolras O, Mulliken JB. Congenital Hemangioma: evidence of accelerated involution.J Pediatr, 1996, 128 (3): 329-335.

41. Enjolras O, Mulliken JB, Boon LM, et al.Noninvoluting congenital hemangioma: a rare cutaneous vascular anomaly.Plast Reconstr Surg, 2001, 107 (7): 1647-1654.

42. Nasseri E, Piram M, McCuaig CC, et al. Partially involuting congenital hemangiomas: a report of 8 cases and review of the literature. J Am Acad Dermatol, 2014, 70 (1): 75-79.

43. 华晨, 金云波, 林晓曦, 等. 部分消退型先天性血管瘤一例. 中华整形外科杂志, 2016, 32 (1): 82-83.

44. 金云波, 林晓曦, 陈辉, 等. 快速消退型先天性血管瘤的临床表现和影像学特征研究. 中华小儿外科杂志, 2009, 30 (6): 349-352.

45. 金云波, 林晓曦, 马刚, 等. 不消退型先天性血管瘤的诊断和治疗研究. 中华整形外科杂志, 2009, 25 (3): 189-192.

46. Fukunaga M.Intravenous tufted angioma.APMIS, 2000, 108 (4): 287-292.

47. Padilla RS, Orkin M, Rosai J. Acquired "tufted" angioma (progressive capillary hemangioma). A distinctive clinicopathologic entity related to lobular capillary hemangioma. Am J Dermatopathol, 1987, 9 (4): 292-300.

48. Requena L, Kutzner H, Mentzel T.Acquired elastotic hemangioma: A clinicopathologic variant of hemangioma. J Am Acad Dermatol, 2002, 47 (3): 371-376.

49. 姜润松, 林隆, 赵雄, 等. 丛状血管瘤的临床病理学观察. 中华小儿外科杂志, 2010, 31 (6): 408-411.

50. 闫言, 李红春, 何志新, 等. 丛状血管瘤 11 例临床及病理分析. 中国麻风皮肤病杂志, 2012, 28 (1): 10-12.

51. Errani C, Zhang L, Panicek DM, et a1.Epithelioid hemangioma of bone and soft tissue: a reappraisal of acontroversial entity. Clin Orthop Relat Res, 2012, 470 (5): 1498-1506.

52. Fetsch JF, Weiss SW. Observations concerning the pathogenesis of epithelioid hemangioma (angiolymphoid hyperplasia). Mod Pathol, 1991, 4 (4): 449-455.

53. Kempf W, Haeffner AC, Zepter K, et al. Angiolymphoid hyperplasia with eosinophilia: evidence for a T-cell lymphoproliferative origin. Hum Pathol, 2002, 330 (10): 1023-1029.

54. Mariatos G, Gorgoulis VG, Laskaris G, el a1.Epithelioid hemangioma (angiolympbold hyperplasia with eosinophilia) in the oral mucosa. A case repofl and review of the literature.OralOncol, 1999, 35 (4): 435-438.

55. Weiss SW, Goldblum JR.Enzinger and Weiss soft tissue tumors.5th ed. St.Louis: Mosby, 2008: 644-650.

56. 陆磊, 陈仁贵, 李小秋, 等. Kimura 病和上皮样血管瘤的临床病理学观察. 中华病理学杂志, 2005, 34 (6): 353-357.

57. Franke FE, Steger K, Marks A, et al. Hobnail hemangiomas (targetoid hemosiderotic hemangiomas) are true lymphangiomas. J Cutan Pathol, 2004, 31 (5): 362-367.

58. Guillou L, Calonje E, Speight P, et al. Hobnail hemangioma: a pseudomalignant vascular lesion with a reappraisal of targetoid hemosiderotichemangioma. Am J Surg Pathol, 1999, 23 (1): 97-105.

59. María LE, Francisco MP, Rodrigo Valdes. Arborizing vessels in a targetoid hemosiderotic hemangioma: mistaken dermoscopic diagnosis of basal cell carcinoma. Dermatol Pract Concept, 2017, 7 (1): 43-47.

60. Mentzel T, Partanen TA, Kutzner H. Hobnail hemangioma ("targetoidhemosiderotic hemangioma"): clinicopathologic and immunohistochemical analysis of62 cases. J Cutan Pathol, 1999, 26 (6): 279-286.

61. Santa Cruz DJ, Aronberg J. Targetoid hemosiderotic hemangioma. J Am Acad Dermatol, 1988, 19 (3): 550-558.

62. Trindade F, Kutzner H, Tellechea Ó, et al. Hobnailhemangioma reclassified as superficial lymphatic malformation: a study of 52cases. J Am Acad Dermatol, 2012, 66 (1): 112-115.

63. Yoon SY, Kwon HH, Heon HC, et al. Congenital and multiple hobnail hemangiomas. Ann Dermatol, 2011, 23 (4): 539-543.

64. 何弘, 张楠. 靶样含铁血黄素沉积性血管瘤 2 例. 临床皮肤科杂志, 2016, 45 (7): 534-535.

65. 朱学骏, 王宝玺, 孙建方, 译. 皮肤病学. 第 2 版. 北京: 北京大学医学出版社, 2010: 2175-2176.

66. Calonje E, Fletcher CD. Sinusoidal hemangioma. A distinctive

benignvascular neoplasm within the group of cavernous hemangiomas. Am J Surg Pathol, 1991, 15 (12): 1130-1135.

67. Utpal Mondal, Nichole Henkes, David Henkes, et al. Cavernous hemangioma of adult pancreas: A case report and literature review. World J Gastroenterol, 2015, 21 (33): 9793-9802.

68. 刘彤华. 诊断病理学. 北京: 人民卫生出版社, 2013: 846-847.

69. Abe S, Yamamoto A, Tamayama M, et al. Synovial hemangioma of the hip joint with pathological femoral neck fracture and extra-articular extension. Orthop Sci, 2013, 18 (1): 181-185.

70. Carroll MB, Higgs JB. Synovial haemangioma presenting as a recurrent monoarticular haemathrosis. Arch Dis Child, 2007, 92 (7): 623-624.

71. Devaney K, Vinh TN, Sweet DE. Skeletal-extraskeletal angiomatosis. A clinicopathological study of fourteen patients and nosologic consideration. Bone Joint Surg Am, 1994, 76 (6): 878-891.

72. Greenspan A, Azouz EM, Mattews J, et al. Synovial hemangioma: imaging features in eight histologically proven cases, review of the literature, and differential diagnosis. Skeletal Radiol, 1995, 24 (8): 583-590.

73. Han G. Hoe, Faizah M. Zaki, Abdul H. A. Rashid. Synovial Haemangioma of the Elbow: A rare paediatric case and imaging dilemma. Sultan Qaboos Univ Med J, 2018, 18 (1): e93-e96.

74. Holzapfel BM, Geitner U, Diebold J, et al. Synovial hemangioma of the knee joint with cystic invasion of the femur: a case report and review of the literature. Arch Orthop Trauma Surg, 2009, 129 (2): 143-148.

75. Lin HK, Wang JD, Fu LS. Recurrent hemarthrosis in a boy with synovial hemangioma: a case report. Pediatr Orthop B, 2011, 20 (2): 81-83.

76. Vakil-Adli A, Zandieh S, Hochreiter J, et al. Synovial hemangioma of the knee joint in a 12-year-old boy: a case report.J Med Case Reports, 2010, 4 (1): 105.

77. Allen PW, Enzinger FM. Hemangioma of skeletal muscle. An analysis of 89 cases. Cancer, 1972, 29 (1): 8-22.

78. Beham A, Fletcher CD. Intramuscular angioma: a clinicopathological analysis of 74 cases. Histopathology, 1991, 18 (1): 53-59.

79. Bella GP, Manivel JC, Thompson RC, et al. Intramuscular hemagioma: recurrence risk related to surgical margins. Clin Orthop Relat Res, 2007, 459 (459): 186-191.

80. Fergusson IL. Haemangioma of skeletal muscle. Br J Surg, 1972, 59 (8): 634-637.

81. Gordon JS, Mandel L. Masseteric intramuscular hemangioma: case report. J Oral Maxillofac Surg, 2014, 72 (11): 2192-2196.

82. Muramastsu K, Ihara K, Tani Y, et al. Intramuscular hemangioma of the upper e×tremity in infants and children. Pediair Orthop, 2008, 28 (3): 387-390.

83. Sotoda Y, Hirooka S, Kohi M, et al. Intramuscular hemangioma in the right ventricle. Gen Thorac Cardiovasc Surg, 2008, 56 (2): 85-87.

84. Bacigaluppi S, Fiaschi P, Prior A, et al. Intraneural haemangioma of peripheral nerves. Br J Neurosurg, 2018, 14: 1-7.

85. Doğramacı Y, Kalacı A, Sevinç T, et al. Intraneural hemangioma of the median nerve: a case report. J Brachial Ple× and Peripher Nerve Inj, 2008, 3 (1): 1-5.

86. Gjuric M, Koester M, Paulus W. Cavernous hemangioma of the internal auditory canal arising from the inferior vestibular nerve: case report and review of the literature. Am J Otol, 2000, 21 (1): 110-114.

87. González Porto SA, González Rodríguez A, Midón Míguez J. Intraneural venous malformations of the median nerve. Arch Plast Surg, 2016, 43 (4): 371-373.

88. Mestdagh H, Lecomte-Houcke M, Reyford H. Intraneural haemangioma of the posterior tibial nerve. Bone Joint Surg, 1990, 72 (2): 323-324.

89. Nowak DA, Gumprecht H, Stölzle A, et al. Intraneural growth of a capillary hemangioma of the cauda equina. Acta Neurochir, 2000, 142 (4): 463-468.

90. Peled I, Iosipovieh Z, Rousso M, et a1. Hemangioma of the median nerve. Hand Surg, 1980, 5 (4): 363-365.

91. Roncaroli F, Scheithauer BW, Krauss WE. Hemangioma of spinal nerve root. Neurosurg, 1999, 91 (91): 175-180.

92. Rousié M1, Ledoux P. Intraneural hemangioma: A rare cause of intermittent carpal tunnel syndrome. Chir Main, 2015, 34 (6): 322-323.

93. Shikata D, Nakagomi T, Yokoyama Y, et al. Debulking surgery for venous hemangioma arising from the epicardium: report of a case.World J Surg Oncol, 2017, 15 (1): 81.

94. Aksoy B, Civas E, Koc E, et al. Clinical experience in the treatment of different vascular lesions using a neodymium-doped yttrium aluminum garnet laser. Dermatologic Surgery, 2009, 35 (12): 1933-1941.

95. Elvira A, Jesús G, Rosario G, et al. Congenital Hemangioma: a report of evolution from rapidly involuting to noninvoluting congenital hemangioma with aberrant mongolian spots. Pediatric Dermatology, 2009, 26 (2): 225-226..

96. Huang YC, Ringold TL, Nelson JS, et al. Nominvasive blood flow imaging for real-time feedback during laser therapy of port wine stain birthmarks.Lasers Surg Med, 2008, 40 (3): 167-173.

97. Hunt SJ, Santa Cruz DJ, Barr RJ. Microvenular hemangioma. J Cutan Pathol, 1991, 18 (4): 235-240.

98. Mansur AT, Demirci GT, Ozbal Koc EA, et al. An unusual lesion on the nose: microvenular hemangioma. Dermatol Pract Concept,

2018,8(1):7-11.

99. 王坚,陆洪芳,施达仁,等.微静脉血管瘤1例的临床治疗并文献复习.临床与实验病理学杂志,2000,16(3):196-199.

100. Allenby PA, Boesel CP, Marish W L Jr. Diffuse angiomatosis of the extremities presenting as a sarcoma. Arch Pathol Lab Med,1990,114(9):987-990.

101. Arsenovic NN, Sen S, Patel J, et al. Angiomatosis: a case with metaplastic ossification. Am J Dermatopathol,2009,31(4):367-369.

102. Najm A, Soltner-Neel E, Le Goff B, et al. Cystic angiomatosis, a heterogeneous condition: Four new cases and a literature review. Medicine(Baltimore),2016,95(43):e5213.

103. Rao VK, Weiss SW. Angiomatosis of soft tissue. An analysis of the histologic features and clinical outcome in 51 cases. Am J Surg Pathol,1992,16(8):764-771.

104. 王洋,林万和,朱明华.软组织血管瘤病4例临床病理特点.诊断病理学杂志,2009,16(1):9-11.

105. Ⅱakozaki M, Tajino T, Watanabe K, et al. Intraosseous spindle cell hemangioma of the calcaneus: a case report and review of the literature. Ann Diagn Pathol,2012,16(5):369-373.

106. Kurek KC, Pansuriya TC, van Ruler MA, et al. R132C IDH1 mutations are found in spindle cell hemangiomas and not in othervascular tumors or malformations.Am J Pathol,2013,182(5):1494-1500.

107. Kazuhiro M, Kazuhiko Y, Tsutomu S, et al. Spindle Cell Hemangioma in the mucosa of the upper lip: a case report and review of the literature. Case Rep Dent,2018,2018:1-7.

108. Pansuriya TC, van Eijk R, d'Adamo P, et al. Somatic mosaic IDH1 and IDH2 mutations are associated with enchondroma andspindle cell hemangioma in Ollier disease and Maffucci syndrome. Nat Genet,2011,43(12):1256-1261.

109. Tosios KI, Gouveris I, Sklavounous A, et al. Spindle cell hemangioma of the head and neck: case report an unusual tumor. Oral Surg, Oral Med, Oral Pathol, Oral Radiol, Endod,2008,105(2):216-221.

110. Weiss SW, Enzinger FM. Spindle cell hemangioendothelioma. A low-grade angiosarcoma resembling a cavernous hemangioma and Kaposi's sarcoma. Am J Surg Pathol,1986,10(8):521-530.

111. Winter A, Siu A, Jamshidi A, et al. Spindle cell hemangioendothclioma of the sacrum: case repoet. Neurosurg Spine,2014,21(2):275-278.

112. 闵晓红,王俊涛.梭形细胞血管瘤1例报道.诊断病理学杂志,2016,23(6):448-449.

113. 张玮,王震,张智弘,等.梭形细胞血管瘤临床病理学特征分析.中华病理学杂志,2017,46(6):417-418.

114. Bean GR, Joseph NM, Gill RM, et al. Recurrent GNAQ muta-

tions in anastomosing hemangiomas. Mod Pathol,2017,30(5):722-727.

115. John I, Folpe AL. Anastomosing hemangiomas arising in unusual locations: a clinicopathologic study of 17 soft tissue cases showing a predilection for the paraspinal region. Am J Surg Pathol,2016,40(8):1084-1089.

116. Kryvenko ON, Gupta NS, Meier FA, et al. Anastomosing hemangioma of the genitourinary system: eight cases in the kidney and ovary with immunohistochemical and ultrastructural analysis. Am J Clin Pathol,2011,136(3):450-457.

117. Lin J, Bigge J, Ulbright TM, et al. Anastomosing hemangioma of the liver and gastrointestinal tract: an unusual variant histogically mimicking angiosarcoma. Am J Surg Pathol,2013,37(11):1761-1765.

118. Montgomery E, Epstein JI. Anastomosing hemangioma of the genitourinary tract: a lesion mimicking angiosarcoma. Am J Surg Pathol,2009,33(9):1364-1369.

119. Fletcher CDM. Diagnostic Histopathology of Tumors. 4th edition.Elsevier Limited,2013,1545-1546.

120. Falk S, Stutte HJ, Frizzera G. Littoral cell angioma. A novel splenicvascular lesion demonstrating histiocytic differentiation. Am J Surg Pathol,1991,15(11):1023-1033.

121. Peckova K, Michal M, Hadravsky L, et al. Littoral cell angioma of the spleen: a study of 25 cases with confirmation of frequent association with visceral malignancies. Histopathology,2016,69(5):762-774.

122. Rosso R, Paulli M, Gianelli U, et al. Littoral cell angiosarcoma of the spleen. Case report with immunohistochemical andultrastructural analysis. Am J Surg Pathol,1995,19(10):1203-1208.

123. 毕成峰,蒋莉莉,李征,等.脾脏窦岸细胞血管瘤临床病理观察.中华病理学杂志,2007,36(4):239-243.

124. Chang KC, Lee JC, Wang YC, et al. Polyclonality in sclerosing angiomatoid nodular transformation of the spleen. Am J Surg Pathol,2016,40(10):1343-1351.

125. Diebold J, Le Tourneau A, Marmey B, et al. Is sclerosing angiomatoid nodular transformation(SANT)of the splenic red pulp identical to inflammatory pseudotumour? Report of 16 cases. Histopathology,2008,53(3):299-310.

126. Fletcher CDM. Diagnostic Histopathology of Tumors.4th ed.Elsevier Limited,2013:1547-1548.

127. Nagai Y, Hayama N, Kishimoto T, et al. Predominance of IgG4+ plasma cells and CD68 positivity in sclerosing angiomatoid nodular transformation(SANT). Histopathology,2008,53(4):495-498.

128. 侯君,纪元,谭云山,等.脾脏硬化性血管瘤样结节性转化临床病理分析.中华病理学杂志,2010,39(2):84-87.

129. 陈刚，卓华，陈国璋. IgG4 相关硬化性疾病：一种仍在演变中的综合征. 中华病理学杂志，2010，39（12）：851-868.

130. Bisceglia M，Muscarella LA，Galliani CA，et al. Extraneuraxial hemangioblastoma: clinicopathologic features and review of theliterature. Adv Anat Pathol，2018，25（3）：197-215.

131. Doyle LA，Fletcher CD. Peripheral hemangioblastoma: clinicopathologic characterization in a series of 22 cases. Am J Surg Pathol，2014，38（1）：119-127.

132. Michal M，Vanecek T，Sima R et al. Primary capillary hemangioblastoma of peripheral soft tissues. Am J Surg Pathol，2004，28（7）：962-966.

133. Nonaka D，Rodriguez J，Rosai J. Extraneural hemangioblastoma: a report of 5 cases.Am J Surg Pathol，2007，31（10）：1545-1551.

134. Patton KT，Satcher RL，Laskin WB. Capillary hemangioblastoma of soft tissue: report of a case and review of the literature. Hum Pathol，2005，36（10）：1135-1139.

135. Rojiani AM，Owen DA，Berry K，et al. Hepatic hemangioblastoma. An unusual presentation in a patient with von Hippel-Lindau disease. Am J Surg Pathol，1991，15（1）：81-86.

136. Joseph NM，Brunt EM，Marginean C，et al. Frequent GNAQ and GNA14 mutations in hepatic small vessel neoplasm. Am J Surg Pathol，2018，42（9）：1201-1207.

137. Gill RM，Buelow B，Mather C，et al. Hepatic small vessel neoplasm, a rare infiltrative vascular neoplasm of uncertain malignant potential. Hum Pathol，2016，54：143-151.

138. Goldblum JR，Flope AL，Weisss SW. Enzinger&Weiss's Soft Tissue tumors. 6th ed.Elsevier Limited，2014：733-742.

139. Guillou L，Fletcher CD. Benign lymphangioendothelioma（acquired progressive lymphangioma）: a lesion not to be confused with well-differentiated angiosarcoma and patch stage Kaposi's sarcoma: clinicopathologic analysis of a series. Am J Surg Pathol，2000，24（8）：1047-1057.

140. Miettinen M. Modern Soft Tissue Pathology. 2nd ed. Cambridge University，2016：581-587.

141. Blei F. Lymphangiomatosis: clinical overview. Lymphat Res Biol，2011，9（4）：185-190.

142. Gomez CS，Calonje E，Ferrar DW，et al. Lymphangiomatosis of the limbs. Clinicopathologic analysis of a series with a good prognosis. Am J Surg Pathol，1995，19（2）：125-133.

143. Ramani P，Shah A. Lymphangiomatosis. Histologic and immunohistochemical analysis of four cases. Am J Surg Pathol，1993，17（4）：329-335.

144. Brenn T，Fletcher CD. Radiation-associated cutaneous atypical vascular lesions and angiosarcoma: clinicopathologic analysis of 42 cases. Am J Surg Pathol，2005，29（8）：983-996.

145. Fineberg S，Rosen PP. Cutaneous angiosarcoma and atypical vascular lesions of the skin and breast after radiation therapy for breast carcinoma. Am J Clin Pathol，1994，102（6）：757-763.

146. Mattoch IW，Robbins JB，Kempson RL，et al. Post-radiotherapy vascular proliferations in mammary skin: a clinicopathologic study of 11 cases. J Am Acad Dermatol，2007，57（1）：126-133.

147. Mentzel T，Schildhaus HU，Palmedo G，et al. Postradiation cutaneous angiosarcoma after treatment of breast carcinoma is characterized by MYC amplification in contrast to atypical vascular lesions after radiotherapy and control cases: clinicopathological, immunohistochemical and molecular analysis of 66 cases. Mod Pathol，2012，25（1）：75-85.

148. Patton KT，Deyrup AT，Weiss SW. Atypical vascular lesions after surgery and radiation of the breast: a clinicopathologic study of 32 cases analyzing histologic heterogeneity and association with angiosarcoma. Am J Surg Pathol，2008，32（6）：943-950.

149. 蔡俊娜，卿松，成宇帆，等. 乳腺癌保乳术及放疗后非典型性血管病变的病理特征. 临床与实验病理学杂志，2010，26（1）：40-45.

150. Fernández Y，Bernabeu-Wittel M，García-Morillo JS. Kaposiform hemangioendothelioma. Eur J Intern Med，2009，20（2）：106-113.

151. Le Huu A R，Jokinen C H，Rubin B P，et al. Expression of prox1, lymphatic endothelial nuclear transcription factor, in Kaposiform hemangioendothelioma and tufted angioma.Am J Surg Pathol，2010，34（11）：1563-1573.

152. Lyons L L，North PE，Mac-Moune Lai F，et al. Kaposiform hemangioendothelioma: a study of 33 cases emphasizing its pathologic, immunophenotypic, and biologic uniqueness from juvenile hemangioma. Am J Surg Pathol，2004，28（5）：559-568.

153. Mentzel T，Mazzoleni G，Dei Tos AP，et al. Kaposiform hemangioendothelioma in adults. Clinicopathologic andimmunohistochemical analysis of three cases. Am J Clin Pathol，1997，108（4）：450-455.

154. Terui K，Nakatani Y，Kambe M，et al. Kaposiform hemangioendothelioma of the choledochus. J Pediatr Surg，2010，45（9）：1887-1889.

155. Tlougan B E，Lee M T，Drolet B A，et al. Medical management of tumors associated with Kasabach-Merritt phenomenon: an expert survey. J Pediatr Hematol Oncol，2013，35（8）：618-622.

156. Yu L，Yang S J. Kaposiform hemangioendothelioma of the spleen in an adult: an initial case report. Pathol Oncol Res，2011，17（4）：969-972.

157. Zhang H，Luo J，Feng X. Kaposiform hemangioendothelioma in the uterine cervix of a 5-year girl. Fetal Pediatr Pathol，2012，31（5）：273-277.

158. Albertini A，Brousse N，Bodemer C，et al. Retioform heman

gioendothelioma developed on the site of an earlier cystic lymphangioma in a six-year-old girl. Am J Dermatopathol, 2011, 33（7）: 84-87.

159. Calonje E, Fletcher C D, Wilson-Jones E, et al. Retiform hemangioendothelioma. A distinctive form of low-grade angiosarcoma delineated in a series of 15 cases. Am J Surg Pathol, 1994, 18（2）: 115-125.

160. Kuo CL, Chen PC, Li WY, et al. Retiformhemangioendothelioma of the neck. J Pathol Transl Med, 2015, 49（2）: 171-173.

161. Nobeyama Y, Ishiuji Y, Nakagawa H.Retiform hemangioendothelioma treated with conservative therapy: report of a case and review of the literature.Int J Dermatol, 2016, 55（2）: 238-243.

162. Tan D, Kraybill W, Cheney R T, et al. Retiform hemangioendothelioma: a case report and review of the literature. J Cutan Pathol, 2005, 32（9）: 634-637.

163. Zhang G, Lu Q, Yin H, et al. A case of retiform hemangioendothelioma with unusual presentation and aggressive clinical features.Int J Clin Exp Pathol, 2010, 3（5）: 528-533.

164. 刘绮颖, 唐丽华, 喻林, 等. 网状血管内皮瘤八例临床病理学分析. 中华病理学杂志, 2015, 44（7）: 480-485.

165. Dabska M. Malignant endovascular papillary angioendothelioma of the skin in childhood: clinicopathologic study of 6 cases. Cancer, 1969, 24（3）: 503-510.

166. Quecedo E, Martínez-Escribano JA, Febrer I, et al. Dabska tumor developing within a preexisting vascular malformation. Am J Dermatopathol, 1996, 18（3）: 302-307.

167. Bhatia A, Nada R, Kumar Y, et al. Dabska tumor（endovascular papillary angioendothelioma）of testis: a case report with brief review of literature. Diagn Pathol, 2006, 1（1）: 12.

168. Emanuel PO, Robert L, Lester S, et al. Dabska tumor arising in lymphangioma circumscriptum. J Cutan Pathol, 2008, 35（1）: 65-69.

169. Moghimi M, Razavi BS, Akhavan A, et al. Hobnail hemangioendothelioma（Dabska type）in the right thigh. Eur J Pediatr Surg, 2009, 19（5）: 337-339.

170. Nakayama T, Nishno M, Takasu K, et al. Endovascular papillary angioendothelioma（Dabska tumor）of the bone. Orthopedics, 2004, 27（3）: 327-328.

171. Biagioli M, Sbano P, Miracco C, et al.Composite cutaneous haemangioendothelioma: case report and review of the literature. Clin Exp Dermato, 2005, 30（4）: 352-361.

172. Leen SL, Clarke PM, Chapman J, et al. CompositeHemangioendothelioma of the Submandibular Region. Head Neck Pathol, 2015, 9（4）: 519-524.

173. Mahmoudizad R, Samrao A, Bentow JJ, et al. Compositehemangioendothelioma: An unusual presentation of a rare vascular tumor. Am J ClinPathol, 2014, 141（5）: 732-736.

174. McNab PM, Quigley BC, Glass LF, et al. Composite hemangioendothelioma and its classification as a low-grade malignancy. Am J Dermatopathol, 2013, 35（4）: 517-522.

175. Nayer SJ, Rubin BP, Calonje E, et al.Composite hemangioendothelioma: a complex, low-grade vascular lesion mimicking angiosarcoma.Am J Surg Pathol, 2000, 24（3）: 352-361.

176. Perry KD, Al-Lbraheemi A, Rubin BP, et al. Compositehemangioendothelioma with neuroendocrine marker expression: an aggressive variant. Mod Pathol, 2017, 30（11）: 1589-1602.

177. Reis-Filho JS, Paiva ME, Lopes JM.Congenital composite hemangioendothelima: case report and reappraisal of hemangioendothelioma spectrum.J Cutan Pathol, 2002, 29（4）: 226-231.

178. Shang Leen SL, Fisher C, Thway K. Composite hemangioendothelioma: clinical and histologic features of an enigmatic entity. Adv Anat Pathol, 2015, 22（4）: 254-259.

179. Alegria-Landa V, Santonja C, Jo-Velasco M, et al. Cutaneous pseudomyogenic（epithelioid sarcoma-like）hemangioendothelioma FOSB immunohistochemistry demonstrating the SERPINE1-FOSB fusion gene. J Eur AcadDermatol Venereol, 2017, 31（12）: e550-552.

180. Billings SD, Folpe AL, Weiss SW. Epithelioid sarcoma-like hemangioendothelioma. Am J Surg Pathol, 2003, 27（1）: 48-57.

181. Hornick JL, Fletcher CD. Pseudomyogenic hemangioendothelioma: a distinctive, often multicentric tumor with indolent behavior. Am J Surg Pathol, 2011, 35（2）: 190-201.

182. Hung YP, Fletcher CD, Hornick JL.FOSB is a useful diagnostic marker for pseudomyogenic hemangioendothelioma. Am J Surg Pathol, 2017, 41（5）: 596-606.

183. Inyang A, Mertens F, Puls F, et al. Primary Pseudomyogenic Hemangioendothelioma of Bone. Am J Surg Pathol, 2016, 40（5）: 587-598.

184. Pradhan D, Schoedel K, McGough RL, et al. Pseudomyogenichemangioendothelioma of skin, bone and soft tissue-a clinicopathological, immunohistochemical, and fluorescence in situ hybridization study. Hum Pathol, 2018, 71: 126-134.

185. Sheng W, Pan Y, Wang J. Pseudomyogenic hemangioendothelioma: report of anadditional case with aggressive clinical course. Am J Dermatopathol, 2013, 35（5）: 597-600.

186. Sheng WQ, Wang J. Primary pseudomyogenic haemangioendothelioma of bone. Histopathology, 2012, 61（6）: 1219-1224.

187. Trombetta D, Magnusson L, von SFV, et al. Translocation t（7; 19）（q22; q13）-a recurrent chromosome aberration in pseudomyogenic hemangioendothelioma. Cancer Genet, 2011, 204（4）: 211-215.

188. 汪庆余，郝华，刘绮颖，等. 假肌源性血管内皮瘤 6 例临床病理分析. 临床与实验病理学杂志，2014，30（10）：1122-1126.

189. Cesarman E，Knowles DM. Kaposi's sarcoma-associated herpsvirus-like DNA sequences in AIDS-associated with Kaposi's sarcoma，primary effusion lymphoma and multicentric Castleman's disease. Semin Diagn Pathol，1997，14（1）：54-66.

190. Chor PJ，Santa Cruz DJ. Kaposi's sarcoma. A clinicopathologic review and differential diagnosis. J Cutan Pathol，1992，19（1）：6-20.

191. Cossu S，Satta R，Cottoni F，et al. Lymphangioma-like variant of Kaposi's sarcoma：clinicopathologic study of sevencases with review of the literature. Am J Dermatopathol，1997，19（1）：16-22.

192. Dorfman RF. Kaposi's sarcoma revisited. Hum Pathol，1984，15（11）：1013-1017.

193. Dubina M，Goldenberg G. Positive staining of tumor-stage Kaposi sarcoma with lymphatic marker D2-40. J Am Acad Dermatol，2009，61（2）：276-280.

194. Ioachim HL，Adsay V，Giancotti FR，et al. Kaposi's sarcoma of internal organs. A multiparameter study of 86 cases. Cancer，1995，75（6）：1376-1385.

195. Radu O，Pantanowitz L. Kaposi Sarcoma. Arch Pathol Lab Med，2013，137（2）：289-294.

196. Robin YM，Guillou L，Michel JJ，et al. Human herpsvirus 8 immunostaining：a sensitive and specific method for diagnosing Kaposi sarcoma in paraffin-embedded sections. Am J Clin Pathol，2004，121（3）：330-334.

197. Tappero JW，Conant MA，Wolfe SF，et al. Kaposi's sarcoma. Epidemiology，pathogenesis，histology，clinical spectrum，staging criteria and therapy. J AmAcad Dermatol，1993，28（3）：371-395.

198. Anderson T，Zhang L，Hameed M，et al. Thoracic epithelioid malignant vascular tumors. A clinicopathologic study of 52 cases with emphasis on pathologic grading and molecular studies of WWTR1-CAMTA1 fusions. Am J Surg Pathol，2015，39：132-139.

199. Antonescu CR，Le Loarer F，Mosquera JM，et al. NovelYAP1-TFE3 fusion defines a distinct subset of epithelioid hemangioendothelioma. Genes Chromosomes Cancer，2013，52（8）：775-784.

200. Deyrup AT，Tighiouart M，Montag AG，et al. Epithelioid hemangioendothelioma of soft tissue：a proposal for riskstratification based on 49 cases.Am J Surg Pathol，2008，32（6）：924-927.

201. Errani C，Zhang L，Sung YS，et al. WWTR1-CAMTA1 gene fusion is a consistent abnormality in epithelioid hemangioen-dothelioma of different anatomic sites. Genes，Chromosomes & Cancer，2011，50：644-653

202. Flucke U，Vogels RJ，de Saint Aubain Somerhausen N，et al. Epithelioid Hemangioendothelioma：clinicopathologic，immunhistochemical，andmolecular genetic analysis of 39 cases. Diagn Pathol，2014，9：131.

203. Mucientes P，Gomez-Arellano L，Rao N. Malignant pleuropulmonary epithelioid hemangioendothelioma-unusual presentation of an aggressive angiogenic neoplasm. Pathol Res Pract，2014，210（9）：613-618.

204. 罗虎，邓才霞，段江洁，等. 肺上皮样血管内皮瘤 6 例临床分析并文献复习. 第三军医大学学报，2015，37（24）：2472-2476.

205. 周军，印洪林，张海芳，等. 骨上皮样血管内皮瘤 4 例及文献复习. 临床与实验病理学杂志，2012，28（4）：410-414

206. Buehler D，Rice SR，Moody JS，et al. Angiosarcoma outcomes and prognostic factors：a 25-year single institution experience. Am J Clin Oncol，2014，37（5）：473-479.

207. Deyrup AT，Miettinen M，North PE，et al. Angiosarcomas arising in the viscera and soft tissue of children and youngadults：a clinicopathologic study of 15 cases. Am J Surg Pathol，2009，33（2）：264-269.

208. Ginter PS，Mosquera JM，MacDonald TY，et al. Diagnostic utility of MYC amplification and anti-MYC immunohistochemistry inatypical vascular lesions，primary or radiation-induced mammary angiosarcomas，and primary angiosarcomas of other sites. Hum Pathol，2014，45（4）：709-716.

209. Hart J，Mandavilli S. Epithelioid angiosarcoma：a brief diagnostic review and differential diagnosis. Arch Pathol Lab Med，2011，135：268-272.

210. Huang SC，Zhang L，Sung YS，et al. Recurrent CIC gene abnormalities in angiosarcomas：a molecular study of 120 cases with concurrent investigation of PLCG1，KDR，MYC，and FLT4 gene alterations. Am J Surg Pathol，2016，40（5）：645-655.

211. Meis-Kindblom JM，Kindblom LG. Angiosarcoma of soft tissue：a study of 80 cases. Am J Surg Pathol，1998，22（6）：683-697.

212. Patel SH，Hayden RE，Hinni ML，et al. Angiosarcoma of the scalp and face：the Mayo Clinic experience. JAMA Otolaryngol Head Neck Surg，2015，141（4）：335-340.

213. Shah S，Rosa M. Radiation-associated angiosarcoma of the breast：clinical and pathologic features. Arch Pathol Lab Med，2016，140（5）：477-481.

214. Tatsas AD，Keedy VL，Florell SR，et al. Foamy cell angiosarcoma：a rare and deceptively bland variant of cutaneousangiosarcoma. J Cutan Pathol，2010，37（8）：901-906.

215. Wang L，Lao IW，Yu L，et al. Primary breast angiosarcoma：a retrospective study of 36 cases from a single chinese medi-

cal institute with clinicopathologic and radiologic correlations. Breast J, 2017, 23(3): 282-291.

216. Wang L, Lao IW, Yu L, et al. Clinicopathological features and prognosticfactors in angiosarcoma: A retrospective analysis of 200 patients from a single Chinese medical institute. Oncol Lett, 2017, 14(5): 5370-5378.

217. 赵骞, 刘海平, 冼志红, 等. 41 例肝脏原发性恶性血管肿瘤的临床病理特点. 临床肿瘤学杂志, 2013, 18(8): 718-722.

第九章

软组织软骨和骨疾病

第一节 良性肿瘤

一、软组织软骨瘤

【定义】

软组织软骨瘤（soft tissue chondroma）是发生于手足软组织内的良性透明软骨肿瘤，也称骨外软骨瘤（extraskeletal chondroma）。

【编码】

ICD-O　　9220/0

ICD-11　　XH0NS

【临床特征】

（一）流行病学

1. 发病率　不常见。

2. 发病年龄　好发于中青年，平均年龄34.5岁，年龄范围较广，婴幼儿至90岁。

3. 性别　男性略多见，男：女为3：2。

（二）部位

2/3的病例发生于手指，其次可见于手、趾和足，少数病例位于躯干、头颈部、口腔、耳、上消化道、硬脑膜、皮肤和输卵管。

（三）症状

局部无痛性肿块，常附着于肌腱、腱鞘或关节囊。

（四）影像学

境界清楚，分叶状，中央和周边可有钙化，后者可呈弓样、点状、针状或略呈几何图形。肿瘤可侵蚀下方的骨或使骨变形。

（五）治疗

手术切除。

（六）预后

预后良好。局部复发率为15%～20%。无恶性转化。

【病理变化】

（一）大体特征

边界清楚，呈结节状、球形或椭圆形，可有圆凸，多为1～2cm，中位直径1.6cm，范围0.3～6cm。体积<3cm，切面为灰白色、半透明的软骨，可伴不同程度的钙化或黏液变性。

（二）镜下特征

1. 组织学特征　境界清楚，由分化成熟的透明软骨小叶组成（图9-1-1），软骨细胞位于陷窝内，成簇分布，核小，深染，也可有较大，染色质细腻或粗，可有小核仁，核可有轻至中度多形性。软骨内可有钙化或骨化，肿瘤周边可被骨围绕，骨化明显的区域可有成熟脂肪髓形成。部分病例可富于细胞，间质可有黏液样变，软骨细胞可呈星状漂浮于黏液样基质中。

软骨母细胞样软骨瘤（chondroblastoma-like chondroma）中的软骨细胞含有中等量的嗜伊红色胞质，核可呈肾形，或有核沟、核裂，基质内含有散在的破骨细胞样巨细胞，并伴有细腻的钙化，且围绕软骨细胞，形态上类似软骨母细胞瘤。

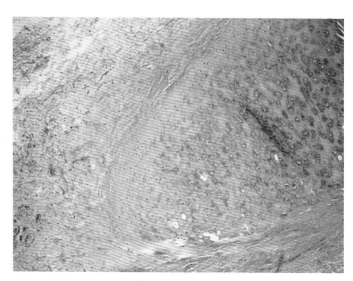

图9-1-1　软组织软骨瘤的组织学特征
分化成熟的透明软骨结节，HE×100

2. **免疫组织化学** 软骨细胞表达 S-100 蛋白和 SOX9，可表达 ERG。

【遗传学】

12q13-15 重排，*HMGA2* 基因异常，5 号染色体三倍体，11q21-qter 缺失等。

【鉴别诊断】

1. **滑膜软骨瘤病** 常发生于大关节滑膜（特别是膝关节），也可发生于肢端腱鞘滑膜，病变组织为多个大小一致的灰白色鹅卵石样结节，镜下由透明软骨构成。

2. **砂砾性假痛风** 发病部位较为广泛，可发生于肢端，但常见于颞颌关节，可有化生性软骨，并可伴有钙化。特征性形态为菱形的二羟焦磷酸钙晶体，在偏振光下呈双折射。

3. **足底黏液软骨样化生** 特发于足底，纤维黏液样背景，间质呈嗜碱性软骨样，常伴有囊性变。

4. **其他** 包括瘤样钙盐沉积、骨外黏液样软骨肉瘤、钙化性腱膜纤维瘤和伴有软骨的皮肤混合瘤等。

（蒋智铭 张惠箴）

二、滑膜软骨瘤病

【定义】

滑膜软骨瘤病（synovial chondromatosis）又称滑膜骨软骨瘤病（synovial osteochondromatosis）是表现为多个透明软骨结节的良性肿瘤，通常发生在关节/滑膜下组织。

【临床特征】

（一）流行病学

1. **发病率** 不常见。

2. **发病年龄** 多发生于 30～40 岁成年人。

3. **性别** 男性多见，男:女为 2:1。

（二）部位

任何关节都可受累，最常见的是膝关节。其他可见于髋、肘、腕、踝、肩甚至颞下颌关节。

（三）症状

疼痛、肿胀、触摸到结节、关节活动受限和继发性骨关节炎。

（四）影像学

关节腔内可见骨化小体/骨化结节（图 9-1-2A、9-1-2B）。

（五）治疗

手术切除。

（六）预后

可局部复发（15%～20%），有报道可恶变为软骨肉瘤，见于病程长、多次复发的患者。

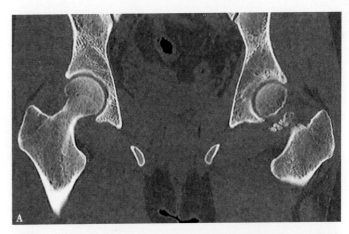
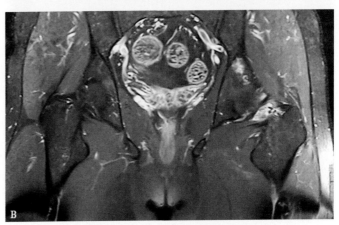

图 9-1-2 滑膜软骨瘤病的影像学

A. CT 显示左侧髋关节囊内多个高密度结节影；B. 滑膜软骨瘤病 MR 显示左侧髋关节囊内的多个大小不一的结节影

【病理变化】

（一）大体特征

病变组织为多个大小一致的灰白色鹅卵石样结节或是滑膜组织内的结节。

（二）镜下特征

1. **组织学特征** 结节表面有薄层纤维组织或滑膜组织。结节由透明软骨构成，软骨细胞呈簇状排列，细胞核肥大，可见双核，可见多形性及黏液变性，但核分裂不常见，可见骨化（图 9-1-3A～9-1-3D）。若出现成片的非典型软骨细胞，坏死，核分裂，周围细胞核拥挤，梭形变，则要考虑恶变为软骨肉瘤。

2. **免疫组织化学** 瘤细胞表达 S-100 蛋白。

【遗传学】

可见 1p22 和 1p13 重排，+5，未见 *IDH1* 和 *IDH2* 突变。

【鉴别诊断】

1. **内生性软骨瘤** 肿瘤位于骨内，不位于关节腔，大体不是光滑的鹅卵石样外观。组织学，透明软骨结节周围没有纤维组织或滑膜组织包绕。

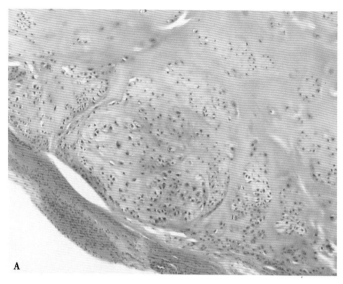
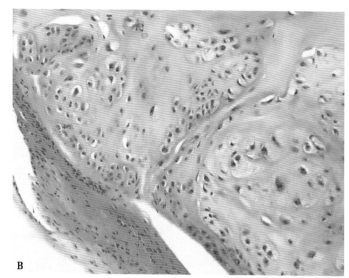
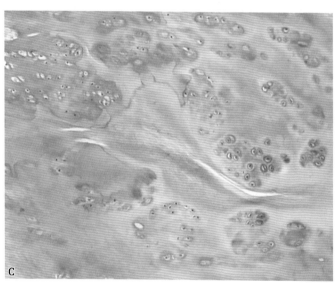
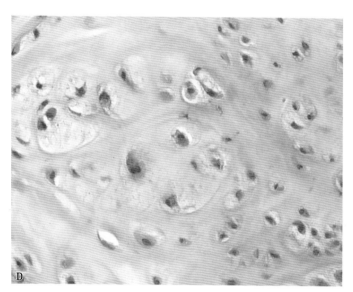

图9-1-3 滑膜软骨瘤病的组织学特征

A. 软骨结节表面有薄层纤维组织，HE×100；B. 结节由透明软骨构成，软骨细胞呈簇状排列，HE×200；C. 软骨细胞呈簇状排列，可见黏液变及骨化，HE×200；D. 细胞核肥大，可见双核，HE×400

2. 软骨肉瘤 瘤细胞异型性广泛，坏死，核分裂象多以及向周围组织浸润侵袭性生长。

（李 扬）

第二节 恶 性 肿 瘤

一、骨外黏液样软骨肉瘤

【定义】

骨外黏液样软骨肉瘤（extraskeletal myxoid chondrosarcoma，EMC）是一种分化未定的恶性间叶性肿瘤，组织学上常显示分叶状结构，由条索状或网格状排列的嗜伊红色卵圆形至短梭形细胞和大量黏液样基质组成，分子遗传学上显示*NR4A3*基因重排，肿瘤内无透明软骨分化。

【编码】

ICD-O　　9231/3

ICD-11　　XH9344

【临床特征】

（一）流行病学

1. 发病率 罕见，在软组织肉瘤中<3%。

2. 发病年龄 好发成年人，高峰年龄为50～70岁。

3. 性别 男性多见，男：女为2:1。

（二）部位

好发肢体近端的深部软组织，以大腿最常见。其他部位包括躯干、头颈部、脊柱旁、足、手指、颅内、腹膜后、胸膜和骨等。

（三）症状

缓慢增大的软组织肿块，部分患者可有疼痛和触痛，若肿瘤位于关节附近,可有活动受限。

（四）治疗

广泛局部切除,必要时辅以放疗。

（五）预后

肿瘤低到中度恶性,患者存活期长,50% 患者可发生局部复发和转移。5 年、10 年、15 年生存率达 90%、70% 和 60%。影响预后的因素有:肿瘤大于 10cm、富于细胞和显示有显著异型性（高级别）。

【病理变化】

（一）大体特征

肿瘤呈多结节状或分叶状,边界清楚,有假包膜。大小不等,多为 4～7cm,最大可达 30cm。切面呈胶冻样,可见出血、坏死及囊性变。富细胞的肿瘤切面有肉质感。

（二）镜下特征

1. 组织学特征 肿瘤呈多结节状,结节之间为纤维分隔（图 9-2-1A）。肿瘤细胞排列呈条索状、簇状、网格状分布在黏液样基质中,间质血管非常稀少。瘤细胞呈一致性圆形、卵圆形、短梭形,胞质嗜伊红色或空泡状,

核圆形、卵圆形,染色质均匀,可见小核仁（图 9-2-1B～9-2-1D）。核分裂象少见（<2 个 /10HPF）。可见出血、坏死。有时肿瘤内黏液样基质稀少或无,瘤细胞丰富,分化差,上皮样,核分裂多见,称为“富细胞亚型”（cellular EMC）（图 9-2-1E）。部分肿瘤细胞可呈胞质丰富红染、核仁明显的横纹肌样（图 9-2-1F）。肿瘤内无透明软骨形成。

2. 免疫组织化学 瘤细胞表达 vimentin,部分病例表达 S-100 蛋白、CD117、Syn、NSE、PGP9.5 和 ERG（图 9-2-2A～9-2-2D）。具有横纹肌样特征的肿瘤 INI-1 表达缺失。

【遗传学】

具有特征性的 t(9；22)(q22；q12),其次是 t(9；17)(q22；q11) 或 t(9；15)(q22；q21),分别产生 EWSR1-NR4A3(CHN)、RBP56(TAF2N)-NR4A3(CHN)、TCF12-NR4A3(CHN)、TFG-NR4A3(CHN) 或 HSPA8-NR4A3 融合基因。大于 90% 的骨外黏液性软骨肉瘤可出现 NR4A3(CHN) 基因重排 / 融合。横纹肌样型通常无 EWSR1-NR4A3 的融合基因。

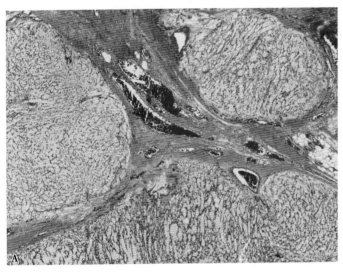

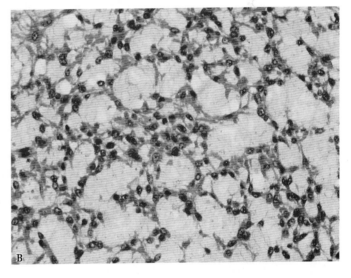

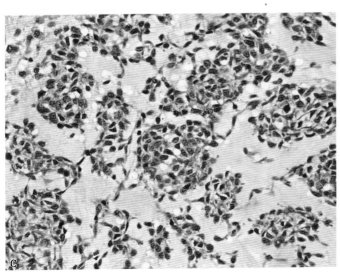

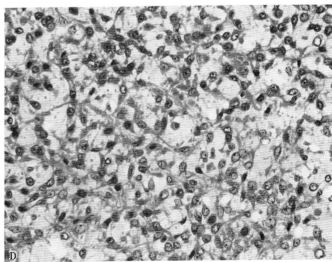

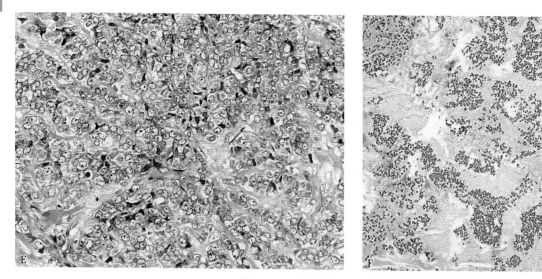

图 9-2-1　骨外黏液样软骨肉瘤的组织学特征

A. 肿瘤呈纤维分隔的结节状，HE×40；B. 瘤细胞排列成网状，胞质空泡状，间质黏液样，HE×200；C. 瘤细胞排列成簇状，胞质嗜伊红色，HE×200；D. 瘤细胞呈短梭形，胞质嗜伊红色，HE×200；E. 富于细胞性亚型，HE×200；F. 瘤细胞呈横纹肌样形态，HE×40 插图（HE×200）

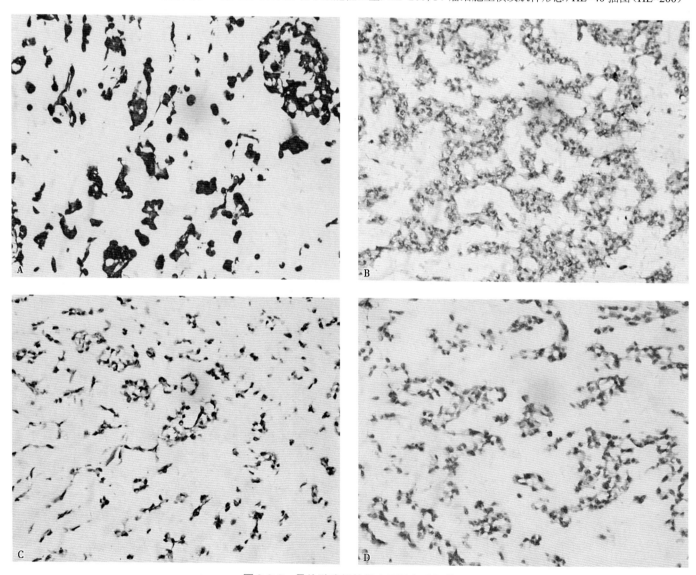

图 9-2-2　骨外黏液样软骨肉瘤的免疫组化

A. 瘤细胞表达 vimentin，IHC×200；B. 瘤细胞部分表达 S-100 蛋白，IHC×200；C. 瘤细胞部分表达 NSE，IHC×200；D. 瘤细胞部分表达 Syn，IHC×200

【鉴别诊断】

1. 脊索瘤 脊索瘤瘤细胞胞质红染或空泡状,间质明显黏液样,与骨外黏液性软骨肉瘤形态相似。但脊索瘤常发生于中线部位,颅底和骶尾部常见。免疫组化标记显示,脊索瘤表达细胞角蛋白、S-100 蛋白和 Brachyury。

2. 黏液样脂肪肉瘤 也有圆形、卵圆形、短梭形的瘤细胞和黏液样基质。但黏液样脂肪肉瘤可见印戒样脂肪母细胞和分支状毛细血管。分子检测可见 *DDIT3* 基因易位。

3. 软骨黏液纤维瘤 呈分叶状,梭形、星芒状瘤细胞埋在黏液样间质中。小叶周边细胞密集,可见多核巨细胞,小叶中央瘤细胞稀疏。

(李 扬)

二、骨外间叶性软骨肉瘤

【定义】

骨外间叶性软骨肉瘤(extraskeletal mesenchymal chondrosarcoma, EMC)是一种罕见具有双向分化的恶性肿瘤,由数量不等的分化性透明软骨岛和大片小圆形或小梭形的幼稚间叶细胞构成,后者常呈血管外皮瘤样结构。镜下形态与原发性骨间叶性软骨肉瘤相同。

【编码】

ICD-O   9240/3

ICD-11   XH8X47

【临床特征】

(一)流行病学

1. 发病率 罕见,在软组织肉瘤中<3%。

2. 发病年龄 发病年龄分布较广,高发年龄 20～40 岁,平均年龄 30 岁。

3. 性别 男性多见。

(二)部位

1/4～1/3 的病例发生于骨外,可发生于头颈部(特别是硬脑膜眼眶)、四肢(特别是下肢)、躯干、纵隔和腹腔软组织,偶可发生于肺和肾脏等实质脏器。

(三)症状

如肿瘤位于四肢,表现为缓慢增大的软组织肿块,部分患者可有疼痛和触痛,若肿瘤位于关节附近,可有活动受限;如肿瘤位于硬脑膜,患者可有头痛和中枢神经系统症状;如肿瘤位于眼眶,患者可有突眼和视力改变等症状。

(四)影像学

界限相对清楚的软组织肿块(图 9-2-3A),或基于硬膜的颅内或脊髓内占位性病变,常伴有斑点状、絮状、环状、弧形或片状钙化(图 9-2-3B)。

(五)治疗

以根治性手术切除为主。化疗不肯定。放疗主要应用于局部控制。

(六)预后

5 生存率为 54.6%,10 年生存率为 27.3%。易发生转移,特别是转移至肺部。一些病例可在多年之后发生转移。

【病理变化】

(一)大体特征

结节状或分叶状,直径 2～37cm。切开肿瘤时中央部分常有砂砾感,有时可见透明软骨灶,周边的肿瘤组织

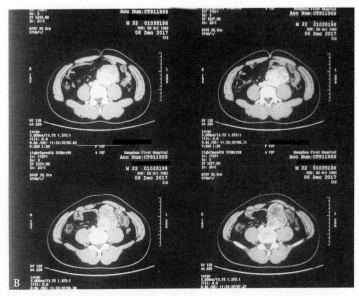

图 9-2-3 骨外间叶性软骨肉瘤的影像学
A. 右眼眶占位 MRI;B. CT 示腹腔内占位伴有片状钙

多呈鱼肉状,质软,伴有出血和坏死。

（二）镜下特征

1. **组织学特征** 显示特征性的双向性形态（图 9-2-4A），主要由两种成分组成：①原始幼稚的小圆形、卵圆形或短梭形细胞成分，大小较为一致，核深染，胞质较少，核分裂象易见，呈分叶状、片状、簇状或束状排列（图 9-2-4B、9-2-4C），形态上可类似骨外尤因肉瘤，小细胞区域内常见血管外皮瘤样结构（图 9-2-4D），部分病例内可见出血和坏死；②透明软骨成分，常呈大小不等的岛屿状分布（图 9-2-4E），软骨成分数量不等，少的仅见几个软骨细胞，非常容易漏诊（图 9-2-4F），大到成片的透明软骨（图 9-2-4G）。软骨内可伴有钙化和骨化（图 9-2-4H、9-2-4I）。原始幼稚的小圆间叶细胞与软骨岛之间可有清晰的界限（图 9-2-4A、9-2-4G），或有移行，提示行幼稚的小圆形间叶细胞有向软骨细胞分化的潜能（图 9-2-4E、9-2-4J）。

2. **免疫组织化学** 幼稚的间叶细胞可表达 SOX9、CD99（图 9-2-5A）和 NKX2.2，部分病例可表达 desmin（50%）和 EMA（35%）。软骨细胞表达 S-100 蛋白和 ERG（图 9-2-5B）。

【遗传学】

具有 *HEY1-NCOA2* 和 *IRF2BP2-CDX1* 融合基因，可通过 RT-PCR 和 FISH 检测。

【鉴别诊断】

1. **骨外尤因肉瘤** 两者均为小细胞性恶性肿瘤，CD99 阳性，均有胞质内 PAS 阳性的糖原，在小的活检标本中鉴别尤为困难。但尤因肉瘤在 X 线和 CT 中缺乏钙化灶，活检组织中小圆细胞没有向软骨细胞分化的倾向，免疫组化标记显示，瘤细胞表达 CD99、NKX2.2 和 bcl-2，不同程度地表达神经内分泌标记，FISH 检测显示 *EWSR1* 基因易位。

2. **去分化软骨肉瘤** 主要发生在骨内，含高分化软骨和间变性去分化肉瘤两种成分，后者是高级别大细胞性肉瘤，不是间叶软骨肉瘤中幼稚、均匀一致的间叶性小细胞。

3. **孤立性纤维性肿瘤** 间叶软骨肉瘤中的小细胞常呈血管外皮瘤样结构，当肿瘤位于胸壁、纵隔及脑膜等部位时，应注意和孤立性纤维性肿瘤鉴别，后者小细胞没有向软骨细胞分化的倾向，且免疫标记 CD34、STAT6 阳性。

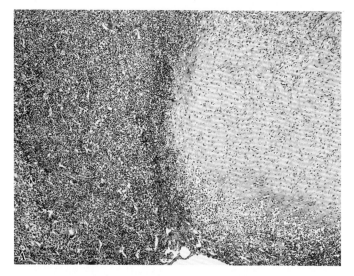

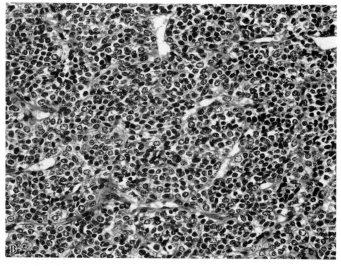

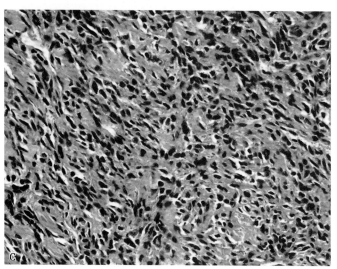

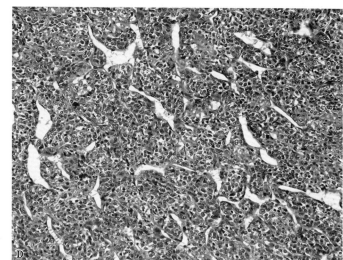

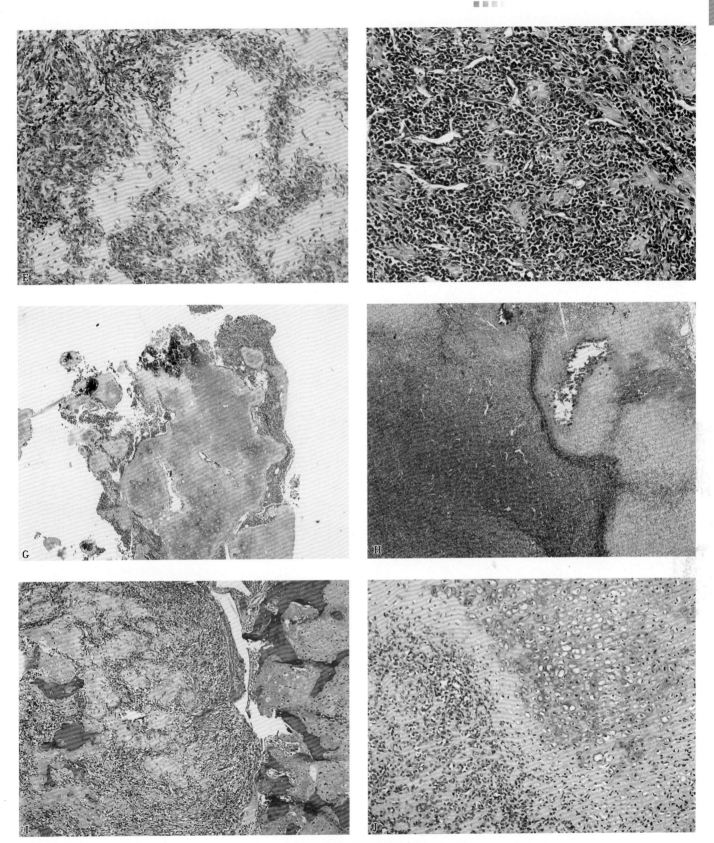

图9-2-4　骨外间叶性软骨肉瘤的组织学特征

A. 肿瘤由密集的小圆形细胞区和软骨岛组成，两者之间分界相对清楚，HE×100；B. 片状分布的原始幼稚小圆形细胞，形态上类似骨外尤因肉瘤，HE×400；C. 条束状排列的短梭形细胞，HE×400；D. 原始幼稚的小圆形细胞呈血管外皮瘤样排列，HE×200；E. 大小不等的软骨岛，与间叶成分之间似有移行，HE×200；F. 软骨成分较少时或不明显时容易被漏诊，HE×200；G. 软骨成分较多时可为大片透明软骨，与原始间叶细胞成分之间分界相对清楚，HE×40；H. 软骨内钙化，HE×40；I. 软骨内骨化，HE×100；J. 软骨成分与原始间叶细胞成分之间可有移行，HE×200

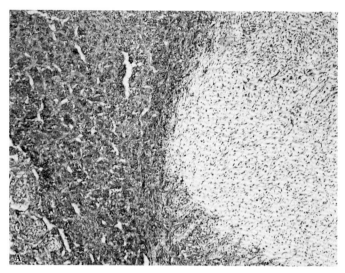
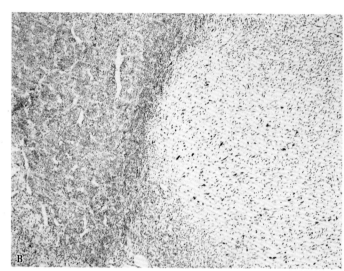

图 9-2-5　骨外间叶性软骨肉瘤的免疫组化

A. 原始间叶性瘤细胞可表达 CD99，IHC×100；B. 肿瘤内软骨小岛表达 S-100 蛋白，IHC×100

4. 其他肿瘤　包括滑膜肉瘤和小细胞骨肉瘤等。

（庞宗国）

三、骨外骨肉瘤

【定义】

骨外骨肉瘤（extraskeletal osteosarcoma）是一种发生在软组织内、瘤细胞产生肿瘤性骨样组织或肿瘤性骨组织的肉瘤，又称软组织骨肉瘤（soft tissue osteosarcoma）。

【编码】

ICD-O　　9180/3

ICD-11　　XH2CD6

【病因】

10% 与放疗有关，可为放疗后肉瘤。极少数情况下可起自于骨化性肌炎。

【临床特征】

（一）流行病学

1. 发病率　少见，约占软组织肉瘤的 1%～2%，骨肉瘤的 2%～4%。

2. 发病年龄　多发生于 50 岁以上的中老年人，平均年龄 52～54 岁，年龄范围 16～87 岁。

3. 性别　男性多见，男∶女约为 2∶1。

（二）部位

好发于深部软组织，包括下肢带（50%～70%），包括大腿（30%～50%）、盆三角和臀部，以及上肢带（20%），包括肩三角和上臂，少数病例发生于腹膜后（10%），偶可发生于手、足、喉、舌、乳腺、精索、阴茎、胸膜、肺、心、胃肠道和中枢神经系统等部位。

（三）症状

进行性增大的软组织肿块，部分患者可伴有疼痛和触痛。

（四）影像学

X 线和 CT 表现为位于深部软组织的巨大肿块，边界不清，至少局部区域有云雾状的钙化及骨化影（图 9-2-6）。与骨化性肌炎等良性病变不同，其钙化区域常位于肿瘤的中央，而不是周边。MRI 可以界定肿瘤累及的范围以及与周边血管神经的关系，有助于临床制订最佳手术方式。

（五）治疗

根治性手术切除，术前术后可辅以化疗。

（六）预后

5 年生存率不足 30%，局部复发率 35%～50%，转移率 60%，大多数患者在 2～3 年内转移或复发，最常转移至肺，也可转移至骨、软组织、肝、脑和淋巴结。如肿瘤 <5cm，有软骨母细胞成分，Ki67 增殖指数低，提示预后相对较好。

【病理变化】

（一）大体特征

周界清楚或呈浸润状，可有卫星结节。肿瘤体积多较大，平均直径 8cm，范围 1～50cm。质地坚实或呈鱼肉状，可伴有程度不等的钙化和骨化（常位于肿瘤中心部），可伴有出血、坏死。

（二）镜下特征

1. 组织学特征　与发生于骨的骨肉瘤相似，含有两种最基本的成分，即间变性肉瘤细胞和由肉瘤细胞产生的骨样基质和肿瘤性骨，后者可以是幼稚的蕾丝样骨样组织（图 9-2-7A、9-2-7B），也可以是较成熟的肿瘤性编织骨。骨样基质主要位于肿瘤的中心区域，骨小梁周围无良性骨母细胞被覆。肿瘤内可以含有数量不等的软骨肉瘤成分和反应性破骨细胞样巨细胞，也可以合并继发性

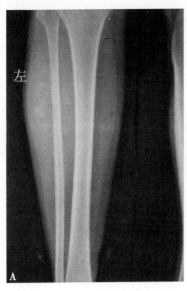
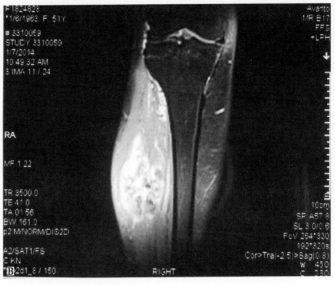

图 9-2-6 骨外骨肉瘤的影像学
A. X 线示左小腿软组织肿块影，可见钙化；B. MRI 示左小腿巨大肿块

动脉瘤样骨囊肿。肉瘤细胞可以出现各种形态学变异，如上皮样、浆细胞样（图 9-2-7C）。一些病例呈多形性未分化肉瘤样（图 9-2-7D）。

骨外骨肉瘤大多数是高级别的普通型骨肉瘤，也有骨外血管扩张型骨肉瘤的报道。但偶尔也可以是高分化性骨肉瘤，形态类似于恶性度较低的骨旁骨肉瘤或髓内高分化骨肉瘤。

2. 免疫组织化学　骨外骨肉瘤的肉瘤细胞有成骨倾向，故 SATB2 核阳性（图 9-2-8），尤其是在骨样基质附近的肉瘤细胞；软骨成分 S-100 蛋白和 SOX9 核阳性；Ki67 肉瘤细胞高表达。上皮样骨外骨肉瘤 CK 可部分阳性。

【鉴别诊断】

1. 骨化性肌炎　是发生于软组织内的良性异位骨化，大体、影像和镜下均有明显的分层结构，即越到肿块周边骨化越成熟，中央为幼稚的成纤维细胞和幼稚的骨样组织，骨小梁周围有良性骨母细胞被覆，肿块内可以出现少量软骨。在肿块形成早期，细胞增生较活跃，但无论是成纤维细胞、成骨细胞还是软骨细胞，均缺乏异型性和不典型核分裂。

2. 骨化性纤维黏液性肿瘤　肿瘤体积较小（<4cm），周围常有成熟板层骨构成的薄层骨壳；瘤细胞圆形、卵圆形，形态温和，缺乏异型性和核分裂；有丰富的黏液基质，以及常有束状胶原纤维分割形成的分叶结构。生物学行为属中间型。

3. 含有化生性骨的软组织肉瘤　滑膜肉瘤、上皮样肉瘤、多形性未分化肉瘤和脂肪肉瘤等软组织肉瘤内有时可以出现化生性骨和软骨成分。这些肿瘤都有各自的临床、病理、免疫组化和分子遗传学特征，其化生性骨大多为比较成熟的编织骨，并有骨母细胞被覆，但去分化脂肪肉瘤中可以出现异源性骨肉瘤成分。

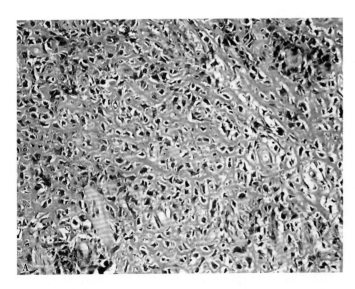
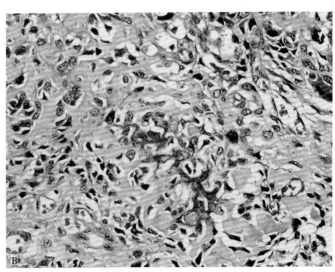

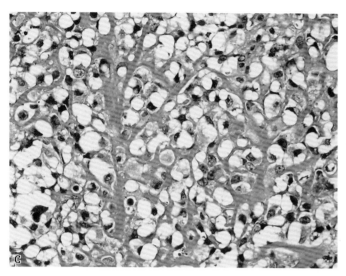

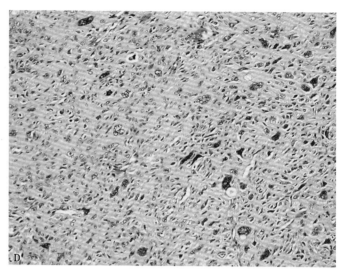

图 9-2-7　骨外骨肉瘤的组织学特征

A. 幼稚的蕾丝样骨样组织，周围为间变性肉瘤细胞，HE×200；B. 骨样组织内矿化，HE×400；C. 瘤细胞可呈上皮样，HE×400；D. 多形性未分化肉瘤区域，HE×200

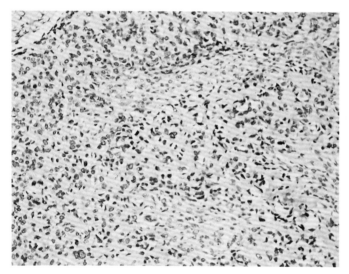

图 9-2-8　骨肉瘤的免疫组化
瘤细胞表达 SATB2，IHC×200

4. 含有异源性骨肉瘤成分的癌肉瘤或恶性分叶状肿瘤　这类肿瘤常位于乳腺、膀胱、子宫及前列腺等实质性脏器，除了骨肉瘤成分以外，还含有癌的成分或良性导管上皮成分。免疫标记除了广谱 CK 阳性外，还常表达 EMA、CAM5.2、CK19 等其他上皮标记。

5. 髓内或骨表面发生的骨肉瘤的软组织浸润和转移　主要靠临床和影像学鉴别。

（张惠箴　蒋智铭）

四、中轴外软组织脊索瘤

【定义】

中轴外软组织脊索瘤（extra-axial soft tissue chordoma）是一种发生在软组织内的脊索瘤。

【临床特征】

（一）流行病学

1. 发病率　比较少见，截至 2018 年文献上约报道了 20 例。

2. 发病年龄　多发生于中年人，平均年龄 44 岁，年龄范围 17～71 岁。

3. 性别　无明显性别差异。

（二）部位

主要发生于四肢，包括前臂、小腿、腕、踝、足趾和手拇指，少数病例位于胸壁、肩部和臀部。

（三）症状

局部肿块。

（四）治疗

手术切除，并使切缘阴性。

（五）预后

少数病例可发生复发，偶可发生肺转移。

【病理变化】

（一）大体特征

结节状或分叶状，平均直径 5.3cm，范围 0.7～11cm，切面呈灰白色，质嫩，胶冻样。

（二）镜下特征

1. 组织学特征　与发生于中轴的脊索瘤相似，低倍镜下可呈结节状（图 9-2-9A）。由条索样排列或合体样分布的梭形至上皮样细胞组成（图 9-2-9B、9-2-9C），胞质嗜伊红色，可见空泡（图 9-2-9D），部分区域间质可呈黏液样。

2. 免疫组织化学　瘤细胞表达 AE1/AE3、EMA、S-100 蛋白和 Brachyury（图 9-2-10）。

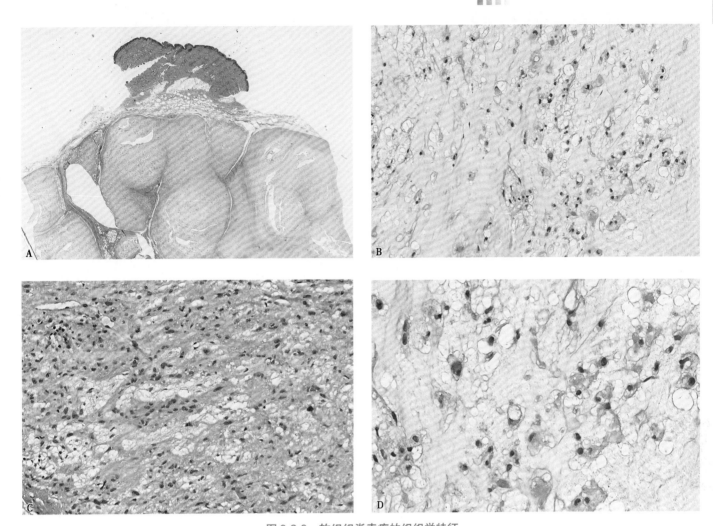

图 9-2-9 软组织脊索瘤的组织学特征

A. 肿瘤位于皮下，呈结节状，HE×7.3；B. 条索样排列的上皮样瘤细胞，间质呈黏液样，HE×200；C. 合体样分布的上皮样瘤细胞，HE×200；D. 胞质嗜伊红色，可见空泡，HE×400

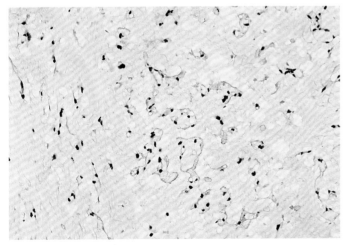

图 9-2-10 软组织脊索瘤的免疫组化
瘤细胞表达 Brachyury，IHC×200

【鉴别诊断】

1. 肌上皮瘤 形态上可与脊索瘤相似，且瘤细胞也可表达上皮性标记和 S-100 蛋白，但与脊索瘤不同的是，瘤细胞不表达 Brachyury。

2. 骨外黏液样软骨肉瘤 形态上可与脊索瘤相似，但瘤细胞不表达 AE1/AE3 和 Brachyury，FISH 检测可显示 *NR4A3* 基因易位。

（丁 洋 王 坚）

参 考 文 献

1. Cates JM, Rosenberg AE, O'Connell JX, et al. Chondroblastoma-like chondroma of soft tissue: an underrecognized variant and its differential diagnosis. Am J Surg Pathol, 2001, 25 (5): 661-666.

2. Humphreys H, Pambakian PH, Fletcher CDM. Soft tissue chondroma-a study of 15 tumors. Histopathology, 1986, 10: 147-159.

3. Khedhaier A, Maalla R, Ennouri K, et al. Soft tissues chondromas of the hand: a report of five cases. Acta Orthop Belg, 2007, 73 (4): 458-461.

4. Shon W, Folpe AL, Fritchie KJ. ERG expression in chondrogenic bone and soft tissue tumours. J Clin Pathol, 2015, 68 (2): 125-129.

5. Shon W, Folpe AL. Myxochondroid metaplasia of the plantar foot: a distinctive pseudoneoplastic lesion resembling nuchal fibrocartilaginous pseudotumor and the equine digital cushion. Mod Pathol, 2013, 26(12): 1561-1567.

6. Sugiura Y, Nagaishi M, Takano I, et al. Convexity dural chondroma: a case report with pathological and molecular analysis. Clin Neuropathol, 2015, 34(1): 13-18.

7. Amary MF, Bacsi K, Maggiani F, et al. IDH1 and IDH2 mutations are frequent events in central chondrosarcoma and central and periosteal chondromas but not in other mesenchymal tumours. J Pathol, 2011, 224(3): 334-343.

8. Buddingh EP, Krallman P, Neff JR, et al. Chromosome 6 abnomalities are recurrent in synovial chondromatosis. Cancer Genet Cytogenet, 2003, 140(1): 18-22.

9. Davis RI, Hamillon A, Biggart JD. Primary synovial chondromatosis: a clinicopathologic review and assessment of malignant potential. Hum Pathol, 1998, 29(7): 683-688.

10. Fetsch JF, Vinh TN, Remotti F, et al. Tenosynovial (extraarticular) chondromatosis: an analysis of 37 cases of an underrecognized clinicopathologic entity with a strong predilection for the hands and feet and a high local recurrence rate. Am J Surg Pathol, 2003, 27(9): 1260-1268.

11. Guarda-Nardini L, Piccotti F, Ferronato G, et al. Synovial chondromatosis of the temporomandibular joint: a case description with systematic literature review. Int J Oral Maxillofac Surg, 2010, 39(8): 745-755.

12. Ng VY, Louie P, Punt S, et al. Malignant transformation of synovial chondromatosis: a systematic.review. Open Orthop J, 2017, 11: 517-524.

13. Wittkop B, Davies AM, Mangham DC. Primary synovial chondromatosis and synovial chondrosarcoma: a pictorial review. Eur Radiol, 2002, 12(8): 2112-2119.

14. Agaram NP, Zhang L, Sung YS, et al. Extraskeletal myxoid chondrosarcoma with non-EWSR1-NR4A3 Variant fusions correlate with rhabdoid phenotype and high-grade morphology. H um Pathol, 2014, 15(5): 1084-1091.

15. Benini S, Cocchi S, Gamberi G, et al. Diagnostic utility of molecular investigation in extraskeletal myxoid chondrosarcoma. J Mol Diagn, 2014, 16(3): 314-323.

16. Finos L, Righi A, Frisoni T, et al. Primary extraskeletal myxoid chondrosarcoma of bone: Report of three cases and review of the literature.Pathol Res Pract, 2017, 213(5): 461-466.

17. Goh YW, Spagnolo DV, Platten M, et al. Extraskeletal myxoid chondrosarcoma: a light microscopic, immunohistochemical, ultrastructural and immunoultrastructural study indicating neuroendocrine differentiation. Histopathology, 2001, 39(5): 514-524.

18. Hirabayashi Y, Ishida T, Yoshida MA, et al. Translocation(9; 22)(q22; q12). A recurrent chromosome abnormality in extraskeletal myxoid chondrosarcoma. Cancer Genet Cytogenet, 1995, 81(1): 33-37.

19. Noguchi H, Mitsuhashi T, Seki K, et al. Fluorescence in situ hybridization analysis of extraskeletal myxoid chondrosarcoma using EWSR1 and NR4A3 probes.Hum Pathol, 2010, 41(3): 336-342

20. Okamoto S, Hisaoka M, Ishida T, et al.Extraskeletal myxoid chondrosarcoma: a clinicopathologic, immunohistochemical, and molecular analysis of 18 cases. Hum Pathol, 2001, 32(10): 1116-1124.

21. Urbini M, Astolfi A, Pantaleo MA, et al.HSPA8 as a novel fusion partner of NR4A3 in extraskeletal myxoid chondrosarcoma.Genes Chromosomes Cancer, 2017, 56(7): 582-586.

22. Bertoni F, Picci P, Bcchini P, et al. Mesenchymal chondrosarcoma of bone and soft tissue. Cancer, 1983, 52(2): 533-541.

23. Jacobs JL, Merriam JC, Chadburn A, et al. Mesenchymal chondrosarcoma of the orbit: report of three new cases and review of the literature. Cancer, 1994, 73(2): 399-405.

24. Nakashima Y, Unni KK, Shives TC, et al. Mesenchymal chondrosarcoma of bone and soft tissue: a review of 111 cases. Cancer, 1986, 57(12): 2444-2453.

25. Nyquist KB, Panagopoulos I, Thorsen J, et al. Whole-transciptome sequencing identifies novel IRF2BP2-CDX1 fusion gene brought about by translocation t(1; 5)(q42; q32) in mesenchymal chondrosarcoma. PLoS ONE, 2012, 7(11): e49705.

26. Shapeero LG, Vanel D, Couanet D, et al. Extrakseletal mesenchymal chondrosarcoma. Radiology, 1993, 186(3): 819-826.

27. Wang L, Motoi T, Khanin R, et al. Identification of a novel, recurrent *HEY1-NCOA2* fusion in mesenchymal chondrosarcoma based on a genome-wide screen of exon-level expression data. Gene Chromosome Cancer, 2012, 51(12): 127-139.

28. Allan CJ, Soule EH. Osteogenic sarcoma of the somatic soft tissues: clinicopathologic study of 26 cases and review of the literature. Cancer, 1971, 27(5): 1121-1133.

29. Bane BL, Evans HL, Ro JY, et al. Extraskeletal osteosarcoma: a clinicopathologic review of 26 cases. Cancer, 1990, 65(12): 2762-2770.

30. Chung EB, Enzinger FM. Extraskeletal osteosarcoma. Cancer, 1987, 60(5): 1132-1142.

31. Choi LE, Healey JH, Kuk D, et al. Analysis of outcomes in extraskeletal osteosarcoma: a review of fifty-three cases. J Bone Joint Surg Am, 2014, 96(1): e2.

32. Dubec JJ, Munk PL, O'Connell JX, et al. Soft tissue osteosarcoma with telangiectatic features: MR imaging findings in two cases. Skeletal Radiol, 1997, 26(12): 732-736.

33. Fang Z, Yokoyama R, Mukai K, et al. Extraskeletal osteosarcoma: a clinicopathologic study of four cases. Jpn J Clin Oncol, 1995, 25(2): 55-60.

34. Jones M, Chebib I, Deshpande V, et al. Radiation-Associated Low-Grade Extraskeletal Osteosarcoma of the Neck Following Treatment for Thyroid Cancer. Int J Surg Pathol, 2015, 23(5): 384-387.

35. Savant D, Kenan S, Kenan S, et al. Extraskeletal osteosarcoma arising in myositis ossificans: a case report and review of the literature. Skeletal Radiol, 2017, 46(8): 1155-1161.

36. Suzuki H, Yamashiro K, Takeda H, et al. Extra-axial soft tissue chordoma of wrist. Pathol Res Pract, 2011, 207(5): 327-331.

37. Lauer SR, Edgar MA, Gardner JM, et al. Soft tissue chordomas: a clinicopathologic analysis of 11 cases. Am J Surg Pathol, 2013, 37(5): 719-726.

38. Righi A, Sbaraglia M, Gambarotti M, et al Extra-axial chordoma: a clinicopathologic analysis of six cases. Virchows Arch, 2018, 472(6): 1015-1020.

第十章

胃肠道间质瘤

一、胃肠道间质瘤的定义

胃肠道间质瘤（gastrointestinal stromal tumor，GIST）是胃肠道最常见的间叶源性肿瘤，瘤细胞显示卡哈尔间质细胞（interstitial cells of Cajal，ICC）分化。免疫组化标记显示瘤细胞通常表达 CD117 和 DOG1，分子检测显示大多数病例具有 *KIT* 或 *PDGFRA* 基因活化突变（图 10-0-1），少数病例涉及其他分子改变，包括 *SDHx*、*BRAF*、*NF1*、*K/N-RAS* 和 *PIK3CA* 等基因突变，以及产生 *ETV6-NTRK3*、*FGFR1-HOOK3* 和 *FGFR1-TACC1* 等融合基因。在临床表现上显示不同的生物学行为，可从良性至恶性经过。

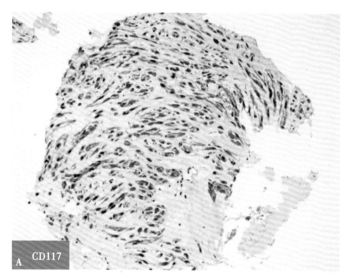

A CD117

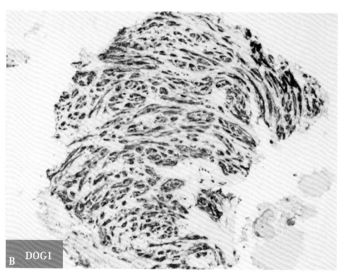

B DOG1

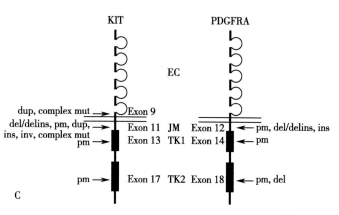

C

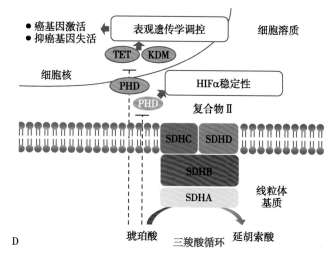

D

图 10-0-1 GIST 的定义

A、B. 瘤细胞表达 CD117 和 DOG1；C. 多数病例显示 KIT 或 PDGFRA 活化突变；D. 少数病例为野生型，如 SDH 缺陷型

【编码】

ICD-O　　8936/3

ICD-11　　285B & XH8RP6（GIST，非特指）

　　　　　2B5B.0（胃 GIST）

　　　　　2B5B.1（小肠 GIST）

　　　　　2B5B.Y（其他部位 GIST）

　　　　　2B5B.Z（非特指部位 GIST）

　　　　　2B5F.2（食道 GIST）

（王　坚）

二、胃肠道间质瘤的发生和病因

1. **Cajal 间质细胞**　GIST 起源与 Cajal 间质细胞（ICC）关系密切，或起自于向 ICC 分化的未定型细胞。ICC 是肌间神经丛内的一种特殊间质细胞，位于胃肠壁的肌间神经丛中，并穿插在平滑肌内，在胃肠道壁形成复杂的细胞网络，对胃肠动力发生和功能调控起着至关重要的作用。ICC 表达 KIT 蛋白 CD117，其功能的激活需要 *KIT* 基因的参与（图 10-0-2）。

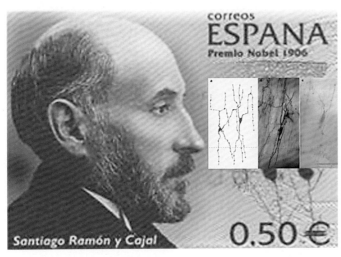

图 10-0-2　西班牙神经解剖学家卡哈尔和卡哈尔间质细胞

2. ***KIT* 和 *PDGFRA* 基因突变**　85%～90% 的 GIST 显示 *KIT* 基因突变。*KIT* 基因突变率主要涉及 11、9 号外显子，少数发生于 13、17、14、18 号外显子。突变类型包括缺失、插入、缺失 - 插入、点突变、重复和倒置。11 号外显子突变约占 66.9%（53.3%～81%），最常见的突变类型为缺失 / 缺失 - 插入突变。9 号外显子突变率为 5%～15%，几乎均为编码 Ala502-Tyr503 的 6 个核苷酸的重复（1 525-1 530dupGCCTAT），主要发生于小肠，生物学上具较高的侵袭性。13 号和 17 号外显子突变比较少见，突变率均<2.5%。

小于 5% 的 GIST 显示 *PDGFRA* 突变，主要发生于 12、14 和 18 号外显子。18 号外显子突变最常见，约占 *PDGFRA* 突变的 90%，其中 70% 为错义点突变（c.2525A>T），导致 Asp842Val，主要发生于胃上皮样 GIST，临床上常呈惰性。

3. **其他分子遗传学异常**　约 10% 的 GIST 虽表达 CD117 和 DOG1，但分子检测无 *KIT*/*PDGFRA* 基因突变，称为野生型 GIST，包括琥珀酸脱氢酶缺陷型和非琥珀酸脱氢酶缺陷型，参见后述。

三、胃肠道间质瘤的流行病学

1. **发病率**　GIST 的发病率较低，为（0.66～1.96）/10 万。14 岁以下儿童 GIST 的发病率约为 0.02/ 百万。

2. **性别和年龄**　GIST 主要发生于成年人，特别是 50～70 岁的中老年人，平均年龄和中位年龄为 55～60 岁左右。少数病例可发生于儿童和青少年。

GIST 两性均可发生，无明显差异。儿童和青少年病例多见于女性。

3. **部位**　最好发的部位为胃，占 60%～70%，其次为小肠，占 20%～30%，部分病例发生于结直肠（5%～15%），1%～5% 位于食管，偶可发生于阑尾（<1%）（图 10-0-3）。极少数 GIST 可发生于十二指肠、胆囊和膀胱等。在诊断肝脏 GIST 前，必须先除外胃肠道 GIST 转移。除胃肠道外，肿瘤也可发生于腹腔内、盆腔或腹膜后，也称为胃肠道外间质瘤（extra-gastrointestinal stromal tumor，E-GIST），其中 80% 位于肠系膜和大网膜，20% 位于腹膜后，有时可累及前列腺或阴道壁。部分 E-GIST 病例可能

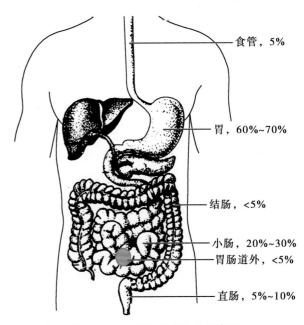

图 10-0-3　GIST 好发部位示意图

为原发于胃肠道的 GIST 发生播散或累及所致。最好发的部位为胃，占 60%～70%，其次为小肠，占 20%～30%，部分病例发生于直肠（5%～15%），5% 位于食管，发生于结肠者较为少见（<5%）（图 10-0-3）。极少数 GIST 可发生于十二指肠、阑尾、胆囊和膀胱等。在诊断肝脏 GIST 前，必须先除外胃肠道 GIST 转移。除胃肠道外，肿瘤也可发生于腹腔内、盆腔或腹膜后，也称为胃肠道外间质瘤（extra-gastrointestinal stromal tumor, E-GIST），其中 80% 位于肠系膜和大网膜，20% 位于腹膜后，有时可累及前列腺或阴道壁。

儿童 GIST 最常见的发病部位为胃，其次为小肠、结肠和直肠，少数可发生于网膜和腹腔。

四、胃肠道间质瘤的临床表现

GIST 的临床表现并无特异性，患者多表现为上腹胀满不适、隐痛、消化道出血（黑便）、腹痛和腹部包块，部分可伴有梗阻或压迫症状，发生于食管者可表现为哽噎和吞咽困难，位于直肠者可有大便习惯改变、便血和下坠等。12%～33% 的患者在临床上可无任何症状，常为常规体检、内镜检查和影像学检查或因其他原因手术（胃癌、食管癌、结直肠癌或妇科肿瘤手术等）偶然发现，少数病例为尸检时所发现。

琥珀酸脱氢酶缺陷型 GIST 占 GIST 的 5.0%～7.5%，多见于女性，好发于儿童和青年人（<20 岁），偶可见于成年人。几乎均发生于胃，组织学上常为上皮样 GIST。

部分病例可伴有 Carney 三联征（GIST、副神经节瘤和肺软骨瘤）或 Carney-Stratakis 综合征（家族性 GIST 和副神经节瘤）。约 2% 的 GIST 还可伴发 I 型神经纤维瘤病，主要发生于空肠和回肠，常呈多灶性。

家族性 GIST 是一种罕见的常染色体显性遗传性疾病，目前文献报道约 20 余例，由 KIT 或 PDGFRA（极少数）胚系突变所致。男女发病无明显差异。胃肠道内可有多发病灶，患者可伴有肥大细胞增多症、吞咽困难、皮肤色素沉着和色素性荨麻疹等。

（喻　林）

五、胃肠道间质瘤的辅助检查

1. 内镜检查　内镜检查通常表现为黏膜下的圆形或椭圆形肿块，呈半球形突向腔内，病变处黏膜隆起，表面光滑、完整，色泽与周围黏膜相似（图 10-0-4），可见桥形皱襞。部分病例黏膜表面可见溃疡形成。超声内镜（EUS）检查显示肿瘤位于黏膜下或胃肠壁固有肌层内，边界清楚，内部回声均匀。

因 GIST 多位于黏膜下或肌壁内，位置较深，且表面有正常黏膜覆盖，内镜活检一般较难取到肿瘤组织，且偶可导致严重出血，故术前一般不推荐。内镜活检主要适用于肿瘤伴有溃疡形成或累及黏膜者，但活检前应充分评估风险性。

2. 影像学检查　GIST 的影像学检查包括气钡双重对比造影、超声、CT、MRI 和 PET-CT 等。超声、CT 和 MRI 是 GIST 最常用的检查手段，不仅可提供术前诊断，在引导穿刺活检、协助制订治疗方案、评估靶向治疗疗效和术后随访等方面亦发挥着重要作用。

气钡双重对比造影显示黏膜下肿瘤，黏膜完整连

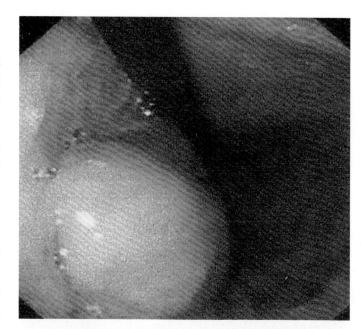
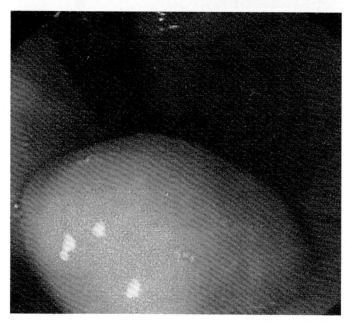

图 10-0-4　胃肠道间质瘤的内镜检查
病变处黏膜隆起，表面光滑、完整

续，受下方肿瘤推挤突向腔内，形成特征性的桥样皱襞（图 10-0-5A）。

CT 和 MRI 能直观显示肿瘤所在的部位、形态、大小、生长方式以及周围组织或脏器的受累情况。MRI 能更好地反映肿瘤内部液化、坏死和囊性变等变化。根据肿瘤与消化道壁的关系，可将 GIST 分为壁内型、腔内型、腔外型和腔内腔外双向型（哑铃状）四种类型（图 10-0-5B、10-0-5C）。肝转移性 GIST 常表现为低密度结节，周边环状强化，典型者可呈"牛眼征"。

靶向治疗后 GIST 的影像学改变包括：肿瘤数目增多或减少、体积增大或缩小、肿瘤内部密度或信号增强或降低、肿瘤内出血、液化、坏死和囊性变等（图 10-0-5D）。

PET-CT 能够早期评价 GIST 靶向治疗的疗效，经伊马替尼治疗后的 GIST 其 SUV 值下降明显。

六、胃肠道间质瘤的治疗前活检

活体组织病理学检查原则：术前各项检查考虑 GIST，经评估须进行术前治疗者，应行活体组织病理学检查以：①明确 GIST 的诊断；②确定具体突变类型，作为靶向治疗参考。由于活体组织病理学检查可能引起肿瘤的破溃、出血，增加肿瘤播散的危险性，应当慎重施行。尽量通过胃肠腔穿刺，首选内镜细针穿刺活检（fine-needle aspiration biopsy and endoscopic ultrasound, FNA-EUS），以减少肿瘤针道转移和破裂的风险。对于转移性 GIST，可考虑行经皮穿刺活体组织病理学检查。

术前活体组织病理学检查适应证包括：①需要行联合多器官切除者，或手术可能明显影响相关器官功能者，如位于直肠、胃食管结合部、十二指肠的病变；②无法切

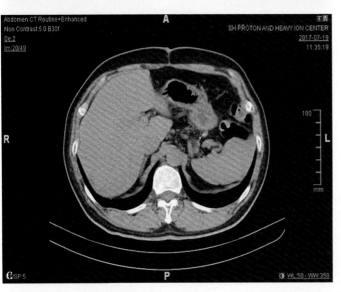

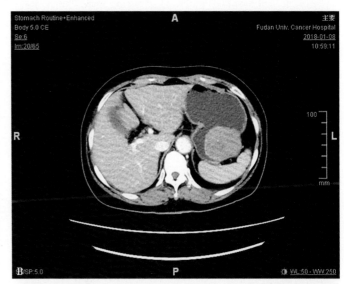

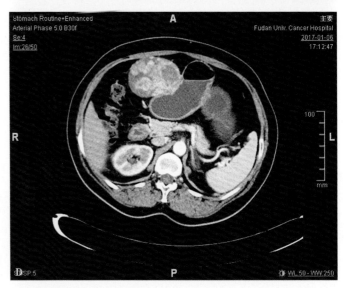

图 10-0-5　GIST 的影像学

A. 气钡双重对比造影显示胃底肿块，形成特征性的桥样皱襞；B. 胃壁内 GIST（CT）；C. 小肠浆膜下 GIST（CT）；D. 靶向治疗后 GIST 的影像学特征（CT）

除或估计难以获得 R0 切除的病变；③疑似 GIST 者，如须排除淋巴瘤；④疑似复发或转移的 GIST 病灶。

GIST 的活检包括：①内镜下活检，由于大多数 GIST 位于消化道壁内，黏膜面完整，内镜下活检难以获取肿瘤组织明确病理诊断。内镜下活检仅适用于病变累及黏膜的病例（图 10-0-6A），活检前应充分估计风险性，需要慎行，注意避免严重出血。②FNA-EUS 适合于黏膜下壁内肿瘤，包括直径在 2cm 以下者。FNA-EUS 宜在有经验的单位进行，如能采集到一定量的肿瘤细胞，也能做出明确的病理诊断（图 10-0-6B），但因获取组织少，诊断难度大，宜交给有经验的病理医师处理。③经皮空芯针穿刺活检（core-needle biopsy，CNB），可在超声或 CT 引导下进行，因存在肿瘤破裂造成腹腔种的风险，多适用于转移性 GIST（图 10-0-6C）。④经直肠穿刺活检，多适用于直肠或盆腔 GIST（图 10-0-6D）。⑤术中活检，适用于在剖腹

或腹腔镜探查中发现肿瘤无法一期切除者，在没有取得病理学证据的情况下取得活体组织病理学检查以指导后续药物治疗。对可完整切除的原发、复发或转移性病灶建议完整切取，不建议切取活检。术中冰冻病理学检查不作常规推荐，但偶有因未取得术前病理学检查结果，虽影像学疑似 GIST，但仍不排除其他肿瘤，为避免错误选择手术方式，需行术中冰冻病理学检查。

因活检组织较少，如临床怀疑为 GIST，病理医生也考虑为 GIST 时，宜先直接采用 CD117 和 DOG1 标记，如为阳性则还可有剩余的组织用于尝试分子检测。不宜采用过多的免疫组化标记用于鉴别诊断，以尽可能地减少组织的损耗，以备后续分子检测所需。

需要注意的是，穿刺活检所获得的组织有限，通常 <50 个高倍视野，故对原发性肿瘤进行穿刺活检，常难以对危险度作出评估，但可客观计数高倍视野以及总的核

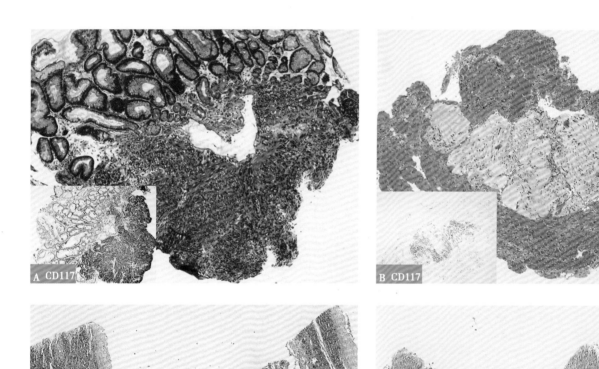

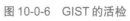

图 10-0-6　GIST 的活检

A. 内镜活检，HE×100；B. 内镜超声引导下细针穿刺活检，HE×40；C. 肝转移性 GIST 穿刺活检，HE×40；D. 直肠 GIST 穿刺活检，HE×100

分裂数目，供临床决策时参考。此外，若显微镜下观察到肿瘤细胞显著异型、黏膜浸润、肿瘤性坏死等形态学特征，可在病理报告中加以描述，对提示肿瘤的生物学行为有一定的帮助。

（王　坚）

七、胃肠道间质瘤的大体检查

GIST 可位于黏膜下、消化道壁固有肌层内、浆膜下或腹盆腔，周界相对清楚，发生于腹盆腔者可有纤维性假包膜。多呈结节状或多结节状，直径 0.3~44cm，中位直径为 6.0cm。切面呈灰白或灰红色，质嫩、细腻，可见出血、囊性变或坏死等继发性改变（图 10-0-7A）。靶向治疗后的 GIST 可呈胶冻样或胶原化等改变（图 10-0-7B）。少数 GIST 可合并其他恶性肿瘤，如癌和淋巴瘤等。

中国胃肠道间质瘤诊断治疗专家共识（2013 年版）将直径≤2cm 定义为小 GIST，直径≤1cm 定义为微小 GIST（MicroGIST）（图 10-0-7C、10-0-7D）。

（喻　林）

八、胃肠道间质瘤的组织学

1. 基本形态学　GIST 的基本形态包括梭形细胞型、上皮样型和梭形细胞 - 上皮样混合型，少数病例呈高级别肉瘤样形态。上皮样型多出现于胃 GIST 中，肠道GIST 多为梭形细胞型。

（1）梭形细胞型：占 50%~70%，主要由形态相对一致的梭形细胞组成，瘤细胞的密度、异型性和核分裂象因病例而异（图 10-0-8A~10-0-8C），少数病例中可见瘤巨细胞（图 10-0-8D）。部分病例于核端可见空泡（图 10-0-8E），可呈印戒细胞样（图 10-0-8F）。梭形细胞多呈交叉束状、席纹状或漩涡状排列，也可呈长条束状或鱼骨样排列，有

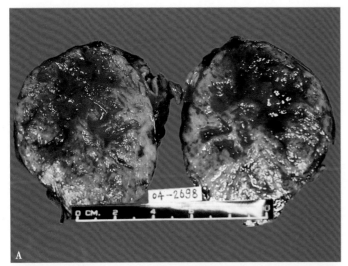
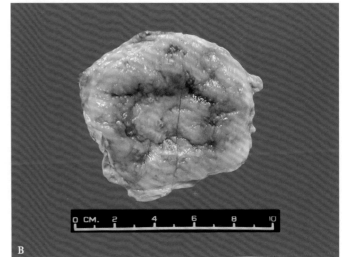
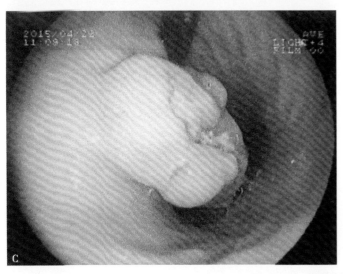
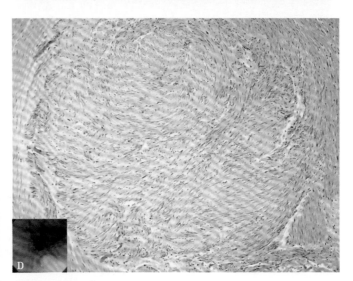

图 10-0-7　胃肠道间质瘤的大体形态

A. 肿瘤呈结节状，境界清楚，切面呈灰白灰红色；B. 靶向治疗后的大体形态；C. 小 GIST 内镜下形态；D. 微小 GIST（插图，内镜下形态）

时可见器官样、假菊形团样或副神经节瘤样排列结构，或类似神经鞘瘤中的栅栏状排列（图 10-0-8G～10-0-8J）。

（2）上皮样型：占 20%～40%，瘤细胞呈上皮样、圆形或多边形，胞质可呈嗜伊红色（嗜酸性）、淡染、透亮状或泡沫样，少数病例可呈印戒细胞样或蜘蛛网状细胞样（图 10-0-9A～10-0-9D），部分病例可显示明显的多形性（图 10-0-9E）。核分裂象多少不等，因病例而异（图 10-0-9F）。瘤细胞呈弥漫片状、束状、巢状或结节状排列（图 10-0-9G、10-0-9H）。

（3）梭形细胞-上皮样混合型：占 10%。由梭形细胞

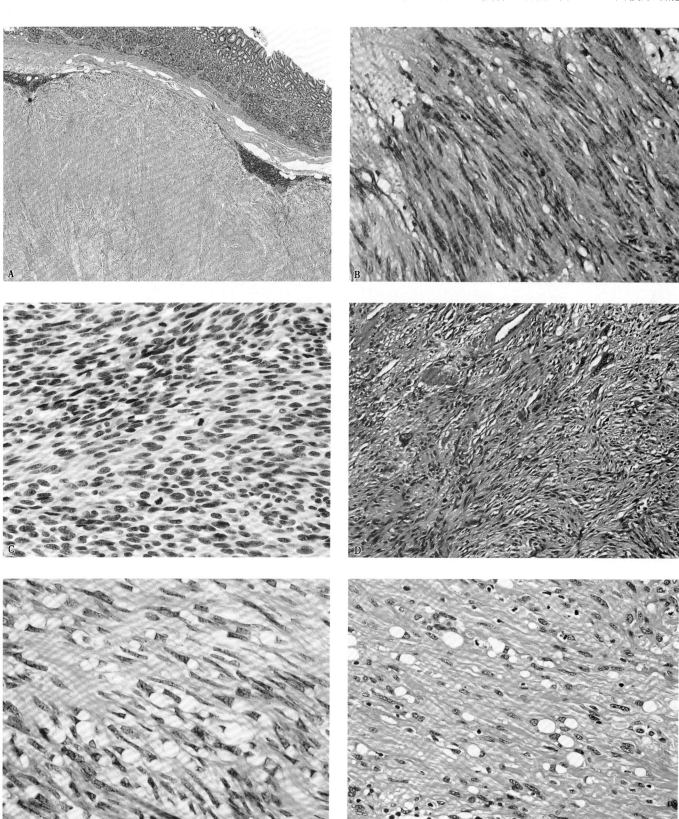

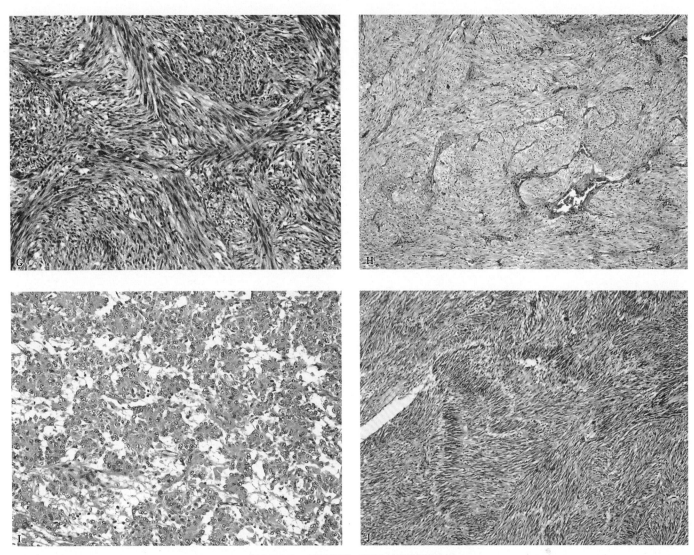

图 10-0-8　梭形细胞 GIST 的组织学特征

A. 低倍镜下肿瘤位于胃壁内，HE×40；B. 瘤细胞呈条束状排列，HE×200；C. 瘤细胞密度增高，核分裂象易见，HE×400；D. 少数病例内可见散在的瘤巨细胞，HE×200；E. 核端可见空泡，HE×400；F. 部分瘤细胞可呈印戒样，HE×200；G. 瘤细胞呈交织状排列，HE×100；H. 部分区域略呈器官样排列，HE×40；I. 瘤细胞呈菊形团样排列，HE×200；J. 瘤细胞呈栅栏状排列，HE×100

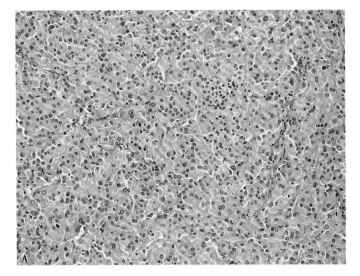

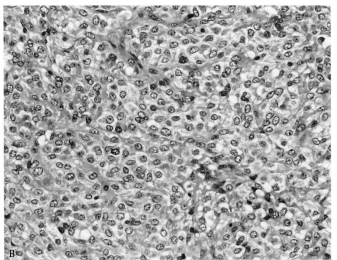

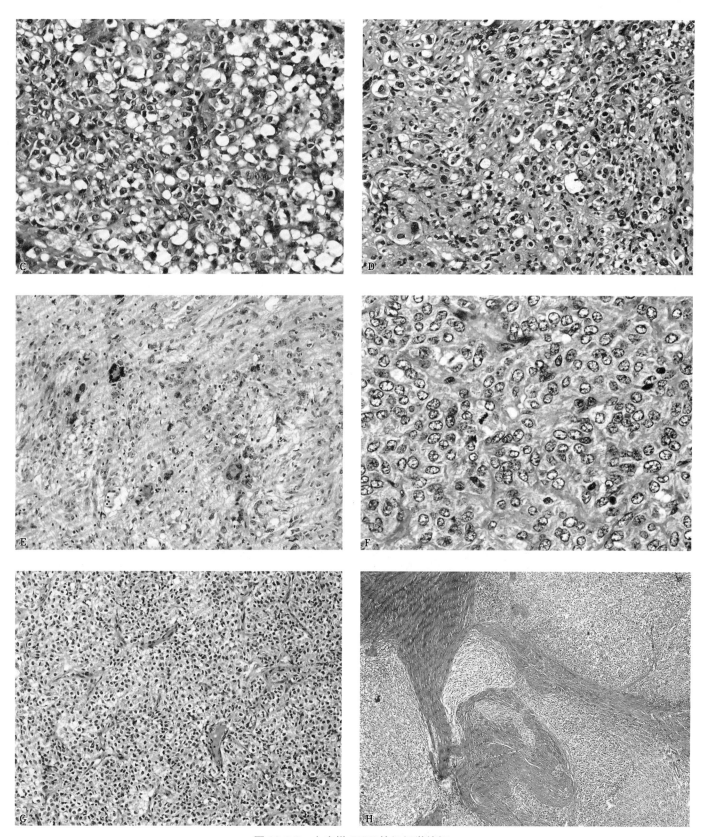

图 10-0-9 上皮样 GIST 的组织学特征

A. 瘤细胞胞质呈嗜伊红色，HE×100；B. 瘤细胞胞质淡染，HE×400；C. 瘤细胞胞质呈空泡状，HE×400；D. 部分瘤细胞呈蜘蛛网状，HE×200；E. 少数病例显示多形性，HE×200；F. 可见核分裂象，HE×400；G. 瘤细胞呈片状分布，HE×100；H. 瘤细胞呈结节状分布，HE×40

和上皮样细胞混合组成，两种成分之间可有相对清楚的界限（图10-0-10A），或有移行（图10-0-10B）。

（4）肉瘤样型：少见。瘤细胞显示明显的多形性和异型性，可见于梭形细胞型、上皮样型或混合型（图10-0-11）。此外，GIST可向高级别肉瘤转化（去分化），可为原发性，或为靶向治疗以后，参见后述。

2. 间质改变 包括：①局部区域可以有纤细的胶原纤维，部分病例可伴有玻璃样变性，明显时可呈硬化，或伴有钙化，多见于小GIST或微小GIST中。小肠间质瘤中常可见团丝样纤维（skeinoid fiber）；②5%病例中间质可伴有黏液样变性，黏液样区域较为广泛时可被误诊；③少数病例的间质内可见较多的炎症细胞浸润；④部分病例可有出血和囊性变；⑤高侵袭性病例中可见

片状凝固性坏死，或围绕血管呈项圈样（collar-like）生长（图10-0-12）。

（李 奕 王 坚）

九、靶向治疗后的胃肠道间质瘤

经靶向治疗以后，GIST可发生坏死和/或囊性变，部分病例中细胞密度明显降低，瘤细胞成分稀疏，间质伴有广泛胶原化，可伴有多少不等的炎症细胞浸润、组织细胞反应和含铁血黄素沉着（图10-0-13A～10-0-13D）。

目前临床上对格列卫靶向治疗的疗效评判主要根据影像学Choi标准。近年来，经靶向治疗后再经手术切除的标本也逐渐增多，靶向治疗后的病理学效应与预后的相关性尚有待于更多病例的积累和研究。用以评估肿瘤

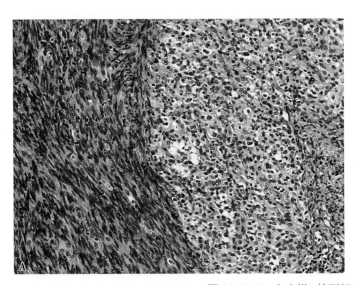
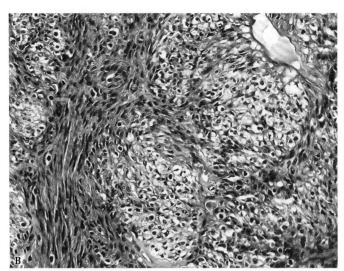

图10-0-10 上皮样-梭形细胞混合型GIST的组织学特征
A. 两种成分之间可有相对清楚的界限，HE×200；B. 两种成分之间可有移行，HE×200

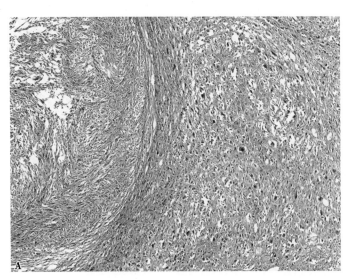
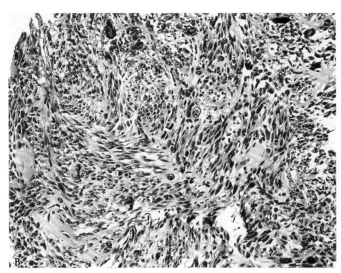

图10-0-11 多形性GIST的组织学特征
A. 左侧为多形性区域，右侧为经典GIST区域，HE×50；B. 瘤细胞显示有明显的多形性和异型性，HE×200

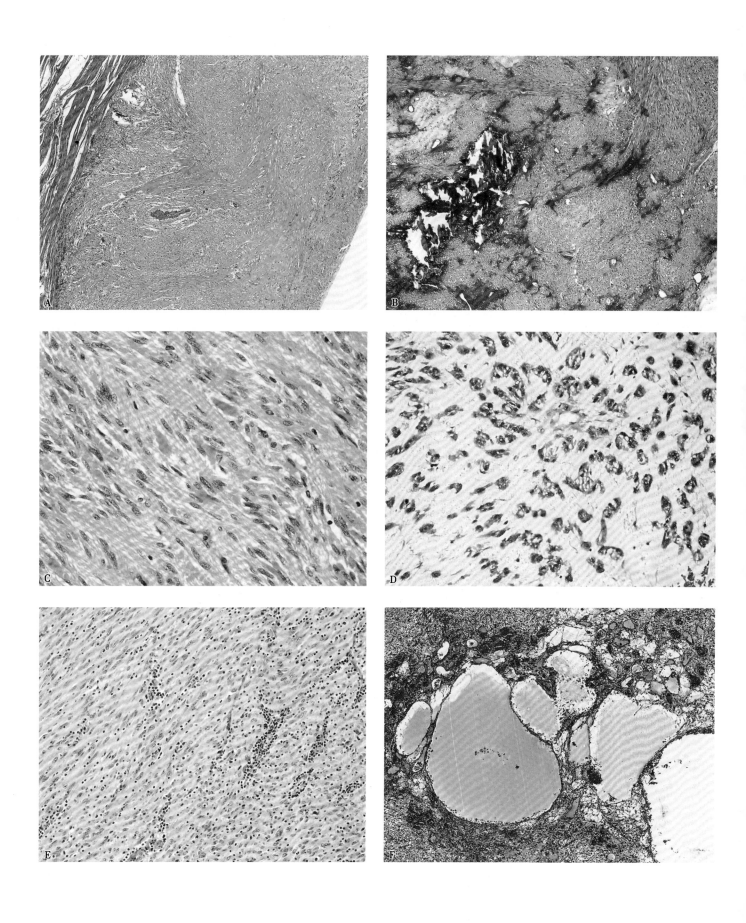

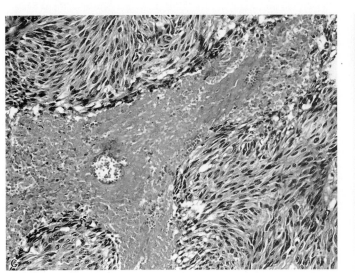
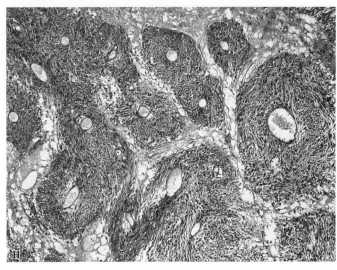

图 10-0-12 GIST 肿瘤内的间质改变

A. 间质伴有玻璃样变性，HE×40；B. 间质伴有钙化，HE×40；C. 小肠间质瘤中的团丝样纤维，HE×400；D. 间质黏液样变性，HE×400；
E. 间质内和血管周围炎症细胞浸润，HE×100；F. 囊性变，HE×40；G. 片状凝固性坏死，HE×400；H. 瘤细胞围绕血管呈项圈样，HE×100

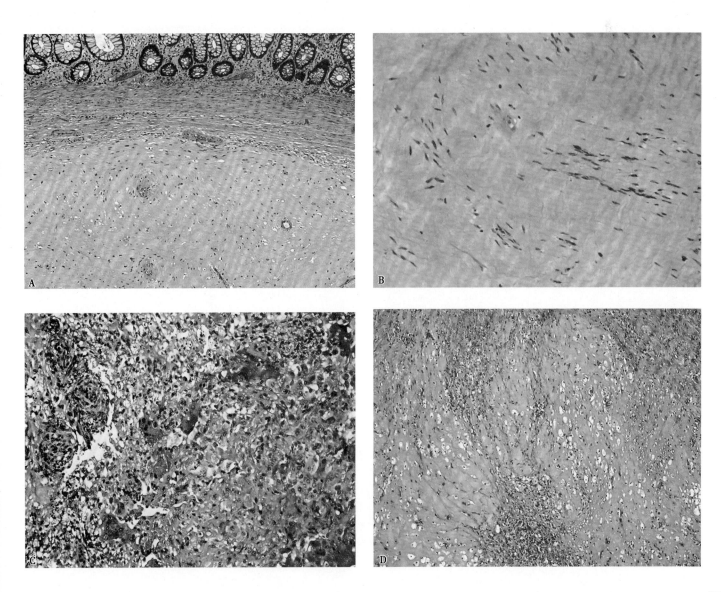

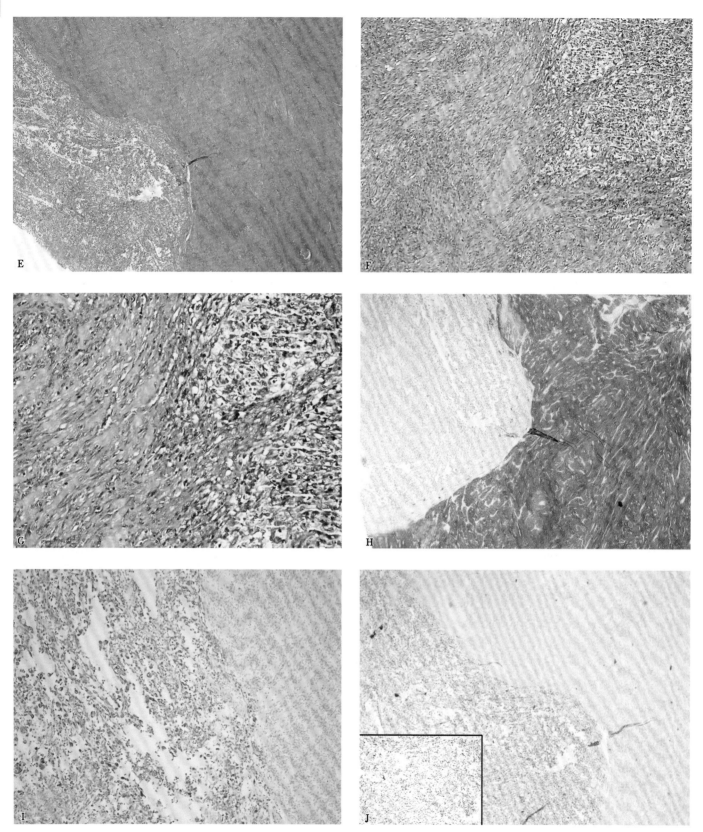

图 10-0-13 GIST 靶向治疗后的组织学特征

A. 依稀可见肿瘤轮廓，但瘤细胞密度已明显降低，HE×100；B. 稀疏的瘤细胞和胶原化间质，HE×200；C. 残留的瘤细胞巢伴炎症细胞浸润、组织细胞反应和含铁血黄素沉着，HE×200；D. 大量的组织细胞反应和胶原化间质，HE×100；E. 左下为横纹肌肉瘤成分，右大半为 GIST，HE×40；F. 左大半为 GIST，右上角为横纹肌肉瘤成分，HE×100；G. 右侧为横纹肌肉瘤成分，HE×200；H. CD117 标记，右侧为 GIST 区域，IHC×40；I. desmin 标记，左侧为横纹肌肉瘤区域，IHC×100；J. myogenin 标记，左侧为横纹肌肉瘤区域，IHC×40（插图 ×100）
（图片 E 至 J 由海军军医大学附属长海医院白辰光医师提供）

术前靶向治疗的病理学效应（pathological response，PR），参见表 10-0-1。

表 10-0-1　胃肠道间质瘤术前靶向治疗的病理学效应评估 *

完全效应	无瘤细胞残留
高度效应	稀疏瘤细胞残留，间质广泛胶原化
部分效应	明显瘤细胞残留，但可见坏死、炎症细胞浸润、组织细胞反应和间质胶原化等改变
零级效应	瘤细胞和间质均无相应变化

* 靶向治疗前肿瘤诊断经病理证实

除发生退变和坏死外，部分靶向治疗后的 GIST 可发生去分化，包括异源性分化，如转化为横纹肌肉瘤（图 10-0-13E～10-0-13J）和血管肉瘤等。

（王　坚）

十、胃肠道间质瘤的免疫组化

1. CD117　是胃肠道间质瘤诊断性标志物，在超过 90% 的肿瘤中表达，具有良好的敏感性和特异性。CD117 常为弥漫性表达，主要表现为细胞质和 / 或细胞膜阳性（图 10-0-14A），少数呈现核周点状（高尔基体样）阳性（图 10-0-14B）。少数病例仅部分细胞表达或不表达，特别是上皮样型（图 10-0-14C）。

2. DOG1　几乎所有的 GIST 均表达 DOG1，且多为弥漫性表达（图 10-0-14D、10-0-14E），也是 GIST 敏感且特异的诊断标志物，常与 CD117 联合使用。

3. CD34　50%～70% 的 GIST 表达 CD34（图 10-0-14F），不同部位的肿瘤表达率不同，以小肠 GIST 表达率最低。但是 CD34 在其他间叶源性肿瘤（如孤立性纤维性肿瘤、血管肿瘤、平滑肌肿瘤等）有不同程度的表达，因此需结

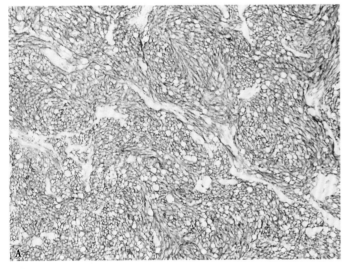

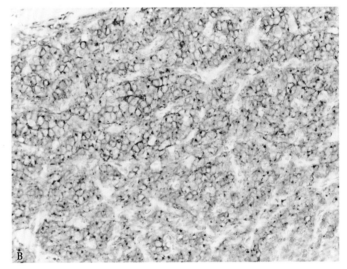

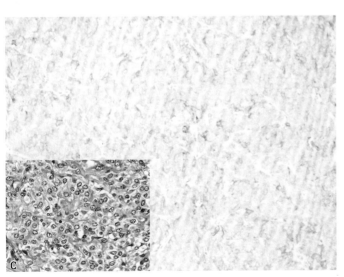

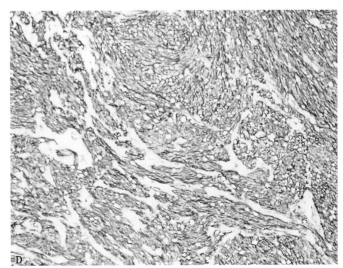

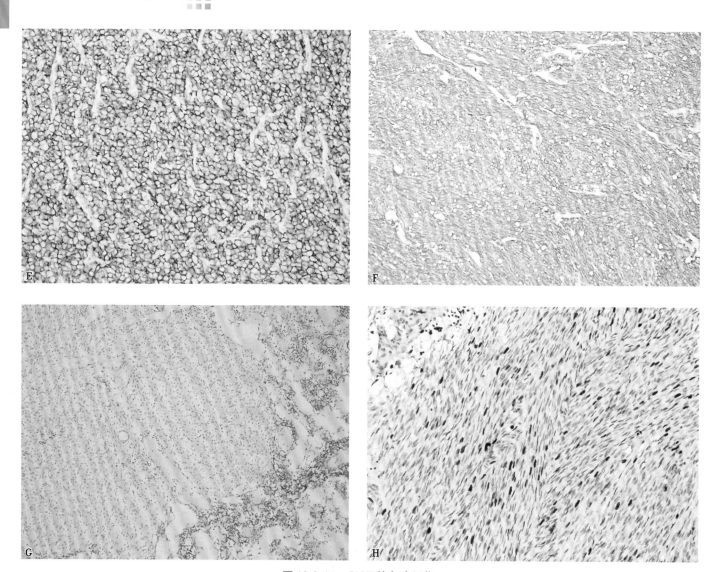

图 10-0-14　GIST 的免疫组化

A. 梭形细胞型 GIST 弥漫性表达 CD117（胞质），IHC×100；B. 少数病例可核旁点状表达 CD117，IHC×200；C. 上皮样 GIST（插图）弱阳性表达 CD117，IHC ×100；D. 梭形细胞型 GIST 弥漫性表达 DOG1（胞质），IHC×100；E. 上皮样 GIST 弥漫性表达 DOG1（胞膜），IHC×200；F. 梭形细胞型 GIST 弥漫性表达 CD34，IHC×100；G. SDH 缺陷型 GIST 失表达 SDHB，IHC×100；H. 梭形细胞型 GIST 弥漫性高表达 Ki67，IHC×200

合 CD117 和 DOG1 标记。

4. **巢蛋白 Nestin 和蛋白激酶 C-θ（PKC θ）**　绝大多数 GIST 表达巢蛋白和 PKC θ，而其他间叶肿瘤很少表达，也有较好的特异性。

5. **血小板源性生长因子受体 A（PDGFRA）**　因其他间叶源性肿瘤（如炎性纤维性息肉）也可表达 PDGFRA，因此在 GIST 中的辅助诊断价值有限，不建议使用。但 PDGFRA 可用于标记炎性纤维性息肉。

6. **其他标记**　包括 h-caldesmon、α-SMA 和 calponin 等，在 GIST 中可有程度不等的表达，但均为非 GIST 标记物，除确实需要鉴别诊断外，一般并不建议使用。少数 GIST 还可表达细胞角蛋白。

7. **琥珀酸脱氢酶 B**（succinate dehydrogenase subunit B，SDHB）　可用于识别 SDH 缺陷型 GIST（图 10-0-14G），参见后述。

8. **神经纤维瘤蛋白和 BRAF**　神经纤维瘤蛋白（neurofibromin）表达缺失有助于识别 NF1 相关性 GIST，BRAF 对 *BRAF* 突变的野生型 GIST 有一定的辅助诊断价值。

9. **desmin**　部分 GIST 在经过靶向药物治疗后可发生横纹肌肉瘤分化，此时可表达 desmin 和 myogenin 等标记。

10. **Ki67 和 pHH3**　Ki67 是细胞增殖相关标志物，Ki67 指数在 20% 以上者常提示肿瘤具有侵袭性（图 10-0-14H）。pHH3 是核分裂标记物，有一定的价值，可作为参考，但目前尚不能代替光镜下计数核分裂象。

十一、胃肠道间质瘤的分子检测

在散发性 GIST 中,80%~90% 存在 *KIT* 基因突变,5%~10% 存在 *PDGFRA* 基因突变,甚至在微小 GIST 也可检测到,而且这两个基因的突变是相互排他的。

1. *KIT* 基因活化突变　发生频率依次为外显子 11(约 66%)、外显子 9(约 6%)、外显子 13(约 1%)、外显子 17(约 1%)和外显子 14(小于 1%)。

外显子 11 突变包括缺失突变(约 45%)(图 10-0-15A),替代突变(30%)以及插入/缺失混合突变(包括重复突变)(15%)(图 10-0-15B)。*KIT* 基因的突变类型一定程度上与肿瘤发生的部位和形态,甚至与预后和靶向治疗疗效相关。如 557-558 缺失突变,其生物学行为较非缺失突变更差,表现为自然预后差、伊马替尼治疗有效时间相对较短等。外显子 9 突变最常见于小肠 GIST(80%),主要为重复性突变(Ala502_Tyr503),对伊马替尼(格列卫)的敏感性较差,常常需要更大的药物剂量。外显子 13 和 17 突变多分别为 Lys642Glu 和 Asn822Lys。

在一个 GIST 肿瘤中通常仅有一种类型的 *KIT* 突变,但是极少数的肿瘤含有两种不同的突变,特别是在复发性或者耐药性 GIST 肿瘤中常常可以在原有突变位点的基础上出现新的位点突变。

2. *PDGFRA* 基因突变　发生于外显子 18、12 和 14,其中绝大多数为外显子 18 突变,以胃部肿瘤最为多见,且突变类型多为 D842V(图 10-0-15C),对伊马替尼(格列卫)治疗不敏感。

3. 野生型 GIST　约 10%GIST 缺乏 *KIT* 或 *PDGFRA* 基因突变,被称为野生型 GIST,参见后述。

4. 继发性细胞遗传学改变　与肿瘤进展可能有关。最常报道的 14q、22q、1p、9p、11p 和 15q 染色体的缺失,以及 5p、20q、8q 和 17q 的增加。染色体片段缺失可能对应肿瘤抑制基因的丢失,而染色体片段增加可能对应癌基因的扩增,研究发现高度恶性的 GIST 通常有三个或三个以上细胞遗传学的改变。

5. MAX 和肌萎缩蛋白　新近研究报道显示,*MAX* 失活是促进细胞增殖周期活性的早期事件,肌萎缩蛋白(*dystrophin*)的失活促进浸润和转移。

(白辰光)

十二、小胃肠道间质瘤和微小胃肠道间质瘤

中国胃肠道间质瘤病理诊断共识将直径≤2cm 的 GIST 定义为小 GIST,直径≤1cm 的 GIST 定义为微小 GIST(MicroGIST),其中的大多数病例为偶然发现,尤其是在内镜检查或因消化道肿瘤手术时。微小 GIST 在总人群中被发现的比例为 20%~30%。

组织学上,大多数小 GIST 和微小 GIST 中的瘤细胞

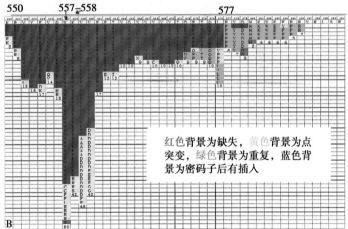

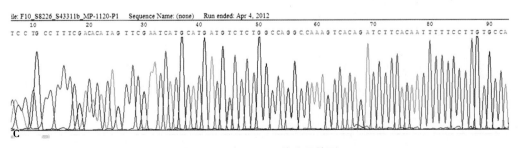

图 10-0-15　GIST 的分子检测

A. 第 11 外显子检出 6 个碱基纯合性缺失:c 1669-1674 del TGGAAG,造成第 557 位密码子色氨酸(Trp,W)和 558 位密码子赖氨酸(lys,K)的缺失;B. GIST 中 *KIT* 基因第 11 外显子各密码子突变分布图;C. GIST 中 *PDGFRA* 基因突变 D842V(842 GAC>GTC)

密度相对较低,边缘常呈穿插性或浸润性生长,瘤细胞间可有混杂的平滑肌,间质可伴有胶原化和钙化,核分裂象罕见或缺如,大多数为梭形细胞 GIST,周边界限不清,常向平滑肌内穿插生长(图 10-0-16A、10-0-16B),上皮样或混合型均十分罕见。免疫组化与普通型 GIST(overt GIST)相同。分子检测显示总的 *KIT/PDGFRA* 突变率为 74%,与普通型 GIST 也无明显差异,其中 *KIT* 基因 11 号外显子突变率为 46%,低于普通型 GIST 的 61%。

尽管大多数的小 GIST 或微小 GIST 病例在临床上呈良性或惰性经过,但确有极少数病例显示侵袭性行为,尤其是核分裂象计数>5/5mm^2 或>10/5mm^2 者。

MicroGIST 进展成具有侵袭性或转移能力的 GIST 可能受到以下一些因素的制约:①配体依赖性(ligand-dependence)(需 SCF);②*KIT/PDGFRA* 发生突变以后,尚需多重遗传学改变,包括 14q- → 22q- → 1p- →细胞周期失调(*CDKN2A*、*TP53* 和 *RB1* 等)→ 15q-,以及肌萎缩蛋白基因(*dystrophin*)失活等;③基因组稳定性(genomic stability)。

十三、野生型胃肠道间质瘤

野生型 GIST 指的是镜下形态符合 GIST,免疫组化标记 CD117 和 DOG1 阳性,但分子检测无 *KIT/PDGFRA* 基因突变者。约 85% 的儿童 GIST 和 10%~15% 的成人 GIST 为野生型 GIST。

1. 野生型胃肠道间质瘤的分类 根据是否有琥珀酸脱氢酶 B(succinate dehydrogenase B,SDHB)表达缺失大致可分为两大类:

(1)SDH 缺陷型 GIST(SDH-deficient GIST):占 GIST 的 5%~7.5%,包括 SDHA 突变型、散发性 GIST、Carney 三联征相关性和 Carney-Stratakis 综合征(CSS)相关性。

(2)非 SDH 缺陷型 GIST:比较少见,包括 *BRAF* 激活性突变、NF1 相关性、*RAS* 突变、四重野生型(quadruple^{WT}GIST),参见图 10-0-17,免疫表型参见表 10-0-2。

表 10-0-2 野生型 GIST 的免疫表型

	KIT 突变	PDGFRA 突变	BRAF 突变	NF1 突变	SDHB,C 或 D 突变	SDHA 突变
CD117	+	可为 - 或弱 +	+	+	+	+
DOG1	+	+	+	+	+	+
SDHB	+	+	+	+	−	−
SDHA	+	+	+	+	+	−
BRAF	−	−	+	−	−	−

2. 野生型胃肠道间质瘤的类型

(1)SDH 缺陷型 GIST:约占野生型 GIST 的半数,包括:①无综合征相关的 SDH 缺陷性 GIST:发生于儿童和青年人,女性多见。肿瘤发生于胃,镜下常呈多结节性或呈丛状生长方式(图 10-0-18A),瘤细胞呈上皮样(图 10-0-18B),也可为混合型,约 50% 的病例于淋巴管内可见瘤栓(图 10-0-18C),10% 左右的病例于区域淋巴结内可见瘤转移(图 10-0-18D)。免疫组化标记显示瘤细胞可表达 CD117 和 DOG1,但 SDHB 表达缺失(图 10-0-18E、10-0-18F)。分子检测显示约半数病例 *SDH* 亚单位(*SDHA*、*SDHB*、*SDHC* 或 *SDHD*)功能丧失性胚系突变,其中约 30% 为 *SDHA* 突变(多为胚系突变),免疫组化 SDHA 失表达,20% 为 *SDHB*、C 或 D 突变。另半数病例 *SDHC* 促进子高甲基化和 *SDH* 复合体表观基因沉默,常过表达胰岛素样生长因子受体 1R(IGF1R);②Carney 三联征相关性 GIST(Carney Triad):无家族性,可伴发肺软骨瘤(常为多灶性)和肾上腺外副神经节瘤,仅 22% 的病例同时合并三种肿瘤,53% 同时有 GIST 和

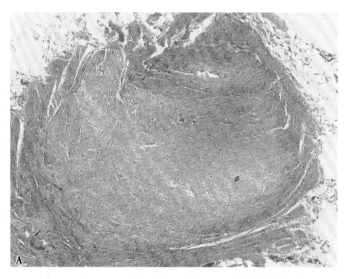

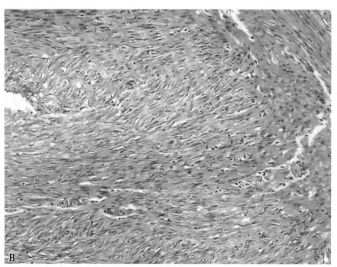

图 10-0-16 微小 GIST 的组织学特征

A. 肿瘤位于肌壁内,HE×40;B. 周边界限不清,常向平滑肌内穿插生长,HE×100

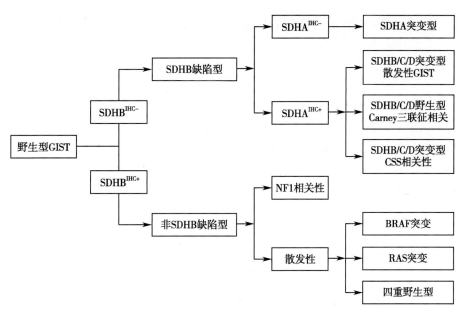

图 10-0-17　野生型 GIST 的分类示意图

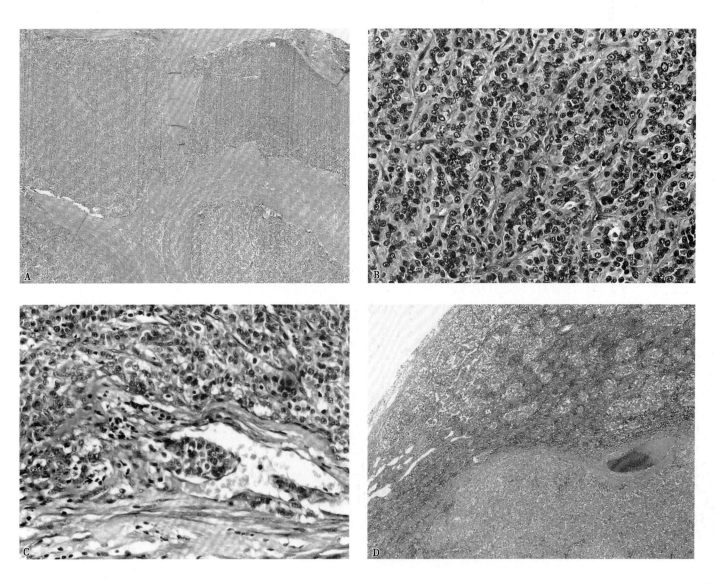

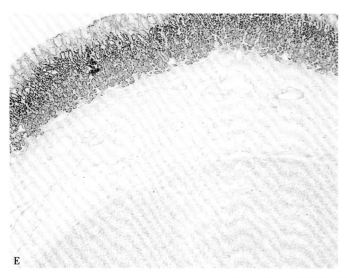
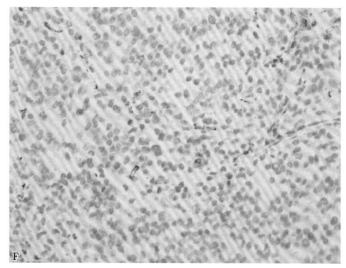

图 10-0-18　SDH 缺陷型 GIST 的组织学特征

A. 低倍镜下呈结节状生长，HE×40；B. 瘤细胞呈上皮样，HE×200；C. 淋巴管内见瘤栓，HE×200；D. 淋巴结转移，HE×40；E. 黏膜表达 SDHB，肿瘤表达缺失，IHC×40；F. 瘤内血管内皮表达 SDHB，瘤细胞表达缺失，IHC×400

肺软骨瘤，24% 同时有 GIST 和副神经节瘤。其他可伴发的肿瘤包括嗜铬细胞瘤、肾上腺腺瘤和食管平滑肌瘤。由 *SDHC* 甲基化所致，标记 SDHB 为阴性，标记 SDHA 为阳性；③Carney-Stratakis 综合征相关性 GIST：是一种遗传学疾病，为常染色体显性遗传，不全外显。由 *SDHB*（10%）、*SDHC*（80%）和 *SDHD*（10%）的胚系失活性突变所致，突变导致蛋白表达丢失，标记 SDHB 为阴性。

（2）*BRAF* 突变型 GIST：占野生型 GIST 的 4%～6%，好发于小肠（56%），其次为胃（22%）。组织形态上多为梭形细胞型，免疫组化标记仍显示 CD117（+）、DOG1（+）。分子检测显示 *BRAF* 基因 15 号外显子（p.V600E）突变。少数情况下为 IM 耐药性二次突变。BRAF 免疫组化抗体 VE1 可帮助识别 *BRAF* 突变型 GIST。

（3）NF1 相关性 GIST：GIST 在 NF1 患者中的发生率为 7%。NF1 相关性 GIST 的患者年龄相对较轻，肿瘤多发生于空肠和回肠，常为多结节性，常伴有 ICC 的增生。分子检测显示 *NF1* 功能丢失性胚系突变，但无热点突变，可为插入 / 缺失或框内移位突变、错义突变。

（4）*K/N-RAS* 突变型 GIST：原发耐药 GIST 或 *KIT/PDGFRA* 突变型 GIST 可发生 RAS 突变。

（5）四重野生型 GIST：无 *KIT/PDGFRA/SDH/NAS-P* 信号通路异常，涉及的分子异常包括 NF1 综合征以外的 *NF1* 突变、*MYC* 相关因子 X（*MAX*）突变、*FGFR1* 突变、*PIK3CA* 突变和 *ETV6-NTRK3*、*FGFR1-HOOK3* 及 *FGFR1-TACC1* 基因融合等。

十四、胃肠道间质瘤的诊断思路

从事 GIST 病理诊断的医师必须熟悉 GIST 的各种形

态，并熟悉容易被误诊为 GIST 的各种类型肿瘤的形态和免疫表型。

免疫组化检测强调联合使用 CD117 和 DOG1 标记。

1. 对于组织学形态上符合 GIST 且 CD117 和 DOG1 弥漫阳性的病例，可以作出 GIST 的诊断。

2. 形态上呈上皮样，但 CD117 阴性、DOG1 阳性或 CD117 弱阳性、DOG1 阳性的病例，需要加做分子检测，以确定是否存在 *PDGFRA* 基因突变（特别是 D842V 突变）。

3. CD117 阳性、DOG1 阴性的病例，首先需要排除其他 CD117 阳性的肿瘤，必要时加做分子检测帮助鉴别诊断。

4. 组织学形态和免疫组化标记均符合 GIST，但分子检测显示无 *KIT* 或 *PDFRA* 基因突变的病例，需考虑是否有野生型 GIST 的可能性，其中发生于胃部者应加做 SDHB 标记，表达缺失者要考虑 SDH 缺陷型 GIST，可再加做 SDHA（帮助识别 SDHA 突变型），表达无缺失者要考虑其他野生型 GIST 的可能性。有条件者加做相应免疫组化（如 BRAF）和分子检测。

5. CD117 和 DOG1 均不表达的病例，大多为非 GIST，在排除其他类型肿瘤后仍然要考虑 GIST 时，需加做分子检测，如有 *KIT/PDGFRA* 基因突变，则符合 GIST，此种情形极为少见，另需注意有一个例外病种，即胃肠道炎性纤维性息肉，瘤细胞不表达 CD117 和 DOG1，但表达 CD34 和 PDGFRA，分子检测可有 *PDGFRA* 基因突变。GIST 的病理诊断思路参见图 10-0-19。

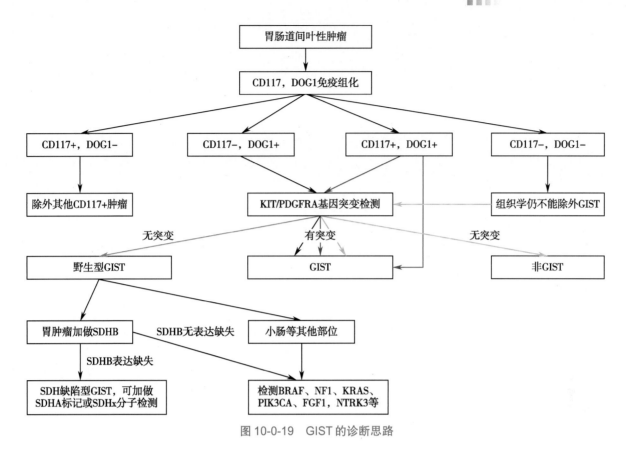

图 10-0-19 GIST 的诊断思路

（喻 林 王 坚）

十五、胃肠道间质瘤的鉴别诊断

1. 平滑肌瘤和平滑肌肉瘤 平滑肌瘤在胃肠道较为少见。成人多见，主要发生在食管下段和结肠肠壁内，发生在胃和小肠罕见。平滑肌瘤多体积较小，直径 1～5cm 不等。组织学上瘤细胞分化较好，呈梭形，胞质丰富嗜酸性，常常有嗜酸性小球。细胞核异型性小，无核分裂象（图 10-0-20A）。平滑肌肉瘤相对多见于结肠。肿瘤体积较大，瘤细胞具有明显的异型性，核分裂象多见（图 10-0-20B）。平滑肌肿瘤的瘤细胞表达 α-SMA 和 desmin，不表达 CD117、DOG1 和 CD34。分子遗传学无 *KIT/PDGFRA* 基因突变。

2. 胃肠道型神经鞘瘤 发生于胃肠道的神经鞘瘤较为少见。成人为主，多发生于胃，其次是结肠。体积较小，<5cm 为多，界限尚清，无包膜。与发生于周围软组织的神经鞘瘤不同，胃肠道型神经鞘瘤主要由束状或条索状排列的梭形细胞组成，细胞间有程度不等的纤维化和淋巴细胞浸润。具有指导诊断意义的是肿瘤边缘常有淋巴细胞呈鞘状围绕浸润或伴有淋巴滤泡（图 10-0-20C）。免疫组化表型是呈 S-100 蛋白和 SOX10 弥漫性表达阳性（图 10-0-20D），并常表达 GFAP，CD117 和 DOG1 表达阴性。

3. 炎性肌成纤维细胞肿瘤 腹腔内炎性肌成纤维

细胞肿瘤少见。以儿童和青壮年为多见，多见于大网膜和肠系膜。在胃肠道较为少见。组织学的特点是肿瘤成分多样性，以淋巴细胞和浆细胞浸润显著，瘤细胞呈梭形细胞或上皮样呈弥散性分布或索状排列（图 10-0-20E），核轻度异型，胞质丰富嗜双色性，核大核仁明显，核分裂象少见。部分间质胶原化。瘤细胞丰富密集，核分裂象易见提示生物学行为不良。免疫组化表型特点是呈 ALK（图 10-0-20F）和 α-SMA 表达阳性，呈 CD117 和 DOG1 表达阴性。

4. 胃血管球瘤 罕见。成人为主。多见于胃固有肌层。肿瘤大小以 2～3cm 不等。组织学上肿瘤由形态较一致的上皮样细胞组成，胞质淡染或透明，核圆形，染色质细。间质血管丰富。瘤细胞围血管生长，呈梁状或结节状（图 10-0-20G）。免疫组化表型特点是呈 α-SMA、laminin、collagen Ⅳ 表达阳性，Syn 呈局灶阳性。呈 CD117、DOG1、CD34 和 desmin 表达阴性。

5. 丛状纤维黏液瘤 丛状纤维黏液瘤，曾称为丛状血管黏液样肌成纤维细胞瘤。罕见。国内已有报道。发病年龄从儿童到老年人均可。现仅有报道见于胃窦或幽门固有肌层，临床上常以胃输出端梗阻症状为特点。组织学特点是肿瘤细胞呈结节状或分叶状增生，异型程度轻，间质毛细血管增生和黏液基质增多（图 10-0-20H）。侵袭性生长,可累及至胃壁外。免疫组化表型特点是呈 α-SMA 和 CD10 表达阳性,CD117、DOG1 和 CD34 表达阴性。

6. 肠系膜纤维瘤病　肠系膜纤维瘤病属于腹腔内纤维瘤病一种,较为少见。呈散发性,部分病例与 Gardner 综合征相关。多见于青壮年,肿瘤体积较大在 10～20cm 之间,常常与肠壁粘连。大体上以灰白色质韧切面纤维条索状为特点。组织学特点是梭形成纤维细胞呈条索状平行排列,间质疏松水肿或有胶原化,血管周有少量淋巴细胞浸润(图 10-0-20I),呈侵袭性生长。免疫组化表型特点是表达 α-SMA、β-catenin(核阳性)(图 10-0-20J),CD117、DOG1 和 CD34 表达阴性。基因型存在 *β-catenin* 和 *APC* 基因突变。

7. 孤立性纤维性肿瘤　孤立性纤维性肿瘤发生在胃肠道上较为少见。多见于结直肠。成人为主。病理学特点和发生在软组织的孤立性纤维性肿瘤相似。由肿瘤性纤维细胞呈弥漫性或无结构排列特点,细胞丰富区和稀疏区交替分布(图 10-0-20K)。瘤细胞间胶原纤维粗细

不均,间质血管丰富伴硬化。肿瘤边界尚清楚,无包膜。免疫组化表型特点是表达 CD34 和 STAT6(图 10-0-20L),并常表达 bcl-2 和 CD99,CD117 和 DOG1 表达阴性。

8. 神经束膜瘤　神经束膜瘤发生在胃肠道上较为罕见。通常发生在黏膜下层,成人为主。组织学特点是肿瘤细胞呈拉长纤细状,条索状或波浪状排列,往往有漩涡状结构(图 10-0-20M)。间质胶原纤维疏密不均。肿瘤界限清楚,似有包膜。免疫组化表型特点是表达 EMA(图 10-0-20N)和 Claudin-1,CD117 和 DOG1 呈表达阴性。

9. 炎性纤维性息肉　炎性纤维性息肉,发病年龄从儿童到成年人。多见于小肠,其次是胃和结肠。往往始于黏膜下层,呈息肉状隆起,伴有黏膜糜烂或溃疡,少数浸润性生长累及全层。组织学特点由纤维细胞弥漫性增生,血管丰富,呈肉芽组织样特点;纤维细胞呈围血管同心圆排列。间质大量嗜酸性粒细胞浸润为特点(图 10-0-20O)。免疫组化表型特点是呈 CD34(图 10-0-20P)和 PDGFRA

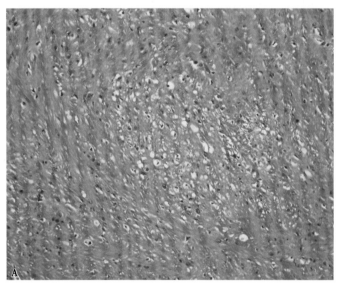

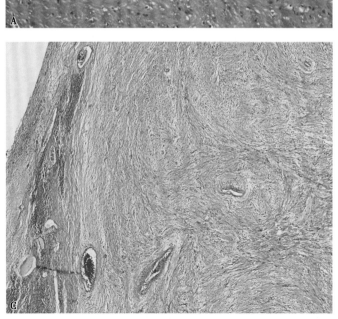

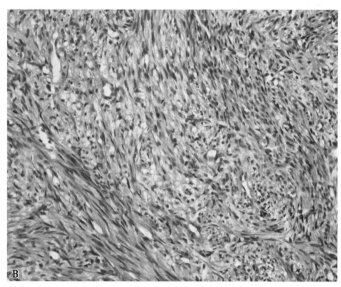

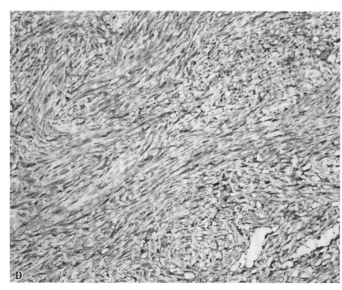

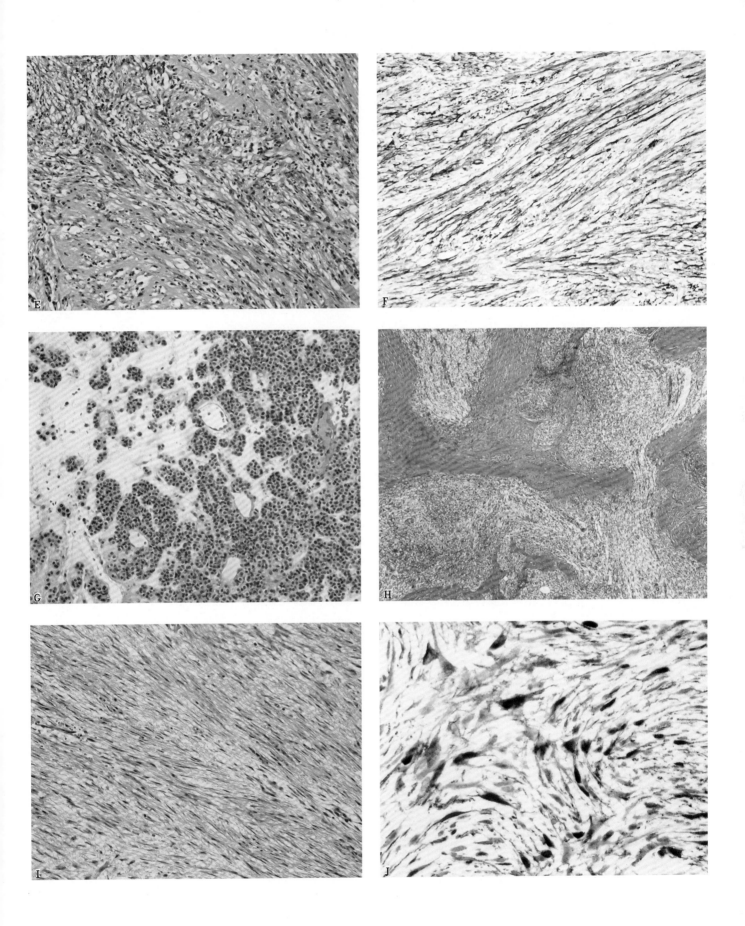

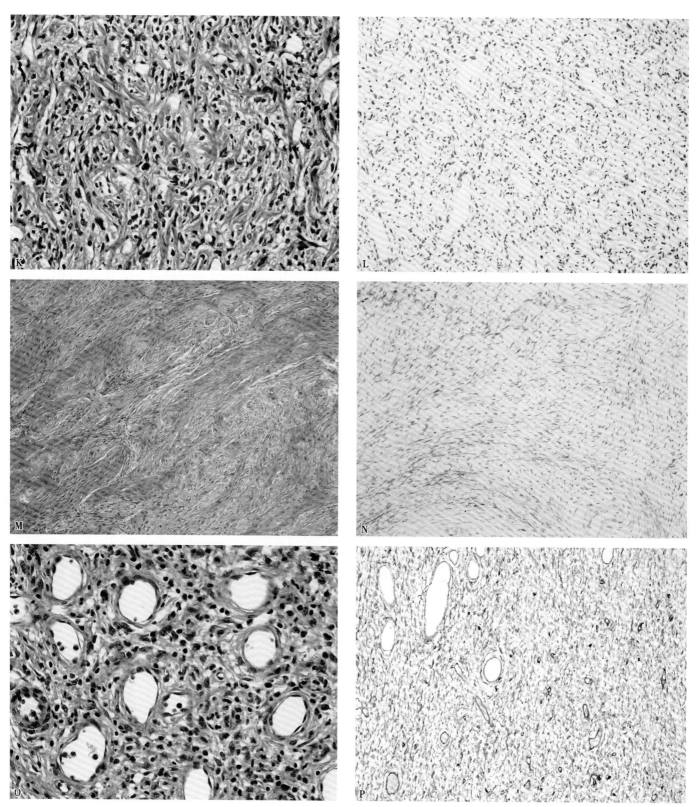

图 10-0-20　胃肠道间质瘤的鉴别诊断

A. 平滑肌瘤，细胞密度偏低，瘤细胞分化较好，胞质呈嗜伊红色，HE×100；B. 平滑肌肉瘤，瘤细胞显示有一定的异型性，可见核分裂象，HE×100；C. 胃肠道型神经鞘瘤边缘常有淋巴细胞鞘，HE×40；D. 胃肠道型神经鞘瘤中的瘤细胞弥漫强阳性表达 S-100 蛋白，IHC×100；E. 炎性肌成纤维细胞瘤，条束状排列的梭形细胞，间质胶原化，伴有慢性炎症细胞浸润，HE×100；F. 瘤细胞表达 ALK（5A4），IHC×100；G. 胃血管球瘤由形态较一致的上皮样细胞组成，围血管生长 HE×100；H. 丛状血管纤维瘤位于胃壁内，呈结节状或分叶状增生，HE×40；I. 肠系膜纤维瘤病由条索状平行排列的梭形成纤维细胞和肌成纤维细胞组成，HE×100；J. 瘤细胞表达 β-catenin（核阳性），IHC×400；K. 孤立性纤维性肿瘤中无结构特点排列的梭形细胞和胶原纤维，HE×200；L. 瘤细胞表达 STAT6，IHC×100；M. 神经束膜瘤，纤细的梭形瘤细胞呈漩涡状排列，HE×100；N. 瘤细胞表达 EMA，IHC×100；O. 炎性纤维性息肉，纤维细胞弥漫性增生，血管丰富，间质大量嗜酸性粒细胞浸润，HE×200；P. 瘤细胞表达 CD34，IHC×100

表达阳性，CD117 和 DOG1 表达阴性。分子遗传学呈 *PDGFRA* 基因突变阳性（占 55%），但无 *KIT* 基因突变。提示本病具有肿瘤的发病机制特点。

（陈丽荣）

十六、胃肠道间质瘤的危险度评估

GIST 的危险度评估适用于原发完全切除的 GIST，目前仍根据肿瘤大小、核分裂象计数（5mm^2）、肿瘤原发部位和肿瘤是否破裂四种参数进行评估。

以下几种情形不作危险度评估：①各类活检标本，包括细针穿刺活检、空芯针穿刺活检和内镜活检等；②已发生复发和 / 或转移的 GIST；③经过靶向治疗的 GIST；④SDH 缺陷型 GIST。与普通型 GIST 有所不同，危险度评估不适用于 SDH 缺陷型 GIST。

原发可切除 GIST 术后复发风险评估系统包括 NIH（2008 改良版）、WHO（2013 年版）、AFIP、NCCN 指南（2016 年第 2 版）（表 10-0-3～10-0-7），以及热像图（图 10-0-21）和列线图（诺模图，Nomogram，图 10-0-22）。鉴于便捷性与操作简单性，中国临床肿瘤学会（CSCO）胃肠间质瘤专家委员会推荐沿用 NIH2008 改良版，可能更适合亚洲人种。在 2013 版中国共识对 NIH2008 版中的错误进行修订的基础上，2017 年版中国共识将 NIH2008 分级中的中危标准"直径<5cm，核分裂象 6～10，任意部位"进一步修改为"直径≤2cm，核分裂象>5≤10，任何"，如此可基本涵盖全部 GIST 病例，但发生于胃的这部分病例数较少，尚缺乏循证学证据。

表 10-0-3　原发胃肠道间质瘤切除术后危险度分级
（NIH 2008 改良版中国共识 2017 修改版）

危险度分级	肿瘤大小 /cm	核分裂象 /5mm^2	肿瘤原发部位
极低	≤2	≤5	任何
低	>2≤5	≤5	任何
中等	≤2	>5≤10	任何*
	>2≤5	>5≤10	胃
	>5≤10	≤5	胃
高	任何	任何	肿瘤破裂
	>10	任何	任何
	任何	>10	任何
	>5	>5	任何
	>2≤5	>5	非胃原发
	>5≤10	≤5	非胃原发

*针对原分级不足，专家委员会进行修正

表 10-0-4　胃肠道间质瘤患者的预后（基于长期随访资料）
（2013 年版 WHO）

预后分组	肿瘤参数		疾病进展（患者百分数）[a]	
	核分裂象 /5mm^2	肿瘤大小 /cm	胃 GIST	小肠 GIST
1	≤5	≤2	0	0
2	≤5	>2≤5	1.9	4.3
3a	≤5	>5≤10	3.6	24
3b	≤5	>10	12	52
4	>5	≤2	0[b]	50[b]
5	>5	>2≤5	16	73
6a	>5	>5≤10	55	85
6b	>5	>10	86	90

[a] 基于 AFIP1 784 名患者的研究
[b] 病例数较少

表 10-0-5　原发性胃肠间质瘤疾病进展风险评价表（AFIP 分类）*

核分裂 /5mm^2	大小 /cm	胃	十二指肠	空 / 回肠	直肠
≤5	≤2	无（0%）	无（0%）	无（0%）	无（0%）
	2～5	极低度（1.9%）	低度（4.3%）	低度（8.3%）	低度（8.5%）
	5～10	低度（3.6%）	中度（24%）	**	**
	>10	中度（10%）	高度（52%）	高度（34%）	高度（57%）
>5	≤2	**	**	**	高度（57%）
	2～5	中度（16%）	高度（73%）	高度（50%）	高度（52%）
	5～10	高度（55%）	高度（85%）	**	**
	>10	高度（86%）	高度（90%）	高度（86%）	高度（71%）

* 基于肿瘤相关死亡和肿瘤转移而定义。数据来自 1 055 例胃 GIST，629 例小肠 GIST，144 例十二指肠 GIST 和 111 例直肠 GIST；** 这些组以食管和胃肠道外 GIST 的病例数少，不足以预测恶性潜能。

表 10-0-6　2016 年第 2 版 NCCN 指南中胃 GIST 的
生物学行为预测

肿瘤大小 /cm	核分裂象计数 /5mm²	预测的生物学行为
≤2	≤5	转移或肿瘤相关病死率 0
≤2	>5	转移或肿瘤相关病死率 <4%
>2，≤5	>5	转移或肿瘤相关病死率 16%
>2，≤10	≤5	转移或肿瘤相关病死率 <4%
>5，≤10	>5	转移或肿瘤相关病死率 55%
>10	≤5	转移或肿瘤相关病死率 12%
>10	>5	转移或肿瘤相关病死率 86%

表 10-0-7　2016 年第 2 版 NCCN 指南中小肠 GIST 的
生物学行为预测

肿瘤大小 /cm	核分裂象计数 /5mm²	预测的生物学行为
≤2	≤5	转移或肿瘤相关病死率 0
>2，≤5	<5	转移或肿瘤相关病死率 2%
>2，≤5	>5	转移或肿瘤相关病死率 73%
>5，≤10	≤5	转移或肿瘤相关病死率 25%
>5，≤10	>5	转移或肿瘤相关病死率 85%
>10	>5	转移或肿瘤相关病死率 50%～90%

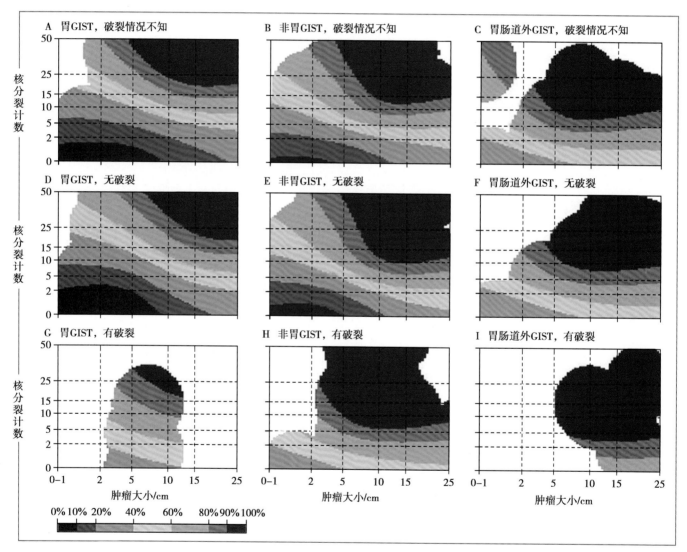

图 10-0-21　GIST 危险度评估热像图

需要指出的是，没有一种评估系统是完美无缺的，各单位可结合本单位具体情况。关于核分裂象计数，以往评估系统均采用 50HPF，CAP 和 WHO 最初定义 50HPF 相当于 5mm²，各单位使用的显微镜目镜有所不同，可作相应换算（表 10-0-8）。此外，对 GIST 的危险度评估临床和病理可有不一致的情形，从事 GIST 靶向治疗的临床医生应熟悉 GIST 的危险度评估系统，并综合临床、影像和病理等各方面的资料进行分析和研判。

此外，基因突变类型与预后有一定的相关性。总的来说，*KIT* 突变较其他基因突变或 *KIT/PDGFRA/BRAF* 阴性病例更具侵袭性。预后最好的突变类型为 *PDGFRA* 12 外显子、*BRAF* 和 *KIT* 12 外显子突变；预后居中的突变

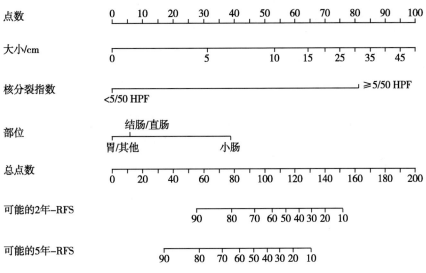

图 10-0-22　GIST 危险度评估列线图

类型为 *KIT/PDGFRA/BRAF* 阴性病例、*KIT* 17 外显子、*PDGFRA* 18 外显子（D842V）和 *PDGFRA* 14 外显子；预后最差的突变类型为 *KIT* 9 和 11 外显子及非 D842 的 *PDGFRA* 18 外显子突变。

表 10-0-8　目镜视场数和高倍镜视野换算

目镜视场数	40× 物镜视野直径	40× 物镜视野下面积	50HPF= 5mm²	50HPF= 10mm²
18	0.45	0.16	31	62
20	0.5	0.2	25	50
22	0.55	0.24	21	42
25	0.625	0.31	16	32

十七、胃肠道间质瘤的 TNM 分期

胃肠道间质瘤的 TNM 分期参见表 10-0-9。胃肠道间质瘤的 pTNM 分期和组织病理学分级参见表 10-0-10。

表 10-0-9　胃肠道间质瘤的 TNM 分期

T- 原发性肿瘤	
TX	原发性肿瘤不可评估
T0	无原发性肿瘤证据
T1	肿瘤≤2cm
T2	肿瘤>2，≤5
T3	肿瘤>5，≤10
T4	肿瘤>10
N- 区域淋巴结	
NX*	区域淋巴结不可评估
N0	无区域淋巴结转移
N1	有区域淋巴结转移
M- 远处转移	
M0	无远处转移
M1	有远处转移

NX*：因 GIST 极少发生区域淋巴结转移，故对一些临床或病理不能评估区域淋巴结的病例可视为 N0

表 10-0-10　胃肠道间质瘤的 pTNM 分期和组织病理学分级

pT 和 pN 对应于 T 和 N
pM- 远处转移
pM1　远处转移在镜下得到证实
G 组织病理学分级
GIST 的分级取决于核分裂象

低核分裂象	≤5/5mm²
高核分裂象	>5/5mm²

胃 GIST 和小肠 GIST 的分期参见表 10-0-11 和表 10-0-12。大网膜 GIST 的分期可参考胃 GIST 的分期，食管、结直肠和肠系膜 GIST 的分期参考小肠 GIST 的分期。

表 10-0-11　胃 GIST 的分期

				核分裂象
Ⅰ A	T1，T2	N0	M0	低
Ⅰ B	T3	N0	M0	低
Ⅱ	T1，T2	N0	M0	高
	T4	N0	M0	低
Ⅲ A	T3	N0	M0	高
Ⅲ B	T4	N0	M0	高
Ⅳ	任何 T	N1	M0	任何
	任何 T	任何 N	M1	任何

表 10-0-12　小肠 GIST 的分期

				核分裂象
Ⅰ	T1，T2	N0	M0	低
Ⅱ	T3	N0	M0	低
Ⅲ A	T1	N0	M0	高
	T4	N0	M0	低
Ⅲ B	T2，T3，T4	N0	M0	高
Ⅳ	任何 T	N1	M0	任何
	任何 T	任何 N	M1	任何

十八、胃肠道间质瘤的病理报告规范

GIST 的病理报告应该规范化,必须准确地注明肿瘤原发部位、肿瘤大小、核分裂象计数(5mm²)和肿瘤破裂等情况。

一些临床病理形态指标(如血管浸润、神经浸润、脂肪浸润、黏膜浸润、肿瘤性坏死、异型性、肌层浸润、围绕血管呈簇状等)可反映在 GIST 病理报告中,这些形态学指标对判断 GIST 的生物学行为可能有一定的价值,但目前并未作为 GIST 的危险度评估参数使用。

病理报告中应附有免疫组化标记结果,分子检测结果可另附。

GIST 手术切除标本的规范化病理报告参见表 10-0-13,各类活检标本的病理报告无需格式化报告。

表 10-0-13　胃肠间质瘤病理学诊断报告推荐格式

标本类型:□开胸手术　□开腹手术　□内镜手术　□腹腔镜手术　□双镜联合手术　□其他

肿瘤来源:□原发　□复发　□转移

发生部位:□食管　□胃(具体部位:_____)　□小肠　□结肠　□直肠　□阑尾
　　　　　□网膜　□肠系膜　□腹腔　□盆腔　□腹膜后　□其他_____

具体位置(可复选):□黏膜下　□肌壁内　□浆膜下　□浆膜外　□其他_____

组织学类型:□梭形细胞型　□上皮样型　□混合型　□多形性　□黏液样　□其他_____

肿瘤大小:_____cm(长径×横径×纵径 cm)

肿瘤数目:□单发　□多发,具体部位:_____;具体数目:_____;直径范围:_____cm

核分裂象计数:具体数值_____/5mm²　□≤5 /5mm²　□>5/5mm²　□>10/5mm²

肿瘤是否破裂:□否　□是　□不能判断

腹腔播散:□无　□有　□不能判断

转移病灶:□无　□有,具体部位_____　□不能判断

镜下病理特征

　肿瘤性浸润:□无　□脉管　□神经　□黏膜　□肌层　□浆膜　□脂肪　□其他_____

　肿瘤性坏死:□无　□有,约占肿瘤的_____%

　瘤细胞异型性:□无　□轻　□中　□重

　其他病理特征:_____

手术切缘:□阴性　□阳性

淋巴结:□无　□有,具体_____

术前是否做过靶向治疗:□否　□是

　靶向治疗病理学效应:□完全效应　□部分效应
　　　　　　　　　　　□高度效应　□零效应

免疫组织化学:CD117_____DOG1_____CD34_____Ki67_____
　　　　　　　SDHB/A(胃 GIST)_____
　　　　　　　其他(BRAF、NF1)_____

分子检测:KIT(9、11*、13、17)_____　PDGFRA(12、14、18)_____
　　　　　继发突变:KIT(14、18)_____
　　　　　SDH(A、B、C、D)_____
　　　　　其他(BRAF、NF1、K/N-RAS、PIK3CA、ETV6-NTRK3、FGFR1-HOOK3、FGFR1-TACC1)

危险度或预后评估**:
　　　　　NIH2008 改良版_____;WHO_____;
　　　　　其他(AFIP_____;NCCN_____;热像图:_____;列线图:_____)

TNM 分期:_____

*KIT 11 外显子突变应指出具体的突变类型;** 危险度评估不适合各类活检标本、复发或转移病例、经靶向治疗者和野生型 GIST

(喻 林 王 坚)

参 考 文 献

1. Miettinen M, Corless CL, Debiec-Rycheter M, et al. Gastrointestinal stromal tumours // Fletcher CDM, Bridge JA, Hogendoorn PCW, et al. WHO Classfication of Tumours of Soft Tissue and Bone. 4th ed.Lyon, 2013: 164.

2. 2017年中国胃肠道间质瘤病理共识意见专家组. 中国胃肠道间质瘤诊断治疗专家共识(2017年版)病理解读. 中华病理学杂志, 2018, 47(1): 2-6.

3. 中国临床肿瘤学会胃肠间质瘤专家委员会. 中国胃肠道间质瘤诊断治疗共识(2017年版). 肿瘤综合治疗电子杂志, 2018, 4(1): 31-43.

4. Gill AJ, Chou A, Vilain R, et al. Immunohistochemistry for SDHB divides gastrointestinal stromal tumors(GISTs)into 2 distinct types. Am J Surg Pathol, 2010, 34(5): 636-644.

5. Heinrich MC, Corless CL, Duensing A, et al. PDGFRA activating mutations in gastrointestinal stromal tumors. Science, 2003, 299(5607): 708-710.

6. Hostein I, Faur N, Primois C, et al. BRAF mutation status in gastrointestinal stromal tumors. Am J Clin Pathol, 2010, 133(1): 141-148.

7. Lasota J, Wozniak A, Sarlomo-Rikala M, et al. Mutations in exons 9 and 13 of KIT gene are rare events in gastrointestinal stromal tumors. A study of 200 cases. Am J Pathol, 2000, 157(4): 1091-1095.

8. Rubin BP, Singer S, Tsao C, et al. KIT activation is an ubiquitous feature of gastrointestinal stromal tumors. Cancer Res, 2001, 61(22): 8118-8121.

9. Wardelmann E, Hrychyk A, Merkelbach-Bruse S, et al. Association of platelet-derived growth factor receptor alpha mutations with gastric primary site and epithelioid or mixed cell morphology in gastrointestinal stromal tumors. J Mol Diagn, 2004, 6(3): 197-204.

10. Agaimy A, Pelz AF, Wieacker P, et al. Gastrointestinal stromal tumors of the vermiform appendix: clinicopathologic, immunohistochemical, and molecular study of 2 cases with literature review. Hum Pathol, 2008, 39: 1252-1257.

11. Agaimy A, Wunsch PH, Sobin LH, et al. Occurrence of other malignancies in patients with gastrointestinal stromal tumors. Semin Diagn Pathol, 2006, 23: 120-129.

12. Cypriano MS, Jenkins JJ, Pappo AS, et al. Pediatric gastrointestinal stromal tumors and leiomyosarcoma. Cancer, 2004, 101: 39-50.

13. Miettinen M, Furlong M, Sarlomo-Rikala M, et al. Gastrointestinal stromal tumors, intramural leiomyomas, and leiomyosarcomas in the rectum and anus: a clinicopathologic, immunohistochemical, and molecular genetic study of 144 cases. Am J Surg Pathol, 2001, 25: 1121-1133.

14. Miettinen M, Kopczynski J, Makhlouf HR, et al. Gastrointestinal stromal tumors, intramural leiomyomas, and leiomyosarcomas in the duodenum: a clinicopathologic, immunohistochemical, and molecular genetic study of 167 cases. Am J Surg Pathol, 2003, 27: 625-641.

15. Miettinen M, Sarlomo-Rikala M, Sobin LH, et al. Esophageal stromal tumors: a clinicopathologic, immunohistochemical, and molecular genetic study of 17 cases and comparison with esophageal leiomyomas and leiomyosarcomas. Am J Surg Pathol, 2000, 24: 211-222.

16. Miettinen M, Sarlomo-Rikala M, Sobin LH, et al. Gastrointestinal stromal tumors and leiomyosarcomas in the colon: a clinicopathologic, immunohistochemical, and molecular genetic study of 44 cases.Am J Surg Pathol, 2000, 24: 1339-1352.

17. Miettinen M, Sobin LH, Lasota J. Gastrointestinal stromal tumors of the stomach: a clinicopathologic, immunohistochemical, and molecular genetic study of 1765 cases with long-term follow-up. Am J Surg Pathol, 2005, 29: 52-68.

18. Ortiz-Hidalgo C, de Leon Bojorge B, Albores-Saavedra J. Stromal tumor of the gallbladder with phenotype of interstitial cells of Cajal: a previously unrecognized neoplasm. Am J Surg Pathol, 2000, 24: 1420-1423.

19. Reith JD, Goldblum JR, Lyles RH, et al. Extragastrointestinal (soft tissue) stromal tumors: an analysis of 48 cases with emphasis on histologic predictors of outcome. Mod Pathol, 2000, 13: 577-585.

20. Bensimhon D, Soyer P, Brouland JP, et al. Gastrointestinal stromal tumors: role of compute d tomography before and after treatment. Gastroenterol Clin Biol, 2008, 32: 91-97.

21. Hong X, Choi H, Loyer EM, et al. Gastrointestinal stromal tumor: role of CT in diagnosis and in response evaluation and surveillance after treatment with imatinib. Radiographics, 2006, 26: 481-495.

22. Schmidt S, Dunet V, Koehli M, et al. Diffusion-weighted magnetic resonance imaging in metastatic gastrointestinal stromal tumor(GIST): a pilot study on the assessment of treatment response in comparison with 18F-FDG PET/CT. Acta Radiol, 2013, 54(8): 837-842.

23. Valls-Ferrusola E, García-Garzón JR, Ponce-López A, et al. Patterns of extension of gastrointestinal stromal tumors(GIST)treated with imatinib(Gleevec®)by 18F-FDG PET/CT. Rev Esp Enferm Dig, 2012, 104(7): 360-366.

24. Berger-Richardson D, Swallow CJ. Needle tract seeding after percutaneous biopsy of sarcoma: Risk/benefit considerations. Cancer, 2017, 123(4): 560-567.

25. Eriksson M, Reichardt P, Sundby Hall K, et al. Needle biopsy

through the abdominal wall for the diagnosis of gastrointestinal stromal tumour-Does it increase the risk for tumour cell seeding and recurrence? Eur J Cancer, 2016, 59: 128-133.

26. Sepe PS, Moparty B, Pitman MB, et al. EUS-guided FNA for the diagnosis of GI stromal cell tumors: sensitivity and cytologic yield. Gastrointest Endosc, 2009, 70(2): 254-261.

27. Lee JH, Cho CJ, Park YS, et al. EUS-guided 22-gauge fine needle biopsy for the diagnosis of gastric subepithelial tumors larger than 2cm. Scand J Gastroenterol, 2016, 51(4): 486-493.

28. Na HK, Lee JH, Park YS, et al. Yields and Utility of Endoscopic Ultrasonography-Guided 19-Gauge Trucut Biopsy versus 22-Gauge Fine Needle Aspiration for Diagnosing Gastric Subepithelial Tumors. Clin Endosc, 2015, 48(2): 152-157.

29. Demetri GD, von Mehren M, Blanke CD, et al. Efficacy and safety of imatinib mesylate in advanced gastrointestinal stromal tumors. N Engl J Med, 2002, 347: 472-480.

30. Joensuu H, Roberts PJ, Sarlomo-Rikala M, et al. Effect of the tyrosine kinase inhibitor STI571 in a patient with a metastatic gastrointestinal stromal tumor. N Engl J Med, 2001, 344: 1052-1056.

31. 中国临床肿瘤学会(CSCO)胃肠间质瘤专家委员会. 中国胃肠间质瘤诊断治疗共识(2013年版). 临床肿瘤学杂志, 2013, 18(11): 1025-1032.

32. 中华医学会外科学分会胃肠外科学组. 胃肠间质瘤规范化外科治疗专家共识. 中国实用外科杂志, 2015, 35(6): 110-115.

33. Burger H, den Bakker MA, Stoter G, et al. Lack of c-kit exon 11 activating mutations in c-kit/CD117 positive SCLC tumour specimens. Eur J Cancer, 2003, 39(6): 793-799.

34. Choi YR, Kim H, Kang HJ, et al. Overexpression of high mobility group box1 in gastrointestinal stromal tumors with KIT mutation. Cancer Res, 2003, 63(9): 2188-2193.

35. Doyle LA, Nelson D, Heinrich MC, et al. Loss of succinate dehydrogenase subunit B(SDHB) expression is limited to a distinctive subset of gastric wild-type gastrointestinal stromal tumours: a comprehensive genotype-phenotype correlation study. Histopathology, 2012, 61(5): 801-809.

36. Fletcher CD, Bermen JJ, Corless C, et al. Diagnosis of gastrointestinal stromal tumors: Aconsensus approach. Hum Pathol, 2002, 33(5): 459-465.

37. Gill AJ, Chou A, Vilain RE, et al. "Pediatric-type" gastrointestinal stromal tumors are SDHB negative("type 2")GIST. Am J Surg Pathol, 2011, 35(8): 1245-1247.

38. Kindblom LG, Remotfi HE, Aldenborg F, et al. Gastrointestinal pacemaker cell tumor(GIPACT): gastrointestinal stromal tumor show phenotypic characteristics of Cajal. Am J Pathol, 1998, 152(5): 1259-1269.

39. Rege TA, Wagner AJ, Corless CL, et al. "Pediatric-type" gastrointestinal stromal tumors in adults: distinctive histology predicts genotype and clinical behavior. Am J Surg Pathol, 2011, 35(4): 495-504.

40. Sakurai S, Hasegawa T, Sakuma Y, et al. Myxoid epithelioid gastrointestinal stromal tumor(GIST)with mast cell infiltrations: a subtype of GIST with mutations of platelet-derived growth factor receptor alpha gene. Hum Pathol, 2004, 35(10): 1223-1230.

41. Wasag B, Debiec-Rychter M, Pauwels P, et al. Differential expression of KIT/PDGFRA mutant isoforms in epithelioid and mixed variants of gastrointestinal stromal tumors depends predominantly on the tumor site. Mod Pathol, 2004, 17(8): 889-894.

42. 侯英勇, 王坚, 朱雄增, 等. 胃肠道间质瘤76例的临床病理及免疫组织化学特征. 中华病理学杂志, 2002, (1): 20-25.

43. 王坚, 朱雄增, 郑杰, 等. 中国胃肠道间质瘤病理诊断共识(2013年版)解读. 中华病理学杂志, 2015, 44(1): 3-8.

44. 中国胃肠道间质瘤病理专家组. 中国胃肠道间质瘤病理共识意见. 中华病理学杂志, 2007, 36(10): 704-707.

45. Antonescu CR, Romeo S, Zhang L, et al. Dedifferentiation in gastrointestinal stromal tumor to an anaplastic KIT-negative phenotype: a diagnostic pitfall: morphologic and molecular characterization of 8 cases occurring either de novo or after imatinib therapy. Am J Surg Pathol, 2013, 37(3): 385-392.

46. Li J, Ye YJ, Wang J, et al. Chinese consensus guidelines for diagnosis and management of gastrointestinal stromal tumor. Chin J Caner Res, 2017, 29(4): 281-293.

47. Liegl B, Hornick JL, Antonescu CR, et al. Rhabdomyosarcomatous differentiation in gastrointestinal stromal tumors after tyrosine kinase inhibitor therapy: a novel form of tumor progression. Am J Surg Pathol, 2009, 33(2): 218-226.

48. Pyo JS, Kang G, Sohn JH. Ki-67 labeling index can be used as a prognostic marker in gastrointestinal stromal tumor: a systematic review and meta-analysis. Int J Biol Markers, 2016, 31(2): e204.

49. Rubin BP, Heinrich MC. Genotyping and immunohistochemistry of gastrointestinal stromal tumors: An update. Semin Diagn Pathol, 2015, 32(5): 392.

50. Uguen A, Conq G, Doucet L, et al. Immunostaining of phosphorhistone H3 and ki-67 improves reproducibility of recurrence risk assessment of gastrointestinal stromal tumors. Virchows Arch, 2015, 467(1): 47-54.

51. Hirota S, Isozaki K, Moriyama Y, et al. Gain-of-function mutations of c-kit in human gastrointestinal stromal tumors. Science, 1998, 279: 577-580.

52. Nannini M, Urbini M, Astolfi A, et al. The progressive fragmentation of the KIT/PDGFRA wild-type(WT)gastrointestinal stromal tumors(GIST). J Transl Med, 2017, 15(1): 113.

53. Schaefer IM, Mariño-Enríquez A, Fletcher JA. What is new in gastrointestinal stromal tumor? Adv Anat Pathol, 2017, 24(5): 259-267.

54. 白辰光，马大烈. 胃肠道间质瘤临床病理分级及基因分型的研究进展. 世界华人消化杂志，2011，19（14）：1431-1435.

55. 李艳艳，高静，田野，等. 827 例胃肠间质瘤 c-kit 或 PDGFRa 基因突变谱解读及其与临床病理特征的关系. 中华胃肠外科杂志，2015，（4）：332-337.

56. Rossi S，Gasparotto D，Toffolatti L，et al. Molecular and clinicopathologic characterization of gastrointestinal stromal tumors（GISTs）of small size. Am J Surg Pathol，2010，34（10）：1480-1491.

57. Boikos SA，Pappo AS，Killian JK，et al. Molecular Subtypes of KIT/PDGFRA wild-type gastrointestinal stromal tumors：a report from the national institutes of health gastrointestinal stromal tumor clinic. JAMA Oncol，2016，2（7）：922-928.

58. Brenca M，Rossi S，Polano M，et al. Transcriptome sequencing identifies ETV6-NTRK3 as a gene fusion involved in GIST. J Pathol，2016，238（4）：543-549.

59. Jasek K，Buzalkova V，Minarik G，et al. Detection of mutations in the BRAF gene in patients with KIT and PDGFRA wild-type gastrointestinal stromal tumors. Virchows Arch，2017，470（1）：29-36.

60. Lasota J，Felisiak-Golabek A，Wasag B，et al. Frequency and clinicopathologic profile of PIK3CA mutant GISTs：molecular genetic study of 529 cases. Mod Pathol，2016，29（3）：275-282.

61. Miettinen M，Fetsch JF，Sobin LH，et al. Gastrointestinal stromal tumors in patients with neurofibromatosis 1：a clinicopathologic and molecular genetic study of 45 cases. Am J Surg Pathol，2006，30（1）：90-96.

62. Miettinen M，Lasota J. Succinate dehydrogenase deficient gastrointestinal stromal tumors（GISTs）-a review. Int J Biochem Cell Biol，2014，53：514-519.

63. Miranda C，Nucifora M，Molinari F，et al. KRAS and BRAF mutations predict primary resistance to imatinib in gastrointestinal stromal tumors. Clin Cancer Res，2012，18（6）：1769-1776.

64. Pantaleo MA，Nannini M，Corless CL，et al. Quadruple wild-type（WT）GIST：defining the subset of GIST that lacks abnormalities of KIT，PDGFRA，SDH，or RAS signaling pathways. Cancer Med，2015，4（1）：101-103.

65. Abraham SC. Distinguishing gastrointestinal stromal tumors from their mimics：an update. Adv Anat Pathol，2007，14（3）：178-188.

66. Doyle LA，Hornick JL. Mesenchymal tumors of the gastrointestinal tract other than GIST. Surg Pathol Clin，2013，6（3）：425-473.

67. Hawes SN，Shi J. Gastric perineurioma：clinicopathological characteristics. Pathology，2017，49（4）：444-447.

68. Miettinen M，Makhlouf HR，Sobin LH，et al. Plexiform fibromyxoma：a distinctive benign gastric antral neoplasm not to be confused with a myxoid GIST. Am J Surg Pathol，2009，33（11）：1624-1632.

69. Plesec TP. Gastrointestinal mesenchymal neoplasms other than gastrointestinal stromal tumors：focusing on their molecular aspects. Patholog Res Int，2011，2011（3）：952569.

70. Rodriguez JA，Guarda LA，Rosai J. Mesenteric fibromatosis with involvement of the gastrointestinal tract. A GIST simulator：a study of 25 cases. Am J Clin Pathol，2004，121（1）：93-98.

71. Bischof DA，Kim Y，Behman R，et al. A nomogram to predict disease-free survival after surgical resection of GIST. J Gastrointest Surg，2014，18（12）：2123-2129.

72. Joensuu H，Vehtari A，Riihimäki J，et al. Risk of recurrence of gastrointestinal stromal tumour after surgery：an analysis of pooled population-based cohorts. Lancet Oncol，2012，13（3）：265-274.

73. Joensuu H. Risk stratification of patients diagnosed with gastrointestinal stromal tumor. Hum Pathol，2008，39（10）：1411-1419.

74. Mason EF，Hornick JL. Conventional risk stratification fails to predict progression of succinate dehydrogenase-deficient gastrointestinal stromal tumors：a clinicopathologic study of 76 cases. Am J Surg Pathol，2016，40（12）：1616-1621.

75. Miettinen M，Lasota J. Gastrointestinal stromal tumors：pathology and prognosis at different sites. Semin Diagn Pathol，2006，23（2）：70-83.

第一节　非肿瘤性病变

一、创伤性神经瘤

【定义】

创伤性神经瘤（traumatic neuroma）是一种周围神经因外伤或手术导致部分或完全性截断所引起的神经反应性再生。

【临床特征】

（一）流行病学

1. **发病率**　少见。

2. **发病年龄**　可发生于任何年龄段。

3. **性别**　无性别差异。

（二）部位

躯干或肢体，位于受伤或截断神经的近端，与受伤神经有延续性。偶可发生于胆囊等部位。

（三）症状

坚实结节，偶可有触痛或疼痛感。

（四）治疗

手术切除。

【病理变化】

（一）大体特征

在截断神经的近端或沿着膨大受伤的神经形成结节状肿块，直径多<5cm，切面呈灰白色。

（二）镜下特征

1. **组织学特征**　由再生的神经束包括轴突、施万细胞、神经束膜细胞和成纤维细胞混杂组成（图 11-1-1），分布于致密的胶原性间质内。

2. **免疫组织化学**　轴突表达 NF，施万细胞表达 S-100 蛋白，神经束膜细胞表达 EMA 和 GLUT1。

【鉴别诊断】

包括 Morton 神经瘤、栅栏状包被性神经瘤、黏膜神经瘤、神经鞘瘤和神经纤维瘤等。

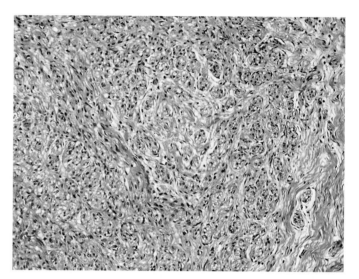

图 11-1-1　创伤性神经瘤的组织学特征

由再生的神经束包括轴突、施万细胞、神经束膜细胞和成纤维细胞混杂组成，HE×100

二、Morton 神经瘤

【定义】

Morton 神经瘤（Morton neuroma）是一种局限性的神经退行性损伤伴反应性纤维化，通常累及足趾神经，表现为受累神经的纤维化和水肿，引起足底发作性疼痛。

【病因】

长期反复性的神经损伤以及血管和血管周纤维化引起的缺血所造成。

【临床特征】

（一）流行病学

1. **发病率**　少见。

2. **发病年龄**　成年人。

3. **性别**　多见于女性。

（二）部位

第 3 和第 4 趾之间跖骨弓下方，少数位于第 2 和第 3 跖骨弓之间。少数病例发生于手部，多见于男性，与长期的职业性损伤有关。

（三）症状

阵发性疼痛，压迫趾间隙时有针点样痛感。

（四）治疗

不穿高跟鞋或注射激素/麻醉药可缓解症状，必要时将病变切除。

【病理变化】

（一）大体特征

第4足趾神经的分叉处增大呈梭形，多<1cm，切面呈灰白色，质硬，纤维样。

（二）镜下特征

周围神经纤维的一些退行性改变，包括神经水肿、神经外膜和神经束膜的纤维化，神经周围组织及神经内血管壁的玻璃样变性，而轴突和施万细胞成分少。

三、鼻部异位神经胶质

【定义】

鼻部异位神经胶质（nasal glioma）是一种发生于鼻梁或鼻腔内、由成熟异位神经胶质所形成的肿块，与颅内神经胶质无关联。

【病因】

先天性非遗传性畸形。

【临床特征】

（一）流行病学

1. **发病率** 非常少见。

2. **发病年龄** 多发生于新生儿，出生时或<2岁。

3. **性别** 无性别差异。

（二）部位

主要发生于鼻梁（60%）和鼻腔（30%），其他少见部位包括鼻窦、鼻咽、舌、扁桃体、眼眶和腭等。

（三）症状

鼻腔外者：鼻梁皮下平滑的肿块；鼻腔内者：鼻塞、鼻畸形。位于咽喉者可引起气道堵塞症状。

（四）治疗

手术切除。

（五）预后

良性，切除不净可复发（30%）。

【病理变化】

（一）大体特征

灰褐色息肉状，质软，直径多为1～3cm。

（二）镜下特征

1. **组织学特征** 无包膜，由片状或巢状分布的神经胶质组成，胶质之间为纤维血管性间隔（图11-1-2）。

2. **免疫组织化学** 神经胶质表达GFAP（图11-1-3）、NSE和S-100蛋白。

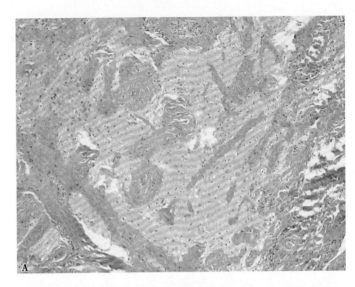
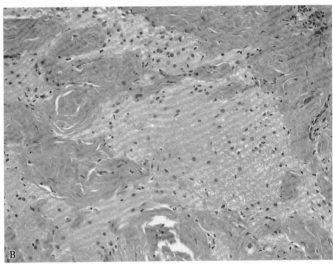

图11-1-2 异位神经胶质的组织学特征

A. 片状或巢状分布的神经胶质，HE×40；B. 神经胶质之间为纤维性间隔，HE×100

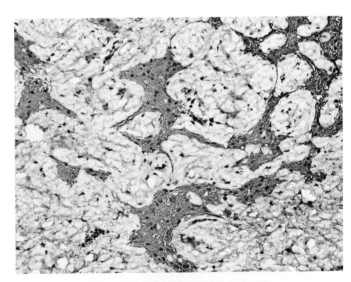

图11-1-3 异位神经胶质的免疫组化

异位胶质表达GFAP，IHC×100

【鉴别诊断】

包括脑膨出、神经纤维瘤和脑膜上皮错构瘤等。

（王　坚）

第二节　良性肿瘤

一、孤立性局限性神经瘤

【定义】

孤立性局限性神经瘤（solitary circumscribed neuroma, SCN）是一种发生于皮肤的良性神经肿瘤，由短束状增生的施万细胞和多少不等的轴突所组成，偶有不甚清晰的栅栏状排列，肿瘤境界清楚，周边可有一层菲薄的结缔组织"包膜"，也称为栅栏状包被性神经瘤（palisaded encapsulated neuroma, PEN）。

【编码】

ICD-O　　9570/0

ICD-11　　XH90Y8

【病因】

多数病例无外伤史，与NF1或MEN2b也无相关性。

【临床特征】

（一）流行病学

1. **发病率**　并不少见，但常被诊断为其他类型的良性周围神经鞘膜肿瘤。

2. **发病年龄**　多发生于40～60岁间的中年人，偶可发生于儿童和老年人。

3. **性别**　男性略多见。

（二）部位

多发生于皮肤，其中90%的病例发生于面部，特别是面颊、鼻唇褶、眼睑、前额和下颌等，部分病例发生于黏膜，包括唇、口腔黏膜和阴茎，偶可发生于躯干和四肢皮肤。

（三）症状

突出皮肤表面的小半圆顶状或丘疹样结节，常为无痛性，被覆皮肤平滑光整，色泽正常。多数病例为孤立性，少数病例为多灶性。

（四）治疗

局部切除。

（五）预后

良性肿瘤，切除后可获治愈。

【病理变化】

（一）大体特征

结节周界清晰，直径数毫米至2cm，切面灰白色，质软。

（二）镜下特征

1. **组织学特征**

（1）经典型：位于真皮内，可累及皮下。低倍镜下呈周界清晰的圆形或梨形结节，结节周围可有一层菲薄的结缔组织"包膜"。结节由短束状排列的短梭形施万细胞组成，伴有多少不等的轴突，瘤细胞偶可有模糊的栅栏状排列。比较特征的形态是在增生的施万细胞条束之间常可见裂隙样结构（图11-2-1）。

（2）少见亚型：包括丛状、上皮样、血管样和黏液样。

2. **免疫组织化学**　瘤细胞表达S-100蛋白和SOX10（图11-2-2）；轴突表达NF，有时于病变边缘的薄层包膜内可见表达EMA、GLUT1或claudin-1的神经束膜细胞。

【鉴别诊断】

1. **神经鞘瘤**　有束状区和网状区之分，常见栅栏状排列（包括Verocay小体），可见管壁玻璃样变的血管，间质呈玻璃样变性，可伴有出血、泡沫样组织细胞反应和含铁血黄素沉着，肿瘤内一般无轴突结构

2. **皮肤神经纤维瘤**　瘤细胞排列较疏松，间质常为黏液样，可见胶原纤维束，无裂隙样结构。

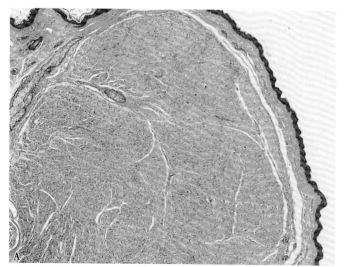

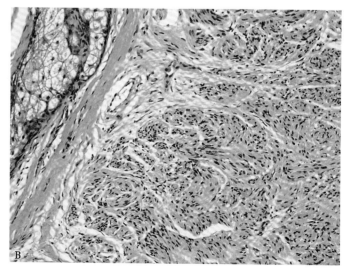

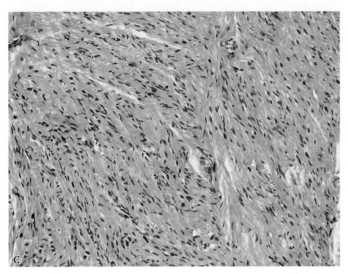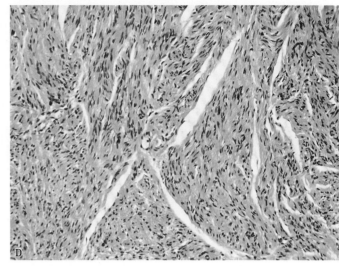

图 11-2-1　孤立性局限性神经瘤的组织学特征

A. 病变位于真皮内，呈圆形或结节状，HE×40；B. 肿瘤周边可见包膜样结构，HE×100；C. 短束状排列的施万细胞，HE×100；D. 施万细胞条束之间的裂隙样结构，HE×100

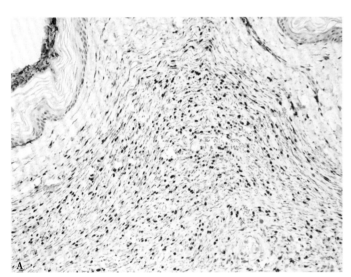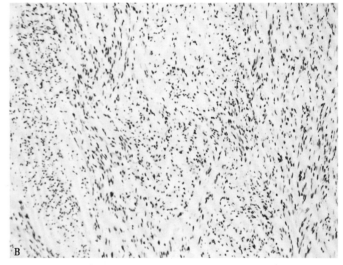

图 11-2-2　孤立性局限性神经瘤的免疫组化

A. S-100 蛋白标记，IHC×100；B. SOX10 标记，IHC×100

3. 黏膜神经瘤　多发生于口腔和消化道，周界欠清，镜下由显著增生的大小和形态不一致的神经束所组成，可见较厚的神经束膜。

（王　坚）

二、神经鞘瘤及其亚型

【定义】

神经鞘瘤（schwannoma or neurilemoma）是一种有包膜、主要由施万细胞组成的良性周围神经鞘膜肿瘤。

【编码】

神经鞘瘤	ICD-O	9560/0
	ICD-11	XH98Z3

退变性神经鞘瘤	ICD-O	9560/0
	ICD-11	XH0U07/XH75P8
富细胞神经鞘瘤	ICD-O	9560/0
	ICD-11	XH8WW8
丛状神经鞘瘤	ICD-O	9560/0
	ICD-11	XH9XT2
砂砾体性神经鞘瘤	ICD-O	9560/0
	ICD-11	XH9MN2

【病因】

多数散发性神经鞘瘤的病因不明。双侧前庭神经鞘瘤（bilateral vestibular schwannoma）与 *NF2* 基因失活性胚系突变有关。神经鞘瘤病（schwannomatosis）可为散发性或家族性

（常染色体显性遗传），部分病例涉及 *SMARCB1* 基因胚系突变。

【临床特征】

（一）流行病学

1. **发病率** 是最常见的良性周围神经鞘膜肿瘤，90% 为散发性，10% 为综合征型（3% 伴发 NF2，2% 为神经鞘瘤病，5% 伴发多发性脑膜瘤病，少数情况下伴发 NF1）。

2. **发病年龄** 主要好发于 20～50 岁成人，极少发生于儿童。

3. **性别** 男女比例无明显差异。

（二）部位

多发生于头颈部和四肢屈侧浅表软组织，最常累及脊神经根、颈神经、交感神经、迷走神经、腓神经和尺神经。发生于深部者相对较为少见，多发生于后纵隔、腹膜后和盆腔骶前等部位。部分病例可发生于实质脏器，包括胃肠道、肾脏、胰腺和肾上腺等。少数病例累及第 8 对颅神经（前庭神经鞘瘤或听神经瘤，NF2 相关）。

（三）症状

肿瘤因生长部位不同可有各种不同的临床表现。一般无自觉症状。少数可有触痛、沿神经放射痛、麻痹或无力等神经症状。生长缓慢，病程长，可达 20 年以上。体表肿瘤多数不与皮肤粘连，被覆表皮无继发性改变，与神经走行垂直方向有一定的活动度。神经干发生者可以左右活动，但不能上下移动。以不同角度叩击多有神经支配区麻痛（Tinel 征阳性）。

（四）影像学

MRI 影像诊断对四肢周围神经鞘瘤评估明显优于 CT（图 11-2-3A），可精确显示肿瘤部位、大小、外形、边缘及与周围组织结构的关系。靶征是神经鞘瘤特征的表现，表现为 T_2WI 上肿瘤周围高信号，中央低信号，与肿瘤组织学表现有相关性（图 11-2-3B～11-2-3G）。另外，肿瘤两极有神经出入和脂肪分离征也是软组织神经鞘瘤的特征表现。

（五）治疗

手术切除，尽可能保留神经。

（六）预后

肿瘤多可完全切除而治愈。部分病例可复发，尤其

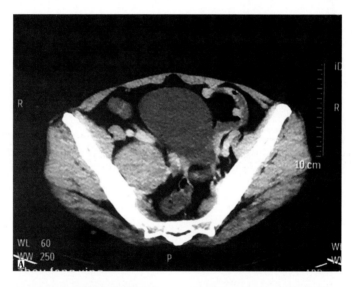

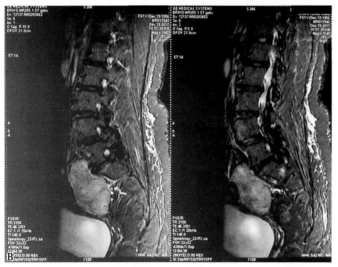

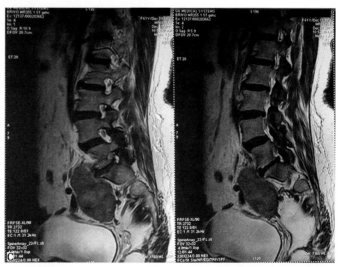

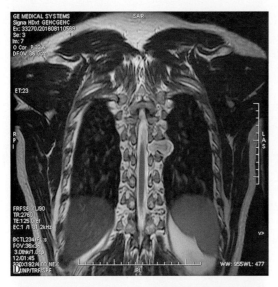
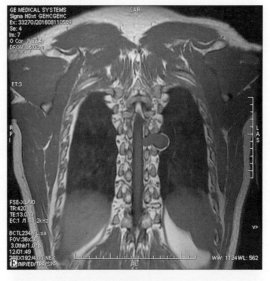
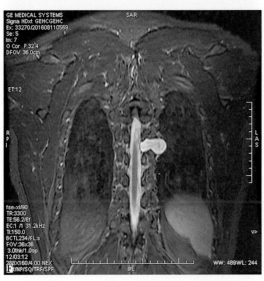
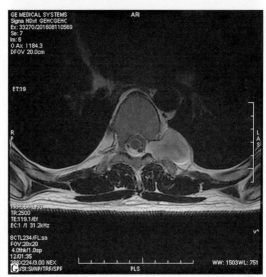

图 11-2-3　神经鞘瘤的影像学

A. 盆腔神经鞘瘤 CT 影像；B. 骶前富于细胞性神经鞘瘤 MRI 影像；C. 骶前富于细胞性神经鞘瘤 MRI 影像；D. 胸椎神经鞘瘤 MRI 影像；E. 胸椎神经鞘瘤 MRI 影像；F. 胸椎神经鞘瘤 MRI 影像；G. 胸椎神经鞘瘤 MRI 影像

发生于深部的富于细胞性神经鞘瘤约有 5% 左右复发率，但不发生转移。

【病理变化】

（一）大体特征

1. 普通型神经鞘瘤（conventional schwannoma）　体积大小悬殊，直径可数毫米至 8cm 不等，大多数 <5cm。发生于深部组织者，尤其纵隔和腹膜后者，体积较大，且常伴有出血、囊性变等继发性改变，体积小者常为圆形、扁圆形、椭圆型；大者为长梭形、结节状。位于深部后纵隔者可突入椎管形成哑铃形。发生于神经干者，其长轴常与神经干方向一致（图 11-2-4A），呈偏心椭圆形。大部分有包膜，切面多为实性，灰黄、淡黄色、灰褐色，半透明样（图 11-2-4B），可有出血、囊性变，少见有钙化及骨化。

2. 退变性神经鞘瘤（degenerated schwannoma）　多位于深部组织，如腹膜后等部位。病程较长，体积较大。退行性变包括囊性变、钙化、出血和玻璃样变性。

3. 富于细胞性神经鞘瘤（cellular schwannoma）　该亚型少见，细胞丰富、多形性，核分裂象活跃，有时可破坏骨组织，易误诊为恶性。好发于深部组织，尤其后纵隔和腹膜后。大体相似于普通型，直径 1～20cm，边界清楚，可有包膜，切面灰黄，灰白或棕褐色，少有囊性变。

4. 丛状神经鞘瘤（plexiform schwannoma）　发生于皮肤的多结节状生长的神经鞘瘤，约占神经鞘瘤 4.3%，通常位于肢体皮肤真皮层和皮下组织，很少发生于深部软组织。直径 1～2cm，有包膜，边界清楚，多结节状，切面黄白色。

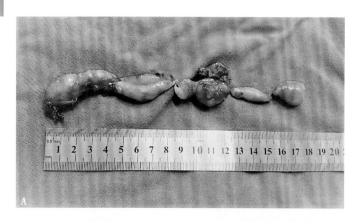

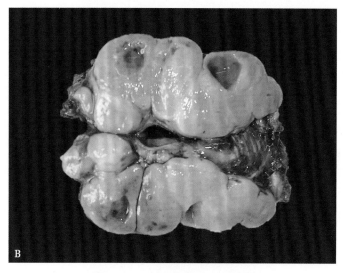

图 11-2-4　神经鞘瘤的大体特征

A. 发生神经干神经鞘瘤长轴与神经干方向一致，包膜完整，淡黄色；B. 神经鞘瘤切面呈黄色或淡黄色，半透明样

5. **微囊性/网状神经鞘瘤**（microcystic/reticular schwannoma）　罕见亚型，由 Liegl 等 2008 年首次报道，被 2013 年最新版 WHO 软组织肿瘤分类收录。主要发生于内脏器官，尤其多发生于胃肠道黏膜下，也可发生于周围软组织。无明显临床症状，常于体检或其他手术中偶然发现。直径 0.4～23cm，边界清楚，无包膜或包膜不明显，切面多结节状。目前尚无复发或转移报道，与普通型生物学行为相似，不具有明显侵袭性，预后良好。

6. **上皮样神经鞘瘤**（epithelioid schwannoma）　主要由上皮样施万细胞构成。直径 1～2cm 或更小。常位于浅表软组织，结节状，边界清楚，部分有包膜。

7. **神经鞘瘤病**（schwannomatosis）　罕见神经鞘瘤亚型。以皮肤多发性神经鞘瘤伴中枢神经系统肿瘤及神经系统多种缺陷为主要特征。目前从临床表现、组织病理到分子遗传学研究说明神经鞘瘤病是不同于常见的神经鞘瘤，亦不同于神经纤维瘤病的独立疾病。表现为皮肤散在丘疹、结节、斑块，直径 0.5～1.5cm 或更大，皮肤颜色正常或淡褐色，无牛奶咖啡斑，位于真皮内，多发

性，边界清楚或有完整包膜，可活动，切面灰白色，质软，无出血、坏死及囊性变。

8. **胃肠道型神经鞘瘤**（gastrointestinal type schwannoma）　少见，占全身神经鞘瘤 0.2%，发生于胃者占整个消化道神经鞘瘤 90% 以上。大多为良性，可发生恶变。临床特点之一为消化道出血。大体呈黏膜下隆起的球状或半球状肿块，个别带蒂，无包膜，可在黏膜下滑动，部分表面坏死溃疡，胃镜易误诊为恶性，直径多为 5～10cm，个别可更大，很少有出血、坏死及囊性变。

9. **神经母细胞瘤样神经鞘瘤**（neuroblastoma-like schwannoma）　非常罕见。无痛结节，均位于浅表软组织内，直径 1～5cm，与周围组织分界清楚。

10. **良性腺性神经鞘瘤**（benign glandular schwannoma）　极为罕见。好发于中青年，位于真皮或皮下，直径常<2cm。

11. **假腺性神经鞘瘤**（pseudoglandular schwannoma）　非常罕见。圆形、卵圆形，直径 1～6cm，包膜完整，边界清楚、切面灰白、灰黄色，可有出血、囊性变。

（二）镜下特征

1. 组织学特征

（1）经典型：两种组织结构构成，Antoni A 区及 Antoni B 区。两区比例不一，交替分布（图 11-2-5A），区间可有移行。Antoni A 区：亦称束状区，多于中央部，由施万细胞构成，核梭形或卵圆形，一端尖细，核膜薄，染色质疏松细颗粒状，核仁小或不清，胞质淡染，细胞界限不清。排列方式：①漩涡状排列，围绕同一轴心；②栅栏状排列（图 11-2-5B），核平行排列似栅栏状，核染色质深染，栅栏间为原纤维组成的无核区；③编织状结构。以上三种结构统称为 Verocay 小体；④上皮细胞样结构，胞质丰富，合体性，细胞密集排列成片，多边形，核圆或卵圆形，核染色质稀疏均匀，可有小核仁，常向梭形细胞过渡；⑤触觉小体样或环形同心层状排列，形似皮肤触觉小体，中央常玻璃样变性。Antoni B 区：瘤细胞少，胞质突起彼此连接成网状，常见多量大而不规则血管，血管壁厚，常发生玻璃样变性，血管丰富时似血管瘤样，可伴血栓及出血，血管周围淋巴细胞聚集，呈袖套样（图 11-2-5C），局灶区域可见成堆的泡沫样组织细胞（图 11-2-5D），少有钙化、骨化。

（2）退变型：明显核异型细胞，细胞核大而畸形，深染，分叶状，为细胞退变改变（图 11-2-5E），易误诊恶性，但不见核分裂象。

（3）富于细胞性：类似 Antoni A 区梭形细胞密集排列呈编织状或束状（图 11-2-5F）。Antoni B 区结构少且不明显。细胞丰富区域梭形细胞有时排列呈"人字形（鲱鱼

骨样)",此时易误诊为纤维肉瘤或平滑肌肉瘤。瘤细胞呈胖梭形或卵圆形,胞质丰富,核染色质较粗,轻中度多形性,可见核分裂象(图 11-2-5G),但通常较少,一般<4个/10HPF,见不到病理性核分裂象,少数(约 10%)可见小灶性坏死,包膜下或周围及血管周围可见较多淋巴细胞浸润,呈袖套样改变。

(4)丛状型:真皮层或皮下组织内大小不等结节构成(图 11-2-5H)。结节圆形,内为增生的施万细胞,排列呈栅栏状,有时细胞丰富,排列较致密(图 11-2-5I),个别可发生退行性变而出现畸形不规则核,但一般不见核分裂象及灶性坏死。

(5)微囊性/网状型:丰富的微囊和网状结构(图 11-2-5J),无包膜,瘤细胞梭形、温和,疏密分布不均,有移行(图 11-2-5K),间质黏液样,部分细胞间见黏液性微囊,可见明显玻璃样变胶原,缺乏厚壁玻璃样变血管和Verocay 小体,无出血、囊性变或坏死,部分病例可见泡沫细胞样、印戒细胞样、脂肪母细胞样瘤细胞,需与胃肠道腺癌鉴别。

(6)上皮样型:小圆形上皮样施万细胞呈单个、小巢状或小条索状分布(图 11-2-5L),胞界清晰,可见核内假包涵体,部分瘤细胞轻度不典型性,但无核分裂象,细胞增殖指数较低,间质可黏液样变或胶原化。

(7)神经鞘瘤病:组织学与普通型相同。

(8)胃肠道型:肿瘤位于胃肠道黏膜下,与胃肠道平滑肌组织分界清楚(图 11-2-5M)。特征是肿瘤周围大量淋巴细胞浸润,可伴具有生发中心的淋巴滤泡(图 11-2-5N)。梭形细胞呈条束状、交织状或梁状增生,细胞之间可有胶原纤维(图 11-2-5O、11-2-5P),部分瘤细胞轻度异型,核不规则,染色深,但不易见核分裂象。

(9)神经母细胞瘤样型:类似普通型结构和神经母细胞瘤样结构组成。神经母细胞瘤样区域内,瘤细胞圆形或短梭形,胞质少,核固缩状,排列呈片状或团块状,

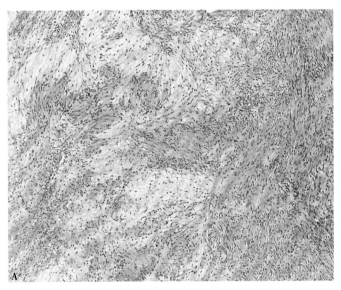

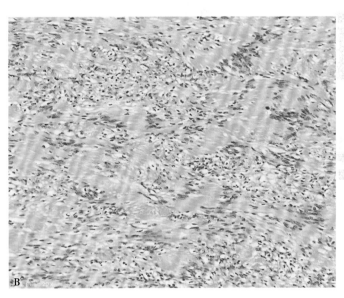

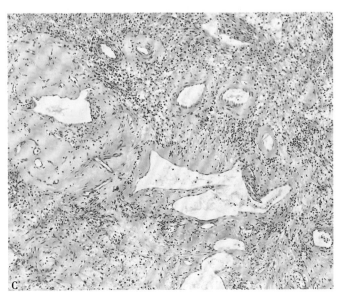

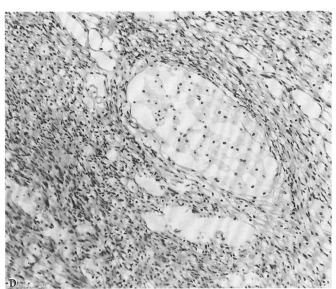

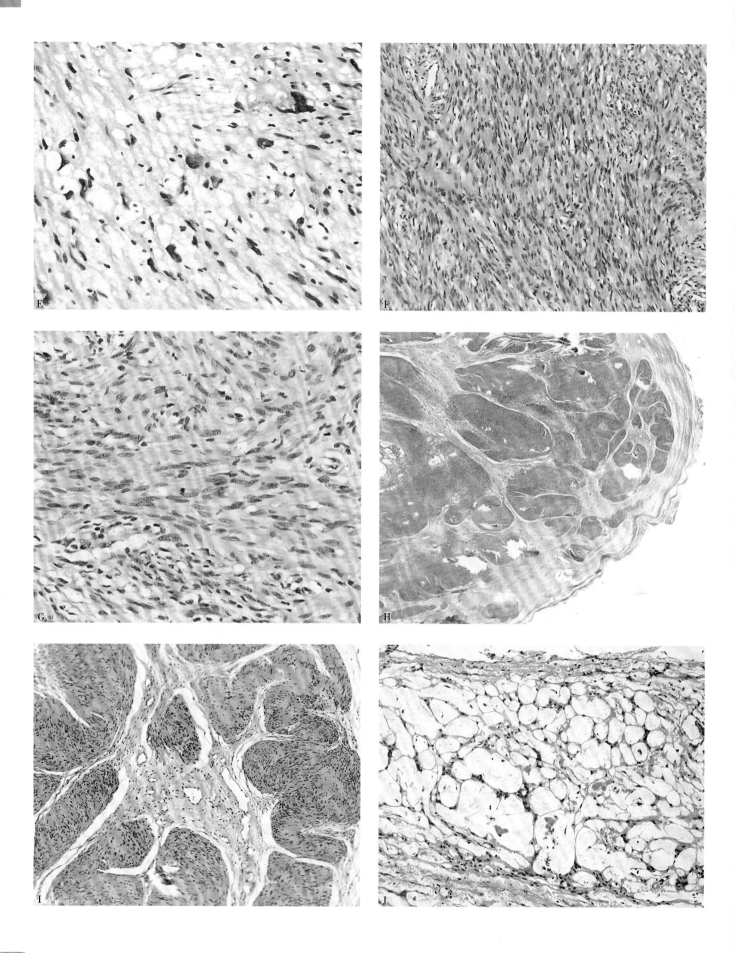

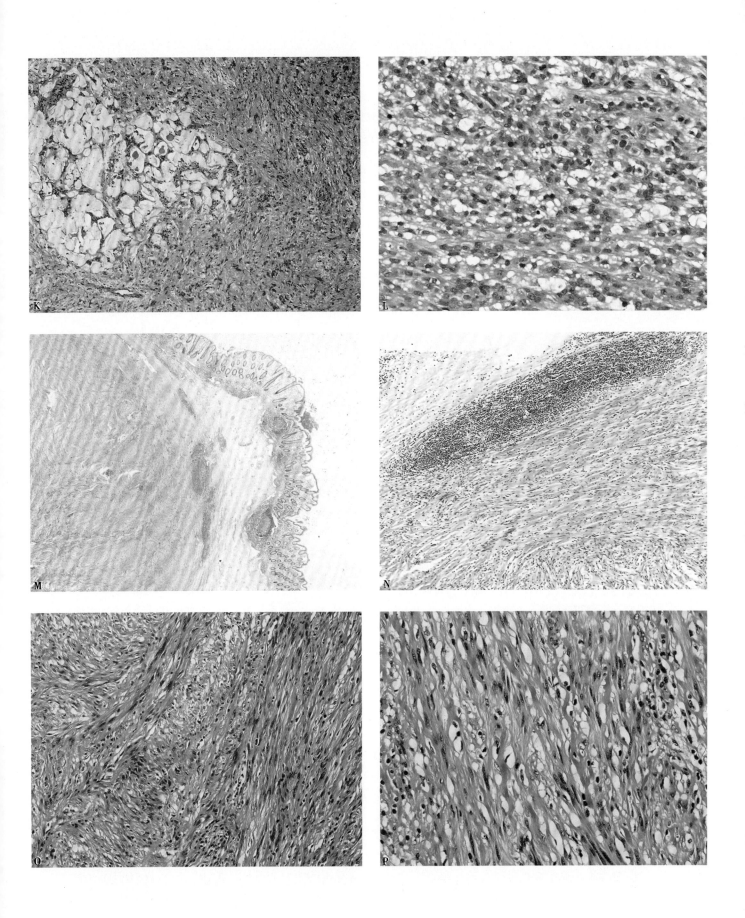

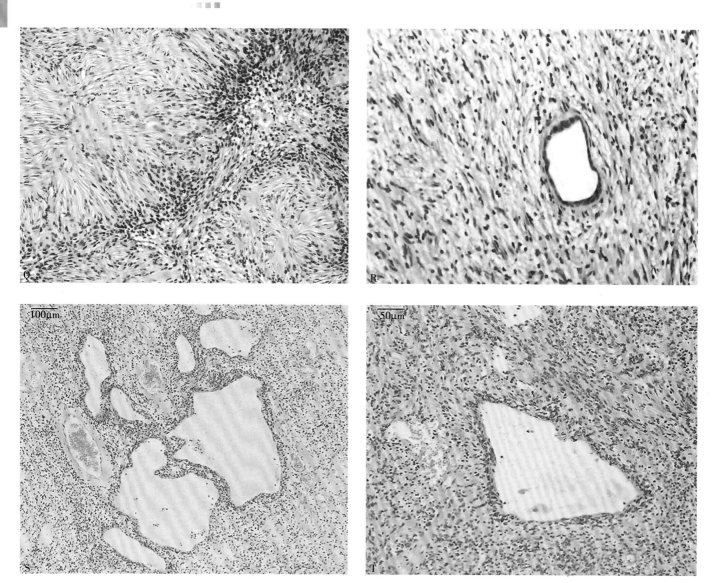

图 11-2-5　神经鞘瘤及其亚型的组织学特征

A. 经典型神经鞘瘤由交替分布的束状区和网状区组成，HE×100；B. 束状区内的栅栏状排列（Verocay 小体），HE ×200；C. 网状区厚壁血管伴血管周淋巴细胞聚集，HE ×100；D. 局灶泡沫细胞团，HE ×200；E. 退变性神经鞘瘤，HE×400；F. 富于细胞型神经鞘瘤，瘤细胞呈密集束状排列，HE ×200；G. 可见核分裂象，HE ×200；H. 丛状神经鞘瘤，皮下大小不等多结节 HE ×20；I. 多个结节内细胞密集 HE ×100；J. 微囊性/网状型神经鞘瘤，示微囊结构，HE×100；K. 与经典型神经鞘瘤区域有移行，HE×100；L. 上皮样神经鞘瘤，上皮样施万细胞呈条索状分布，HE×400；M. 胃肠道型神经鞘瘤，周边可见淋巴细胞套，HE ×20；N. 条束状排列的施万细胞和周边淋巴细胞套，HE ×100；O. 条束状排列的施万细胞，HE ×200；P. 条束状排列的施万细胞 HE ×400；Q. 瘤细胞圆形或短梭形围绕胶原纤维呈放射状，形成菊形团样结构，HE×200；R. 良性腺性神经鞘瘤，束状区内可见良性腺体结构，HE×200；S. 假腺性神经鞘瘤，示腺样或囊样腔隙，HE×100；T. 腺样腔隙与周围梭形细胞移行，HE×200

部分细胞围绕血管形成假菊形团，或围绕胶原纤维呈放射状排列（图 11-2-5Q），形成巨大菊形团或 Homer-Wright 菊形团样结构。

（10）良性腺性神经鞘瘤：普通型 Antoni A 区形态成分和大小不一、形态各异腺体成分组成（图 11-2-5R）。腺体成分大多位于肿瘤深部，呈巢状，腺泡状和巨大囊腔状，腺腔内含有无定形红染物。细胞无异型性，不易见核分裂象。目前观点认为腺体成分系陷入的汗腺。

（11）假腺性神经鞘瘤：密集增生的梭形细胞区（Antoni A 区）和腺样或囊样腔隙组成（图 11-2-5S、11-2-5T）。腺样或囊样腔隙大小、形状不一，内衬柱状或立方上皮细胞，呈单层、复层或假复层排列，细胞长轴与腔隙面垂直，细胞无基膜，与周围梭形瘤细胞相移行，腺样或囊样腔隙内含有红细胞及粉红色液体，或呈空泡状，瘤组织内可见泡沫细胞、裂隙等退行性变。

2. 免疫组织化学　神经鞘瘤通常弥漫强阳性表达 S-100 蛋白和 SOX10（图 11-2-6），GFAP、CD57 和 PGP9.5 部分病例阳性，而 CK、desmin、CD34、NF 均不表达。而良性腺性亚型者则腺上皮 CK、EMA 阳性。40% 的上皮样神经鞘瘤可失表达 INI1。

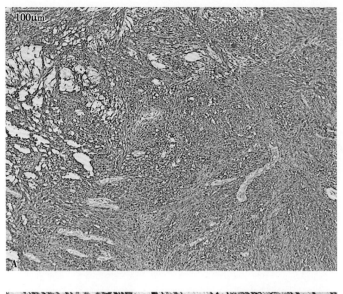
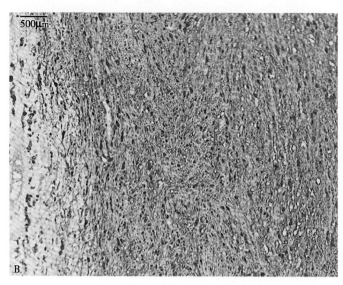
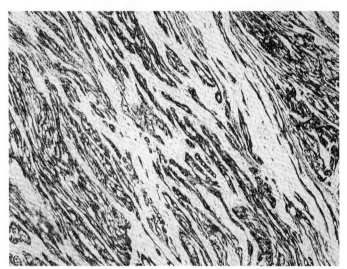
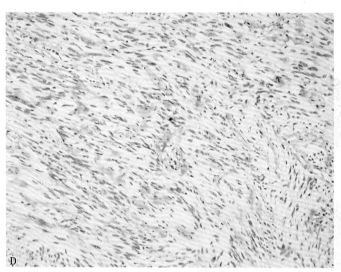

图 11-2-6　神经鞘瘤的免疫组化

A. 经典型神经鞘瘤中的瘤细胞弥漫强阳性表达 S-100 蛋白，IHC×40；B. 富于细胞性神经鞘瘤中的瘤细胞弥漫强阳性表达 S-100 蛋白，IHC×100；C. 胃肠道型神经鞘瘤的瘤细胞弥漫强阳性表达 S-100 蛋白，IHC×100；D. 胃肠道型神经鞘瘤的瘤细胞弥漫强阳性表达 SOX10，IHC×100

　　3. 电镜观察　Antoni A 区瘤细胞基膜完全包绕瘤细胞，而 Antoni B 区基膜仅部分包绕瘤细胞，瘤细胞胞质突数目减少，细胞间胞质突连接不明显，显示 Antoni B 区瘤细胞松散，排列不紧密，反映为退分化或变性表现。

　　【鉴别诊断】

　　1. 神经纤维瘤　无包膜，镜下形态比较一致，无神经鞘瘤中交替性分布的束状区和网状区（神经鞘瘤中的网状区有时可类似神经纤维瘤）。肿瘤由施万细胞、成纤维细胞和神经束膜细胞混合组成，瘤细胞弥漫强阳性表达 S-100 蛋白（定位于细胞核上），肿瘤内常含有 CD34 阳性的成纤维细胞成分。

　　2. 低级别恶性周围神经鞘膜瘤　常由神经纤维瘤恶变而来，患者多伴有 I 型神经纤维瘤病，肿瘤内除神经纤维瘤区域外，部分区域内瘤细胞密度明显增高、瘤细胞出现异型性并可见核分裂象。

　　3. 胃肠道间质瘤　胃肠道型神经鞘瘤易被误诊为胃肠道间质瘤，但胃肠道型神经鞘瘤的周边多有淋巴细胞套，免疫组化标记显示，瘤细胞弥漫强阳性表达 S-100 蛋白、SOX10 和 GFAP。

　　4. 黏液腺癌及印戒细胞癌　微囊性 / 网状型神经鞘瘤可发生于消化道，间质明显黏液样变，其间常见束状、花边样，乃至印戒样细胞团漂浮，似黏液腺癌或印戒细胞癌，经免疫组化上皮性标志物阴性可资鉴别。

　　5. 软组织多形性玻璃样变血管扩张性肿瘤　部分神经鞘瘤中可见玻璃样变的血管，周边瘤细胞可显示有多形性，可被误诊为软组织多形性玻璃样变血管扩张性肿瘤。

（闫庆娜）

三、先天性和儿童丛状富于细胞性神经鞘瘤

【定义】

先天性和儿童丛状富于细胞性神经鞘瘤（congenital and childhood plexiform cellular schwannoma，CCPCS）是一种罕见的周围神经良性肿瘤，具有丛状或多结节状的生长方式，主要由类似于神经鞘瘤束状区的梭形细胞呈交织条束状排列构成，缺乏 Verocay 小体和栅栏状排列结构，细胞丰富，可见核分裂，部分肿瘤细胞具有一定异型性，易被误诊为梭形细胞肉瘤。

【病因】

与Ⅰ型神经纤维瘤病无关。

【临床特征】

（一）流行病学

1. **发病率**　罕见，目前文献报道仅20余例。

2. **发病年龄**　常发生于婴儿或先天性，2/3 患者为婴幼儿，年龄范围0～13岁，平均1.5岁。

3. **性别**　女性略多，男女比例为3:4，发生于深部组织者女性多见。

（二）部位

以肢体最为常见（图11-2-7），其次可见于躯干和头颈部，多数位于皮肤或皮下组织，位于深部软组织者少见，如椎旁，骨盆或腹膜后等。

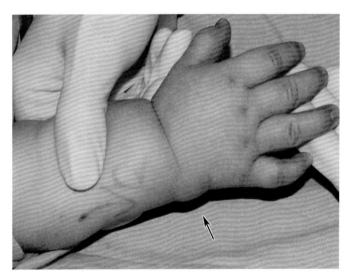

图 11-2-7　婴幼儿和儿童丛状富于细胞性神经鞘瘤的临床表现
右腕部尺侧皮下结节，表面皮肤正常

（三）症状

一般在查体时偶然发现。肿瘤呈结节状，位于皮下，表面皮肤正常。

（四）影像学

肿瘤边界尚清，呈多结节状，部分可能与神经相连。超声检查为实性的多结节状的低回声。X 光检查显示皮下或深部软组织包块（图11-2-8）。磁共振显示为皮下或肌肉间的边界尚清的结节。

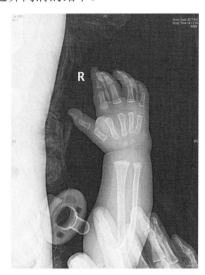

图 11-2-8　婴幼儿和儿童丛状富于细胞性神经鞘瘤的影像学
X 线示软组织肿胀

（五）治疗

手术完整切除。

（六）预后

有局部复发倾向，约1/2 的病例复发，至今无转移病例报道。

肿瘤的不规则的结节状生长方式或者肿瘤生长的部位可能导致早期切除不足，肿瘤的细胞丰富和高增殖活性也可能是肿瘤复发的因素之一。

【病理变化】

（一）大体特征

切除肿瘤肉眼呈丛状或多结节状（图11-2-9），无完整包膜或纤细包膜，边界尚清，直径从1.5～9cm，平均3～4cm。病变常位于浅表或皮下组织，偶尔累及深部软组织，可具有

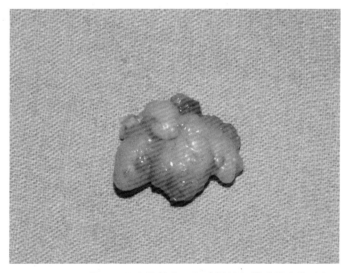

图 11-2-9　婴幼儿和儿童丛状富于细胞性神经鞘瘤的大体特征
肿瘤呈结节状

浸润性的前缘，部分与大的神经纤维相连或包绕。肿瘤切面分叶状，呈均匀的棕褐色，质地韧，有弹性，无坏死。

（二）镜下特征

1. 组织学特征　由大小不一的圆形或卵圆形结节组成，结节之间为纤维结缔组织间隔（图 11-2-10A），结节

的周围可见裂隙（图 11-2-10B）。肿瘤由形态一致的梭形细胞组成，呈紧密条束状或交织状排列，一般缺乏经典型神经鞘瘤的网状区和栅栏状核等结构（图 11-2-10C），肿瘤细胞丰富，细胞核三倍于神经纤维瘤细胞核，核染色质粗，深染，有小的嗜酸性核仁，可见核分裂象（图 11-2-10D）。

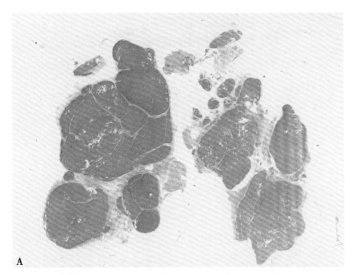

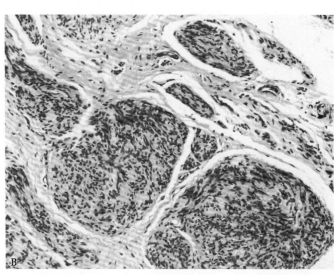

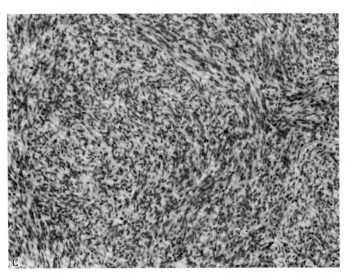

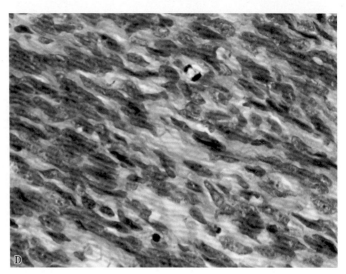

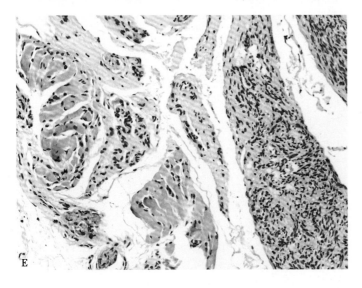

图 11-2-10　婴幼儿和儿童丛状富于细胞性神经鞘瘤组织学特征
A. 低倍镜下呈丛状结构，HE×40；B. 结节周围可见裂隙，HE×100；C. 梭形细胞呈束状排列，细胞丰富，HE×200；D. 细胞轻度异型，可见核分裂，HE×400；E. 肿瘤前缘浸润骨骼肌，HE×100

肿瘤无坏死。部分肿瘤可有浸润性前缘，浸润处常为细胞巢，很少为单个细胞（图 11-2-10E）。

2. 免疫组织化学　瘤细胞弥漫强阳性表达 S-100 蛋白、SOX10 和 CD57（图 11-2-11A～C），Ki67（MIB-1）染色为 2%～10%（图 11-2-11D）。

【遗传学】

基因分型分析显示染色体核型为近二倍体，常显示染色体数目异常，常见 22 号染色体缺失，17 或 18 号染色体三体。17 号染色三体和 18 号三体是否为特异性核型需要更多病例证实。

【鉴别诊断】

1. 低度恶性 MPNST　由于婴幼儿和幼儿型丛状富于细胞性神经鞘瘤细胞高度丰富，染色质深，核分裂多很易误诊为低度恶性的 MPNST，且之前 Meis-Kindblom 等曾认为其是一种低度恶性肿瘤，因此两者鉴别十分重要。

MPNST 常伴有 I 型神经纤维瘤病，患者常为成年人，镜下常见地图状坏死灶，细胞具有异型性，核分裂象常见，且常 >10 个 /10HPF。此外，约 10% 的 MPNST 中还可见到一些异源性分化，如软骨和横纹肌等。MPNST 中仅为灶性表达 S-100，GFAP 和 Leu-7 等标记物，很少出现弥漫强阳性。MPNST 复发转移率高，多数患者需完整切除后辅以化疗和放射治疗。

2. 经典富于细胞性神经鞘瘤　肿瘤常常发生在成年人，具有完整的肿瘤包膜，常见血管壁玻璃样变性、包膜下及血管周淋巴细胞聚集和泡沫细胞。

（王家耀）

四、脂肪母细胞性神经鞘膜瘤

【定义】

脂肪母细胞性神经鞘膜瘤（lipoblastic nerve sheath

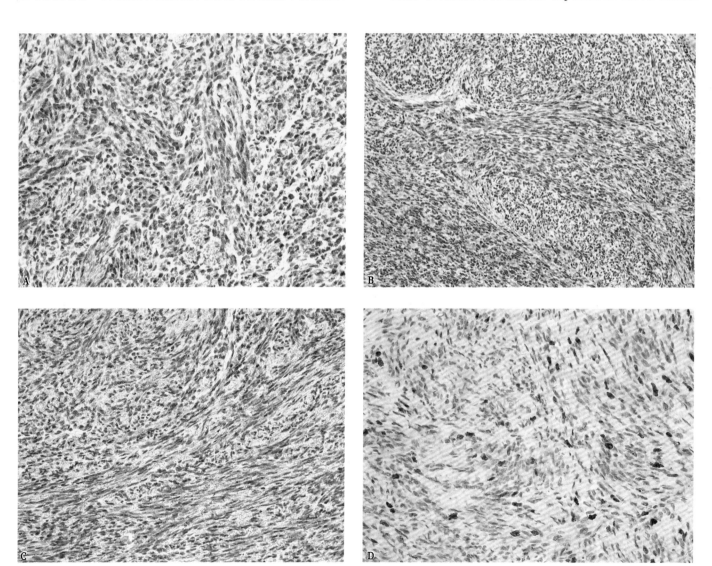

图 11-2-11　婴幼儿和儿童丛状富于细胞性神经鞘瘤的免疫组化

A. S-100 弥漫阳性表达，IHC × 200；B. SOX10 弥漫阳性表达，IHC × 200；C. CD57 阳性表达，IHC × 200；D. Ki-67 显示 MBI 指数，IHC × 200 tumor，LNST）是一种含有成熟的脂肪和印戒样脂肪母细胞样细胞成分的神经鞘膜肿瘤。文献报道尚非常有限，未被新版 WHO 视为新的病种或亚型。

【病因】

不明，偶可见于 NF1 患者。

【临床特征】

（一）流行病学

1. 发病率　较罕见，文献中仅见 8 例报告。

2. 发病年龄　年龄范围较广（37～69 岁），平均年龄为 49 岁。

3. 性别　男性较女性多见，男：女为 7：1。

（二）部位

多位于大腿、腹股沟、肩部、腹膜后等深部软组织，也可发生于淋巴结内。

（三）症状

缓慢生长的无痛性肿块。

（四）治疗

手术切除。

（五）预后

良性肿瘤，无复发。

【病理变化】

（一）大体特征

结节状，大多有包膜，最大径 2～12cm，质实韧软，切面灰白、灰褐色，黏液样，部分伴出血、囊性变，无坏死改变。

（二）镜下特征

1. 组织学特征　肿瘤界限清楚（图 11-2-12A），主要由 2 种成分组成：一是交织状、栅栏状或条束状排列的梭形细胞，大多为神经鞘瘤样结构（图 11-2-12B），少数为神经纤维瘤样结构，梭形细胞胖梭或细梭形，大多异型性不明显，部分细胞核可有退行性变，可见核内假包涵体，有时可见有明显核仁的多核、异型核细胞（图 11-2-12C），但

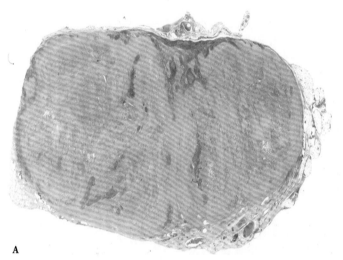
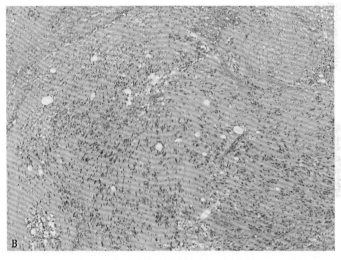
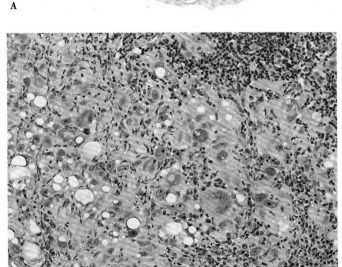
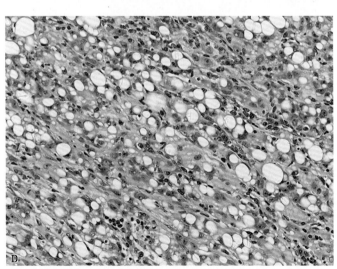

图 11-2-12　淋巴结内脂肪母细胞性神经鞘瘤的组织学特征

A. 低倍镜下肿瘤界限清楚，HE×40；B. 交织状、栅栏状或条束状排列的梭形细胞，HE×100；C. 高倍镜下梭形细胞的异型性改变，HE×200；D. 高倍镜下脂肪和印戒样脂肪母细胞样细胞，HE×200

未见核分裂象、坏死等。二是成熟的脂肪和印戒样脂肪母细胞样细胞成分，散在或片状分布于肿瘤内，高倍镜下，脂肪空泡挤压细胞核呈特征性印戒样细胞(图 11-2-12D)，可有异型性，但无核分裂象。间质可有水肿、胶原纤维增生。

2. 免疫组织化学　脂肪母细胞性神经鞘膜肿瘤中的脂肪母细胞样细胞和梭形瘤细胞均弥漫性表达 vimentin、S-100 蛋白和 CD56(图 11-2-13A)，SOX10 弱阳性，部分可表达 NSE、calponin、Melan-A 和 CDK4 (图 11-2-13B)，不表达 HMB45、AE1/AE3、EMA、desmin 和 α-SMA。

【鉴别诊断】

1. 转移性印戒细胞癌或黏液腺癌　临床上有癌肿病史，瘤细胞表达上皮性标记。

2. 恶性黑色素瘤　临床上有恶性黑色素瘤病史，瘤细胞除表达 S-100 蛋白和 SOX10 外，还表达 HMB45、PNL2 和 MiTF 等色素细胞标记。

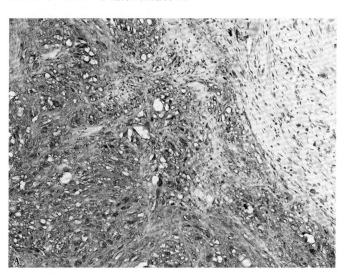

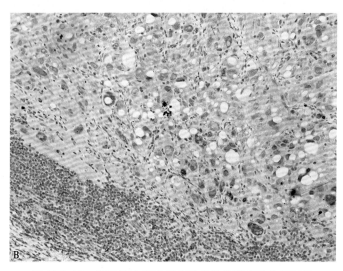

图 11-2-13　淋巴结内脂肪母细胞性神经鞘膜瘤的免疫组化
A. S-100 蛋白标记，IHC×100；B. CDK4 标记，IHC×200

3. 高分化或去分化脂肪肉瘤　FISH 检测显示 *MDM2* 基因扩增。

4. 脂肪平滑肌瘤　脂肪细胞之间的梭形细胞形态上具平滑肌样分化，瘤细胞胞质呈嗜伊红色，表达 α-SMA 和 desmin，不表达 S-100 蛋白和 SOX10。

(李　锋)

五、神经纤维瘤

【定义】

神经纤维瘤(neurofibroma)是一种良性的周围神经鞘膜肿瘤，由施万细胞、神经束膜样细胞、成纤维细胞、肥大细胞和残留的有髓或无髓神经以及成纤维细胞组成，分布于细胞外基质内。

神经纤维瘤包括以下三种亚型：①局限性神经纤维瘤，包括局限性皮肤神经纤维瘤和局限性神经内神经纤维瘤；②弥漫性皮肤神经纤维瘤；③丛状神经纤维瘤。

【编码】

神经纤维瘤	ICD-O	9540/0
	ICD-11	XH87J5
丛状神经纤维瘤	ICD-O	9550/0
	ICD-11	XH2MJ4
色素性神经纤维瘤	ICD-O	9550/0
	ICD-11	XH2GD5

【病因】

多发性皮肤和神经内神经纤维瘤以及大多数的丛状神经纤维瘤由 *NF1* 基因失活导致。

【临床特征】

(一)流行病学

1. 发病率　是最常见的良性周围神经鞘膜肿瘤。多为散发性、孤立性病变(90%)，少数病例呈多发性(Ⅰ型神经纤维瘤病)。

2. 发病年龄　可发生于任何年龄段，多发生于中青年。丛状和弥漫性神经纤维瘤多发生于青年人，包括儿童。

3. 性别　两性均可发生。

(二)部位

1. 局限性皮肤神经纤维瘤　多发生于皮肤，其中 90% 的病例发生头颈部，包括面颊、鼻唇褶、眼睑、前额和下颌等，部分病例发生于黏膜，包括唇、口腔黏膜和阴茎，偶可发生于躯干和四肢皮肤。

2. 局限性神经内神经纤维瘤　可累及任何神经，包括神经丛、脊神经根和颅神经，从神经根到细小分支，也可累及自主神经。

3. **弥漫性神经纤维瘤**　多发生于头颈部皮肤或皮下。

4. **丛状神经纤维瘤**　可发生于浅表或深部组织。

（三）症状

1. **局限性皮肤神经纤维瘤**　表现为突出皮肤表面的小半圆顶状、丘疹样或带蒂样结节（图11-2-14A），常为无痛性，缓慢性生长，被覆皮肤平滑光整，色泽正常。多数病例为孤立性，少数病例（NF1相关性）为多灶性。5%～10%的NF1相关性神经纤维瘤可发生恶变，临床上表现为近期肿块生长迅速，质地变硬，患者有疼痛感。

2. **局限性神经内神经纤维瘤**　梭形膨大（图11-2-14B），可致受累神经感觉和运动障碍。

3. **弥漫性神经纤维瘤**　表现为皮下斑块样境界不清的肿块，范围可较广。10%的病例伴有NF1。

4. **丛状神经纤维瘤**　呈丛状或不规则形结节（图11-2-14C），40%的病例伴有NF1。

5. **软组织巨神经纤维瘤**　累及局部区域（包括一侧肢体），皮肤多有皱褶，呈大象腿样，或呈悬垂的袋状（图11-2-14D）。

（四）治疗

手术为主。

（五）预后

局灶性皮肤神经纤维瘤为良性。丛状神经纤维瘤、ANNUBP和发生于大神经的神经内神经纤维瘤为恶性周围神经鞘膜瘤的前驱病变。NF1患者发生恶性周围神经鞘膜瘤的危险性为9%～13%。皮肤弥漫性神经纤维

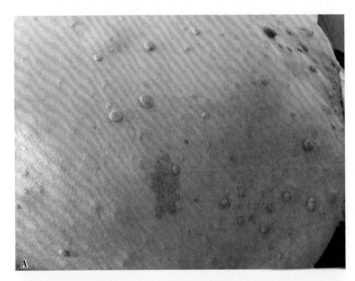

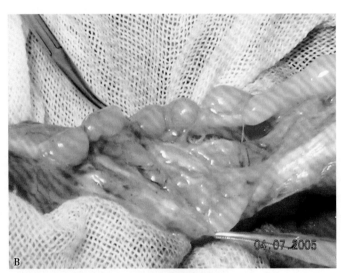

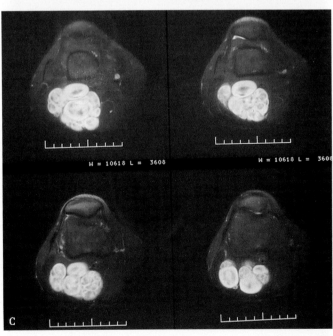

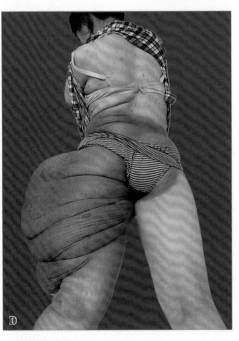

图11-2-14　神经纤维瘤的临床特征
A. 局限多发性皮肤神经纤维瘤；B. 局限性神经内神经纤维瘤；C. 丛状神经纤维瘤MRI；D. 软组织巨神经纤维瘤

瘤极少发生恶性转化。

【病理变化】

（一）大体特征

局限性皮肤神经纤维瘤为孤立性结节，直径多<2cm；弥漫性皮肤神经纤维瘤累及皮肤真皮和皮下，境界不清（图 11-2-15A）；丛状神经纤维瘤呈丛状或多结节状（图 11-2-15B），累及神经丛、神经根或神经束的多个分支；软组织巨神经纤维瘤体积常巨大（图 11-2-15C）。肿瘤质软至坚实，切面灰白色，胶冻样或半透明状。

（二）镜下特征

1. 组织学特征

（1）局限性皮肤神经纤维瘤：由排列疏松的梭形细胞组成，胞质较少，核深染，呈小圆形、卵圆形、弯曲状、逗号状或蝌蚪样（图 11-2-16A），瘤细胞之间可见胶原纤维和黏液样基质（图 11-2-16B），常见肥大细胞。间质可有泡沫样组织细胞聚集。亚型包括上皮样、颗粒细胞样和伴有假菊形团的树突细胞神经纤维瘤等。

（2）局限性神经内神经纤维瘤：受累神经膨大，肿瘤组织与神经束有移行现象，间质呈黏液样（图 11-2-16C）。

（3）弥漫性神经纤维瘤：病变位于真皮层及皮下，周界不清，常沿结缔组织间隔和脂肪小叶间隔扩展性生长（图 11-2-16D），可累及深部肌肉组织，部分病例中可见假 Meissnerian 小体（Wagner-Meissner 小体）（图 11-2-16E）。少数病例内可见色素（图 11-2-16F）。

（4）丛状神经纤维瘤：呈迂曲的丛状或多结节状，结节中央有时可见残留的神经束，结节内的间质常伴有黏液样变性（图 11-2-16G、11-2-16H）。

（5）神经纤维瘤伴有不典型性（neurofibroma with atypica）：肿瘤仍显示神经纤维瘤的形态，但部分瘤细胞核形不规则、深染，无核分裂象（图 11-2-16I）。

（6）富于细胞性神经纤维瘤（cellular neurofibroma）：肿瘤仍显示神经纤维瘤的形态，但低倍镜下瘤细胞偏丰富（图 11-2-16J），瘤细胞呈相对较为密集的条束状排列（图 11-2-16K），核分裂象 <1/50HPF。

（7）生物学潜能未定的非典型性神经纤维瘤样肿瘤（atypical neurofibromatous neoplasm of uncertain biological potential，ANNUBP）：主要发生于 NF1 患者，镜下至少符合以下两种形态：瘤细胞有异型性，瘤细胞密度明显增加，失去神经纤维瘤结构特点，可见核分裂象（>1/50HPF，但 <3/10HPF）（图 11-2-16L）。虽不足以诊断恶性周围神经鞘膜瘤，提示为恶性前驱病变或恶性肿瘤的早期改变，进展为恶性肿瘤的危险性明显增高，参见表 11-2-1。

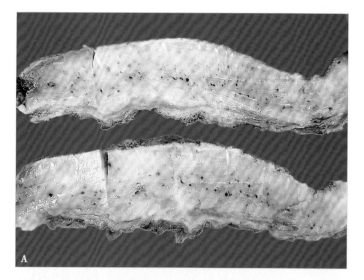
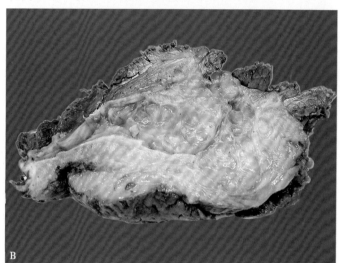
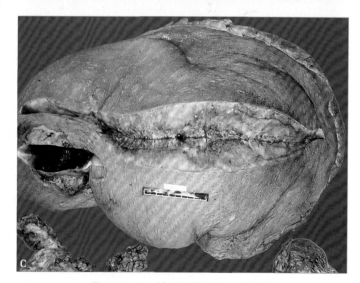

图 11-2-15　神经纤维瘤的大体特征

A. 局限性皮肤神经纤维瘤；B. 弥漫性皮肤神经纤维瘤；C. 软组织巨神经纤维瘤

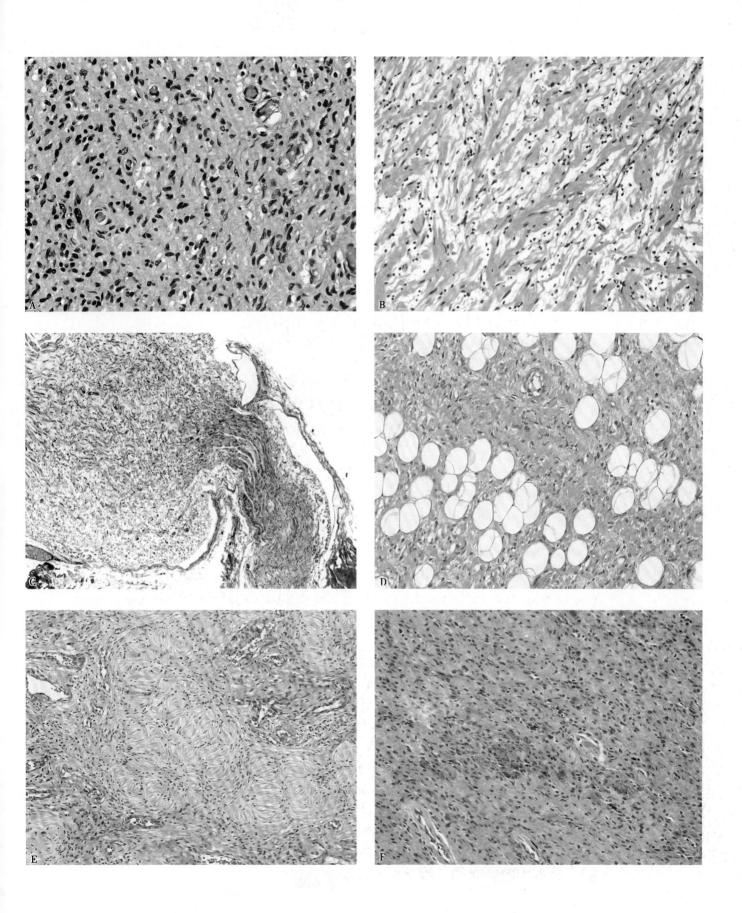

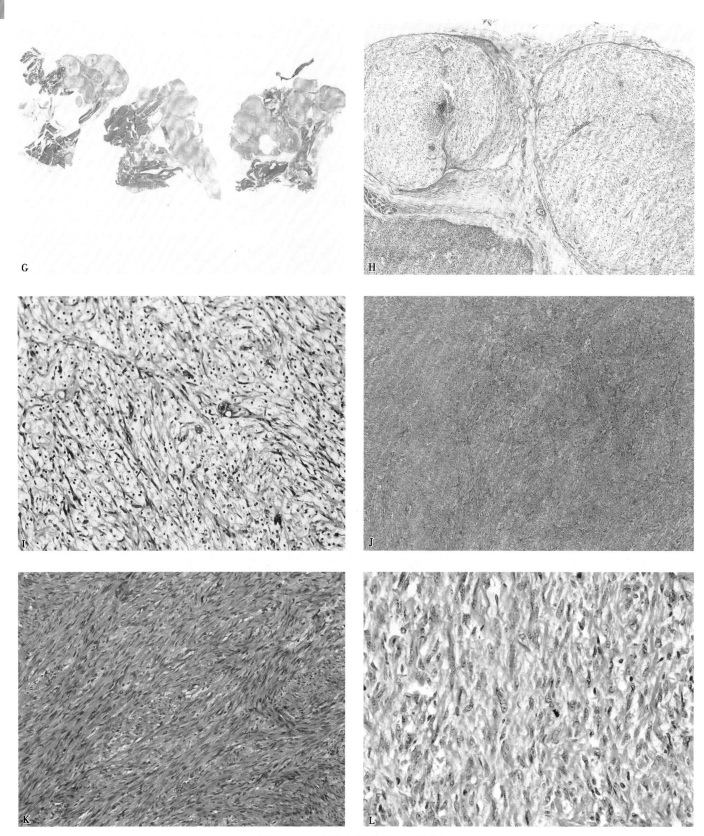

图 11-2-16　神经纤维瘤的组织学特征

A. 梭形瘤细胞排列疏松，核深染，呈弯曲状、逗号状或蝌蚪样，HE×200；B. 瘤细胞间可见胶原纤维，间质呈黏液样，HE×100；C. 瘤细胞与神经束之间有移行，HE×40；D. 瘤细胞在脂肪细胞间生长，HE×100；E. 弥漫性神经纤维瘤中的假 Meissnerian 小体，HE×100；F. 弥漫性神经纤维瘤中的色素沉着，HE×200；G. 丛状神经纤维瘤中迂曲、膨大的丛状结节，HE×2.4；H. 丛状神经纤维瘤结节中央可见残留的神经束，HE×30；I. 部分瘤细胞伴有核不典型性，HE×200；J. 低倍镜下瘤细胞丰富，HE×25；K. 瘤细胞呈交织条束状排列，HE×100；L. 瘤细胞显示有一定的异型性，并可见核分裂象，HE×400

表 11-2-1　非典型性 / 富于细胞性神经纤维瘤 /ANNUBP/
低级别 MPNST 的诊断标准

病变类型	诊断标准
非典型性神经纤维瘤	保留有神经纤维瘤结构
	核退变性改变
	无坏死
富于细胞性神经纤维瘤	保留有神经纤维瘤结构
	低倍镜下显示细胞丰富
	核分裂象 <1/50HPF
ANNUBP	至少满足以下 4 个形态中的 2 个
	- 细胞异型性
	- 失去神经纤维瘤结构
	- 细胞密度高
	- 核分裂象 >1/50HPF 但 <3/10HPF
低级别 MPNST	核分裂象 3～9/10HPF
	无坏死

2. 免疫组织化学　瘤细胞和假 Meissnerian 小体表达 S-100 蛋白（图 11-2-17A～D）和 SOX10。散在的神经束膜样细胞表达 EMA、GLUT1 和 claudin-1，残留的轴突表达 NF，间质内梭形成纤维细胞样细胞表达 CD34，CD34 标记常呈格网结构，不出现于神经鞘瘤、ANNUBP 和恶性周围神经鞘膜瘤中。P16 标记在 AN/ANNBUP 局部区域表达丢失。

【遗传学】

经典型神经纤维瘤显示 *NF1* 双等位失活，神经纤维瘤蛋白（neurofibromin）完全失去功能，后者为 RAS 负调节蛋白，NF1 肿瘤发生涉及 RAS/RAF/MEK/ERK 和 PI3K/AKT/mTOR 信号通路。除 *NF1* 失活外，微环境中不同成分介导的炎症信号在肿瘤的发生中也起了重要的作用。AN/ANNUBP 与 *CDKN2A/B* 位点缺失相关，后者编码细胞周期调节蛋白 P16-INK4a、p14ARF（*CDKN2A*）和 p15-INK4b（*CDKN2B*）。

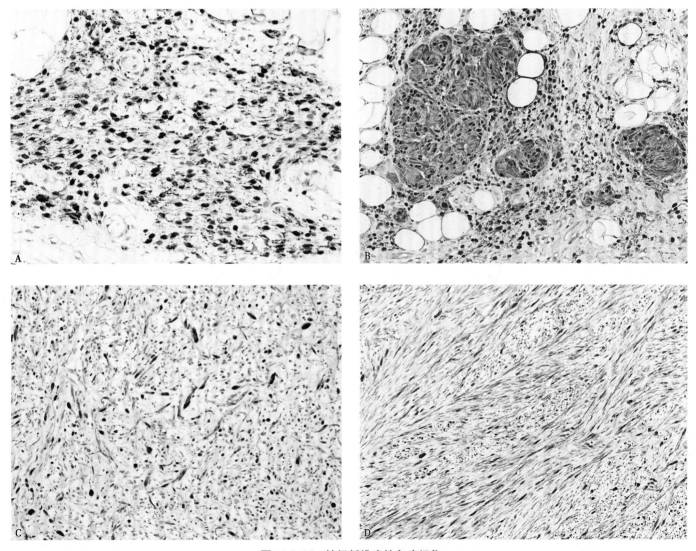

图 11-2-17　神经纤维瘤的免疫组化

A. 瘤细胞表达 S-100 蛋白，IHC×200；B. 假 Meissnerian 小体表达 S-100 蛋白，IHC×100；C. 非典型性瘤细胞表达 S-100 蛋白，IHC×100；
D. 富于细胞型表达 S-100 蛋白，IHC×100

【鉴别诊断】

1. 神经鞘瘤　有交替分布的束状区和网状区，常可见 Verocay 小体及伴有玻璃样变性的厚壁血管，S-100 蛋白标记呈胞质和胞核阳性。

2. 隆突性皮肤纤维肉瘤　瘤细胞密度相对较高，可显示清晰的席纹状结构，瘤细胞弥漫性表达 CD34，不表达 S-100 蛋白和 SOX10。

3. 节细胞神经瘤　神经纤维瘤内有时可见残留的节细胞，可被误诊为节细胞神经瘤，后者多发生于纵隔和腹膜后。

六、真皮神经鞘黏液瘤

【定义】

真皮神经鞘黏液瘤（dermal nerve sheath myxoma，DNST）是一种发生于真皮或皮下的良性周围神经鞘膜肿瘤，以多结节性或丛状分布的黏液样结节为特征，结节内的瘤细胞呈条索状、网状或环状排列，常见合体样细胞巢，免疫组化显示施万细胞分化。

【编码】

ICD-O　　9562/0
ICD-11　　2F24

【临床特征】

（一）流行病学

1. 发病率　少见。

2. 发病年龄　多发生于 30 多岁的青年人，中位年龄为 34 岁，年龄范围为 8～84 岁。

3. 性别　两性均可发生，女性略多见。

（二）部位

主要发生于肢体（>85%），尤其是手指和手。其他部位包括胫前、小腿、踝和足。偶可发生于躯干（图 11-2-18）、口腔、眼眶、硬膜内和脊柱旁。较少发生于面部。

（三）症状

缓慢性生长的无痛性结节或肿块，部分病例按压时可有痛感。

（四）治疗

手术切除。

（五）预后

良性肿瘤，但切除不净可发生局部复发（47%），近1/3 患者发生多次复发。

【病理变化】

（一）大体特征

多数病例<2.5cm，直径范围为 0.4～4.5cm。切面可见多个境界清楚的胶冻样结节，有光泽，质韧。

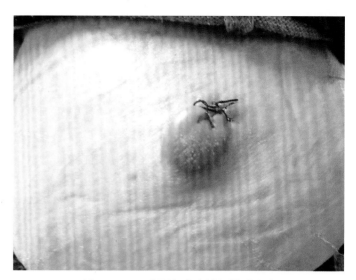

图 11-2-18　左腰部真皮神经鞘黏液瘤
腹壁皮肤结节

（二）镜下特征

1. 组织学特征　位于真皮内或皮下，呈多结节状或小叶状，其间为纤维性间隔（图 11-2-19A）。结节或小叶内含有大量的黏液样基质，其内的瘤细胞呈梭形或上皮样，呈交织的条索样或网状排列（图 11-2-19B），可形成合体样细胞巢（图 11-2-19C），也可呈环状排列，类似脂肪细胞（图 11-2-19D），偶可有栅栏状排列。

2. 免疫组织化学　瘤细胞表达 S-100 蛋白（图 11-2-20），多数病例还表达 GFAP 和 CD57。

【遗传学】

基因表达谱分析显示，真皮神经鞘黏液瘤与神经鞘瘤相似。

【鉴别诊断】

1. Neurothekeoma　好发于面部，病变位于真皮内，可累及至皮下，低倍镜下也呈多结节状，但界限相对不清楚，有时可见漩涡状排列结构。结节内黏液样基质较少，瘤细胞呈类圆形或上皮样，偶可见多核性瘤细胞，部分病例内瘤细胞有一定异型性，并可见核分裂象。瘤细胞不表达 S-100 蛋白，但可表达 NKI/C3、CD10 和 MiTF。基因谱分析类似富于细胞性纤维组织细胞瘤。

2. 浅表性血管黏液瘤　好发于躯干和头颈部，病变位于真皮内，界限不清，可累及至邻近组织。瘤细胞成分稀疏，主要由梭形和星状成纤维细胞组成，肿瘤内血管丰富，为纤细弧线状薄壁血管，间质内含有大量的黏液，有时可见炎症细胞浸润，常为中心粒细胞。瘤细胞不表达 S-100 蛋白。

3. 皮肤黏液瘤　好发于眼、眼睑和乳头等部位，临床上患者可伴有 Carney 综合征的表现，除皮肤黏液瘤外，还可有黏膜和皮肤色素斑、内分泌功能亢进和砂砾体性色素性神经鞘瘤。

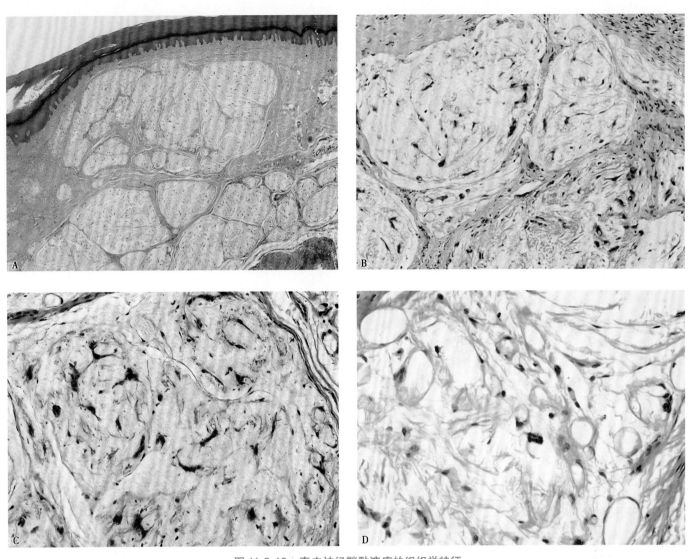

图 11-2-19 真皮神经鞘黏液瘤的组织学特征

A. 肿瘤位于真皮内，由多个黏液样结节组成，其间为纤维性间隔，HE×20；B. 梭形瘤细胞呈条索样排列，HE×100；C. 黏液样结节内常见合体样细胞巢，HE×200；D. 瘤细胞可呈环状，类似脂肪细胞，HE×200

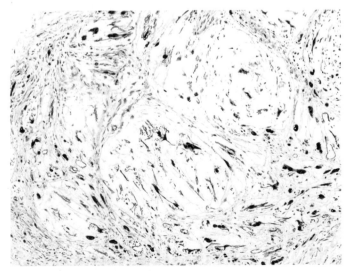

图 11-2-20 真皮神经鞘黏液瘤的免疫组化
S-100 蛋白标记，IHC×100

4. **黏液样神经纤维瘤** 无多结节状或小叶状分布，瘤细胞间可见胶原纤维，间质内可见肥大细胞。

5. **指（趾）端黏液囊肿** 好发于 50～60 岁以上的中老年人，主要发生于手指或足趾末端指间关节背侧，邻近甲根。囊肿比较小，呈米粒或黄豆大，半球形半透明状，镜下主要由少量的梭形至星状成纤维细胞和大量的黏液样基质组成。

6. **浅表性指端纤维黏液瘤** 多发生于指（趾）端，邻近甲床，镜下主要呈纤维黏液样，可呈分叶状，但无上皮样细胞聚焦形成的合体样细胞，瘤细胞可表达 CD34，但不表达 S-100 蛋白。

7. **其他黏液样肿瘤** 包括黏液样隆突性皮肤纤维肉瘤和黏液纤维肉瘤等。

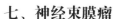

七、神经束膜瘤

【定义】

神经束膜瘤（perineurioma）是一种由神经束膜细胞组成的良性周围神经鞘膜肿瘤，包括神经内神经束膜瘤、软组织神经束膜瘤、硬化性神经束膜瘤、网状神经束膜瘤和丛状神经束膜等组织学亚型。

【编码】

ICD-O　　9571/0

ICD-11

神经束膜瘤，NOS	XH0XF7
神经内神经束膜瘤	XH4BQ8
软组织神经束膜瘤	XH9QH2
网状神经束膜瘤	2F38
恶性神经束膜瘤	XH31CB

【临床特征】

（一）流行病学

1. **发病率**　少见。

2. **发病年龄**　年龄范围较广，但多发生于中年人。神经内和硬化性神经束膜瘤多发生于青年人。

3. **性别**　女性略多见，但硬化性神经束膜瘤多见于男性。

（二）部位

1. **神经内神经束膜**　多发生于上肢神经，

2. **软组织神经束膜瘤**　多发生于肢体和躯干皮下，30%的病例可位于深部或实质脏器（如肠道），10%的病例位于真皮内。多为散发性，极少数病例伴有NF1或NF2。

3. **硬化性神经束膜瘤**　好发于手指和手掌。

（三）症状

孤立性缓慢性生长的无痛性肿块。神经内神经束膜瘤可有相应的神经症状，包括运动和感觉异常。

（四）治疗

手术切除。

（五）预后

良性肿瘤，极少复发。

【病理变化】

（一）大体特征

结节状，界限清楚，无包膜，质地坚韧，切面呈纤维至胶冻样，灰白色或灰黄色，直径多在1.5～10cm之间，浅表肿瘤平均直径3cm，深部肿瘤平均直径7cm。

（二）镜下特征

1. **组织学特征**

（1）神经内神经束膜瘤（intraneural perineurioma）：受累神经呈梭形增大，神经束膜细胞呈同心圆状围绕退变的轴突和少量施万细胞，横断面形成特征性的"洋葱头"样结构（图11-2-21A）。

（2）软组织神经束膜瘤（soft tissue perineurioma）：由纤细的梭形细胞组成，呈席纹状、漩涡状、板层状和条束状排列（图11-2-21B）。瘤细胞的密度在不同病例之间差异很大。间质可呈胶原化或黏液样。少数病例可显示一些非典型性的形态，包括可见核分裂象，偶见多形性细胞，以及局灶区域内瘤细胞偏丰富等。

（3）硬化性神经束膜瘤（sclerosing perineurioma）：肿瘤周界相对较清楚，以间质内含有大量嗜伊红色的胶原纤维为特征，在胶原纤维之间可见条索状、梁状或小簇状分布的小圆形、卵圆形或胖梭形瘤细胞（图11-2-21C）。间质内可见相对较为丰富的薄壁小血管，偶可见散在的肥大细胞。

（4）网状神经束膜瘤（retiform perineurioma）：瘤细胞呈特征性的网格状排列（图11-2-21D），可形成大小不一的假囊腔，间质呈黏液样、纤维黏液样或可见较多嗜伊红色的胶原纤维，后者可伴有玻璃样变性。

（5）丛状神经束膜瘤（plexiform perineurioma）：瘤细胞呈多个小结节状或丛状排列为特征，瘤细胞形态和免疫表型与软组织神经束膜瘤完全相同。

2. **免疫组织化学**　瘤细胞表达EMA、GLUT1和claudin-1（图11-2-22），其中EMA标记可表达较弱，需仔细观察。另瘤细胞可程度不等地表达CD34。不表达S-100蛋白和SOX10。

【遗传学】

软组织神经束膜瘤显示22q12缺失，*NF2*突变，以及17q11缺失。硬化性神经束膜瘤显示10q24改变。恶性神经束膜瘤显示13q丢失，3、6、9号染色体小片段丢失。

【鉴别诊断】

1. **混杂性神经鞘瘤/神经束膜瘤**　由胖梭形与细梭形细胞混杂组成，瘤细胞排列方式与软组织神经束膜瘤相似，偶可见核略增大深染的退变细胞（施万细胞），免疫组化标记显示，胖梭形细胞表达S-100蛋白（施万细胞），细梭形细胞表达EMA、GLUT1和claudin-1（神经束膜细胞）。

2. **隆突性皮肤纤维肉瘤**　约60%的软组织神经束膜瘤可表达CD34，可被误诊为隆突性皮肤纤维肉瘤，但后者多向皮下脂肪呈蜂窝状浸润性生长，瘤细胞不表达EMA和claudin-1，FISH检测显示有*PDGFB*基因易位。

3. **孤立性纤维性肿瘤**　瘤细胞密度不均，瘤细胞间可见绳索样胶原纤维，并常见血管外皮瘤样结构，瘤细胞表达CD34和STAT6，不表达EMA。

4. **低度恶性纤维黏液样肉瘤**　少数病例形态上与软

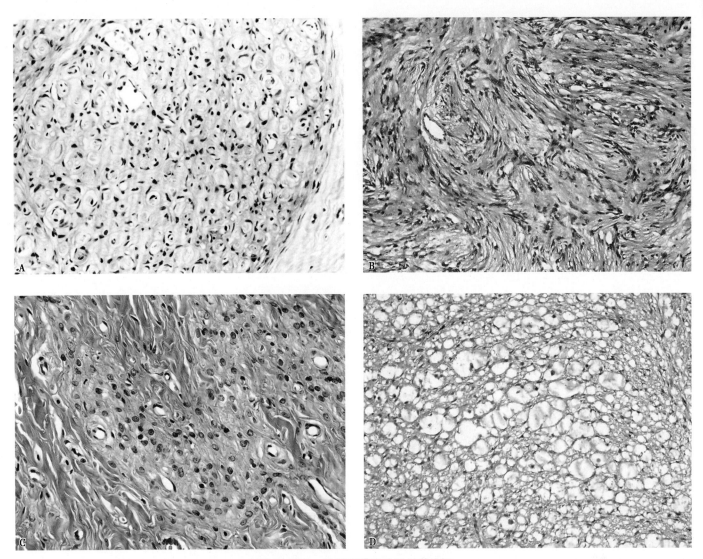

图 11-2-21　神经束膜瘤的组织学特征

A. 神经内神经束膜瘤显示特征性的"洋葱头"样结构，HE×100；B. 软组织神经束膜瘤显示席纹状排列，HE×100；C. 硬化性神经束膜瘤中条索样排列的瘤细胞和大量的硬化性间质，HE×200；D. 网状神经束膜瘤中的网格状结构，HE×100

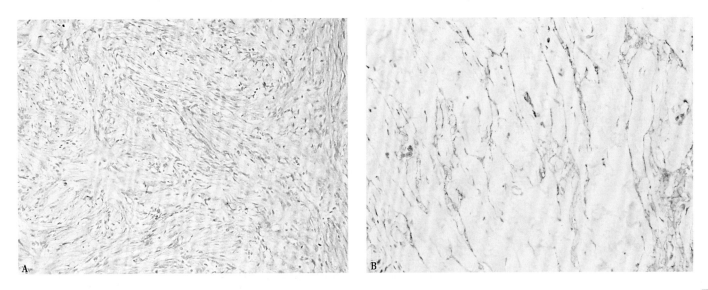

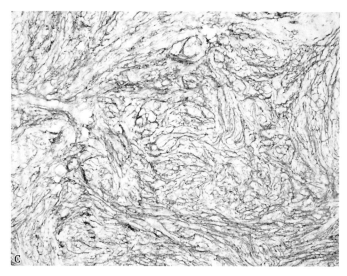
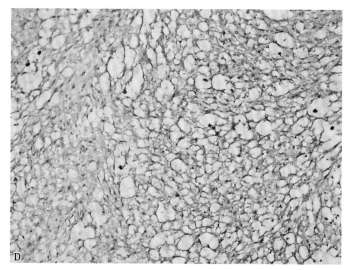

图 11-2-22　神经束膜瘤的免疫组化

A. 软组织神经束膜瘤 EMA 标记，IHC×100；B. 硬化性神经束膜瘤 EMA 标记，IHC×100；C. 软组织神经束膜瘤 GLUT1 标记，IHC×100；D. 软组织神经束膜瘤 CD34 标记，IHC×100

组织神经束膜瘤可有一定的重叠，但瘤细胞表达 MUC-4，不表达 EMA 和 CD34，FISH 检测显示有 *FUS* 基因易位。

八、混杂性神经鞘膜肿瘤

【定义】

混杂性神经鞘膜肿瘤是一类由两种或两种以上良性周围神经鞘膜肿瘤成分混杂组成的肿瘤，最常见的病变类型为混杂性神经鞘瘤 / 神经束膜瘤（hybrid schwannoma/perineurioma），其次为混杂性神经纤维瘤 / 神经鞘瘤（hybrid neurofibroma/schwannoma），少见类型包括混杂性神经纤维瘤 / 神经束膜瘤、混杂性颗粒细胞瘤 / 神经束膜瘤和混杂性神经鞘瘤 / 神经束膜瘤 / 神经纤维瘤等。

【编码】

ICD-O　　9563/0

ICD-11　　XH01G0

【病因】

混杂性神经鞘瘤 / 神经束膜瘤为散发性。混杂性神经鞘瘤 / 神经纤维瘤可发生于 NF1。最近有报道半数病例中存在 22 号染色体的丢失。

【临床特征】

（一）流行病学

1. **发病率**　少见。

2. **发病年龄**　年龄范围较广（2～85 岁），但多数患者介于 10～50 岁之间，平均年龄为 38 岁。

3. **性别**　两性均可发生，无明显差异。

（二）部位

较广。多发生于肢体和躯干皮肤，也可发生于鼻腔和消化道。

（三）症状

孤立性缓慢性生长的无痛性肿块。部分病例可有微痛感，如蚊虫叮咬样。

（四）治疗

手术切除。

（五）预后

良性肿瘤，极少复发。

【病理变化】

（一）大体特征

结节状，界限清楚，直径多<5cm，质地坚实，切面呈灰白色、灰黄色。

（二）镜下特征

1. **组织学特征**

（1）混杂性神经鞘瘤 / 神经束膜瘤：多位于真皮内，边缘和底部有时可见被包裹的皮肤附件或脂肪组织。肿瘤主要由梭形细胞组成，呈交织状、席纹状或条束状排列（图 11-2-23A～11-2-23D），部分区域还可显示漩涡状结构，细胞之间可有多少不等的胶原纤维。仔细观察，梭形细胞有胖梭形细胞和细梭形细胞两种，部分胖梭形细胞的核可有退行性变，有时可见核内假涵体，但核分裂象罕见。部分病例神经鞘瘤成分可呈上皮样。

（2）混杂性神经纤维瘤 / 神经鞘瘤：显示双相性形态，即在经典神经纤维瘤（也可为丛状神经纤维瘤）内可见散在分布的神经鞘瘤样结节，这两种成分之间的分界相对较为清楚。

2. **免疫组织化学**　混杂性神经鞘瘤 / 神经束膜瘤中的胖梭形瘤细胞表达 S-100 蛋白和 SOX10（图 11-2-24A），纤细梭形瘤细胞表达 EMA、GLUT1、claudin-1 和 CD34（图 11-2-24B），其中 EMA 标记可表达较弱或为灶性，需

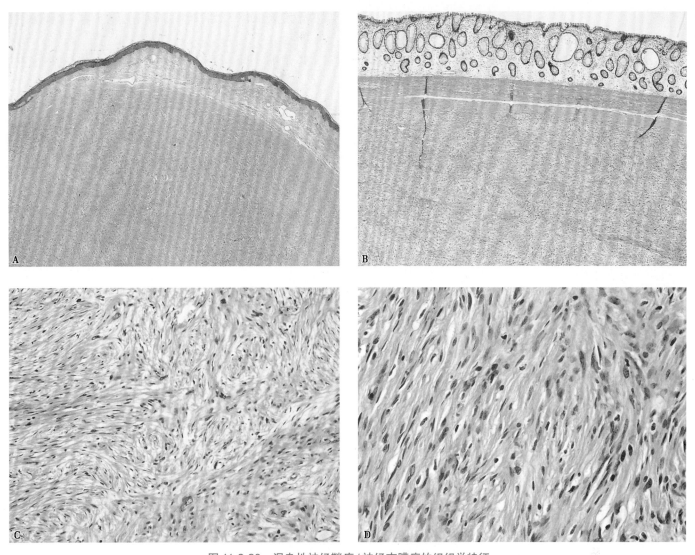

图 11-2-23　混杂性神经鞘瘤/神经束膜瘤的组织学特征

A. 皮肤混杂性神经鞘瘤/神经束膜瘤，HE×40；B. 肠道混杂性神经鞘瘤/神经束膜瘤，HE×40；C. 混杂性神经鞘瘤/神经束膜瘤中的交织状排列，HE×100；D. 仔细观察，肿瘤内有胖梭形细胞和细梭形细胞两种成分，HE×200

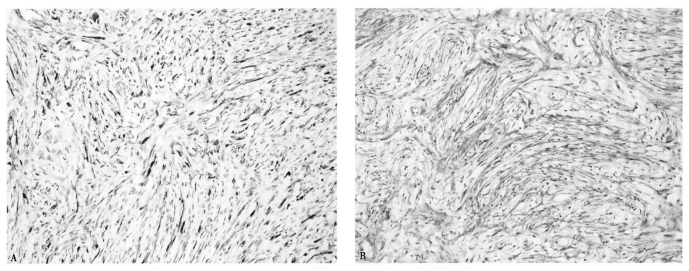

图 11-2-24　混杂性神经鞘瘤/神经束膜瘤的免疫组化

A. S-100 蛋白标记，IHC×100；B. EMA 标记，HE×100

仔细观察。

【鉴别诊断】

1. **纤维组织细胞瘤**　混杂性神经鞘瘤/神经束膜最容易被误诊为纤维组织细胞瘤，主要是由于对混杂性神经鞘瘤/神经束膜这一新病种不熟悉。纤维组织细胞瘤中的细胞组成相对较多样，除梭形成纤维细胞样细胞或原始间叶性细胞外，常可见泡沫样组织细胞、含铁血黄素吞噬性巨细胞和图顿巨细胞等成分，瘤细胞通常不表达S-100蛋白、EMA和CD34。

2. **隆突性皮肤纤维肉瘤**　因混杂性神经鞘瘤/神经束膜可在局部累及皮下脂肪组织，肿瘤显示席纹状排列结构，免疫组化标记也可显示CD34阳性，容易被误诊为隆突性皮肤纤维肉瘤，但混杂性神经鞘瘤/神经束膜中的梭形细胞在形态上并不完全一致，并常可见核大深染的退变细胞。瘤细胞除CD34外，还表达S-100蛋白（施万细胞）和EMA（束膜细胞）。

3. **孤立性纤维性肿瘤**　极少发生于真皮内，肿瘤周界多较清楚，瘤内细胞密度疏密不能，常见绳索样胶原纤维，瘤细胞除表达CD34外，常表达STATA6。

（李　锋　王　坚）

九、颗粒细胞瘤

【定义】

颗粒细胞瘤（granular cell tumor，GCT）是一种具有施万细胞分化的良性肿瘤，由多边形或圆形细胞组成，胞质丰富，嗜伊红色、细颗粒状。

【编码】

ICD-O　　9580/0

ICD-11　　XH09A9

【临床特征】

（一）流行病学

1. **发病率**　并不少见。

2. **发病年龄**　可发生于任何年龄，但多见于40～60岁成年人。

3. **性别**　两性均可发生，女性稍多见，女:男为（2～3）:1。

（二）部位

以头颈部（约占50%，特别是舌头、口腔和硬腭）、躯干和四肢最常见，多发生于皮肤、皮下或黏膜下，部分病例可发生于乳腺、上呼吸道（喉和支气管）、消化道（特别是食道）、甲状腺、腮腺、膀胱、外阴和阴道壁等处。

（三）症状

缓慢性生长的孤立性、无痛性小结节。<10%的病例可为多灶性（多中心性），可伴有NF1、Noonan和LEOPARD综合征。

（四）治疗

手术切除。

（五）预后

良性肿瘤，局部复发率<10%，多为切除不净所致。

【病理变化】

（一）大体特征

周界不清，直径0.5～3cm，平均直径1～2cm，切面呈淡黄色或灰黄色。

（二）镜下特征

1. **组织学特征**　肿瘤位于真皮、皮下或黏膜下，与邻近软组织界限不清，可累及脂肪和肌肉组织。由呈巢状、片状或宽带状排列的圆形或多边形嗜酸性颗粒细胞组成，瘤细胞间为宽窄不等的纤维结缔组织间隔，表面被覆鳞状上皮常伴有棘细胞增生或呈假上皮瘤样增生排列。部分病例中，瘤细胞包绕小神经或与周围神经束有移行（图11-2-25）。

2. **免疫组织化学**　瘤细胞表达S-100蛋白和SOX10，可表达CD68、calretinin、α-inhibin和TFE3（图11-2-26）。

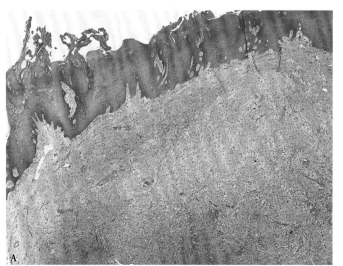

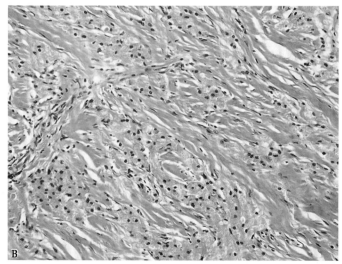

A　　　　　　　　　　　　　　　B

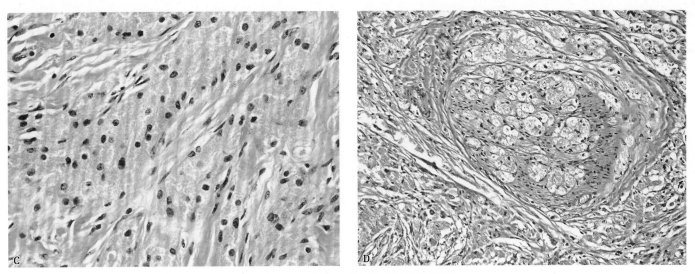

图 11-2-25 软组织颗粒细胞瘤的组织学特征

A. 表皮呈假上皮瘤样增生，HE×40；B. 瘤细胞呈巢状分布，HE×100；C. 胞质呈嗜伊红色、细颗粒状，HE×200；D. 瘤细胞与周围神经有移行，HE×100

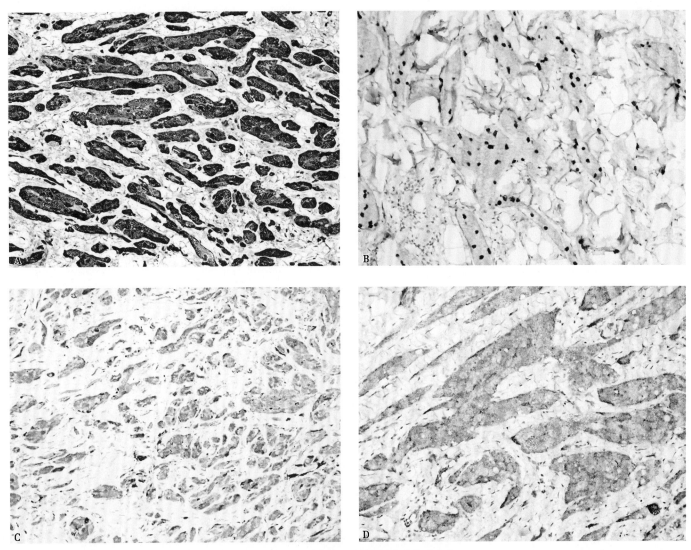

图 11-2-26 软组织颗粒细胞瘤的免疫组化

A. S-100 蛋白标记，IHC×100；B. SOX10 标记，IHC×100；C. CD68 标记，IHC×100；D. α-inhibin 标记，IHC×200

【遗传学】

在 72% 的病例中发现有影响 V-ATPase 的辅助基因（*ATP6AP1*，61%；*ATP6AP2*，11%）功能缺失性突变。*ATP6AP1* 或 *ATP6AP2* 的失活导致施万细胞的胞质内颗粒聚集。这些颗粒显示早期和循环内体（endosomes）形态。无 *ATP6AP1* 或 *ATP6AP2* 失活的病例可能涉及其他 V-ATPase 相关的基因。

【鉴别诊断】

1. **新生儿先天性龈瘤**（牙龈颗粒细胞瘤） 仅见于新生儿或婴儿，组织学上可以区别，NSE 阳性，S100 蛋白不表达。

2. **横纹肌瘤** 均匀分布的瘤细胞胞质嗜酸性，特征性的细胞质"蜘蛛网"细胞，胞质见 PTAH，胞核表达 desmin 和 myogenin。

3. **其他肿瘤的颗粒细胞改变** 皮肤纤维组织细胞瘤等病变的组织学特征，S100 蛋白不表达等。

十、良性蝾螈瘤

【定义】

良性蝾螈瘤（benign triton tumor）是一种发生于神经内的结节性病变，由成熟的骨骼肌和神经纤维组成，也称神经肌肉迷芽瘤（neuromuscular choristoma，NMC）、神经肌肉错构瘤（neuromuscular hamartoma）和神经横纹肌瘤。

【临床特征】

（一）流行病学

1. **发病率** 极为少见。

2. **发病年龄** 主要发生于婴幼儿和儿童，偶可发生于成年人。

3. **性别** 两性均可发生，无明显差异。

（二）部位

大神经干，特别是臂丛神经、坐骨神经和腰骶神经。

（三）症状

常有明显的神经症状，包括疼痛、感觉和运动障碍，肢体畸形等。

（四）治疗

手术切除。

（五）预后

良性病变，局部复发率为 33%，主要是继发纤维瘤病（NMC- 纤维瘤病），后者常发生于外伤后或活检及手术后。

【病理变化】

（一）大体特征

梭形膨大，多束支性。

（二）镜下特征

1. **组织学特征** 由成熟的骨骼肌和神经纤维组成（图 11-2-27）。18%～32% 的病例在良性蝾螈瘤的邻近区域内可见纤维瘤病，后者也可出现在复发性病例中。

2. **免疫组织化学** 成熟的骨骼肌表达 desmin，神经束表达 S-100 蛋白（图 11-2-28）。可表达 β-catenin 和 ERβ。

【遗传学】

可显示 *CTNNB1* 突变 [3c.134 C>T（p.S45F），1c.121 A>G（p.T41A）]。

【鉴别诊断】

1. **神经脂肪瘤病** 发生于神经周围而非神经内，含有大量的脂肪组织。

2. **婴幼儿纤维瘤病** 神经肌肉迷芽瘤区域，或既往无神经肌肉迷芽瘤病史。

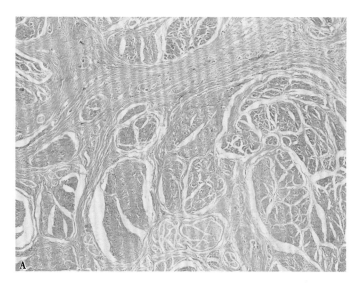

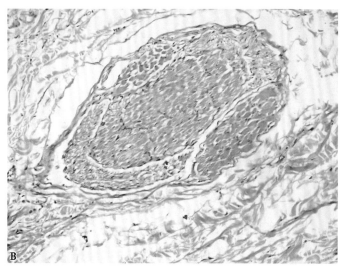

图 11-2-27 良性蝾螈瘤的组织学特征

A. 由结节状分布的神经束组成，HE×40；B. 结节由成熟的骨骼肌和神经纤维组成，HE×100

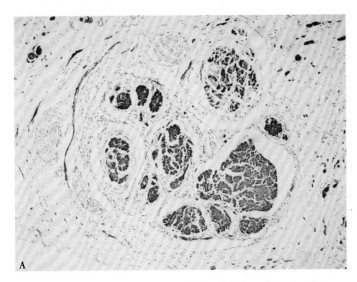

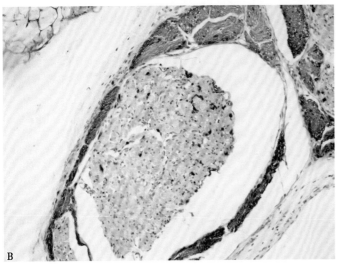

图 11-2-28　良性蝾螈瘤的免疫组化

A. 良性蝾螈瘤中的骨骼肌表达 desmin，IHC×40；B. 良性蝾螈瘤中的神经束表达 S-100 蛋白，IHC×100

（李　锋）

十一、异位脑膜瘤

【定义】

异位脑膜瘤（ectopic meningioma）是一种发生于颅顶和脊柱以外的脑膜瘤。

【编码】

ICD-O　　9530/0

ICD-11　　XH11P5

【病因】

不明。假说包括：①脑膜上皮沿神经鞘走行，离开颅顶或脊柱；②异位蛛网膜帽细胞；③外伤后移位的脑膜上皮；④多潜能间叶细胞向脑膜上皮分化或化生。

【临床特征】

（一）流行病学

1. 发病率　少见。

2. 发病年龄　可发生于任何年龄，有两个高峰年龄段，10～20 岁和 40～70 岁。

3. 性别　女性略多见。

（二）部位

90% 位于头颈部，以眼眶最多见，其次为颅骨、鼻窦、口咽、中耳、头皮、涎腺和颈部。

（三）症状

取决于肿瘤的大小、所处的部位和生长速度：①发生于头皮者表现为缓慢性无痛性肿块，可被误诊为表皮囊肿和皮赘；②发生于鼻窦者表现为鼻塞、鼻溢和鼻出血；③其他症状，包括鼻窦炎、疼痛、头痛和惊厥等。

（四）治疗

手术切除。

（五）预后

与颅内脑膜瘤相似，取决分级和手术范围。发生于颅骨者可复发，间变性/恶性脑膜瘤可发生转移（6%）。

【病理变化】

（一）大体特征

灰白色质韧肿块，可侵蚀颅骨，平均 3.5cm，范围 1～8cm。

（二）镜下特征

1. 组织学特征　与颅内脑膜瘤相似，但以脑膜上皮型最常见（图 11-2-29）。可从 WHO Ⅰ级到Ⅲ级。

2. 免疫组织化学　瘤细胞表达 EMA、vimentin、SSTR2A、PR 和 E-cadherin。

【鉴别诊断】

1. 中枢神经系统原发性脑膜瘤　可累及至颅外，需结合临床和影像学检查。

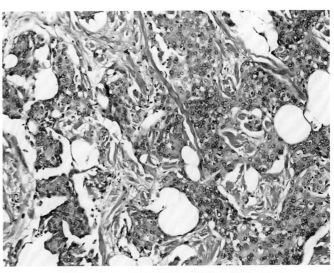

图 11-2-29　异位脑膜瘤的组织学特征

脑膜上皮型，HE×200

2. Neurotheekoma 发生于真皮内，有多个小结节组织，可显示漩涡状排列结构，瘤细胞表达 NKI-C3（CD63）、MiTF 和 CD10。

3. 其他肿瘤 包括嗅神经母细胞瘤、丛状纤维组织细胞瘤和副神经节瘤等。

十二、软组织室管膜瘤

【定义】

软组织室管膜瘤（ependymoma of soft tissue）是一种发生于颅顶和脊柱以外的室管膜瘤，也称脊柱外室管膜瘤（extraspinal ependymoma）或骶尾室管膜瘤（sacrococcygeal ependymoma）。

【病因】

推测起自于神经管尾端遗迹。

【临床特征】

（一）流行病学

1. 发病率 少见。

2. 发病年龄 年龄较广，但多发生于儿童和青年人。

3. 性别 无性别差异。

（二）部位

骶尾部背侧皮下，可被误诊为畸胎瘤、藏毛囊肿或汗腺肿瘤等。

（三）症状

缓慢性无痛性肿块，可伴有脊柱裂。

（四）治疗

手术切除。

（五）预后

局部复发较为常见。约 25% 可发生淋巴结或肺部转移。

【病理变化】

（一）大体特征

分叶状黏液样肿块，直径多<10cm。

（二）镜下特征

1. 组织学特征 镜下形态类似黏液乳头状室管膜瘤（图 11-2-30）。

2. 免疫组织化学 瘤细胞表达 S-100 蛋白、GFAP、CD99 和 CD56。

【鉴别诊断】

1. 脊索瘤 瘤细胞呈空泡样或水滴状，表达上皮性标记、S-100 蛋白和 Brachyury。

2. 神经鞘瘤 多有包膜，经典型中可见交替分布的束状区和网状区，瘤细胞表达 S-100 蛋白和 SOX10。

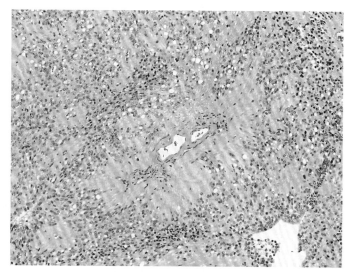

图 11-2-30 软组织室管膜瘤的组织学特征
类似黏液乳头状室管膜瘤，HE×100

（王 坚）

第三节 恶性肿瘤

一、恶性周围神经鞘膜瘤

【定义】

恶性周围神经鞘膜瘤（malignant peripheral nerve sheath tumor, MPNST）是一种显示神经鞘（施万细胞）分化的恶性肿瘤，可起自于神经，或良性周围神经鞘膜肿瘤（通常为神经纤维瘤，特别是丛状神经纤维瘤），或起自于I型神经纤维瘤病，或镜下形态、免疫表型及超微结构提示施万细胞分化。

【编码】

ICD-O 9540/3

ICD-11 XH2XP8

【病因】

50% 的病例发生于 NF1，散发性者占 40%，10% 由放射所致。上皮样恶性周围神经鞘膜瘤与 NF1 无相关性。

【临床特征】

（一）流行病学

1. 发病率 少见，占软组织肉瘤的 5%。

2. 发病年龄 多发生于 20～50 岁间的成年人，其中发生于 NF1 者年龄相对较轻。

3. 性别 NF1 相关性者多见于男性。

（二）部位

多发生于四肢，其次为躯干和头颈部。多发生于深部。70% 的病例发生于神经干，其中坐骨神经最常受累，其他包括臂丛神经、骶丛和脊柱旁神经。

（三）症状

增大的无痛性或痛性肿块。累及神经时可有相应的神经症状，包括麻痹、刺痛、放射性疼痛和无力等。NF1患者近期肿块迅速增大并有临床症状者提示恶变可能（图11-3-1）。

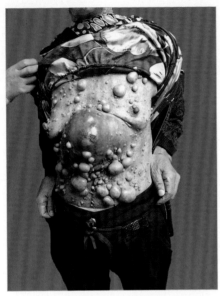

图11-3-1 发生于NF1基础之上的恶性周围神经鞘膜瘤
腹部正中肿块近期迅速增大，质地变硬

（四）治疗

手术切除。术后辅助治疗包括放疗。化疗不敏感，新近报道西罗莫司±ALK抑制剂在部分病例中有一定的疗效。

（五）预后

局部复发率可达40%，转移率可达30%～60%。5年生存率为26%～60%。NF1相关性预后较散发性者相对较差。预后不佳因素为：肿瘤位于躯干，直径>5cm，有过局部复发，组织学上呈高级别。

【病理变化】

（一）大体特征

结节状或梭形肿块，有时可见肿瘤起自于神经干。灰白色或灰红色，鱼肉状。肿块体积通常较大，平均直径超过5.0cm，有时可超过25cm。常伴有出血和坏死。

（二）镜下特征

1. 组织学特征

（1）经典型：偶可见肿瘤起自于神经（图11-3-2A）。由排列紧密、条束状增生的梭形细胞组成，呈弥漫状生长或形成交替性分布的细胞丰富区和稀疏细胞区（图11-3-2B），血管周围常见密集的瘤细胞，尤其是在疏松或黏液样区域内的血管周围。高倍镜下，瘤细胞再现施万细胞的形态特点，核深染，核形不规则、不对称，核端呈圆形或锥形，逗点样、蝌蚪样或子弹头样（图11-3-2C）。核分裂象易见，常超过4个/10HPF，并可见病理性核分裂，约2/3的病例可见地图状坏死。有时在同一肿瘤内可见核级不同的区域，部分区域可显示明显的多形性，类似多形性未分化肉瘤（图11-3-2D）。约15%的病例内可见异源性分化，包括软骨、骨肉瘤或血管肉瘤样区域等（图11-3-2E）。

（2）NF1相关性：肿瘤内可见神经纤维瘤成分（图11-3-2F）。

（3）恶性蝾螈瘤：在恶性周围神经鞘膜瘤中的背景内可见横纹肌母细胞分化（图11-3-2G）。

（4）上皮样型：所占比例<5%。多数病例显示多结节状生长方式，由成簇或成片的上皮样瘤细胞组成，瘤细胞也可呈梁状或宽束状排列，瘤细胞染色质呈空泡状，常可见核仁（图11-3-2H）。

（5）其他少见亚型：少数病例内可见腺样结构。

（6）低度恶性MPNST：核分裂象3～9/10HPF，肿瘤内无坏死。

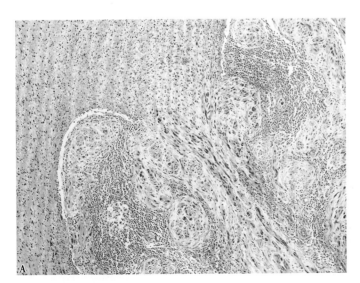

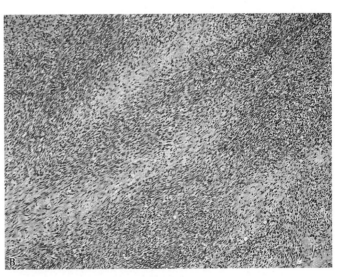

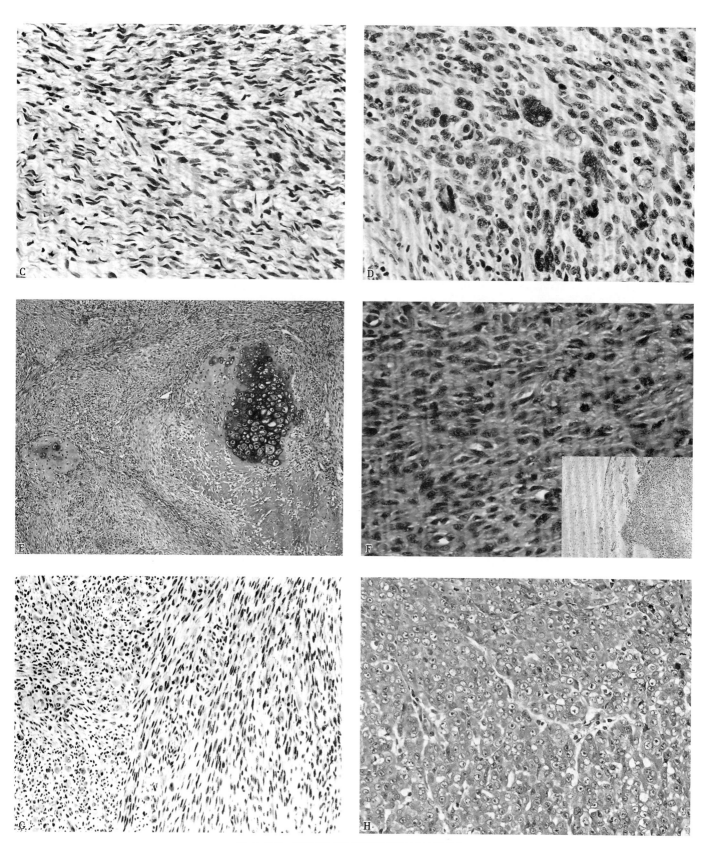

图 11-3-2 恶性周围神经鞘膜瘤的组织学特征

A. 肿瘤起自于神经, HE×40; B. 瘤细胞呈疏密交替分布, HE×100; C. 瘤细胞核呈逗点样或蝌蚪样, HE×200; D. 瘤细胞显示多形性, HE×400; E. 软骨化生, HE×100; F. 神经纤维瘤恶变, HE×400; G. 恶性蝾螈瘤, HE×100; H. 上皮样恶性周围神经鞘膜瘤, HE×400

2. 免疫组织化学

（1）经典型：50%～70% 的肿瘤程度不等地表达 S-100 蛋白和 SOX10（图 11-3-3A、11-3-3B），常为局灶性。约 50% 病例存在 H3K27me3 的表达缺失（图 11-3-3C）。

（2）NF1 相关性：神经纤维瘤区域或低度恶性区域可弥漫性表达 S-100 蛋白和 SOX10（图 11-3-3D），H3K27me3 可有保留（无缺失）（图 11-3-3E）。

（3）恶性蝾螈瘤：横纹肌母细胞表达 desmin 和 myogenin，但梭形细胞不表达。

（4）上皮样型：常弥漫性表达 S-100 蛋白（图 11-3-3F），近半数病例 INI1 表达缺失（图 11-3-3G），部分病例表达上皮性标记。H3K27me3 表达无缺失。

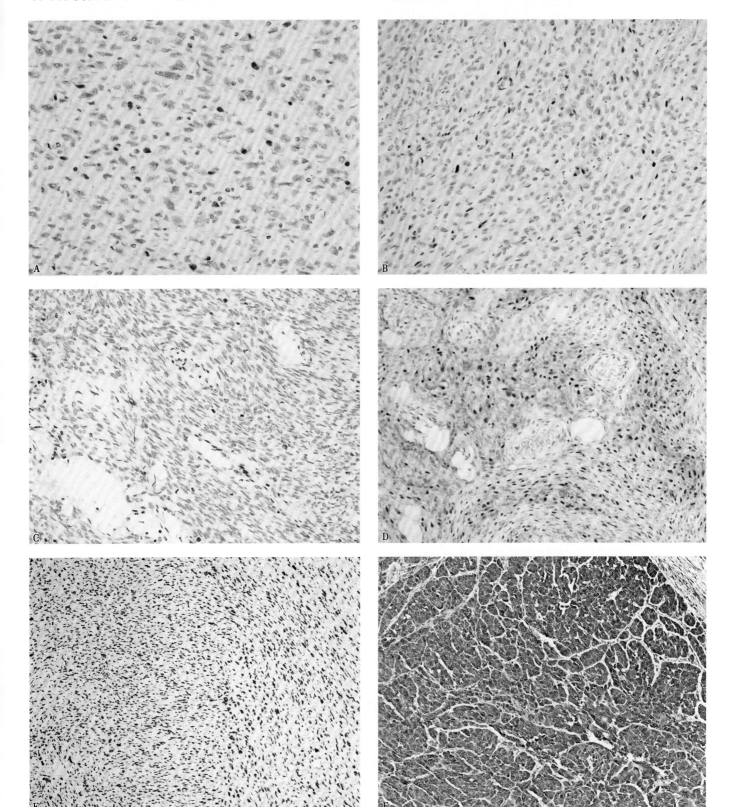

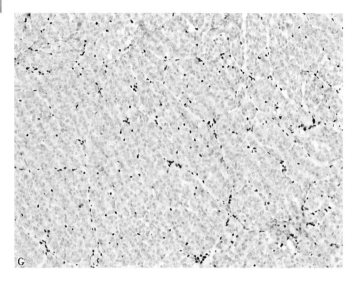

图 11-3-3　恶性周围神经鞘膜瘤的免疫组化

A. 恶性周围神经鞘膜瘤部分表达 S-100 蛋白，IHC×200；B. 恶性周围神经鞘膜瘤部分表达 SOX10，IHC×200；C. 恶性周围神经鞘膜瘤失表达 H3K27me3，IHC×200；D. NF1 相关性恶性周围神经鞘膜瘤可弥漫表达 S-100 蛋白，IHC×200；E. NF1 相关性恶性周围神经鞘膜瘤 H3K27me3 表达可保留，IHC×100；F. 上皮样恶性周围神经鞘膜瘤常弥漫阳性表达 S-100 蛋白，IHC×200；G. 上皮样恶性周围神经鞘膜瘤失表达 INI1，IHC×100

【鉴别诊断】

1. **梭形细胞滑膜肉瘤**　瘤细胞形态相对一致，常灶性表达 AE1/AE3 和 / 或 EMA，并恒定性表达 bcl-2 和 CD99，FISH 检测显示有 *SS18*（*SYT*）基因相关易位。

2. **纤维肉瘤**　与恶性周围神经鞘膜瘤相比，瘤细胞核相对对称，瘤细胞只表达 vimentin，偶可表达 actins，而包括 S-100 蛋白和 SOX10 等在内的神经性标记多为阴性。

3. **梭形细胞横纹肌肉瘤**　分化较差的类型镜下形态有时与包括恶性周围神经鞘膜瘤在内的梭形细胞肉瘤较难区分，需借助于免疫组化。

4. **富于细胞性神经鞘瘤**　好发于椎旁（包括骶前），细胞异型性不明显，虽偶见核分裂象，但多在 4 个 /10HPF 以下，且无病理性核分裂。S-100 蛋白、SOX10 和 GFAP 标记呈弥漫强阳性。

5. **其他梭形细胞恶性肿瘤**　包括平滑肌肉瘤、梭形细胞恶性黑色素瘤和去分化脂肪肉瘤等。

二、恶性色素性神经鞘膜肿瘤

【定义】

恶性色素性神经鞘膜肿瘤（malignant melanotic nerve sheath tumor，MMNST），也称恶性色素性施万肿瘤（malignant melanotic schwannian tumor），是一种少见的周围神经鞘膜肿瘤，由具有色素细胞分化的施万细胞组成，常发生于脊神经或交感神经，临床上常显示侵袭性行为。部分病例可伴发 Carney 综合征。绝大多数病例显示 *PRKAR1A* 突变和 PRKAR1A 失表达。

【编码】

ICD-O　　9560/3

ICD-11　　XH5522

【病因】

部分病例（5%～50%）可伴有 Carney 综合征（Carney complex，CNC），后者是一种家族性常染色体显性遗传，涉及 *CNC1*（17q22-24）和 *CNC2*（2p16）基因座，其中 *CNC1* 含有 *PRKAR1A* 基因，在半数 Carney 综合征家属中失活。*PRKAR1A* 编码肿瘤抑制基因。在大多数 MMNST 中存在 *PRKAR1A* 突变和 PRKAR1A 蛋白失表达，几乎均发生于无其他 Carney 综合征表现的患者中。

【临床特征】

（一）流行病学

1. **发病率**　少见。

2. **发病年龄**　主要发生于成年人，高峰年龄段为 30～40 岁。伴发 Carney 综合征者平均年龄 22.5 岁，不伴发 Carney 综合征者平均年龄 33.2 岁。

3. **性别**　女性略多见。

（二）部位

主要发生于脊神经根和脊柱旁神经节，特别是颈椎和胸椎，也可发生于腰椎和骶尾，其次发生于胃肠道，累及交感神经，少数病例发生于纵隔、主动脉旁、骨、臀部、第 5 颅神经和小脑等部位。20% 为多发性，常伴有 Carney 综合征的其他表现。

（三）症状

包括受累部位疼痛和感觉异常，下肢可有疼痛和麻木。

（四）影像学

影像学检查可显示骨受侵蚀（图 11-3-4）。

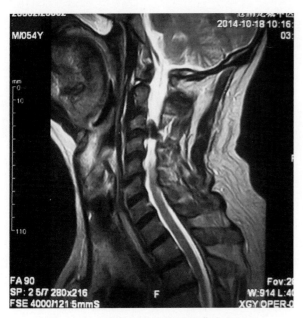

图 11-3-4 恶性色素性神经鞘膜肿瘤 MRI
C3 椎体水平椎管内可见类圆形异常信号影, 1.7cm×1.3cm

（五）治疗

手术切除。

（六）预后

生物学行为较难预测，局部复发率和转移率可达 15%～35% 和 26%～44%。组织学参数不能帮助判断预后。

【病理变化】

（一）大体特征

多为孤立性，少数伴发 Carney 综合征可为多发性或多中心性。境界清楚，或部分有包膜，切面可呈黑色、柏油状，质软。

（二）镜下特征

1. 组织学特征　由分叶状、条束状、巢状或片状分布的梭形至上皮样瘤细胞组成，胞质较丰富，淡嗜伊红色，核呈空泡状，可见小核仁，常见核沟，部分细胞可见核内假包涵体，核分裂象多少不等，瘤细胞或吞噬性组织细胞内含有多少不等的棕黑色颗粒，Fontana-Masson 染色阳性。肿瘤可呈浸润性生长，浸润至纤维脂肪组织，或侵蚀骨组织（图 11-3-5A～11-3-5D）。少数病例可见坏死。除上述形态外，一些病例内可见层状钙化性小球（图 11-3-5E、11-3-5F），多为局灶性，圆形或卵圆形，PAS 染色阳性，数量多少不等。

2. 免疫组织化学　瘤细胞表达 S-100 蛋白（图 11-3-6A），并可表达 HMB45（图 11-3-6B）、Melan-A、tyrosinase、IV 型胶原和 laminin。不表达 AE1/AE3、EMA 和 GFAP。PRKAR1A 失表达，SMARCB1 表达无缺失。Ki67: <5%～10%。

【遗传学】

MMNST 存在 PRKAR1A 突变。基因表达谱分析显示，MMNST 既不同于恶性黑色素瘤，也不同于神经鞘瘤，属于一种独立的病理学类型。

【鉴别诊断】

1. 转移性恶性黑色素瘤　有恶性黑色素瘤病史，瘤细胞多形性和异型性明显，核分裂象易见，分子检测可显示有 BRAF 基因或 KIT 基因突变。

2. 其他　包括柔脑膜黑素细胞瘤和软组织透明细胞肉瘤等。

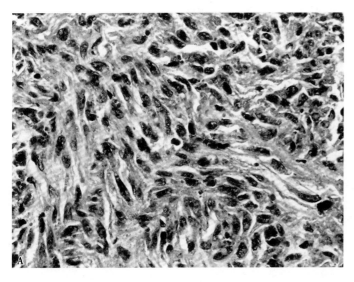

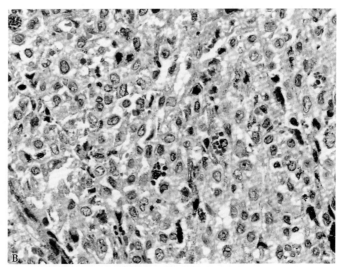

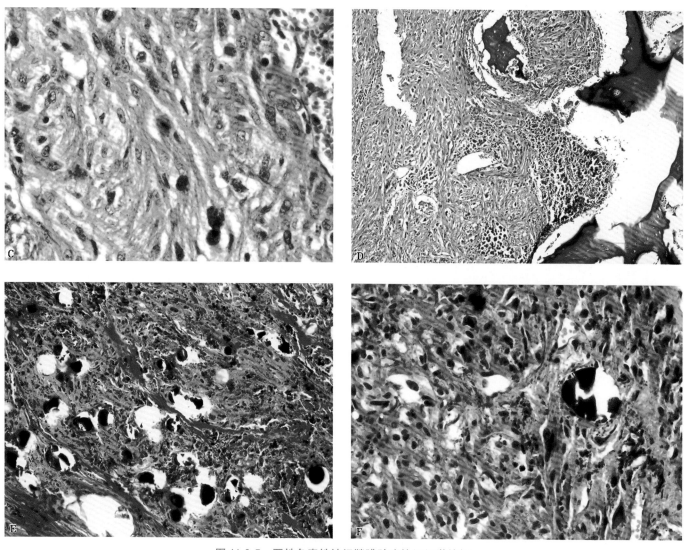

图 11-3-5　恶性色素性神经鞘膜肿瘤的组织学特征

A. 条束状排列的梭形细胞，可见色素颗粒，HE×400；B. 片状分布的上皮样细胞，可见色素颗粒，HE×400；C. 偶见核分裂象，HE×400；D. 肿瘤呈浸润性生长，HE×100；E. 肿瘤内可见砂砾体，HE×100；F. 肿瘤内的砂砾体，HE×200

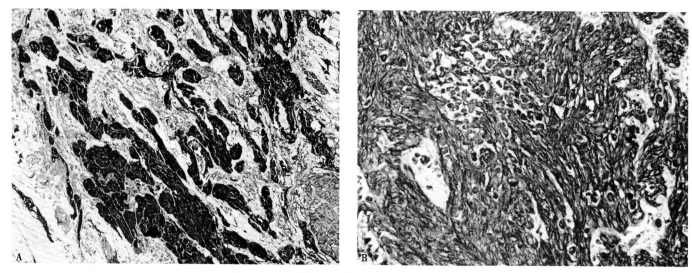

图 11-3-6　恶性色素性神经鞘膜肿瘤的免疫组化

A. S-100 蛋白标记，IHC×100；B. HMB45 标记，IHC×200

三、恶性颗粒细胞瘤

【定义】

恶性颗粒细胞瘤（malignant granular cell tumor，MGCT）是一种组织学上和 / 或临床生物学行为上显示恶性特征的软组织颗粒细胞瘤。

【编码】

ICD-O 9580/3

ICD-11 XH90D3

【临床特征】

（一）流行病学

1. 发病率 极为少见。

2. 发病年龄 多发生于 30～70 岁成年人，平均年龄为 50 岁，范围为 3～82 岁。

3. 性别 女性多见，女：男为 2：1。

（二）部位

四肢、躯干、头颈部和腹盆腔，少数病例位于外阴和乳腺，偶可见于食管、垂体、咽、喉、支气管、气管、后纵隔、胃、直肠和膀胱等。

（三）症状

皮下或深部软组织内无痛性的肿胀、孤立性结节或肿块。部分病例有肿块于近期内生长迅速的病史。发生于周围神经的肿瘤常伴有周围神经症状，如患侧肢体麻木、感觉过敏或受累神经麻痹的症状。

（四）治疗

手术切除。

（五）预后

局部复发率为 34%，转移率为 62%，最常见的转移部位为区域淋巴结和肺。

【病理变化】

（一）大体特征

结节状，切面呈灰白或灰黄色，平均直径 5cm，范围 0.5～19cm，部分病例伴有坏死。

（二）镜下特征

1. 组织学特征 与良性颗粒细胞瘤相似，但瘤细胞核增大，染色质呈空泡状并可见明显核仁；瘤细胞显示一定的多形性，部分病例中瘤细胞呈梭形；核质比增大，瘤细胞呈梭形，可见核分裂象（>5 个 /50HPF）（图 11-3-7），部分病例中可见凝固性坏死。少数病例在组织学上并无明确的恶性特征。

2. 免疫组织化学 与良性颗粒细胞瘤相同。

【鉴别诊断】

主要与良性颗粒细胞瘤相鉴别。如瘤细胞核明显增大，核呈空泡状，并可见明显的核仁，需注意仔细寻找核分裂象。

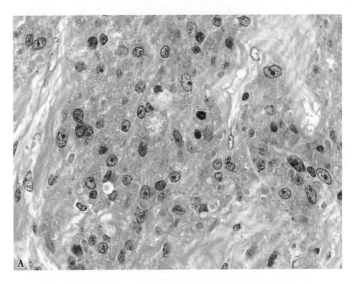
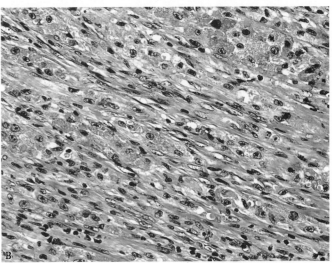

图 11-3-7 恶性颗粒细胞瘤的组织学特征

A. 染色质呈空泡状并可见明显核仁和核分裂象，HE×400；B. 瘤细胞显示一定的多形性，并呈梭形，HE×200

（李 锋）

参 考 文 献

1. Elhag AM，Al Awadi NZ. Amputation neuroma of the gallbaldder. Histopathology，1992，21（6）：586-587.

2. Nagata Y，Tomioka T，Chiba K，et al. Traumatic neuroma of the common hepatic duct after laparoscopic cholecystectomy. Am J Gastroenterol，1995，90（10）：1887-1888.

3. Nomura H，Harimaya K，Orii H，et al. Traumatic neuroma of the anterior cervical nerve root with no subjective episode of trauma. Report of four cases. J Neurosurg，2002，97（3 Suppl）：393-396.

4. Salcedo E，Soldano AC，Chen L，et al.Traumatic neuromas of the penis: a clinical，histopathological and immunohistochemical study of 17 cases. J Cutan Pathol，2009，36（2）：229-233.

5. Sieratzki JS. Traumatic neuroma. Hum Pathol，1986，17（8）：866.

6. Bennett GL，Graham E，Mauldin DM，et al. Morton's interdigital

neuroma: a comprehensive treatment protocol. J Foot Ankle Surg, 1995, 16(12): 760-763.

7. Di Caprio F, Meringolo R, Shehab Eddine M, et al. Morton's interdigital neuroma of the foot: A literature review. Foot Ankle Surg, 2018, 24(2): 92-98.

8. William RA, Morton's neuroma. Clin Podiatr Med Surg, 2010, 27(4): 535-545.

9. Wu KK. Morton's interdigital neuroma: a clinical review of its etiology, treatment, and results. J Foot Ankle Surg, 1996, 35: 112-119; discussion187-188.

10. Azumi N, Matsuno T, Tateyama M, et al. So-called nasal glioma. Acta Pathol Jpn, 1984, 34(1): 215-220.

11. Ide F, Shimoyama T, Horie N. Glial choristoma in the oral cavity: histopathologic and immunohistochemical features. J Oral Pathol Med, 1997, 26(3): 147-150.

12. Landini G, Kitano M, Urago A, et al. Heterotopic central neural tissue of the tongue. Int J Oral Maxillofac Surg, 1990, 19(6): 334-336.

13. Shepherd NA, Coates PJ, Brown AA. Soft tissue gliomatosis--heterotopic glial tissue in the subcutis: a case report. Histopathology, 1987, 11(6): 655-660.

14. Argenyi ZB, Cooper PH, Santa Cruz D. Plexiform and other unusual variants of palisaded encapsulated neuroma. J Cutan Pathol, 1993, 20(1): 34-39.

15. Argenyi ZB, Penick GD. Vascular variant of palisaded encapsulated neuroma. J Cutan Pathol, 1993, 20(1): 92-93.

16. Fletcher CD. Solitary circumscribed neuroma of the skin(so-called palisaded, encapsulated neuroma). A clinicopathologic and immunohistochemical study. Am J Surg Pathol, 1989, 13(7): 574-580.

17. Jokinen CH, Ragsdale BD, Argenyi ZB. Expanding the clinicopathologic spectrum of palisaded encapsulated neuroma. J Cutan Pathol, 2010, 37(1): 43-48.

18. Koutlas IG, Scheithauer BW. Palisaded encapsulated("solitary circumscribed")neuroma of the oral cavity: a review of 55 cases. Head Neck Pathol, 2010, 4(1): 15-26.

19. Misado N, Inoue T, Narisawa Y. Unusual benign myxoid nerve sheath lesion: Myxoid palisaded encapsulated neuroma(PEN)or nerve sheath myxoma with PEN/PEN-like features? Am J Dermatopathol, 2007, 29(2): 160-164.

20. Tsang WYW, Chan JKC. Epithelioid variant of solitary circumscribed neuroma of the skin. Histopathology, 1992, 20(5): 439-441.

21. Fletcher CD, Davies SE, McKee PH. Cellular schwannoma: a distinct pseudosarcomatous entity. Histopathology, 1987, 11(1): 21-35.

22. Goldblum JR, Beals TF, Weiss SW. Neuroblastoma-like neurilemoma. Am J Surg Pathol, 1994, 18(3): 266-273.

23. Kao GF, Laskin WB, Olsen TG. Solitary cutaneous plexiform neurilemmoma(schwannoma): a clinicopathologic, immunohistochemical, and ultrastructural study of 11 cases. Mod Pathol, 1989,

2(1): 20-26.

24. Kehrer-Sawatzki H, Farschtschi S, Mautner VF, et al. The molecular pathogenesis of schwannomatosis, a paradigm for the co-involvement of multiple tumour suppressor genes in tumorigenesis. Hum Genet, 2017, 136(2): 129-148.

25. Liegl B, Bennett MW, Fletcher CD. Microcystic/reticular schwannoma: a distinct variant with predilection for visceral locations. Am J Surg Pathol, 2008, 32(7): 1080-1087.

26. Saad AG, Mutema GK, Mutasim DF. Benign cutaneous epithelioid Schwannoma: case report and review of the literature. Am J Dermatopathol, 2005, 27(1): 45-47.

27. Sundarkrishnan L, Bradish JR, Oliai BR, et al. Cutaneous cellular pseudoglandular schwannoma: an unusual histopathologic variant. Am J Dermatopathol, 2016, 38(4): 315-318.

28. Yoshida SO, Toot BV. Benign glandular schwannoma. Am J Clin Pathol, 1993, 100(2): 167-170.

29. Agaram NP, Prakash S, Antonescu CR. Deep-seated plexiform schwannoma: a pathologic study of 16 cases and comparative analysis with the superficial variety. Am J Surg Pathol, 2005, 29(8): 1042-1048.

30. Joste NE, Racz MI, Montgomery KD, et al. Clonal chromosome abnormalities in a plexiform cellular schwannoma. Cancer Genet Cytogenet, 2004, 150(1): 73-77.

31. Meis-Kindblom JM, Enzinger FM. Plexiform malignant peripheral nerve sheath tumor of infancy and childhood. Am J Surg Pathol, 1994, 18(5): 479-485.

32. Tassano E, Sementa AR, Tavella E, et al. Trisomy 17 in congenital plexiform(multinodular)cellular schwannoma. Cancer Genet Cytogenet, 2010, 203(2): 313-315.

33. Woodruff JM, Scheithauer BW, Kurtkaya-Yapicier O, et al. Congenital and childhood plexiform(multinodular)cellular schwannoma: a troublesome mimic of malignant peripheral nerve sheath tumor.Am J Surg Pathol, 2003, 27(10): 1321-1329.

34. Fedda FA, Tawil AN, Boulos FI. Nerve sheath tumor with degenerative atypia and multi-vacuolated lipoblasts. Int J Surg Pathol, 2012, 20(2): 208-210.

35. Plaza JA, Wakely PE, Suster S. Lipoblastic nerve sheath tumors: report of a distinctive variant of neural soft tissue neoplasm with adipocytic differentiation. Am J Surg Pathol, 2006, 30(3): 337-344.

36. Tomas D, Franjić DB, Mijić A, et al. Malignant peripheral nerve sheath tumor with numerous signet-ring and lipoblast-like cells. J Cutan Pathol, 2009, 36(1): 77-79.

37. Vecchio GM, Amico P, Leone G, et al. Lipoblast-like signet-ring cells in neurofibroma: a potential diagnostic pitfall of malignancy. Pathologica, 2010, 102(3): 108-111.

38. Fetsch JF, Michal M, Miettinen M. Pigmented(melanotic)neurofibroma. A clinicopathologic and immunohistochemical analysis of 19

lesions form 17 patients. Am J Surg Pathol, 2000, 24(3): 331-343

39. Lin BT, Weiss LM, Medeiros LJ. Neurofibroma and cellular neuroblastoma with atypia: a report of 14 tumors. Am J Surg Pahtol, 1997, 21(12): 1443-1449.

40. McCarron KF, Goldblum JR. Plexiform neurofibroma with and without associated malignant peripheral nerve sheath tumor: a clinicopathologic and immunohistochemical analysis of 54 cases. Mod Pathol, 1998, 11(7): 612-617.

41. Megahed M. Histopathological variants of neurofibroma. A study of 114 lesions. Am J Dermatopathol, 1994, 16(5): 486-495.

42. Michal M, FanburgSmith JC, Mentzel T, et al. Dendritic cell neurofibroma with pseudorosettes. A report of 18 cases of a distinct and hitherto unrecognized neurofibroma. Am J Surg Pathol, 2001, 25(5): 587-594.

43. Williams GD, Hoffman S, Schwartz IS. Malignant transformation in a plexiform neurofibroma of the median nerve. J Hand Surg, 1984, 9(4): 583-587.

44. Fetsch JF, Laskin WB, Miettinen M. Nerve sheath myxoma: a clinicopathologic and immunohistochemical analysis of 57 morphologically distinctive, S-100 protein-and GFAP-positive, myxoid peripheral nerve sheath tumors with a predilection for the extremities and a high local recurrence rate. Am J Surg Pathol, 2005, 29(12): 1615-1624.

45. Pulitzer Reed RJ. Nerve sheath myxoma(perineurial myxoma). Am J Dermatopathol, 1985, 7(5): 409-421.

46. Sheth S, Li X, Binder S, et al. Differential gene expression profiles of neurothekeomas and nerve sheath myxomas by microarray analysis. Mod Pathol, 2011, 24(3): 343-354.

47. 丁华, 汪亮亮, 许晓琳, 等. 真皮神经鞘黏液瘤和 Neurothekeoma 的临床病理学对比性研究. 中华病理学杂志, 2016, 45(11): 755-761.

48. Boyanton BL Jr, Jones JK, Shenaq SM, et al. Intraneural perineurioma: a systematic review with illustrative cases. Arch Pathol Lab Med, 2007, 131(9): 1382-1392.

49. Fetsch JF, Miettinen M. Sclerosing perineurioma: a clinicopathologic study of 19 cases of a distinctive soft tissue lesion with a predilection for the fingers and palms of young adults. Am J Surg Pathol, 1997, 21(12): 1433-1422.

50. Graadt van Roggen JF, McMenamin ME, Belchis DA, et al. Reticular perineurioma: a distinctive variant of soft tissue perineurioma. Am J Surg Pathol, 2001, 25(4): 485-493.

51. Hornick JL, Fletcher CD. Soft tissue perioneurioma: clinicopathologic analysis of 81 cases including those with aytpical histologic features. Am J Surg Pathol, 2005, 29(7): 845-858.

52. Rankine AJ, Filion PR, Platten MA, et al. Perineurioma: a clinicopathological study of eight cases. Pathology, 2004, 36(4): 309-315.

53. 成宇帆, 王坚. 硬化性神经束膜瘤一例. 中华病理学杂志, 2011, 40(9): 635-636.

54. 朱延波, 金晓龙, 朱平. 软组织网状神经束膜瘤 1 例报道并文献复习. 临床与实验病理学杂志, 2003, 19(5): 462-164.

55. Feany MB, Anthony DC, Fletcher CD. Nerve sheath tumours with hybrid features of neurofibroma and schwannoma: a conceptual challenge. Histopathology, 1998, 32(5): 405-410.

56. Hornick JL, Bundock EA, Fletcher CD. Hybrid schwannoma/perineurioma. Clinicopathologic analysis of 42 distinctive benign nerve sheath tumor. Am J Surg Pathol, 2009, 33(10): 1554-1561.

57. Kacerovska D, Michal M, Kazakov DV. Hybrid epithelioid schwannoma/perineurioma. Am J Dermatopathol, 2016, 38(7): e90-92.

58. Kazakov DV, Pitha J, Sima R, et al. Hybrid peripheral nerve sheath tumors: schwannoma/perineurioma and neurofibroma/perineurioma. A report of three cases in extradigital locations. Ann Diagn Pathol, 2005, 9(1): 16-23.

59. Stahn V, Nagel I, Fischer-Huchzermeyer S, et al. Molecular Analysis of Hybrid Neurofibroma/ Schwannoma Identifies Common Monosomy 22 and α-T-Catenin/CTNNA3 as a Novel Candidate Tumor Suppressor. Am J Pathol, 2016, 186(12): 3285-3296.

60. Yang X, Zeng Y, Wang J. Hybrid schwannoma/perineurioma: report of 10 Chinese cases supporting a distinctive entity. Int J Surg Pathol, 2013, 21(1): 22-28.

61. Abbas F, Memon A, Siddiqui T, et al. Granular cell tumors of the urinary bladder. World J Surg Oncol, 2007, 5: 33.

62. Delaloye JF, Seraj F, Guillou L, et al. Granular cell tumor of the breast: a diagnostic pitfall. Breast, 2002, 11(4): 316-319.

63. Horowitz IR, Copas P, Majmudar B. Granular cell tumors of the vulva. Am J Obstet Gynecol, 1995, 173(6): 1710-1713; discussion 1713-1714

64. Lack EE, Worsham GF, Callihan MD, et al. Granular cell tumor. A clinicopathologic study of 110 patients. J Surg Oncol, 1980, 13(4): 301-316.

65. Na JI, Kim HJ, Jung JJ, et al. Granular cell tumours of the colorectum: histopathological and immunohistochemical evaluation of 30 cases. Histopathology, 2014, 65(6): 764-774.

66. Ordonez NG. Granular cell tumor: a review and update. Adv Anat Pathol, 1999, 6(4): 186-203.

67. Vered M, Carpenter WM, Buchner A. Granular cell tumor of the oral cavity: updated immunohistochemical profile. J Oral Pathol Med, 2009, 38(1): 150-159.

68. Xu GQ, Chen HT, Xu CF, et al. Esophageal granular cell tumors: report of 9 cases and a literature review. World J Gastroenterol, 2012, 18(47): 7118-7121.

69. Awasthi D, Kline DG, Beckman EN. Neuromuscular hamartoma (benign "triton" tumor) of the brachial plexus. Case report. J Neurosurg, 1991, 75(5): 795-977.

70. Broski SM, Howe BM, Spinner RJ, et al. Fibromatosis associated with neuromuscular choristoma: evaluation by FDG PET/CT. Clin Nucl Med, 2017, 42 (3): e168-e170.

71. Carter JM, Howe BM, Hawse JR, et al. CTNNB1 mutations and estrogen receptor expression in neuromuscular choristoma and its associated fibromatosis. Am J Surg Pathol, 2016, 40 (10): 1368-1374.

72. Mitchell A, Scheithauer BW, Ostertag H, et al. Neuromuscular choristoma. Am J Clin Pathol, 1995, 103 (4): 460-465.

73. Taher LY, Saleem M, Velagapudi S, et al. Fibromatosis arising in association with neuromuscular hamartoma of the mandible. Head Neck Pathol, 2013, 7 (3): 280-284.

74. Tiffee JC, Barnes EL. Neuromuscular hamartomas of the head and neck. Arch Otolaryngol Head Neck Surg, 1998, 124 (2): 212-216.

75. Konopinski J, Prieto VG, Ivan D, et al. Isolated ectopic cutaneous atypical meningioma of the scalp: another mimicker of primary adnexal tumor. Am J Dermatopathol, 2017, 39 (7): 545-547.

76. Ma C, Li X, Li Y, et al. Primary ectopic meningioma of the tongue: case report and review of the literature. J Oral Maxillofac Surg, 2016, 74 (11): 2216-2228.

77. Rege IC, Garcia RR, Mendonça EF. Primary extracranial meningioma: a rare location. Head Neck Pathol, 2017, 11 (4): 561-566.

78. Kline MJ, Kays DW, Rojiani AM. Extradural myxopapillary ependymoma: report of two cases and review of the literature. Pediatr Pathol Lab Med, 1996, 16 (5): 813-822.

79. Lemberger A, Stein M, Doron J, et al. Sacrococcygeal extradural ependymoma. Cancer, 1989, 64 (5): 1156-1159.

80. Antonescu CR, Scheithauer BW, Woodruff JM. Malignant tumors of the peripheral nerves. AFIP Atlas of Tumor Pathology: Tumors of the Peripheral Nervous System, Fourth Series, Fascicle 19. Silver Spring, Maryland: American Registry of Pathology, 2013: 381-474.

81. Cleven AH, Sannaa GA, Briaire-de Bruijn I, et al. Loss of H3K27 tri-methylation is a diagnostic marker for malignant peripheral nerve sheath tumors and an indicator for an inferior survival. Mod Pathol, 2016, 29 (6): 582-590.

82. Ducatman BS, Scheithauer BW. Post-irradiation neurofibrosarcoma. Cancer, 1983, 51 (6): 1028-1033.

83. Laskin WB, Weiss SW, Brathauer GL. Epithelioid variant of malignant peripheral nerve sheath tumor (malignant epithelioid schwannoma). Am J Surg Pathol, 1991, 15 (12): 1136-1145.

84. Le Guellec S, Decouvelaere AV, Filleron T, et al. Malignant peripheral nerve sheath tumor is a challenging diagnosis: a systematic pathology review, immunohistochemistry, and molecular analysis in 160 patients from the french sarcoma group database. Am J Surg Pathol, 2016, 40 (7): 896-908.

85. Luzar B, Shanesmith R, Ramakrishnan R, et al. Cutaneous epithelioid malignant peripheral nerve sheath tumour: a clinicopathological analysis of 11 cases. Histopathology, 2016, 68 (2): 286-296.

86. Min KW, Clemens A, Bell J, et al. Malignant peripheral nerve sheath tumor and pheochromocytoma. A composite tumor of the adrenal. Arch Pathol Lab Med, 1988, 112 (3): 266-270.

87. Ricci A Jr, Parham DW, Woodfuff JM, et al. Malignant peirpheral nerve sheath tumors arising from ganglioneuromas. Am J Surg Pathol, 1984, 8 (1): 19-29.

88. Schaefer IM, Fletcher CD, Hornick JL. Loss of H3K27 trimethylation distinguishes malignant peripheral nerve sheath tumors from histologic mimics. Mod Pathol, 2016, 29 (1): 4-13.

89. Schaefer IM, Fletcher CD. Malignant peripheral nerve sheath tumor (MPNST) arising in diffuse-type neurofibroma: clinicopathologic characterization in a series of 9 cases. Am J Surg Pathol, 2015, 39 (9): 1234-1241.

90. Abbott AE Jr, Hill RE, Flynn MA, et al. Melanotic schwannoma of the spinal sympathetic ganglia: pathologic and clinical characteristics. Ann Thoracic Surg, 1990, 49 (6): 1006-1008.

91. Carney JA. Psammomatous melanotic schwannoma: a distinctive heritable tumor with special associations including cardiac myxoma and the Cushing syndrome. Am J Surg Pathol, 1990, 14 (3): 206-222.

92. Di Bella C, Declich P, Assi A, et al. Melanotic schwannoma of the sympathetic ganglia: a histologic, immunohistochemical and ultrastructural study. J Neurooncol, 1997, 35 (2): 149-152.

93. Torres-Mora J, Dry S, Li X, et al. Malignant melanotic schwannian tumor: a clinicopathologic, immunohistochemical, and gene expression profiling study of 40 cases, with a proposal for the reclassification of "melanotic schwannoma". Am J Surg Pathol, 2014, 38 (1): 94-105.

94. Utiger CA, Headington JT. Psammomatous melanotic schwannoma. A new cutaneous marker for Carney's complex. Arch Dermatol, 1993, 129 (2): 202-204.

95. Wang L, Zehir A, Sadowska J, et al. Consistent copy number changes and recurrent PRKAR1A mutations distinguish melanotic schwannomas from melanomas: SNP-array and next generation sequencing analysis. Genes Chromosomes Cancer, 2015, 54 (8): 463-471.

96. Fanburg-Smith JC, Meis-Kindblom JM, Fante R, et al. Malignant granular cell tumor of the soft tissue: diagnostic criteria and clinicopathologic correlation. Am J Surg Pathol, 1998, 22 (1): 779-794.

97. 王坚, 朱雄增, 张仁元. 恶性颗粒细胞瘤 10 例临床病理学观察及文献复习. 中华病理学杂志, 2004, 33 (6): 497-502.

第十二章

分化不确定的软组织疾病

第一节 瘤样病变

一、瘤样钙盐沉着症

【定义】

瘤样钙盐沉着症(tumoral calcinosis, TC)是一种发生于大关节周围软组织中的非肿瘤性的以羟基磷灰石类为主的钙盐沉积,周边围绕反应性的组织细胞和异物巨细胞。

【病因】

1. 散发性病例病因不明,与先天性磷代谢障碍、种族、遗传及外伤等因素有关。

2. 家族性病例属常染色体隐性遗传。高磷血症型涉及 *GALNT3*、*KLOTHO* 或 *FGF23* 基因突变,无高磷血症型则显示 *SMAD9* 基因突变。

3. 继发于肾衰竭和高维生素 D 血症等疾病。

【临床特征】

(一)流行病学

1. **发病率** 少见。

2. **发病年龄** 多发生于青少年,超过 50 岁者少见。

3. **性别** 20 岁以下患者男性多发,男:女为 1.5∶1,而成人患者中女性多发,男:女为 1∶2。

(二)部位

好发于大关节附近,特别是股骨大转子、臀部、肩关节附近和肘后,较少见于手、足和膝部。与筋膜、肌肉或肌腱紧密相连,一般不累及附近的骨和关节;约 2/3 病例呈多灶性,可为双侧性或对称性病变。

(三)症状

在关节周围软组织内尤其在受压部位形成质地坚实的无痛性钙化包块,肿块生长缓慢,可伴局部不适、疼痛或触痛感,尤其合并感染时。病变表面的皮肤可有溃疡,排出白色粉笔样物质,常继发感染。患者一般情况良好,病变较小或位置较深的病灶常被忽略,因受伤、体检等其他原因检查时偶然发现。病程达数月至数年。多数病例伴有高磷酸盐血症,而血钙正常。临床可分为原发性(包括正常磷血症型和高磷血症型)及继发性(钙化常继发于肾衰竭、高维生素 D 血症等,伴有高钙血症和高磷血症)。

(四)治疗

对原发性瘤样钙盐沉着症应尽早采用外科手术切除。对继发性者应以纠正血磷代谢异常、去除病因为原则,如钙和磷限制性饮食、透析和使用磷酸盐黏附剂。

(五)预后

手术切除不完全可复发,可继发感染及脓肿形成。

【影像学】

X 线检查见关节旁软组织内圆形或卵圆形的钙化团块(图 12-1-1A～12-1-1D),边缘规则,由可透过射线的纤维间隔所分隔,部分病例有特殊的液平面,在 CT 影像可有更清晰的观察。

【病理变化】

(一)大体特征

肿块直径 5～15cm,最大者可达 30cm。质实如橡皮样,无包膜,钙化灶可扩展到邻近的骨骼肌、肌腱组织内,到达皮下但与表皮不粘连。肿块切面可见大小不等的灰白、灰黄色结节及由致密纤维结缔组织围成的多个不规则的囊(图 12-1-2),囊腔内含白粉笔样或糊状的灰白、灰黄色石灰样物质,易洗去,这些物质经化学分析证明是碳酸钙和磷酸钙的混合物。

(二)镜下特征

1. **组织学特征** 可分为活动期和非活动期,可存在于同一病变内(图 12-1-3A)。活动期病变团块中央为无定形的颗粒状钙化物,钙化物呈蓝紫色。周围围绕着巨噬细胞、多核巨细胞及慢性炎症细胞(图 12-1-3B)。非活动期病变仅有钙化物质及其周围的致密纤维组织,没有巨噬细胞等炎症细胞成分。软组织内的钙化沉积灶大小不等,无包膜边界(图 12-1-3C)。有的钙化物形成大小不一的砂砾体样团块,呈同心圆样层状钙化,类似寄生虫卵(图 12-1-3D)。

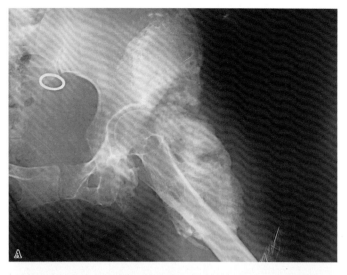
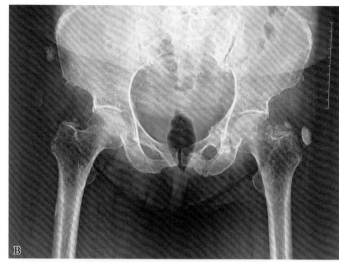
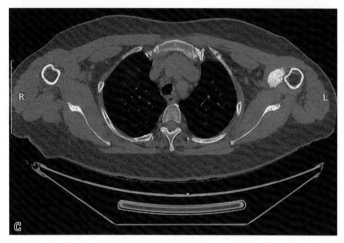
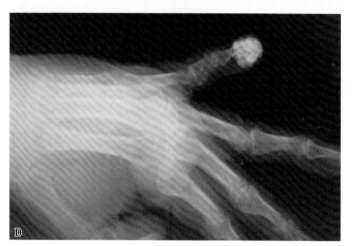

图 12-1-1 瘤样钙盐沉着症的影像学表现

A. 大转子旁软组织内的钙化团块，大小差异很大；B. 大转子旁多发性钙化团块；C. 肩部钙化影；D. 小指末端的高密度钙化团块

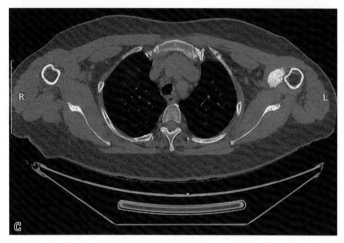

图 12-1-2 瘤样钙盐沉着症的大体形态

见大小不等的灰白、灰黄色结节及由致密纤维结缔组织围成的多个不规则的囊，囊腔内含白粉笔样或糊状的灰白、灰黄色石灰样物质

2. 免疫组织化学 钙化灶周围的组织细胞 CD163 阳性表达（图 12-1-4A）、多核巨细胞呈 CD68 阳性表达

（图 12-1-4B）。

3. 电镜观察 电镜下显示多核巨细胞胞质小泡内有羟基磷灰石结晶聚集。

【遗传学】

原发家族性瘤样钙盐沉着症之高磷血症型存在 *GALNT3*、*KLOTHO* 或 *FGF23* 基因突变，无高磷血症型则显示 *SMAD9* 基因突变。

【鉴别诊断】

应与形态上相同的病变，如继发于慢性肾脏疾病、尿毒症和继发性甲状旁腺功能亢进症等导致的软组织钙化鉴别，这些病变多发生于年龄较大的患者，其内脏器官如肾、肺、心和胃也有钙化，并伴有血钙水平降低。痛风、砂砾性假痛风具有特征性的结晶沉积。伴有皮肌炎和硬皮病的全身性和局限性钙质沉着有其特殊的疾病特点和转归。钙化性肌腱炎等局灶性小钙化灶多继发于轻微的损伤、缺血性坏死和感染。

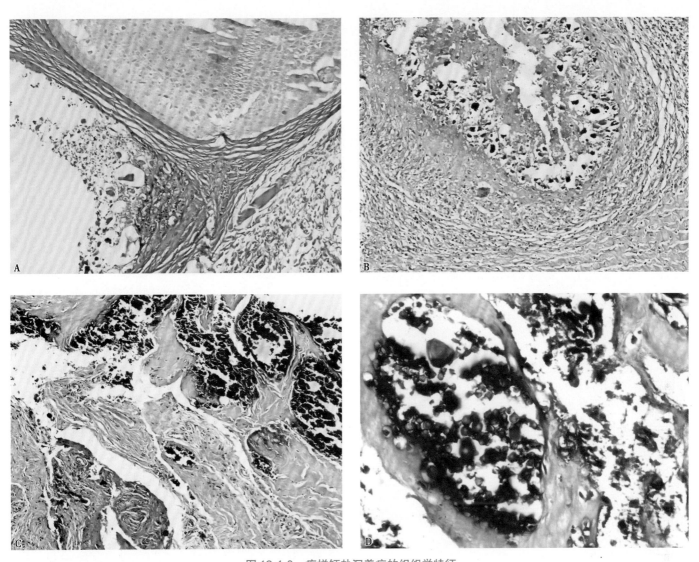

图 12-1-3　瘤样钙盐沉着症的组织学特征

A. 活动期和非活动期存在于同一病变内，HE×40；B. 活动期，HE×100；C. 软组织内的钙化灶大小不等，无边界，HE×100；D. 似寄生虫卵样钙化结节，HE×100

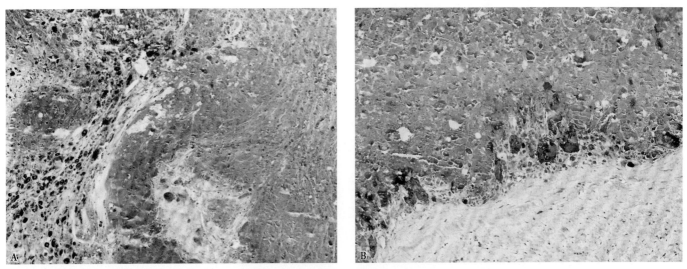

图 12-1-4　瘤样钙盐沉着症的免疫组化

A. CD163 标记，组织细胞围绕钙化灶周围，IHC×40；B. CD68 标记，钙化灶周围的多核巨细胞，IHC×100

二、砂砾性假痛风

【定义】

砂砾性假痛风（tophaceous pseudogout）也称肿瘤性焦磷酸钙结晶沉积病（tumoral calcium pyrophosphate dehydrate deposition disease，TCPPD）或二水焦磷酸钙结晶沉积症（calcium pyrophosphate dehydrate crystal deposition disease，CPPD-CDD）是指焦磷酸钙结晶沉积于关节软骨、纤维软骨及其周围滑膜、韧带等组织的总称。在关节滑液和切除组织中可见偏光镜下呈双折光性的钙盐结晶。

【病因】

发病与患者年龄增加及骨性关节炎严重程度高度相关，与某些代谢紊乱如甲状旁腺功能亢进、低镁血症、血色素沉着病、碱性磷酸酶过少等及遗传因素也相关。

【临床特征】

（一）流行病学

1. **发病率**　是仅次于痛风的第二大常见结晶性关节病。

2. **发病年龄**　多发生于中老年，平均年龄为 60 岁。

3. **性别**　女性多见，男：女约为 1:2。

（二）部位

好发于含纤维软骨（半月板、椎间盘）的关节，如膝关节、颞下颌关节、胸椎、腰椎、耻骨联合等，也可发生于手指和足趾，腕、掌、颈、肩、肘及髋部。

（三）症状

多表现为无痛性的肿块或肿胀，或类似骨性关节炎和类风湿关节炎表现，发生于脊柱者以椎间盘突出症而就诊。少数患者可有类似痛风的急性发作，出现关节红肿热痛及功能受限，并可伴有神经紊乱症状。往往病史较长，可出现各种临床表现。

（四）治疗

对负重关节的结晶体应采用手术切除。对疼痛等症状使用非甾体抗炎药对症治疗。

【影像学】

X 线检查的特征性表现为软骨内（纤维软骨及透明软骨）钙质沉着及关节间隙破坏，CT 影像可更清晰地观察到在关节旁有高密度钙化影（图 12-1-5）。双能 CT 可鉴别尿酸盐沉积及普通钙化物，亦能辨认出 CPPD 结晶沉积物。超声检查纤维软骨内 CPPD 结晶表现为低回声，也具有相当的敏感性和特异性。

【病理变化】

（一）大体特征

肿块直径 1～6cm，呈灰白色，含白粉笔样或白垩状沉积物（图 12-1-6）。切面实性灰白色，干燥。

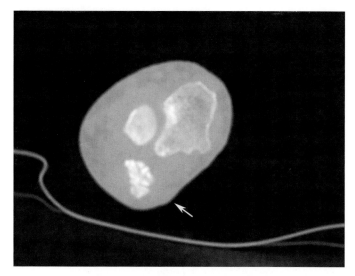

图 12-1-5　砂砾性假痛风的影像学
CT 显示在腕关节旁有高密度钙化影

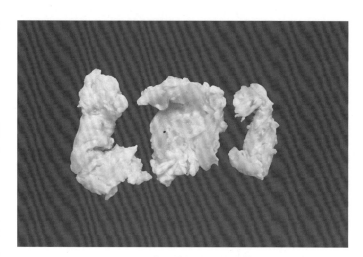

图 12-1-6　砂砾性假痛风的大体特征

（二）镜下特征

1. **组织学特征**　低倍镜下，结晶钙化物呈边界清晰的多灶性均匀细蓝紫色颗粒（图 12-1-7A）。高倍镜下多呈菱形或斜方形结晶（图 12-1-7B），部分呈短杆状（图 12-1-7C）或羽毛状放射状排列或多种形状混杂，为钙焦磷酸盐结晶沉积（CPPD）。之间有胶质纤维分隔，部分区域可见软骨化生（图 12-1-7D），滑膜组织内结晶沉积物周围也可见软骨化生（图 12-1-7E）。有时化生软骨细胞可有一定的异型性，应与软骨肉瘤鉴别。CPPD 结晶的周围一般无炎症反应，部分病例局部可见轻度的成纤维细胞增生（图 12-1-7F），组织细胞和异物巨细胞反应。偏振光显微镜下转动偏光组件可观察到黄、蓝色交替具有双折光的斜方形结晶（图 12-1-7G、12-1-7H）。

2. **免疫组织化学**　钙化灶周围的组织细胞、多核巨细胞呈CD68阳性表达(图12-1-7H)。

【遗传学】

一些家族性病变(常染色体显性遗传)存在*ANKH*基因的变异。

【鉴别诊断】

本病应注意与痛风、瘤样钙盐沉着症、营养不良性钙化、软骨瘤和软骨肉瘤相鉴别。偏光镜下见到特征性的双折光菱形或斜方形结晶即可鉴别。

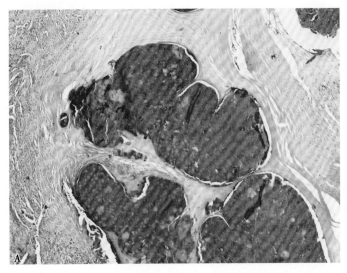

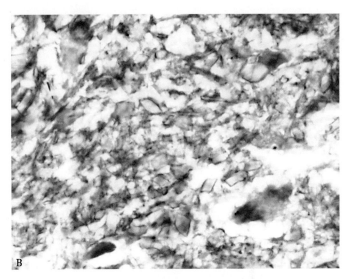

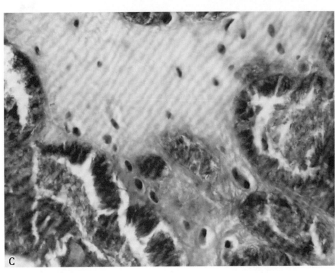

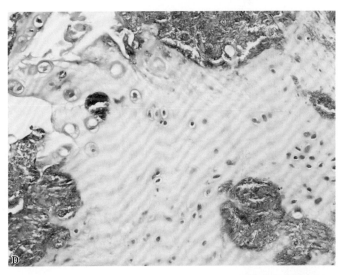

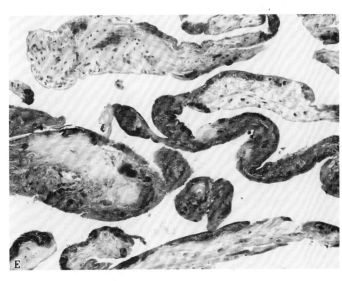

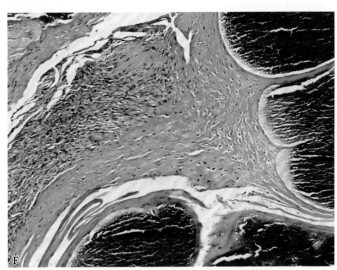

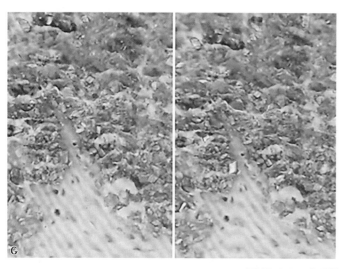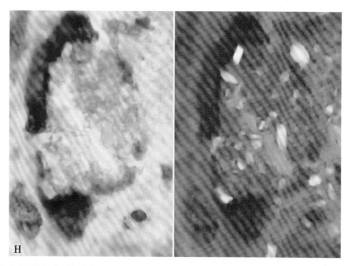

图 12-1-7 砂砾性假痛风的组织学特征

A. 低倍镜下多灶性均匀细蓝紫色颗粒结晶钙化物,HE×40;B. 高倍镜下多呈菱形或斜方形结晶,结晶物间为组织细胞,HE×200;C. 短杆状结晶,HE×400;D. 软骨化生,HE×200;E. 滑膜组织内钙化结晶物沉积,周围可见软骨化生,HE×40;F. 结晶的周围无炎症反应,有成纤维细胞增生,HE×100;G. 转动偏光组件可见具有双折光性的斜方形结晶,呈黄、蓝色交替转换,HE×200;H. 免疫组化 CD68 标记多核巨细胞中也吞噬双折光性结晶体,IHC×400

（徐　瑾）

三、淀粉样瘤

【定义】

淀粉样瘤（amyloid tumor or amyloidoma）也称瘤样淀粉样物质沉积,是淀粉样物质在局部组织内聚集形成瘤性肿块,同时无系统性淀粉样变性的一种疾病。

【编码】

ICD-O　　8840/0

【病因】

根据淀粉样物质沉积受累部位及发病机制,将淀粉样瘤分为局灶性、系统性和 β2- 微球蛋白沉积型。局灶性见于局部器官或组织内,一般无其他并发疾病。系统性依其淀粉样物质内蛋白类型分为三种:①原发性即 AL 型（κ 和 λ 轻链沉积）,主要见于多发性骨髓瘤和浆细胞样淋巴瘤等;②继发性即 AA 型（AA 蛋白沉积）,主要见于慢性感染、风湿性关节炎、结核等引起的继发性改变,AA 型偏振光下刚果红的苹果绿可被高锰酸钾阻断,可用于鉴别 AL 型;③家族遗传性 ATTR 型（转甲状腺素蛋白沉积）,常染色体显性遗传病。β2- 微球蛋白沉积型系因长期血液透析引起,淀粉样物为 β2- 微球蛋白。

【临床特征】

（一）流行病学

1. **发病率**　较少见,发病概率明显低于系统性淀粉样变性。

2. **发病年龄**　多发生于中老年人,年龄范围 36～85 岁。

3. **性别**　男女均可发生,男性多见。

（二）部位

任何部位均可发生,单发或多发性结节。包括皮肤、软组织、脏器、淋巴结、骨、头颈部、肠系膜等。局灶性淀粉样瘤较少见。发生于脏器者以胃肠道、呼吸道或泌尿生殖道多见,发生软组织者多见于肢体,下肢最多见。皮肤淀粉样瘤多位于真皮浅层,形态较小,呈斑点状或丘疹。

（三）症状

根据发生部位,表现无痛性包块、局部压迫或功能障碍等。

（四）治疗

手术切除。局灶性病变术后定期随访,系统性病变还需病因治疗或放化疗。

（五）预后

预后与病因相关。局灶性完整切除不复发,系统性以 AL 型预后最差。值得注意的是,部分局灶性淀粉样瘤病例可能是一些系统性病变的早期表现,随着疾病进展可出现相应并发疾病。如软组织淀粉样瘤中后期并发浆细胞样淋巴瘤或骨髓瘤等;骨内淀粉样瘤 AL 型多见,且大多数病例可进展为全身性疾病;皮肤淀粉样瘤后期可进展为皮肤相关性淋巴瘤等。

【病理变化】

（一）大体特征

分叶状结节或肿块,界限清楚,质实,切面呈黄白色或粉黄色蜡质样。

（二）镜下特征

1. **组织学特征**　由均质粉染的无定形淡嗜伊红物

质组成（图 12-1-8A、12-1-8B），淀粉样物周围少量淋巴、浆细胞浸润，有时伴多核异物巨细胞反应（图 12-1-8C～12-1-8E），淀粉样物中常见钙化灶（图 12-1-8F）。

2. 特殊染色　刚果红染色对淀粉样瘤有确诊意义。淀粉样物质刚果红染色呈砖红色（图 12-1-9A），偏振光下呈苹果绿色双折光（图 12-1-9B）。

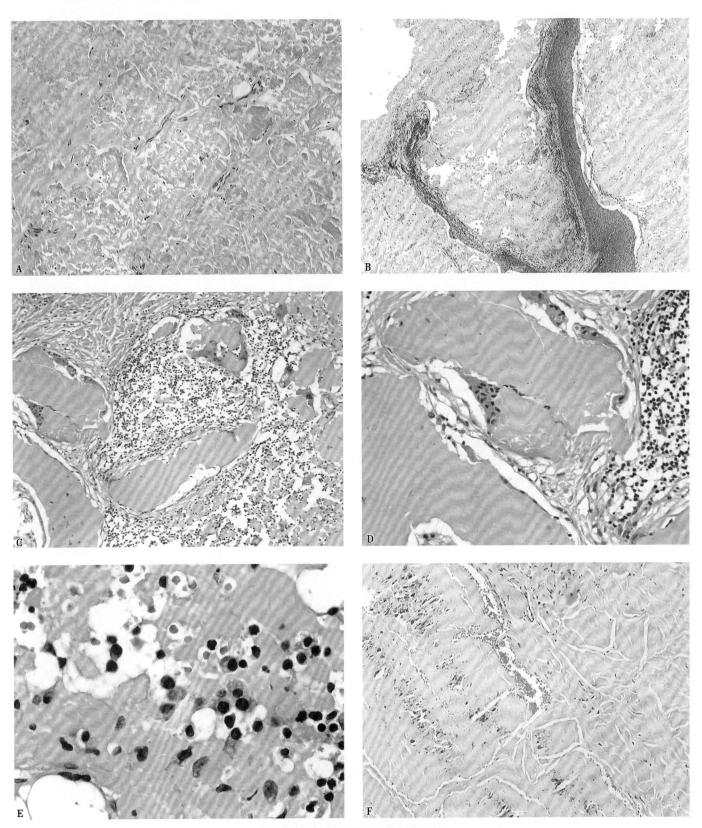

图 12-1-8　淀粉样瘤的组织学特征

A. 均质粉染的无定形淀粉样物，HE×100；B. 黏膜下均质粉染的无定形淀粉样物，HE×40；C. 淀粉样物周围淋巴浆细胞浸润及异物巨细胞反应，HE×100；D. 淀粉样物周围淋巴浆细胞浸润及异物巨细胞反应，HE×200；E. 浆细胞浸润，HE×400；F. 钙化灶，HE×100

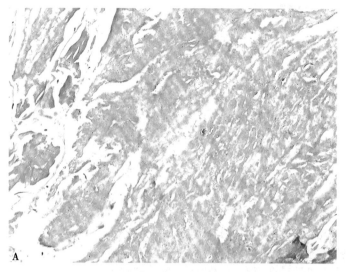

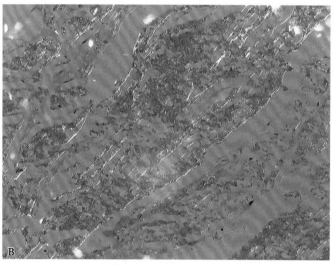

图 12-1-9　淀粉样瘤的特殊染色

A. 淀粉样物质呈砖红色,刚果红 ×100；B. 偏振光下淀粉样物质呈苹果绿色双折光现象,刚果红 ×200

3. 免疫组织化学　主要目的是病因学诊断。原发性 AL 型淀粉样物中的 κ 和 λ 轻链沉积,继发性 AA 型淀粉样物质为淀粉样蛋白 A,长期血液透析淀粉样物质为β2- 微球蛋白。

4. 电镜观察　电镜下淀粉样物质呈纤维丝状结构,直径 8～12nm 排列紊乱、僵硬无分支(图 12-1-10A、12-1-10B)。

【鉴别诊断】

1. 弹力纤维瘤　由粗大而不规则的弹力纤维束组成,弹力纤维束为无定形嗜伊红色,内可见胶原纤维和少量成纤维细胞,多见于老年肩胛下角之间,弹力纤维染色阳性有助于鉴别。

2. 瘤样钙盐沉着症　由非肿瘤性的无定形或颗粒状钙化物沉积组成,因其是否处于活动期可见周边围绕不同的细胞形态,如反应性炎细胞、成纤维细胞、多核巨细胞、破骨细胞样多核巨细胞或慢性炎细胞等,免疫组化 CD68 和 Mac387 阳性。

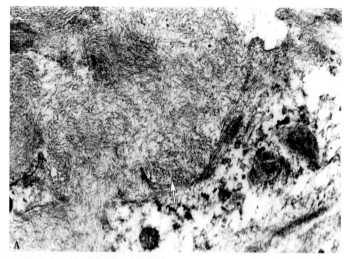

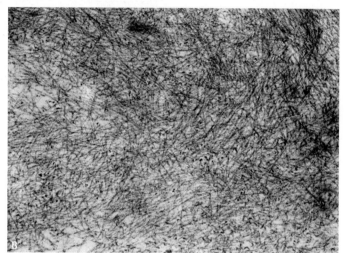

图 12-1-10　淀粉样瘤的超微结构

A. 电镜下淀粉样蛋白呈纤维丝状结构,电镜 ×25.0K；B. 淀粉丝直径 8～12nm,僵硬无分支,排列紊乱,电镜 ×31.5K

3. 砂砾性假痛风　关节内软骨或周围组织等见焦磷酸钙盐结晶沉积,镜下为岛屿状的嗜碱性结晶物质,偏振光显微镜下呈弱双折光性,刚果红阴性可鉴别。

(曲利娟)

第二节　良性肿瘤

一、心脏黏液瘤

【定义】

心脏黏液瘤(cardiac myxoma)是一种由星形、卵圆形和肥胖型梭形细胞与血管黏液样基质构成的良性肿瘤。

【编码】

ICD-O　　8840/0

【临床特征】

(一)流行病学

1. 发病率　虽罕见,但为心脏最常见原发性肿瘤

（40%）；90% 单发心脏，10% 伴有 Carney 综合征，呈常染色体显性遗传，患者多为年轻人，男性多见，多中心性病变，可能由 *PRKAR1A* 突变引起。

2. 发病年龄 可发生于任何年龄，30～60 岁多见。

3. 性别 女性多见，女：男为 2：1。

（二）部位

90% 发生于心房，80% 为左心房，卵圆孔。罕见于左右心室和瓣膜。伴综合征患者可多发。

（三）症状

20% 患者无症状，症状与肿瘤发生部位相关：①左心房，二尖瓣梗阻症状，可致体循环栓塞引起相应部位梗死和休克等；②右心房，三尖瓣梗阻症状，可引起肺栓塞；30%～40% 发生栓塞。也有发热、体重减轻等全身症状。

（四）治疗

手术切除。

（五）预后

预后良好，无或罕见复发，家族性和综合征复发风险高。全身性和肺栓塞危险因素包括肿瘤形态不规则、乳头状、绒毛样。

【病理变化】

（一）大体特征

质软，息肉样，灰白胶冻样，分叶状（图 12-2-1）；光滑、不规则、乳头状 / 绒毛状外观；大小 0.1～10cm，平均 5cm，无蒂或带蒂，40% 伴表面血栓。

（二）镜下特征

1. 组织学特征 肿瘤细胞成分少，伴丰富黏液间质（图 12-2-2A），内膜及内膜下富于细胞成分，瘤细胞呈梭形、星形和多边形，胞质淡染或嗜酸性（图 12-2-2B），含 1～2 个深染核。核分裂象少见，富于细胞区可见正常和非典型核分裂。结构较复杂，见索状、巢状、不规则腺样

结构（图 12-2-2C）。瘤细胞常与小血管呈"洋葱皮样"和围绕血管呈袖套样排列（图 12-2-2D）。出血、变性、炎症常见（图 12-2-2E），可见含铁血黄素、纤维化、钙化、髓外造血、骨化。罕见改变包括黏液腺样分化和胸腺残余。

2. 免疫组织化学 瘤细胞表达 CD34、CD31 和 vimentin（图 12-2-3A），不表达 CK 和 CD117。PRKAR1 蛋白表达缺失。不同程度表达 calretinin（图 12-2-3B）、desmin、α-SMA 和 S-100 蛋白。少量上皮成分可表达 CK、EMA 和 CEA，也可显示神经内分泌分化。

【遗传学】

12p1 和 17p1 重排。Carney 综合征相关病例可发生 *PRKAR1A* 基因（17q24）突变。

【鉴别诊断】

1. 黏液纤维肉瘤 比黏液瘤更罕见，细胞核明显非典型性，核分裂象多见，侵及肿瘤蒂 / 心肌。

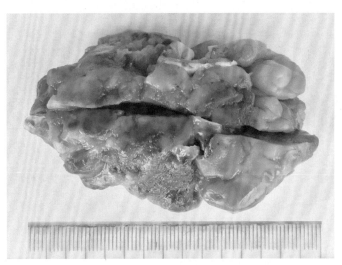

图 12-2-1 心脏黏液瘤的大体特征
肿瘤呈息肉样，质软，分叶状，灰白胶冻样，表面大部分光滑，附有血栓

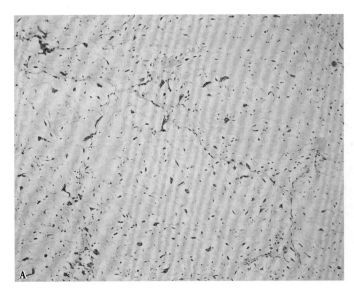

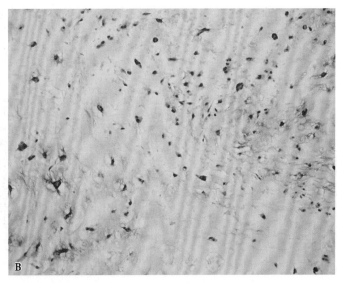

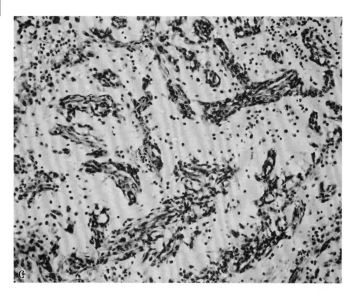

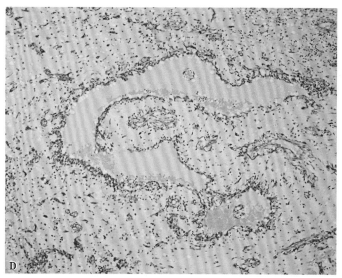

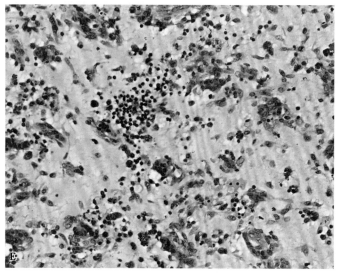

图 12-2-2 心脏黏液瘤的组织学特征

A. 肿瘤细胞成分少,丰富黏液间质,HE×100;B. 瘤细胞呈星形和多边形,胞质淡染和嗜酸性,HE×200;C. 结构较复杂,瘤细胞呈索状和不规则腺样排列,HE×200;D. 瘤细胞围绕血管呈袖套样结构,HE×100;E. 肿瘤间质炎细胞浸润和含铁血黄色沉积,HE×400

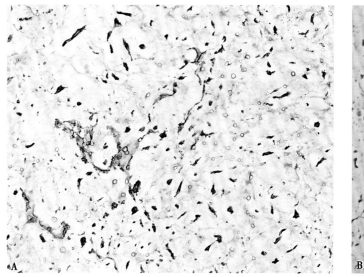

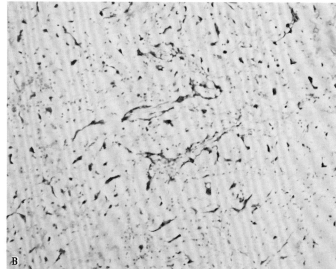

图 12-2-3 心脏黏液瘤的免疫组化

A. CD34 标记,IHC×200;B. calretinin 标记,IHC×200

2. 转移性癌　需与腺样结构黏液瘤鉴别,癌细胞异型性明显,核分裂活跃。

3. 附壁黏液样血栓　无巢状、索状和环状结构,calretinin 标记阴性。

4. 乳头状纤维弹性组织瘤　肿瘤位于瓣叶,无血管乳头状叶片结构。

(阎晓初)

二、肌内黏液瘤

【定义】

肌内黏液瘤(intramuscular myxoma)是一种发生于肌肉组织内、由散在分布形态温和的梭形细胞和含有大量黏液及稀疏血管的间质所组成的良性间叶性肿瘤。

【编码】

ICD-O　　8840/0

ICD-11　　XH6Q84

【病因】

病因不明,伴有邻近骨的纤维结构不良时也称 Mazabraud 综合征。

【临床特征】

(一)流行病学

1. 发病率　相对较为少见。

2. 发病年龄　好发于 40～70 岁中老年人,儿童和青少年罕见。

3. 性别　女性多于男性,女:男为 3:1。

(二)部位

最常见于四肢、肩和臀部肌肉内,尤其是大腿最多见,占一半以上,肿瘤一侧可紧贴肌筋膜。还可见于头颈、胸壁、腹膜后和主动脉处,也可发生在真皮、皮下及关节附近。

(三)症状

多为单发无痛性肿块,少数病例有疼痛、触痛或有神经压迫症状。偶在同一区域发生多发性黏液瘤,且伴单骨性或偶见多骨性骨的纤维结构不良,常紧邻黏液瘤所在的部位。两个病变可相隔较长时间出现,与 Mazabraud 综合征相类似,但该综合征表现为在患骨纤维结构不良数年后才出现肌内黏液瘤。肌内黏液瘤患者若同时伴有皮肤色素沉着和青春期性早熟,称为 McCune-Albright 综合征。

(四)影像学

肌内黏液瘤 MRI 检查显示肌肉内界限清楚的肿物,T_2 加权像呈水样高信号(图 12-2-4A),T_1 加权像相较于肌肉相呈低信号(图 12-2-4B)。血管造影发现肿瘤内血管稀少。

(五)治疗

局部完整手术切除。

(六)预后

术后一般不复发。富于细胞性肌内黏液瘤有小于 5% 的复发率。

【病理变化】

(一)大体特征

肿瘤可界限较清楚,呈卵圆形或球形,直径多在 5～10cm 之间,大者可达 20cm。大部分肿瘤无明显包膜,可浸润附近的肌肉组织,因此肿瘤切除标本常带有周围的骨骼肌组织。切面灰白色,质软有光泽,呈胶冻样(图 12-2-5)。

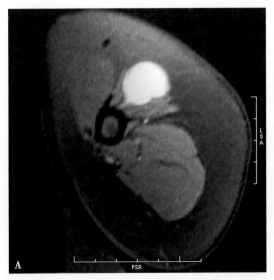
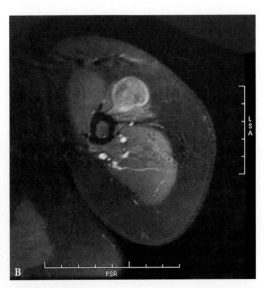

图 12-2-4　肌内黏液瘤的影像学
A. T_2 加权像呈水样高信号;B. T_1 加权像呈低信号

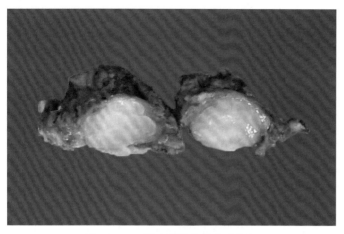

图 12-2-5　肌内黏液瘤的大体特征
切面呈灰白色，质软有光泽

（二）镜下特征

1. **组织学特征**　肿瘤细胞稀疏，细胞大小较一致，胞质少，嗜酸性，呈梭形或星芒状（图 12-2-6A），核固缩深染，圆形或梭形，无明显核仁，不见核分裂象，细胞无异型性（图 12-2-6B）；细胞周围是丰富的黏液样物质及疏松的网状纤维（图 12-2-6C），偶有囊性变；肿瘤组织中血管和胶原纤维稀少，可见散在的巨噬细胞；与周围组织境界不清，纤维包膜不完整；肿瘤周边可见萎缩的骨骼肌纤维（图 12-2-6D）和成熟的脂肪组织，并可见瘤细胞直接侵入骨骼肌间（图 12-2-6E）。局部肿瘤细胞丰富（图 12-2-6F），若肿瘤细胞丰富区占整个肿瘤的 10%～90%，且血管和胶原成分增加，可称为富于细胞性黏液瘤（cellular myxoma）或具有复发潜能的低度恶性黏液样肿瘤。但是，细胞丰富区域的瘤细胞也无异型性、多形性、核深染、核分裂象和坏死现象。

2. **免疫组织化学**　梭形细胞主要表达 vimentin，不同程度表达 CD34（图 12-2-7）、desmin 和 actin，不表达 S-100 蛋白。富于细胞性黏液瘤不表达 MUC4。

3. **电镜观察**　梭形细胞具成纤维细胞和肌成纤维细胞分化。

【遗传学】

肌内黏液瘤中存在 GNAS1 基因 R201C，R201H，和 Q227R 等位点突变。在孤立性肌内黏液瘤和 Mazabraud

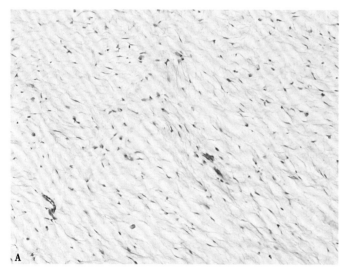

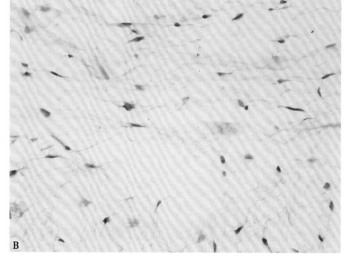

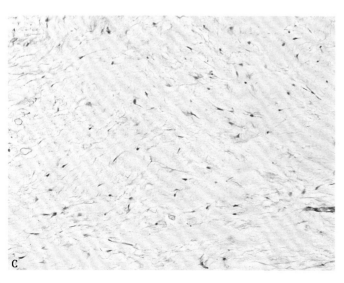

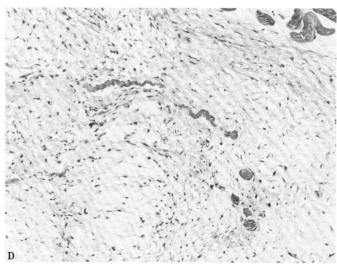

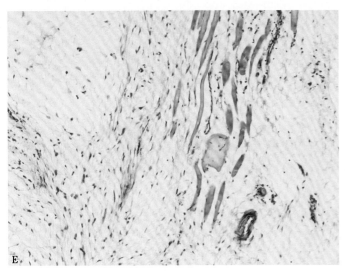

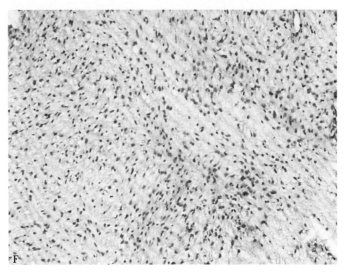

图 12-2-6 肌内黏液瘤的组织学特征

A（HE×100）和 B（HE×400）. 黏液性基质中梭形及星芒状细胞，核小无异型性；C. 富含黏液区，HE×100；D. 肿瘤周边可见萎缩的骨骼肌纤维，HE×100；E. 瘤细胞侵入骨骼肌间，HE×100；F. 肿瘤细胞丰富区，HE×100

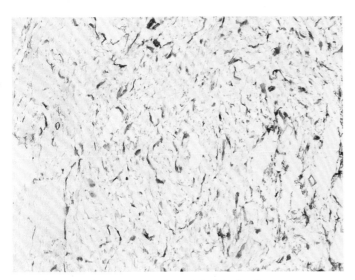

图 12-2-7 肌内黏液瘤的免疫组化
瘤细胞不同程度表达 CD34，IHC×100

综合征中存在 GNAS1 基因 20q13 的错义突变。

【鉴别诊断】

1. **黏液纤维肉瘤Ⅰ级** 多发生于老年人，通常发生于浅筋膜或皮下，至少局部瘤细胞显示有异型性，肿瘤内含有弧线型或弓样血管。

2. **低度恶性纤维黏液样肉瘤** 富于细胞性黏液瘤易为误诊为低度恶性纤维黏液样肉瘤，但后者瘤细胞表达 MUC4，FISH 检测可显示 FUS 基因相关易位，RT-PCR 可检测出 FUS-CREB3L2 融合基因。

3. **良性周围神经鞘膜瘤** 包括神经纤维瘤、神经束膜瘤和混杂性神经鞘膜肿瘤，间质可呈黏液样或纤维黏液样，其中神经纤维瘤表达 S-100 蛋白和 SOX10，神经束

膜瘤表达 EMA、GLUT1 和 claudin-1，混杂性神经鞘膜肿瘤则兼表达 S-100 蛋白和 EMA 等标记。

4. **其他** 包括黏液样脂肪肉瘤和骨外黏液样软骨肉瘤等。

三、关节旁黏液瘤

【定义】

关节旁黏液瘤（juxta-articular myxoma，JAM）是一种好发于大关节旁的少见的软组织良性肿瘤，术后可以复发而具有一定侵袭性，常伴有腱鞘囊肿样的囊性变。形态与富于细胞性肌内黏液瘤相似，但无 GNAS1 基因突变。

【编码】

ICD-O 8840/0

【临床特征】

（一）流行病学

1. **发病率** 少见

2. **发病年龄** 发病年龄范围为 16～83 岁，好发于 20～50 岁成年人，中位年龄 43 岁。

3. **性别** 男性多见，男∶女为 3∶1。

（二）部位

常在大关节附近发现，84% 发生于膝关节附近，其他部位包括肩部、肘部、踝和髋部，手、腕部、颞下颌关节及脊柱旁也有报道。

（三）症状

局部肿胀或肿块形成是主要表现，可以伴有疼痛。术前病程从数周至数年。对局部组织具有相当的侵蚀能

力,与关节创伤和骨关节炎有关,常有半月板的破坏,因此会有究竟是反应性病变还是肿瘤性病变的讨论。有一种与囊肿形成相关的特殊变型,表现为一种可扩张变大、并可被压缩的肿块,此型通常会伴有疼痛。有时 JAM 会呈现恶性肿瘤般的快速生长。

（四）影像学

与肌内黏液瘤相似,只是位置更近关节。

（五）治疗

局部完整手术切除。根据累及情况,可能需要扩大切除范围(如半月板切除),以确保完全切除。复发后的主要治疗方法仍然是手术切除。

（六）预后

术后有 34% 复发,通常发生在 18 个月内,可能与切除不完全有关,并可多次复发。

【病理变化】

（一）大体特征

质软,黏液样外观,珍珠白到黄褐色,切面呈凝胶状,可有囊性变,大小通常 2～6cm,大者可达 13cm,平均为 3.8cm,中位为 3.2cm。

（二）镜下特征

1. **组织学特征** 大量的胞外黏液基质中,散在分布的梭形和星形成纤维细胞样细胞而脉管系统发育不良(图 12-2-8A～12-2-8C)。约 89% 的病例内可见类似腱鞘囊肿样囊性变(图 12-2-8D),囊壁内衬一层纤细的纤维素或厚的胶原纤维(图 12-2-8E)。局部区域尤其在一些复发的病例内常伴有出血、含铁血黄素沉着、慢性炎症细胞浸润、机化性纤维素和成纤维细胞性增生(图 12-2-8F)。

2. **免疫组织化学** 梭形细胞主要表达 vimentin,不同程度表达 CD34、desmin 和 α-SMA(图 12-2-9),不表达 S-100 蛋白。富于细胞性黏液瘤不表达 MUC4。

3. **电镜观察** 梭形细胞具成纤维细胞和肌成纤维细胞分化。

【遗传学】

关节旁黏液瘤不存在 GNAS1 基因突变,与肌内黏液

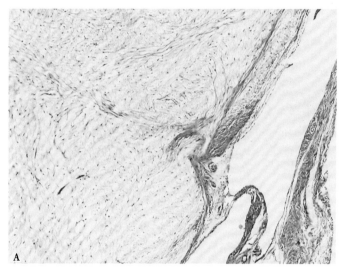

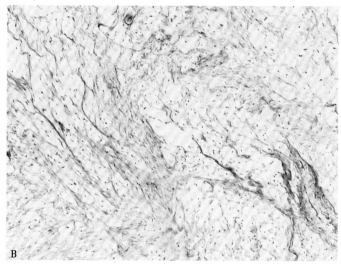

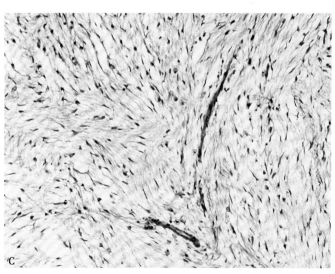

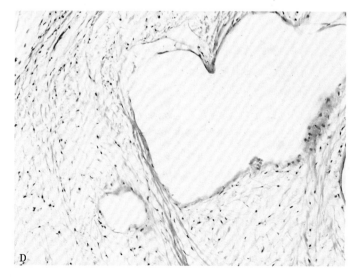

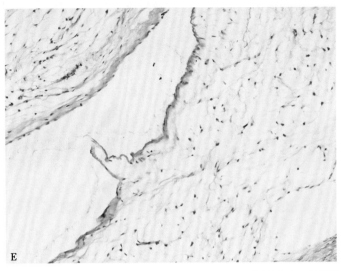

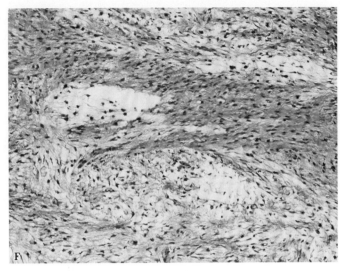

图 12-2-8　关节旁黏液瘤的组织学特征

A 和 B. 肿瘤边缘与滑膜关系密切，含大量黏液样基质，细胞稀疏分布，HE×40；C. 细胞稍丰富，HE×200；D、E. 肿瘤内囊性变区（HE×100），内衬薄层纤维素样物或胶原纤维；F. 细胞丰富区，其中含组织细胞及炎细胞，HE×200

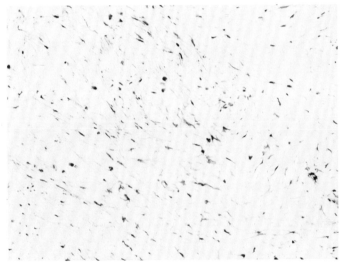

图 12-2-9　关节旁黏液瘤的免疫组化
瘤细胞不同程度表达 α-SMA，IHC×100

瘤不同。遗传学研究显示有染色体畸变，提示其并非反应性病变，而是肿瘤性病变。

【鉴别诊断】

1. **腱鞘囊肿**　通常发生于女性手腕背侧，镜下为致密纤维性囊壁组织，具有的黏液样细胞成分要少得多。

2. **肌内黏液瘤**　很少发生囊性变。分子检测显示 *GNAS* 基因突变。

3. **黏液纤维肉瘤**　有显著细胞异型性及粗大扭曲的血管。

4. **低度恶性纤维黏液样肉瘤**　有一定的细胞异型性，无特征性的囊性变，可借助免疫组化 MUC4 标记

及 FISH 检测 *FUS* 基因相关易位或 RT-PCR 检测 *FUS-CREB3L2* 融合基因。

（徐　瑾）

四、浅表性血管黏液瘤

【定义】

浅表性血管黏液瘤（superficial angiomyxoma，SA）是一种发生在真皮或皮下由散在短梭形、星形成纤维细胞及富含黏液样基质和薄壁血管组成的良性肿瘤。

【编码】

ICD-11　　XH9HK9

【病因】

部分病例伴有 Carney 综合征。

【临床特征】

（一）流行病学

1. **发病率**　少见。

2. **发病年龄**　见于任何年龄，以中年人多见，中位年龄 40 岁。

3. **性别**　男性稍多。

（二）部位

任何表浅组织均可发生，好发于躯干、头颈部、下肢和外阴生殖区。伴有 Carney 综合征者多发生于耳道、眼睑和乳头。

（三）症状

临床主要表现为皮肤丘疹、结节状或息肉状无痛性肿块，触诊有波动感，表面皮肤色泽多正常。Carney 综合征包括黏液瘤（如心脏、皮肤、乳腺和外耳道黏液瘤）、

皮肤斑点状色素沉着、内分泌功能亢进疾病和砂砾体性色素性神经鞘瘤。

（四）治疗

手术完整切除。

（五）预后

部分病例切除不净易复发，复发率为30%～40%。

【病理变化】

（一）大体特征

肿瘤大小为1～5cm，边界清楚，分叶状或多结节状，切面灰白色、半透明胶冻样。

（二）镜下特征

1. 组织学特征　肿瘤位于真皮网状层，可累及皮下，界限不清，呈分叶状或结节状（图12-2-10A、12-2-10B）。小叶或结节由散在短梭形或星形成纤维细胞构成，瘤细胞温和无异型性，罕见核分裂象（图12-2-10C）。间质大量黏液样基质，散在胶原纤维及薄壁血管，血管狭长、分支状或玻璃样变（图12-2-10D、12-2-10E）。间质可见数

量不等的炎症细胞浸润（图12-2-10F）。约25%病例肿瘤内因累及皮肤附属器可出现上皮成分。

2. 免疫组织化学　瘤细胞表达vimentin和CD34（图12-2-11），偶尔灶性表达desmin、α-SMA及S-100蛋白，不表达ER、PR。

【鉴别诊断】

1. 浅表性肢端纤维黏液瘤　好发成人手指及脚趾甲床或甲下浅表软组织，由梭形和星形细胞组成，间质同样富于纤细的薄壁血管和黏液，表达CD34、CD99。

2. 黏液样隆突性皮肤纤维肉瘤　瘤细胞表达CD34，局部区域总能找到席纹状结构。

3. 深部"侵袭性"血管黏液瘤　也是由梭形、星形细胞和大量黏液样间质、血管组成，但肿瘤位置较深，体积较大，呈浸润性生长，表达desmin、ER/PR，而不表达CD34。

4. 真皮神经鞘黏液瘤　真皮内梭形细胞小叶结构，纤维性间隔，间质富含大量黏液，瘤细胞表达S-100。

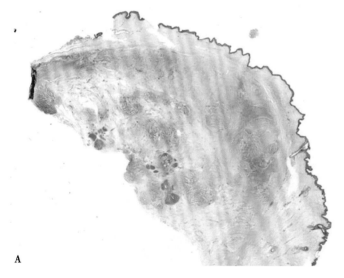

A

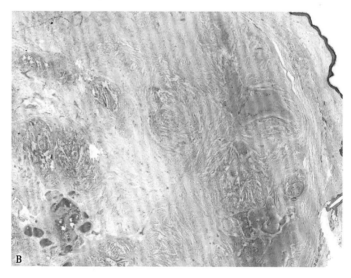

B

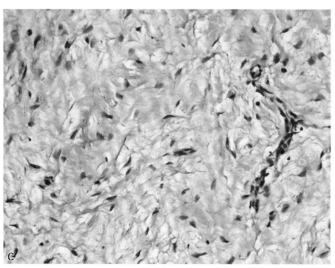

C

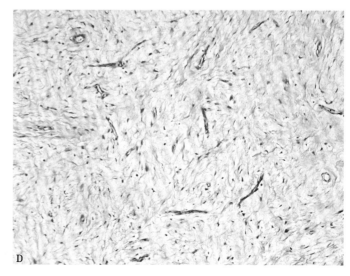

D

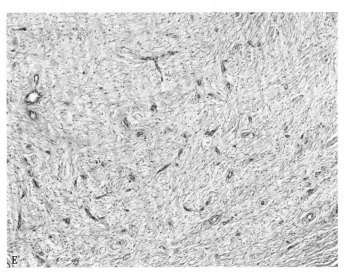

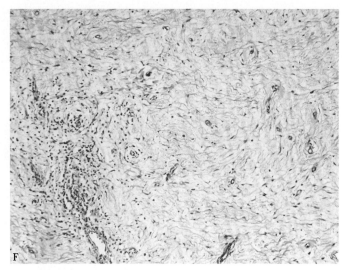

图 12-2-10 浅表性血管黏液瘤的组织学特征

A. 病变位于真皮网状层，HE×20；B. 分叶状或结节状病变，HE×40；C. 小叶或结节由散在短梭形或星形细胞构成，HE×400；D. 间质富于黏液及薄壁血管，HE×200；E. 间质富于黏液及薄壁血管，HE×100；F. 间质可见数量不等的炎症细胞浸润，HE×100

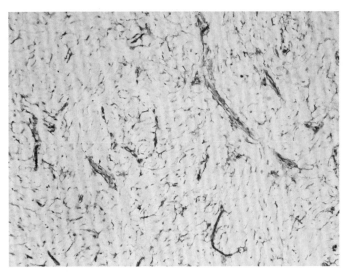

图 12-2-11 浅表性血管黏液瘤的免疫组化
CD34 标记，IHC×200

5. 血管肌成纤维细胞瘤 好发外阴生殖区，由细胞丰富区和细胞稀疏区交替出现，肿瘤细胞梭形至卵圆形，围绕在薄壁血管周围，表达 desmin 和 ER/PR，但不表达 CD34。

6. 黏液样脂肪肉瘤 有相似的黏液样背景和分支状血管，但肿瘤内的脂肪母细胞及表达 S-100 可以鉴别。

7. 其他 包括指/趾黏液囊肿、皮肤局灶性黏蛋白病等。

五、深部"侵袭性"血管黏液瘤

【定义】

深部"侵袭性"血管黏液瘤又称侵袭性血管黏液瘤（aggressive angiomyxoma，AA），是一种好发中青年女性会阴、生殖道及盆腔，富于黏液样基质和血管的间叶性肿瘤。本病具有局部侵袭性，切除不净可复发。

【编码】

ICD-O 8841/0

ICD-11 XH9HK9

【临床特征】

（一）流行病学

1. 发病率 较罕见。

2. 发病年龄 中青年女性好发，年龄范围 23～70 岁，高峰年龄 30～40 岁。男性患者年龄较大。

3. 性别 女性多见，男女比例 1∶6.6。

（二）部位

女性好发于盆腔及会阴部周围软组织，见于阴道、肛周、腹股沟、臀部、膀胱、腹膜后等脏器及区域；男性见于阴囊、精索、腹股沟及盆腔。

（三）症状

大部分患者表现为缓慢生长的盆腔肿物，肿瘤巨大压迫周围组织常伴有局部疼痛、压迫感、尿频、性交时疼痛等症状。

（四）影像学

CT 显示低密度软组织肿块影，增强后可见高低密度相间的漩涡征区域。MRI 脂肪抑制 T$_2$WI 及动态增强图像均显示肿瘤内呈明暗信号相间的分层漩涡征（图 12-2-12A、12-2-12B）。分层漩涡征是 AAM 特征性影像学表现。

（五）治疗

手术切除，可辅助激素治疗、血管栓塞、放射治疗。

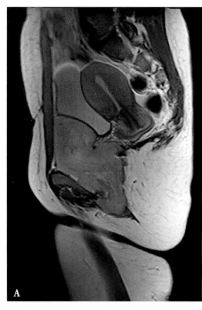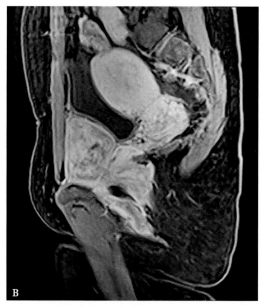

图 12-2-12　深部"侵袭性"血管黏液瘤的影像学

A. MRI 矢状位 T_2W1 图像，边界尚清，内见分层状高低信号影即漩涡征；B. MRI 矢状位增强图像显示不均匀强化，内见分层漩涡征，有囊变灶

（六）预后

易复发，但极少转移。

【病理变化】

（一）大体特征

分叶状、结节状肿物，境界尚清，局部可浸润至邻近脏器或周围组织，平均直径>10cm，切面灰白灰褐色，质软或质中，呈黏液样或胶冻状，部分伴有出血、囊性变（图 12-2-13）。

（二）镜下特征

1. 组织学特征　肿瘤由稀疏的界限不清的梭形、星

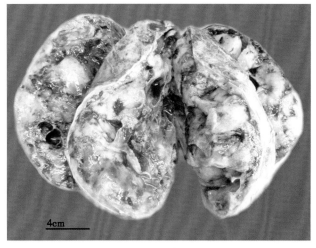

图 12-2-13　深部"侵袭性"血管黏液瘤的的大体特征

形细胞及大小不等的薄壁或厚壁血管组成，分布于富含纤细胶原纤维的黏液样基质中（图 12-2-14A）；瘤细胞无明显异型性，核小、圆形或卵圆形，无核分裂象（图 12-2-14B、12-2-14C）。不同病例、不同区域的瘤细胞、血管、胶原纤维及黏液样基质的比例不同（图 12-2-14D）。肿瘤细胞分布疏密不均，集中区形成较为致密的细胞团（图 12-2-14E），稀疏区瘤细胞稀少、间质富于黏液。血管分布不均、口径大小不等，从薄壁毛细血管到大血管均可见，并出现血管周围玻璃样变及管壁中层肥厚等继发性改变（图 12-2-14F～12-2-14H）。此外，部分病例间质可见梭形肌样细胞、肥大细胞及红细胞外渗（图 12-2-14I）。肿瘤在镜下通常无包膜，边界不清，向周围脂肪、肌肉等组织不规则浸润（图 12-2-14J）。

2. 免疫组织化学　瘤细胞表达 vimentin、Desmin、ER 及 PR（图 12-2-15A、12-2-15B），部分表达 α-SMA、actin，少数表达 CD34，不表达 S-100，Ki-67 指数低。大部分病例肿瘤细胞核表达 HMGA2。

【遗传学】

显示 *HMGA2*（12q14.3）重排。

【鉴别诊断】

1. 浅表性血管黏液瘤　肿瘤体积较小位置浅表，界限不清，大量黏液样基质中可见散在呈梭形或星形瘤细胞，内含薄壁血管，缺乏厚壁大血管，表达 CD34，但不表达 desmin 及 ER/PR。

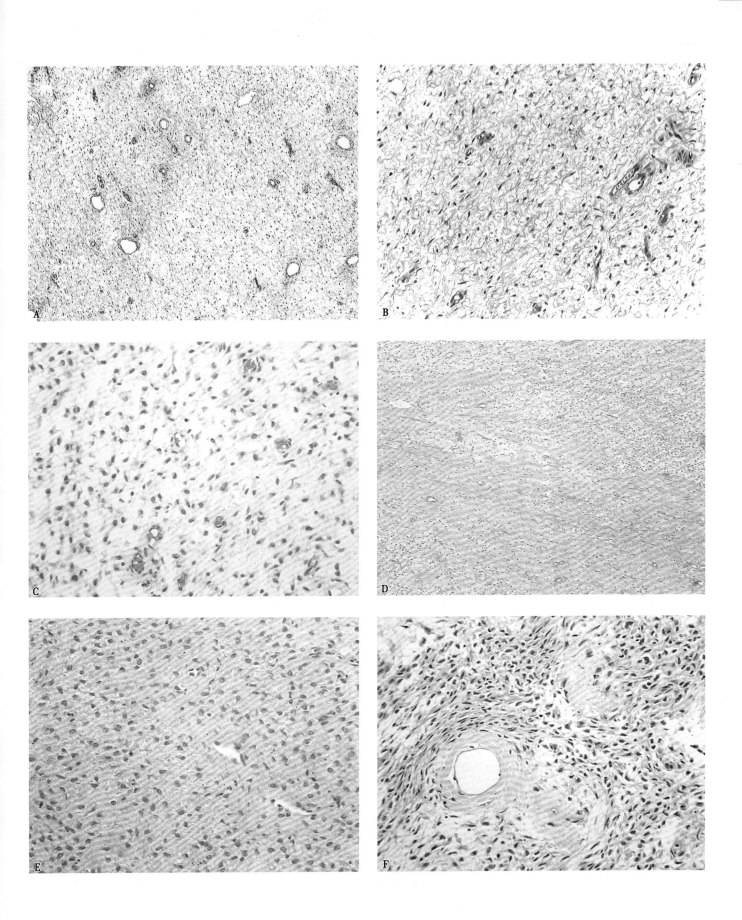

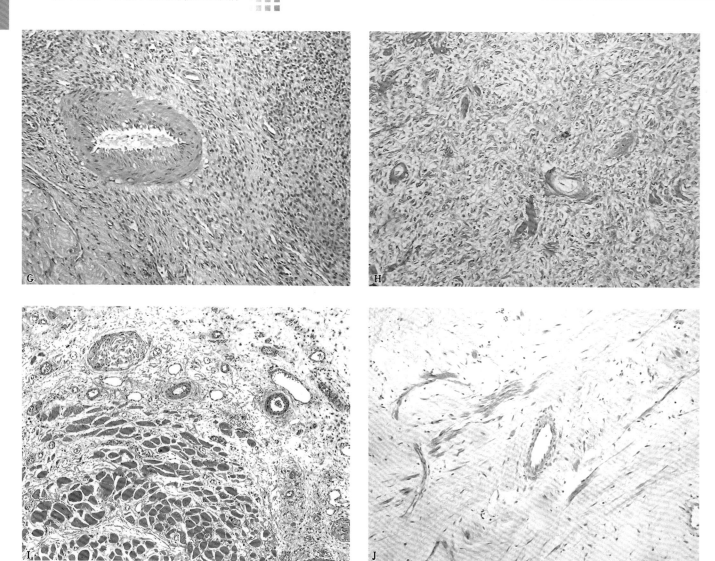

图 12-2-14 侵袭性血管黏液瘤的组织学特征

A. 由稀疏的梭形或星形细胞、血管组成,分布于黏液样基质中,HE×40;B. 稀疏的形态温和的梭形或星形细胞,HE×100;C. 瘤细胞形态一致,肿瘤内含有扩张的薄壁血管,HE×200;D. 部分区域胶原纤维和黏液样基质层状分布,HE×40;E. 瘤细胞相对集中区域形成较为致密的细胞团,HE×200;F. 血管壁玻璃样变,HE×200;G. 厚壁血管,HE×100;H 富细胞区域及血管壁玻璃样变,HE×100;I. 疏松排列的肌样细胞,HE×40;J. 局部呈浸润性生长,累及周围横纹肌组织,HE×100

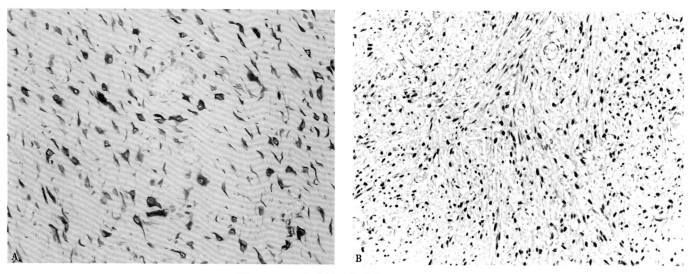

图 12-2-15 侵袭性血管黏液瘤的免疫组化

A. desmin 标记,IHC×400;B. ER 标记,IHC×100

2. 血管肌成纤维细胞瘤　组织学形态及免疫表型与 AA 有重叠，但血管肌成纤维细胞瘤体积小、位置浅表，上皮样瘤细胞常围绕血管排列。

3. 富于细胞性血管纤维瘤　组织学形态及免疫表型与 AA 有重叠，富于细胞性血管纤维瘤体积小，位置浅表，界限清楚，密集的瘤细胞围绕血管呈短束状、栅栏状、漩涡状排列。表达 CD34 及 ER/PR，但 desmin 很少阳性。

4. 肌内黏液瘤　多位于股部和四肢，通常为边界清楚的深部肿块，镜下黏液样物质丰富，细胞成分、血管及胶原纤维稀少。

5. 盆腔纤维瘤病　与 AA 相似病变呈浸润性，常侵犯周围软组织，肿瘤细胞更加细长、间质胶原纤维更加丰富，易鉴别。有些病例可伴显著黏液样变，但总是存在典型的纤维瘤病区域。

6. 富于黏液样基质的间叶性肉瘤　如黏液样平滑肌肉瘤、黏液纤维肉瘤、黏液样脂肪肉瘤等，除了具有各自形态学特点外，瘤细胞具有非典型性可以鉴别。

（曲利娟）

六、异位错构瘤样胸腺瘤

【定义】

异位错构瘤样胸腺瘤（ectopic hamartomatous thymoma，EHT）是一种由梭形细胞、上皮细胞和脂肪组织成分构成的良性肿瘤，主要发生于成年男性颈根部。

EHT 本质非胸腺瘤，有学者提出采用双表型鳃原瘤（biphenotypic branchioma）。

【编码】

ICD-O　　8587/0

ICD-11　　XH0707

【临床特征】

（一）流行病学

1. 发病率　非常罕见。

2. 发病年龄　青中年，中位年龄 40 岁。

3. 性别　好发于男性，男∶女比 10∶1。

（二）部位

几乎所有肿瘤位于锁骨上、胸骨上、颈部，发生皮下组织或表浅筋膜下。

（三）症状

无痛性，缓慢增大肿块，病程常较长，临床表现和影像学认为恶性。

（四）治疗

保守性外科切除。

（五）预后

预后良好，如果完全切除罕见局部复发；无转移。极少数病例上皮成分发生癌变。

【病理变化】

（一）大体特征

边界清楚，无包膜，分叶状肿块，肿瘤大小 2～8cm，平均 5cm，切面棕色，灰白色，质硬，散在黄色脂肪灶，可见灶性囊性变。

（二）镜下特征

1. 组织学特征　肿瘤由不同比例的成纤维细胞样梭形细胞、成熟脂肪组织、上皮细胞岛和巢混合构成（图 12-2-16A）：①梭形细胞成分，呈片状、短束状或席纹状排列，细胞密度不等，形态温和，细长，核端尖（图 12-2-16B）；②上皮细胞成分，通常以鳞状上皮成分为主（图 12-2-16C），巢和岛状分布，可见角化；也可为实性、囊性或腺样成分（图 12-2-16D）；③成熟脂肪组织：脂肪组织比例变化很大，5%～50%，穿插分布于肿瘤组织中（图 12-2-16E）。肿瘤总体核分裂低，间质可见淋巴样和淋巴浆细胞浸润；罕见骨骼肌（肌样）细胞，成簇或小片状分布（图 12-2-16F）。

2. 免疫组织化学　上皮和梭形细胞弥漫性表达 CK（包括高、低分子量 CK）（图 12-2-17A），胖梭形细胞常呈弥漫性表达 CK（图 12-2-17B）；成纤维细胞样小梭形细胞不同程度表达 CD34 和 α-SMA。瘤细胞不表达 S-100 蛋白和 desmin。

【鉴别诊断】

1. 多形性腺瘤　涎腺起源，肌上皮细胞常显示不同程度梭形、上皮样或浆样形态特征，常可见散在的导管；含软骨黏液样基质和灶性软骨分化，可见涎腺（腮腺）成分。梭形细胞表达 CK、EMA 和 S-100 蛋白，不表达 CD34。FISH 检测显示 *PLAG1* 基因重排。

2. 双相型滑膜肉瘤　梭形细胞含深染的核，胞质稀少，缺乏鳞状上皮巢和瘤内成熟脂肪，梭形细胞常呈斑片或灶性表达 CK，不表达 CD34。FISH 检测显示 *SS18*（*SYT*）基因相关易位。

3. 畸胎瘤　由三个胚层成熟成分衍生的一种生殖细胞瘤，发生于纵隔，而不是皮下组织，畸胎瘤中含多种成分，包括骨、软骨、神经组织和不同上皮。

4. 肉瘤样癌　也可呈现梭形细胞和上皮成分，常显示明显的恶性细胞形态特征，影像学检查显示原发内脏。

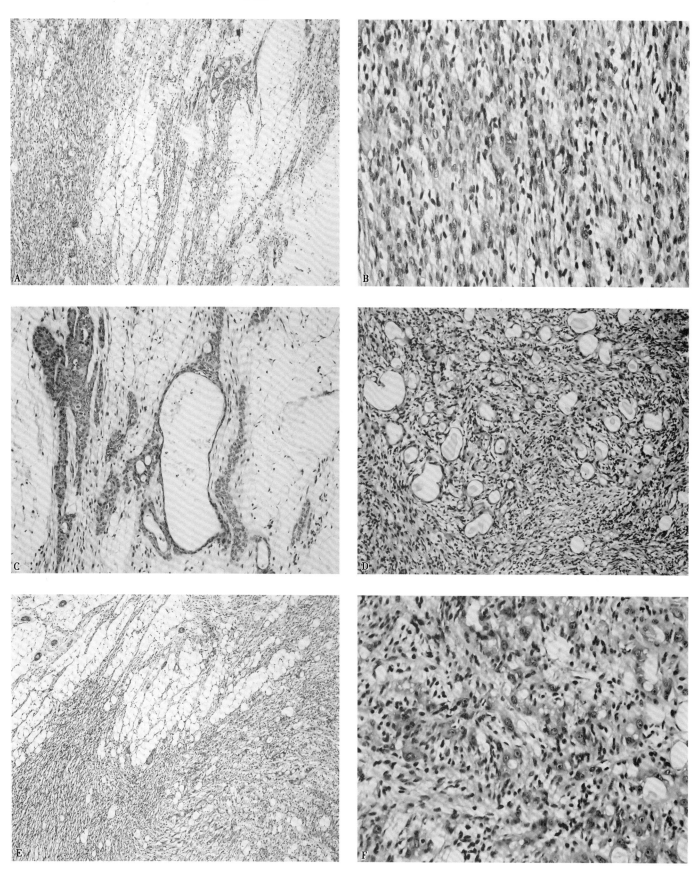

图 12-2-16　异位错构瘤样胸腺瘤的组织学特征

A. 肿瘤由梭形细胞、上皮细胞和成熟脂肪不同比例混合构成, HE×40; B. 梭形细胞密度不均, 形态温和, 核细长, 束状排列, HE×200; C. 上皮细胞为鳞状上皮呈巢状和岛状排列, 可见囊状结构, HE×100; D. 上皮细胞呈囊性和腺样结构, HE×100; E. 肿瘤中可见较多成熟脂肪, 与梭形和上皮成分混合存在, HE×40; F. 肿瘤内可见簇状和小片状分布肌样细胞, HE×200

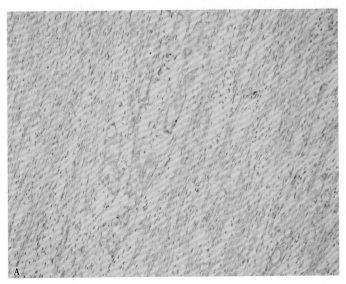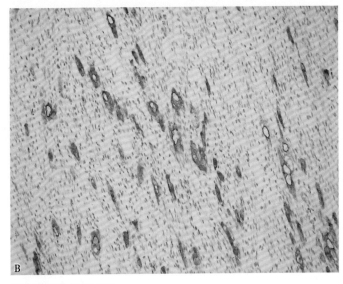

图 12-2-17　异位错构瘤样胸腺瘤的免疫组化
A. CK 标记，IHC×100；B. EMA 标记，IHC×100

七、真皮透明细胞间叶性肿瘤

【定义】

真皮透明细胞间叶性肿瘤（dermal clear cell mesenchymal neoplasm）是一种发生于皮肤的分化不明，形态呈现透明细胞、泡状核的肿瘤，目前认为是间叶性起源，良性生物学行为。

【临床特征】

（一）流行病学

1. 发病率　非常罕见，报道不足 10 例。

2. 发病年龄　成人，38～70 岁，中位年龄 45 岁。

3. 性别　男女相当。

（二）部位

发生于皮肤，下肢明显多见，发生于其他部位罕见。

（三）症状

一般无明显症状，仅表现为光滑皮肤结节。

（四）治疗

局部手术切除，具有多形性核，核分裂活性高需广泛切除，可加局部放疗。

（五）预后

生物学行为良性，预后好。

【病理变化】

（一）大体特征

真皮结节状病变，多数边界清楚，大小 0.5～2.5cm，中位 1.2cm；有时呈浸润性边界，常见局部皮下浸润。

（二）镜下特征

1. 组织学特征　肿瘤位于真皮网状层，可累及皮下和真皮乳头状；肿瘤与周围组织分界清楚，个别可侵及附件和真皮胶原纤维。瘤细胞大，卵圆形、多角形，胞质丰富，透明或颗粒状，泡状核。瘤细胞呈片状排列，瘤内可见薄壁血管。偶见核多形性细胞，散在分布，核分裂象罕见。

2. 免疫组织化学　肿瘤细胞显示溶酶体标志物 NKI/C3 阳性和不同程度 CD68、vimentin 阳性，S-100 蛋白、Melan-A、HMB45、CK、EMA 和 CD34 阴性。

【鉴别诊断】

1. 血管周上皮样细胞肿瘤　成人肢体和躯干，小斑块和结节；累及真皮，可出现皮下受累；巢和梁状生长；上皮样和梭形细胞，胞质透明 - 嗜酸性颗粒；无多形性；核分裂少见，薄壁血管背景。瘤细胞表达 HMB45 和 Melan-A，可程度不等地表达 desmin 和 α-SMA，不表达 S-100 蛋白和 CK。

2. 透明细胞纤维组织细胞瘤　成人肢体和躯干；小丘疹或斑块；典型的皮肤纤维瘤背景伴丰富透明细胞变；瘤细胞不表达 S-100 蛋白、desmin 和 CD34，α-SMA 表达不一。

3. 透明细胞非典型纤维黄色瘤　老年人，头颈部，快速生长，外生性结节；典型非典型纤维黄色瘤背景伴丰富透明细胞变；瘤细胞不表达 S-100 蛋白、desmin 和 CD34，α-SMA 表达不一。

4. 软组织透明细胞肉瘤　年轻人，下肢远端，深部肿块；浸润性生长，发生深部软组织，巢状和束状结构，短梭形细胞，胞质嗜伊红色或透亮状；花瓣样多核巨细胞。瘤细胞表达 S-100 蛋白和 HMB45。

5. 气球样 / 透明细胞黑色素瘤　随年龄增加发病率升高，发生部位广泛，色素性肿瘤。典型黑色素瘤背景伴丰富透明细胞变。瘤细胞表达 S-100 蛋白、Melan-A 和 HMB45。

6. 透明细胞鳞状细胞癌　老年人，头颈部，斑块状外生性肿瘤；典型鳞癌背景伴丰富透明细胞变；瘤细胞表达 CK、p63 和 p40，不表达 α-SMA 和 S-100 蛋白。

7. 汗腺腺瘤、汗孔瘤及其相应恶性肿瘤　成人，肢体，斑块或结节；真皮肿瘤伴或不伴表皮病变；导管分化。瘤细胞表达 CK、EMA、CEA，不表达 S-100 蛋白。

8. 毛囊肿瘤　老年人，头颈部，斑块或结节；真皮肿瘤伴表皮和 / 或毛囊病变；推挤式生长，外周细胞呈栅栏状；角化，不同程度多形性与核分裂；瘤细胞表达 CK，不表达 S-100 蛋白。

9. 转移性癌　具有内脏恶性肿瘤，尤其肾细胞癌，结节状肿瘤，丰富血管；瘤细胞表达 CK、EMA 和 PAX8，RCC 抗原表达不一，不表达 S-100 蛋白。

八、副神经节瘤样真皮色素细胞肿瘤

【定义】

副神经节瘤样真皮色素细胞肿瘤（paraganglioma-like dermal melanocytic tumor）是位于真皮层而不与表皮相连，起源于黑色素细胞并具有副神经节瘤样组织结构的良性肿瘤。

【临床特征】

（一）流行病学

1. 发病率　非常罕见。

2. 发病年龄　可发生于任何年龄。

3. 性别　女性多于男性。

（二）部位

好发于四肢。

（三）症状

无痛性的皮下结节，结节处肤色可变深。

（四）治疗

手术切除。

（五）预后

良性肿瘤，预后好，一般无复发倾向。

【病理变化】

（一）大体特征

肿瘤表现为边界清楚的单一或多发的实性结节，大小为 0.5～5cm，平均为 2～3cm，切面可因有或无色素产生而呈灰褐色或灰白色。

（二）镜下特征

1. 组织学特征　肿瘤位于真皮层，被覆正常的表皮但并不与表皮相连，境界清楚，偶可浸润周围正常真皮组织。肿瘤呈结节状生长，结节内的肿瘤细胞由血管纤维分隔形成巢状、斑片状及索状，形似副神经节瘤样的组织结构（图 12-2-18A）。梭形或上皮样肿瘤细胞，形态温和，胞质嗜酸性或透明，核圆形或椭圆形，核仁明显（图 12-2-18B），核分裂象（0～4）/10HPF。肿瘤无出血、坏死，细胞内黑色素可有可无（图 12-2-18C）。

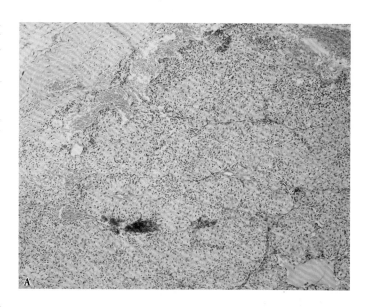
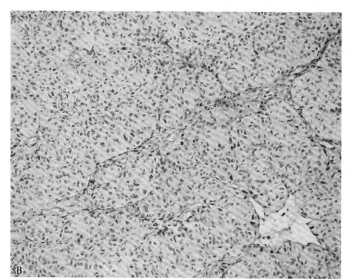
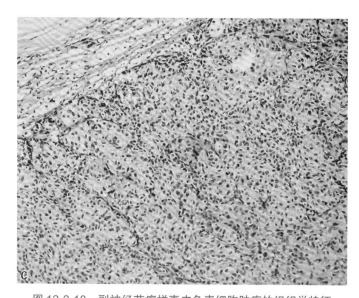

图 12-2-18　副神经节瘤样真皮色素细胞肿瘤的组织学特征

A. 肿瘤位于真皮，瘤结节与周围组织边界清楚，HE×100；B. 瘤细胞呈巢状，巢间可见薄层血管纤维分隔，瘤细胞形态温和，似副神经节瘤样结构，HE×200；C. 肿瘤细胞可见少量色素沉积，HE×200

2. 免疫组织化学 瘤细胞通常表达 HMB45（图 12-2-19A）、S-100 蛋白（图 12-2-19B）、Mi TF，大部分表达 MelanA（图 12-2-19C），少数表达 vimentin，通常不表达 CK、α-SMA、CD68。

【遗传学】

缺乏软组织透明细胞肉瘤中存在的典型的 t（12；22）（q13；q12）。

【鉴别诊断】

1. 真皮黑色素瘤及相关病变（原发或转移性恶性黑色素瘤） 侵蚀表皮，细胞异型性明显，核分裂象常见，预后差。

2. 神经嵴性错构瘤病变（细胞性蓝痣，上皮样痣，先天性痣） 病变通常位于表皮皮下组织，以色素性梭形细胞，上皮样细胞及树突状细胞为主，可呈浸润性生长浸润真皮。

3. 软组织透明细胞肉瘤 位置较深，位于筋膜/韧带中，胞质透明的肿瘤细胞异型性明显，核仁明显，散在瘤巨细胞，黑色素常见。存在特征性 t（12；22）（q13；q12），产生 *EWSR1-ATF1* 融合基因。

（阎晓初）

九、外胚层间叶性软骨黏液样肿瘤

【定义】

外胚层间叶性软骨黏液样肿瘤（ectomesenchymal chondromyxoid tumor，EMCT）是一种主要发生于舌背前部的良性间叶性肿瘤，新近研究显示，EMCT 具有特征性的 *RREB1-MKL2* 融合基因。

【发病机制】

起源不明。有研究认为，肿瘤起源于神经脊来源的未分化间充质细胞。亦有研究认为，该肿瘤应归类于小唾液腺或软组织起源的肌上皮源性肿瘤。最近的研究揭示了约 90% 的外胚层间叶性软骨黏液样肿瘤存在 *RREB1-MKL2* 融合基因，属于一类独立的、具有双表型的、特殊的软组织肿瘤。另新近报道一例发生于口咽的肉瘤也具有 *RREB1-MKL2* 融合基因，瘤细胞异型性不明显，核分裂象少见，不排除是一例非典型性的 EMCT。

【临床特征】

（一）流行病学

1. 发病率 少见，目前文献上的病例报道不足 100 例。

2. 发病年龄 多发生于成年人，年龄范围 7～78 岁，平均年龄 37 岁。

3. 性别 女性稍多见。

（二）部位

绝大多数病例发生于舌背前部。

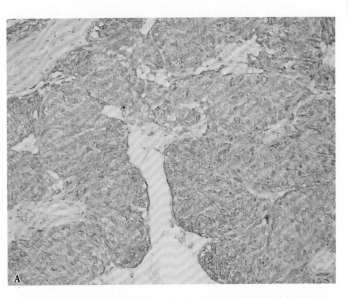
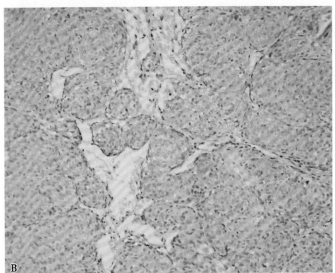
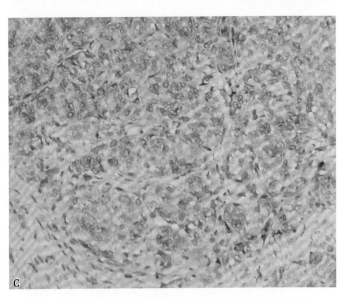

图 12-2-19 副神经节瘤样真皮色素细胞肿瘤的免疫组化

A. HMB45 标记，IHC×100；B. S100 蛋白标记，IHC×100；C. Melan A 标记，IHC×200

（三）症状

多无明显症状，个别病例呈外生性，可伴有黏膜溃疡。术前病程 2 周～20 年，约有一半的病例术前病程超过一年。

（四）治疗

病灶切除。

（五）预后

完整切除后多可治愈，少数病例可局部复发。

【病理变化】

（一）大体特征

肿瘤直径 0.3～3.5cm，质软，切面黄白色。

（二）镜下特征

1. **组织学特征**　低倍镜下，病灶表面被覆鳞状上皮；肿瘤有较清晰的边界，但无真性纤维包膜包绕，呈分叶状或多结节状（图 12-2-20A）。肿瘤细胞排列成网状、条索状或片状（图 12-2-20B）；细胞圆形、多角形或短梭形；胞质少至中等量，淡染或嗜酸性；细胞核卵圆形，染色深，有异形，核仁不明显，约 20% 的病例可见少量核分裂象，约 25% 的病例可见多核巨细胞。肿瘤间质呈黏液样或黏液软骨样，可伴有出血。

2. **免疫组织化学**　肿瘤细胞表达 vimentin、GFAP、S-100 蛋白和 CD57，不同程度表达 CK、α-SMA、P63、myogenin 和 desmin，一般不表达 CD34、EMA 和 SMMHC。

【遗传学】

近期报道显示约 90% 肿瘤具有 *RREB1-MKL2* 融合基因，另有一例显示 *EWSR1-CREM* 融合基因。

【鉴别诊断】

1. **肌上皮瘤**　肿瘤多位于上腭和颌下腺，界清，间质内无软骨成分。肿瘤细胞呈浆细胞样、上皮样或为梭形细胞，细胞核无异型。肿瘤细胞表达 S-100 蛋白、CK、vimentin、P63、calponin、GFAP、α-SMA 和 SMMHC。

2. **软组织黏液瘤**　肿瘤由纤维假包膜包绕，梭形、星芒状的肿瘤细胞疏松排列，间质黏液样，无软骨成分。肿瘤细胞表达 vimentin 和 desmin，部分表达 CD34 和 S-100 蛋白。

3. **非骨化性软组织骨化性纤维黏液样肿瘤**　肿瘤常位于躯干和四肢，个别病例位于头颈部和口腔。肿瘤周界清楚，细胞呈卵圆形、网格状、条索状排列，间质纤维黏液样。肿瘤细胞表达 vimentin 和 desmin，部分表达 S-100 蛋白、GFAP 和 CD57。

4. **软骨样迷走瘤**　肿瘤位于舌背后部，由分叶状成熟的软骨组织和其外包绕的纤维包膜构成。

5. **神经鞘黏液瘤**　约 10% 病例可位于舌部，肿瘤多结节状，由圆形或星芒状的施万细胞和黏液样间质构成，肿瘤细胞表达 vimentin、S-100 蛋白、SOX10、GFAP、NGFR、NSE 和 CD57，不表达 MITF 和 NK1/C3。

6. **Neurothekeoma 肿瘤**　多位于头颈部、上肢和肩部，呈多结节状或分叶状，肿瘤细胞束状排列，细胞多角形、卵圆形或梭形。肿瘤细胞表达 NK1/C3、MITF，不表达 S-100 蛋白和 GFAP。

7. **多形性腺瘤**　多发生于唾液腺，肿瘤有包膜。肿瘤细胞排列成片状、条索状或管状，细胞呈浆细胞样、上皮样或为梭形细胞，间质黏液样、黏液软骨样可伴有透明变。肿瘤细胞表达 S-100 蛋白、CK、vimentin、P63、calponin、GFAP、α-SMA 和 SMMHC。

8. **黏液囊肿**　病灶好发于下唇，黏液背景内见肉芽组织，伴多种炎症细胞浸润。

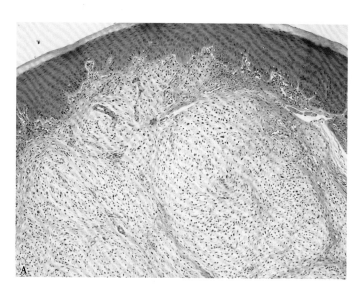

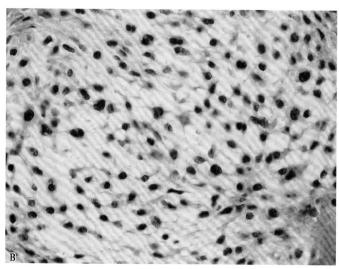

图 12-2-20　外胚层间叶性软骨黏液样肿瘤的组织学特征

A. 肿瘤位于黏膜下，呈分叶状 HE×100；B. 瘤细胞呈网状、条索状排列 HE×400

（孙月芳　王　坚）

第三节 中间性肿瘤

一、非典型性纤维黄色瘤

【定义】

非典型纤维黄色瘤（atypical fibroxanthoma，AFX）是一种发生于真皮内无特定性分化的皮肤间叶性肿瘤，无皮下及深部浸润，无肿瘤性坏死，也无脉管和神经侵犯。诊断 AFX 之前需除外恶性黑色素瘤、肉瘤样癌或差分化血管肉瘤等肿瘤。

【编码】

ICD-O   8830/1

ICD-11   XH1RM7

【病因】

可能与紫外线暴露相关，多发生于老年患者头颈部皮肤（受日光损伤）。一些病例发生于放疗后。另一些病例可能与免疫抑制有关。

【临床特征】

（一）流行病学

1. **发病率** 少见。

2. **发病年龄** 多发生于老年人，偶可发生于患有着色干皮病或 Li-Fraumeni 综合征的儿童。

3. **性别** 男性略多见。

（二）部位

最常受累部位为头颈部，特别是头皮，少见于躯干或肢体，后者多见于青年人。

（三）症状

大多为无症状皮肤结节，病变生长快速，病变位于真皮，显示溃疡或出血/结痂重叠（图 12-3-1）。

（四）治疗

广泛切除；Mohs 外科手术也有效。

（五）预后

多数病例预后很好，病变呈进展性，不治疗难以恢复；局部复发率低（< 10%）；大多数病例不发生转移，浸润皮下的多形性真皮肉瘤具有转移潜能。

【病理变化】

（一）大体特征

肿瘤位于皮肤呈结节状，无包膜，表面可见溃疡形成，多数最大径< 2cm。

（二）镜下特征

1. **组织学特征** 肿瘤位置表浅与表皮间存在薄层分隔带（图 12-3-2A），病变局限，基底呈推挤式膨胀性生长（图 12-3-2B），无深部侵袭。真皮内梭形细胞和上皮样

细胞增生，细胞体积大，形态可非典型、多形性或奇异性（图 12-3-2C）。细胞核非典型、不规则、深染，核仁突出；胞质丰富，嗜酸性、泡沫状或空泡状（图 12-3-2D）。大量核分裂，病理性核分裂象常见（图 12-3-2E）；散在奇异性多核巨细胞（图 12-3-2F）。变异型改变包括梭形细胞（图 12-3-2G）、透明细胞、颗粒状、软骨样和骨样。肿瘤无坏死，淋巴管血管侵犯或神经受累。

2. **免疫组织化学** 无特异性标记，但常弥漫强阳性表达 CD10（图 12-3-3）。

【遗传学】

显示 TP53 突变。*H/K/NRAS* 缺失，但无突变，与多形性未分化肉瘤有所不同。其他异常包括 *TERT* 促进子、*NOTCH1*、*FAT1* 突变和 DNA 甲基化，与多形性皮肤肉瘤相似。

【鉴别诊断】

1. **肉瘤样癌** 包括鳞状细胞癌、低分化附件癌和转移性癌，显示高分子量 CK（CK5/6、CK903/343E12），p63 和 p40（尤其在原发皮肤肿瘤中）阳性，可程度不等表达广谱 CK（AE1/AE3）、EMA 和 CAM5.2。

2. **恶性黑色素瘤** 包括多形性、梭形细胞性和促纤维组织增生性恶性黑色素瘤，多数病例（> 70%）呈现原位黑色素瘤/具有表皮相连，瘤细胞表达 S-100 蛋白、SOX10、HMB45、Melan-A、MiTF 和酪氨酸激酶等色素细胞标记。

3. **多形性真皮肉瘤**（pleomorphic dermal sarcoma） 与非典型纤维黄色瘤临床和组织学通常重叠，主要鉴别特征包括：肿瘤坏死、深部皮下浸润，淋巴管血管侵犯，神经受累。

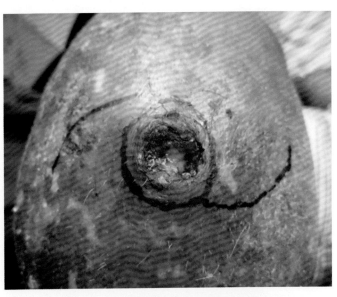

图 12-3-1 非典型纤维黄色瘤的临床表现
头顶部突出皮肤肿块，中央可见溃疡形成

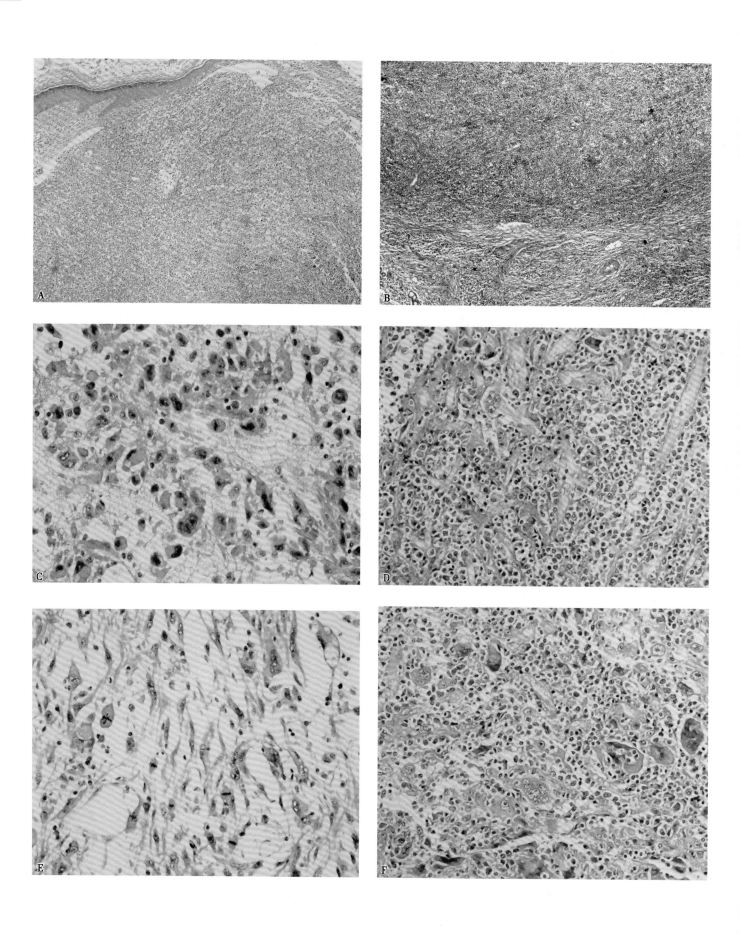

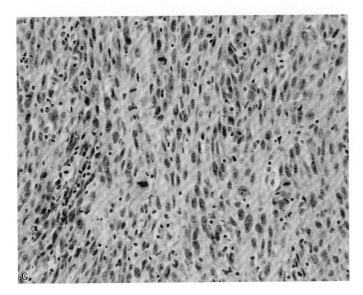

图 12-3-2　非典型纤维黄色瘤的组织学特征

A. 瘤组织位于真皮，与表皮分界清楚，HE×40；B. 肿瘤基底部与周围组织分界清楚，呈推挤膨胀性浸润 HE×40；C. 瘤细胞形态呈多形性和奇异性，HE×200；D. 瘤细胞胞质较丰富，部分呈空泡状和泡沫状，背景较多炎细胞，HE×100；E. 瘤组织内核分裂象易见，并见病理性核分裂 HE×200；F. 肿瘤中散在大量奇异性多核巨细胞，HE×200；G. 肿瘤以梭形细胞为主型，核分裂象多见，HE×200

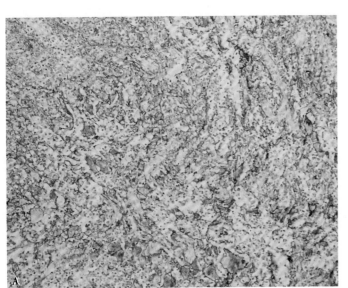

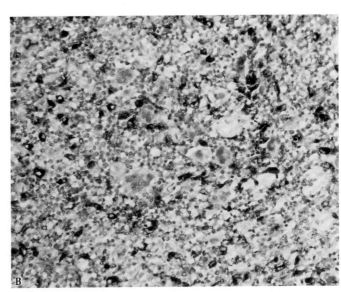

图 12-3-3　非典型纤维黄色瘤的免疫组化
CD10 标记，IHC×100

4. **平滑肌肉瘤**　非典型梭形细胞增生，细胞细长，雪茄样核，核端顿；瘤细胞胞质丰富嗜酸性，伴核周空泡；瘤细胞表达 α-SMA、MSA、desmin 和 h-caldesmon。

5. **差分化血管肉瘤**　瘤细胞表达 CD31 和 ERG。

6. **恶性周围神经鞘膜瘤**　常发生于深部软组织，侵及皮肤罕见；50%～70% 的病例局灶弱阳性表达 S-100 蛋白，50% 病例 H3K27Me3 失表达。

7. **纤维肉瘤**　一般从隆突性皮肤纤维肉瘤发生，位于真皮和浅表皮下，含有纤维肉瘤明显的鱼骨样结构和隆突性皮肤纤维肉瘤的席纹状结构。

（阎晓初）

二、血管瘤样纤维组织细胞瘤

【定义】

血管瘤样纤维组织细胞瘤（angiomatoid fibrous histiocytoma，AnFH）是好发于儿童和青少年四肢浅表部位的中间型软组织肿瘤，形态学以厚纤维包膜、淋巴细胞鞘、结节状或片状排列的组织 / 树突样细胞、间质慢性炎细胞浸润及肿瘤内不规则假血管腔隙为特征。分子遗传学上有 *EWSR1-CREB1*、*EWSR1-ATF1* 等融合基因形成。

【编码】

ICD-O　　8836/1

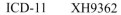

ICD-11　　XH9362

【临床特征】

（一）流行病学

1. 发病率　少见，约占似有软组织肿瘤的 0.3%。

2. 发病年龄　年龄分布广，好发于儿童和青少年，少见于 40 岁以上成人。

3. 性别　男女性别无明显差异。

（二）部位

最常见于四肢皮下，其次是躯干和头颈部位，也有文献报道可发生于腹膜后、纵隔、外阴、卵巢、肺、骨、颅内等深部软组织和脏器。

（三）症状

临床常表现为一个无痛性软组织包块，有时会误为血肿，部分患者伴有系统性症状，如发热、贫血或体重减轻。

（四）治疗

手术切除。

（五）预后

局部复发率 15%，罕见转移（2%～5%），转移病例主要累及区域淋巴结。

【病理变化】

（一）大体特征

肿瘤境界清楚，中位直径 2cm，范围 0.7～12cm，切面灰红、灰褐，部分肉眼可见不规则出血性囊腔。

（二）镜下特征

1. 组织学特征　以组织细胞样细胞结节状生长、间质慢性炎细胞浸润及囊性出血为主要特征。低倍镜下肿瘤有厚的纤维性包膜（图 12-3-4A），细胞呈结节状或片状排列（图 12-3-4B），有时在炎症背景中呈岛状或触角样延伸（图 12-3-4C）。瘤细胞形态似组织细胞或树突细胞，核圆或卵圆形，有时有小核仁，可见核沟，胞质淡嗜酸性，边界不清（图 12-3-4D），局灶漩涡状或席纹状排列（图 12-3-4E）；核分裂象少见，一般＜5 个/10HPF（平均 1 个/10HPF），但有时可见病理性核分裂（图 12-3-4F）。慢性炎症细胞以淋巴、浆细胞为主，个别病例可有嗜酸性粒细胞浸润，有时淋巴细胞聚集形成淋巴滤泡，一般在肿瘤周边较多，与厚的纤维性包膜一起形成特征性的淋巴细胞鞘（图 12-3-4G）。出血区一般位于肿瘤中央，可囊性变或呈裂隙样改变（图 12-3-4H）。有时肿瘤中可见脂质、含铁血黄素及多核巨细胞（图 12-3-4I）。约 20% 的病例会出现明显的核异型和深染的巨细胞，但与肿瘤生物学行为无关（图 12-3-4J）。

部分病例可不伴有出血性腔隙，称实体型 AnFH（图 12-3-4K）。少数肿瘤间质明显的硬化或黏液变性，称硬

化型或黏液型 AnFH（图 12-3-4L）。偶有肿瘤细胞形态以小细胞为主，称小细胞型 AnFH。还有少见情况下局部可出现空泡样或横纹肌样胞质。

2. 免疫组织化学　肿瘤细胞表达 CD68、CD163（图 12-3-5A）、CD99，约 50% 以上的病例表达 desmin（图 12-3-5B）、EMA（图 12-3-5C），其中 desmin 表现为胞质内树突状阳性是 AnFH 的特征和诊断线索。S-100 蛋白、CD21、CD35、CD34、CK 阴性。需注意的是，一些病例可表达 ALK（特别是采用 D5F3 和 5A4 抗体时），但 FISH 检测无 *ALK* 基因重排。

【遗传学】

最常见的染色体易位是 t(2；22)(q33；q12)，形成 *EWSR1-CREB1* 融合基因（＞90%），其次，t(12；22)(q13；q12)形成 *EWSR1-ATF1* 融合基因，但有资料显示在非肢体部位，*EWSR1-ATF1* 是最常见的基因易位；还有部分病例出现少见的 t(12；16)(q13；p11)，形成 *FUS-ATF1* 融合基因。

【鉴别诊断】

1. 动脉瘤样纤维组织细胞瘤　是良性纤维组织细胞瘤的形态学亚型，由于肿瘤伴有广泛的囊性出血，临床上会出现短期内肿瘤快速增大，易误为恶性。组织形态学上病变主体常见大的血腔，在出血区周围有丰富的含铁血黄素沉积，可伴有活跃的核分裂象。瘤细胞可表达组织细胞标记，但不表达 desmin。

2. 组织细胞或树突状细胞肿瘤　AnFH 的瘤细胞形态似组织细胞或树突细胞，部分还可伴有明显的核异形，易误为滤泡树突细胞肉瘤、指状树突细胞肉瘤等；部分 AFH 还可伴有嗜酸性粒细胞浸润，需与朗格汉斯组织细胞性疾病鉴别。免疫组化多个抗体的组套，如 CD21、CD35、S-100 蛋白、CD1a、desmin、EMA，有助于它们的鉴别诊断。FISH 检测 *EWSR1* 分离探针出现阳性结果也支持 AnFH 的诊断。

3. 转移性恶性黑色素瘤　部分 AnFH 有明显淋巴细胞鞘，常易使观察者形成病变发生于淋巴结内的印象，加之肿瘤细胞可出现异型性，所以需与转移性恶性肿瘤鉴别。但经仔细观察寻找 AnFH 诊断线索，辅以辅助检查，可作出正确诊断。

4. 肌上皮瘤　需与黏液型 AnFH 鉴别。黏液型 AnFH 间质发生明显黏液变性，瘤细胞呈丝网状或条索状漂浮于黏液间质中，似肌上皮瘤形态，且两者均可出现涉及 *EWSR1* 融合基因的易位，使鉴别诊断更为困难。但肌上皮瘤形态多样，细胞梭形或上皮样，呈丝网状、条索状、巢状、假腺泡状或实性片状分布于黏液样或玻璃样变的背景中；而黏液型 AnFH 总会出现部分 AnFH 的

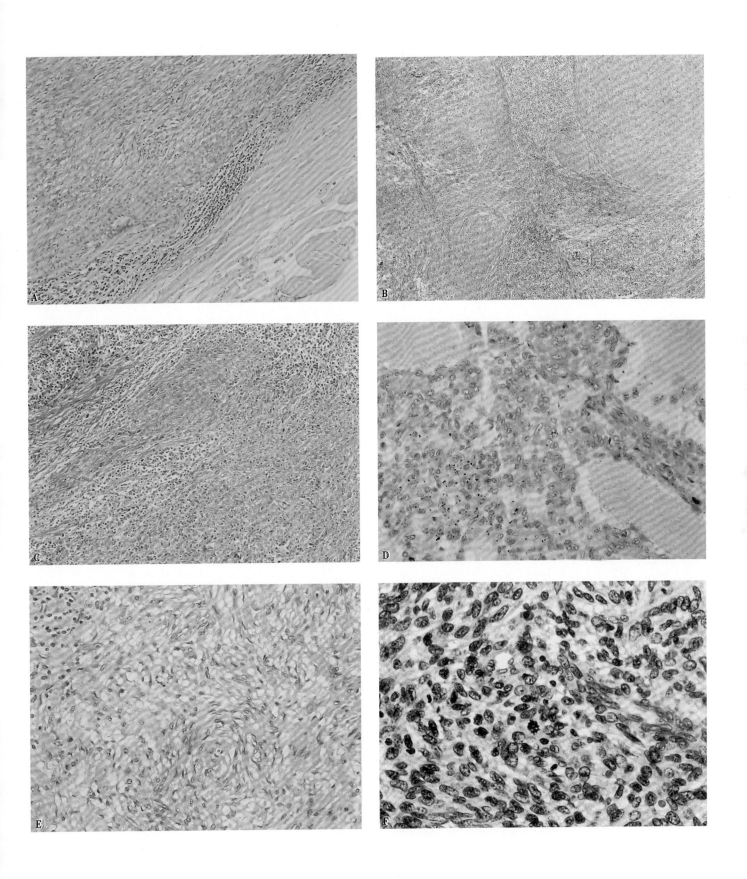

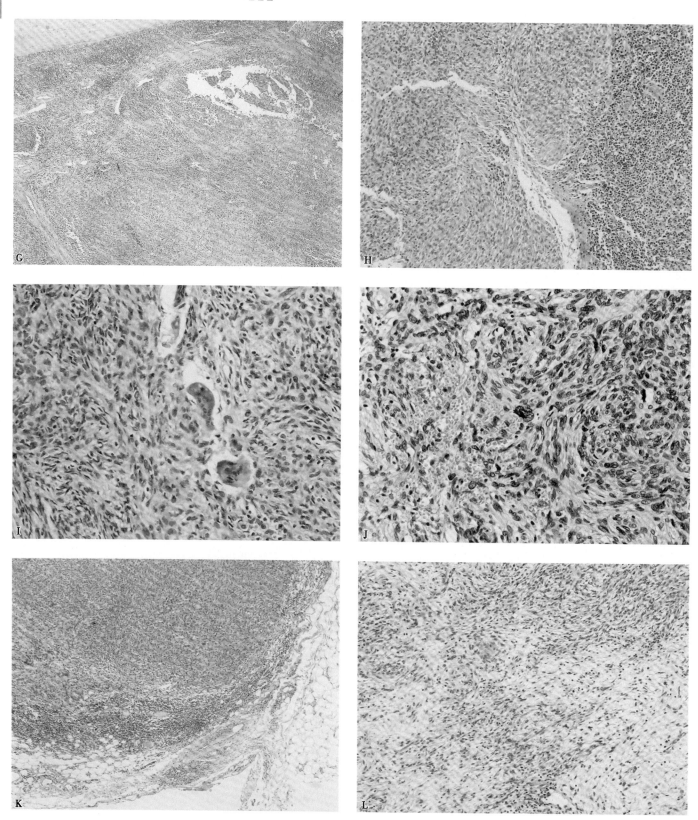

图 12-3-4　血管瘤样纤维组织细胞瘤的组织学特征

A. 肿瘤有厚的纤维性包膜，HE×100；B. 低倍镜下，瘤细胞呈多结节状生长，间质有多量慢性炎细胞浸润，HE×40；C. 灶性区肿瘤在炎症性背景中呈岛状或触角样延伸，HE×100；D. 高倍镜下，瘤细胞形态似组织细胞或树突细胞，核卵圆形，有核沟，部分可见不明显的小核仁，胞质丰富淡嗜酸性，边界不清，间质有出血囊变，局部见含铁血黄素颗粒沉积，HE×200；E. 肿瘤细胞局部呈漩涡状排列，似神经外神经束膜瘤，HE×200；F. 局部肿瘤细胞丰富，可见病理性核分裂象，HE×400；G. 肿瘤内有多量淋巴浆细胞浸润，以周边更为显著，与厚的纤维性包膜一起形成特征性的淋巴细胞鞘，图中亦见小块囊变区，HE×40；H. 有时肿瘤内的出血囊变不明显，仅见小灶出血伴裂隙样改变，HE×100；I. 肿瘤内可见多核巨细胞，HE×200；J. 肿瘤内可见具核异型的瘤巨细胞，HE×200；K. 实体型 AnFH 组织细胞样细胞结节状生长伴周边淋巴细胞鞘形成，HE×40；L. 黏液型 AnFH 图片上方为典型 AnFH 区域，右下方间质明显黏液变性，瘤细胞呈细丝网状漂浮于黏液中，失去原有排列结构，HE×200

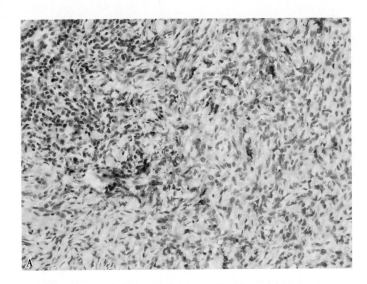

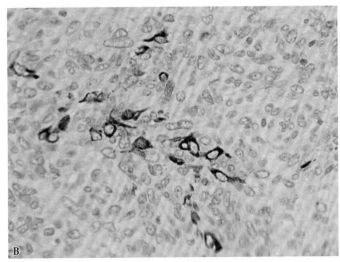

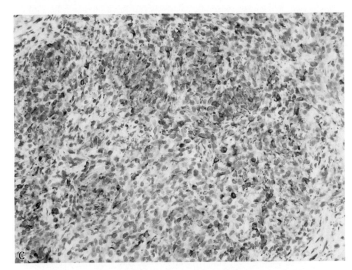

图 12-3-5 血管瘤样纤维组织细胞瘤的免疫组化

A. CD163 染色，部分肿瘤细胞阳性表达，IHC×200；B. desmin 染色，局灶见肿瘤细胞胞质内树突状阳性，IHC×400；C. EMA 染色，肿瘤细胞阳性表达，IHC×200

经典形态特征，如厚纤维包膜、淋巴细胞鞘等。免疫组化也助于鉴别，肌上皮瘤一般可表达 CKp、S-100 蛋白、calponin，部分病例还表达 α-SMA、P63、EMA、GFAP、CD10，但 desmin 阴性。

5. 神经源性肿瘤 需与实体型 AnFH 鉴别。部分 AnFH 细胞较纤细，局灶出现漩涡状排列，甚至有报道 AnFH 内可出现厚壁玻变的血管，需要与神经束膜瘤及神经鞘瘤鉴别。免疫组化 S-100、desmin、CD163、CD99、EMA 的组合检查有助于两者的鉴别。

6. 伴有 *EWSR1* 基因易位的肺原发性黏液样肉瘤（PPMS） 需与发生于肺和支气管的 AnFH 鉴别。两者有同样的 *EWSR1-CREB1* 融合基因，形态学上 PPMS 也出现瘤细胞呈模糊的结节状生长、间质淋巴浆细胞浸润等特点，但肿瘤平均体积较大，基质常伴黏液变性，免疫组化没有特殊标记，不表达 desmin，部分病例可出现与 AnFH 形态学和免疫表型的交叠而难以诊断，两肿瘤之间的联系及是否同属一瘤谱还有待于进一步研究。

7. 伴有 *EWSR1* 及 *CREB* 家族基因易位的颅内黏液性间叶肿瘤 需与发生于颅内的 AnFH 鉴别。此肿瘤为最近报道的，但是否为一真正的肿瘤实体尚有争议。

（贡其星）

三、软组织骨化性纤维黏液样肿瘤

【定义】

软组织骨化性纤维黏液样肿瘤（ossifying fibromyxoid tumor of soft part，OFMT）是一种发生于软组织的罕见的分化不确定的间叶性肿瘤。通常表达 S-100 蛋白，在纤维黏液样基质背景上可见卵圆形瘤细胞排列成条索状、梁状，肿瘤的外周可见板层骨的骨壳。

【编码】

ICD-O　　8842/0

ICD-11　　XH1DA7

【临床特征】

（一）流行病学

1. 发病率 少见。

2. 发病年龄 主要发生于成年人，平均年龄 50 岁，年龄范围 5～88 岁。

3. 性别 男性多见，男：女为 1.5：1。

（二）部位

好发于大腿，头颈部及躯干。>40% 发生于下肢。少数发生部位包括纵隔、腹膜、乳腺及蝶窦。

（三）症状

临床上多数表现为四肢近端皮下缓慢生长的肿块。

（四）治疗

采取局部完整切除。

（五）预后

长期随访提示有一定的复发风险。切除后 10~20 年或更长时间复发。核分裂>2 个 /50HPF 提示局部复发风险增加，而肿瘤周围卫星结节及切缘阳性与复发关系不明显。具有明显恶性的组织学特点可转移至肺远处软组织。

【病理变化】

（一）大体特征

肿瘤边界清，中位直径 4cm，范围 0.5~21cm，呈卵圆形、结节状或分叶状肿块，外被纤维性假包膜，质硬，部分病例触之如蛋壳样，可见骨组织。切面黄白色或灰白色石灰样，切时有砂砾感，灶性区域呈黏液胶冻状。

（二）镜下特征

1. 组织学特征　典型 OFMT 组织学上具有 3 个特征性的形态学改变：①肿瘤境界清楚，有一层厚的纤维性假包膜围绕，多数病例于包膜内可见一层薄的不连续性骨壳，由成熟的化生性板层骨组成（图 12-3-6A）；②肿瘤的实质由多个大小不一、细胞密度不均的小叶组成，小叶内的瘤细胞呈圆形、卵圆形或短梭形，胞质淡染或呈嗜酸性，核染色质细腻，核分裂象偶见（图 12-3-6B、12-3-6C）；③瘤细胞呈特征性的巢状、条束状或纤细的网格状排列，肿瘤的基质呈特征性的纤维黏液样（图 12-3-6D）。

非典型性和恶性型的 OFMT 组织学上与经典 OFMT 的不同之处在于：①外层骨壳不明显或仅为局灶性；②瘤细胞的密度明显增加；③核分裂象>2 个 /10HPF。

2. 免疫组织化学　瘤细胞表达 vimentin、CD10（图 12-3-7A）、S-100 蛋白（图 12-3-7B）、NSE、NFP 和 desmin

（图 12-3-7C）。少数病例可表达 AE1/AE3、EMA（图 12-3-7D）、CD56、CD57、α-SMA 和 GFAP。一般表达 MSA、CD34。3/4 的病例 INI-1 表达部分缺失。

【遗传学】

关于 OFMT 分子研究较少，存在 t（3；11）（p21；p15）、t（5；13）（q13；q34）、12q13、9p22 和 8p21 丢失。新近研究表明，FISH 检测存在 *PHF1* 基因重排，可产生 *EP400-PHF1*、*MEAF6-PHF1*、*EPC1-PHF1* 和 *PHF1-TFE3* 融合基因。少数融合基因涉及 *BCOR*、*BCORL1*、*CREBBP* 和或 *KDM2A*，特别是恶性 OFT。恶性 OFT 常有 22 号染色体上的物质丢失。

【鉴别诊断】

1. 上皮样神经肿瘤　包括上皮样神经鞘瘤、上皮样神经纤维瘤及上皮样恶性外周神经鞘瘤。以上肿瘤均缺乏周边骨壳，瘤细胞常呈梭形或上皮样，神经鞘瘤常有 Antoni A 区及 Antoni B 区，可见血管集中现象，并见血管壁透明变性或纤维素变性。

2. 上皮样恶性外周神经鞘瘤　瘤细胞异型性远比 OFMT 明显。

3. 软骨样汗腺瘤　肿瘤界限清楚，周边常无骨壳。瘤细胞呈立方形或多角形，巢状或条索状分布于软骨样、黏液样或纤维化的间质中。瘤细胞弥漫表达上皮细胞标记 CK、EMA 和 CEA，也可表达 S-100 蛋白及 vimentin。而 OFMT 不表达或仅灶性表达上皮细胞标记。

4. 骨外黏液样软骨肉瘤　肿瘤周边无骨壳，瘤细胞 S-100 蛋白阳性率不高，仅呈弱阳性或灶性表达，黏液样基质内因含硫酸软骨素，故能耐透明质酸酶消化，与 OFMT 有所不同。此外，近 80% 病例能检测到 t（9；22）产生的 *EWSR1-NR4A3* 融合基因。

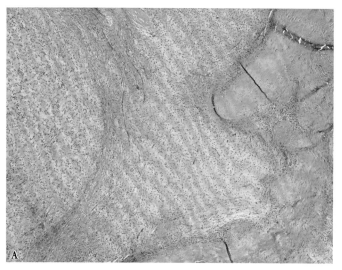

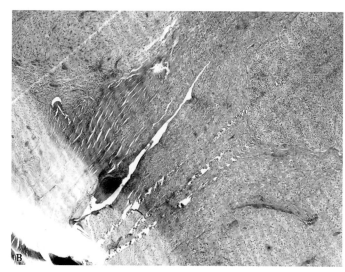

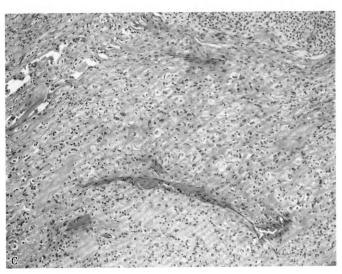
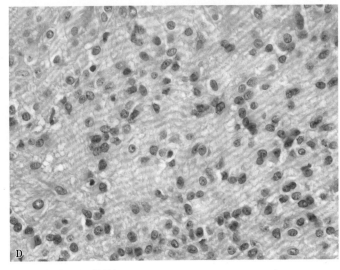

图 12-3-6　骨化性纤维黏液样肿瘤的组织学特征

A. 瘤境界清楚,有一层厚的纤维性假包膜围绕,HE ×20;B. 包膜内可见一层薄的不连续性骨壳,HE ×40;C. 肿瘤的实质由多个大小不一、细胞密度不均的小叶组成,小叶内的瘤细胞呈圆形、卵圆形或短梭形,胞质淡染或呈嗜酸性,核染色质细腻,HE ×100;D. 瘤细胞呈特征性的条束状或纤细的网格状排列,肿瘤的基质呈纤维黏液样,HE ×400

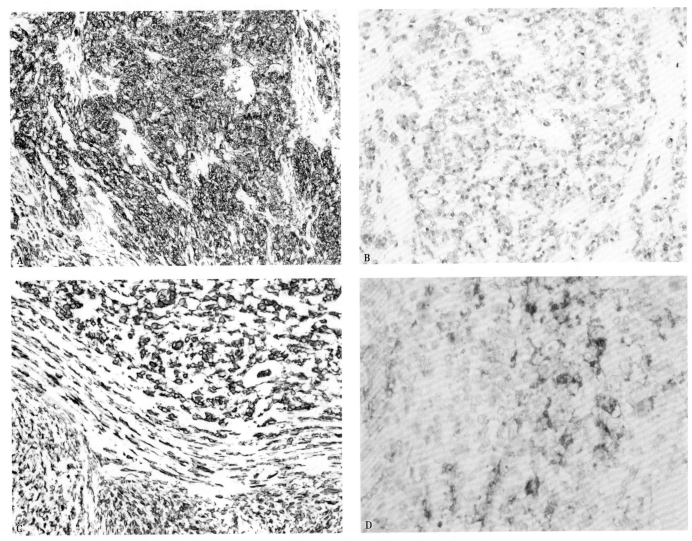

图 12-3-7　骨化性纤维黏液样肿瘤的免疫组化

A. CD10 标记,IHC ×200;B. S-100 蛋白标记,IHC ×200;C. Desmin 标记,HE ×200;D. EMA 标记,HE ×400

（梅开勇）

四、软组织肌上皮瘤和混合瘤

【定义】

软组织肌上皮瘤/混合瘤(myoepithelioma/mixed tumour of soft tissue,MMT)是一种局限性病变,含有不同比例的上皮和/或肌上皮成分,间质为玻璃样变或为软骨黏液样。其中主要由肌上皮细胞构成的肿瘤,但没有明显导管分化,称为肌上皮瘤。

【编码】

肌上皮瘤　　　ICD-O　8982/1　ICD-11　XH3CQ8
肌上皮癌　　　ICD-O　8982/3　ICD-11　XH43E6
软组织混合瘤　ICD-O　8940/0　ICD-11　XH2KC1

【临床特征】

(一)流行病学

1. 发病率　少见。

2. 发病年龄　常见于成人,20%患者为儿童,平均年龄35岁,范围3~83岁。

3. 性别　差异不明显,男女比为1.1:1。

(二)部位

绝大多数肿瘤位于四肢皮下或深部的筋膜下软组织(上肢比下肢多见),其次位于头颈部和躯干。

(三)症状

大部分患者表现为表浅或筋膜下无痛性肿胀,病程数周至数年。局部疼痛少见。

(四)治疗

治疗以局部完整切除为主。

(五)预后

大部分MMT表现为良性行为,少数病例可局部复发,极少数病例可发生远处转移,导致死亡。

【病理变化】

(一)大体特征

大部分肿瘤界限清楚,呈结节状,少数边界不清,切面胶冻样或质硬。肿瘤大小1~20cm不等,平均4~6cm。

(二)镜下特征

1. 组织学特征　肌上皮瘤主要由肌上皮构成,缺乏导管分化,肌上皮细胞一种为圆形到卵圆形的细胞,比较透亮到淡红色,有时形态似为浆细胞,可呈巢状、索状、束状排列;一种为梭形细胞,细胞卵圆形到梭形,细胞核小,胞质粉染,间质黏液变性(图12-3-8A~12-3-8C)。混合瘤与涎腺混合瘤基本相同,存在不同比例的上皮和/或肌上皮,伴有透明的软骨样基质,可见鳞状上皮、脂肪细胞、骨和软骨化生等多种成分。部分细胞呈囊泡状,非常类似于脊索细胞,故又被称为副脊索瘤。这类肿瘤细胞异型性较小,核分裂活性低,核分裂象一般小于2个/10HPF。

2. 免疫组织化学　该肿瘤形态多样,但>95%病例表达CK(图12-3-9A)、calponin、vimentin和S-100蛋

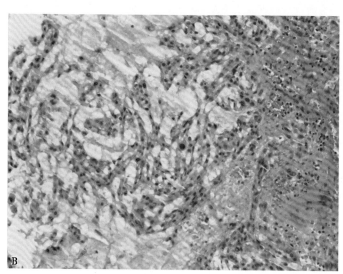

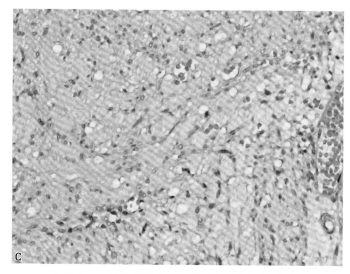

图12-3-8　软组织肌上皮瘤和混合瘤的组织学特征

A. 低倍显示梭形细胞,间质黏液变性,HE×40;B. 中倍显示梭形细胞,胞质红染,间质黏液变,HE×100;C. 高倍显示囊泡状细胞,细胞内及间质中均含黏液,HE×200

白（图12-3-9B）和α-SMA（图12-3-9C），2/3病例表达EMA，1/2表达GFAP。一部分肌上皮癌INI1表达缺失。

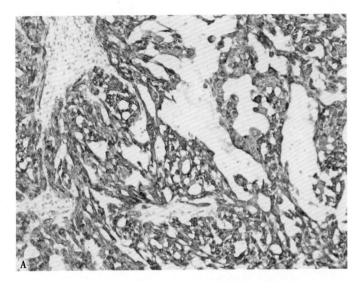

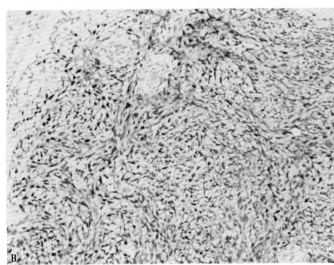

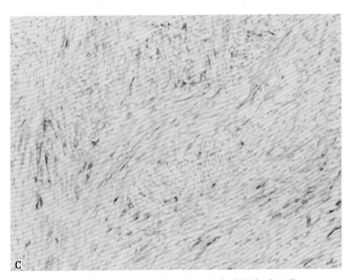

图12-3-9　软组织肌上皮瘤和混合瘤的免疫组化
A. 肿瘤细胞表达广谱CK，IHC×100；B. 肿瘤细胞表达S-100，IHC×100；C. 肿瘤细胞表达SMA，IHC×100

【遗传学】

EWSR1 基因重排在软组织肌上皮瘤和混合瘤中常见，伴侣基因包括 *POU5F1* 和 *PBX1*，以及 *ZNF444*、*KLF17*、*ATF1* 和 *PBX3*。除 *EWSR1* 外，也可为 *FUS* 基因重排，其伴侣基因与 *EWSR1* 相同。一部分肌上皮SMARCB1 缺失。含有导管成分的软组织混合瘤可有 *PLAG1* 重排，伴侣基因为 *LIFR*。

【鉴别诊断】

1. 软组织骨化性纤维黏液样肿瘤　通常分叶状生长，卵圆形或圆形肿瘤细胞束状或巢状排列，间质多少不等的黏液样或玻璃样变，多数边缘有化生性骨构成；GFAP和CK阴性，而MMT通常GFAP和CK阳性。

2. 黏液样脂肪肉瘤　不同分化程度的脂肪母细胞，可以鉴别。

3. 骨外黏液样软骨瘤　两者均呈结节状生长，MMT免疫表型CK阳性可鉴别。

4. 神经鞘瘤黏液样变　肿瘤可见密集区及稀疏区，免疫表型上皮标记阴性可鉴别。

（钟定荣　杨　会）

五、外阴肌上皮瘤样肿瘤

【定义】

外阴肌上皮瘤样肿瘤（myoepithelioma-like tumors of the vulvar region，MELTVR）是一种发生于中青年妇女外阴区域的间叶性肿瘤，形态上与软组织肌上皮瘤相似，但具有相对特征性的免疫表型（表达ER和PR，SMARCB1/INI1表达缺失），分子检测显示无 *EWSR1* 基因易位。

【临床特征】

（一）流行病学

1. 发病率　少见。

2. 发病年龄　主要发生于中青年，年龄范围24～65岁，中位年龄41岁。

3. 性别　女性。

（二）部位

主要发生于外阴皮下，多数病例在大阴唇和阴阜，少数病例位于腹股沟。

（三）症状

局部肿块，少数病例偶有痛感。术前病程1个月～8年。

（四）治疗

局部完整切除为主。

（五）预后

切除不净可发生局部复发，但不转移，总体上呈惰性生物学行为。

【病理变化】

(一)大体特征

质地较软或偏实,直径2~7.7cm,中位直径3.3cm,切面呈灰白或灰黄色,部分病例有光泽,或呈胶冻样。

(二)镜下特征

1. 组织学特征　肿瘤周界较为清楚,部分区域有菲薄的纤维性假包膜,包膜外可有微小的结节状浸润灶。肿瘤呈分叶状,小叶之间为纤维性间隔。肿瘤细胞呈上皮样或梭形,间质可呈程度不等的黏液样。黏液样区域内,上皮样或梭形的瘤细胞呈单个、疏松的网格状、条索状或小簇状分布,梭形细胞呈交织状或席纹状排列(图12-3-10A、12-3-10B);实性区域内,上皮样瘤细胞多呈片状分布(图12-3-10C)。肿瘤内无鳞状细胞分化或腺管状分化。个别病例中可观察到肿瘤细胞呈上皮样和梭形细胞双相分化。

肿瘤细胞胞质为嗜双色性,瘤细胞核相对一致,无明显的多形性,染色质多呈空泡状,核仁因病例而异(图12-3-10D)。核大、核仁明显的瘤细胞核异型性相对更明显。核分裂象易见(中位,6/10HPF)。部分病例可见血管侵犯。

肿瘤内可见丰富的分支状血管,部分病例内可观察到肿瘤细胞围绕血管排列、呈血管外皮瘤样结构。肿瘤无脂肪、软骨或骨等其他成分,常伴有出血和淋巴细胞浸润。

2. 免疫组织化学　瘤细胞表达EMA(图12-3-11A),少数病例灶性表达AE1/AE3,部分病例可程度不等地表达α-SMA和calponin(图12-3-11B),但不表达S-100蛋白、SOX10、PLAG1、GFAP、CD34、desmin、MSA和myogenin。瘤细胞表达ER和PR(图12-3-11C),失表达INI1(图12-3-11D)。

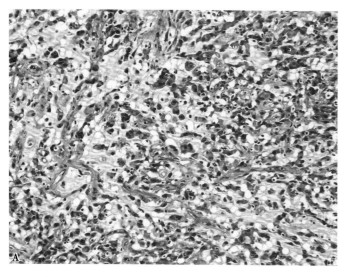
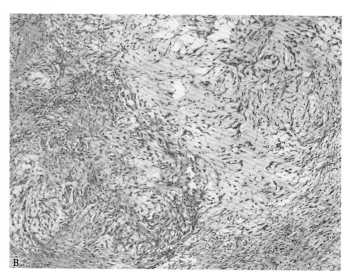

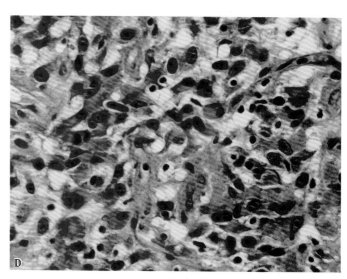

图12-3-10　外阴肌上皮瘤样肿瘤的组织学特征

A. 黏液样区域内,上皮样瘤细胞呈单个或条索状分布,HE×200;B. 黏液样区域内,梭形细胞呈交织状排列,HE×100;C. 实性区域内上皮样瘤细胞呈片状分布,HE×200;实性区域内上皮样瘤细胞呈片状分布,HE×200;D. 高倍显示瘤细胞,染色质呈空泡状,可见核仁,HE×400

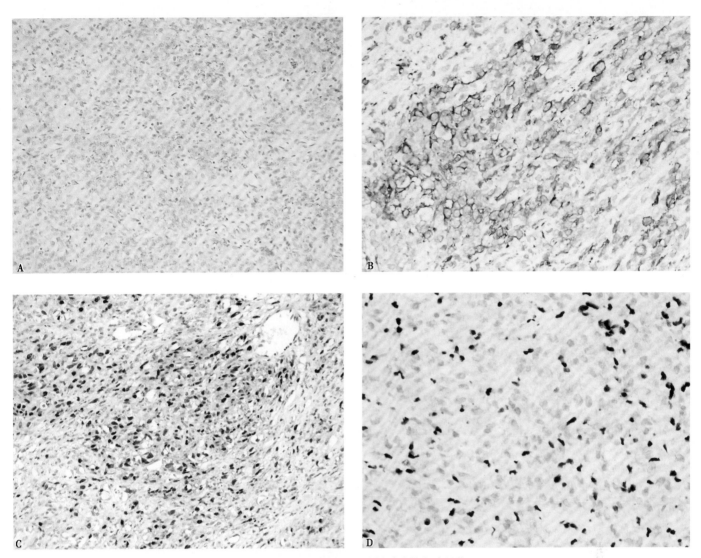

图 12-3-11 外阴肌上皮瘤样肿瘤的免疫组化

A. 瘤细胞弱阳性表达 EMA，IHC×200；B. 瘤细胞表达 calponin，IHC×400；C. 瘤细胞表达 ER，IHC×200；D. 瘤细胞失表达 INI1，IHC×400

【遗传学】

无 *EWSR1* 基因易位。部分病例的检测结果显示该肿瘤也无 *NR4A3* 和 *FUS* 基因易位。

【鉴别诊断】

1. **软组织混合瘤/肌上皮瘤** 部分肿瘤内可见鳞状上皮、脂肪细胞、骨和软骨化生等多种成分，瘤细胞常表达 AE1/AE3 和 S-100 蛋白，多不表达 ER 和 PR，INI1 表达无缺失，FISH 检测部分病例可显示有 *EWSR1* 基因易位。

2. **近端型上皮样肉瘤** 肿瘤多呈浸润性生长，瘤细胞常表达 AE1/AE3 和 CD34，虽 INI1 表达也缺失，但瘤细胞不表达 ER。临床上预后差，易复发，致死率高。

3. **骨外黏液样软骨肉瘤** 多发生于四肢深部，镜下常呈结节状或分叶状，由胞质嗜伊红色的短梭形或卵圆形细胞组成，瘤细胞形态较为一致，异型性和多形性均不明显，呈网格状、条索状排列，不表达 EMA 和 ER，可灶性表达 Syn 和 ERG，S-100 蛋白表达不一，FISH 检测显示 *NR4A3* 基因易位。

4. **其他肿瘤** 包括外阴血管肌成纤维细胞瘤等。

（孙月芳 王坚）

六、磷酸盐尿性间叶性肿瘤

【定义】

磷酸盐尿性间叶性肿瘤（phosphaturic mesenchymal tumor，PMT）是间叶组织来源、引起磷从尿液排出导致全身骨痛的一种肿瘤，可诱发骨软化症，因此也被称为骨软化相关性间叶肿瘤。临床病史长，表现为骨痛、骨折、血磷低下、尿磷增高，临床补充活性维生素 D3 和中性磷治疗效果欠佳；而完整切除肿瘤后，临床症状和体征消失。该肿瘤表现为梭形细胞,绝大部分为良性,极少数为恶性。

【编码】

良性	ICD-O	8890/0	ICD-11	XH9T96
恶性	ICD-O	8890/3	ICD-11	XH3B27

【病因】

本类肿瘤最近才被病理医生逐步认识,主要病因是该类肿瘤的瘤细胞过度产生成纤维细胞生长因子-23(FGF-23),可能还存在其他调磷因子参与,它们共同抑制肾小管对磷酸盐的吸收和25-羟基维生素D3向骨化三醇的转化,导致大量磷酸盐从尿中丢失,引起高磷酸尿、低磷酸盐血症,诱发骨软化症。

【临床特征】

（一）流行病学

1. 发病率 本类肿瘤发病率目前难以估计,是一种非常少见的软组织肿瘤,Prader等人于1957年首先发现引起骨软化的肿瘤,当时报道为巨细胞修复性肉芽肿,国内北京协和医院的刘彤华等人于1980年首先报道了该类肿瘤,诊断为功能性间叶瘤(引起VDRR)伴广泛钙化。在AFIP中心,15万余例软组织肿瘤中仅有9例,到2012年外文文献中仅报道250例病例,国内仅有零星报道,但北京协和医院从2004年到2017年之间就有200例之多,主要可能因为有核医学的奥曲肽显像(图12-3-12),加上北京协和医院内分科钙磷代谢亚专业实力强,病理医生

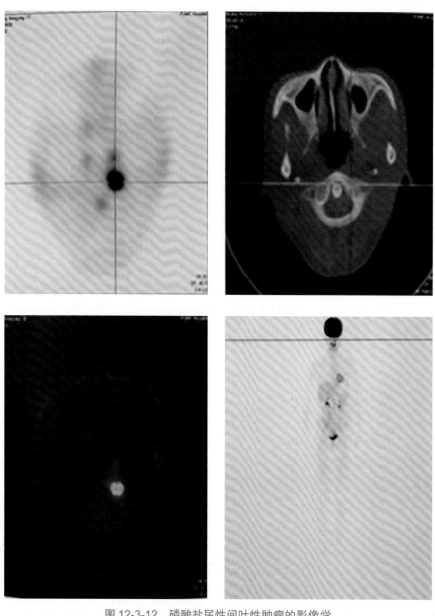

图 12-3-12 磷酸盐尿性间叶性肿瘤的影像学
核医学奥曲肽显像显示肿瘤位置

认识到位有关。

2. 发病年龄 常见于中年人，偶尔发生在儿童和老年人。

3. 性别 男女均可发生，性别差异不明显。

（二）部位

全身各部位均可发生，但以肢体多见，其中以下肢最为常见，其次是颌骨为主的颅骨和鼻腔，躯干部位少见。肿瘤可完全发生在软组织，也可完全发生在骨组织内，发生在软组织的比例略多于骨组织者，北京协和医院的病例发生于软组织与骨比例为 4:3。

（三）症状

主要表现为全身骨痛、多发性骨折，身高变矮。病程持续时间长，临床检查表现为血磷降低，尿磷增高，部分可以伴发甲状旁腺素增高。影像学提示骨软化，病变隐匿，核医学检查奥曲肽显像，常常能发现病变。

（四）治疗

治疗以局部扩大完整切除为主（肿瘤常常边界不清楚，因此手术需要扩大切除范围，特别是骨内病变，截骨手术可能是最佳选择）。

（五）预后

绝大部分 PMT 表现为良性行为，少数病例可局部复发，极少数病例可发生远处转移。

【病理变化】

（一）大体特征

肿瘤大小不等，软组织发生的肿瘤，周边常见质地偏硬的骨壳，中央区质中偏软，有时因陈旧性出血或血管较多而呈现暗红色，因有钙化而出现砂砾感；骨内病变小，很容易被漏诊，仔细对应奥曲肽显像查找，能发现骨髓腔中的发软区域，呈灰褐色或灰黄色区域。

（二）镜下特征

1. 组织学特征 该肿瘤的病理组织学形态非常多样，以至于容易被误诊其他各类软组织肿瘤，Nuovo 等人于 1989 年总结分为 9 大类，超过 24 种具体的肿瘤类型，Folpe AL 等于 2004 年报道 32 例并复习 109 例肿瘤的原始病理诊断达 25 种之多，包括：各种血管源性肿瘤（内外皮，良恶性）、各类巨细胞病变（良恶性）、骨性和软骨性肿瘤、良性及恶性间叶肿瘤、纤维肉瘤、恶性纤维组织细胞瘤、内分泌肿瘤、黏液软骨样纤维瘤、血管周肌样瘤、成纤维细胞瘤、纤维结构不良、恶性神经鞘瘤、血管球瘤、骨化性间叶瘤、血管球瘤、血管发育不良、腱鞘巨细胞瘤、牙源性肿瘤等；也就是说，这类肿瘤与上述这些肿瘤在形态学方面具有交叉性和相似性。但随着认识的提高，该类肿瘤有自身的组织学特点，总结如下：从肿瘤细胞形态来看，主要为长梭形

（图 12-3-13A）、短梭形、小圆细胞（图 12-3-13B），可以出现少见的透明细胞（图 12-3-13C）、星芒状细胞、印戒样细胞；可以出现核沟、核内包涵体（图 12-3-13D）；从结构来看，弥漫性生长，往往缺乏纤维性包膜，周边浸润性生长（浸润周边软组织，骨小梁），间质富于各类薄壁、厚壁、大小不等的血管（有时非常类似血管瘤，图 12-3-13E），间质内及血管周常出现黏液变性；伴发异源性成分，包括骨组织、软骨组织、骨样基质（图 12-3-13F）、软骨样基质；伴发云雾状、砂砾样（图 12-3-13G）、格子样钙化，出现新鲜和陈旧性出血，周边常见多核巨细胞（图 12-3-13H），纤维增生及含铁血黄素沉积。肿瘤细胞虽然密集，核质比例高，但绝大部分病例分裂象罕见，缺乏坏死。当分裂象增加，出现中重细胞异型和灶状坏死时（图 12-3-13I），要诊断恶性，而出现转移，则是诊断恶性的绝对指标。

2. 免疫组织化学 瘤细胞表达 vimentin、FGF-23（图 12-3-14A），SSTR-2（生长抑素受体 -2），肿瘤细胞还可不同比例表达 CD66（图 12-3-14B）、NSE、CD99、bcl-2（图 12-3-14C），偶尔还可表达 D2-40、α-SMA、CD34。

【遗传学】

RT-PCR 显示肿瘤细胞存在 *FGF-23* 的扩增，约 42% 的病例可检测出 *FN1-FGFR1* 融合基因，6% 显示 *FN1-FGF1* 融合基因，检测病例有限，有待积累资料进一步分析。

【鉴别诊断】

1. 血管瘤 两者均富于血管，但血管瘤缺乏血管之间的梭形不表达血管标记的肿瘤成分，也缺乏 PMT 的其他改变。

2. 软骨黏液样纤维瘤 虽然部分肿瘤与该肿瘤非常相似，但该肿瘤缺乏多样的血管和钙化，免疫组化表达也不一样。

3. 血管球瘤 两者均富于血管，但该肿瘤常围绕血管生长，常有部分瘤细胞表达 α-SMA 和四型胶原，无软骨和骨成分，不表达 FGF-23 和 SSTR-2 等标记。

4. 外周原始神经外胚瘤 对于小圆细胞型 PMT，两者形态非常相似，且均可表达 CD99，但 PMT 增殖指数非常低，看不到坏死，而原始神经外胚瘤为高度恶性，分裂象非常多，且形态非常单一，不会出现其他的骨和软骨，也不出现多核巨细胞。

5. 骨外间叶性软骨肉瘤 当 PMT 出现软骨和小细胞时，两者有相似性，但间叶性软骨肉瘤分裂象常见，不出现各类血管，也不出现新鲜和陈旧性出血、多核巨细胞。

6. 孤立性纤维性肿瘤 均富于血管和梭形细胞，但

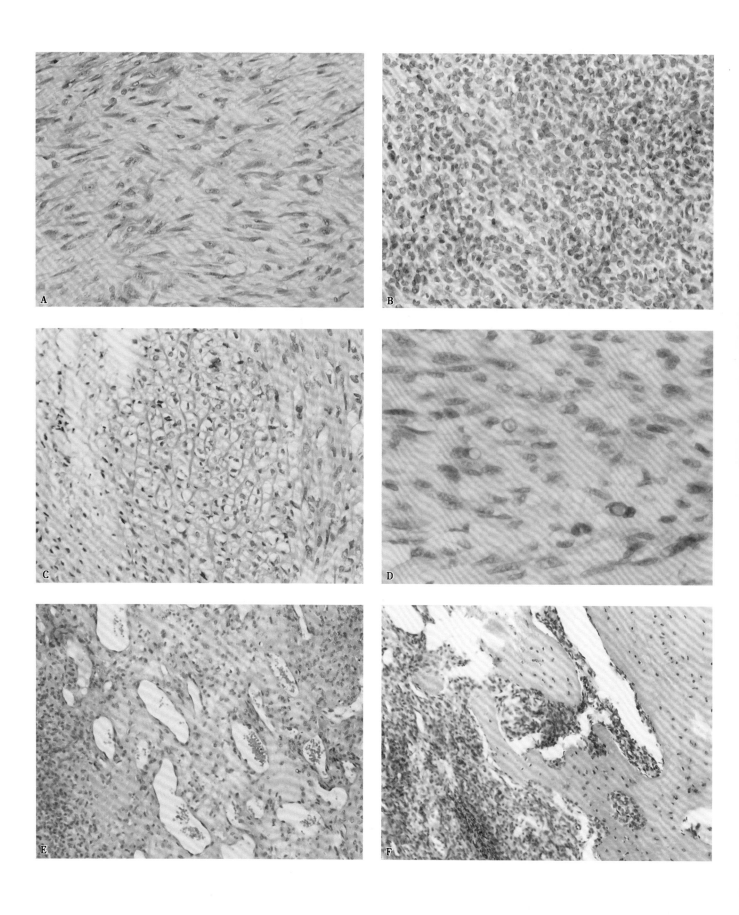

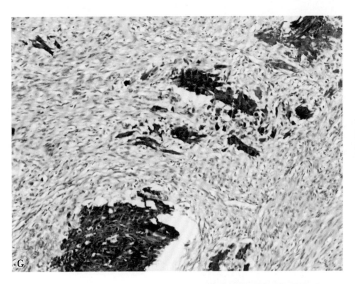
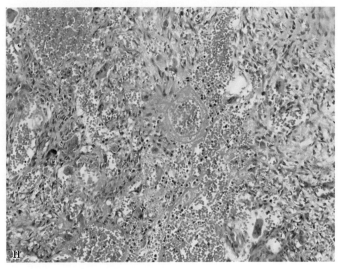
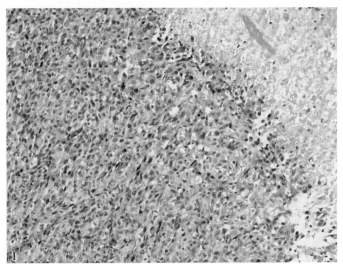

图 12-3-13　磷酸盐尿性间叶性肿瘤的组织学特征

A. 肿瘤组织为梭形细胞,HE×200;B. 肿瘤组织为小圆细胞,HE×200;C. 肿瘤组织为透明细胞,HE×100;D. 肿瘤细胞中见核内包涵体,HE×400;E. 肿瘤组织中含有各类血管,HE×100;F. 肿瘤组织中含化生骨,HE×100;G. 肿瘤组织中见砂砾样钙化,HE×100;H. 肿瘤组织中见多核巨细胞、出血、纤维增生,HE×100;I. 肿瘤组织见片状坏死伴细胞异型,HE×100

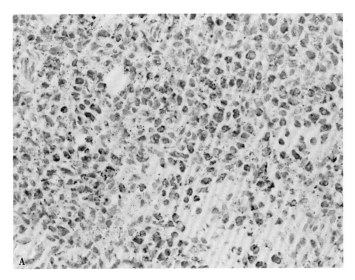
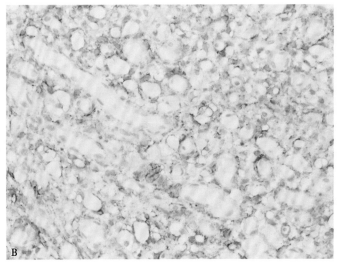

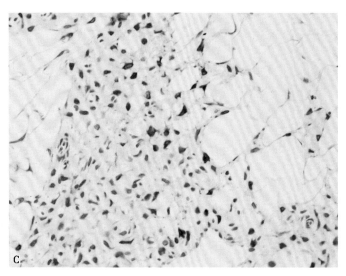

图 12-3-14 磷酸盐尿性间叶性肿瘤的免疫组化
A. 肿瘤表达 FGF-23，IHC×200；B. 肿瘤表达 CD56，IHC×200；C. 肿瘤表达 bcl-2，IHC×200

该肿瘤形态单一，基本不出现厚壁血管，无骨和软骨化生，也无骨样基质和软骨样基质。

（钟定荣）

七、软组织多形性玻璃样变血管扩张性肿瘤

【定义】

软组织多形性玻璃样变血管扩张性肿瘤（pleomorphic hyalinizing angiectatic tumor of soft parts，PHAT）是发生于软组织的少见的分化未定的间叶源性肿瘤。肿瘤由梭形细胞、多形性细胞、成簇的伴有血管壁纤维素沉积的扩张血管及炎症细胞组成，肿瘤具有局部侵袭性。

【编码】

ICD-O   8802/1

【临床特征】

（一）流行病学

1. 发病率 少见。

2. 发病年龄 可发生于各年龄段，以成年人为主，年龄 10～86 岁。

3. 性别 女性略多见。

（二）部位

多位于皮下，多见于下肢，其次为上肢和躯干，少见于后腹膜、腔颊黏膜和男性乳腺及肠系膜。

（三）症状

局部缓慢生长的肿块。

（四）治疗

采取局部广泛切除。

（五）预后

约 50% 病例由于切除不净而复发，但不发生转移。

【病理变化】

（一）大体特征

肿瘤无包膜，周界相对清楚，直径 2～10cm，切面灰白或灰红色，可见出血、囊性变。

（二）镜下特征

1. 组织学特征 典型 PHAT 组织学上具有 3 个特征性的形态学改变：①成簇分布的扩张薄壁血管，血管大小不等，散在分布于肿瘤内，扩张的血管内衬梭形内皮细胞，有 / 无红细胞，有时血管腔内可见血栓（图 12-3-15A）；②呈片状或条索状分布于扩张性血管之间的梭形和多形瘤细胞，胞质丰富，核多形性，深染，核内可见胞质假包涵体，似多形性未分化肉瘤，但核分裂罕见，核分裂象<3 个 /50HPF（图 12-3-15B）；③血管壁、血管周围及瘤细胞之间基质明显透明变性，围绕管壁形成"袖套"，并同时向周围肿瘤组织延伸，其本质为无定型嗜酸性物质。有时可见含铁血黄素沉着（图 12-3-15C、12-3-15D）。间质内可见多少不等的炎细胞浸润。Folpe 和 Weiss 提出早期 PHAT 概念，早期 PHAT 主要表现为梭形细胞含有大量的含铁血黄素、黏液样基质、核内假包涵体以及肿瘤周围小的损坏的血管和异常血管聚集。至少 70% 的 PHAT 的周边区域含有这些病变，但经常被忽视和低估。在复发的病例中已证实早期 PHAT 会演变成 PHAT。早期的 PHAT 在形态上与含铁血黄素沉着性纤维组织细胞脂肪瘤基本相同。

有学者认为，PHAT 中出现的血管外皮细胞瘤样排列方式、基质胶原纤维变性及 CD34 阳性这些特征性改变在孤立性纤维瘤和巨细胞血管纤维瘤内并不少见，因此提出 PHAT、孤立性纤维瘤和巨细胞血管纤维瘤可能

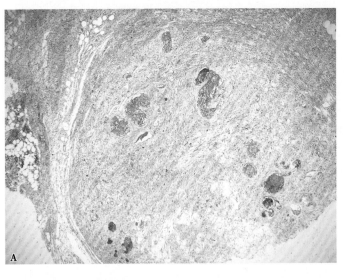
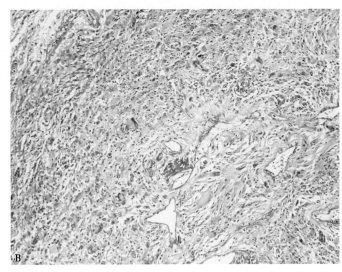
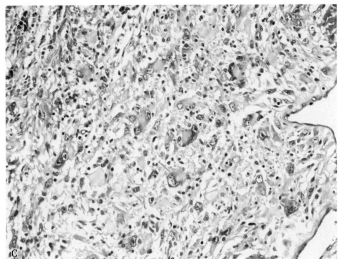
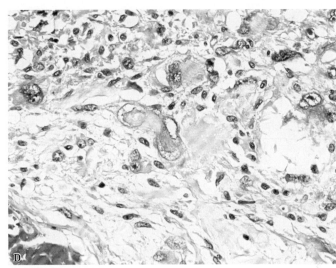

图 12-3-15 软组织多形性玻璃样变血管扩张性肿瘤的组织学特征

A. 肿瘤无包膜,周界尚清,成簇分布的扩张薄壁血管,血管腔内可见血栓,HE ×20;B. 瘤细胞呈梭形和多形性,胞质丰富,HE ×100,C. 核多形性,深染,可见含铁血黄素沉积,HE× 200;D. 瘤细胞胞质内可见假包涵体,HE ×400

是同一家族的肿瘤。

由于部分病例存在与含铁血黄素沉着性纤维脂肪瘤样肿瘤及黏液炎性成纤维细胞肉瘤相同的 t(1;10),*TGFBR3* 和 *MGEA5* 基因重排,所以将含铁血黄素沉着性纤维脂肪瘤样肿瘤、PHAT 及黏液炎性成纤维细胞肉瘤视为同一肿瘤的不同阶段。

2. 免疫组织化学 瘤细胞表达 vimentin、CD34(图 12-3-16),不表达 S-100 蛋白、CK、ERG、CD31、actin、desmin。

【遗传学】

部分病例存在 t(1;10),*TGFBR3* 和 *MGEA5* 基因重排。

【鉴别诊断】

1. 神经鞘瘤 当 PHAT 梭形细胞丰富而又出现细胞多形性时鉴别诊断要想到神经鞘瘤,S-100 蛋白阴性对鉴别诊断有帮助,且肿瘤不具有神经鞘瘤的两种典型的组织学形态,即 Antoni A 和 Antoni B 区。

2. 梭形细胞血管内皮瘤 病变由海绵状血管区和实性区组成,前者是扩张的血管,与海绵状血管瘤十分相似,后者由梭形瘤细胞组成,散布于血管之间。其组织结构与 PHAT 相似,但 PHAT 成簇血管壁及其周围基质明显透明变性,管腔内红细胞有或无,而梭形细胞血管内皮瘤海绵状血管区的血管呈海绵状薄壁血管,常充满血液。PHAT 瘤细胞呈多形性,瘤细胞之间间质也呈透明样变性;而梭形细胞血管内皮瘤细胞大小较一致,分化良好,无核的异型性和核分裂象。

3. 多形性未分化肉瘤 尽管 PHAT 的瘤细胞呈多形性,甚至可出现核异型性的瘤巨细胞,但核分裂象及肿瘤性坏死罕见,这些有助于鉴别。

4. 其他肿瘤 新近报道滑膜肉瘤及黏液纤维肉瘤各 1 例酷似 PHAT,需注意鉴别。

图 12-3-16　软组织多形性玻璃样变血管扩张性肿瘤的免疫组化 CD34 标记，IHC × 400

（梅开勇）

八、含铁血黄素沉着性纤维脂肪瘤样肿瘤

【定义】

含铁血黄素沉着性纤维脂肪瘤样肿瘤（hemosiderotic fibrolipomatous tumor，HFLT）为一种主要发生中年女性踝部具有含铁血黄素沉积，富于纤维、脂肪成分的良性病变，也称为含铁血黄素沉着性纤维组织细胞脂肪瘤性病变。曾有学者认为，HFLT 表现为低级别多形性玻璃样变血管扩张性肿瘤的一种前体病变，但尚未广泛接受，其肿瘤属性存在争议。最近形态学和细胞学资料提示其与好发肢端的黏液炎性成纤维细胞肉瘤相关。

【编码】

ICD-O　　8811/1
ICD-11　　2F7C

【病因】

一些患者先前有创伤史，有人提出与静脉淤滞可能相关。

【临床特征】

（一）流行病学

1. 发病率　少见。

2. 发病年龄　老年人好发，发病高峰为 40～60 岁。

3. 性别　女性多见。

（二）部位

肢体远端最常受累，尤其足或踝；其他解剖部位（上肢、手和头颈部）很少发生。

（三）症状

缓慢生长皮下肿块。

（四）治疗

外科完整切除。

（五）预后

切除不完全，局部复发率可超过 50%；无转移报道。

【病理变化】

（一）大体特征

多数病变边界不清，无包膜，切面黄色；肿瘤大小范围 1～20cm，多数肿瘤为 2～10cm。

（二）镜下特征

1. 组织学特征　温和成纤维细胞性梭形细胞增生、成熟脂肪细胞成分；散在炎症细胞和丰富含铁血黄素（图 12-3-17A）。梭形细胞形态温和，无明显多形性，泡状核，核仁模糊，偶见深染核，核分裂缺乏或稀少（图 12-3-17B）。沿脂肪小叶周或脂肪细胞周束状排列（图 12-3-17C）；梭形瘤细胞或组织细胞含较丰富的含铁血黄素（图 12-3-17D），慢性炎症细胞：包括淋巴细胞，泡沫样组织细胞，浆细胞和肥大细胞。偶见破骨细胞样多核巨细胞。局部呈现 PHAT 或 MIFS 特征：PHAT 散在多形核伴假包涵体，扩张透明变血管；MIFS 丰富黏液基质中见大的非典型细胞伴有突出的大核仁。

2. 免疫组织化学　梭形细胞成分表达 CD34，不表达 CK、EMA、α-SMA、desmin 和 S-100 蛋白。

【遗传学】

涉及 t（1；10）（p22；q24）引起 TGFBR3 和 / 或 MGEA5 重排；也有报道存在 HFLT/MIFS 和 HFLT/PHAT 肿瘤杂交特征。

【鉴别诊断】

1. 梭形细胞脂肪瘤　最常见颈部，肩部和后背；"绳索"样胶原；缺乏丰富的含铁血黄色素。

2. 多形性玻璃样变血管扩张性肿瘤　不同的细胞密度，多形性梭形细胞实性增生伴核假包涵体；特征性扩张玻璃样变血管簇；与 HFLT 可能相关：肿瘤外周区酷似 HFLT，称之为"早期 PHAT"。

3. 黏液炎性成纤维细胞肉瘤　肿瘤经典特征为含黏液、玻璃样和炎症区；大的节细胞样细胞，病毒样大核仁，假脂肪母细胞；也有类似 MIFS 区域的 HFLT 报道，MIFS 与 HFLT 相关性或不同病种尚不清楚。

4. 隆突性皮肤纤维肉瘤　单一梭形细胞增生，席纹状生长方式，蜂窝样皮下脂肪浸润；比 HFLT 更富于一致性细胞；缺乏炎症和含铁血黄素；分子改变为 t（17；22）引起 COL1A1-PDGFRB 融合。

5. 丛状纤维组织细胞瘤　由纤维瘤病样梭形细胞束、单核组织细胞结节和散在破骨巨细胞组成，PFHT 可长入脂肪，脂肪组织不是肿瘤成分，梭形细胞可表达 α-SMA。

6. 软组织巨细胞　单核细胞和破骨巨细胞多结节

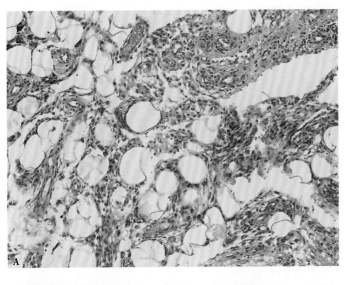
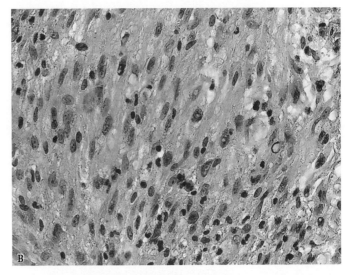
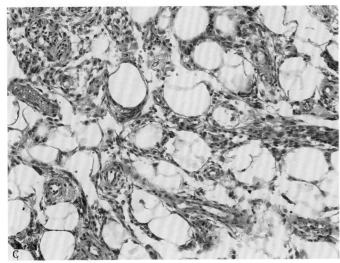
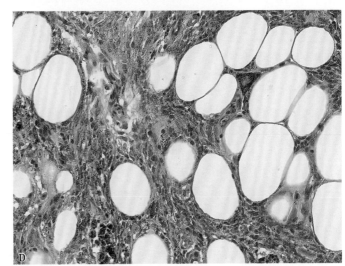

图 12-3-17 含铁血黄素沉着性纤维脂肪瘤样肿瘤的组织学特征

A. 肿瘤由增生梭形细胞、成熟脂肪和含铁血黄色构成，HE×100；B. 梭形瘤细胞形态温和，核呈泡状，HE×400；C. 梭形瘤细胞围绕脂肪细胞束状排列，HE×100；D. 梭形细胞含丰富的含铁血黄色，HE×200

增生，含纤维组织分隔，脂肪并非软组织巨细胞瘤成分。

（阎晓初）

第四节 生物学行为尚不明了的肿瘤

一、胃母细胞瘤

【定义】

胃母细胞瘤（gastroblastoma）是一种罕见的上皮和间叶双向分化的胃肿瘤，2009 年 Miettinen 等首次描述。肿瘤由上皮性和间叶性成分构成。

【临床特征】

（一）流行病学

1. **发病率** 非常罕见，文献报道不足 10 例。

2. **发病年龄** 儿童和年轻人为主，范围 9～30 岁，中位年龄为 19 岁。

3. **性别** 男性略多于女性。

（二）部位

绝大多数病例发生于胃，胃窦、胃体均可发生，仅 1 例报道发生于十二指肠。

（三）症状

一般无特征性临床表现，常可表现为腹痛和肿块，也可出现乏力、贫血、便秘或便血等。

（四）治疗

外科手术切除被认为是目前最好的治疗方案。

（五）预后

不同于其他器官（肺、胰腺、肝、肾）母细胞瘤，胃母细胞瘤具有低级别的细胞学特点及惰性的临床过程，被认为一种低级别的恶性肿瘤。

【病理变化】

（一）大体特征

肿瘤呈多结节状或分叶状，边界清楚，切面为实性或囊实性，可伴出血囊性变；瘤体大小 3.8～15.0cm，中位直径 6.0cm。

（二）镜下特征

1. 组织学特征 肿瘤由上皮与间叶性成分以不同比例混合构成，相互融合性生长，通常两种成分间界限较清楚（图 12-4-1A）。肿瘤通常呈浸润性生长，可侵及黏膜下、固有肌层和浆膜。上皮性成分：瘤细胞圆形、卵圆形为主，部分呈立方或柱状，大小较一致，呈索状、巢团状（图 12-4-1B）、腺管样或菊形团结构（图 12-4-1C～12-4-1E），管腔内可见嗜伊红染分泌物（图 12-4-1F）。间叶性成分：一致性短梭形或卵圆形细胞，呈片状或束状排列或疏松网状或旋涡状生长（图 12-4-1G）。瘤细胞轻度不典型性，

核分裂象少见，约 0～5 个 /50HPF。间质可伴黏液样变性或硬化，可见多核巨细胞，偶见坏死和钙化。

2. 免疫组织化学 上皮性成分：AE1/AE3 和 CAM5.2 呈弥漫强阳性，vimentin 阴性，CD10 和 CD56 表达情况不一；间叶性成分：vimentin、CD10 和 CD56 阳性，CK 阴性；多数肿瘤 Ki67 指数较低（<5%），个别局灶高达 40%。其余标志物包括 CD117、DOG1、CD34、S-100 蛋白、calretinin、CgA、Syn、α-SMA、desmin 等均呈阴性。

【遗传学】

新近文献报道显示，在胃母细胞瘤中存在 MALAT1-GLI1 融合基因。

【鉴别诊断】

1. 双相型滑膜肉瘤 胃滑膜肉瘤罕见，多为单相型梭形细胞型，可表达 CK、EMA、CK19 和 TLE1，且存在 SS18（SYT）基因重排。

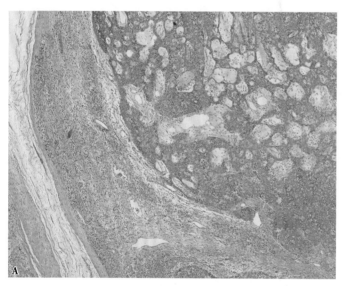

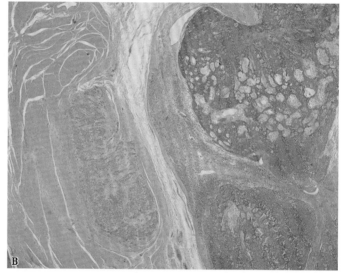

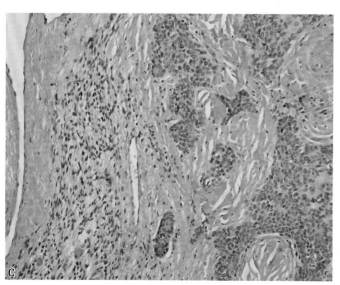

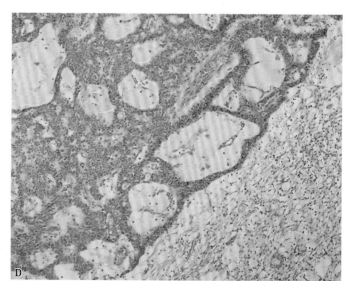

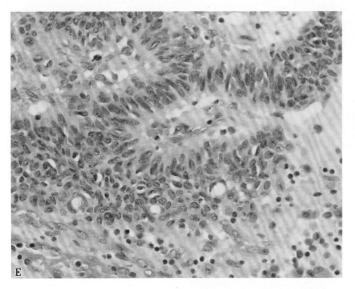

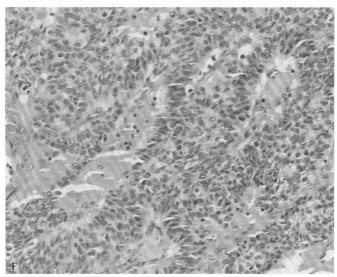

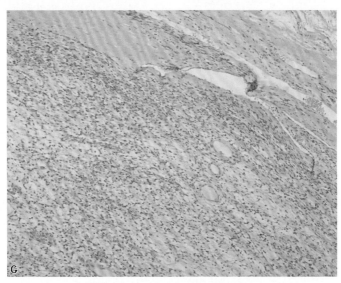

图 12-4-1　胃母细胞瘤的组织学特征

A. 肿瘤由上皮与间叶性成分混合构成，两者分界较清楚，HE×40；B. 肿瘤沿固有肌层浸润性生长 HE×40；C. 瘤细胞圆形、卵圆形，呈索状和巢团状排列，HE×100；D. 瘤细胞立方状和柱状呈腺样结构，HE×100；E. 上皮性瘤细胞呈梭形团样结构，HE×200；F. 管腔内可见红染分泌物，HE×200；G. 间叶成分以短梭形细胞为主，呈束状或网状排列，HE×100

2. **癌肉瘤**　一种高度恶性肿瘤，伴有鳞癌或腺癌成分和未分化上皮成分，细胞异型性较大，核分裂象较多，增殖指数较高，常发生于老年人，几乎不发生于儿童。

3. **畸胎瘤**　胃畸胎瘤可发生婴幼儿，男性多见，组织学常含多种成分，包括神经组织、神经上皮、上皮、软骨、平滑肌等成分，胃母细胞瘤缺乏。

4. **间皮肿瘤**　发生腹膜双相变异型间皮肿瘤累及胃壁容易与胃母细胞瘤混淆，间皮肿瘤常位于胃浆膜，具有间皮特征组织学特征，表达间皮标志物 calretinin 和 CK5/6 等。

5. **平滑肌肉瘤**　与梭形细胞为主胃母细胞瘤很难区别，免疫组化显示 α-SMA 和 desmin 阳性。

6. **丛状纤维黏液瘤**　部分胃母细胞瘤的间叶性成分可呈丛状生长，间质可伴黏液样变性，类似同样好发于胃窦部的丛状纤维黏液瘤，但后者无 CK 阳性的上皮样成分。

（阎晓初）

二、*NTRK* 重排梭形细胞肿瘤

【定义】

NTRK 重排梭形细胞肿瘤（*NTRK*-rearranged spindle cell tumor）是一种以 *NTRK* 基因重排为分子特征的软组织肿瘤（不包括先天性纤维肉瘤），镜下形态和组织学分级因病例而异，即在组织学上形成一瘤谱。多数病例属于低级别肿瘤，以文献上报道的脂肪纤维瘤病样神经肿瘤（lipofibromatosis-like neural tumor，LPF-NT）为代表，

属于瘤谱的一端,形态上类似周围神经肿瘤,免疫组化标记以双表达 CD34 和 S-100 蛋白为特征,瘤谱的另一端为核级相对较高的梭形细胞肉瘤,形态上可类似婴儿纤维肉瘤或恶性周围神经鞘膜瘤,常需加做 NTRK 标记及相应的分子检测证实。*NTRK* 重排梭形细胞肿瘤已被新版 WHO 列为一种新病种。

【临床特征】

(一)流行病学

1. 发病率 比较少见,目前报道尚有限,但随认识的不断加深,报道的病例也会日趋增多。

2. 发病年龄 半数以上的病例发生于婴幼儿和青少年,少数病例发生于成年人,中位年龄为 14 岁。

3. 性别 无明显差异。

(二)部位

主要发生于肢体,也可位于躯干和头颈部,位于浅表或深部软组织。少数病例发生于子宫、胃肠道和腹盆腔。

(三)症状

以局部斑块、肿块或占位为主要表现(图 12-4-2A、12-4-2B)。

(四)治疗

外科手术切除。不能手术切除者,可尝试 NTRK 抑制剂,如拉罗替尼(larotrectinib)或恩曲替尼(entrectinib)。

(五)预后

可发生局部复发,少数病例可发生转移。

【病理变化】

(一)大体特征

肿瘤呈结节状或分叶状,境界不清,最大径可达 10cm 或以上。

(二)镜下特征

1. 组织学特征 各病例在镜下形态和组织学分级上形成一瘤谱。瘤谱的一端即脂肪纤维瘤病样神经肿瘤,由条束状或交织状排列的梭形细胞组成,可见胶原纤维,瘤细胞异型性不明显,核分裂象较少见(1～5/10HPF),肿瘤常在皮下脂肪组织内呈浸润性生长,类似脂肪纤维瘤病(图 12-4-3A、12-4-3B)。除呈脂肪纤维瘤病样形态外,部分病例也可显示实性生长方式,细胞密度中等或高密度,由形态相对一致的梭形细胞组成,呈不规则性或条束状排列(图 12-4-3C、12-4-3D),细胞之间可有胶原纤维。瘤谱的另一端瘤细胞密度明显增高,核染色质深染,并有一定的异型性,可见核分裂象(可 >10/10HPF),瘤细胞呈条束状或鱼骨样排列,类似婴儿纤维肉瘤(图 12-4-3E、12-4-3F),或恶性周围神经鞘膜瘤。除梭形细胞形态外,少数病例内可见多核性细胞(图 12-4-3G),瘤细胞也可呈多边形或大圆形(图 12-4-3H)。此外,少数病例可显示血管外皮瘤样结构。

2. 免疫组织化学 低级别病变(脂肪纤维瘤病样)中的瘤细胞常双表达 CD34 和 S-100 蛋白(图 12-4-4A、12-4-4B),部分病例可仅表达 CD34,或仅灶性表达 S-100 蛋白,也有病例不表达 CD34 和 S-100 蛋白,但所有病例均弥漫强阳性表达 panNTRK 或 TrkA(胞质染色)(图 12-4-4C)。瘤细胞不表达 SOX10,H3K27Me3 表达无缺失,也不表达 α-SMA 和 desmin,Ki67 增殖指数因病例而异。

【遗传学】

多数病例涉及 NTRK1 基因易位,可通过 FISH 检测

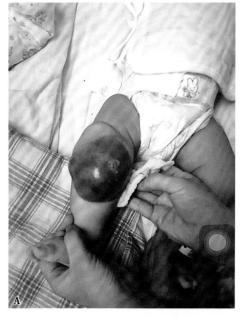
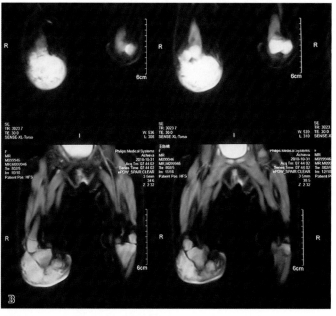

图 12-4-2 *NTRK* 重排梭形细胞肿瘤的临床表现
A. 右膝部巨大肿块,表面皮肤呈暗红色;B. MR 显示膝部巨大占位

（图 12-4-5A），NGS 检测可显示 *LMNA-NTRK1* 融合基因（图 12-4-5B），由 t（1；1）（q22；q23）形成，部分病例具有 *TMP3-NTRK1* 融合基因及 *TPR-NTRK1*、*SQSTM1-NTRK1* 等融合基因。少数病例涉及 *NTRK2* 和 *NTRK3* 基因易位，包括 *STRN-NTRK2*、*RBPM3-NTRK*、*EML4-NTRK3*、*STRN-NTRK3* 等。

【鉴别诊断】

1. 婴儿纤维肉瘤　形态上与 *NTRK* 重排梭形细胞肿瘤相似或有重叠，鉴别诊断主要根据分子检测，婴儿纤维肉瘤显示 *ETV6* 基因重排，或具有 *ETV6-NTRK3* 融合基因。

2. 恶性周围神经鞘膜瘤　形态上与 *NTRK* 重排梭

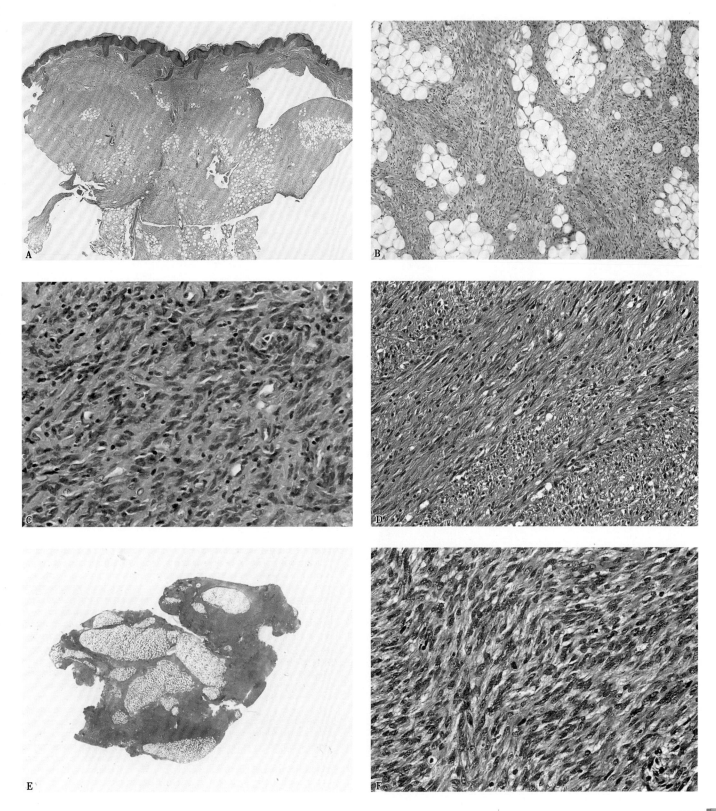

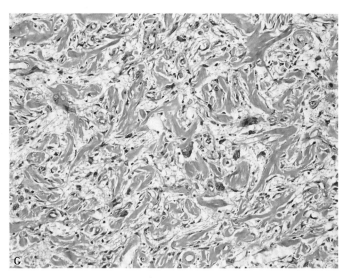

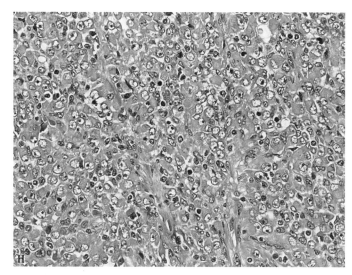

图 12-4-3 *NTRK* 重排梭形细胞肿瘤的组织学特征

A. 脂肪纤维瘤病样神经肿瘤,肿瘤位于皮下脂肪组织内,HE×17.6;B. 梭形瘤细胞在脂肪组织之间浸润性生长,呈脂肪纤维瘤病样形态,HE×100;C. 实性生长的肿瘤,瘤细胞呈不规则性排列,HE×400;D. 瘤细胞呈条束状排列,HE×200;E. 婴儿纤维肉瘤样肿瘤,梭形细胞浸润脂肪组织,HE×6;F. 瘤细胞有异型性,可见核分裂象,类似婴儿纤维肉瘤,HE×400;G. 部分病例中可见多核性瘤细胞,HE×200;H. 少数病例由多边形或大圆细胞组成,HE×400

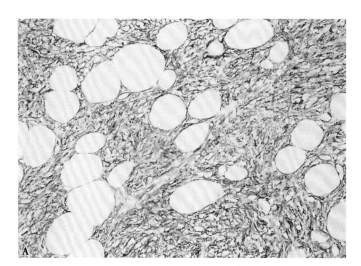

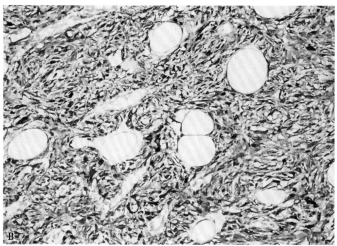

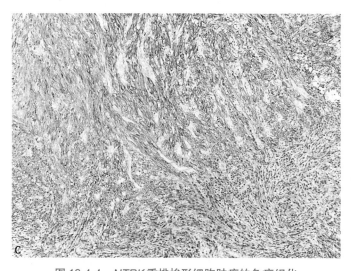

图 12-4-4 *NTRK* 重排梭形细胞肿瘤的免疫组化

A. 瘤细胞表达 CD34 标记,IHC×100;B. 瘤细胞表达 S-100 蛋白,IHC×100;C. 瘤细胞弥漫性表达 TrKA,IHC×100

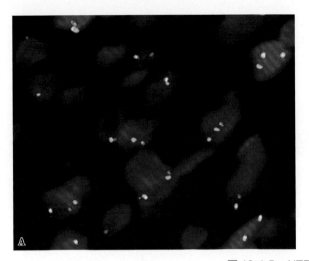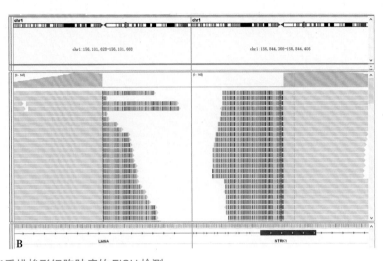

图 12-4-5 *NTRK* 重排梭形细胞肿瘤的 FISH 检测

A. 采用 NTRK1 分离探针显示 *NTRK1* 基因重排；B. NGS 检测显示 *LMNA-NTRK1* 融合基因

形细胞肿瘤相似或有重叠，但后者多不表达 SOX10，H3K27Me3 表达无缺失。

3. *RET* 重排梭形细胞肿瘤 形态上与 *NTRK* 重排梭形细胞间叶性肿瘤有重叠，也可表达 S-100 蛋白和 CD34，但瘤细胞不表达 panNTRK，分子检测显示 *RET* 基因重排。

三、*RET* 重排梭形细胞肿瘤

【定义】

RET 重排梭形细胞肿瘤（*RET*-rearranged spindle cell tumor）是一种以 *RET* 基因重排为分子特征的软组织肿瘤，镜下形态和免疫表型与 *NTRK* 重排梭形细胞肿瘤相似或有重叠。

【临床特征】

（一）流行病学

1. 发病率 比较少见，目前报道尚有限，但随认识的不断加深，报道的病例也会日趋增多。

2. 发病年龄 主要发生于婴幼儿和儿童，少数病例发生于成年人。

3. 性别 无明显差异。

（二）部位

主要发生于肢体，特别是下肢，也可位于躯干，位于浅表或深部软组织。少数病例发生于肾脏。

（三）症状

以局部斑块、肿块或占位为主要表现。

（四）治疗

外科手术切除。不能手术切除者，可尝试 RET 抑制剂。

（五）预后

可发生局部复发，少数病例可发生肺和脑转移。

【病理变化】

（一）大体特征

肿瘤呈结节状或分叶状，境界不清，直径 1.4～11cm。

（二）镜下特征

1. 组织学特征 各病例在镜下形态和组织学分级上形成一瘤谱。瘤谱的一端即脂肪纤维瘤病样神经肿瘤，由条束状或交织状排列的梭形细胞组成，在皮下脂肪组织内呈浸润性生长，类似脂肪纤维瘤病。瘤谱的另一端呈高级别梭形细胞肉瘤形态，可类似恶性周围神经鞘膜瘤，肿瘤内可见坏死。

2. 免疫组织化学 低级别病变（脂肪纤维瘤病样）中的瘤细胞常双表达 CD34 和 S-100 蛋白，部分病例可灶性表达 CD34 和 S-100 蛋白，Ki67 增殖指数因病例而异。不表达 panTRK。

【遗传学】

NGS 检测显示 *RET* 基因重排，伴侣基因包括 *CLIP2*、*CCDC6*、*SPECC1L*、*MYH10*、*NCOA4* 和 *TFG*。*RET* 基因重排也可通过 FISH 检测。

【鉴别诊断】

1. *NTRK* 重排梭形细胞肿瘤 形态上与 *RET* 重排梭形细胞肿瘤有重叠，也可表达 S-100 蛋白和 CD34，但免疫组化标记显示瘤细胞弥漫强阳性表达 panNTRK，分子检测显示 *NTRK* 基因重排。

2. 恶性周围神经鞘膜瘤 形态上与高级别 *RET* 重排梭形细胞肿瘤相似，但后者 H3K27me3 标记无丢失，经分子检测显示有 *RET* 基因重排。

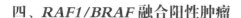

四、*RAF1/BRAF* 融合阳性肿瘤

【定义】

RAF1/BRAF 融合阳性肿瘤（*RAF1/BRAF* fusion-positive tumor）是一种以 *RAF1* 或 *BRAF* 融合基因阳性为分子特征的软组织肿瘤，多数病例镜下形态常与婴儿纤维肉瘤和 *NTRK1/2* 重排梭形细胞肿瘤重叠，部分病例可双表达 CD34 和 S-100 蛋白。

【临床特征】

（一）流行病学

1. **发病率**　比较少见，目前报道尚有限，但随着认识的不断加深，报道的病例也会日趋增多。

2. **发病年龄**　常发生于婴幼儿和儿童，部分病例也可发生于成年人。

3. **性别**　无明显差异。

（二）部位

主要发生于躯干和四肢，可位于浅表或深部软组织。部分病例发生于盆腔、腹膜后和实质脏器（包括胃肠道）。

（三）症状

以局部肿块或占位为主要表现

（四）治疗

外科手术切除。

（五）预后

少数病例特别是组织学上显示恶性特征者可发生局部复发，以及肺、肝或盆腔内转移等。

【病理变化】

（一）大体特征

肿瘤呈结节状或分叶状，境界常不清。

（二）镜下特征

1. **组织学特征**　各病例在镜下形态和组织学分级上形成一瘤谱，常呈浸润性生长，累及皮下、肌肉或实质脏器。大多数病例由梭形细胞组成，瘤细胞之间常可见胶原纤维，血管壁可伴有玻璃样变性，间质可伴有黏液样变性。部分病例镜下形态与婴儿纤维肉瘤非常相似，常难以区分，包括分化相对幼稚的卵圆形或圆形细胞成分。少数病例内可含有多形性或多核性细胞，但多无 LPF-NT 样形态。瘤谱的另一端，瘤细胞可显示有明显的异型性，核深染，核分裂象易见，可被误诊为恶性周围神经鞘膜瘤。

2. **免疫组织化学**　可灶性或斑片状表达 S-100 蛋白，常可弥漫性表达 CD34，不表达 panTRK 或 TRKA，也不表达 SOX10。

【遗传学】

NGS 检测显示 *RAF1*（3p25.2）基因重排者伴侣基因包括 *PDZRN3*（3p13）和 *SLMAP*（3p14.3）。*BRAF* 基因重排伴侣基因包括 *SEPT7*（7p14.2）和 *CUX1*（7q22.1）等。

【鉴别诊断】

1. **NTRK/RET 重排梭形细胞肿瘤**　形态上可与 *RAF1/BRAF* 融合阳性肿瘤重叠，也可表达 S-100 蛋白和 CD34，主要依据分子检测加以区分。

2. **恶性周围神经鞘膜瘤**　形态上与高级别梭形细胞肿瘤相似，但后者 H3K27me3 标记无丢失，经分子检测显示有 *RAF1* 或 *BRAF* 基因重排。

3. **孤立性纤维性肿瘤**　肿瘤境界相对清楚，瘤细胞表达 CD34 和 STAT6，分子检测显示 *NAB2-STAT6* 融合基因。

（王　坚）

第五节　恶　性　肿　瘤

一、滑膜肉瘤

【定义】

滑膜肉瘤（synovial sarcoma）是一类具有间叶和上皮双相分化的恶性肿瘤，具有特征性染色体易位 t（X；18）（p11；q11），产生 *SS18-SSX* 融合基因。

【编码】

滑膜肉瘤，非特指性	ICD-O	9040/3
	ICD-11	XH9B22
梭形细胞型滑膜肉瘤	ICD-O	9041/3
	ICD-11	XH9346
双相型滑膜肉瘤	ICD-O	9043/3
	ICD-11	XH1J28

【临床特征】

（一）流行病学

1. **发病率**　为软组织较常见的恶性肿瘤，约占软组织肉瘤的 5%～10%。

2. **发病年龄**　好发于 10～40 岁的青少年和青年人，少数病例可发生于儿童和 50 岁以上中老年人。

3. **性别**　无明显性别差异。

（二）部位

主要发生于四肢深部软组织，多邻近关节，特别是膝部。部分病例也可发生于头颈部，包括下咽、口腔和扁桃体等处。少数病例可发生于躯干。偶可位于胸膜、肺、纵隔、肾、腹膜后、胃肠道和生殖道等部位。极个别病例可发生于神经内。

（三）症状

多表现为缓慢性生长的肿物，术前病程可较长，长者可达 10～20 年。半数患者伴有疼痛感，一部分病例可有外伤史或因外伤而发现肿瘤。

（四）影像学

肿瘤位于关节附近，分叶状或结节状，边界多较清晰，部分病例伴有囊性变，可被误认为良性病变。1/3病例可显示有钙化。

（五）治疗

完整切除，并使切缘阴性。术后辅以放化疗。

（六）预后

滑膜肉瘤预后不一，5年生存率为50%～85%。主要预后因素包括STAGE分期，肿物大小，FNCLCC组织分级。肿瘤体积小（<5cm），儿童患者预后相对较好；肿瘤体积大（>5cm），患者年龄>40岁，组织学上为差分化型预后相对较差。总的局部复发率为40%～70%，远处转移率为40%～50%。最常见的转移部位为肺，其次为淋巴结和骨髓。梭形细胞型和双相型在预后上无差异性。

【病理变化】

（一）大体特征

结节状，质软和质韧，直径多为3～10cm，但可<1cm，或>15cm。切面呈灰红、灰白色或灰褐色，部分病例可伴有钙化或骨化，少数病例可呈囊状。可有坏死灶。

（二）镜下特征

1. 组织学特征

（1）梭形细胞型：最常见，主要由条束状、交织状或漩涡状排列的梭形细胞组成（图12-5-1A、12-5-1B），梭形细胞形态上比较一致（无明显多形性），核分裂象多少不等。局部区域可有血管外皮瘤样结构（图12-5-1C）。间质内常可见散在的肥大细胞，其他改变包括：①可有胶原纤维（图12-5-1D）；②约30%病例伴有程度不等的钙化和骨化（图12-5-1E），钙化明显时可掩盖肿瘤细胞，也称钙化性滑膜肉瘤；③间质可伴有明显的黏液样变性。

（2）双相型：仅次于梭形细胞型，镜下形态比较经典，由不同比例的上皮样细胞和梭形细胞成分组成，前者可呈腺腔样（腔内可含有嗜伊红色分泌样物或黏液）、乳头状、梁状和实性巢团状等排列（图12-5-1F、12-5-1G），胞质嗜伊红色或透亮状（图12-5-1H）。肿瘤内的梭形细胞成分同梭形细胞型滑膜肉瘤。

（3）差分化型：主要由核级别较高的梭形细胞或小圆形细胞组成，前者可类似纤维肉瘤呈鱼骨样排列（图12-5-1I），后者可成片类似骨外尤因肉瘤（图12-5-1J），部

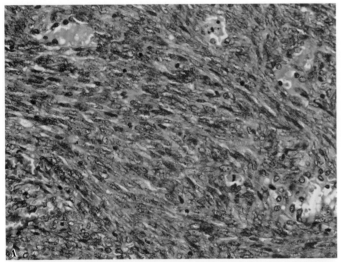

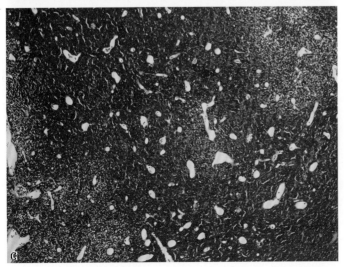

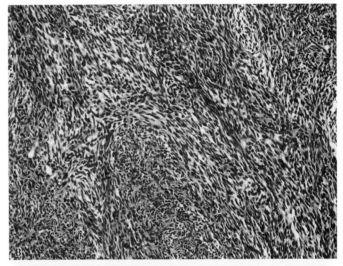

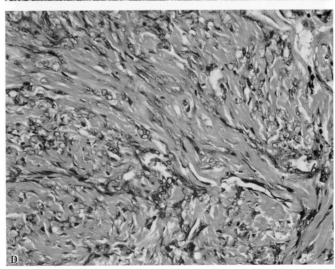

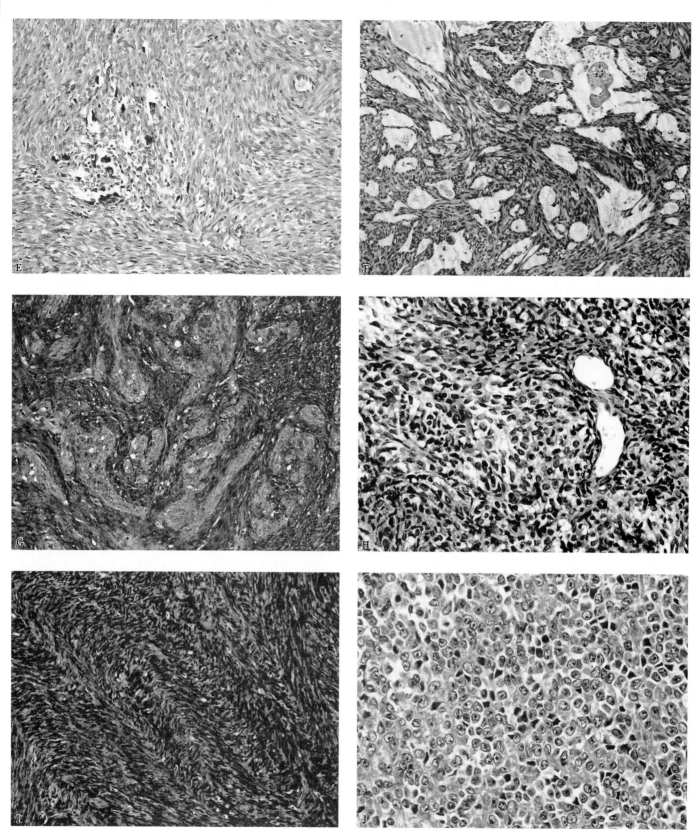

图 12-5-1　滑膜肉瘤的组织学特征

A. 梭形细胞型滑膜肉瘤，由条束状排列的梭形细胞组成，HE×200；B. 梭形细胞型滑膜肉瘤，由交织状排列的梭形细胞组成，HE×100；C. 局部区域可见血管外皮瘤样结构，HE×40；D. 部分病例间质内可见胶原纤维，HE×200；E. 间质内可见钙化，HE×100；F. 双相型滑膜肉瘤，上皮样细胞排列成腺腔，HE×100；G. 双相型滑膜肉瘤，上皮样细胞排列梁状，HE×40；H. 双相型滑膜肉瘤，透亮上皮样细胞巢，HE×200；I. 差分化梭形细胞型滑膜肉瘤，HE×100；J. 差分化小圆细胞型滑膜肉瘤，类似骨外尤因肉瘤，HE×400

分病例还可呈横纹肌样形态。肿瘤可完全由差分化成分组成，也可出现于梭形细胞型或双相型滑膜肉瘤中。

（4）单相上皮型：主要由腺样排列的上皮样细胞组成，但腺体周围可见有少量的梭形细胞成分，故总的来说仍属于双相型。

2. 免疫组织化学　瘤细胞表达 AE1/AE3、EMA、CK7、CK19、calponin、bcl-2 和 CD99（图 12-5-2A～12-5-2F），其中 EMA 阳性率高于 AE1/AE3，40% 的病例可局灶表达

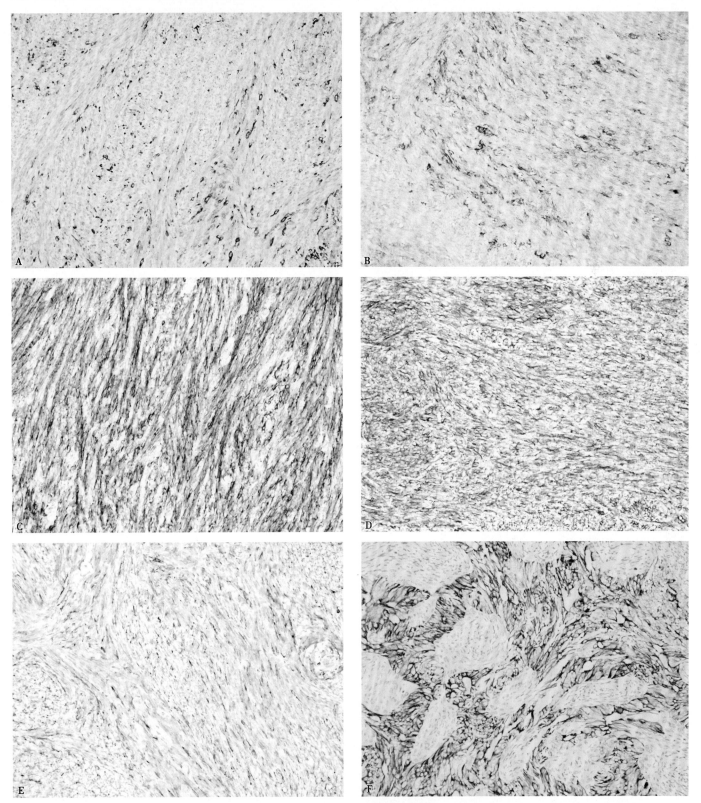

图 12-5-2　滑膜肉瘤的免疫组化
A. 梭形细胞型滑膜肉瘤 AE1/AE3 标记，IHC×100；B. 梭形细胞型滑膜肉瘤 EMA 标记，IHC×100；C. 梭形细胞型滑膜肉瘤 bcl-2 标记，IHC×100；D. 梭形细胞型滑膜肉瘤 CD99 标记，IHC×100；E. 梭形细胞型滑膜肉瘤 calponin 标记，IHC×100；F. 双相型滑膜肉瘤 CK7 标记，IHC×200

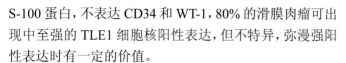

S-100 蛋白，不表达 CD34 和 WT-1，80% 的滑膜肉瘤可出现中至强的 TLE1 细胞核阳性表达，但不特异，弥漫强阳性表达时有一定的价值。

【遗传学】

超过 90% 滑膜肉瘤具有 t(X；18)(p11；q11)，使位于 18 号染色体 *SS18* 基因（*SYT*）与位于 X 染色体 *SSX* 基因的其中一条（*SSX1*、*SSX2* 或 *SSX4*）融合。2/3 病例具有 *SS18-SSX1* 融合，1/3 具有 *SS18-SSX2* 融合，少数 *SS18-SSX4* 融合。

【鉴别诊断】

1. **纤维肉瘤**　形态与梭形细胞型滑膜肉瘤相似，瘤细胞不表达 CK 和 EMA，FISH 检测无 *SS18* 基因易位。

2. **恶性周围神经鞘膜瘤**　多起自于大神经，或由神经纤维瘤恶变而来，后者于镜下有时可见神经纤维瘤成分，瘤细胞不表达 AE1/AE3 和 EMA，可程度不等地表达 S-100 蛋白、SOX10 和 CD34，常失表达 H3K27Me3。

3. **上皮样肉瘤**　肿瘤细胞多形性更明显，可见多边形和圆形的瘤细胞，胞质深嗜伊红色。瘤细胞常呈结节状或地图状分布，结节中央常见坏死。除上皮性标记外，多数上皮样肉瘤表达 CD34，瘤细胞失表达 INI1。

4. **骨外尤因肉瘤**　瘤细胞表达 CD99 和 NKX2.2，可局灶性表达 Syn 等神经内分泌标记，FISH 检测显示 *EWSR1* 基因易位。

5. **恶性间皮瘤**　发生于胸膜的梭形细胞滑膜肉瘤可被误诊为肉瘤样间皮瘤，发生于腹腔的双相型滑膜肉瘤可被误诊为混合型恶性间皮瘤。

6. **孤立性纤维性肿瘤**　部分滑膜肉瘤可有较多的胶原纤维，可被误诊为孤立性纤维性肿瘤，后者的瘤细胞表达 CD34 和 STAT6。

二、腺泡状软组织肉瘤

【定义】

腺泡状软组织肉瘤（alveolar soft part sarcoma, ASPS）是一种少见的软组织肉瘤，由具有丰富嗜酸性颗粒状胞质的大多边形上皮样细胞构成，肿瘤呈特征性的腺泡状或实性巢状排列，遗传学显示有 der(17)t(X；17)(p11；q25)，产生 *ASPSCR1-TFE3* 融合基因。

【编码】

ICD-O　　9581/3

ICD-11　　XH8V9

【临床特征】

（一）流行病学

1. **发病率**　比较少见，占软组织肉瘤的 0.2%～2.3%。

2. **发病年龄**　最常发生于 15～35 岁青少年和青年人，中位年龄 25 岁，可发生于 10 岁以下儿童，但较少发生于 50 岁以上中老人。

3. **性别**　30 岁以下女性多见，女：男约 2：1；30 岁以后及儿童患者性别差异不明显。

（二）部位

成年人多发生于大腿和臀部的深部软组织。儿童病例多位于头颈部，特别是舌和眼眶。少数病例发生于肺、乳腺、泌尿道和女性生殖道等部位。

（三）症状

表现为生长缓慢的无痛性肿块或局部肿胀，起病可隐匿，部分病例以肺或脑的转移为首发症状，半数以上患者就诊时可有肺部转移灶。眼眶病变者常表现为眼球突出或眼睑水肿。发生于女性生殖道者常表现为阴道出血。

（四）治疗

局部根治性切除。放疗和化疗的效果均不肯定。安罗替尼、培唑帕尼、舒尼替尼和帕博利珠单抗对部分患者有一定的疗效。

（五）预后

为高度恶性肿瘤，但在最初阶段可呈惰性经过。局部复发率为 11%～50%，常见的转移部位依次为肺、骨和脑，转移到淋巴结者罕见。总的 2 年和 5 年生存率分别为 82% 和 56%。肿瘤直径 <5cm，患者年龄 <10 岁，就诊时无其他部位转移者预后相对较好。肿瘤直径 >10cm，老年患者，就诊时已有远处转移，肿瘤发生于躯干，预后相对较差。

【病理变化】

（一）大体特征

肿瘤境界欠清，直径多为 3～10cm，位于头颈部者可 <3cm。切面呈灰红色，常伴有出血或坏死。

（二）镜下特征

1. **组织学特征**　低倍镜下见肿瘤细胞排列成器官样或巢状（图 12-5-3A），儿童病例腺泡状结构常不明显，多呈实性片状分布（图 12-5-3B、12-5-3C），或呈紧密的小腺泡状排列。瘤细胞巢之间为纤细的窦状血管腔分隔（图 12-5-3D）。细胞缺乏黏附性及细胞巢中心出现坏死常导致形成假腺泡结构。高倍镜下肿瘤细胞大小形状较为一致，圆形或多边形，细胞界限清晰。细胞核居中，核仁明显，可见多核和不典型核。细胞胞质丰富，内含嗜酸性颗粒，胞质内可见 PAS 阳性针状或杆状包涵体，耐淀粉酶消化，胞质也可呈透亮状（图 12-5-3E），核分裂象不常见。肿瘤周边常见脉管内瘤栓（图 12-5-3F）。

2. **免疫组织化学**　瘤细胞表达 TFE3（核染色）、MyoD1（胞质颗粒状染色）和 Cathepsin K，部分病例可表达 desmin（50%）和 calretinin（46%），CD34 标记显示肿瘤内窦样血管网（图 12-5-4A～12-5-4F）。不表达 AE1/AE3、Syn 和 HMB45。

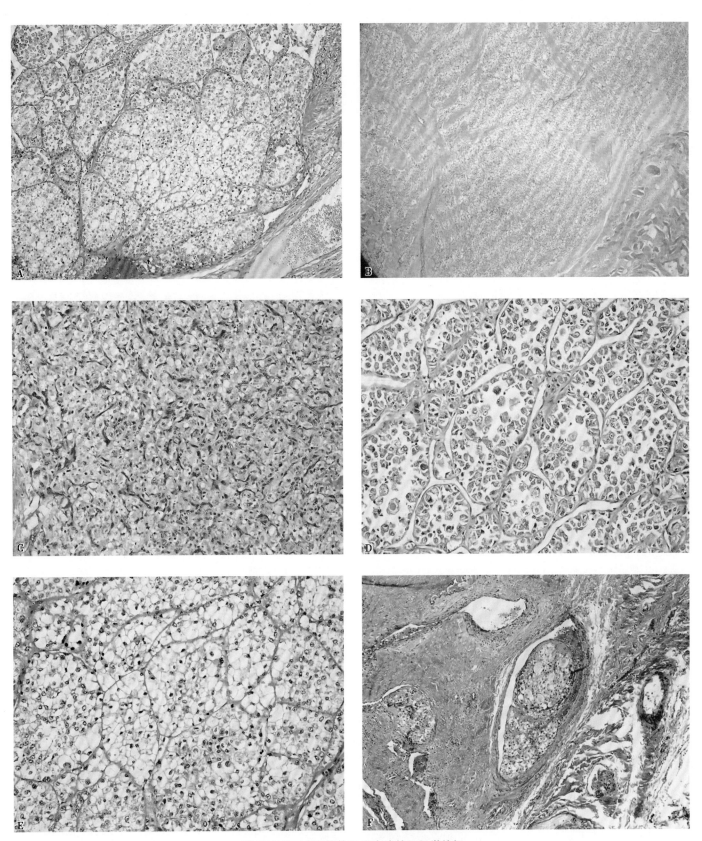

图 12-5-3 腺泡状软组织肉瘤的组织学特征

A. 肿瘤呈巢状或器官样分布，HE×40；B. 实体型腺泡状软组织肉瘤，HE×20；C. 实体型腺泡状软组织肉瘤，HE×100；D. 肿瘤巢被窦状血管分隔，HE×200；E. 肿瘤细胞胞质透明，HE×200；F. 血管内瘤栓，HE×100

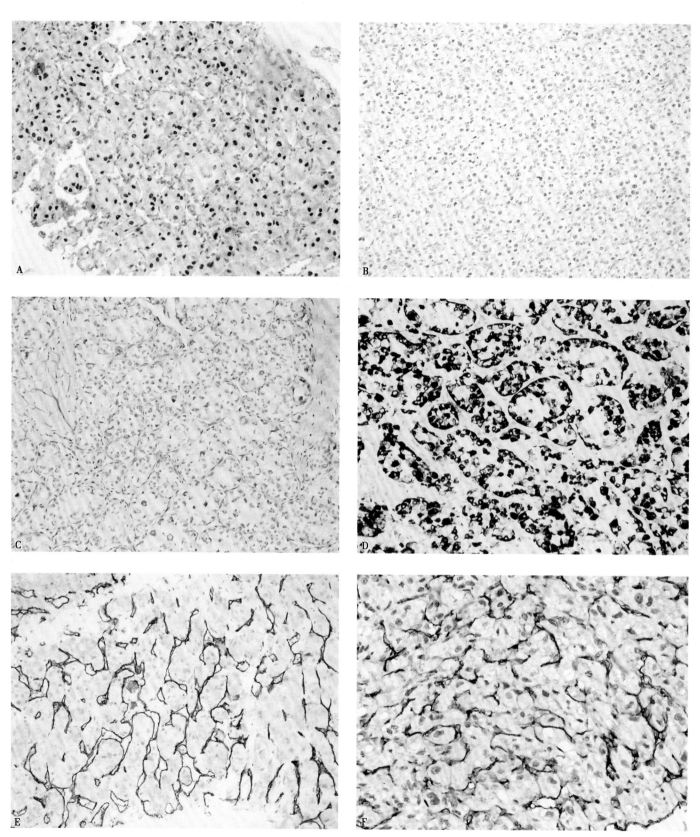

图 12-5-4　腺泡状软组织肉瘤的免疫组化

A. 腺泡状软组织肉瘤 TFE3 蛋白标记，可见清晰的腺泡状结构，IHC×200；B. 实体型 TFE3 蛋白标记，腺泡状结构不明显，IHC×100；C. 瘤细胞表达 MyoD1（胞质颗粒状染色），IHC×100；D. 瘤细胞表达 desmin，IHC×200；E. CD34 标记显示窦样血管网，IHC×200；F. 实体型 CD34 标记也显示瘤细胞之间有丰富的血管网，IHC×200

【遗传学】

具有特异性的染色体易位 t(x；17)(p11.2；q25)，产生 *ASPL-TFE3* 融合基因，相对于 TFE3 的免疫组化染色，*ASPL-TFE3* 融合检测具有更高的敏感性。

【鉴别诊断】

1. 副神经节瘤 显示器官样或腺泡状排列结构，免疫组化副神经节瘤内的主细胞表达 CgA，Syn 等神经内分泌标记，支持细胞表达 S100 蛋白，而 TFE3、desmin、MyoD1 标记为阴性，肿瘤内也检测不到 *ASPL-TFE3* 融合基因。

2. 转移性肾细胞癌 患者有肾癌的临床表现，肾脏有占位性病变，瘤细胞表达 CK、EMA 等上皮性标记。

3. 颗粒细胞瘤 肿瘤缺乏丰富的细胞间血管和胞质内糖原，瘤细胞表达 S100、SOX10、inhibin 等标记。91% 的颗粒细胞瘤表达 TFE3。

4. 横纹肌瘤 肿瘤由大的多角形细胞构成，胞质空泡，核无异型性，瘤细胞表达 desmin、myogenin 肌源性标记。

5. 软组织透明细胞肉瘤 由上皮样细胞构成，胞质透明至嗜酸，呈巢状或腺泡状排列，间质由胶原束分隔。免疫组化上肿瘤细胞表达恶性黑色素瘤标记 S-100 蛋白、HMB45、Melan-A。超过 90% 的透明细胞肉瘤发现 *EWSR1-ATF1* 的基因融合

6. PEComa 肿瘤在形态上表现为胞质嗜酸，颗粒状，PAS 染色阳性，并且表达 TFE3，但 PEComa 在免疫组化上表达 HMB45 和 Melan-A。

（郑雄伟　力　超）

三、上皮样肉瘤

【定义】

上皮样肉瘤（epithelioid sarcoma，ES）是一种具有上皮样形态并显示上皮样分化的恶性间叶性肿瘤。分为：①经典型，好发于青少年和青年人肢体远端，中位年龄 26 岁；②近端型，好发于近端部位，中位年龄 40 岁，临床上具有较为明显的侵袭性。

【编码】

ICD-O　　8804/3

ICD-11　　XH4F96

【临床特征】

（一）流行病学

1. 发病率 少见，约占软组织肉瘤的 1%。

2. 发病年龄 经典型多发生于 10～40 岁青少年和青年人，中位年龄 26 岁；近端型多发生于 30～50 岁中青年，中位年龄为 40 岁。

3. 性别 两型均以男性多见，近端型男女之比为 2：1，近端型男女之比为（1.2～1.5）：1。

（二）部位

经典型：好发于肢体远端，主要发生于手指、手、腕部和前臂的伸侧面，其次为膝、小腿胫前区、踝、足和趾，也可发生于头颈部和生殖区。近端型：主要发生于会阴肛旁、耻骨区和外生殖区，以及盆腔、腹股沟、臀部和躯干等部位。

（三）症状

经典型：皮肤缓慢性生长的硬结，无痛性，侵及皮肤时可形成经久不愈的溃疡，病灶可沿肢体扩展而呈多灶性。近端型：皮下或深部软组织内结节或肿块，可生长迅速。

（四）治疗

采取局部根治性切除和区域淋巴结清扫，必要时行截指（趾）、截肢术，术后辅以放疗和化疗。

（五）预后

局部复发率为 34%～77%，远处转移率为 45%，死亡率为 32%。预后与性别、发生部位、肿瘤大小、浸润深度、血管浸润、淋巴结转移有关。多数学者认为女性患者预后比男性好，位于肢体远端者比近端好，肿瘤发生时直径<2cm、无出血坏死及血管浸润，肿瘤细胞核分裂象少，预后较好。

【病理变化】

（一）大体特征

肿瘤大小 0.5～5.0cm，无包膜，周界清楚，切面灰白或灰褐色，部分可见出血、坏死。

（二）镜下特征

1. 组织学特征

（1）经典型（远端型）：肿瘤都位于真皮内，低倍镜下常呈多结节状，结节中央可有坏死或玻璃样变性（图 12-5-5A、12-5-5B），结节由上皮样细胞和梭形细胞组成，两者形态上可有移行。上皮样细胞胞质丰富，淡嗜伊红色，核呈卵圆形或不规则，染色质常呈空泡状，可见一个小核仁，偶见核分裂象（图 12-5-5C、12-5-5D）。除呈中央有坏死灶或玻璃样变的结节状分布外，瘤细胞还可夹杂于丰富的胶原纤维之间，易被误诊为纤维性肿瘤。

（2）近端型：可发生于深部软组织，主要由结节状或片状分布的圆形或上皮样细胞组成，核呈空泡状，可见明显的核仁（常呈横纹肌样细胞形态）（图 12-5-5E、12-5-5F），肿瘤性结节的中央也常伴有坏死，但很少呈远端型上皮样肉瘤中的肉芽肿形态。部分病例可见散在的破骨细胞样巨细胞。间质可伴有黏液样变性，10%～20% 的病例可伴有钙化和骨化。

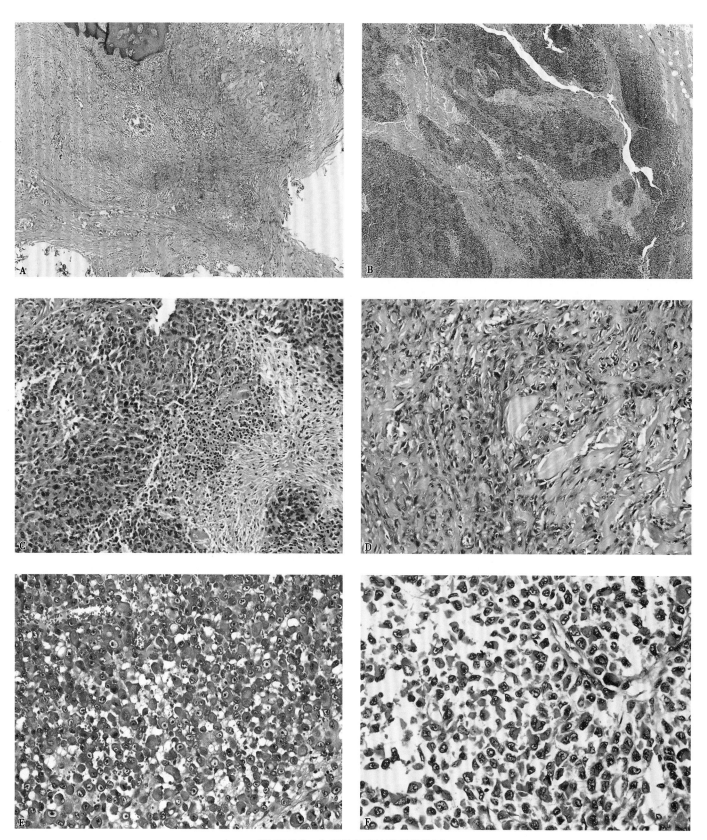

图 12-5-5 上皮样肉瘤的组织学特征

A. 经典型 ES，肿瘤位于皮下，可见结节状病变，HE×40；B. 肿瘤呈多结节状，可见坏死，HE ×40；C. 瘤细胞呈上皮样细胞，多角形、椭圆形或不规则形，胞质丰富，淡红染，核呈泡状，可见一个或者多个明显的核仁，HE × 200；D. 中央玻璃样变之结节周围的上皮样瘤细胞，HE×200；E 和 F. 近端型 ES，瘤细胞呈横纹肌样形态，HE ×400

2. 免疫组织化学 瘤细胞表达 AE1/AE3（图 12-5-6A、12-5-6B）、EMA、CK8、CK19、vimentin 和 CD34（图 12-5-6C、12-5-6D），部分表达 CK14、CK5/6、p63、CA125 和 calretinin，可弱阳性表达 ERG 和 Fli-1（图 12-5-6E），失表达 INI-1（图 12-5-6F），不表达 S-100 蛋白、HMB45、CD31、actin 和 desmin。

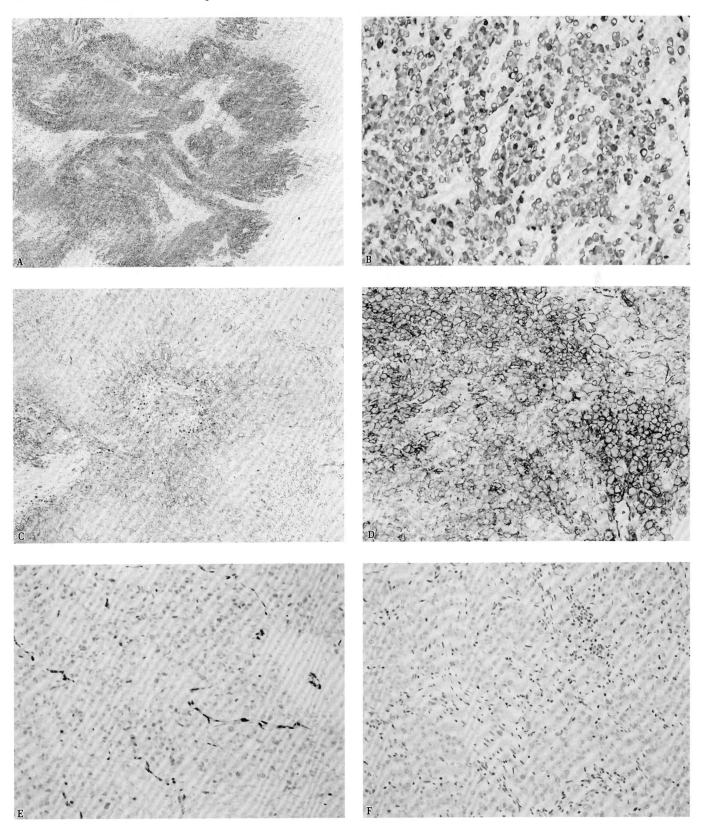

图 12-5-6 上皮样肉瘤的免疫组化

A. 经典型中的瘤细胞表达 AE1/AE3，IHC×40；B. 近端型中的瘤细胞表达 AE1/AE3，IHC×200；C. 经典型中的瘤细胞表达 CD34，IHC×100；D. 近端型中的瘤细胞表达 CD34，IHC×200；E. 瘤细胞弱阳性表达 ERG，IHC×200；F. 瘤细胞失表达 INI-1，IHC×200

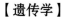

【遗传学】

经典型或近端型部分病例存在 22q11 异常，有研究表明存在 22q6-10 的杂合性缺失。*SMARCB1* 基因位于 22q，因此，*SMARCB1* 基因缺失或突变可导致 SMARCB1 蛋白缺失表达，因此通过免疫组化检测 ES 的 SMARCB1（INI-1 蛋白）常常是缺失的。

【鉴别诊断】

1. 肉芽肿性病变 如坏死性感染性肉芽肿、渐进性坏死的胶原肉芽肿、环状肉芽肿、风湿或类风湿结节等，从而延误诊断及治疗，应引起足够重视。ES 坏死结节中可见肿瘤细胞"鬼影"残存，为肿瘤性坏死，不同于炎性坏死，坏死周围的上皮样细胞有一定异型性，且表达 AE1/AE3、EMA 等上皮性标记物；而肉芽肿之上皮样细胞为组织细胞性，并可形成多核巨细胞，无明显异型性，免疫组化表达组织细胞标记，上皮性标记阴性。

2. 假肌源性血管内皮瘤 镜下由成片、偶尔呈模糊结节状排列的梭形细胞和上皮样细胞组成，这些特点均与上皮样肉瘤相似，细胞胞质染色嗜酸性，细胞核异型性不明显，核分裂指数低，肿瘤不形成中心坏死的结节状结构。背景中可见中性粒细胞。免疫组化表达 CD31、ERG，不表达 CD34，INI-1 不缺失。

3. 低分化鳞状细胞癌 肿瘤位置表浅时两者均可导致皮肤溃疡形成，但鳞状细胞癌细胞异型性大，核分裂象明显，免疫组织化学检查 AE1/AE3 阳性，不表达 vimentin、CD34 阴性，INI-1 蛋白不缺失。

4. 恶性黑色素瘤 两者均多见于表浅皮肤，瘤细胞呈上皮样，胞核空泡状，可见较明显的红核仁，但恶性黑色素瘤常侵袭表皮，异型及核分裂更明显，仔细观察胞质内常可找到黑色素，免疫组化检查很有帮助，恶性黑色素瘤 HMB45，Melan-A 和 S-100 蛋白阳性。

5. 表浅型上皮样恶性外周神经鞘膜瘤 上皮样瘤细胞呈圆形、多角形，核大而异型，胞质丰富嗜酸或透亮，核常偏位，排列成上皮样条索，结构散乱状或类似菊形团样。瘤细胞弥漫强表达 S-100 蛋白，CK 和 CD34 灶性表达，而 ES 不表达 S-100 蛋白，CK 和 CD34 弥漫强阳性。

（梅开勇）

四、肾外横纹肌样瘤

【定义】

肾外横纹肌样瘤（extrarenal rhabdoid tumor，ERT）是一种高度恶性的软组织肉瘤，主要发生于婴幼儿和儿童，瘤细胞显示横纹肌样形态特征，遗传学上显示有 *SMARCB1/INI1* 基因（22q11.2）改变，导致 INI1 表达缺失。

【编码】

ICD-O   8963/3

ICD-11   XH3RF3

【病因】

约 35% 的 ERT 病例中可检测出 *SMARCB1/INI1* 基因突变或缺失，其中的大部分为散发性。家族性病例与 *SMARCB1/INI1* 基因胚系突变相关，可有多发性横纹肌样瘤，且可发生神经鞘瘤病。故需对所有的 ERT 新病例加做遗传学检测，以确定是否有 *SMARCB1/INI1* 基因胚系突变。

【临床特征】

（一）流行病学

1. 发病率 非常罕见。

2. 发病年龄 主要发生于婴幼儿和儿童，可为先天性，偶可发生于成年人。

3. 性别 无明显差异。

（二）部位

中线部位深部软组织，如脊柱旁、颈部、会阴区、腹腔或腹膜后和盆腔。肿瘤还可发生于四肢，尤其是大腿。皮肤及内脏器官（肝、胸腺、泌尿生殖道和消化系统等）也可发生，肝脏为最常见的内脏发生部位。

（三）症状

迅速增大的软组织肿块，表皮受累时可有溃疡形成。个别病例呈皮肤多发结节。

（四）治疗

局部根治性切除，术后辅以放疗和化疗。化疗方案目前北美主要采用 COG 方案，欧洲则采用欧洲软组织肉瘤协作组（European Soft Tissue Sarcoma Study Group，EpSSG）方案。

（五）预后

预后差，中位生存期为 28 个月，5 年生存率<15%。

【病理变化】

（一）大体特征

无包膜，常>5cm。质软，切面呈灰白至褐色，常伴有出血、坏死。

（二）镜下特征

1. 组织学特征 瘤细胞呈失黏附的片状、巢状或梁状排列（图 12-5-7A、12-5-7B）。显示横纹肌样形态，即核大而偏位，染色质呈空泡状，核仁明显，胞质丰富、嗜伊红色，核旁常可见玻璃样包涵体（中间丝聚集而成），PAS 染色阳性并耐淀粉酶消化（图 12-5-7C、12-5-7D），核分裂象易见。肿瘤内常见坏死灶。一些病例主要由原始未分化的小圆细胞组成，散在或局灶可见横纹肌样细胞。其他形态包括：上皮样改变、梭形细胞形态、黏液样基质和散在的破骨细胞样巨细胞等。

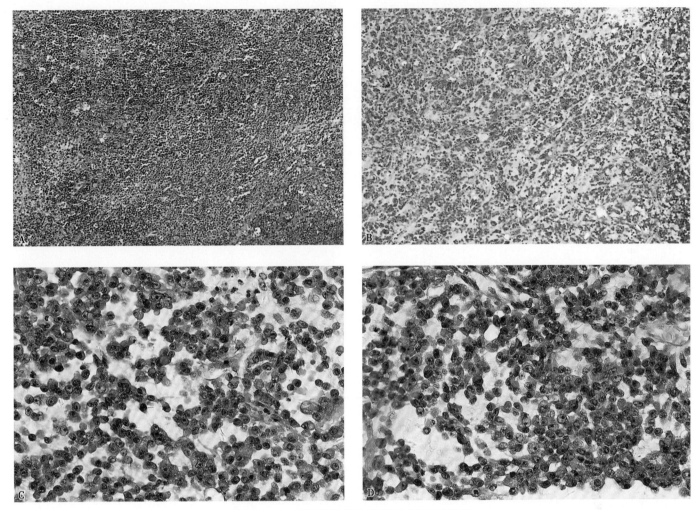

图 12-5-7 肾外恶性横纹肌样瘤的组织学特征

A. 不相黏附的肿瘤细胞实性片状排列，HE×40；B. 瘤细胞呈巢状、梁状排列，HE×40；C. 瘤细胞核大，偏位，染色质空泡状，核仁明显，HE×400；D. 瘤细胞胞质丰富、嗜酸，内含数量不等的 PAS 阳性的玻璃样小体，PAS×400

2. **免疫组织化学** 瘤细胞表达 CK、EMA 和 vimentin，多表达低分子量 CK（CK8，CK18），并常呈核旁染色（图 12-5-8A～12-5-8C）。SMARCB1/INI1 表达缺失（图 12-5-8D）。约半数病例表达 CD99 和 Syn，常呈斑片状。还可表达 SALL4 和 glypican 3。可灶性表达 S-100 蛋白。不表达 desmin、myogenin、HMB45、CD31、CD34 和 ERG。

3. **电镜观察** 核旁玻璃样包涵体为漩涡状中间丝团，直径 8～10nm，主要由细胞角蛋白组成，部分由波形蛋白组成。

【遗传学】

22q11.2 单倍体或缺失，位于 22q11.2 上的 *SMARCB1/hSN5/INI1* 基因发生纯合性缺失或突变。

【鉴别诊断】

1. **近端型上皮样肉瘤** 多发生于中年人，肿瘤好发于会阴、耻前区和肛旁等部位，镜下形态与 ERT 有重叠，但约 50% 病例表达 CD34。

2. **分化原始的胚胎性横纹肌肉瘤或具有横纹肌样** 形态的差分化横纹肌肉瘤 部分病例瘤细胞也可表达 CK，但常表达 desmin、myogenin 和 / 或 MyoD1，INI1 表达无缺失。

3. **软组织肌上皮癌** 也好发于儿童，主要由分化原始的小圆形细胞组成，可有横纹肌样形态，并可有 INI1 表达缺失，但瘤细胞除上皮性标记外，常表达提示肌上皮分化的标记物，包括 S-100 蛋白、α-SMA、calponin 和 GFAP 等。

4. **间变性大细胞淋巴瘤** 核常偏位，但瘤细胞大小多不一致，偏位的核常呈肾形、腰果样或胚胎样，有时核可呈甜甜圈样，瘤细胞表达 CD43 等 T 细胞标记，并弥漫性表达 CD30，可表达 ALK。

5. **骨外尤因肉瘤** 由形态一致的小圆细胞组成，呈分叶状分布，瘤细胞可围绕血管生长，部分病例内可见菊形团，核染色质均匀、细腻，核仁不明显，瘤细胞弥漫性表达 CD99（胞膜阳性）和 NKX2.2，INI1 表达无缺失，FISH 检测可显示 *EWSR1* 基因易位。

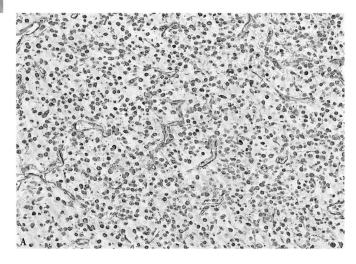

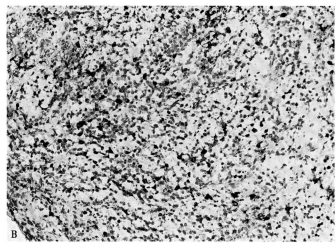

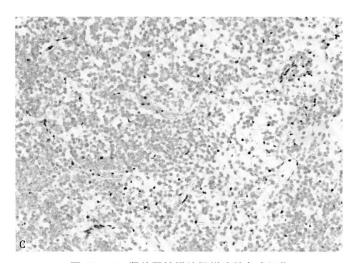

图 12-5-8　肾外恶性横纹肌样瘤的免疫组化

A. vimentin 蛋白标记，IHC×100；B. CAM2.5 蛋白标记，IHC×100；C. INI-1 蛋白标记，IHC×100

6. 差分化滑膜肉瘤　多发生于老年人，偶可发生于儿童，瘤细胞多灶性表达或为阴性表达 CK 和 / 或 EMA，常弥漫性表达 TLE1，INI1 表达无缺失，FISH 检测可显示有 *SS18* 基因易位。

7. 促结缔组织增生性小圆细胞肿瘤　好发于青年男性盆腔内，由大小不一、形状不规则的小圆细胞巢组成，瘤细胞巢之间及周围有大量增生的致密纤维结缔组织。部分病例可出现横纹肌样细胞，瘤细胞呈多向性分化，主要表达 AE1/AE3、CAM5.2、EMA、vimentin、desmin 和 NSE 等，其中 vimentin 和 desmin 呈特征性的核旁点状染色。INI1 表达无缺失，FISH 检测可显示 *EWSR1* 基因易位。

8. 其他具有横纹肌样形态的肿瘤　包括：各种类型的癌（如肾细胞癌、尿路上皮癌、肉瘤样癌、甲状腺滤泡性癌、神经内分泌癌、脉络丛癌、皮肤麦克尔细胞癌等）、肾透明细胞肉瘤、恶性黑色素瘤、恶性间皮瘤、上皮样平滑肌肉瘤、上皮样恶性周围神经鞘膜、胃肠道间质瘤、神经母细胞瘤和脑膜瘤等。

（赵志华）

五、促结缔组织增生性小圆细胞肿瘤

【定义】

促结缔组织增生性小圆细胞肿瘤（desmoplastic small round cell tumor，DSRCT）是好发于青少年腹腔和盆腔的高度恶性小圆细胞肿瘤，肿瘤细胞大小不一，形态不规则，形成大小形状不一的上皮样细胞巢，周围为大量增生的致密纤维结缔组织，免疫组化显示多方向分化特征。分子检测显示 *EWSR1-WT1* 融合基因。

【编码】

ICD-O　　　8806/3

ICD-11　　　XH5SN06

【临床特征】

（一）流行病学

1. 发病率　非常少见。

2. 发病年龄　好发于青少年，多数年龄在 15～35 岁之间，中位年龄 20 岁。

3. 性别　男性多见，男女比约为 5:1。

（二）部位

90% 以上的病例发生于盆腔、腹腔、大网膜和肠系膜。少数病例可发生于腹腔外，包括头颈部、胸膜、睾丸旁和四肢等处，但需除外转移性，并经免疫组化和分子检测证实。

（三）症状

包括腹壁膨隆、腹痛、腹盆腔内触及质硬肿块、脏器梗阻症状、体重减轻和体质明显虚弱等。

（四）影像学

B 超、CT 或 MRI 可显示腹腔内或盆腔内巨大肿块，可为多灶性（图 12-5-9）。

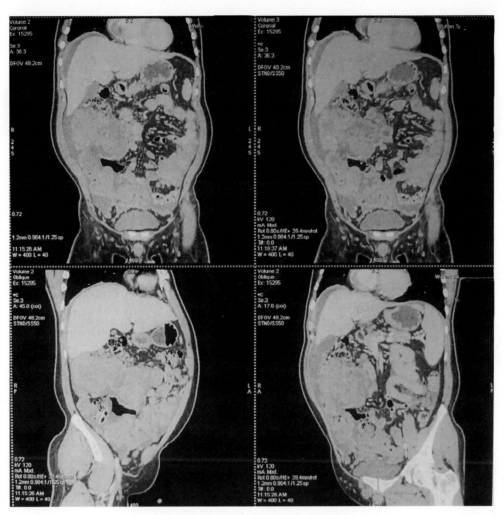

图 12-5-9 促结缔组织增生性小圆细胞肿瘤的影像学
MRI 显示腹盆腔内多发性肿块,体积巨大

（五）治疗

手术切除或减瘤手术,辅以化疗。

（六）预后

预后差,中位生存期 24 个月,5 年生存率最多为 10%～15%。病变进展迅速,早期容易发生播散种植,淋巴道及血道转移,主要转移至肝、肺、淋巴结。

【病理变化】

（一）大体特征

大网膜或腹膜上巨大肿块,结节状或分叶状,直径常 >10cm,常伴有卫星结节,切面呈灰白色,质韧,部分病例可伴有坏死。

（二）镜下特征

1. 组织学特征 由大小不等、形状不一巢状排列的未分化小圆细胞组成,分布于大量增生的致密纤维结缔组织中（图 12-5-10A～12-5-10C）。较大瘤细胞巢中央常伴有坏死或囊性变（图 12-5-10D）,纤维性间质可伴有玻璃样变或黏液样变性。除成巢排列外,瘤细胞还可呈片状、索状、梁状或器官样排列。高倍镜下瘤细胞体积较小,核深染（图 12-5-10E）,胞质少,嗜伊红色或呈空泡透亮状（图 12-5-10F）,易见核分裂象。少数病例内可出现一些形态学变异,包括瘤细胞呈印戒细胞样或横纹肌样,或呈梭形;瘤细胞巢内可见 Homer-Wright 样菊形团,或有腺腔形成,或有乳头状结构,或呈腺样囊性癌样,或呈甲状腺滤泡样。个别病例中,瘤细胞呈大细胞性,并可有多形性。

2. 免疫组织化学 瘤细胞显示多项分化特征,表达上皮（AE1/AE3、CAM5.2 和 EMA）（图 12-5-11A）、间叶（desmin、vimentin）和神经内分泌标记物（NSE、Syn 和 CgA）,其中 desmin 和 vimentin 呈特征性核旁点状阳性（图 12-5-11B、12-5-11C）。瘤细胞恒定表达 WT1（图 12-5-11D）。1/3 病例表达 CD99。不表达 CK20、CK5/6、MyoD1 和 myogenin。

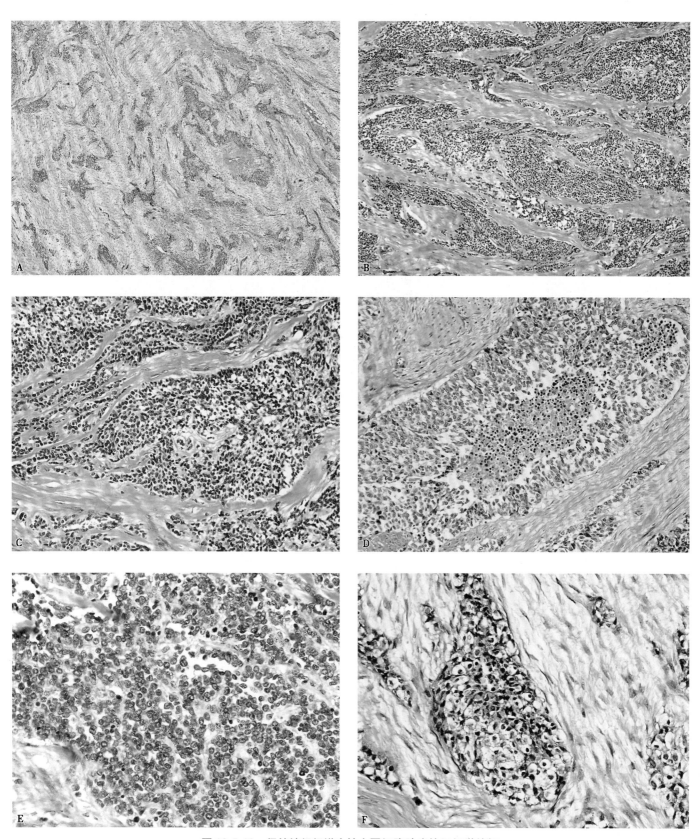

图 12-5-10 促结缔组织增生性小圆细胞肿瘤的组织学特征

A. 瘤细胞巢大小不等,周围为大量增生的致密纤维结缔组织,HE×40;B. 瘤细胞巢大小不等,周围为大量增生的致密纤维结缔组织,HE×100;C. 瘤细胞巢大小不等,周围为大量增生的致密纤维结缔组织,HE×200;D. 大的瘤细胞巢中央可伴有坏死,HE×200;E. 瘤细胞小到中等大小,核深染,胞质少,核分裂象易见,HE×400;F. 瘤细胞胞质可呈透亮状,HE×400

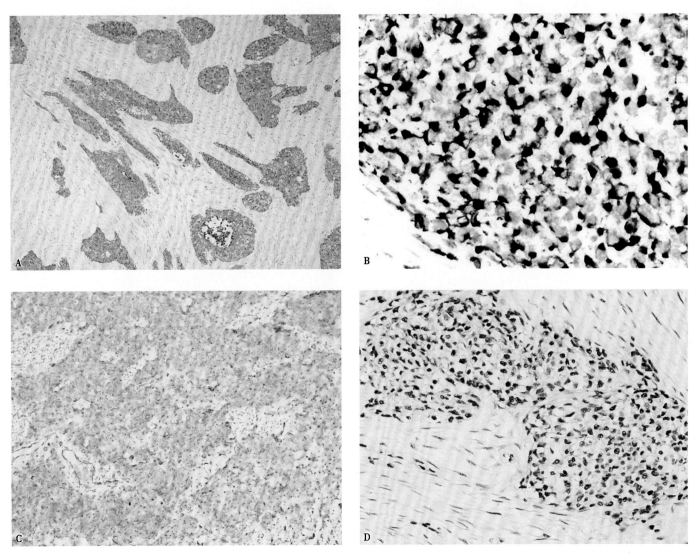

图 12-5-11　促结缔组织增生性小圆细胞肿瘤的免疫组化

A. 瘤细胞表达 CAM5.2，IHC×100；B. desmin 标记，呈核旁点状阳性，IHC×400；C. vimentin 标记，呈核旁点状阳性，IHC×200；D. 瘤细胞表达 WT-1，呈核阳性，IHC×200

【遗传学】

具有特异性的染色体易位 t（11；22）（p13；q12），并产生 *EWSR1-WT1* 融合性基因，其中 *EWSR1* 基因易位可通过 FISH 检测（图 12-5-12）。

【鉴别诊断】

1. 骨外尤因肉瘤　当骨外尤因肉瘤含有大量增生的纤维结缔组织时，容易被误诊为 DSRCT，但骨外 EWS/pPNET 瘤细胞不表达 AE1/AE3、CAM5.2、EMA、Desmin 和 WT1，强表达 CD99 和 NKX2.2，且 RT-PCR 可检出 *EWSR1-FLI-1*，而 *EWSR1-WT1* 为阴性。

2. 胚胎性或腺泡状横纹肌肉瘤　除小圆细胞外，肿瘤内可见横纹肌母细胞，瘤细胞除表达 desmin 外，还表达 MyoD1、myogenin 等肌源性标记，不表达上皮标记物。另外，3/4 横纹肌肉瘤含有特征性的 t（2；13）（q35；q14），RT-PCR 可检出 *PAX3/7-FKHR* 融合基因。

3. 腹膜弥漫性恶性间皮瘤　肿瘤细胞表达 CK5/6 和 caretinin 等间皮标记物，不表达 desmin。

4. 神经内分泌癌　DSRCT 可被误诊为神经内分泌癌，特别是穿刺活检标本。后者多弥漫强阳性表达 Syn 等神经内分泌标记，不表达 desmin。

六、软组织透明细胞肉瘤

【定义】

软组织透明细胞肉瘤（clear cell sarcoma of soft tissue，CCS-ST）又名腱和腱膜透明细胞肉瘤（clear cell sarcoma of tendon and aponeurosis），曾被称为软组织恶性黑色素瘤（malignant melanoma of soft parts）是一种发生于肢体深部软组织的恶性肿瘤，常与腱和腱膜关系密切，镜下显示巢状结构，免疫表型上瘤细胞具有色素细胞分化，遗传学上具有特征性的 t（12；22），形成 *EWSR1-ATF1* 融合性基因。

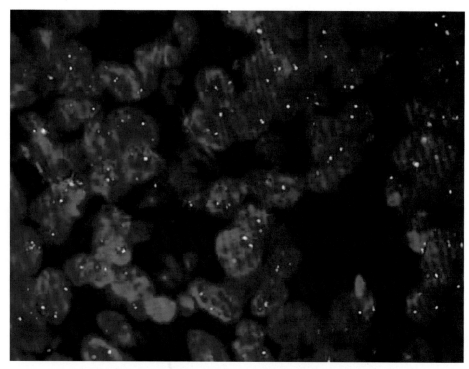

图 12-5-12 促结缔组织增生性小圆细胞肿瘤的 FISH 检测

FISH 检测 *EWSR1* 基因相关易位,瘤细胞内可见红绿分离信号(双色分离断裂探针)

【编码】

ICD-O   9044/3

ICD-11   XH1A21

【临床特征】

(一)流行病学

1. 发病率   少见。

2. 发病年龄   多发生于 30~40 岁的青年人。

3. 性别   两性均可发生,女性稍多见。

(二)部位

好发于四肢远端,尤以足和踝最为常见,其次为膝、大腿、手和前臂,偶可发生于躯干有头颈部。位置多较深,常与腱或腱膜紧密相连,可累及皮下,但表皮多完好。少数可发生于腹膜后、内脏及骨。

(三)症状

肿瘤生长缓慢,病程数周至数年不等,1/3~1/2 患者可有疼痛或触痛感。

(四)治疗

完整切除,必要时加区域淋巴结清扫。

(五)预后

预后不良,5、10 和 20 年生存率分别为 67%、33% 和 10%。50% 病例出现淋巴结转移,肺、骨转移也较常见。复发病例、直径在 5cm 以上或伴有坏死者预后不佳。

【病理变化】

(一)大体特征

多数直径 5cm 以下,偶可达 15cm。表现为境界清晰,但无明显包膜的结节状肿物,常附于腱或腱膜。切面灰白色,出血、坏死或囊性变罕见。

(二)镜下特征

1. 组织学特征   由成巢、成束或片状分布的卵圆形或梭形瘤细胞组成,之间为纤细或致密的纤维结缔组织间隔(图 12-5-13A~12-5-13D)。胞质呈淡嗜酸或嗜双色性,少部分病例可呈透亮状,核呈圆形或卵圆形,染色质空泡状,可见明显大核仁(图 12-5-13E),核分裂象多少不等(平均 4/10HPF)。近半数病例可见花环状多核巨细胞(图 12-5-13F)。部分病例内可见色素沉着,常为局灶性。少数病例间质可伴有黏液样变性。复发或转移性肿瘤可有明显异型性。

2. 免疫组织化学   瘤细胞表达 S-100 蛋白、SOX10、HMB45、Melan-A、MiTF 和酪氨酸激酶(图 12-5-14),并可表达 bcl-2、CD57 和 NSE 等标记。

【遗传学】

大多数病例(>90%)显示 t(12;22)(q13;q12),并形成 *EWSR1-ATF1* 融合基因。少数病例(6%)显示 t(2;22),并形成 *EWSR1-CREB1* 融合性基因。

【鉴别诊断】

1. 纤维肉瘤   部分透明细胞肉瘤肿瘤细胞呈梭形束状排列似纤维肉瘤,但后者肿瘤内不见多核巨细胞及胞内黑色素颗粒,不表达 S-100 蛋白、HMB45 和 Melan-A 等色素细胞标记。

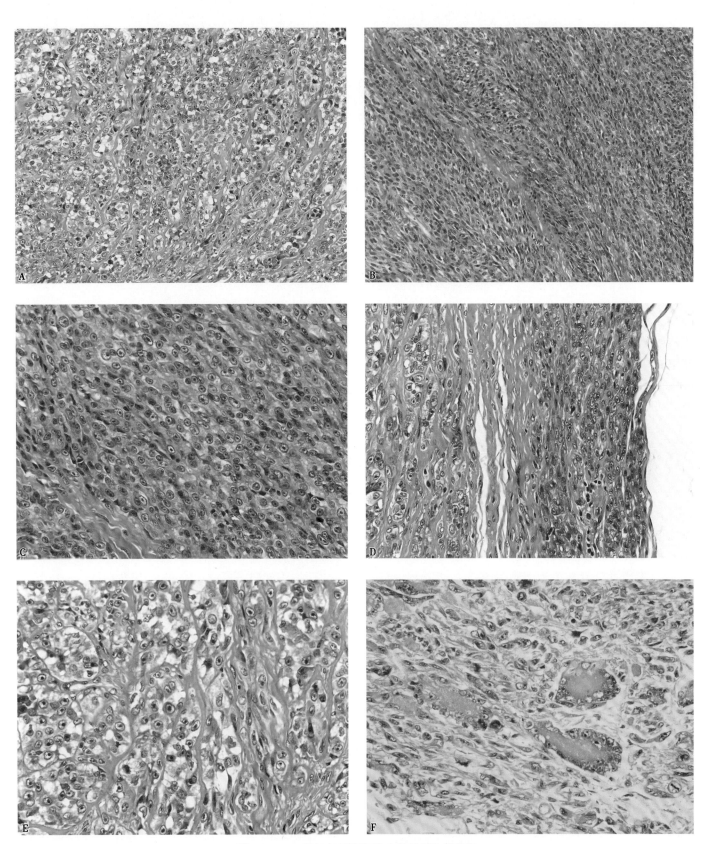

图 12-5-13　软组织透明细胞肉瘤的组织学特征

A. 纤维组织分隔肿瘤细胞巢，HE×200；B. 肿瘤细胞条束状排列，HE×200；C. 肿瘤细胞弥漫片状分布，HE×400；D. 胞质丰富透亮（左侧）或嗜酸（右侧）的瘤细胞，HE×200；E. 示空泡状核及明显大核仁，HE×400；F. 可见散在的多核巨细胞，HE×400

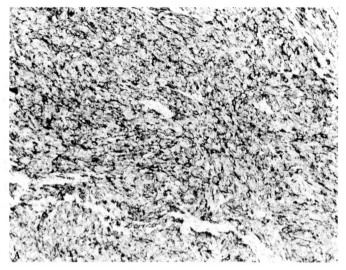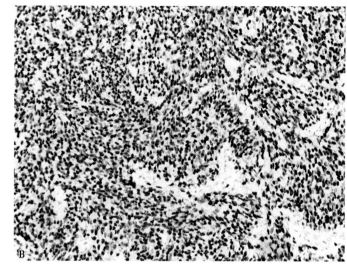

图 12-5-14 软组织透明细胞肉瘤的免疫组化
A. 瘤细胞表达 HMB45，IHC×100；B. 瘤细胞表达 SOX10，IHC×100

2. 恶性黑色素瘤 少数 CCS-ST 可发生于真皮内，可被误诊为恶性黑色素瘤。与 CCS-ST 相比，恶性黑色素瘤中的瘤细胞常显示较为明显的多形性，核分裂象易见，除色素细胞标记外，还可表达 CD117。分子检测可显示为 *BRAF*、*KIT* 或 *NRAS* 基因突变，而无 *EWSR1* 基因易位。

3. 富于细胞性蓝痣 多数病例发生于臀部，也可发生于肢体。病变位于真皮内，常呈哑铃状突向皮下组织，由成束或成巢的透明梭形细胞组成，并由致密的胶原纤维所分隔，病变周边常显示有典型蓝痣形态。可有与 CCS-ST 相似的花环样多核巨细胞，常含有大量的色素，但也可低色素或无色素。分子检测可显示 *GNAQ* 突变，但无 *EWSR1* 基因易位。

4. 副节瘤样真皮色素细胞肿瘤 为发生于真皮和皮下的结节，体积较小，周界多较清楚。由成巢或成索的梭形或圆形组成，胞质淡染或透亮，瘤细胞可表达 S-100 蛋白、HMB45 和 Melan-A，但 FISH 检测无 *EWSR1* 基因易位。

5. 血管周上皮样细胞肿瘤 较少发生于皮肤，主要由成片或器官样排列的透明细胞组成，富含纤维血管间隔，间质可伴有玻璃样变，瘤细胞常表达 HEMB45 和 Melan-A 等色素细胞标记，但不表达 S-100 蛋白和 SOX10。

6. 其他肿瘤 包括恶性周围性神经鞘膜瘤和梭形细胞滑膜肉瘤等。

（郑雄伟 力 超）

七、胃肠道透明细胞肉瘤样肿瘤

【定义】

胃肠道透明细胞肉瘤样肿瘤（clear cell sarcoma-like tumor of the gastrointestinal tract，CCSLGT）是一种发生于胃肠道的高度恶性间叶源性肿瘤，具有软组织透明细胞肉瘤类似特征，但无黑色素分化证据。其最初被描述性命名为胃肠道含破骨巨细胞、有软组织透明细胞肉瘤特点的肿瘤。近年 Stockman 等研究显示，CCSLGT 细胞内具有分泌性致密核心颗粒、分泌小泡和神经元突触样结构等神经外胚层分化的证据，因此他认为这类肿瘤更准确的名称应为恶性胃肠道神经外胚层肿瘤（malignant gastrointestinal neuroectodermal tumor，MGNET）。新版 WHO 消化道肿瘤分册直接采用胃肠道透明细胞肉瘤（gastrointestinal clear cell sarcoma）这一名称。

【临床特征】

（一）流行病学

1. 发病率 非常罕见，目前文献报道 40 余例。

2. 发病年龄 好发于中青年，中位年龄 36 岁，年龄范围 10～81 岁。

3. 性别 无明显性别差异。

（二）部位

多发生于小肠，特别是回肠，少数病例可发生于胃和大肠。

（三）症状

主要表现为腹部肿块、肠梗阻或大便带血，可伴有不同程度的腹痛、贫血等症状。

（四）治疗

局部根治性切除，尚无数据显示术后放疗和化疗的作用。

（五）预后

侵袭性高，预后差，多在诊断后 2～3 年内死亡。易转移至淋巴结，并可转移至肝和肺。

【病理变化】

（一）大体特征

肿瘤多为浸润性溃疡型肿块，直径 1.8～15cm，平均

5.5cm。切面实性,灰白色或灰褐色,可伴有出血和坏死。

（二）镜下特征

1. **组织学特征** 肿瘤位于黏膜下和肌层内,可累及黏膜。由卵圆形、圆形、梭形或上皮样细胞组成,多呈片状或巢状排列,也可呈假乳头状、假肺泡样、梁状、束状、条索状、微囊状或假菊形团样排列(图 12-5-15A～12-5-15C)。瘤细胞胞质呈淡嗜伊红色或双染性,透明细胞形态可不明显,胞核居中,染色质呈空泡状,可见小核仁,有时可见核内包涵体,核分裂象多少不等(平均6/10HPF)。部分病例内可见散在分布的破骨细胞样巨细胞(图 12-5-15D)。肿瘤内常可见坏死。原发性肿瘤内的瘤细胞形态多较一致,复发性肿瘤内的瘤细胞可显示有多形性。

2. **免疫组织化学** 瘤细胞表达 S-100 蛋白、SOX10 和 vimentin(图 12-5-16A),部分病例可不同程度表达 CD56、Syn、NSE,不表达 HMB45、Melan-A 和 MiTF 等色素细胞标记,也不表达上皮性标记、肌源性标记、

CD117、DOG1、CD34 和 CD99 等标记。破骨细胞样巨细胞表达 CD68(图 12-5-16B)。

【遗传学】

与软组织透明细胞肉瘤相似,涉及 *EWSR1* 基因(22q12)易位,并与 *CREB1*(2q34)和 *ATF1*(12q13)形成融合基因。

【鉴别诊断】

1. **转移性软组织透明细胞肉瘤** 除可表达 S-100 蛋白和 SOX10 外,还可表达 HMB45 和 Melan-A 等色素细胞标记,电镜观察可见黑色素体。

2. **胃肠道间质瘤** 瘤细胞表达 CD117 和 DOG1,部分病例可表达 CD34,分子检测可显示 KIT 或 PDGFRA 基因突变,FISH 检测无 *EWSR1* 基因易位。

3. **上皮样恶性外周神经鞘膜瘤** 是恶性外周神经鞘膜瘤的少见亚型,肿物多与神经相连,瘤细胞呈上皮样,可强表达 S-100 蛋白、SOX10,也不表达 HMB-45、Melan-A、MiTF。*EWSR1* 基因重排有助于鉴别。

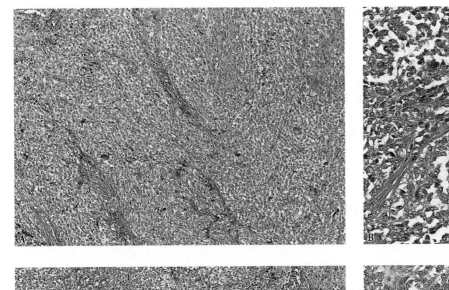
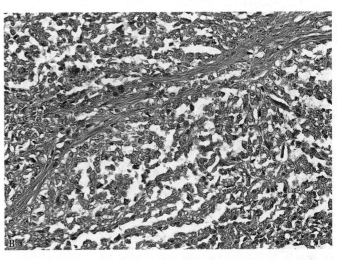
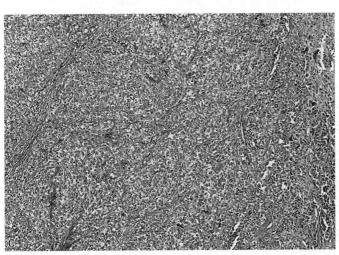
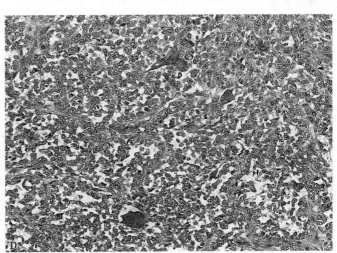

图 12-5-15 胃肠道透明细胞肉瘤样肿瘤的组织学特征

A. 肿瘤细胞呈实性片状排列,HE×100;B. 肿瘤细胞呈假乳头状排列,HE×200;C. 肿瘤细胞呈假肺泡样排列,HE×100;D. 可见散在、不均匀分布的破骨细胞样巨细胞,HE×200

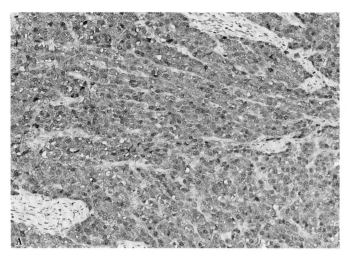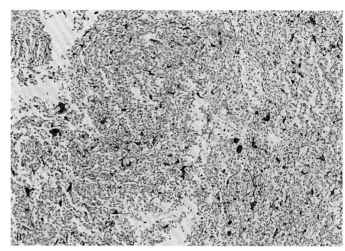

图 12-5-16 胃肠道透明细胞肉瘤样肿瘤的免疫组化
A. 瘤细胞表达 S-100 蛋白,IHC×200;B. 多核巨细胞表达 CD68,IHC×100

4. 转移性恶性黑色素瘤 既往有恶性黑色素瘤病史,转移至小肠可为多结节性。瘤细胞表达色素细胞标记,FISH 检测无 *EWSR1* 基因易位。

5. 其他肿瘤 包括腺泡状横纹肌肉瘤、骨外尤因肉瘤、滑膜肉瘤、肉瘤样癌和血管周上皮样细胞肿瘤等。

(赵志华)

八、伴有 *EWSR1* 基因易位的肺原发性黏液样肉瘤

【定义】

伴有 *EWSR1* 基因易位的肺原发性黏液样肉瘤(primary pulmonary myxoid sarcoma with EWSR1-CREB1 fusion,PPMS)是发生于肺的恶性肿瘤,典型病例发生于支气管腔内。显微镜下表现为轻度异型的小圆形、梭形细胞呈缎带样或条索样排列于广泛黏液间质中,低倍镜下可形成模糊的结节状结构。肿瘤有特征性的 *EWSR1-CREB1* 融合基因形成。

【编码】

ICD-O　　8842/3

【病因】

多数患者为吸烟患者,但尚无证据显示吸烟是疾病确定的诱因。

【临床特征】

(一)流行病学

1. **发病率** 较为罕见,目前文献共约 20 例报道。

2. **发病年龄** 23~80 岁,平均年龄 45 岁。

3. **性别** 女性略多见。

(二)部位

多见于支气管腔内,个别位于肺实质内毗邻支气管生长。

(三)症状

患者可有咳嗽、咯血等症状,也可出现体重减轻、肿瘤转移等全身症状,也有患者无特殊症状,因体检发现。

(四)影像学

CT 常显示肺门部肿块伴气道阻塞表现。

(五)治疗

手术切除。

(六)预后

多数患者切除后可获治愈,但也有少部分病例转移至脑、肾及对侧肺。

【病理变化】

(一)大体特征

肿瘤境界清楚或结节状,大小直径 1.5~13cm,多 <4cm,切面灰白、灰黄或胶冻样。

(二)镜下特征

1. **组织学特征** 几乎所有肿瘤均与支气管相关,多数位于支气管腔内,也可扩散浸润到周围的肺实质。少数肿瘤周围有纤维增生形成的假包膜。低倍镜下肿瘤呈模糊的分叶状,间质明显的黏液变性(图 12-5-17A),瘤细胞为小圆形、多角形、梭形、星形,呈网状、条索状排列于黏液样基质中(图 12-5-17B),类似于骨外黏液样软骨肉瘤,有的区域瘤细胞丰富,也呈小簇状或实性片状排列(图 12-5-17C)。瘤细胞的非典型性程度不等,多数轻 - 中度异型(图 12-5-17D),也有局灶重度异型,但未出现广泛的明显异型性;核分裂象一般不超过 5 个 /10HPF(图 12-5-17E)。部分病例可见坏死。间质除黏液变性外,也可出现局灶胶原化,文献报道有 1 例在细胞丰富的实性区出现鹿角形分支的血管。多数病例可见慢性炎细胞浸润(图 12-5-17F),主要为淋巴细胞、浆细胞,有的甚至出现淋巴滤泡反应,有时见少量嗜酸性粒细胞和组织细胞。

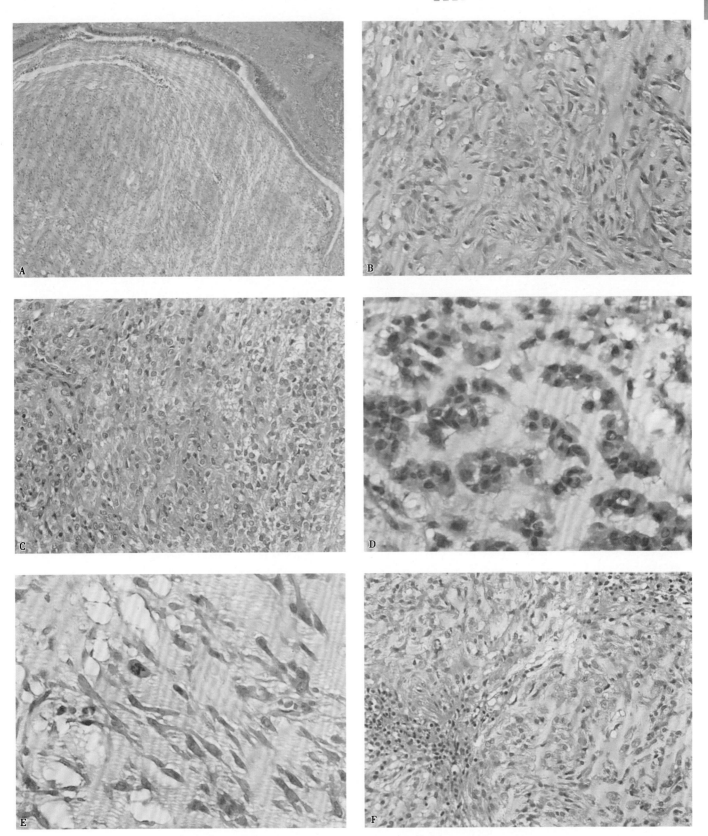

图 12-5-17 伴有 *EWSR1* 基因易位的肺原发性黏液样肉瘤的组织学特征

A. 肿瘤突向支气管腔内生长，低倍镜下呈模糊的多结节状，背景广泛黏液变，HE×40；B. 肿瘤细胞多边形或短梭形，疏松网状分布于黏液样背景中，间质可见黏液空泡，HE×200；C. 灶性区瘤细胞略丰富，细胞呈小圆形，片状排列，HE×200；D. 高倍镜下，肿瘤细胞轻-中度异型，核大小较一致，核浆比略高，HE×400；E. 肿瘤细胞可见病理性核分裂象，HE×400；F. 肿瘤内灶性区见淋巴、浆细胞浸润，HE×200

2. **免疫组织化学** 肿瘤细胞无特殊标记，vimentin阳性，部分（约50%）有EMA的局灶性弱表达，而其他上皮标记、肌源性标记、神经内分泌标记及CD34、S-100蛋白均阴性，但个别病例报道中出现肿瘤细胞局灶有Syn、CD56、S-100蛋白的弱表达。超微结构显示瘤细胞可能具有（肌）成纤维细胞的分化方向。

【遗传学】

有特征性的*EWSR1-CREB1*融合基因形成，有两种易位形式，*EWSR1*外显子7与*CREB1*外显子7的融合，或*EWSR1*外显子7与*CREB1*外显子8的融合。可用FISH或RT-PCR检测融合基因辅助诊断（图12-5-18）。

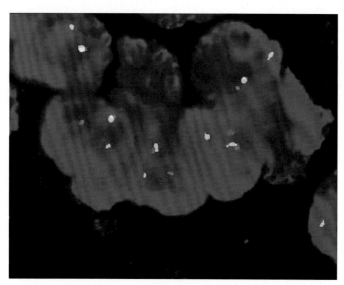

图12-5-18 伴有*EWSR1*基因易位的肺原发性黏液样肉瘤FISH检测

瘤细胞内可见红绿信号分离（EWSR1双色断裂分离探针）

【鉴别诊断】

1. **骨外黏液样软骨肉瘤** 多累及四肢深部组织，尤以肌肉内多见，罕见报道发生于肺。瘤细胞为形态大小较一致的卵圆形或短梭形软骨母细胞样细胞，呈细网状、带状、条索状、小梁状或假腺泡样排列，常形成花边样外观；背景为富含硫酸黏液的基质。少数病例出现富于细胞形态或横纹肌样瘤的形态。免疫表达上无特异性标记，部分病例有S-100蛋白、CD117、EMA、Syn、NSE的局灶或弱阳性，出现横纹肌样瘤细胞形态的肿瘤常伴INI-1丢失。分子遗传学上有特征性的染色体易位，涉及*NR4A3*基因。

2. **肌上皮肿瘤** 包括良性的肌上皮瘤及恶性的肌上皮癌，发生于肺者较罕见，可生长于支气管腔内伴阻塞症状，也可发生于肺外周部。肉眼肿瘤界清，切面灰黄，恶性者常体积较大，伴出血坏死及浸润性边界。镜下肿瘤细胞排列呈巢状、条索状、假腺泡状或实性片状；背景

多变，可为黏液样或玻璃样变；瘤细胞上皮样或梭形，核大小较一致，胞质嗜酸或透亮，可出现核偏位胞质嗜酸的浆样细胞形态；恶性者常伴细胞核异型、可辨认的核仁、核分裂增多、肿瘤性坏死、未分化的小圆细胞成分，并可寻见脉管侵犯。免疫组化瘤细胞表达CK、S-100蛋白、calponin，部分病例还表达α-SMA、P63、EMA、GFAP、CD10，但Desmin、CD34阴性。分子遗传学上部分病例有涉及*EWSR1*或*FUS*基因的易位。

3. **血管瘤样纤维组织细胞瘤** 与PPMS有同样的*EWSR1-CREB1*融合基因，但AnFH好发于青少年，多累及四肢、躯干和头颈的皮下部位，也有文献报道可罕见于腹膜后、纵隔、外阴、卵巢、肺、骨、颅内等深部软组织和脏器。瘤细胞形态似组织细胞或树突细胞，胞质淡嗜酸性，边界不清，常含细颗粒状含铁血黄素，低倍镜下瘤细胞排列呈结节状、岛状或触角样延伸，高倍镜下可见局灶漩涡状或席纹状排列。肿瘤周边常出现淋巴滤泡反应，与厚的纤维性假包膜一起形成特征性的淋巴细胞鞘。部分肿瘤中央有出血区，呈囊性变或裂隙样改变。少见病例会出现灶性区或广泛的间质黏液变性，肿瘤细胞被黏液冲散呈疏松片状、网状排列于黏液样间质中，此时与PPMS鉴别有些困难，但黏液区与经典区域的移行有助于AnFH的诊断，且AnFH的肿瘤细胞表达CD68、desmin（胞质内树突状阳性）、EMA、CD99，也有助鉴别。

（范钦和 贡其星）

九、双表型鼻窦鼻腔肉瘤

【定义】

双表型鼻窦鼻腔肉瘤（biphenotypic sinonasal sarcoma，BSNS）是一种发生于鼻腔和鼻窦的低度恶性梭形细胞肉瘤，免疫表型上显示神经和肌源性双相分化，也称具有神经和肌样特征的低级别鼻窦鼻腔肉瘤（low-grade sinonasal sarcoma with neural and myogenic features）。遗传学上，该肿瘤具有t(2；4)(q35；q31)，产生*PAX3-MAML3*融合基因。

【临床特征】

（一）流行病学

1. **发病率** 比较少见，迄今为止文献上有100多例报道。

2. **发病年龄** 多发生于成年人，年龄范围24～85岁，平均年龄52岁。

3. **性别** 女性多见，男：女比1：（2～3）。

（二）部位

鼻腔或鼻窦，最常见于鼻腔上部和/或筛窦，少数可累及眼眶，偶可侵及筛板和颅底。

（三）症状

包括鼻塞、面部压迫感和呼吸困难，少数病例可有面部疼痛和轻度溢泪。部分患者有鼻息肉等鼻腔鼻窦手术史。

（四）影像学

CT 和 MRI 检查显示为不均匀增强的异质性肿块（图 12-5-19），可伴有骨质破坏或骨炎。

（五）治疗

手术完整切除为主。

（六）预后

近半数病例在治疗后有局部复发现象，且多在治疗后 1～9 年内复发。现有随访资料中，未发现远处转移，未发现因该病死亡患者病例。

【病理变化】

（一）大体特征

呈灰红色或灰褐色息肉样碎组织，与普通的鼻息肉相比质地偏实，最大径可达 6.5cm。其他方面与其他间叶源性肿瘤并无明显差别。

（二）镜下特征

1. 组织学特征　低倍镜下，肿瘤边界不清，无包膜，呈浸润性生长。由较为丰富的梭形细胞组成，间质较少。梭形细胞多呈束状或编织状排列，也可呈漩涡状或鱼骨样排列，多数病例中可见血管外皮瘤样结构。被覆的呼吸道黏膜上皮可伴随增生，并常在黏膜表面呈腺样或小囊状内陷，与梭形瘤细胞相混杂，形成类似女性生殖道的腺肉瘤形态。高倍镜下，梭形瘤细胞形态比较一致，可显示轻度异型性，染色质均匀，核仁不明显，核分裂象罕见。少数病例（11%）可局部表现出横纹肌分化特征。间

质内偶可含有少量淋巴细胞和胶原纤维。约 21% 的病例可显示肿瘤侵犯周围骨组织（图 12-5-20）。

2. 免疫组织化学　显示特征性的双表型，即瘤细胞可同时表达 S-100 蛋白和 α-SMA/MSA（图 12-5-21），可为弥漫性、斑片状、局灶性或散在个别细胞表达。此外，瘤细胞还可弥漫性或局灶表达 β-catenin。伴横纹肌母细胞分化的病例可程度不等表达 desmin、myogenin 和 MyoD1，其中 MyoD1 阳性率可达 91%，myogenin 阳性率相对较低（20%）。myogenin 表达见于有 *PAX3-MAML3* 融合基因的病例。瘤细胞一般不表达 AE1/AE3、SOX10、HMB45 和 CD34。新近文献报道，BSNS 可表达 PAX3，具有较高的敏感度和特异性，在 BSNS 的诊断和鉴别诊断中有一定价值。

3. 电镜观察　可见中等量的中间丝和粗面内质网，以及质膜下细丝和致密体。

【遗传学】

显示 t（2；4）（q35；q31.1），形成 *PAX3-MAML3* 融合基因（57%～79%），少数病例显示 inv（2）（q35p23）和 t（2；13）（q35；q14），形成 *PAX3-NCOA1* 和 *PAX3-FOXO1* 融合基因。个别病例显示 *PAX3-WWTR1* 和 *PAX3-NCOA2* 融合基因。

【鉴别诊断】

1. 梭形细胞型滑膜肉瘤　形态上可与 BSNS 有一定的重叠，但瘤细胞可局灶性表达 CK 和 EMA，并常表达 bcl-2、CD99 和 calponin，TLE-1 常呈弥漫性阳性，一般不表达 S-100 蛋白和 α-SMA，FISH 检测显示有 *SS18* 基因易位。

2. 恶性周围神经鞘膜瘤　瘤细胞较 BSNS 显示有

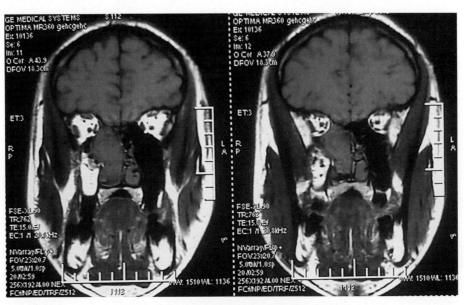

图 12-5-19　双表型鼻腔鼻窦肉瘤的影像学
MRI 检查示右侧鼻腔巨大占位

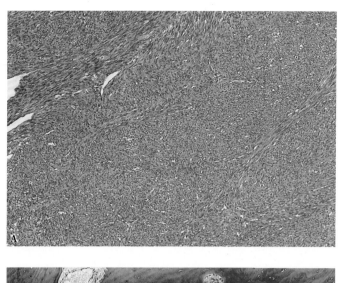
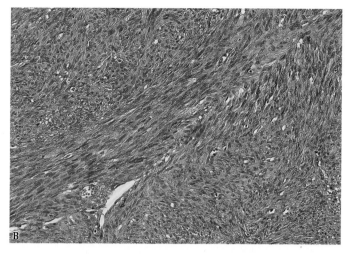
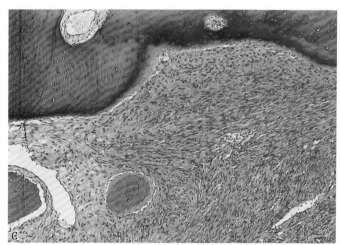
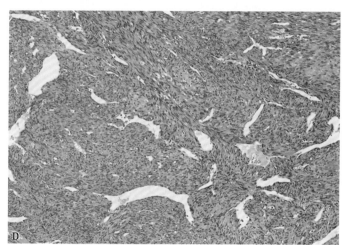
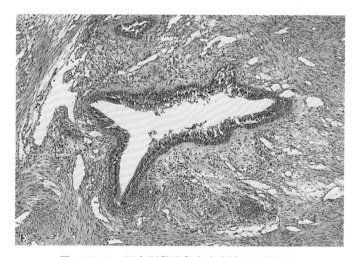

图 12-5-20 双表型鼻腔鼻窦肉瘤的组织学特征

A. 瘤细胞梭形，呈簇状结构或"人"字形结构，HE×100；B. 瘤细胞高度一致，核细长，核仁不明显，异型性小，HE×200；C. 瘤细胞侵犯骨组织，HE×100；D. 部分区域可见血管外皮瘤样结构 HE×100；E. 表面上皮增生呈腺样，与梭形细胞混合，似腺肉瘤，HE×100

明显的异型性，核分裂象易见，瘤细胞不表达 α-SMA 或 MSA，H3K27Me3 标记常显示为失表达。

3. **恶性蝾螈瘤** 多发生于恶性周围神经鞘膜瘤的基础上，可见散在的横纹肌母细胞，可与伴有横纹肌母细胞分化的少数 BSNA 病例相混淆，但后者 α-SMA 常阴

性，鉴别困难时可借助 FISH 检测 *PAX3* 基因相关易位。

4. **鼻腔鼻窦血管外皮瘤** 瘤细胞核多呈卵圆形或圆形，表达 α-SMA，但不表达 S-100 蛋白。

5. **平滑肌肉瘤** 瘤细胞异型性较明显，胞质嗜伊红色，核可呈雪茄样，瘤细胞弥漫性表达 α-SMA。

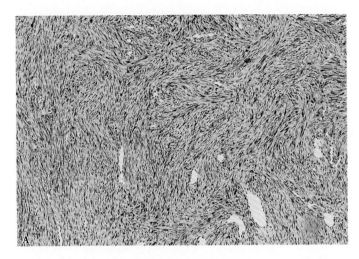

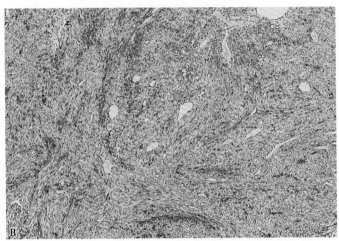

图 12-5-21 双表型鼻腔鼻窦肉瘤的免疫组化
A. S-100 蛋白标记, IHC×100; B. α-SMA 蛋白标记, IHC×100

6. 成人型纤维肉瘤 瘤细胞异型性较大,核分裂象易见,且间质胶原纤维可见玻璃样变性、黏液样变性及骨软骨化生但免疫组化 S-100 阴性。

7. 孤立性纤维性肿瘤 瘤细胞常呈疏密交替性分布,间质内可见绳索样或粗大的胶原纤维束,瘤细胞表达 CD34 和 STAT6。

8. 其他肿瘤 包括神经鞘瘤和内翻性乳头状瘤等。

(李道明)

十、SMARCA4 缺失性胸腔肉瘤

【定义】

SMARCA4 缺失性胸腔肉瘤(SMARCA4-deficient thoracic sarcoma)是一种新近报道的高侵袭性差分化恶性肿瘤,主要发生于成年人的胸腔,以瘤细胞失表达或明显降低表达 SMARCA4(BRG1)并失表达 SMARCA2(BRM)为特征。

【发病机制】

SMARCA4 位于 19q,编码 BRG1 蛋白(SWI/SNF 复合体蛋白之一)。SWI/SNF 复合体在肿瘤抑制、调节转录和促进细胞分化中起着重要的作用。SMACA4 缺陷性胸腔肉瘤存在 SMARCA4 失活性突变,与 SMARCA4 缺陷性肿瘤的发生相关。

SMARCA4 缺失性肿瘤包括卵巢高钙血症性小细胞癌、一部分非典型性畸胎瘤样肿瘤 / 横纹肌样瘤、一些发生于内膜、胃肠道和肺的癌(可为腺癌、鳞状细胞癌、差分化癌或具有横纹肌样形态)。

【临床特征】

(一)流行病学

1. 发病率 少见,目前文献上的病例报道不足 50 例。

2. 发病年龄 多发生于成年人,年龄范围 27～82 岁,中位年龄 40 多岁。

3. 性别 男性多见,男∶女为 3∶1。

(二)部位

主要发生于胸腔内,包括胸腔、胸壁、纵隔和肺,可累及腹腔。偶可发生于子宫等部位。

(三)症状

多为胸腔巨大占位及发生转移所产生的相应症状。

(四)影像学

CT 和 MRI 检查可显示胸腔内巨大占位(图 12-5-22),常有肺气肿或肺大疱表现。

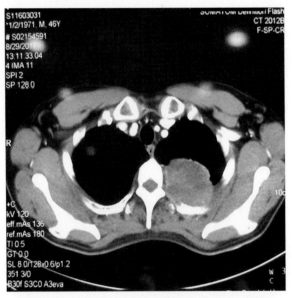

图 12-5-22 SMARCA4 缺失性胸腔肉瘤的影像学征
CT 显示左胸腔占位

(五)治疗

手术完整切除,联合放化疗。针对 PRC 复合物的靶向治疗(EZH2 抑制剂)有待于探索。

(六)预后

预后差,临床进展快,多在 2 年内死亡,中位生存期

为4～7个月。

【病理变化】

1. 组织学特征 分化差,常显示为弥漫成片的大多边形或上皮样细胞,核染色质呈空泡状,可见核仁,核分裂象易见(图12-5-23),部分病例中瘤细胞可呈横纹肌样。部分病例或肿瘤的部分区域内可见梭形细胞成分,部分区域内的间质可伴有黏液样变。肿瘤内常见地图样坏死。

2. 免疫组织化学 瘤细胞失表达或明显降低表达SMARCA4(BRG1)(图12-5-24),并失表达SMARCA2(BRM),而SMARCB1(INI1)表达无缺失。此外,瘤细胞还可表达CK、CD34、SOX2和SALL4,但不表达desmin、NUT、S-100蛋白和claudin-4。

【遗传学】

Sanger测序可显示*SMARCA4*基因c.1546A>T(p.516Lys>Ter)突变。

【鉴别诊断】

包括差分化癌、恶性横纹肌样瘤和上皮样肉瘤等。与SMARCA4缺陷性差分化癌的鉴别可借助于claudin-4和SMARCA2(BRM)标记。

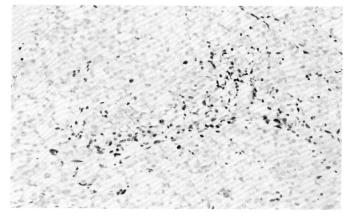

图12-5-24 SMARCA4缺失性胸腔肉瘤的免疫组化
瘤细胞SMARCA4表达缺失,IHC×100

(孙月芳 王 坚)

参 考 文 献

1. Benet-Pagès A, Orlik P, Strom TM, et al. An FGF23 missense mutation causes familial tumoral calcinosis with hyperphosphatemia. Hum Mol Genet, 2005, 14(3): 385-390.

2. Hacihanefioglu Lr. Tumoral calcinosis. A clinical and pathological study of eleven unreported cases in Turkey. J Bone Joint Surg Am, 1978, 60(8): 1131-1135.

3. Hershkovitz D, Gross Y, Nahum S, et al. Functional characterization of SAMD9, a protein deficient in normophosphatemic familial tumoral calcinosis. J Invest Dermatol, 2011, 131(3): 662-669.

4. Ibrahim Fathi, Mahmoud Sakr. Review of tumoral calcinosis: A rare clinico-pathological entity. World J Clin Cases, 2014, 2(9): 409-414.

5. Topaz O, Shurman DL, Bergman R, et al. Mutations in GALNT3, encoding a protein involved in O-linked glycosylation, cause familial tumoral calcinosis. Nat Genet, 2004, 36(6): 579-581.

6. 于顺禄,卞昭汉,李瑞宗. 五例肿瘤样钙盐沉着症的临床病理分析. 中华病理学杂志, 1991, 20(3): 228-228.

7. Abdelsayed RA, Said-Al-Naief N, Salguerio M, et al. Tophaceous pseudogout of the temporomandibular joint: a series of 3 cases. Oral surgery, oral medicine, oral pathology and oral radiology, 2014, 117(3): 369-375.

8. Mikami T, Takeda Y, Ohira A, et al. Tumoral calcium pyrophosphate dihydrate crystal deposition disease of the temporomandibular joint: identification on crystallography. Pathology Int, 2008, 58(11): 723-729.

9. Richette P, Bardin T, Doherty M. An update on the epidemiology of? Calcium pyrophosphate dehydrate crystal deposition disease. J Rheumatology(Oxford), 2009, 48(7): 711-715.

10. Ward IM, Scott JN, Mansfield LT, et al. Dual-energy computed tomography demonstrating destructive calcium pyrophosphate deposition disease of the distal radioulnar joint mimicking topha-

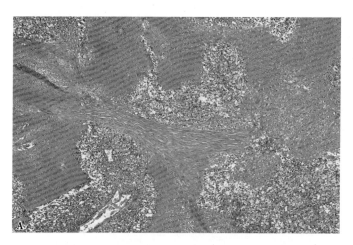

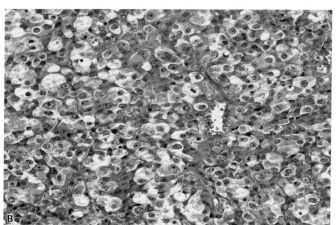

图12-5-23 SMARCA4缺失性胸腔肉瘤的组织学特征

A.肿瘤内伴有大片坏死,HE×12.5;B.弥漫成片的大多边形或上皮样细胞,HE×400

ceous gout. J Clin Rheumatol, 2015, 21（6）: 314-317.

11. Yamakawa K, Iwasaki H, Ohjimi Y, et al. Tumoral calcium pyro-phosphate dehydrate crystal deposition disease. A clinicopathologic analysis of five cases. Pathol Res Pract, 2001, 197（7）: 499-506.

12. 蒋智铭, 张惠箴. 焦磷酸钙结晶沉积病（假性痛风）二例. 中华病理学杂志, 2009, 38（12）: 848-849.

13. 叶伟胜, 张建国, 王淑丽, 等. 焦磷酸钙结晶沉积症的临床诊断与治疗. 中华骨科杂志, 2007, 27（12）: 915-919.

14. 尹海波, 徐瑾, 王瑞琳, 等. 二水焦磷酸钙结晶沉积症 60 例临床病理分析. 临床与实验病理学杂志, 2016, 32（11）: 1267-1269.

15. Foreid H, Barroso C, Evangelista T, et al. Intracerebral amyloid-oma: case report and review of the literature. Clin Neuropathol, 2010, 29（4）: 217-222.

16. Gerry D, Lentsch EJ. Epidemiologic evidence of superior out-comesfor extramedullaryplasmacytoma of the head and neck. Otolaryngol Head Neck Surg, 2013, 148（6）: 974-981.

17. Krishnan J, Elrod JP, Frizzera G, et al.Tumoral presentation of amyloidomas in soft tissues.A report of 14 cases. Am J Clin-Pathol, 1993, 100（2）: 135-144.

18. Lipper S, Kahn LB. Amyloid tumor. A clinicopathologic study of four cases. Am J Surg Pathol, 1978, 2（2）: 141-145.

19. Tan CL, Tan SH, Ng SB, et al.Expect the unexpected: report of a case of pediatric pharyngeal extraosseous plasmacytoma with tumefactive amyloidosis（"amyloidoma"）and a review of the lit-erature. Head Neck Pathol, 2015, 9（4）: 431-435.

20. Maleszewski JJ, Larsen BT, Kip NS, et al. PRKAR1A in the devel-opment of cardiac myxoma: a study of 110 cases including isolated and syndromic tumors. Am J Surg Pathol, 2014, 38（8）: 1079-1087.

21. Swartz MF, Lutz CJ, Chandan VS, et al. Atrial myxomas: patho-logic types, tumor location, and presenting symptoms. J Card Surg, 2006, 21（4）: 435-440.

22. Pucci A, Gagliardotto P, Zanini C, et al. Histopathologic and clinical characterization of cardiac myxoma: review of 53 cases from a single institution. Am Heart J, 2000, 140（1）: 134-138.

23. Cabral CE, Guedes P, Fonseca T, et al. Polyostotic fibrousdys-plasia associated with intramuscular myxomas: Mazabraud's syn-drome. Skeletal Radiol, 1998, 27（5）: 278-282.

24. Delaney D, Diss TC, Presneau N, et al. GNAS1 mutations occur more commonly than previously thought in intramuscular myxoma. Mod Pathol, 2009, 22（5）: 718-724.

25. Hashimoto H, Tsuneyoshi M, Diamaru, et al. Intramuscular myxoma. A clinicopathologic, immunohistochemical and electron microscopic study. Cancer, 1986, 58（3）: 740-747.

26. Panagopoulos I, Gorunova L, Lobmaier I, et al. Karyotyping and analysis of GNAS locus in intramuscular myxomas. Oncotarget, 2017, 8（13）: 22086-22094.

27. Petscavage-Thomas JM, Walker EA, Logie CI, et al. Soft-tissue myxomatous lesions: review of salient imaging features with pathologic comparison. Radiographics, 2014, 34（4）: 964-980.

28. Walther I, Walther BM, Chen Y, et al. Analysis of GNAS1 muta-tions in myxoid soft tissue and bone tumors. Pathol Res Pract, 2014, 210（1）: 1-4.

29. Yamashita H, Endo K, Takeda C, et al. Intramuscular myxoma of the buttock mimicking low-grade fibromyxoid sarcoma: diagnos-tic usefulness of MUC4 expression. Skeleletal Radiol, 2013, 42（10）: 1475-1479.

30. Yau B, Kua HW, Lo MF. Intramuscular myxoma and fibrous dys-plasia of bone presents as Mazabraud's syndrome. ANZ J Surg, 2017 Jun 13. doi: 10.1111/ans.13951. ［Epub ahead of print］

31. Echols PG, Omer GE, Jr Crawford MK. Juxta-articular myxoma of the shoulder presenting as a cyst of the acromioclavicular joint: a case report. J Shoulder Elbow Surg, 2000, 9（2）: 157-159.

32. Irving A, Gwynne-Jones D, Osipov V, et al. Juxta-articular myxoma of the palm. J Surg Case Rep, 2012, 2012（6）: 12.

33. King DG, Saif uddin A, Preston HV, et al. Magnetic resonance imag-ing of juxta-articular myxoma. Skeletal Radiol, 1995, 24（2）: 145-147.

34. Meis JM, Enzinger FM. Juxta-articular myxoma: a clinical and pathologic study of 65 cases. Hum Pathol, 1992, 23（6）: 639-646.

35. Okamoto S, Hisaoka M, Meis-Kindblom JM, et al. Juxta-articular myxoma and intramuscular myxoma are two distinct entities. Activating Gs alpha mutation at Arg 201 codon does not occur in juxta-articular myxoma. Virchows Arch, 2002, 440（1）: 12-15.

36. Ozcanli H, Ozenci AM, Gurer EI, et al. Juxta-articular myxoma of the wrist: a case report. J Hand Surg Am, 2005, 30（1）: 165-167.

37. Sciot R, Dal Cin P, Samson I, et al. Clonal chromosomal changes in juxta-articular myxoma. Virchows Arch, 1999, 434（2）: 177-180.

38. Ye ZX, Yang C, Chen MJ, et al. Juxta-articular myxoma of the temporomandibular joint. J Craniofac Surg, 2015, 26（8）: e695-696.

39. Allen PW, Dymock RB, MacCormac LB. Superficial angiomyxo-mas with and without epithelial components. Report of 30 tumors in 28 patients. Am J Surg Pathol, 1988, 12（7）: 519-530.

40. Calonje E, Guerin D, McCormick D, et al. Superficial angi-omyxoma: clinicopathologic analysis of a series of distinctive but poorlyrecognized cutaneous tumors with tendency for recurrence. AmJ Surg Pathol, 1999, 23（8）: 910-917.

41. Chen SG, Xie YP, Chen HJ. Clinicopathologic features ofsuperfi-cial angiomyxoma. West Chin Med J, 2006, 21: 479-480.

42. Kim HS, Kim GY, Lim SJ, et al. Giant superficial angiomyxo-maof the vulva: a case report and review of theliterature. J Cutan Pathol, 2010, 37（6）: 672-677.

43. Rosado Rodriguez P, de Vicente JC, de Villalain L, et al. Super-ficial angiomyxoma of the parotid region and reviewof the litera-ture. Acta Otorrinolaringol Esp, 2012, 63（2）: 147-149.

44. Chan Y M, Hon E, Ngai S W, et al. Aggressive angiomyxoma in

females: is radical resection the only option? Acta Obstet Gynecol Scand, 2000, 79 (3): 216-220.

45. Damodaran S, Gengan D, Walling ST. Aggressive angiomyxoma involving penis and urethra-a case report. Urol Case Rep, 2017, 13: 110-112.

46. Fletcher CD, Bridge JA, Hogendoorn PC, et al. WHO classsification of tumors of soft tissue and bone. Lyon: IARC Press, 2013: 198-199.

47. Schwartz P E, Hui P, McCarthy S. Hormonal therapy for aggressive angiomyxoma: a case report and proposed management algorithm. J Low Genit Tract Dis, 2014, 18 (2): E55-E61.

48. Sun Y, Zhu L, Chang X, et al. Clinicopathological features and treatment analysisof rare aggressive angiomyxoma of the female pelvis and perineum-a retrospective study. Pathol Oncol Res, 201, 23 (1): 131-137.

49. Fetsch JF, Laskin WB, Michal M, et al. Ectopic hamartomatous thymoma. A clinicopathologic and immunohistochemical analysis of 21 cases with data supporting reclassification as a branchial anlage mixed tumor. Am J Surg Pathol, 2004, 28 (10): 1360-1370.

50. Kushida Y, Haba R, Kobayashi S, et al. Ectopic hamartomatous thymoma: a case report with immunohistochemical study and review of the literature. J Cutan Pathol, 2006, 33 (5): 369-372.

51. Liang PI, Li CF, Sato Y, et al. Ectopic hamartomatous thymoma is distinct from lipomatous pleomorphic adenoma in lacking PLAG1 aberration. Histopathology, 2013, 62 (3): 518-522.

52. Michal M, Neubauer L, Fakan F. Carcinoma arising in ectopic hamartomatous thymoma. An ultrastructural study. Pathol Res Pract, 1996, 192 (6): 610-618.

53. Rosai J, Limas C, Husband EM. Ectopic hamartomatous thymoma. A distinctive benign lesion of lower neck. Am J Surg Pathol, 1984, 8 (7): 501-513.

54. Sato K, Thompson LDR, Miyai K, et al. Ectopic hamartomatous thymoma: a review of the literature with report of new cases and proposal of a new name: biphenotypic branchioma. Head Neck Pathol, 2018, 12 (2): 202-209.

55. Weissferdt A, Kalhor N, Petersson F, et al. Ectopic hamartomatous thymoma-new insights into a challenging entity: a clinicopathologic and immunohistochemical study of 9 cases. Am J Surg Pathol, 2016, 40 (11): 1571-1576.

56. Lazar AJ, Fletcher CD. Distinctive dermal clear cell mesenchymal neoplasm: clinicopathologic analysis of five cases. Am J Dermatopathol, 2004, 26 (2): 273-279.

57. Gavino AC, Pitha JV, Bakshi NA. Atypical distinctive dermal clear cell mesenchymal neoplasm arising in the scalp. J Cutan Pathol, 2008, 35 (4): 423-424.

58. Cimpean AM, Ceausu R, Raica M. Paraganglioma-like dermal melanocytic tumor: a case report with particular features. Int J Clin Exp Pathol, 2009, 3 (2): 222-225.

59. Deyrup AT, Althof P, Zhou M, et al. Paraganglioma-like dermal melanocytic tumor: a unique entity distinct from cellular blue nevus, clear cell sarcoma, and cutaneous melanoma. Am J Surg Pathol, 2004, 28 (12): 1579-1586.

60. Sarma DP, Teruya B, Wang B. Paraganglioma-like dermal melanocytic tumor: a case report. Cases J, 2008, 1 (1): 48.

61. Thyvalappil A, Sudhamani B, Kizhakkethara G, et al. Paraganglioma-like dermal melanocytic tumor. Indian J Dermatol, 2015, 60 (1): 80-81.

62. Zinovkin DA, Aliaksinski VS, Hryb AK, et al. Paraganglioma-like dermal melanocytic tumor: a rare skin lesion. Exp Oncol, 2015, 37 (2): 156-157.

63. Aldojain A, Jaradat J, Summersgill K, et al. Ectomesenchymal chondromyxoid tumor: a series of seven cases and review of the literature. Head Neck Pathol, 2015, 9 (3): 315-322.

64. Argyris PP, Bilodeau EA, Yancoskie AE, et al. A subset of ectomesenchymal chondromyxoid tumours of the tongue show EWSR1 rearrangements and are genetically linked to soft tissue myoepithelial neoplasms: a study of 11 cases. Histopathology, 2016, 69 (4): 607-613.

65. Dickson BC, Antonescu CR, Argyris PP, et al. Ectomesenchymal chondromyxoid tumor: a neoplasm characterized by recurrent RREB1-MKL2 fusions. Am J Surg Pathol. 2018, 42 (10): 1297-1305.

66. Kato MG, Erkul E, Brewer KS, et al. Clinical features of ectomesenchymal chondromyxoid tumors: A systematic review of the literature. Oral Oncol, 2017, 67: 192-197.

67. Siegfried A, Romary C, Escudié F, et al. RREB1-MKL2 fusion in biphenotypic "oropharyngeal" sarcoma: New entity or part of the spectrum of biphenotypic sinonasal sarcomas? Genes Chromosomes Cancer, 2018, 57 (4): 203-210.

68. Smith BC, Ellis GL, Meis-Kindblom JM, et al. Ectomesenchymal chondromyxoid tumor of the anterior tongue. Nineteen cases of a new clinicopathologic entity. Am J Surg Pathol, 1995, 19 (5): 519-530.

69. Bedir R, Agirbas S, Sehitoglu I, et al. Clear cell atypical fibroxanthoma: a rare variant of atypical fibroxanthoma and review of the literature. J Clin Diagn Res, 2014, 8 (6): FD09-11.

70. Kanner WA, Brill LB, Patterson JW, et al. CD10, p63 and CD99 expression in the differential diagnosis of atypical Fibroxanthoma, spindle cell squamous cell carcinoma and desmoplastic melanoma. J Cutan Pathol, 2010, 37 (7): 744-750.

71. Lee SM, Zhang W, Fernandez MP. Atypical fibroxanthoma arising in a young patient with Li-Fraumeni syndrome. J Cutan Pathol, 2014, 41 (3): 303-307.

72. Mirza B, Weedon D. Atypical Fibroxanthoma: a clinicopathological study of 89 cases. Australas J Dermatol, 2005, 46 (4): 235-238.

73. New D, Bahrami S, Malone J, et al. Atypical fibroxanthoma with regional lymph node metastasis: report of a case and review of the

literature. Arch Dermatol, 2010, 146 (12): 1399-1404.

74. Tallon B, Beer TW. MITF positivity in atypical fibroxanthoma: a diagnostic pitfall. Am J Dermatopathol, 2014, 36 (11): 888-891.

75. Bale TA, Oviedo A, Kozakewich H, et al. Intracranial myxoid mesenchymal tumors with EWSR1-CREB family gene fusions: myxoid variant of angiomatoid fibrous histiocytoma or novel entity? Brain Pathol, 2018, 28 (2): 183-191.

76. Bohman SL, Goldblum JR, Rubin BP, et al. Angiomatoid fibrous histiocytoma: an expansion of the clinical and histological spectrum. Pathology, 2014, 46 (3): 199-204.

77. Cheah AL, Zou Y, Lanigan C, et al.ALK expression in angiomatoid fibrous histiocytoma: a potential diagnostic pitfall. Am J Surg Pathol.2019, 43 (1): 93-101.

78. Chen G, Folpe AL, Colby TV, et al. Angiomatoid fibrous histiocytoma: unusual sites and unusual morphology. Mod Pathol, 2011, 24 (12): 1560-1570.

79. Goldblum JR, Flope AL, Weisss SW. Enzinger&Weiss's Soft Tissue tumors. 6th ed. Elsevier Limited, 2014: 404-411.

80. Kao YC, Lan J, Tai HC, et al. Angiomatoid fibrous histiocytoma: clinicopathological and molecular characterisation with emphasis on variant histomorphology. J Clin Pathol, 2014, 67 (3): 210-215.

81. Kao YC, Sung YS, Zhang L, et al. EWSR1 fusions with CREB family transcription Factors define a novel Mmyxoid mesenchymal tumor with predilection for intracranial location. Am J Surg Pathol, 2017, 41 (4): 482-490.

82. Schaefer IM, Fletcher CD. Myxoid variant of so-called angiomatoid "malignant fibrous histiocytoma": clinicopathologic characterization in a series of 21 cases. Am J Surg Pathol, 2014, 38 (6): 816-823.

83. Smith SC, Palanisamy N, Betz BL, et al. At the Intersection of Primary Pulmonary Myxoid Sarcoma and Pulmonary Angiomatoid Fibrous Histiocytoma: Observations from Three New Cases. Histopathology, 2014, 65 (1): 144-146.

84. Enzinger FM, Weiss SW, Liang CY. Ossifying fibromyxoid tumor of soft parts. A clinicopathological analysis of 59 cases. Am J Surg Pathol, 1989, 13 (10): 817-827.

85. Folpe AL, Weiss SW. Ossifying fibromyxoid tumor of soft parts: a clinicopathologic study of 70 cases with emphasis on atypical and malignant variants.Am J Surg Pathol, 2003, 27 (4): 421-431.

86. Graham RP, Weiss SW, Sukov WR, et al. PHF1 rearrangements in ossifying fibromyxoid tumors of soft parts: A fluorescence in situ hybridization study of 41 cases with emphasis on the malignant variant.Am J Surg Pathol, 2013, 37 (11): 1751-1755.

87. Miettinen M, Finnell V, Fetsch JF. Ossifying fibromyxoid tumor of soft parts--a clinicopathologic and immunohistochemical study of 104 cases with long-term follow-up and a critical review of the literature. Am J Surg Pathol, 2008, 32 (7): 996-1005.

88. Miettinen M. Ossifying fibromyxoid tumor of soft parts. Addi-

tional observations of a distinctive soft tissue tumor.Am J Clin Pathol, 1991, 95 (2): 142-149.

89. Folpe AL, Agoff SN, Willis J, et al. Parachordoma is immnohistochemially and cytogenetically distinct form axial chordoma and extraskeletal myxoid chondrosarcoma. Am J Surg Pathol, 1999, 23 (9): 1059-1067.

90. Gleason BC, Fletcher CD. Myoepithelial carcinoma of soft tissue in children: an aggressive neoplasm analyzed in a series of 29 cases. Am J Surg Pathol, 2007, 31 (12): 1813-1824.

91. Hornick JL, Fletcher CD. Myoepithelial tumors of soft tissue: a clinicopathologic and immunohistochemical study of 101 cases with evaluation of prognostic parameters. Am J Surg Pathol, 2003, 27 (9): 1183-1196.

92. Kilpatrick SE, Hitchcock MG, Kraus MD, et al. Mixed tumors and myoepitheliomas of soft tissue: a clinicopathologic study of 19 cases with a unifying concept. Am J Surg Pathol, 1997, 21 (1): 13-22.

93. Michal M, Miettinen M. Myoepitheliomas of the skin and soft tissues.Report of 12 cases. Virchows Arch, 1999, 434 (5): 393-400.

94. Kaku Y, Goto K, Kabashima K. Myoepithelioma-like tumor of the vulvar region presenting as a nonmyxoid spindle-cell neoplasm: a potential histologic mimicker of solitary fibrous tumor. Am J Dermatopathol, 2016, 38 (7): e87-89.

95. Yoshida A, Yoshida H, Yoshida M, et al. Myoepithelioma-like tumors of the vulvar region: a distinctive group of SMARCB1-deficient neoplasms. Am J Surg Pathol, 2015, 39 (8): 1102-1113.

96. Bahrami A, Weiss SW, Montgomery E, et al.RT-PCR analysis for FGF23 using paraffin sections in the diagnosis of phosphaturicmesenchymal tumors with and without known tumor induced osteomalacia.Am J Surg Pathol, 2009, 33 (9): 1348-1354.

97. Folpe AL, Fanburg-Smith JC, Billings SD, et al.Most osteomalacia-associated mesenchymal tumors are a single histopathologic entity: an analysis of 32 cases and a comprehensive review of the literature.Am J Surg Pathol, 2004, 28 (1): 1-30

98. Jiang Y, Xia WB, Xing XP, et al. Tumor-induced osteomalacia: An important cause of adult-onset hypophosphatemic osteomalacia in China: Report of 39 cases and review of the literature. J Bone Miner Res, 2012, 27 (9): 1967-1975

99. Jing H, Li F, Zhuang H, et al. Effective detection of the tumors causing osteomalacia using [Tc-99m]-HYNIC-octreotide (99mTc-HYNIC-TOC) whole body scan. Eur J Radiol, 2013, 82 (11): 2028-2034

100. Lee JC, Su SY, Changou CA, et al. Characterization of FN1-FGFR1 and novel FN1-FGF1 fusion genes in a large series ofphosphaturic mesenchymal tumors.Mod Pathol, 2016, 29 (11): 1335-1346.

101. Prader A, Illig R, Uehlinger RE, et al. Rachitis infolge nochentumors [Rickets caused by bone tumors]. Helv Pediatr Acta, 1959, 14: 554-565

102. Wang H, Zhong DR, Liu Y, et al. Surgical treatments of tumor-induced osteomalacia lesions in long bones: seventeen cases with more than one year of follow-up.J Bone Joint Surg Am, 2015, 97 (13): 1084-1094.

103. 张孝骞, 朱预, 刘彤华, 等. 间叶瘤合并抗维生素 D 的低血磷软骨病一例报告. 中华医学杂志, 1980, 60: 150-152.

104. 钟定荣, 刘彤华, 杨堤, 等. 骨软化或佝偻病相关的间叶组织肿瘤临床病理分析. 中华病理学杂志, 2005, 34(11): 724-728.

105. Antonescu CR, Zhang L, Nielsen GP, et al.Consistent t(1; 10) with rearrangements of TGFBR3 and MGEA5 in both myxoinflammatory fibroblastic sarcoma and hemosiderotic fibrolipomatous tumor.Genes Chromosomes Cancer, 2011, 50(10): 757-764.

106. Carter JM, Sukov WR, Montgomery E, et al.TGFBR3 and MGEA5 rearrangements in pleomorphic hyalinizing angiectatic tumors and the spectrum of related neoplasms.Am J Surg Pathol, 2014, 38(9): 1182-1992.

107. Folpe AL, Weiss SW.Pleomorphic hyalinizing angiectatic tumor: analysis of 41 cases supporting evolution from a distinctive precursor lesion.Am J Surg Pathol, 2004, 28(11): 1417-1425.

108. Fukunaga M, Ushigome S. Pleomorphic hyalinizing angiectatic tumor of soft parts.Pathol Int, 1997, 47(11): 784-788.

109. Gupta N, Kenan S, Kahn LB. Synovial Sarcoma mimicking pleomorphic hyalinizing angiectatic tumor of soft parts: a case report. Int J Surg Pathol, 2018, 26(1): 73-77.

110. Mitsuhashi T, Barr RJ, Machtinger LA, et al.Primary cutaneous myxofibrosarcoma mimicking pleomorphic hyalinizing angiectatic tumor(PHAT): a potential diagnostic pitfall.Am J Dermatopathol, 2005, 27(4): 322-326.

111. Smith ME, Fisher C, Weiss SW. Pleomorphic hyalinizing angiectatic tumor of soft parts. A low-grade neoplasm resembling neurilemoma. Am J Surg Pathol, 1996, 20(1): 21-29.

112. Antonescu CR, Zhang L, Nielsen GP, et al. Consistent t(1; 10) with rearrangements of TGFBR3 and MGEA5 in both myxoinflammatory fibroblastic sarcoma and hemosiderotic fibrolipomatous tumor. Genes Chromosomes Cancer, 2011, 50(10): 757-764.

113. Browne TJ, Fletcher CD. Haemosiderotic fibrolipomatous tumour(so-called haemosiderotic fibrohistiocytic lipomatous tumour): analysis of 13 new cases in support of a distinct entity. Histopathology, 2006, 48(4): 453-461.

114. Elco CP, Mariño-Enríquez A, Abraham JA, et al. Hybrid myxoinflammatory fibroblastic sarcoma/hemosiderotic fibrolipomatous tumor: report of a case providing further evidence for a pathogenetic link. Am J Surg Pathol, 2010, 34(11): 1723-1727.

115. Folpe AL, Weiss SW. Pleomorphic hyalinizing angiectatic tumor: analysis of 41 cases supporting evolution from a distinctive precursor lesion. Am J Surg Pathol, 2004, 28(11): 1417-1425.

116. Hallor KH, Sciot R, Staaf J, et al. Two genetic pathways, t(1; 10)and amplification of 3p11-12, in myxoinflammatory fibroblastic sarcoma, haemosiderotic fibrolipomatous tumour, and morphologically similar lesions. J Pathol, 2009, 217(5): 716-727.

117. Kazakov DV, Sima R, Michal M. Hemosiderotic fibrohistiocytic lipomatous lesion: clinical correlation with venous stasis. Virchows Arch, 2005, 447(1): 103-106.

118. Graham RP, Nair AA, Davila JI, et al. Gastroblastoma harbors a recurrent somatic MALAT1-GLI1 fusion gene. Mod Pathol, 2017, 30(10): 1443-1452.

119. Ma Y, Zheng J, Zhu H, et al. Gastroblastoma in a 12-year-old Chinese boy. Int J Clin Exp Pathol, 2014, 7(6): 3380-3384.

120. Miettinen M, Dow N, Lasota J, et al. A distinctive novel epitheliomesenchymal biphasic tumor of the stomach in young adults ("gastroblastoma"): a series of 3 cases. Am J Surg Pathol, 2009, 33(9): 1370-1377.

121. Poizat F, de Chaisemartin C, Bories E, et al. A distinctive epitheliomesenchymal biphasic tumor in the duodenum: the first case of duodenoblastoma? Virchows Arch, 2012, 461(2): 379-383.

122. Shin DH, Lee JH, Kang HJ, et al. Novel epitheliomesenchymal biphasic stomach tumour(gastroblastoma)in a 9-year-old: morphological, ultrastructural and immunohistochemical findings. J Clin Pathol, 2010, 63(3): 270-274.

123. Toumi O, Ammar H, Korbi I, et al. Gastroblastoma, a biphasic neoplasm of stomach: A case report. Int J of Surg Case Reports, 2017, 39(1): 72-76.

124. Wey EA, Britton AJ, Sferra JJ, et al. Gastroblastoma in a 28-year-old man with nodal metastasis: proof of the malignant potential. Arch Pathol Lab Med, 2012, 136(8): 961-964.

125. Haller F, Knopf J, Ackermann A, et al. Paediatric and adult soft tissue sarcomas with NTRK1 gene fusions: a subset of spindle cell sarcomas unified by a prominent myopericytic/haemangiopericytic pattern. J Pathol, 2016, 238(5): 700-710.

126. Davis JL, Lockwood CM, Albert CM, et al. Infantile NTRK-associated mesenchymal tumors. Pediatr Dev Pathol, 2018, 21(1): 68-78.

127. Davis JL, Lockwood CM, Stohr B, et al. Expanding the spectrum of pediatric NTRK rearranged mesenchymal tumors. Am J Surg Pathol, 2019, 43(4): 435-445.

128. Agaram NP, Zhang L, Sung YS, et al. Recurrent NTRK1 gene fusions define a novel subset of locally aggressive lipofibromatosis-like neural tumors. Am J Surg Pathol, 2016, 40(10): 1407-1416.

129. Lao IW, Sun M, Zhao M, et al. Lipofibromatosis-like neural tumour: a clinicopathological study of ten additional cases of an emerging novel entity. Pathology, 2018, 50(5): 519-523.

130. Rudzinski ER, Lockwood CM, Stohr BA, et al. Pan-Trk immunohistochemistry identifies ntrk rearrangements in pediatric mesenchymal tumors. Am J Surg Pathol, 2018, 42(7): 927-935.

131. Torre M, Jessop N, Hornick JL, Alexandrescu S. Expanding the

spectrum of pediatric NTRK-rearranged fibroblastic tumors to the central nervous system: A case report with RBPMS-NTRK3 fusion. Neuropathology, 2018, 38(6): 624-630.

132. Michal M, Hájková V, Skálová A, Michal M. STRN-NTRK3-rearranged mesenchymal tumor of the uterus: expanding the morphologic spectrum of tumors with NTRK fusions. Am J Surg Pathol, 2019, 43(8): 1152-1154.

133. Michal M, Ptáková N, Martínek P, et al. S100 and CD34 positive spindle cell tumor with prominent perivascular hyalinization and a novel NCOA4-RET fusion. Genes Chromosomes Cancer, 2019, 58(9): 680-685.

134. Antonescu CR, Dickson BC, Swanson D, et al. Spindle cell tumors with RET gene fusions exhibit a morphologic spectrum akin to tumors with NTRK gene fusions. Am J Surg Pathol, 2019, 43(10): 1384-1391.

135. Loong S, Lian DWQ, Kuick CH, et al. Novel TFG-RET fusion in spindle cell tumour with s100 and CD34 co-expresssion. Histopathology, 2020, 76(2): 333-336.

136. Kao YC, Fletcher CDM, Alaggio R, et al. Recurrent BRAF gene fusions in a subset of pediatric spindle cell sarcomas: expanding the genetic spectrum of tumors with overlapping features with infantile fibrosarcoma. Am J Surg Pathol, 2018, 42(1): 28-38.

137. Suurmeijer AJH, Dickson BC, Swanson D, et al. A novel group of spindle cell tumors defined by S100 and CD34 co-expression shows recurrent fusions involving RAF1, BRAF, and NTRK1/2 genes. Genes Chromosomes Cancer, 2018, 57(12): 611-621.

138. Bergh P, Meis-Kindblom JM, Gherlinzoni F.Synovial sarcoma: identification of low and high rish groups.Cancer, 1999, 8(12): 2596-2607.

139. dos Santos NR, de Bruijn DR, van Kessel AG. Molecular mechanisms underlying human synovial sarcoma development. Genes Chromosomes Cancer, 2001, 30(1): 1-14.

140. Foo WC, Cruise MW, Wick MR.Immunohistochemical staining for TLE1 distinguishes synovial sarcoma from histologic mimics. Am J Clin Pathol, 2011, 135(6): 839-844.

141. Krane JF, Bertoni F, Fletcher CD. Myxoid synovial scarcoma: an underappreciated morphologic subset.Mod Pathol, 1999, 12(5): 456-462.

142. Michal M, Fanburg-Smith JC, Lasota J, et al. Minute synovial sarcomas of the hands and feet: a clinicopathologic study of 21 tumors less than 1 cm. Am J Surg Pathol, 2006, 30(6): 721-726.

143. Miettinen M, Limon J, Niezabitowski A, et al. Patterns of keratin polypeptides in 110 biphasic, monophasic, and poorly differentiated synovial sarcomas.Virchows Arch, 2000, 437(3): 275-283.

144. Milchgrub S, Ghandur-Mnaymneh L, Dorfman HD.Synovial sarcoma with extensive osteoid and bone formation.Am J Surg Pathol, 1993, 17(4): 357-363.

145. Rooper LM, Sharma R, Gocke CD, et al. The Utility of NKX2.2 and TLE1 immunohistochemistry in the differentiation of Ewing sarcoma and synovial sarcoma. Appl Immunohistochem Mol Morphol, 2019, 27(3): 174-179.

146. Thway K, Fisher C. Synovial sarcoma: defining features and diagnostic evolution. Ann Diagn Pathol, 2014, 18(6): 369-380.

147. Amin MB, Patel RM, Oliveriar P, et al. Alveolar soft-part sarcoma of the urinary bladder with urethral recurrence: a unique case with emphasis. The American Journal of Surgical Pathology, 2006, 30(10): 1322-1325.

148. Ferrari A, Sultan I, Huang TT, et al. Soft tissue sarcoma across the age spectrum: a population-based study from the Surveillance Epidemiology and End Results database. Pediatr Blood Cancer, 2011, 57(6): 943-949.

149. Kusafuka K, Muramatsu K, Yabuzaki T, et al. Alveolar soft part sarcoma of the larynx: a case report of an unusual location with immunohistochemical and ultrastructural analyses. Head and Neck, 2008, 30(9): 1257-1263.

150. Luo J, Melnick S, Rossi A, et al. Primary cardiac alveolar soft part sarcoma. A report of the first observed case with molecular diagnostics. Pediatric and Developmental Pathology, 2006, 11(2): 142-147.

151. Roma AA, Yang B, Senior ME, et al. TFE3 immunohreactivity in alveolar soft part sarcoma of the uterine cervix: case report. Int J Gynecol Pathol, 2005, 24(2): 131-135.

152. Shaddix KK, Fakhre GP, Nields WW, et al. Primary alveolar soft-part sarcoma of the liver: anomalous presentation of a rare disease. Am Surg, 2008, 74(1): 43-46.

153. Wu J, Brinker DA, Haas M, et al. Primary alveolar soft part sarcoma(ASPS)of the breast: report of a deceptive case with xanthomatous features confirmed by TFE3 immunohistochemisrty and electron microscopy. Int J Surg Pathol, 2005, 13(1): 81-85.

154. Chase DR, Enzinger FM. Epithelioid sarcoma. Diagnosis, prognostic indicators, and treatment. Am J Surg Pathol, 1985, 9(4): 241-263.

155. Chbani L, Guillou L, Terrier P, et al. Epithelioid sarcoma: a clinicopathologic and immunohistochemical analysis of 106 cases from the French sarcoma group. Am J Clin Pathol, 2009, 131(2): 222-227.

156. Flucke U, Hulsebos TJ, Van Krieken JH, et al. Myxoid epithelioid sarcoma: a diagnostic challenge. A report on six cases. Histopathology, 2010, 57(5): 753-759.

157. Guillou L, Wadden C, Coindre JM, et al. "Proximal-type" epithelioid sarcoma, a distinctive aggressive neoplasm showing rhabdoid features. Clinicopathologic, immunohistochemical, and ultrastructural study of a series. Am J Surg Pathol, 1997, 21(2): 130-146.

158. Hornick JL, Dal Cin P, Fletcher CD. Loss of INI1 expression is

characteristic of both conventional and proximal-type epithelioid sarcoma. Am J Surg Pathol, 2009, 33（4）: 542-550.

159. Mirra JM, Kessler S, Bhuta S, et al. The fibroma-like variant of epithelioid sarcoma. A fibrohistiocytic/myoid cell lesion often confused with benign and malignant spindle cell tumors. Cancer, 1992, 69（6）: 1382-1389.

160. Stockman DL, Hornick JL, Deavers MT, et al. ERG and FLI1 protein expression in epithelioid sarcoma.Mod Pathol, 2014, 27（4）: 496-501.

161. Agaimy A. The expanding family of SMARCB1（INI1）-deficient neoplasia: implications of phenotypic, biological, and molecular heterogeneity. Adv Anat Pathol, 2014, 21（6）: 394-410.

162. Eaton KW, Tooke LS, Wainwright LM, et al. Spectrum of SMARCB1/INI1 mutations in familial and sporadic rhabdoid tumors. Pediatr Blood Cancer, 2011, 56（1）: 7-15.

163. Fanburg-Smith JC, Hengge M, Hengge UR, et al. Extrarenal rhabdoid tumors of soft tissue: a clinicopathologic and immunohistochemical study of 18 cases. Ann Diagn Pathol, 1998, 2（6）: 351-362.

164. Haberler C, Laggner U, Slavc I, et al. Imunohistochemical analysis of INI1 protein in malignant pediatric CNS tumors: lack of INI1 in atypical teratoid/rhabdoid tumors and in a fraction of primitive neuroectodermal tumors without rhabdoid phenotype. Am J surg Pathol, 2006, 30（11）: 1462-1468.

165. Judkins AR, Mauger J, Ht A, et al. Immunohistochemical analysis of hSNF/INI1 in pediatric CNS neoplasms.Am J Surg Pathol, 2004, 28（5）: 644-650.

166. Parham DM, Weeks DA, Beckwith JB. The clinicopathologic spectrum of putative extrarenal rhabdoid tumors. An analysis of 42 cases studied with immunohistochemistry or electron microscopy. Am J Surg Pathol, 1994, 18（10）: 1010-1029.

167. Uwineza A, Gill H, Buckley P, et al.Rhabdoid tumor: the Irish experience 1986-2013.Cancer Genet, 2014, 207（9）: 398-402.

168. White FV, Dehner LP, Belchis DA, et al. Congenital disseminated malignant rhabdoid tumor: a distinct clinicopathologic entity demonstrating abnormalities of chromosome 22q11. Am J Surg Pathol, 1999, 23（3）: 249-256.

169. Gerald WL, Miller HK, Battifora H, et al. Intra-abdominal desmoplastic small round-cell tumor. Report of 19 cases of a distinctive type of high-grade polyphenotypic malignancy affecting young individuals. Am J Surg Pathol, 1991, 15（6）: 499-513.

170. Hayes-Jordan A, Anderson PM. The diagnosis and management of desmoplastic small round cell tumor: a review. Curr Opin Oncol, 2011, 23（4）: 385-389.

171. Lae ME, Roche PC, Jin L, et al. Desmoplastic small round cell tumor: a clinicopathologic, immunohistochemical, and molecular study of 32 tumors. Am J Surg Pathol, 2002, 26（7）: 823-835.

172. Mohamed M, Gonzalez D, Fritchie KJ, et al. Desmoplastic small round cell tumor: evaluation of reverse transcription-polymerase chain reaction and fluorescence in situ hybridization as ancillary molecular diagnostic techniques. Virchows Arch, 2017, 471（5）: 631-640.

173. Murphy AJ, Bishop K, Pereira C, et al. A new molecular variant of desmoplastic small round cell tumor: significance of WT1 immunostaining in this entity. Hum Pathol, 2008, 39（12）: 1763-1770.

174. Ordóñez NG. Desmoplastic small round cell tumor: I: a histopathologic study of 39 cases with emphasis on unusual histological patterns. Am J Surg Pathol, 1998, 22（11）: 1303-1313.

175. Rao P, Tamboli P, Fillman EP, et al. Primary intrarenal desmoplastic small round cell tumor: expanding the histologic spectrum, with special emphasis on the differential diagnostic considerations. Pathol Res Pract, 2014, 210（12）: 1130-1133.

176. Thway K, Noujaim J, Zaidi S, et al. Desmoplastic small round cell tumor: pathology, genetics, and potential therapeutic strategies. Int J Surg Pathol, 2016, 24（8）: 672-684.

177. Chung EB, Enzinger EM. Malignant melanoma of soft parts: a reassessment of clear cell sarcoma. Am J Surg Pathol, 1983, 7（5）: 405-413.

178. D'Amore ES, Ninfo V. Clear cell tumors of the somatic soft tissues. Semin Diagn Pathol, 1997, 14（4）: 270-280.

179. Deenik W, Mooi WJ, Rutgers EJ, et al. Clear cell sarcoma（malignant melanoma）of soft parts: A clinicopathologic study of 30 cases. Cancer, 1999, 86（6）: 969-975.

180. Kindblom LG, Lodding P, Angervall L. Clear cell sarcoma of tendons and aponeuroses. Virchows Arch［A］, 1983, 401（1）: 109-128.

181. Stockman DL, Miettinen M, Suster S. Malignant gastrointestinal neuroectodermal tumor: clinicopathologic, immunohistochemical, ultrastructural, and molecular analysis of 16 cases with a reappraisal of clear cell sarcoma-like tumors of the gastrointestinal tract. Am J Surg Pathol, 2012, 36（6）: 857-868.

182. Zucman J, Delattre O, Desmaze C, et al. EWS and ATF-1 gene fusion induced by t（12; 22）translocation in malignant melanoma of soft parts. Nat Genet, 1993, 4（4）: 341-345.

183. Friedrichs N, Testi MA, Moiraghi L, et al. Clear cell sarcoma-like tumor with osteoclast-like giant cells in the small bowel: further evidence for a new tumor entity. Int J Surg Pathol, 2005, 13（4）: 313-318.

184. Rosai J. Editorial: clear cell sarcoma and osteoclast-rich clear cell sarcoma-like tumor of the gastrointestinal tract: one tumor type or two? Melanoma or sarcoma? Int J Surg Pathol, 2005, 13（4）: 309-311.

185. Stockman DL, Miettinen M, Suster S, et al.Malignant gastrointestinal neuroectodermal tumor: clinicopathologic, immunohistochemical, ultrastructural, and molecular analysis of 16 cases with a reappraisal of clear cell sarcoma-like tumors of the gastrointes-

tinal tract. Am J surg Pathol, 2012, 36(6): 857-868.

186. Wang J, Thway K. Clear cell sarcoma-like tumor of the gastrointestinal tract: an evolving entity. Arch Pathol Lab Med, 2015, 139(3): 407-412.

187. Washimi K, Takagi M, Hisaoka M, et al. Clear cell sarcoma-like tumor of the gastrointestinal tract: A clinicopathological review. Pathol Int, 2017, 67(10): 534-536.

188. Jeon YK, Moon KC, Park SH, et al. Primary pulmonary myxoid sarcomas with EWSR1-CREB1 translocation might originate from primitive peribronchial mesenchymal cells undergoing (myo) fibroblastic differentiation. Virchows Arch, 2014, 465(4): 453-461.

189. Matsukuma S, Hisaoka M, Obara K, et al. Primary pulmonary myxoid sarcoma with EWSR1-CREB1 fusion, resembling extraskeletal myxoid chondrosarcoma: Case report with a review of Literature. Pathol Int, 2012, 62(12): 817-822.

190. Nicholson AG, Baandrup U, Florio R, et al. Malignant myxoid endobronchial tumour: a report of two cases with a unique histological pattern. Histopathology, 1999, 35(4): 313-318.

191. Prieto-Granada CN, Ganim RB, Zhang L, et al. Primary pulmonary myxoid sarcoma: a newly described entity-report of a case and review of the literature. Int J Surg Pathol, 2017, 25(6): 518-525.

192. Thway K, Nicholson AG, Lawson K, et al. Primary pulmonary myxoid sarcoma with EWSR1-CREB1 fusion: a new tumor entity. Am J Surg Pathol, 2011, 35(11): 1722-1732.

193. Thway K, Nicholson AG, Wallace WA, et al. Endobronchial pulmonary angiomatoid fibrous histiocytoma: two cases with EWSR1-CREB1 and EWSR1-ATF1 fusions. Am J Surg Pathol, 2012, 36(6): 883-888.

194. Zhou Q, Lu G, Liu A, et al. Extraskeletal myxoid chondrosarcoma in the lung: asymptomatic lung mass with severe anemia. Diagn Pathol, 2012, 7: 112.

195. Bishop JA. Recently described neoplasms of the sinonasal tract. Semin Diagn Pathol, 2016, 33(2): 62-70.

196. Cannon RB, Wiggins RR, Witt BL, et al. Imaging and outcomes for a new entity: low-grade sinonasal sarcoma with neural and myogenic features. J Neurol Surg Rep, 2017, 78(1): e15-19.

197. Fritchie KJ, Jin L, Wang X, et al. Fusion gene profile of biphenotypic sinonasal sarcoma: an analysis of 44 cases. Histopathology, 2016, 69(6): 930-936.

198. Huang SC, Ghossein RA, Bishop JA, et al. Novel PAX3-NCOA1 fusions in biphenotypic sinonasal sarcoma with focal rhabdomyoblastic differentiation. Am J Surg Pathol, 2016, 40(1): 51-59.

199. Jo VY, Mariño-Enríquez A, Fletcher CDM, et al. Expression of PAX3 distinguishes biphenotypic sinonasal sarcoma from histologic mimics. Am J Surg Pathol, 2018, 42(10): 1275-1285.

200. Lewis JT, Oliveira AM, Nascimento AG, et al. Low-grade sinonasal sarcoma with neural and myogenic features: a clinicopathologic

analysis of 28 cases. Am J Surg Pathol, 2012, 36(4): 517-525.

201. Powers KA, Han LM, Chiu AG, et al. Low-grade sinonasal sarcoma with neural and myogenic features-diagnostic challenge and pathogenic insight. Oral Surg Oral Med Oral Pathol Oral Radiol, 2015, 119(5): e265-e269.

202. Rooper LM, Huang SC, Antonescu CR, et al. Biphenotypic sinonasal sarcoma: an expanded immunoprofile including consistent nuclear β-catenin positivity and absence of SOX10 expression. Hum Pathol, 2016, 55: 44-50.

203. Triki M, Ayadi L. Low-grade sinonasal sarcoma with neural and myogenic features: a recently discovered entity with unique features and diagnostic challenge. Arch Pathol Lab Med, 2017, 141(5): 718-721.

204. Wong WJ, Lauria A, Hornick JL, et al. Alternate PAX3-FOXO1 oncogenic fusion in biphenotypic sinonasal sarcoma. Genes Chromosomes Cancer, 2016, 55(1): 25-29.

205. 赵明, 刘绮颖, 赵丹珲, 等. 双表型鼻腔鼻窦肉瘤临床病理和分子遗传学特征分析. 中华病理学杂志, 2017, 46(12): 841-846.

206. Kuwamoto S, Matsushita M, Takeda K, et al. SMARCA4-deficient thoracic sarcoma: report of a case and insights into how to reach the diagnosis using limited samples and resources. Hum Pathol, 2017, 70: 92-97.

207. Le Loarer F, Watson S, Pierron G, et al. SMARCA4 inactivation defines a group of undifferentiated thoracic malignancies transcriptionally related to BAF-deficient sarcomas. Nat Genet, 2015, 47(10): 1200-1205.

208. Sauter JL, Graham RP, Larsen BT, et al. SMARCA4-deficient thoracic sarcoma: a distinctive clinicopathological entity with undifferentiated rhabdoid morphology and aggressive behavior. Mod Pathol, 2017, 30(10): 1422-1432.

209. Schaefer IM, Agaimy A, Fletcher CD, et al. Claudin-4 expression distinguishes SWI/SNF complex-deficient undifferentiated carcinomas from sarcomas. Mod Pathol, 2017, 30(4): 539-548.

210. Yoshida A, Kobayashi E, Kubo T, et al. Clinicopathological and molecular characterization of SMARCA4-deficient thoracic sarcomas with comparison to potentially related entities. Mod Pathol, 2017, 30(6): 797-809.

211. Perret R, Chalabreysse L, Watson S, et al. SMARCA4-deficient thoracic sarcomas: clinicopathologic study of 30 cases with an emphasis on their nosology and differential diagnoses. Am J Surg Pathol, 2019, 43(4): 455-465.

212. Kolin DL, Dong F, Baltay M, et al. SMARCA4-deficient undifferentiated uterine sarcoma (malignant rhabdoid tumor of the uterus): a clinicopathologic entity distinct from undifferentiated carcinoma. Mod Pathol, 2018, 31(9): 1442-1456.

213. 郑茗嘉, 郑强, 王悦, 等. SMARCA4 缺失的原发性胸部肉瘤的临床病理特征. 中华病理学杂志, 2019, 48(7): 537-542.

第十三章

神经外胚层疾病

一、神经母细胞瘤和节细胞神经母细胞瘤

【定义】

神经母细胞瘤（neuroblastoma，NB）是一种发生在肾上腺和交感神经系统、起源于原始神经嵴的恶性肿瘤。节细胞神经母细胞瘤（ganglioneuroblastoma，GNB）是一种显示有不同程度节细胞分化的神经母细胞肿瘤，常伴有梭形细胞的施万间质形成。

【编码】

神经母细胞瘤	ICD-O	9500/3
	ICD-11	XH85Z0
节细胞神经母细胞瘤	ICD-11	9490/3
	ICD-11	XH77W7

【病因】

大多数病例为散发性，少数病例为常染色体显性遗传。

【临床特征】

（一）流行病学

1. **发病率** 是儿童第三常见的恶性肿瘤，是 2 岁以下最常见的颅外恶性肿瘤，是 1 岁以内最常见的恶性肿瘤。美国每年新发病例 650 例。

2. **发病年龄** 40% 发生在 2 岁以内，90% 发生在 5 岁以内，25% 为先天性（部分为产前超声检查所发现）。

3. **性别** 男性略多见。

（二）部位

沿交感神经节的分布自颅底至盆腔的中线旁，最常见于腹膜后（肾上腺髓质），以及腹腔、后纵隔、颈部和盆腔等部位的交感神经节。可转移至骨、淋巴结、肝和皮肤。

（三）症状

取决于患儿的年龄、肿瘤发生部位和临床分期。多表现为非特异性症状，包括发热、体重减轻、腹泻、贫血和高血压。近半数病例有腹部肿物，可表现为腹部膨隆等。可有副瘤性视性眼阵挛 - 肌阵挛 - 共济失调综合征（myoclonus-opsoclonus-ataxia syndrome，OMA）。其他伴发的综合征包括重症肌无力、Beckwith-Wiedemann 综合征、Cushing 综合征、胎儿水肿综合征和 Hirschsprung 病等。发生皮肤转移时，可在皮肤表面形成多个蓝红色结节，被描述为蓝莓松饼婴儿（blueberry muffin baby）。

（四）实验室检查

95% 的病例尿儿茶酚胺升高，包括肾上腺素、去肾上腺素、高香草酸（HVA）和香草基扁桃酸（VMA）。在未分化型病例中可不高。

（五）影像学

主要应用于确定肿瘤范围，可显示肿瘤内钙化。近年来，开始应用肾上腺分泌小囊摄取间碘苄胍（metaiodoenzylguanidine，MIBG）成像方法诊断原发和转移性神经母细胞瘤。

（六）治疗

根据临床分期、患儿年龄、N-MYC 扩增、组织学分型、DNA 倍体，神经母细胞分为低危、中危和高危三个组（表 13-0-1），采取的治疗策略为：①低危组，手术完整切除并随访；②中危组，手术辅以化疗；③高危组，综合性治疗，包括化疗、晚期手术、原发灶放疗、清髓性化疗和干细胞复苏等。

（七）预后

预后较好因素包括：年龄<1.5 岁、临床分期 1、2 或 4S 期、无 N-myc 基因扩增、超二倍性、无 1p 或 11q 丢失、TrkA 和 TrkC 高表达、血清 LDH、铁蛋白和 NSE 在正常范围、尿 VMA：HVA > 1.5。血清 LDH > 1 500IU/L、铁蛋白>142ng/ml、NSE > 100ng/ml 预后不佳。

【病理变化】

（一）大体特征

发生在肾上腺的肿瘤有包膜，平均直径 6～8cm，可更大（>10cm），质软，切面呈灰棕褐色，常伴有出血，可有钙化和囊性变。肾上腺外的神经母细胞瘤，常浸润性生长，边界不清。

（二）镜下特征

1. **组织学特征** 因分化或成熟程度不同而异。主

表 13-0-1 神经母细胞瘤的预后分组

INSS	年龄/岁	N-MYC 扩增	Shimada 组织学	DNA 倍体	危险性分组
Ⅰ	0-21	任何	任何	任何	低
ⅡA/ⅡB	<1	任何	任何	任何	低
	≥1-21	无扩增	任何	—	低
	≥1-21	扩增	分化较好	—	低
	≥1-21	扩增	分化不好	—	高
Ⅲ	<1	无扩增	任何	任何	中
	<1	扩增	任何	任何	高
	≥1-21	无扩增	分化较好	—	中
	≥1-21	无扩增	分化不好	—	高
	≥1-21	扩增	任何	—	高
IV-S	<1	无扩增	分化较好	>1	低
	<1	无扩增	任何	=1	中
	<1	无扩增	分化较好	任何	中
	<1	扩增	任何	任何	高

要成分包括：①神经母细胞瘤成分，小蓝圆细胞，胞质稀少；②Homer-Wright 假菊形团，由神经母细胞围绕中央纤丝状细胞突起形成；③节细胞分化，细胞体积增大，胞质增多，嗜伊红色或双染性，核染色质呈空泡状；④神经毡，纤丝状淡染基质；⑤施万间质。关于计数核分裂-核碎裂指数（mitotic-karyorrhectic index，MKI）：计算 5 000 个细胞中核分裂及核碎裂细胞数，低：<100/5 000，中：100～200/5 000，高：>200/5 000。

国际神经母细胞瘤病理协会（International Neuroblastoma Pathology Committee，INPC）将神经母细胞瘤分为以下三种类型：

（1）未分化型：由形态一致的神经母细胞组成，无节细胞分化，无神经毡，无或很少施万细胞间质（图 13-0-1A）。

（2）差分化型：节细胞分化<5%，可见 Homer-Wright 假菊形团和神经毡，无或很少施万细胞间质（图 13-0-1B、13-0-1C）。

（3）分化型：节细胞分化>5%，可见较多的神经毡，有明显的施万细胞间质，但<50%（图 13-0-1D）。

节细胞神经母细胞瘤分为以下两种类型：

（1）结节型：大体上可见结节（镜下为神经母细胞瘤成分），肿瘤内间质稀少成分和间质丰富成分之间的分界较为清楚（图 13-0-1E），神经母细胞瘤成分周围可有纤维性假包膜，施万间质>50%。

（2）混杂型：镜下于施万间质内可见神经母细胞巢，施万间质>50%（图 13-0-1F）。

2. 免疫组织化学 神经母细胞表达 NSE、Syn、NF、CgA 和 PGP9.5 等（图 13-0-2A），一些病例还可表达 ALK（图 13-0-2B）。新近采用的抗体包括 Gata-3（图 13-0-2C）

和 PHOX2B（图 13-0-2D）。施万间质表达 S-100 蛋白。

【遗传学】

FISH 检测显示神经母细胞瘤可以有 N-MYC 扩增、1p 缺失和 17q 获得（图 13-0-3）。部分病例可以检测到 ALK 基因的突变或扩增。

【鉴别诊断】

1. 差分化胚胎性横纹肌肉瘤 多发生在 3～12 岁的儿童，组织形态学上可与神经母细胞瘤相似，细胞形态较小，可呈梭形，重要的病理特征为在血管周围见到富于细胞区域与富含黏液样物质的细胞稀少区交替出现，横纹可有可无。可借助免疫组织化学肌源性标记 desmin、MyoD1 和 myogenin 染色加以鉴别。

2. 恶性淋巴瘤 肿瘤细胞弥漫分布，需要借助免疫组化标记物加以鉴别。

3. 骨外尤因肉瘤 儿童及青少年多见，婴儿和成人少见。镜下肿瘤细胞被纤维性间隔分隔成不规则团块状，细胞小而一致，细胞核呈圆形，常有小核仁，可见多少不等的核分裂象，并形成真假菊形团。免疫组化 CD99、NKX2.2 和分子检测 EWSR1 基因易位有助于鉴别。

4. 促结缔组织增生性小圆细胞肿瘤 常发生在年轻成人，男性腹腔，往往有腹膜种植，在显著增生的结缔组织背景中，小圆细胞呈巢状生长。有的病例中可检测到 t（11；22）p13；q12 或 q11.2 的易位，与 Ewing 肉瘤/PNET t（11；22）（q24；q12）有所不同，尽管也是累及 22 号染色体 EWSR1 基因的断裂。

5. 肾和肾外恶性横纹肌样瘤 多见于 2 岁以内儿童，肿瘤细胞形态一致，实性或弥漫性生长，细胞核呈泡

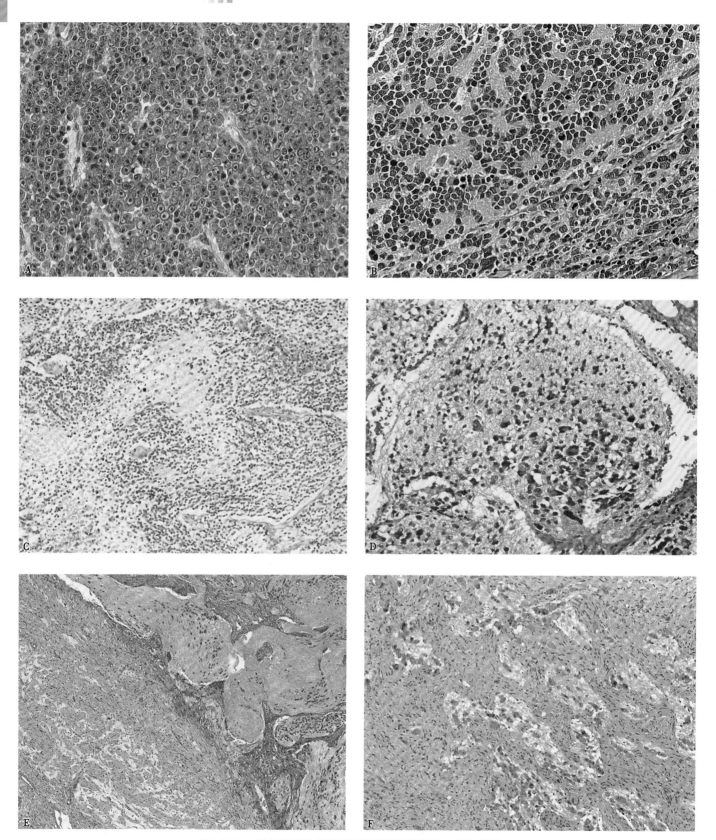

图 13-0-1　神经母细胞瘤和节细胞神经母细胞瘤的组织学特征

A. 未分化型神经母细胞瘤，HE×200；B. 差分化型神经母细胞瘤中的 Homer-Wright 假菊形团，HE×200；C. 差分化型神经母细胞瘤中的神经毡，HE×100；D. 分化型神经母细胞瘤，可见节细胞分化，HE×200；E. 结节型节细胞神经母细胞瘤，HE×100；F. 混杂型节细胞神经母细胞瘤，HE×100

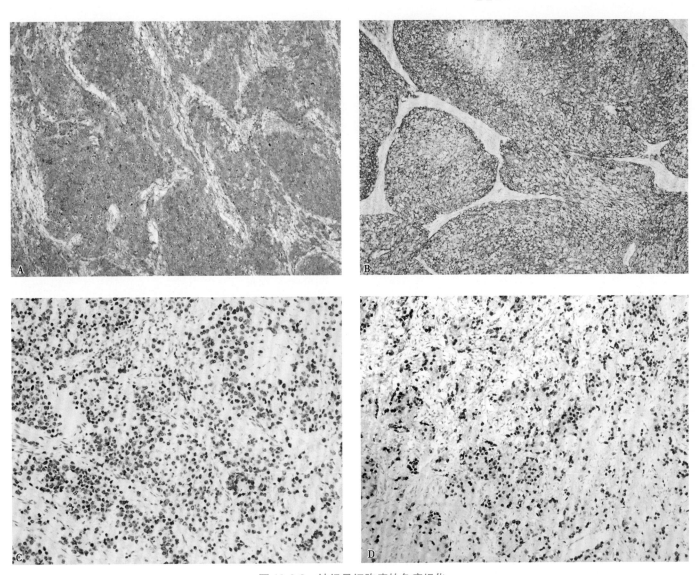

图 13-0-2　神经母细胞瘤的免疫组化

A. 瘤细胞表达 NSE，IHC×100；B. 瘤细胞表达 ALK，IHC×100；C. 瘤细胞表达 Gata-3，IHC×200；D. 瘤细胞表达 PHOX2B，IHC×100

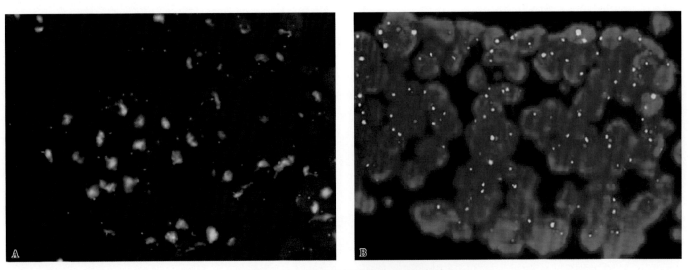

图 13-0-3　神经母细胞瘤的 FISH 检测

A. FISH 检测显示 *N-MYC* 扩增；B. FISH 检测显示 1p 缺失

状、核仁明显、可见胞质内包涵体，电镜下在细胞质内可见中间丝呈漩涡状排列（轮状小体形成）。免疫组化 INI1 表达缺失（内对照血管内皮阳性）。

6. 分化性节细胞神经瘤　需与混杂型节细胞神经母细胞瘤鉴别，不同之处在于施万间质内可见散在单个节细胞，而非呈巢状分布的节细胞/神经母细胞。

（王立峰）

二、节细胞神经瘤

【定义】

节细胞神经瘤（ganglioneuroma，GN）是一种分化良好的良性肿瘤，起自于神经嵴，由成熟的肿瘤性神经节细胞和施万细胞组成。

【编码】

ICD-O　　9490/0

ICD-11　　XH03L9

【病因】

多数病例为自发性，部分病例由神经母细胞瘤或节细胞神经母细胞瘤成熟化而来。

【临床特征】

（一）流行病学

1. 发病率　少见。

2. 发病年龄　多发生于 10～30 岁。

3. 性别　无明显差异。

（二）部位

好发于后纵隔、腹膜后、骶前及肾上腺，其他部位有头颈部、皮肤、软组织、膀胱、睾丸、卵巢和胃肠道等。

（三）症状

临床表现为孤立性无痛性肿块，常无意中发现或体检时发现，发生于纵隔者可有胸闷、肺炎的表现，胃肠道者可有发热、腹泻、梗阻等表现。发生于胃肠道的孤立性节细胞神经瘤可伴有 Cowden syndrome 综合征、幼年性息肉病或结节性硬化，多发性节细胞神经

瘤可伴有 I 型神经纤维瘤病和多发性神经内分泌瘤 2B（MEN2B）。

（四）实验室检查

无明显异常。

（五）治疗

手术完整切除肿物，一般无需化疗及放疗。

（六）预后

良性肿瘤，预后较好，罕见转移（淋巴结内转移性病变多为神经母细胞瘤成熟后）。极少数可发生恶变为恶性周围神经鞘膜瘤。

【病理变化】

（一）大体特征

肿瘤多有纤维性包膜，界尚清，质中，最大径为 4～15cm，平均 8cm，切面灰白色或灰黄色，可伴有钙化，但无出血和坏死。

（二）镜下特征

1. 组织学特征　主要由两种成分组成：①大量形态一致、呈条束状排列的梭形施万细胞，细胞之间为胶原性间质，施万细胞的核纤细或呈弯曲状；②成簇、成巢或单个分布于梭形施万细胞背景中的节细胞，数量不等，体积多较大，呈多边形或圆形，含有丰富嗜伊红色或双染性胞质，染色质细腻或呈空泡状，核仁居中或偏位，少数可有多核。肿瘤内无原始神经母细胞成分。

按照节细胞分化的程度，节细胞神经瘤分为"成熟中型或正在成熟型"和"成熟型"（图 13-0-4），前者指施万细胞及神经纤维细胞基质中见节细胞，节细胞多为成熟细胞，少数为不成熟的节细胞，后者指施万细胞及神经纤维细胞基质中见完全发育成熟的节细胞。

部分病例可合并嗜铬细胞瘤，少数病例可恶变为恶性周围神经鞘膜瘤。

2. 免疫组织化学　节细胞表达 Neu-N、NSE、Syn 和 calretinin（图 13-0-5A），施万细胞表达 S-100 蛋白（图 13-0-5B）。

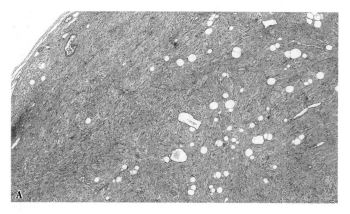

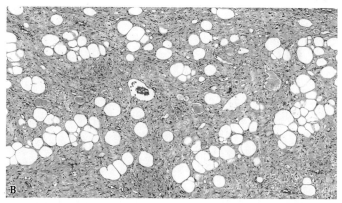

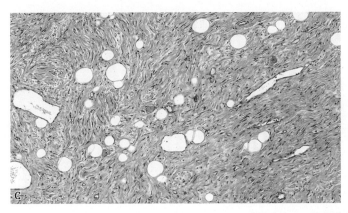
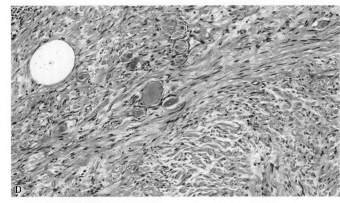

图 13-0-4　节细胞神经瘤的组织学特征

A. 节细胞神经瘤由节细胞、施万细胞及神经纤维细胞构成,HE×40;B. 节细胞发育好,可见核仁,并可见分化成熟的脂肪组织,HE×100;C. 成熟中型节细胞神经瘤,HE×100;D. 成熟型节细胞神经瘤,HE×200

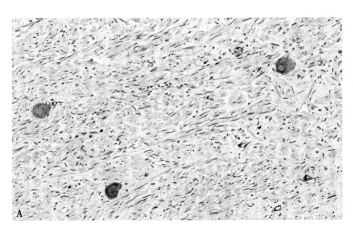
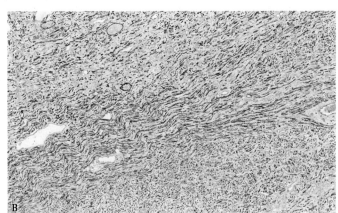

图 13-0-5　节细胞神经瘤的免疫组化

A. 节细胞表达 Syn,IHC×200;B. 施万细胞表达 S-100 蛋白,IHC×200

3. 电镜观察　神经节细胞内见尼氏体、微小囊泡、突触小体及大量的不同大小的分泌颗粒。

【鉴别诊断】

1. 正常神经节组织　病理学上无明显的肿块及占位,形态学上神经节组织呈丛状分布,有正常的轴心结构,外围有神经束衣和外膜包裹,细胞无异型性。常常分布于腹腔交感、副交感神经链位置。

2. 神经纤维瘤　节细胞神经瘤的节细胞稀少时,可误诊为神经纤维瘤,但是仔细观察形态学,寻找节细胞可以鉴别。

3. 节细胞神经母细胞瘤　患者年龄相对较轻,肿瘤内含有不成熟的神经母细胞。

（黄海建　陈小岩）

三、MENⅡB 肠道节细胞神经瘤病

【定义】

MEN ⅡB 肠道节细胞神经瘤病（intestinal gangli-oneuromatosis of MEN ⅡB）发生于神经内分泌肿瘤ⅡB（multiple endocrine neoplasia Ⅱ B,MENⅡ B）患者,以自主神经和神经节的过度增生,形成结节状或弥漫性的丛状增大。MEN ⅡB 型是多系统的疾病（可散发或为常染色体显性遗传）,患者伴有黏膜神经瘤、肠道节细胞神经瘤病,以及肌肉和骨骼方面的异常。

【临床特征】

（一）流行病学

1. 发病率　少见。

2. 发病年龄　患者多较年轻,年龄多在 30 岁以下。

3. 性别　女性略多见。

（二）部位

发生于胃肠道可有节细胞神经瘤性息肉病,可发生于肠壁任一神经丛,而节细胞神经瘤病则几乎累及所有神经丛。肠镜下所见,肠镜见多个扁平状隆起（图 13-0-6）。

（三）症状

肿瘤可波及黏膜形成息肉或多发性针尖至数毫米大

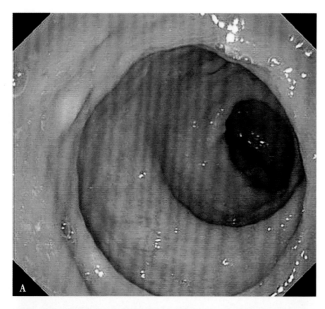

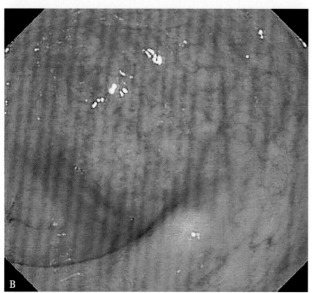

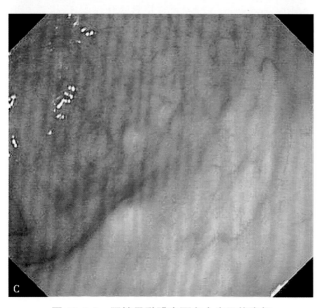

图 13-0-6　肠镜见黏膜表面多个扁平状隆起

的半圆形结节,常伴有甲状腺髓样癌、C 细胞增生、甲状旁腺增生和双侧肾上腺的嗜铬细胞瘤。

（四）治疗

手术完整切除肿物,一般无需化疗及放疗。

（五）预后

生物学行为上,节细胞神经瘤是良性肿瘤,但是少数节细胞神经瘤可以转移到附近或较远的淋巴结。个别节细胞神经瘤可发生恶性转化,其恶性成分通常类似于恶性外周神经鞘瘤。诊断本病的重要意义在于 90% 的 MENⅡB 的患者发生甲状腺髓样癌,部分患者罹患肾上腺嗜铬细胞瘤。

【病理变化】

（一）大体特征

黏膜面见息肉状或为多发性针尖至数毫米大的半圆形结节。界限相对清楚,切面灰黄色,质软,有时出现类似于平滑肌瘤的小梁状或漩涡状结构。

（二）镜下特征

1. 组织学特征　病变位于黏膜下,由不规则、扭曲增生的神经束所组成,其大小和形状不一致,神经束膜明显（图 13-0-7A～13-0-7E）。在胃肠道,位于黏膜下和肌间的神经丛均有增生,包括其内的施万细胞、神经节细胞。常有大量嗜酸性粒细胞浸润,周围黏膜腺体囊性扩张,一些病例类似幼年性息肉。组织学呈完全单一性改变,纵向及横向的施万细胞束不规则交叉排列,散在神经节细胞分布于 Schwann 细胞背景中,呈小巢团状,或孤立散在,节细胞并非完全成熟,缺乏卫星细胞和尼氏小体,其特点是胞质丰富,淡嗜伊红色,含 1～3 个呈轻到中度非典型性的细胞核（图 13-0-7F）。神经节细胞中有时可见色素,间质内极少见到脂肪。有文献报道,由节细胞神经瘤和副神经节细胞瘤 / 嗜铬细胞瘤组成的复合性肿瘤,其中一些病例发生于 MENⅡB 患者。

2. 免疫组织化学　神经节细胞表达 NSE、NF、Syn;而施万细胞表达 S100、SOX10,GFAP 也常阳性（图 13-0-8）。

【遗传学】

MEN ⅡB 与位于 10q11.2 上的 *RET* 基因突变有关。

【鉴别诊断】

1. 神经鞘瘤　有束状区和网状区之分,常见栅栏状排列（包括 Verocay 小体）,可见管壁玻璃样变性的血管,间质呈玻璃样变性,可伴有出血、泡沫样组织细胞反应和含铁血黄素沉着,肿瘤内一般无轴突结构

2. 皮肤神经纤维瘤　瘤细胞排列较疏松,间质常为黏液样,可见胶原纤维束,无裂隙样结构。

3. 黏膜神经瘤　多发生于口腔和消化道,周界欠

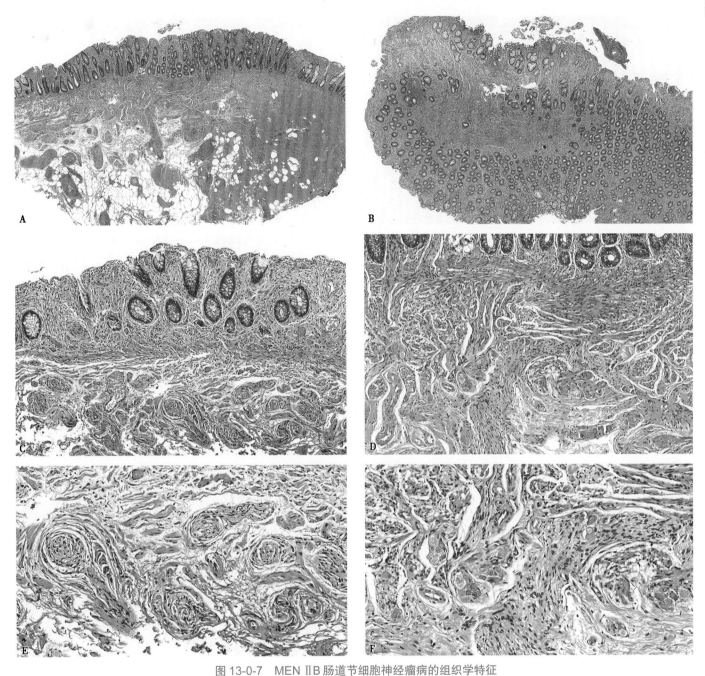

图 13-0-7　MEN ⅡB 肠道节细胞神经瘤病的组织学特征

A. 黏膜下扭曲的增生的神经束，HE×50；B. 黏膜下扭曲的增生的神经束，HE×50；C. 黏膜下扭曲的增生的神经束，HE×100；D. 黏膜下扭曲的增生的神经束，HE×200；E. 神经束膜明显增生，HE×200；F. 神经节细胞呈簇状分布，分化不成熟，HE×400

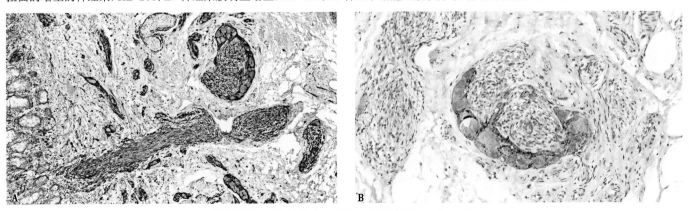

图 13-0-8　MEN ⅡB 肠道节细胞神经瘤病的免疫组化

A. S-100 蛋白标记，IHC ×100；B. Syn 标记，IHC×400

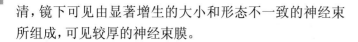

清,镜下可见由显著增生的大小和形态不一致的神经束所组成,可见较厚的神经束膜。

四、嗅神经母细胞瘤

【定义】

嗅神经母细胞瘤(olfactory neuroblastoma,ONB)是鼻腔鼻窦嗅上皮的恶性神经外胚层肿瘤。

【编码】

ICD-O　　9522/3

ICD-11　　XH50L1

【临床特征】

（一）流行病学

1. 发病率　约占鼻腔肿瘤不到5%。

2. 发病年龄　发病年龄2～90岁,年龄分布有10～20岁及50～60岁两个峰值。

3. 性别　无明显差异。

（二）部位

发生于鼻腔顶部筛板区、上壁、侧壁、鼻窦、上颌窦、蝶窦和额窦,可侵犯颅内,极少数以颅内肿物为首发表现。

（三）症状

早期可无明显症状,后期临床表现为鼻塞、鼻出血、嗅觉缺失、头痛、过度流泪、视物不清。后期淋巴结肿大,可发生远处脏器转移,如骨、肺、乳腺、大动脉等部位。少数伴发其他肿瘤,如癌。

（四）影像学

CT检查为软组织肿块影,实性,破坏和侵犯周围组织,增强后可有不均匀强化,可显示淋巴结转移。MRI可显示肿瘤侵犯周围组织,T_1WI与肌肉等信号,或稍低信号,T_2WI高信号为主。

（五）治疗

嗅神经母细胞瘤治疗有单独手术、放疗、手术结合放疗。单纯手术者5年生存率为48%,手术辅以放疗者5年生存率为65.0%。

（六）预后

预后与肿瘤临床分期、病理分级、手术是否完整切除及是否联合治疗等有关。总体上5年、10年和15年的生存率分别为78%、71%和68%,早期综合治疗低度恶性和高度恶性嗅神经母细胞瘤的5年存活率达80%和40%。15%～70%的病例局部复发,10%～25%的病例淋巴结转移,10%～60%有颈部淋巴结、肺和骨的转移。

【病理变化】

（一）大体特征

大体呈息肉样、结节状,有光泽,质中或质嫩,一般界限尚清,侵犯周围组织时界限不清。

（二）镜下特征

1. 组织学特征　低倍镜下肿瘤呈结节状、分叶状分布,界尚清,肿瘤位于鼻黏膜上皮下,与黏膜上皮之间有无细胞区域,表面黏膜上皮一般无异型增生及原位癌表现,常常侵犯骨组织(图13-0-9A～13-0-9C)。瘤细胞呈实性、巢状、簇状、梁状及片状排列,可见菊形团结构,包括Homer-Wright菊形团(中央为神经基质),Flexner-Wintersteiner型菊形团(中央管腔),瘤细胞圆形、卵圆形,胞质稀少,核染色质细腻,核仁不明显,核分裂象多少不等。坏死、瘤巨细胞、核仁等依肿瘤分化程度而不同。间质见丰富毛细血管网、神经毡岛样物质(图13-0-9D、13-0-9E)。依据肿瘤细胞分化及神经基质的多少将ONB分级(表13-0-2)。变异有钙化、神经节细胞(图13-0-9F)、黑色素细胞及异源性分化(腺样、鳞化、畸胎瘤和横纹肌母细胞分化)。

2. 免疫组织化学　瘤细胞可表达NSE、Syn(图13-0-10A)、CgA、CD56、actin、α-SMA、desmin阳性,CD34和CD99灶性阳性,少数CK阳性,S-100蛋白染色可见器官样结构周边围绕的支持细胞(图13-0-10B)。不表达LCA/CD45、HMB45和h-caldesmon。

3. 电镜观察　瘤细胞胞质内见神经内分泌颗粒、神经细丝、微管和微丝及神经突样细胞突起。

【遗传学】

8q染色体的获得或缺失。

表13-0-2　嗅神经母细胞瘤Hyam分级

	Ⅰ级	Ⅱ级	Ⅲ级	Ⅳ级
小叶	常见	常见	有或无	有或无
多形性	无	轻度	明显	明显
神经毡岛	常有且明显	常有	可有	无
菊形团	Homer-Wright假菊形团	Homer-Wright假菊形团	Flexner-Wintersteiner菊形团	Flexner-Wintersteiner菊形团
核分裂象	无	少见	可见	多见
坏死	无	无	可有	常有
钙化	可见不同数量钙化	可有钙化	无钙化	无钙化

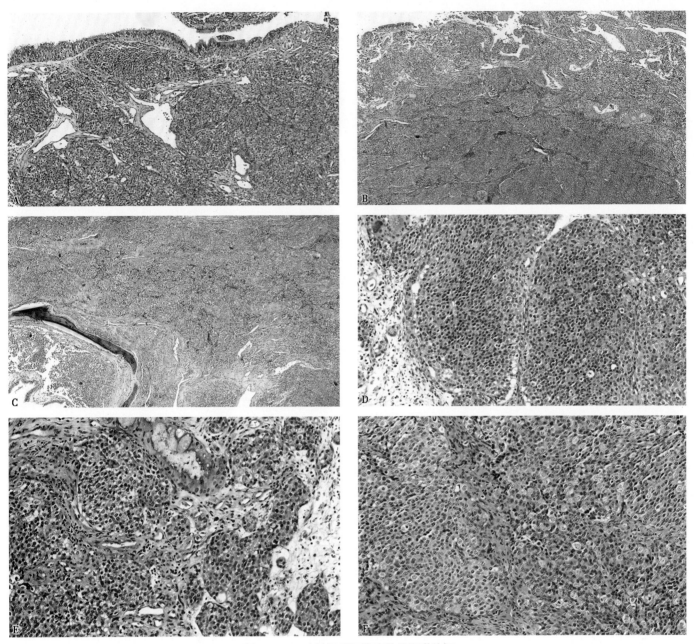

图 13-0-9　嗅神经母细胞瘤的组织学特征

A. 黏膜上皮下肿瘤细胞呈结节状、分叶状分布；HE×100；B. 肿瘤结节状分布，间质见丰富毛细血管，侵犯鼻黏膜，HE×40；C. 肿瘤侵犯骨组织，HE×40；D. 瘤细胞实性、巢状分布，细胞较为一致，可见 Flexner-Wintersteiner 型菊形团（中央管腔），HE×200；E. 瘤细胞实性、巢状分布，细胞较为一致，侵犯鼻黏膜腺体，局部黏液样变性，HE×200；F. 肿瘤部分区域向节细胞分化，细胞体积增大，细胞质丰富，可见核仁，HE×200

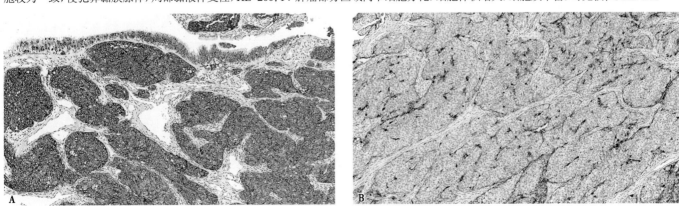

图 13-0-10　嗅神经母细胞瘤的免疫组化

A. 瘤细胞表达 Syn，IHC ×100；B. 瘤巢周围支持细胞表达 S-100 蛋白，IHC×100

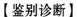

【鉴别诊断】

1. **腺泡状横纹肌肉瘤**　瘤细胞呈梭形、短梭形，部分瘤细胞呈长梭形，瘤细胞胞质呈嗜酸性或略嗜酸性，局部可呈横纹肌细胞分化的表现，细胞密度不均，一般密度略稀疏或中等，与纤维瘤病密度相当，少数可细胞极为丰富，类似于纤维肉瘤。免疫组化瘤细胞表达横纹肌标记物，如 myogenin、MyoD1、desmin 可鉴别。

2. **骨外尤因肉瘤**　好发于儿童，形态学上表现为小圆细胞肿瘤。细胞圆形、卵圆形，部分细胞可表现为梭形，瘤细胞片状、巢状排列，细胞温和，核分裂象多少不等，部分可有坏死。免疫组化瘤细胞呈 CD99 膜阳性，NSE、Syn、CgA、CD56 阳性。分子病理学检测有 *EWSR1* 基因易位。

3. **恶性黑色素瘤**　瘤细胞呈片状、巢状及束状排列，细胞形态多样，表现为上皮样、梭形、短梭形、小圆细胞样，瘤细胞异型性明显，可见胞质内色素，核仁明显。免疫组化瘤细胞呈 S-100 蛋白、SOX10、HMB45 及 Melan-A 阳性，60% 的病例有 *BRAF* 基因突变，50% 有 *C-kit* 基因突变。

4. **小细胞癌**　肿瘤一般呈巢状、实性排列，浸润性生长，一般无神经毡岛，小细胞癌一般细胞挤压明显，常见坏死。免疫组化瘤细胞呈 CK、CgA、Syn 及 CD56 阳性。

五、婴儿色素性神经外胚层瘤

【定义】

婴儿色素性神经外胚层瘤（melanotic neuroectodermal tumor of infancy，MNETI）是神经母细胞和含有黑色素上皮细胞构成的间叶性肿瘤，可能起自于神经嵴。

【编码】

ICD-O　　9363/0

ICD-11　　XH6C72

【临床特征】

（一）流行病学

1. **发病率**　非常罕见，占颌骨肿瘤不到 1%。

2. **发病年龄**　婴幼儿，80% 小于 6 个月，90% 小于 1 岁。

3. **性别**　男性多于女性，男∶女约为 1.5∶1。

（二）部位

好发于头颈部，80% 的病例位于颌骨（以上颌骨为主），其他部位有颅骨、眼眶、卵巢、附睾、皮肤及软组织等。

（三）症状

临床表现为渐进性增大的肿块，可有近期迅速生长

病史，可侵犯颌骨、颅骨，持续症状 2 周至 5 个月不等。

（四）治疗

手术完整切除，对于少数转移或复发病例可采取适当的化疗。

（五）预后

良性肿瘤，预后较好。婴儿色素性神经外胚层瘤可侵犯骨组织，但是长期随访，呈良性进展过程。10%～50% 的病例可复发，复发多与肿瘤切除不完整有关。复发主要发生于颌骨及颅脑，恶变、转移及死亡的病例多见于颅脑及附睾。少数（6%）病例可转移到淋巴结、肝、肾上腺和软组织等部位。CD99 阳性与肿瘤侵袭性相关，Ki67 指数超过 15%，提示有侵袭性的潜力。

【病理变化】

（一）大体特征

肿瘤无明显包膜，界尚清或不清，肿瘤最大径为 1～10cm，平均 3.5cm，切面呈灰褐色或灰黑色，质硬。

（二）镜下特征

1. **组织学特征**　肿瘤与表面黏膜上皮界限尚清，由两种细胞构成：上皮样细胞和小圆细胞。上皮样细胞轻度异型性，呈腺样或条索状排列，胞质丰富，嗜酸性，部分淡染，核染色质细腻，可见核仁与核分裂象，大部分细胞含黑色素颗粒。小圆形细胞呈圆形、卵圆形，细胞较一致，胞质少，核染色质深，可见核分裂象，排列成小巢状、片状，可见灶性 Homer-Wright 菊形团（图 13-0-11A～13-0-11F）。肿瘤常可侵犯骨组织（图 13-0-11G）。

2. **免疫组织化学**　上皮样细胞表达 CK（图 13-0-12A）、HMB-45（图 13-0-12B）、vimentin；小圆细胞表达 Syn（图 13-0-12C）和 CgA，灶性表达 S-100 蛋白（图 13-0-12D）、GFAP 和 desmin。两种细胞均可有阳性表达的标记物有 NSE（图 13-0-12E）、CD57。

3. **电镜观察**　电镜下瘤细胞有两种细胞成分，包括上皮样细胞和小圆细胞，上皮样细胞内含黑色素小体和前黑色素小体，小细胞内有神经内分泌颗粒和神经突起。

【遗传学】

无特征性遗传学表现，有研究显示肿瘤具有 *CDKN2A* 胚系突变以及 *BRAF*（V600E）基因突变。

【鉴别诊断】

1. **腺泡状横纹肌肉瘤**　瘤细胞呈梭形、短梭形，部分瘤细胞呈长梭形，瘤细胞胞质呈嗜酸性或略嗜酸性，局部可呈横纹肌细胞分化的表现，细胞密度不均，一般密度略稀疏或中等，与纤维瘤病密度相当，少数可细胞极为丰富，类似于纤维肉瘤。免疫组化瘤细胞表达横纹肌标记物，如 myogenin、MyoD1、desmin 可鉴别。

2. **骨外尤因肉瘤**　好发于儿童，形态学上表现为小

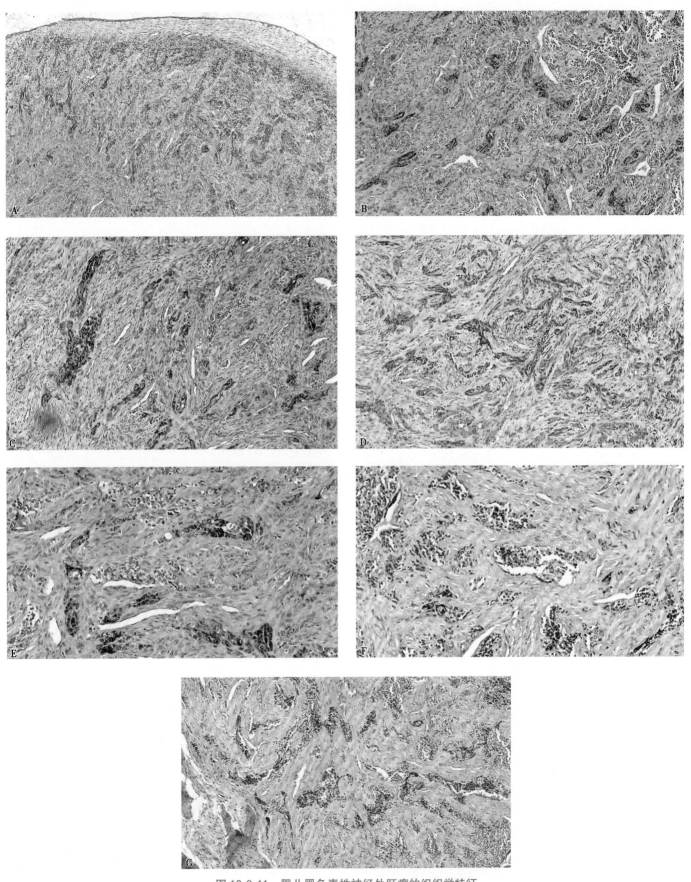

图 13-0-11　婴儿黑色素性神经外胚瘤的组织学特征

A. 肿瘤位于黏膜上皮下，与表面黏膜上皮界限尚清，HE×40；B. 肿瘤由上皮样细胞和小圆细胞组成，HE×100；C. 肿瘤有两种细胞形态，上皮样细胞和小圆细胞，HE×100；D. 上皮样细胞轻度异型性，呈腺样、条索状，部分区域与梭形细胞移行，HE×100；E. 上皮细胞内见黑色素颗粒，HE×200；F. 小圆形细胞呈神经母细胞瘤样，局部见 Homer-Wright 菊形团，HE×200；G. 肿瘤侵犯骨组织，HE×100

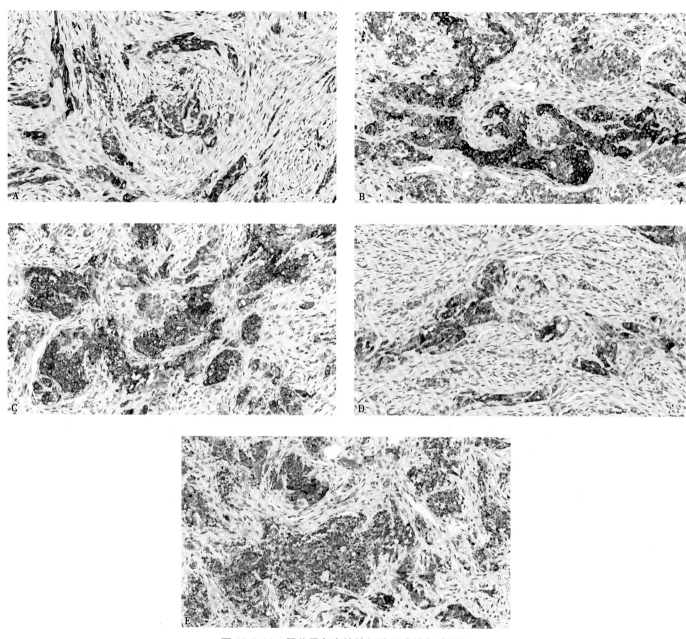

图 13-0-12 婴儿黑色素性神经外胚瘤的免疫组化

A. 瘤细胞表达 CK，IHC ×200；B. 瘤细胞表达 HMB45，IHC ×400；C. 瘤细胞表达 Syn，IHC ×400；D. 瘤细胞表达 S-100 蛋白，IHC ×400；E. 瘤细胞表达 NSE，IHC ×400

圆细胞肿瘤。细胞圆形、卵圆形，部分细胞可表现为梭形，瘤细胞片状、巢状排列，细胞温和，核分裂象多少不等，部分可有坏死。免疫组化瘤细胞呈 CD99 膜阳性，并表达 NKX2.2（核染色），NSE、Syn、CgA、CD56 阳性。分子病理学检测有 *EWSR1* 基因易位。

3. 恶性黑色素瘤　瘤细胞呈片状、巢状及束状排列，细胞形态多样，表现为上皮样、梭形、短梭形、小圆细胞样，瘤细胞异型性明显，可见胞质内色素，核仁明显。免疫组化瘤细胞呈 S-100 蛋白、SOX10、HMB45 及 Melan-A 阳性，60% 的病例有 *BRAF* 基因突变，50% 有 *KIT* 基因突变。

4. 造釉细胞瘤　好发于成年人颌骨的牙源性上皮

性肿瘤，可见造釉细胞器，一般无神经分化，神经内分泌标记阴性。

（陈小岩）

参 考 文 献

1. Altungoz O，Aygun N，Tumer S，et al. Correlation of modified Shimada classification with MYCN and 1p36 status detected by fluorescence in situ hybridization in neuroblastoma. Cancer Genet Cytogenet，2007，172（2）：113-119.

2. Ambros IM，Brunner B，Aigner G，et al. A multilocus technique for risk evaluation of patients with neuroblastoma. Clin Cancer

Res, 2011, 17 (4): 792-804.

3. Ambros PF, Ambros IM, Brodeur GM, et al. International consensus for neuroblastoma molecular diagnostics: report from the International Neuroblastoma Risk Group (INRG) Biology Committee. Br J Cancer, 2009, 100 (9): 1471-1482.

4. Duijkers FA, Gaal J, Meijerink JP, et al. High anaplastic lymphoma kinase immunohistochemical staining in neuroblastoma and ganglioneuroblastoma is an independent predictor of poor outcome. Am J Pathol, 2012, 180 (3): 1223-1231.

5. Hung YP, Lee JP, Bellizzi AM, et al. PHOX2B reliably distinguishes neuroblastoma among small round blue cell tumours. Histopathology, 2017, 71 (5): 786-794.

6. Kim EK, Kim S.ALK gene copy number gain and immunohistochemical expression status using three antibodies in neuroblastoma. Pediatr Dev Pathol, 2017, 20 (2): 133-141.

7. Maris JM. Recent advances in neuroblastoma.N Engl J Med, 2010, 362 (23): 2202-2211.

8. Monclair T, Brodeur GM, Ambros PF, et al. INRG Task Force. The International Neuroblastoma Risk Group (INRG) staging system: an INRG Task Force report. J Clin Oncol, 2009, 27 (2): 298-303.

9. Peuchmaur M, d'Amore ES, Joshi VV, et al. Revision of the International Neuroblastoma Pathology Classification: confirmation of favorable and unfavorable prognostic subsets in ganglioneuroblastoma, nodular. Cancer, 2003, 98 (10): 2274-2281.

10. Shimada H, Ambros IM, Dehner LP, et al. Terminology and morphologic criteria of neuroblastic tumors: recommendations by the International Neuroblastoma Pathology Committee. Cancer, 1999, 86 (2): 349-363.

11. Vo KT, Matthay KK, Neuhaus J, et al. Clinical, biologic, and prognostic differences on the basis of primary tumor site in neuroblastoma: a report from the international neuroblastoma risk group project. J Clin Oncol, 2014, 32 (28): 3169-3176.

12. Wiles AB, Karrs JX, Pitt S, et al. GATA3 is a reliable marker for neuroblastoma in limited samples, including FNA Cell Blocks, core biopsies, and touch imprints. Cancer, 2017, 125 (12): 940-946.

13. Ghali VS, Gold JE, Vincent RA, et al. Malignant peripheral nerve sheath tumor arising spontaneously from retroperitoneal ganglioneuroma: a case report, review of the literature, and immunohistochemical study. Hum Pathol, 1992, 23 (1): 72-75.

14. Hu J, Wu J, Cai L. Retroperitoneal composite pheochromocytoma-ganglioneuroma: a case report and review of literature. Diagn Pathol, 2013, 8: 63.

15. Li J, Yang CH, Li LM. Diagnosis and treatment of 29 cases of adrenal ganglioneuroma. Eur Rev Med Pharmacol Sci, 2013, 17 (8): 1110-1113.

16. Mow TC, Navadgi S, Jackett L, et al. Malignant peripheral nerve sheath tumour arising de novo fromganglioneuroma. Pathology, 2015, 47 (6): 595-598.

17. Thway K, Fisher C. Diffuse ganglioneuromatosis in small intestine associated with neurofibromatosis type 1. Ann Diagn Pathol, 2009, 13 (1): 50-54.

18. Carney JA, Go VL, Sizemore GW, et al. Alimentery-tract ganglioneuromatosis: a major component of the syndrome of multiple endocrine neoplasia, type 2b. N Engl J Med, 1976, 295: 1287-1291.

19. Gfroerer S, Theilen TM, Fiegel H, et al. Identification of intestinal ganglioneuromatosis leads to early diagnosis of MEN2B: role of rectal biopsy. J Pediatr Surg, 2017, 52 (7): 1161-1165.

20. Haggitt RC, Reid BJ. Hereditary gastrointestinal polyposis syndromes. Am J Surg Pathol, 1986, 10: 871-887.

21. Abdelmeguid AS. Olfactory Neuroblastoma. Curr Oncol Rep, 2018, 20 (1): 7.

22. Bell D. Sinonasal Neuroendocrine neoplasms: current challenges and advances in diagnosis and treatment, with a focus on olfactory neuroblastoma. Head Neck Pathol, 2018, 12 (1): 22-30.

23. De Bonnecaze G, Lepage B, Rimmer J, et al. Long-term carcinologic results of advanced esthesioneuroblastoma: a systematic review. Eur Arch Otorhinolaryngol, 2016, 273 (1): 21-26.

24. Dulguerov P, Allal AS, Calcaterra TC. Esthesioneuroblastoma: a meta-analysis and review. Lancet Oncol, 2001, 2 (11): 683-690.

25. Gandhoke CS, Dewan A, Gupta D, et al. Case report of mixed olfactory neuroblastoma: Carcinoma with review of literature. Surg Neurol Int, 2017, 8 (1): 83.

26. Morita A, Ebersold MJ, Olsen KD, et al. Esthesioneuroblastoma: prognosis and management. Neurosurgery, 1993, 32 (5): 706-714.

27. Creytens D, Ferdinande L, Lecoutere E, et al. Melanotic neuroectodermal tumour of infancy presenting as an undifferentiated round cell tumour in the soft tissue of the forearm. Pathology, 2017, 49 (1): 87-90.

28. Fabien-Dupuis C, Niver B, Shillingford N, et al. Melanotic neuroectodermal tumor of infancy presenting with fast-growing scrotal swelling: a case report and literature review. Pediatr Dev Pathol, 2017, 20 (5): 411-415.

29. Gomes CC, Diniz MG, de Menezes GH, et al. BRAFV600E mutation in melanotic neuroectodermal tumor of infancy: toward personalized medicine? Pediatrics, 2015, 136 (1): e267-269.

30. Moreau A, Galmiche L, Minard-Colin V, et al. Melanotic neuroectodermal tumor of infancy (MNTI) of the head and neck: A French multicenter study. J Cranio-maxillofacial Surg, 2018, 46 (2): 201-206.

31. Rachidi S, Sood AJ, Patel KG, et al. Melanotic neuroectodermal tumor of infancy: a systematic review. J Oral Maxillofac Surg, 2015, 73 (10): 1946-1956.

第十四章

尤因肉瘤家族肿瘤和小圆细胞未分化肉瘤

在临床工作中，部分小圆细胞恶性肿瘤的组织形态和免疫表型与尤因肉瘤相似，却缺乏尤因肉瘤特异性的遗传学特征，具有 *EWSR1* 以外的基因易位，这类肿瘤以往曾被称为"尤文样肉瘤（Ewing-like sarcoma）"。近几年来，利用高通量测序技术在这类小圆细胞未分化肉瘤中发现了一些特征性的融合基因，如 *CIC-DUX4*、*CIC-DUX4L*、*CIC-FOXO4*、*BCOR-CCNB3*、*BCOR-MAML3*、*ZC3H7B-BCOR* 和 *CIC-NUTM1* 融合基因等，分别被命名为独立的肿瘤类型：CIC 重排肉瘤（*CIC-DUX4* 肉瘤、*CIC-FOXO4* 肉瘤、*CIC-NUTM1* 肉瘤）和 BCOR 重排肉瘤（*BCOR-CCNB3* 肉瘤、*BCOR-MAML3* 肉瘤、*ZC3H7B-BCOR* 肉瘤）。另一些肿瘤发现有 BCOR 内部串联重复（BCOR internal tandem duplications，BCOR-ITD）改变，包括婴幼儿未分化圆细胞肉瘤（infantile undifferentiated round cell sarcomas，IURCS）和婴幼儿原始黏液样间叶性肿瘤（primitive myxoid mesenchymal tumours of infancy，PMMTI）。

本章所涉及的小圆细胞肉瘤主要包括两大类，一类是经典的尤因肉瘤，以产生 *EWSR1-ETS* 家族基因的融合基因为特征，另一类包括以下几种类型：①伴有 *EWSR1-*非 *ETS* 家族融合基因的圆细胞肉瘤；②*CIC* 重排肉瘤；③伴有 *BCOR* 遗传学改变的肉瘤。

一、骨外尤因肉瘤

【定义】

骨外尤因肉瘤（extraskeletal Ewing sarcoma，E-EWS）是一种发生于骨外软组织显示不同程度神经外胚层分化并具有特异性染色体易位及产生融合易位（*EWSR1* 与 *ETS* 转录因子家族成员之一）的小圆细胞恶性肿瘤。以往常诊断的外周原始神经外胚层瘤（pPNET）和发生于儿童胸肺部的 Asking 瘤与骨外尤因肉瘤在临床表现、镜下形态、免疫表型和遗传学特征上相互重叠，属于同一家族，pPENT 和 Askin 瘤不再作为独立的病理类型，现统一采用骨外尤因肉瘤这一诊断名词。

【编码】

ICD-O   9360/3

ICD-11   XH8KJ8

【临床特征】

（一）流行病学

1. 发病率   相对少见，但在儿童是第二常见的骨和软组织肉瘤。

2. 发病年龄   好发于儿童、青少年和年轻成人，中位年龄 15 岁，年龄范围多为 10～30 岁，高峰年龄段为 10～20 岁。

3. 性别   男性略多见，男：女为（1.4～1.5）：1。

（二）部位

多发生于深部软组织，少数病例可发生于皮下。好发于躯干（包括脊柱旁）、四肢、头颈部和腹膜后 / 腹腔，少数病例可发生于实质脏器，包括肾脏、胃肠道和女性生殖道等。

（三）症状

深部软组织迅速生长的肿块，约 1/3 伴有疼痛，累及脊髓或周围神经时可出现进行性的感觉和运动功能障碍。

（四）治疗

手术、化疗和放疗综合性治疗。

（五）预后

预后主要取决于肿瘤是否有转移，治疗前无转移的患者化疗后 5 年生存率可达 90%，而有转移的 5 年生存率仅 30%。预后不佳因素包括：就诊时已有转移、肿瘤位于中轴部位、患者年龄>19 岁、肿瘤>10cm。

【病理变化】

（一）大体特征

不规则分叶状或多结节状，质软，易碎，肿瘤最大径一般不超过 10cm，少数情况下，肿瘤可>20cm。切面呈灰黄色或灰红色，常伴有大片坏死、出血及囊性变，钙化少见。

（二）镜下特征

1. 组织学特征   肿瘤细胞由形态一致的小圆形细

胞组成，呈密集的片状或小叶状排列，小叶间为宽窄不等的纤维结缔组织间隔（图14-0-1A）。在大片地图状坏死区域，残存的肿瘤细胞在血管周围呈袖套状分布（图14-0-1B）。偶尔，局部可出现假血管或假腺样结构等继发性改变。肿瘤细胞核多表现为形态单一，圆形或卵圆形，核膜清晰，染色质细致、均匀，呈粉尘样（图14-0-1C），核仁不明显或可见小核仁，核分裂象多少不等。胞质稀少，淡染，界限不清，可见不规则的小空泡（细胞内糖原沉积，PAS染色阳性）及其导致的核压迹。肿瘤细胞之间缺乏网状纤维。部分病例内可见Homer-Wright菊形团结构（图14-0-1D），偶见Flexner-Wintersteiner菊形团。其他形态包括：挤压伤形成的filigree现象（图14-0-1E），少数病例肿瘤细胞较大，伴有中等程度的不规则形核或梭形细胞（图14-0-1F），可见明显核仁，可出现促纤维增生，被称之为非典型E-EWS或大细胞E-EWS，需要进行遗传学检测证实；出现明显梭形细胞成分，类似低分化滑膜肉瘤；间质广泛玻璃样变性和嗜酸性改变，类似硬化性上皮样肉瘤或硬化性横纹肌肉瘤；瘤细胞呈巢状上皮样生长方式，伴有促纤维性间质，类似造釉细胞瘤（adamantinoma-like variant）（图14-0-1G、14-0-1H）。

2. 免疫组织化学　瘤细胞表达CD99和NKX2.2，其中CD99呈弥漫细胞膜阳性，NKX2.2（图14-0-2A、14-0-2B）呈弥漫核阳性。此外，瘤细胞还可表达bcl-2、Fli1、PAX7和CD117（图14-0-2C），其中Fli1特异性差，并不具诊断价值。部分病例可表达ERG（图14-0-2D），但与肿瘤是否具有*EWSR1-ERG*重排没有关系。瘤细胞不同程度表达神经或神经外胚层标记物，特别是Syn，常呈灶性或斑片状阳性（图14-0-2E）。少数病例可有异源性表达AE1/AE3（图14-0-2F）和desmin等标记，但不表达myogenin、MyoD1、TLE1、TdT和WT1。

【遗传学】

大部分病例（85%）存在t（11；22）（q24；q12），形成*EWSR1-FLI1*融合基因，一部分病例（5%～10%）存在t（21；22）（q22；q12），形成*EWSR1-ERG*融合基因。极少数病例（<1%）涉及t（2；22）（q35；q12）、t（7；22）（7p21；q12）和t（17；22）（q21；q12），形成*EWSR1-FEV*、*EWSR1-ETV1*和*EWSR1-ETV4*等融合基因等。除*EWSR1*基因外，少数病例还涉及FUS基因。尤因肉瘤中的伴侣基因属于ETS（E26 transformation-specific，E26转化特异性）转录因子（表14-0-1）。

表14-0-1　骨外尤因肉瘤中的染色体易位及相应的融合基因

染色体易位	融合基因	概率
EWSR1		
t（11；22）（q24；q12）	*EWSR1-FLI1*	85%～90%
t（21；22）（q22；q12）	*EWSR1-ERG*	5%～10%
t（2；22）（q35；q12）	*EWSR1-FEV*	<1%
t（7；22）（p22；q12）	*EWSR1-ETV1*	<1%
t（17；22）（q21；q12）	*EWSR1-ETV4（EIAF）*	<1%
FUS		
t（16；21）（p11；q22）	*FUS-ERG*	<1%
t（2；16）（q35；p11）	*FUS-FEV*	<1%

*EWSR1*基因易位可通过FISH检测（图14-0-3），但需注意的是涉及*EWSR1*基因易位的除骨外尤因肉瘤外，其他多种类型的肿瘤均可涉及*EWSR1*基因易位，包括血管瘤样纤维组织细胞瘤、促结缔组织增生性小圆细胞肿瘤、骨外黏液样软骨肉瘤等，故FISH检测也需结合组织学形态和免疫组化标记。

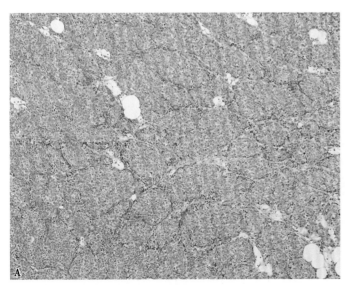

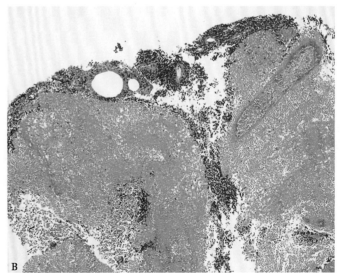

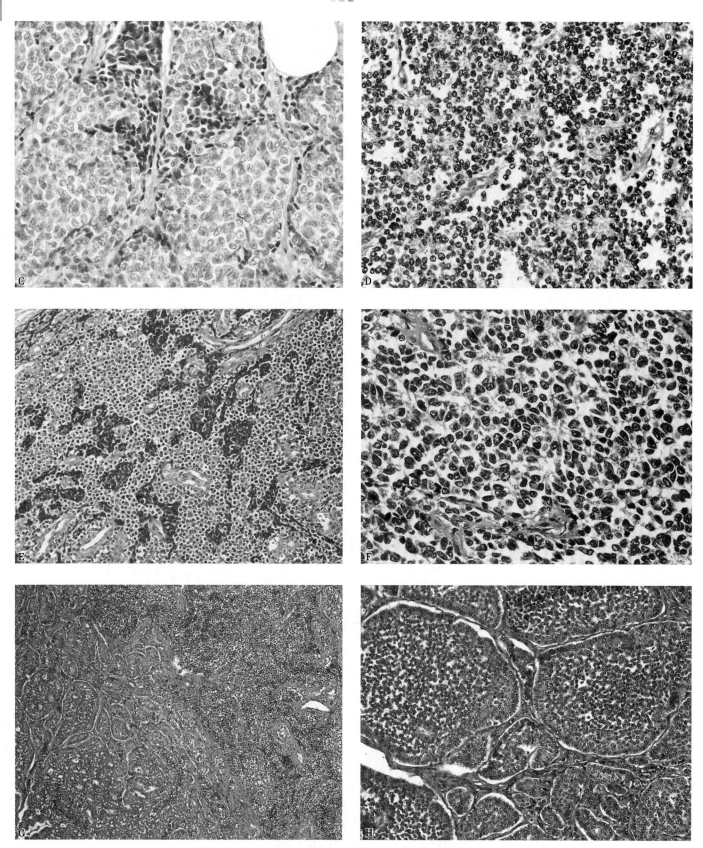

图 14-0-1　骨外尤因肉瘤的组织学特征

A. 形态一致的小圆形细胞呈片状或小叶状排列,HE×40;B. 在大片地图状坏死区域,残存的肿瘤细胞在血管周围呈袖套状分布,HE×40;C. 瘤细胞核形态单一,圆形或卵圆形,核膜清晰,染色质呈粉尘样,可见细小核仁,HE×400;D. 瘤细胞核深染,有明显小核仁,可见 Homer-Wright 菊形团,HE×200;E. 瘤细胞受挤压形成的 filigree 现象,HE×200;F. 部分病例可见不规则形核或梭形细胞,HE×400;G. 造釉细胞瘤样尤因肉瘤,瘤细胞呈巢状上皮样生长,HE×100;H. 巢周边瘤细胞可呈栅栏状排列,HE×200(图 14-0-1G 和 H 由复旦大学附属肿瘤医院王坚医生提供)

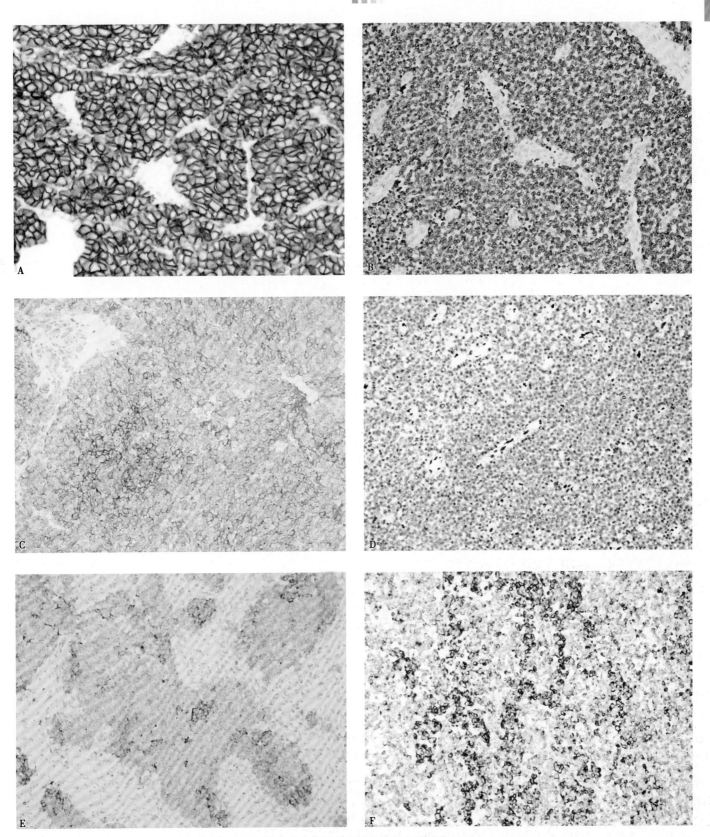

图 14-0-2　骨外尤因肉瘤的免疫组化

A. CD99 标记呈弥漫的细胞膜强阳性，IHC×400；B. 瘤细胞弥漫强阳性表达 NKX2.2（核染色）IHC×200；C. 小肠尤因肉瘤表达 CD117，IHC×200；D. 部分病例可表达 ERG，IHC×100；E. 尤因肉瘤常灶性表达 Syn，IHC×100；F. 部分病例可程度不等表达 AE1/AE3，IHC×100

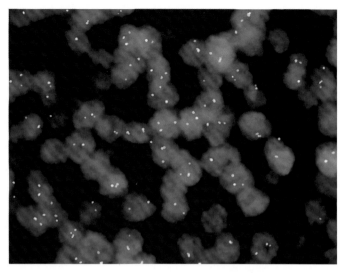

图 14-0-3 骨外尤因肉瘤的 FISH 检测

FISH 检测显示 *EWSR1* 基因易位（双色断裂分离探针法）

【鉴别诊断】

1. **小圆细胞未分化肉瘤** 部分细胞 CD99 阳性。检测不到 *EWSR1-ETS* 融合基因，但可检测到 ETS 家族基因以外的染色体易位，如 *EWSR1-* 非 *ETS*、*CIC-DUX4*、*CIC-DUX4L*、*CIC-FOXO4*、*CIC-NUTM1*、*BCOR-CCNB3*、*BCOR-MAML3* 和 *ZC3H7B-BCOR* 等融合基因。

2. **转移性神经母细胞瘤** 常见发病年龄较 E-EWS 更小。发生部位与肾上腺髓质和交感神经节的分布密切相关。肿瘤细胞巢或小叶之间为纤细的纤维血管间质，肿瘤内含有神经纤维网及不同程度的节细胞分化。免疫组化 CD99 阴性。检测不到 *EWSR1-FLI1* 融合基因，但 25%～30% 的病例可显示 *MYCN* 扩增。

3. **腺泡状横纹肌肉瘤** 分化差的区域可出现小圆细胞，形态类似 E-EWS，但广泛取材后通常可见腺泡状结构。20%～30% 病例可见胞质嗜伊红的横纹肌母细胞及核居周的多核瘤巨细胞。肿瘤细胞表达 desmin、MSA 和 myogenin 等肌源性标记。细胞遗传学显示 t(2;13)(q37;q14) 或 t(1;13)(p36;q14)，RT-PCR 和 FISH 可检测到 *PAX3-FKHR* 或 *PAX7-FKHR* 融合基因。

4. **促结缔组织增生性小圆细胞肿瘤** 大部分发生于腹腔和盆腔内。肿瘤细胞呈大小不一的不规则巢状分布，细胞巢之间及其周围为大量增生的致密结缔组织，可伴有透明变性和黏液变性。肿瘤细胞虽然可表达 CD99，但 desmin 染色显示特征性的核旁阳性表达，大部分病例还表达 WT1。FISH 亦可检测到 *EWSR1* 重排，因此疑难病例需要通过 RT-PCR 检测到 *EWSR1-WT1* 融合基因方可与 E-EWS 鉴别。

5. **淋巴母细胞性淋巴瘤** 肿瘤细胞很少呈小叶状排列，细胞核也缺乏 E-EWS 的高度一致性。肿瘤细胞虽然表达 CD99，但还表达 TdT、LCA。分子检测 *EWSR1-FLI1* 为阴性。

6. **低分化滑膜肉瘤** 肿瘤中的小圆细胞成分往往排列呈血管外皮瘤样结构。与 E-EWS 相反，肿瘤细胞之间存在网状纤维。除表达 CD99 外，肿瘤细胞核强阳性表达 TLE1，还常表达 AE1/AE3、CAM5.2 和 EMA。FISH 可检测出 SS18（*SYT*）基因断裂，而 *EWSR1* 基因改变为阴性。

7. **骨外间叶性软骨肉瘤** 为双相性肿瘤，含有血管外皮瘤样排列的幼稚小圆细胞及高分化软骨岛。有时活检小标本仅查见小圆细胞成分，CD99、NKX2.2 和神经标记物通常也都为阳性，此时需要借助分子检测与 E-EWS 鉴别。骨外间叶性软骨肉瘤可显示有 *NCOA2* 基因易位。

二、伴有 EWSR1- 非 ETS 家族融合基因的圆细胞肉瘤

一类涉及 *EWSR1* 基因重排但其伴侣基因不属于 ETS 家族的圆细胞肉瘤，首例非 ETS 家族圆细胞肉瘤涉及 *NFATC2* 基因，其他类型包括 *EWSR1-SP3*、*EWSR1-POU5F1*、*EWSR1-SMARCA5* 和 *EWSR1-PATZ1*，以及 *FUS-NFATC2*，参见表 14-0-2。因发生率低或未被广泛认识，目前文献上仅为小系列或个例报道。

表 14-0-2 EWSR1- 非 ETS 家族中的染色体易位及相应的融合基因

染色体易位	融合基因	概率
EWSR1		
t(20;22)(q13;q12)	*EWSR1-NFATC2*	<1%
t(1;22)(p36.1;q12)	*EWSR1-PATZ1*	<1%
t(2;22)(p31;q12)	*EWSR1-SP3*	<1%
t(6;22)(p21;q12)	*EWSR1-POU5F1*	<1%
t(4;22)(p31;q12)	*EWSR1-SMARCA5*	<1%
FUS		
t(16;20)(p11;q13)	*FUS-NFATc2*	<1%

【临床特征】

1. *EWSR1-NFATC2* 肉瘤多发生于长骨内（干骺端或骨干），包括股骨、肱骨、桡骨和胫骨，呈局部破坏性生长，可浸润软组织。少数病例可发生于四肢、胸壁和头颈部。多发生于儿童和青年人，中位年龄 28～32 岁，年龄范围 12～67 岁。男性多见，男:女为 5:1。对尤因肉瘤化疗方案不敏感，可发生复发或转移，后者多转移至肺。

2. *FUS-NFATC2* 肉瘤目前仅报道发生于长骨，年龄和性别分布与 *EWSR1-NFATC2* 肉瘤相似。3 例获得随

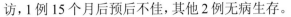

访，1例15个月后预后不佳，其他2例无病生存。

3. *EWSR1-PATZ1* 肉瘤发生于软组织内，包括躯干、胸腹壁、肢体、头颈部和中枢神经系统，患者多为成年人，平均年龄38～42岁。无明显性别差异。2例确诊时即已发生多处转移，预后不佳。

4. *EWSR1-SMARCA5* 肉瘤发生于16岁男性盆腔深部。患者预后情况不明。

5. *EWSR1-SP3* 肉瘤发生于5岁女性，为播散性病变。尽管积极治疗，但患儿在20个月后死亡。

【病理变化】

（一）大体特征

非特异性，可发生于骨者可累及软组织，发生于软组织者与其他类型的小圆细胞肉瘤相似，呈结节状，灰黄色、灰红色或淡红色鱼肉样，直径4～18cm。

（二）镜下特征

1. 组织学特征

（1）*EWSR1-NFATC2* 肉瘤：由小～中等大的圆形细胞组成，胞质较少，淡染或可呈透亮状，成片分布，部分区域可短条束状。瘤细胞浸埋于含有多少不等胶原纤维的间质中，多数病例可见局灶巢状、索状或梁状分布的瘤细胞。瘤细胞核呈圆形或卵圆形，形态基本一致，但局灶可有明显的异型性，可见核分裂象。肿瘤内可有坏死。常被误诊为肌上皮肿瘤、浆细胞瘤和淋巴瘤。

（2）*FUS-NFATC2* 肉瘤：主要由梭形细胞组成，可呈漩涡状排列。间质可呈软骨样或黏液玻变样。核分裂象和坏死因病例而异。

（3）*EWSR1-PATZ1* 肉瘤：多由小圆细胞和梭形细胞混合组成，富含纤维性间质。

（4）*EWSR1-SMARCA5* 肉瘤：镜下形态与尤因肉瘤相似。

（5）*EWSR1-SP3* 肉瘤：由小圆细胞组成，与其他小圆细胞肉瘤相似。

2. 免疫组织化学 半数 *EWSR1-NFATC2* 肉瘤表达 CD99 和 NKX2.2，并可表达 EMA 和 AE1/AE3，后者可呈核旁点状染色。*FUS-NFATC2* 肉瘤可弥漫表达 CD99 和 EMA。*EWSR1-PATZ1* 肉瘤可程度不等表达肌源性标记（desmin，myogenin，MyoD1）和神经标记（S100P、SOX10 和 MITF），可表达 CD34，而 CD99 的表达并不恒定。*EWSR1-SP3* 肉瘤可表达 CD99、EMA、desmin 和 CK。

【遗传学】

EWSR1- 非 ETS 肉瘤可通过 FISH（融合探针）、RT-PCR 或 NGS 检测。部分肿瘤类型（如 *EWSR1-NFATC2* 肉瘤）可伴有 *EWSR1* 扩增。

【鉴别诊断】

1. 尤因肉瘤 瘤细胞形态相对一致，弥漫表达 CD99 和 NKX2.2，RT-PCR 或 FISH（融合探针）检测显示 *EWSR1-FLI1* 等融合基因。

2. 肌上皮癌 瘤细胞表达上皮性标记和肌上皮标记。虽部分病例也可有 *EWSR1* 基因重排，但伴侣基因有所不同。

3. 其他肿瘤 包括恶性淋巴瘤、差分化滑膜肉瘤、横纹肌肉瘤等。

三、CIC 重排肉瘤

【定义】

CIC 重排肉瘤（CIC-rearranged sarcoma）是一组高度恶性的圆细胞肉瘤，分子检测显示 *CIC*（capicua transcriptional receptor）基因重排。大多数病例为 t（4；19）（q35；q13）或 t（10；19）（q26；q13），产生 *CIC-DUX4* 融合基因。

【临床特征】

（一）流行病学

1. 发病率 目前，在 *EWSR1* 重排检测阴性的小圆细胞恶性肿瘤中，*CIC-DUX4* 融合基因的检出率最高，其在儿童和青年人 *EWSR1* 重排阴性患者中检出率高达 2/3。

2. 发病年龄 好发于25～35岁青年人，但发病年龄较广（6～62岁）。发生于儿童者 <25%。

3. 性别 男性略多见。

（二）部位

多发生于四肢和躯干深部软组织，少数情况下发生于头颈部和盆腔等部位。偶可为浅表软组织。10% 病例累及实质脏器，包括肾脏、胃肠道和中枢神经系统。发生于骨者 <5%。

（三）症状

常表现为生长迅速的无痛性软组织包块。

（四）治疗

手术完整切除肿物，辅以化疗，最开始可能较为敏感，但会有耐药现象。放疗可用于局部治疗或缓解症状。

（五）预后

高度侵袭性肿瘤，发展迅速，至少50%发生转移，肺转移最常见。5年生存率为17%～43%，较尤因肉瘤差。

【病理变化】

（一）大体特征

结节状或分叶状，质软，切面灰黄或灰红色，常伴有出血、坏死。

（二）镜下特征

1. 组织学特征 几种不同的融合基因亚型在镜下形态相似。肿瘤细胞小到中等大小，圆形或卵圆形，呈弥漫片状或略呈小叶状分布，小叶间隔以宽窄不等的纤维结缔组织（图 14-0-4A）。除圆细胞成分外，多数病例中可见小灶梭形细胞或上皮样细胞成分。瘤细胞核显示有轻度的异型性，相比尤因肉瘤核形不规则，核染色质呈空泡状，核仁明显，核分裂象活跃（图 14-0-4B）。胞质呈淡嗜伊红色（图 14-0-4C），偶可透亮状。肿瘤内常可见广泛地图样坏死（图 14-0-4D）。1/3 病例间质可呈黏液样。

2. 免疫组织化学 CD99 标记常呈斑片状染色（图 14-0-5A），20% 可为弥漫阳性，此外瘤细胞常表达 WT1cter（90%～95%）和 ETV4（95%～100%）（胞核强阳性）（图 14-0-5B）。与尤因肉瘤不同的是，不表达 NKX2.2。CIC-NUTM1 融合亚型可表达 NUT。少数病例 ERG、calretinin 和 cyclin D1 阳性（图 14-0-5C），偶尔局灶性表达 CK、EMA、desmin 和 S-100，CgA、Syn、myogenin、TLE-1 和 LCA 均为阴性。

【遗传学】

95% 病例显示 CIC-DUX4 融合基因，源自于 t（4；19）（q35；q13）或 t（10；19）（q26；q13）染色体易位。CIC-DUX4 融合基因显著提高 CIC 的转录活性，上调其靶基因，包括 CCND2、MUC5AC 和 PEA3 家族（如 ETV1、ETV4 和 ETV5）。少数 CIC 的伴侣基因为非 DUX4 基因，包括 FOXO4、LEUTX、NUTM1 和 NUTM2A。CIC 重排及其融合基因可通过不同的分子方法（如 FISH、RT-PCR 或 NGS）检测（图 14-0-6）。除 CIC 重排外，其他遗传学改变包括 8 号染色体三倍体和 MYC 基因扩增。

【鉴别诊断】

1. 骨外尤因肉瘤 组织形态相对更单一，核异质性不大，部分可见 Homer-Wright 菊形团结构。CD99 染色表现为经典的胞膜强阳性，并表达 NKX2.2，CCNB3、

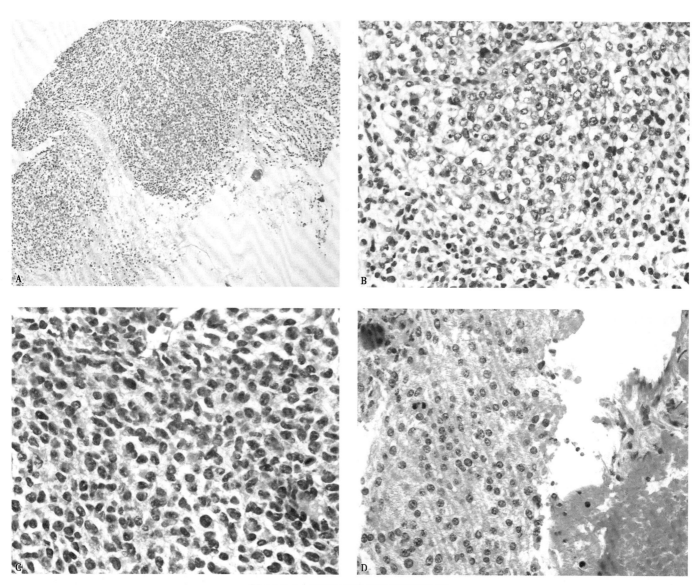

图 14-0-4 CIC 重排肉瘤的组织学特征

A. 瘤细胞小到中等大小，圆形或卵圆形，呈片状或小叶状分布，可见坏死，HE×100；B. 瘤细胞核呈空泡状，核仁明显，可见黏液样背景，HE×400；C. 瘤细胞染色质均匀，胞质呈淡嗜伊红色，HE×400；D. 核分裂象活跃，可见坏死，HE×400

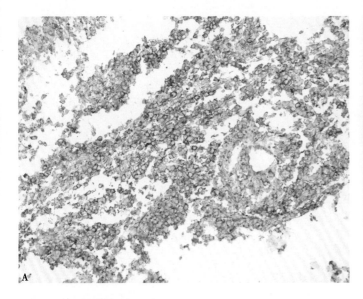

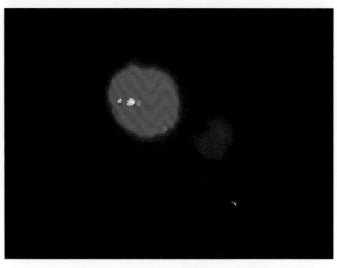

图 14-0-6　*CIC* 重排肉瘤的 FISH 检测
FISH 检测显示 CIC 基因易位（双色断裂分离探针法）

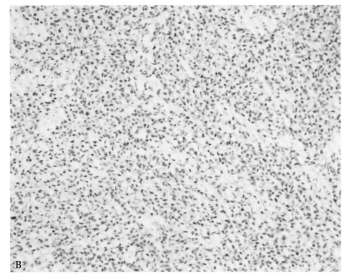

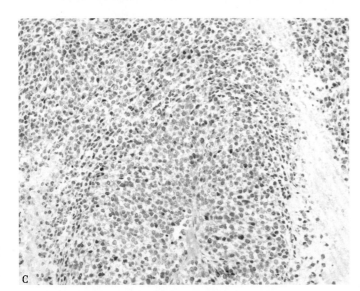

图 14-0-5　*CIC* 重排肉瘤的免疫组化
A. CD99 标记常呈斑片状染色，IHC×200；B. 瘤细胞表达 WT1cter
（胞核阳性），IHC×100；C. cyclin D1 标记显示部分肿瘤细胞核阳
性，IHC×200

TLE1、cyclin D1 很少阳性。可检测到 ETS 家族基因的断裂，*EWSR1-FLI1* 融合基因是最常见的遗传学改变。

2. **BCOR 重排肉瘤**　好发于儿童和青少年，男性多见。发病部位主要为骨，预后相对较好。形态学上与 CIC 重排肉瘤有一定重叠，但谱系相对更宽，可出现与肾脏透明细胞肉瘤相似的形态。细胞核弥漫阳性表达 CCNB3、BCOR、cyclin D1 和 TLE1，WT1 阴性。可检测到 *BCOR-CCNB3*、*BCOR-MAML3* 或 *ZC3H7B-BCOR* 融合基因。

3. **低分化滑膜肉瘤**　除表达 CD99 外，多表达 AE1/AE3、CAM5.2 和 EMA。FISH 可检测出 *SS18* 易位，无 *CIC* 重排。

（王　哲　程　虹）

四、伴有 *BCOR* 遗传学改变的肉瘤

【定义】

有几组原始圆细胞肉瘤显示 BCOR 遗传学改变，导致癌基因激活和 BCOR 过表达。虽然这些病理类型显示在临床上各有特点，但在镜下形态、免疫表型和基本表达上重叠，病理发生机制相同。第一组为 *BCOR-CCNB3* 肉瘤（*BCOR-CCNB3* sarcoma），由 X 染色体臂内倒位 t（X；X）（p11.4；p11.22）形成，少数情况为 t（X；4）（p11；q31）或 t（X；22）（p11；q13），产生 *BCOR-MAML3* 和 *ZC3H7B-BCOR* 融合基因。第二组为 BCOR 内部串联重复（BCOR internal tandem duplications，BCOR-ITD）改变，包括婴幼儿未分化圆细胞肉瘤和婴幼儿原始黏液样间叶性肿瘤，与伴有 BCOR-ITD 的肾脏透明细胞肉瘤、高级别子宫内膜间质肉瘤和中枢神经系统高级别神经上皮肿瘤（high-grade neuroepithelial tumor with BCOR internal tandem duplication，HGNET-BCOR ITD）有一定的重叠。

【临床特征】

（一）流行病学

1. **发病率**　BCOR 家族肉瘤发生率低于尤因肉瘤。新近文献报道 BCOR-CCNB3 肉瘤 53 例，BCOR-MAML3 肉瘤和 ZC3H7B-BCOR 肉瘤各 1 例。婴儿未分化圆细胞肉瘤和婴幼儿原始黏液样间叶性肿瘤均较少见。

2. **发病年龄**　BCOR-CCNB3 肉瘤患者多为儿童，90%<20 岁。发生于软组织者年龄范围较广泛。伴有 BCOR-ITD 的婴儿未分化圆细胞肉瘤和婴幼儿原始黏液样间叶性肿瘤多发生于 1 岁以内，可为出生时即发现。

3. **性别**　男性多见，其中 BCOR-CCNB3 肉瘤男：女为 4.5：1。

（二）部位

BCOR-CCNB3 肉瘤主要发生于骨，少数病例位于深部软组织。婴儿未分化圆细胞肉瘤和婴幼儿原始黏液样间叶性肿瘤多发生于躯干、腹膜后和头颈部（图 14-0-7），较少累及四肢。

（三）症状

发生于骨者临床症状主要为疼痛和肿胀，发生于软组织者主要表现为局部肿块。

（四）治疗

手术，可采用与治疗尤因肉瘤相似的化疗方案。

（五）预后

文献报道 BCOR-CCNB3 肉瘤的 5 年生存率与尤因肉瘤相似，72%～80%，10 年生存率为 56%。部分病例可发生转移，常转移至肺、骨、软组织和实质脏器。BCOR 家族其他类型肿瘤的预后尚不明确。

【病理变化】

（一）大体特征

肿瘤体积多较大，>5～10cm，结节状或分叶状，质软，切面灰白、灰红或灰褐色，常伴有出血、坏死。发生

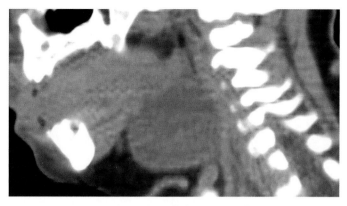

图 14-0-7　婴幼儿原始黏液样间叶性肿瘤影像学

MRI 示患儿颈部气管前的占位性病变，境界较清

于骨的病变可破坏骨皮质，累及至软组织。

（二）镜下特征

1. **组织学特征**　BCOR-CCNB3 肉瘤由相对一致的小圆细胞和卵圆形细胞组成，呈片状或略呈巢状分布，为毛细血管网分隔（图 14-0-8A）。其他形态包括：细胞密度相对较低的区域内，可见短梭形细胞成分，间质可呈黏液样；由短条束排列的胖梭形细胞所组成的实性区域，类似低分化滑膜肉瘤。核染色质均匀细腻，核仁不明显（图 14-0-8B、14-0-8C），核分裂象多少不等。发生于肾脏的肿瘤形态上与肾透明细胞肉瘤可有重叠。

伴有 BCOR-ITD 异常的肿瘤形态学变化较大：①婴幼儿未分化圆细胞肉瘤，由片状或分叶状分布的幼稚小圆细胞组成（图 14-0-8D），肿瘤含有丰富的分支状血管网，间质伴有程度不等的黏液样变性，多数病例核分裂象易见（>4/10HPF），部分病例内可见菊形团结构（图 14-0-8E）。瘤细胞的胞质较少，少数病例也可呈空泡或透亮状；②婴幼儿原始黏液样间叶性肿瘤，低倍镜下，低到中等密度的肿瘤细胞分布于富含纤细血管的黏液性间质中呈弥漫片状或模糊结节状生长（图 14-0-8F）。黏液丰富处可冲

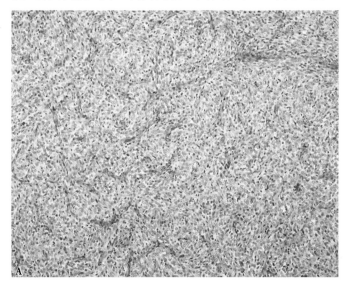

A

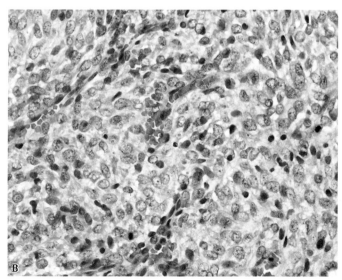

B

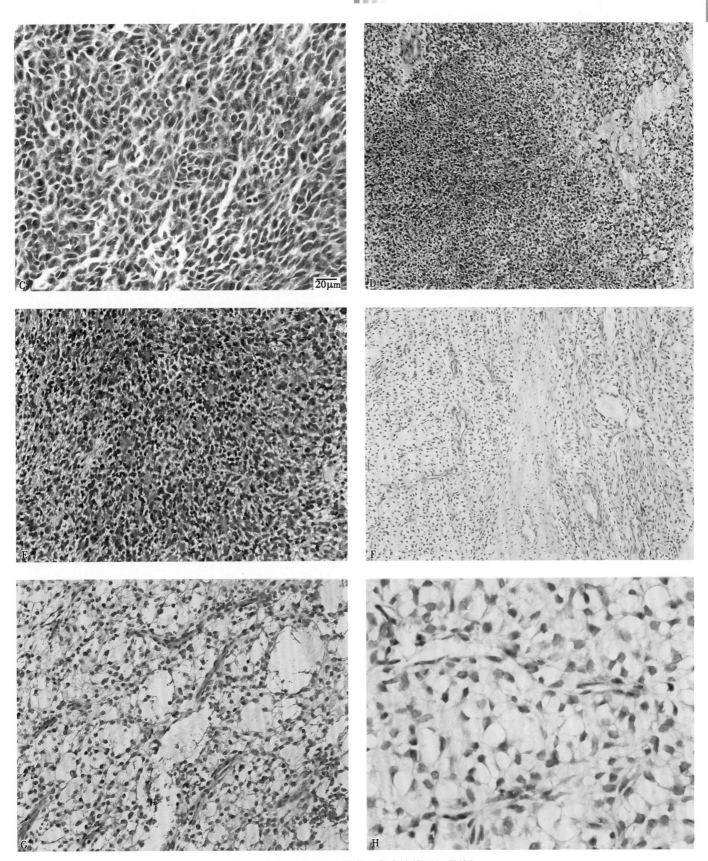

图 14-0-8 BCOR 遗传学改变肉瘤的组织学特征

A. *BCOR-CCNB3* 肉瘤中的瘤细胞呈实性片状排列，细胞间可见纤细的毛细血管分隔，HE×100；B. 瘤细胞呈圆形、卵圆形，染色质细，核仁不明显，HE×400；C. 部分病例细胞呈短梭形，染色质细腻，HE×400；D. 婴幼儿未分化圆细胞肉瘤，由成片的幼稚小圆细胞组成，间质伴有黏液样变性，HE×144；E. 部分病例可见菊形团结构，HE×254；F. 婴幼儿原始黏液样间叶性肿瘤，低到中等密度的肿瘤细胞分布于富含纤细血管的黏液性间质中，HE×100；G. 可见微囊或裂隙，HE×200；H. 高倍镜下，肿瘤细胞小 - 中等大，卵圆形、多边形或星芒状，细胞大小较一致，核轻度异型性，核仁不明显，胞质淡染至透明，部分呈空泡样似脂肪母细胞，HE×400

散肿瘤细胞形成黏液小囊（图 14-0-8G）；间质血管丰富，小 - 中等血管随机分布于肿瘤内。高倍镜下，肿瘤细胞小 - 中等大，圆形、卵圆形、短梭形或星芒状，细胞大小较一致，核轻度异型性，核仁不明显，胞质淡染至透明，部分呈空泡样似脂肪母细胞（图 14-0-8H）。灶性区肿瘤细胞密集排列成束状或漩涡状，形成原始幼稚的梭形细胞巢，灶性区也可见瘤细胞短梭形束状排列，多位于结节周边近胶原纤维处。肿瘤细胞核分裂象多少不等，0～22 个 /50HPF。肿瘤性坏死少见，炎症细胞浸润较少。

2. 免疫组织化学 瘤细胞弥漫核阳性表达 BCOR（图 14-0-9A），但该抗体不特异，如滑膜肉瘤等肿瘤也可表达。BCOR-CCNB3 肉瘤可表达 CCNB3（图 14-0-9B），不见于其他 BCOR 遗传学改变肿瘤。多数病例还可表达 cyclin D1、SATB2 和 TLE1（图 14-0-9C、14-0-9D）。半数

病例可表达 CD99，常为弱阳性或灶性，可呈胞质或核旁点状阳性。

【遗传学】

分子检测显示肿瘤具有位于 Xp11.4 的 BCOR 基因重排。利用 RT-PCR 方法可检测到因 X 染色体臂内倒位而产生的 BCOR-CCNB3 融合基因表达（图 14-0-10），即 bcl-6 共抑制因子（bcl-6 co-repressor，BCOR）和睾丸特异性细胞周期素 B3（cyclin B3，CCNB3）在 X 染色体上发生融合，由于 BCOR 和 CCNB3 位于 X 染色体上相近的位置，通过 FISH 检测不易判读结果。利用 FISH 可检测到 BCOR-MAML3 或 ZC3H7B-BCOR 融合基因。BCOR-ITD 可通过 Sanger 靶向测序，检测 BCOR 最后的 15 号外显子。少数婴幼儿未分化圆细胞肉瘤可有 YWHAE-NUTM2B 融合基因。

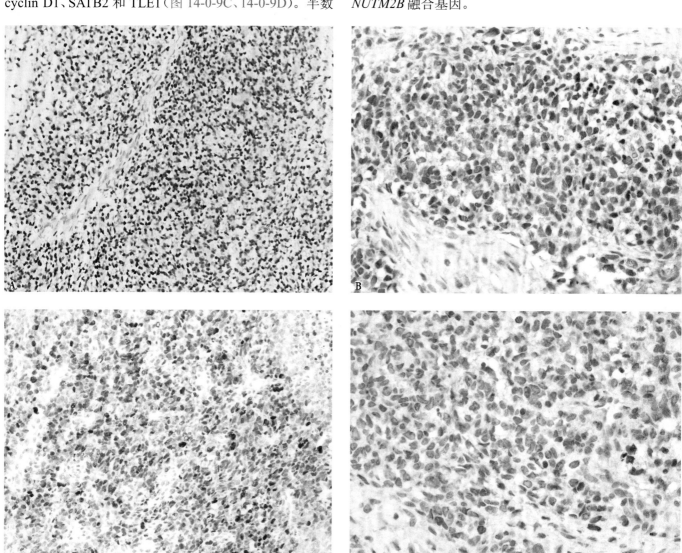

图 14-0-9 BCOR 遗传学改变肉瘤的免疫组化

A. BCOR-ITD 婴幼儿未分化圆细胞肉瘤中的瘤细胞弥漫核阳性表达 BOCR，IHC×100；B. BCOR-CCNB3 重排肉瘤中的肿瘤细胞弥漫性核阳性表达 CCNB3，IHC×400；C. cyclin D1 标记显示肿瘤细胞弥漫性核强阳性，IHC×100；D. TLE1 标记显示肿瘤细胞核阳性，IHC×400

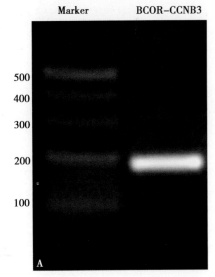
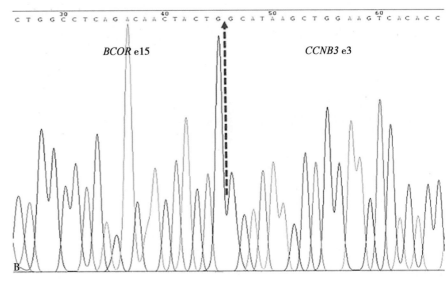

图 14-0-10　BCOR-CCNB3 肉瘤的的分子检测

A. RT-PCR；B. 测序显示 *BCOR*exon5-*CCNB3*ex3 融合基因

（图片由武汉大学中南医院陈琼荣医生提供）

【鉴别诊断】

1. 骨外尤因肉瘤　组织形态相对更单一，核异质性不大，部分可见 Homer-Wright 菊形团结构。CD99 染色表现为经典的胞膜强阳性，并弥漫表达 NKX2.2，CCNB3、TLE1、cyclin D1 很少阳性。可检测到 *ETS* 家族基因的断裂，*EWSR1-FLI1* 融合基因是最常见的遗传学改变。

2. CIC 重排肉瘤　发病年龄范围更广，发病部位主要为软组织，侵袭性更强。形态学上有一定重叠，肿瘤细胞可呈短梭形，伴有黏液样基质，但往往可见明显的核仁。WT1 强阳性，CCNB3、BCOR 阴性。可检测到 *CIC-DUX4*、*CIC-DUX4L* 或 *CIC-FOXO4* 融合基因。

3. 低分化滑膜肉瘤　肿瘤中的小圆细胞成分往往排列呈血管外皮瘤样结构。除表达 CD99、TLE 1 外，CCNB3 可呈弱到中等强度的胞质阳性，常表达 AE1/AE3、CAM5.2 和 EMA，FISH 可检测出 *SS18* 基因断裂，而 *BCOR-CCNB3*、*BCOR-MAML3* 或 *ZC3H7B-BCOR* 为阴性。

4. 腺泡状横纹肌肉瘤　分化差的区域可出现小圆细胞，但广泛取材后通常可见腺泡状结构。20%～30% 病例可见胞质嗜伊红的横纹肌母细胞及核居周的多核巨细胞。肿瘤细胞表达 desmin、MSA 和 myogenin 等肌源性标记，CCNB3 可呈弱到中等强度的胞质阳性。分子检测显示 t（2；13）（q37；q14）或 t（1；13）（p36；q14），RT-PCR 和 FISH 可检测 *PAX3-FKHR* 或 *PAX7-FKHR* 融合基因。

5. 肾透明细胞肉瘤　在镜下形态与分子遗传学上与 BCOR-ITD 肉瘤有一定的重叠。

（王　哲　程　虹　范钦和　贡其星）

参 考 文 献

1. Antonescu C. Round cell sarcomas beyond Ewing: emerging entities. Histopathology, 2014, 64（1）: 26-37.

2. Isidro Machado, Lara Navarro, Antonio Pellin, et al. Defining Ewing and Ewing-like small round cell tumors（SRCT）: The need for molecular techniques in their categorization and differential diagnosis. A study of 200 cases Annals of Diagnostic Pathology, 2016, 22: 25-32.

3. Machado I, Navarro S, Llombart-Bosch A. Ewing sarcoma and the new emerging Ewing-like sarcomas:（CIC and BCOR-rearranged-sarcomas）. A systematic review. Histol Histopathol, 2016, 31（11）: 1169-1181.

4. Mariño-Enríquez A, Fletcher CD. Round cell sarcomas-biologically important refinements in subclassification. Int J Biochem Cell Biol, 2014, 53: 493-504.

5. Folpe AL, Goldblum JR, Rubin BP, et al. Morphologic and immunophenotypic diversity in Ewing family tumors: a study of 66 genetically confirmed cases. Am J Surg Pathol, 2005, 29（8）: 1025-1033.

6. Goldblum JR, Folpe AL, Weiss SW. Enzinger and Weiss's soft tissue tumors. 6th ed. Philadephia: Saunders, 2014.

7. Ordóñez JL, Osuna D, Herrero D, et al. Advances in Ewing's sarcoma research: where are we now and what lies ahead? Cancer Res, 2009, 69（18）: 7140-7150.

8. Szuhai K, Ijszenga M, de Jong D, et al. The NFATc2 gene is involved in a novel cloned translocation in a Ewing sarcoma variant that couples its function in immunology to oncology. Clin Cancer Res, 2009, 15（7）: 2259-2268.

9. Wang L, Bhargava R, Zheng T, et al. Undifferentiated small round cell sarcomas with rare EWS gene fusions: identification of a

novel EWS-SP3 fusion and of additional cases with the EWS-ETV1 and EWS-FEV fusions. J Mol Diagn，2007，9（4）：498-509.

10. Sumegi J, Nishio J, Nelson M, et al. A novel t（4；22）（q31；q12）produces an EWSR1-SMARCA5 fusion in extraskeletal Ewing sarcoma/primitive neuroectodermal tumor. Mod Pathol，2011，24（3）：333-342.

11. Antonescu CR, Owosho AA, Zhang L, et al. Sarcomas with CIC-rearrangements are a distinct pathologic entity with aggressive outcome: a clinicopathologic and molecular study of 115 cases. Am J Surg Pathol，2017，41（7）：941-949.

12. Choi EY, Thomas DG, McHugh JB, et al. Undifferentiated small round cell sarcoma with t（4；19）（q35；q13.1）CIC-DUX4 fusion: a novel highly aggressive soft tissue tumor with distinctive histopathology. Am J Surg Pathol，2013，37（9）：1379-1386.

13. Sugita S, Arai Y, Tonooka A, et al. A novel CIC-FOXO4 gene fusion in undifferentiated small round cell sarcoma: a genetically distinct variant of Ewing-like sarcoma. Am J Surg Pathol, 2014, 38（11）：1571-1576.

14. 赵露，孙蒙，刘绮颖，等. CIC 重排肉瘤十例临床病理分析. 中华病理学杂志，2019，48（7）：515-521.

15. Tsukamoto Y, Futani H, Yoshiya S, et al.Primary undifferentiated small round cell sarcoma of the deep abdominal wall with a novel variant of t（10；19）CIC-DUX4 gene fusion. Pathol Res Pract，2017，213（10）：1315-1321.

16. Le Loarer F, Pissaloux D, Watson S, et al. Clinicopathologic features of CIC-NUTM1 sarcomas, a new molecular variant of the family of CIC-fused sarcomas. Am J Surg Pathol, 2019, 43（2）：268-276.

17. Magro G, Salvatorelli L, Ludwig K, Alaggio R. Diagnostic utility of cyclin D1 in the diagnosis of small round blue cell tumors in children and adolescents: beware of cyclin D1 expression in clear cell sarcoma of the kidney and CIC-DUX4 fusion-positive sarcomas. Comment on Magro et al（2016）-reply. Hum Pathol，2017，67：226-228.

18. Smith SC, Buehler D, Choi EY, et al. CIC-DUX sarcomas demonstrate frequent MYC amplification and ETS-family transcription factor expression.Mod Pathol, 2015, 28（1）：57-68.

19. Li WS, Liao IC, Wen MC, et al. BCOR-CCNB3-positive soft tissue sarcoma with round-cell and spindle-cell histology: a series of four cases highlighting the pitfall of mimicking poorly differentiated synovial sarcoma. Histopathology，2016，69（5）：792-801.

20. Pierron G, Tirode F, Lucchesi C, et al. A new subtype of bone sarcoma defined by BCOR-CCNB3 gene fusion. Nat Genet，2012，44（4）：461-466.

21. Puls F, Niblett A, Marland G, et al. BCOR-CCNB3（Ewing-like）sarcoma: a clinicopathologic analysis of 10 cases, in comparison with conventional Ewing sarcoma. Am J Surg Pathol，2014，38（10）：1307-1318.

22. Shibayama T, Okamoto T, Nakashima Y, et al. Screening of BCOR-CCNB3 sarcoma using immunohistochemistry for CCNB3: A clinicopathological report of three pediatric cases. Pathol Int，2015，65（8）：410-414.

23. Specht K, Zhang L, Sung YS, et al. Novel BCOR-MAML3 and ZC3H7B-BCOR gene fusions in undifferentiated small blue round cell sarcomas. Am J Surg Pathol，2016，40（4）：433-442.

24. Kao YC, Sung YS, Zhang L, et al. Recurrent BCOR internal tandem duplication and ywhae-nutm2b fusions in soft tissue undifferentiated round cell sarcoma of infancy: overlapping genetic features with clear cell sarcoma of kidney. Am J Surg Pathol，2016，40（8）：1009-1020.

25. Mariño-Enriquez A, Lauria A, Przybyl J, et al. BCOR internal tandem duplication in high-grade uterine sarcomas. Am J Surg Pathol，2018，42（3）：335-341.

26. Yoshida Y, Nobusawa S, Nakata S, et al. CNS high-grade neuroepithelial tumor with BCOR internal tandem duplication: a comparison with its counterparts in the kidney and soft tissue. Brain Pathol，2018，28（5）：710-720.

27. 王晓娟，赵丹珲，王映梅，等. 具有 BCOR-CCNB3 融合基因的尤文样未分化肉瘤临床病理分析. 中华病理学杂志，2017，46（2）：102-107.

28. Kao YC, Owosho AA, Sung YS, et al. BCOR-CCNB3 fusion positive sarcomas: a clinicopathologic and molecular analysis of 36 cases with comparison to morphologic spectrum and clinical behavior of other round cell sarcomas. Am J Surg Pathol，2018，42（5）：604-615.

29. Alaggio R, Ninfo V, Rosolen A, et al. Primitive myxoid mesenchymal tumor of infancy: a clinicopathologic report of 6 cases. Am J Surg Pathol，2006，30（3）：388-394.

30. Lam J, Lara-Corrales I, Cammisuli S, et al. Primitive myxoid mesenchymal tumor of infancy in a preterm infant. Pediatr Dermatol，2010，27（6）：635-637.

31. 王晗，刘绮颖，王坚，等. 婴儿原始黏液样间叶性肿瘤的临床病理分析. 中华病理学杂志，2014，43（6）：375-378.

32. Guilbert MC, Rougemont AL, Samson Y, et al. Transformation of a primitive myxoid mesenchymal tumor of infancy to an undifferentiated sarcoma: a first reported case. J Pediatr Hematol Oncol，2015，37（2）：e118-120.

33. Chacon D, Correa C, Luengas JP. Mesenteric primitive myxoid mesenchymal tumor in a 7-month-old boy. J Pediatr Hematol Oncol，2018，40（4）：e260-e262.

34. Kao YC, Sung YS, Zhang L, et al. Recurrent BCOR internal tandem duplication and YWHAE-NUTM2B fusions in soft tissue undifferentiated round cell sarcoma of infancy: overlapping genetic features with clear cell sarcoma of kidney. Am J Surg Pathol，2016，40（8）：1009-1020.

35. Santiago T, Clay MR, Allen SJ, et al. Recurrent BCOR internal tandem duplication and BCOR or BCL6 expression distinguish primitive myxoid mesenchymal tumor of infancy from congenital infantile fibrosarcoma. Mod Pathol，2017，30（6）：884-891.

第十五章

副神经节瘤

副神经节系统来源于神经外胚层的神经嵴细胞，由散布全身的大量的神经细胞群构成，具有合成生物活性的胺类与肽类物质（肾上腺髓质激素）的能力，这些物质起到神经递质和激素的调节作用。副神经节系统具有特征性的组织学形态，即主细胞排列成界限清楚的细胞巢（"细胞球，Zellballen"），细胞巢周围绕薄层的支持细胞。

副神经节系统的最主要成员是肾上腺髓质，它是一种与交感神经系统有关的神经效应器。肾上腺外嗜铬组织在胚胎发育期起着重要作用，在出生后，随着肾上腺髓质嗜铬细胞发育成熟，这些组织逐渐退化，在某些特殊情况下，可以发生交感神经副神经节瘤。肾上腺外的副神经节可分为两大类：副交感神经节和交感神经节。副交感神经节通常为非嗜铬性，集中于头、颈和纵隔，主要分布于第 3、5、9、10 颅神经分支周围，具有化学感受器功能。交感神经节为嗜铬性，沿椎前和椎旁交感神经链分布于盆腔和腹膜后器官的交感神经分支周围，常为功能性并分泌儿茶酚胺。Zuckerkandle 器（嗜铬体）由交感神经副神经节组织构成，位于腹主动脉远端、从肠系膜下动脉至髂动脉分叉水平，是副神经节瘤的好发部位。交感神经副神经节瘤占副神经节瘤的 98%，约 90% 发生在肾上腺（嗜铬细胞瘤），10% 发生在肾上腺外。

第一节　嗜铬细胞瘤

【定义】

嗜铬细胞瘤（phaeochromocytoma，PHEO）是发生在肾上腺髓质的交感神经副神经节瘤。瘤细胞排列成细胞巢（"细胞球"，Zellballen）、片状或梁状结构，瘤细胞巢周围绕扁平的支持细胞，间质含有丰富的薄壁血管。2017年第四版 WHO 内分泌肿瘤分类中嗜铬细胞瘤的疾病分类编码（ICD-0）为 8700/3，目前的研究认为嗜铬细胞瘤都具有恶性潜能。

嗜铬细胞瘤曾被称为 10% 肿瘤，即"10% 发生于肾上腺外，10% 在儿童期发生，10% 为家族性，10% 为双侧性，10% 为多发性，10% 可能术后复发，10% 发生转移，10% 为功能静止性，10% 为意外发现"，但随着报道病例的增多，10% 的规律已不复存在。

【编码】

嗜铬细胞瘤（非特指性）	ICD-O	8700/3
	ICD-11	XH3854
恶性嗜铬细胞瘤	ICD-11	XH9TP5

【病因/发病机制】

可为散发性，约 30% 发生于一些遗传肿瘤综合征，后者包括：①遗传性副神经节瘤 - 嗜铬细胞瘤综合征（hereditary paraganglioma-pheochromocytoma syndrome），涉及琥珀酸脱氢酶（succinate dehydrogenase，SDH）基因亚单位（SDHx）胚系突变；②多发性内分泌肿瘤 2 型（multiple endocrine neoplasia type 2，MEN 2），涉及 RET 基因胚系突变；③冯·希佩尔 - 林道综合征（von Hippel-Lindau syndrome），涉及 VHL 基因胚系突变；④神经纤维瘤病 Ⅰ 型，涉及 NF1 基因胚系突变；⑤Carney-Stratakis 综合征，涉及 SDHx 胚系突变，包括胃间质瘤和副神经节瘤，但无肺软骨瘤；⑥Carney 三联症，包括胃间质瘤、肺软骨瘤、副神经节瘤。

【临床特征】

（一）流行病学

1. 发病率　少见，（0.4～9.5）例 /10 万人。

2. 发病年龄　多发生于 40～50 岁间的中年人，家族性肿瘤更常见于年轻人，偶可发生于儿童和老年人。

3. 性别　无明显差别。

（二）部位

肾上腺。其中散发病例一般是单发的，而家族性病例多数是双侧的。

（三）症状

患者血、尿儿茶酚胺代谢产物增高，血液循环中过剩的儿茶酚胺导致相关临床症状出现，偶发性症状和体征包括：突然发作的跳动性头痛、全身出汗、心悸、胸痛、腹痛、阵发性或持续性高血压、直立性低血压、震颤和发热等。这些症状发作可以是自发性的，也可以因体位、情绪变化、体育锻炼或增加腹腔内压而促发。

（四）治疗

手术切除。体积较大不能手术者，可尝试放疗。

（五）预后

多数嗜铬细胞瘤切除后可获治愈。少数病例可发生淋巴结、肺、肝或骨转移。转移性嗜铬细胞瘤的预后较差，5年生存率为45%～50%。

【病理变化】

（一）大体特征

嗜铬细胞瘤位于肾上腺内，境界清楚，可见假包膜。肿瘤直径一般为3～5cm，也可大于10cm。肿瘤重量从小于5g至超过3 500g，切面灰白色至棕色，暴露于空气中后变为黑色，可见出血、囊性变和钙化。提示肿瘤预后不良倾向的眼观特征是：肿瘤较大、呈结节状或分叶状，肿瘤浸润肾上腺皮质或周围脂肪组织。

（二）镜下特征

1. 组织学特征 瘤细胞排列呈明显的巢状、器官样（zellballen）或梁状结构，也可呈弥漫性或实体性生长（图15-1-1A）。典型的肿瘤细胞与正常主细胞相似，细胞呈多边形，胞质呈颗粒状、嗜碱性至双嗜性，可见明显的核仁（图15-1-1B）。胞质可发生透明变性或嗜酸性变，胞质内可见PAS染色阳性的透明球（图15-1-1C），也可见到少量黑色素样色素。肿瘤细胞巢周围可见扁平的S-100阳性的支持细胞。肿瘤巢周围血管丰富，呈血窦样或细长分支状的薄壁血管。肿瘤间质可继发出血、含铁血黄素沉积、玻璃样变性或者淀粉样变性。有时肿瘤细胞核的多形性明显，但罕见核分裂象。

嗜铬细胞瘤出现以下组织学特征提示转移潜能和预后不良，包括：①肿瘤侵犯血管、肾上腺皮质及周围软组织（图15-1-2A）；②肿瘤细胞呈弥漫性生长，出现不规则、增大或融合的细胞巢（图15-1-2B）；③肿瘤细胞密度增加，瘤细胞形态单一性或显著多形性，细胞呈梭形或小圆形，细胞核深染、大核仁、核浆比增大（图15-1-2C）；④粉刺状或融合的坏死（图15-1-2D）；⑤核分裂象增多，核分裂象计数>3个/（10～20）HPF，出现非典型核分裂

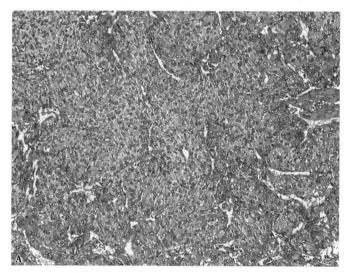

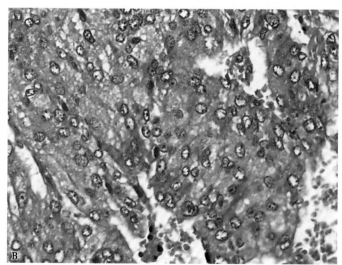

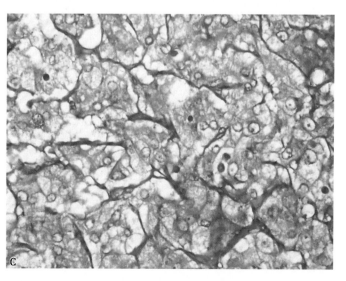

图15-1-1 嗜铬细胞瘤的组织学特征

A. 嗜铬细胞瘤呈巢状或梁状排列，间质血窦丰富；HE×100；B. 嗜铬细胞瘤胞质呈颗粒状、嗜碱性，可见明显的核仁，HE×400；C. 嗜铬细胞瘤胞质内见透明球，PAS×400

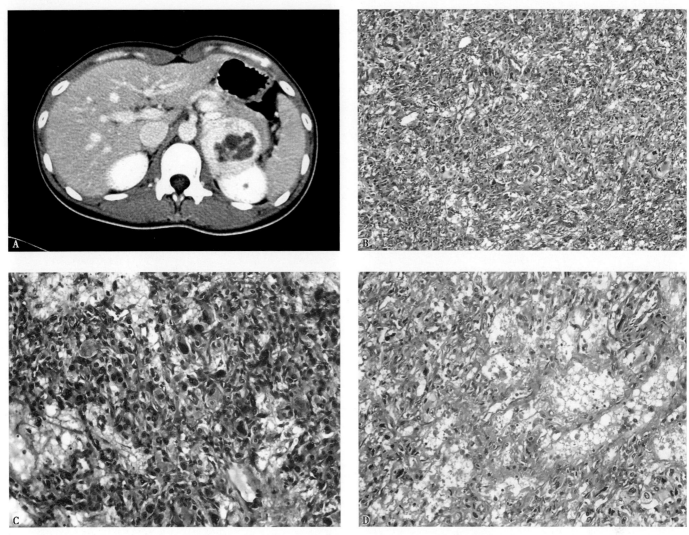

图 15-1-2　提示嗜铬细胞瘤转移潜能和预后不良的组织学特征

A. 嗜铬细胞瘤呈多结节状，CT；B. 嗜铬细胞瘤，肿瘤细胞弥漫性生长，HE×100；C. 嗜铬细胞瘤，肿瘤细胞呈多形性，可见核分裂象，HE×200；D. 嗜铬细胞瘤，肿瘤局灶坏死，HE×200

象，Ki67（MIB-1）增殖指数增高，但 Ki67 的阈值尚不统一，平均标记指数>2% 或 >10%。其他的预后不良因素还包括：肿瘤直径>5cm，肿瘤呈粗大的结节状，肿瘤细胞缺少透明球，异常的血管生长模式，支持细胞减少或缺失。

2. 免疫组织化学　瘤细胞表达 CgA、Syn、NSE 和 CD56（图 15-1-3A、15-1-3B）；肿瘤细胞巢周围的支持细胞表达 S-100 蛋白（图 15-1-3C），支持细胞在大巢和弥漫性生长区域中减少或缺失。不表达 TFE3、CK、α-SMA 和 desmin。具有 SDHx 突变者，SDHB 表达缺失。

3. 电镜观察　主细胞含有 100～400nm 致密颗粒，支持细胞周围有连续的外板。

【遗传学】
SDHB 表达缺失者需加做 SDH 基因突变检测，包括 SDHA、SDHB、SDHC 和 SDHD。

【鉴别诊断】

1. 肾上腺皮质腺瘤　皮质腺瘤的肿瘤细胞通常是由胞质内含脂滴的亮细胞和胞质嗜酸性的暗细胞构成，细胞排列呈索状或巢状，间质有丰富的血管或窦隙样结构。免疫组化肾上腺皮质肿瘤 α-inhibin 和 Melan-A 蛋白阳性，Syn 和 CgA 蛋白阴性可与嗜铬细胞瘤鉴别。

2. 腺泡状软组织肉瘤　多发生于下肢深部软组织，多边形瘤细胞呈腺泡状排列，表达 TFE3，不表达 Syn、CgA 和 NSE。

3. 转移性癌　瘤细胞可排列呈巢状，胞质缺少嗜碱性颗粒，肿瘤细胞异型性明显，核分裂象易见，临床病史和影像学检查可找到原发病灶，转移癌免疫组化细胞角蛋白 CK 阳性，癌巢周围无 S-100 蛋白阳性的支持细胞。

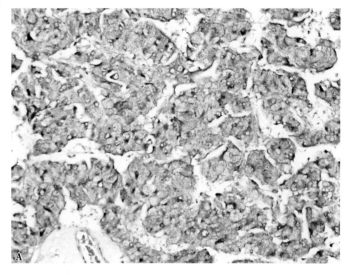

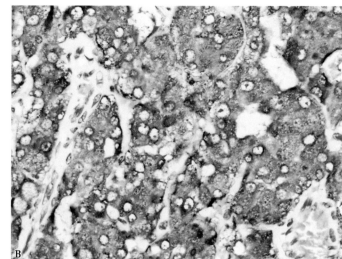

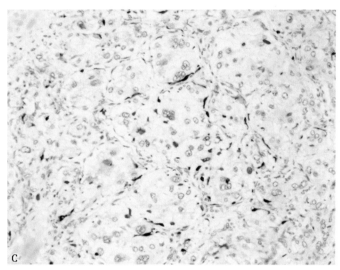

图 15-1-3　嗜铬细胞瘤的免疫组化

A. 嗜铬细胞瘤表达 Syn，IHC×300；B. 嗜铬细胞瘤主细胞表达 CgA，IHC×400；C. 嗜铬细胞瘤支持细胞表达 S-100 蛋白，IHC×200

第二节　肾上腺外副神经节瘤

【定义】

肾上腺外副神经节瘤（paraganglioma，PGL），简称副神经节瘤或副节瘤，是发生于肾上腺外副神经节的肿瘤，肿瘤分布与副神经节系统的分布一致。副神经节瘤的组织学结构与嗜铬细胞瘤相似，由主细胞和支持细胞以及丰富的薄壁毛细血管形成特有的神经内分泌肿瘤器官样结构（zellballen = cell ballen，细胞球）。

副神经节瘤的传统分类认为仅在有确切的转移时，才能诊断为恶性副神经节瘤。在 2017 年第四版 WHO 内分泌肿瘤和头颈部肿瘤分类中，副神经节瘤均列为具有恶性潜能的肿瘤，发生于颈动脉体、中耳及其他部位的副神经节瘤的疾病分类编码（ICD-0）分别为：8692/3、8690/3、8693/3，建议将恶性副神经瘤更名为转移性副神

经节瘤。前列腺、胆囊、脾被膜、乙状结肠系膜和马尾等少见部位也可发生副神经节瘤，10%～25% 的副神经节瘤病例为双侧、多中心性或家族性，注意不要与转移性副神经节瘤混淆。10%～17% 的副神经节瘤可局部复发，2%～16% 的病例可出现转移。

【编码】

肾上腺外副神经节瘤	ICD-O	8693/3
	ICD-11	XH7AW6
颈动脉体副神经节瘤	ICD-O	8692/3
	ICD-11	XH3FS7
主动脉 - 肺副神经节瘤	ICD-O	8693/3
	ICD-11	XH7YU4
颈静脉副神经节瘤	ICD-O	8693/3
	ICD-11	XH0CA1
肾上腺外恶性副神经节瘤	ICD-O	8680/3
	ICD-11	XH1UN6

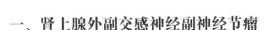

一、肾上腺外副交感神经副神经节瘤

【编码】

副交感神经副神经节瘤 ICD-11 XH5LK3

【临床特征】

（一）流行病学

1. 发病率 少见，颈动脉体瘤在高海拔地区的人群中有较高的发病率，提示因缺氧而形成的颈动脉体长期增生最终可导致肿瘤的发生。

2. 发病年龄 可发生于任何年龄，发病高峰为40~60岁。

3. 性别 女性多见，女：男为（2~8）:1。

（二）部位

副交感神经副神经节瘤主要分布于头颈和前纵隔，10%~15%的病例为双侧、多发、家族性或转移性。颈动脉体瘤也称为化学感受器瘤，位于颈动脉交叉处或邻近部位；中耳副神经节瘤（颈静脉鼓室副神经节瘤）位于鼓岬和鼓室；迷走神经副神经节瘤位于颈动脉分叉上的咽旁间隙内。其他罕见部位包括：节细胞性副神经节瘤多发生在十二指肠壶腹周围，偶尔发生在空肠、幽门和胰腺；喉副神经节瘤位于喉周；主动脉-肺副神经节瘤位于心脏底部和升主动脉周围；眼眶副神经节瘤位于眼眶内或球后间隙；鼻咽部副神经节瘤位于鼻咽部或鼻腔；甲状腺副神经节瘤主要位于甲状腺内；马尾副神经节瘤位于髓外硬膜内，偶尔可见于硬膜外，累及脊髓圆锥或马尾神经根。

（三）症状

副交感神经副神经节瘤一般不伴血液中儿茶酚胺水平升高。副神经节瘤发生在不同的部位有各自的临床特征，多表现为局部缓慢生长的无痛性肿块，可产生局部压迫的症状：十二指肠节细胞性副神经节瘤表现为腹部不适、胃肠道出血或阻塞性黄疸；中耳副神经节瘤引起听力障碍和脑神经麻痹症状；迷走神经、喉及主动脉-肺副神经节瘤可出现声音嘶哑、吞咽困难或咳嗽；马尾副神经节瘤表现为下背部痛、腿痛、行走困难；鼻咽副神经节瘤表现为鼻出血和鼻塞；眼眶副神经节瘤表现为视力障碍或伴有眼球突出。

（四）治疗

局部切除或辅助放疗。

（五）预后

大多数副神经节瘤局部切除后可获治愈，对于形态学不典型的病例需临床随访。

【病理变化】

（一）大体特征

副交感神经副神经节瘤多周界清楚，可见部分或全部包膜，肿瘤可呈侵袭性生长、环绕血管或神经，也可侵犯骨组织。十二指肠节细胞性副神经节瘤常无包膜，位于肠道的黏膜下层，可累及肌层。瘤体一般直径为2~6cm，切面红褐色、实性、质中，局部纤维化或出血。

（二）镜下特征

1. 组织学特征

（1）经典型：副交感神经副神经节瘤保留有正常副神经节的器官样结构（图15-2-1A）。肿瘤主要由主细胞和支持细胞构成，主细胞生长形似细胞球，支持细胞为梭形围绕在主细胞球周围，细胞巢之间有丰富的薄壁毛细血管网（图15-2-1B）。肿瘤组织中不同区域的主细胞、支持细胞、血管的形态和大小可发生较大变化，间质可表现为玻璃样变性，有的大的细胞团中央可伴有变性、出血或缺血性坏死。主细胞呈多边形、边界不清，胞质呈弱嗜酸性、颗粒状或空泡状，可表现为瘤细胞形态的多形性、细胞核大小不一、核深染（图15-2-1C、15-2-1D），但核分裂象一般难以找到。如果出现瘤细胞的多形性、局部侵袭性生长，可提示临床该肿瘤的生物学行为可能具有转移潜能，建议临床做全身检查和随访排除转移性副神经节瘤。

（2）变异亚型：副神经节瘤中主细胞的形态、支持细胞的数目、血管形态和间质的变异较多，形成各种组织学变异亚型。主细胞可排列呈小梁状生长或形成梭形瘤细胞；有时肿瘤组织固定收缩，瘤细胞团和间质分离，呈腺泡样结构；有时间质明显胶原化，细胞球结构不典型，形成条带状结构，称为硬化性；部分病例可见扩张和大量增生的血管，细胞球细胞数目多少不一，称为"血管瘤样"型，注意与血管瘤和血管球瘤鉴别；罕见瘤细胞胞质中含有黑色素，称为"色素型"副神经节瘤。

十二指肠节细胞性副神经节瘤由上皮样的内分泌细胞、梭形的施万细胞和神经节样细胞三种成分混杂构成，相当于类癌、副神经节瘤和节细胞神经瘤的混合体。其中的内分泌细胞可表达细胞角蛋白（AE1/AE3）。

2. 免疫组织化学 主细胞表达Syn、NSE、CD56、SSTR2A和vimentin，CgA局灶阳性或阴性，不表达上皮细胞标记（AE1/AE3）和CEA，支持细胞表达S-100蛋白、SOX10和GFAP，Ki-67增殖指数一般<1%。最新研究报道，SDHB蛋白表达缺失的副神经节瘤患者术后复发率>50%，发生远处转移和SDHB蛋白表达缺失的副神经节瘤患者的5年生存率仅为11%和36.5%（图15-2-2A~15-2-2D）。

【鉴别诊断】

1. 上皮型神经内分泌肿瘤 类癌的肿瘤细胞可呈团巢或小梁状结构，间质富于血管，神经内分泌标记物阳

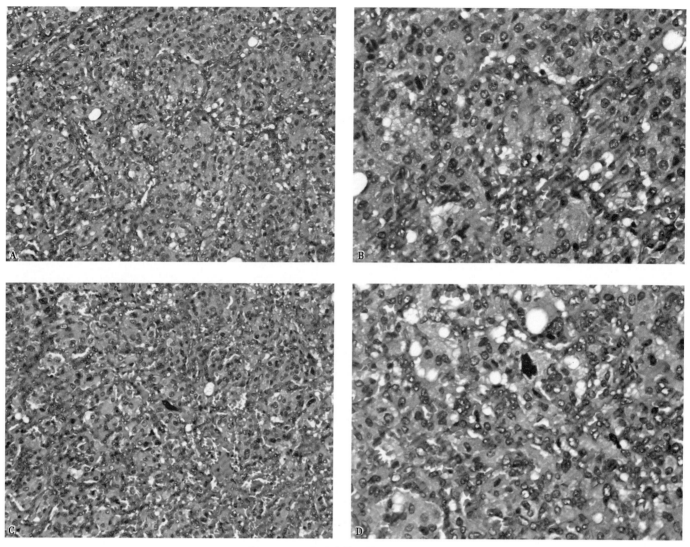

图 15-2-1 颈动脉体瘤的组织学特征

A. 颈动脉体副神经节瘤,肿瘤细胞排列呈器官样结构,HE×100；B. 颈动脉体副神经节瘤,肿瘤细胞排列呈器官样结构,HE×400；C. 颈动脉体副神经节瘤,肿瘤细胞形态呈多形性,HE×100；D. 颈动脉体副神经节瘤,可见核大深染的肿瘤细胞,HE×400

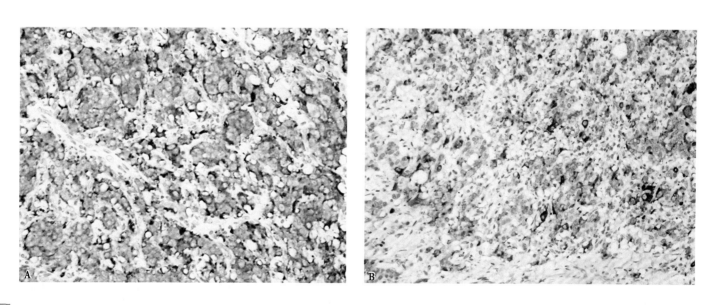

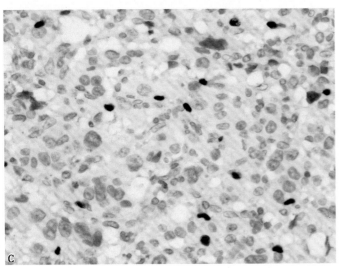
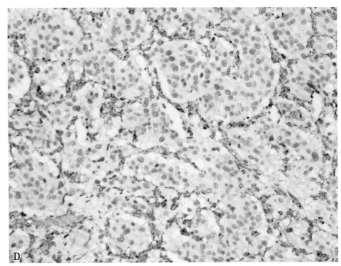

图 15-2-2　颈动脉体瘤的免疫组化

A. 颈动脉体副神经节瘤，肿瘤细胞表达 Syn，IHC×200；B. 颈动脉体副神经节瘤，肿瘤细胞表达 CgA，IHC×100；C. 颈动脉体副神经节瘤，支持细胞表达 SOX10，IHC×400；D. 颈动脉体副神经节瘤，肿瘤细胞 SDHB 标记表达缺失，IHC×200

性，与副神经节瘤类似。但类癌表达上皮性标志物 AE1/AE3 和 EMA，细胞巢周围没有支持细胞围绕。原发或转移性神经内分泌癌的瘤细胞异型性明显、核增殖指数高、核分裂象易见，可与副神经节瘤鉴别。

2. 甲状腺髓样癌　甲状腺髓样癌表达神经内分泌标记物，特征性表达 calcitonin 和 CEA，可与发生在颈部或甲状腺内的副神经节瘤鉴别。

3. 血管周上皮样细胞肿瘤（PEComa）　肺透明细胞糖瘤和上皮样血管平滑肌脂肪瘤的瘤细胞呈上皮样排列，间质血管丰富、血管壁厚薄不一。瘤细胞表达 HMB45、Melan-A 和 α-SMA，不表达神经内分泌标志物，可与副神经节瘤鉴别。

4. 血管周细胞肿瘤　血管球瘤和鼻道血管外皮瘤主要由血管球细胞围绕大小不等的血管构成，部分瘤细胞可向平滑肌细胞分化，瘤细胞巢周围无支持细胞围绕，瘤细胞表达 α-SMA 和 MSA，不表达神经内分泌标记。

（陆竞艳　毛荣军　陈　军）

二、肾上腺外交感神经副神经节瘤

【编码】

交感神经副神经节瘤　　　ICD-11　XH4G21

【临床特征】

（一）流行病学

1. 发病率　并不少见。

2. 发病年龄　任何年龄均可发生，通常发生在 40～50 岁。

3. 性别　两性发病率相当。

（二）部位

肾上腺外交感神经副神经节瘤可发生在颈部、主动脉旁、胸腔内或膀胱，约 85% 发生在横膈以下（42% 在肾上腺附近或肾门、28% 在主动脉旁的 Zuckerkandle 器附近、10% 在膀胱），15% 发生在横膈以上（12% 在胸腔后纵隔、2% 在颈部、1% 在其他部位）。

（三）症状

57%～83% 的交感神经副神经节瘤为功能性，伴血液中儿茶酚胺水平升高和局部压迫症状，发生在不同的部位有各自的临床特征：主动脉旁副神经节瘤多因过度分泌儿茶酚胺而导致高血压；膀胱的副神经节瘤可出现"三联征"，即阵发性或持续性高血压、血尿、排尿时发作。不同部位的交感神经副神经节瘤发生的年龄、性别和转移率有差异，部分病例为多灶性，可出现转移，转移率可达 2.5%～50%。

（四）治疗

局部切除或辅助放疗。

（五）预后

大多数病例局部切除可治愈，对于形态学不典型的病例需临床随访。

【病理变化】

（一）大体特征

交感神经副神经节瘤多周界清楚。膀胱副神经节瘤通常位于黏膜下或肌层内，可呈蕈伞状或有蒂突入膀胱腔内，瘤体表面可见溃疡，瘤体边界不清，无包膜，浸润累及膀胱肌层。瘤体切面呈淡棕色或棕褐色，实性、质中。

（二）镜下特征

1. 组织学特征 肾上腺外交感神经副神经节瘤与肾上腺嗜铬细胞瘤组织结构相同,肿瘤细胞排列呈明显的巢状或梁状结构,也可呈弥漫性或浸润性生长(图15-2-3A),间质富于薄壁、网状的血管。肿瘤细胞异型性一般不明显,但也可有不同程度的多形性,可呈浸润性生长并累及周围组织,可见瘤巨细胞并偶见核分裂象(图15-2-3B)。

2. 免疫组织化学 主细胞表达 CgA、Syn、NSE 和 CD56,支持细胞表达 S-100 蛋白和 SOX10。

【鉴别诊断】

同肾上腺外副神经节瘤。

（毛荣军 陈 军 陆竞艳）

三、转移性副神经节瘤

传统分类认为,恶性副神经节瘤的诊断标准是除原发性肿瘤外,在躯干正常情况下本无副神经节结构的组织内生长的副神经节瘤。其意义为只有发生了转移才能诊断为恶性副神经节瘤。2017 年第四版 WHO 内分泌器官肿瘤分类和头颈部肿瘤分类中认为副神经节瘤均具有恶性潜能,恶性副神经节瘤更名为转移性副神经节瘤。转移性副神经节瘤要与多中心性或少见部位的副神经节瘤相鉴别,应根据患者的病史和发病部位进行综合判断。

【临床特征】

（一）流行病学

1. 发病率 少见。

2. 发病年龄 任何年龄均可发生,通常发生在 37～45 岁,转移瘤可以发生在原发肿瘤切除后几年至十几年。

3. 性别 两性发病率相当。

（二）部位

不同解剖学部位副神经节瘤的转移率有所不同,颈动脉体为 2%～6%,迷走神经为 16%,中耳为 5%,喉为 2%,膀胱为 5%～15%,多中心性的患者为 20%～46%,70 岁以上的患者或 SDH 突变的副神经节瘤转移风险高。肿瘤可转移至局部淋巴结,可表现为肝、骨或肺的多发性转移瘤。

【病理变化】

镜下特征

1. 组织学特征 通过肿瘤组织形态和增殖指数难以识别副神经节瘤的转移潜能,形态学温和的副神经节瘤可以发生转移,细胞异型性明显或增殖指数高的副神经节瘤不一定发生转移,应提示临床长期随访观察。目前研究认为出现以下组织学表现提示副神经节瘤具有转移风险:①肿瘤位于肾上腺外(图15-2-4A);②原发肿瘤呈粗结节状;③出现融合性坏死;④缺乏玻璃样小球结构。此外,肿瘤直径>5cm、广泛浸润周围组织或血管(图15-2-4B)、核分裂象增多(图15-2-4C、15-2-4D)、*SDHB* 基因突变或 SDHB 蛋白表达缺失和支持细胞数量减少是副神经节瘤发生转移的风险因素。

2. 免疫组织化学 主细胞表达 CgA、Syn、NSE 和 CD56,支持细胞表达 S-100 蛋白和 SOX10。

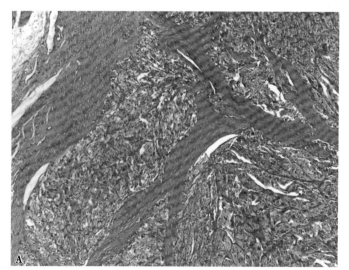
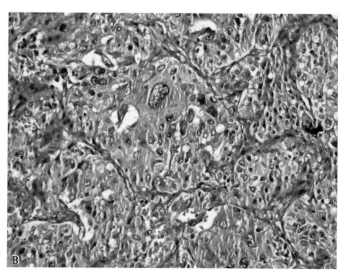

图 15-2-3 膀胱副神经节瘤的组织学特征
A. 膀胱副神经节瘤,肿瘤细胞在平滑肌间呈浸润性生长,HE×40;B. 膀胱副神经节瘤,肿瘤细胞多形性,可见瘤巨细胞,HE×200

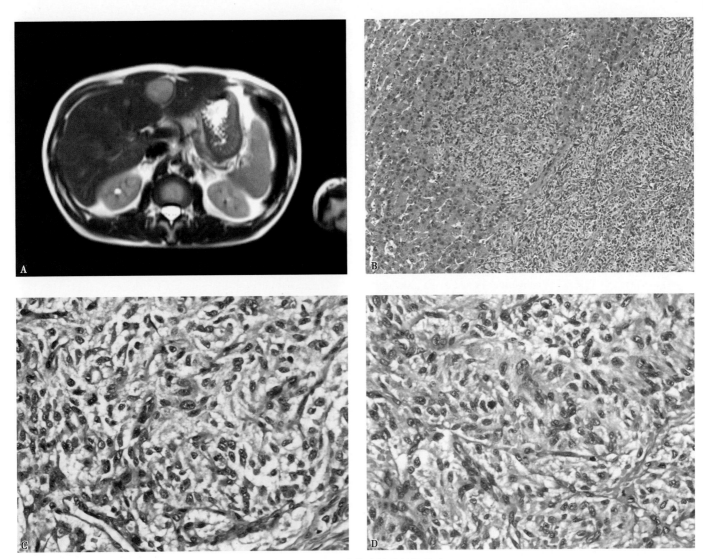

图 15-2-4　肝脏转移性副神经节瘤

A. 肝脏转移性副神经节瘤，MRI；B. 肝脏转移性副神经节瘤，肿瘤细胞浸润肝组织，HE×100；C、D. 肝脏转移性副神经节瘤，肿瘤细胞异型性明显，可见病理性核分裂象，HE×400

（陈　军　陆竞艳　毛荣军）

参 考 文 献

1. Angelousi A，Kassi E，Zografos G. Metastatic pheochromocytoma and paraganglioma. Eur J Clin Invest，2015，45（9）：986-997.

2. Dahia PL. Pheochromocytoma and paraganglioma patheogenesis：learning from genetic hererogeneity. Nat Rev Cancer，2014，14（2）：108-119.

3. Fishbein L，Merrill S，Fraker DL，et al. nherited mutations in pheochromocytoma and paraganglioma：why all patients should be offered genetic testing. Ann Surg Oncol，2013，20（5）：1444-1450.

4. Fishbein L. Pheochromocytoma and paraganglioma：genetics，diagnosis，and treatment. Hematol Oncol Clin North Am，2016，30（1）：135-150.

5. Gill AJ，Benn DE，Chou A，et al. Immunohistochemistry for SDHB triages genetic testing of SDHB，SDHC，and SDHD in paraganglioma-pheochromocytoma syndromes. Hum Pathol，2010，41（6）：805-814.

6. Gill AJ. Succinate dehydrogenase（SDH）-deficient neoplasia. Histopathology，2018，72（1）：106-116.

7. Hamidi O，Young WF Jr，Iñiguez-Ariza NM，et al. Malignant pheochromocytoma and paraganglioma：272 patients over 55 years. J Clin Endocrinol Metab，2017，102（9）：3296-3305.

8. Lupsan N，Resiga L，Bosca AB. Diagnostic reevaluation of 17 cases of pheochromocytoma-a retrospective study. Rom J Morphol Embryol，2016，57（2）：651-661.

9. Ricardo V Lloyd，Robert Y，Osamura，et al. WHO Classification of Tumours of Endocrine Organs. 4th ed. Lyon：International

Agency for Research on Cancer, 2017, 179-189.

10. Rosai J. Rosai and Ackerman's surgical pathology. 10th ed. Philadelphia: Elsevier, 2011, 1079-1079.

11. Turchini J, Cheung VKY, Tischler AS, et al. Pathology and genetics of phaeochromocytoma and paraganglioma. Histopathology, 2018, 72(1): 97-105.

12. LaGuette J, Matias-Guiu X, Rosai J. Thyroid paraganglioma: a clinicopathologic and immunohistochemical study of three cases. Am J Surg Pathol, 1997, 21(7): 748-753.

13. Mehta V, Fischer T, Levi G, et al. Hypopharyngeal paraganglioma: case report and review of the literature. Head Neck, 2013, 35(7): E205-208.

14. Plaza JA, Wakely PE Jr, Moran C, et al. Sclerosing paraganglioma: report of 19 cases of an unusual variant of neuroendocrine tumor that may be mistaken for an aggressive malignant neoplasm. Am J Surg Pathol, 2006, 30(1): 7-12.

15. Ricardo V Lloyd, Robert Y. Osamura, Gunter Kloppel, et al. WHO Classification of Tumours of Endocrine Organs. 4th ed. Lyon: International Agency for Research on Cancer, 2017, 190-195.

16. Santi R, Franchi A, Saladino V, et al. Sclerosing paraganglioma of the carotid body: a potential pitfall of malignancy. Head Neck Pathol, 2015, 9(2): 300-304.

17. Beilan JA, Lawton A, Hajdenberg J, et al. Pheochromocytoma of the urinary bladder: a systematic review of the contemporary literature. BMC Urol, 2013, 13: 22.

18. Adel K.EI-Naggar, John K.C. Chan, Jennifer R. Grandis. WHO Classification of Head and Neck Tumours. 4th ed. Lyon: International Agency for Research on Cancer, 2017, 276-284.

19. Burnichon N, Buffet A, Gimenez Roqueplo AP. Pheochromocytoma and paraganglioma: molecular testing and personalized medicine. Curr Opin Oncol, 2016, 28(1): 5-10.

20. Enzinger FM, Weiss SW, Goldblum JR. Enzinger and Weiss's soft tissue tumors. 5th ed. Mosby, 2007: 989-1012.

21. Hadoux J, Faxier J, Scoazec JY. SDHB mutations are associated with response to temozolomide in patients with metastatic pheochromocytoma or paraganglioma. Int J Cancer, 2014, 135(11): 2711-2720.

22. Hamidi O, Young WF Jr, Gruber L, et al. Outcomes of patients with metastatic phaeochromocytoma and paraganglioma: A systematic review and meta-analysis. Clin Endocrinol(Oxf), 2017, 87(5): 440-450.

23. Hamidi O, Young WF Jr, Iñiguez-Ariza NM, et al. Malignant pheochromocytoma and paraganglioma: 272 patients over 55 years. J Clin Endocrinol Metab, 2017, 102(9): 3296-3305.

第十六章

间皮细胞疾病

第一节　非肿瘤性病变/间皮增生

任何刺激浆膜的情形都可以发生间皮增生，包括胸腹水、子宫内膜异位、盆腔炎、卵巢肿瘤、疝囊、水囊肿、气胸时的胸膜反应，也可以为先天发育残留、间皮化生。根据细胞形态，间皮增生包括上皮型增生和梭形细胞增生。

一、上皮型增生

【定义】

上皮型增生是在炎症等的浆膜刺激下发生的一种良性的增生，可分为简单性增生和非典型性增生。简单性增生指增生的间皮细胞单层扁平状或立方状，多局限于浆膜表面呈线性排列或形成簇状、乳头状结构，细胞缺乏异型性；非典型性增生的间皮细胞常呈片状、巢状增生，细胞显示不同程度异型性，可见明显核仁。增生的间皮细胞偶尔可卷入到增生的纤维中，产生浸润的假象，则不易与间皮瘤进行鉴别。

【临床特征】

（一）流行病学

1. 发病率　实际发病率难以统计，多为胸腹水，盆腔炎症等活检发现，或是卵巢肿瘤、腹股沟疝或气胸等病变活检时偶然发现。

2. 发病年龄　平均年龄 71.3 岁。疝囊继发的间皮增生则好发于儿童。

3. 性别　胸膜间皮增生患者中男女比例 7:3。

（二）部位

间皮被覆组织均可见间皮增生，比较常见于胸膜，腹膜及盆腔。胸腹水、气胸及盆腔炎症或肿瘤，均可造成间皮组织的增生。

（三）症状

因间皮增生多为炎症、肿瘤或其他病变的伴随表现，因此，其症状主要表现为原发病变的症状。

（四）治疗

对症治疗。

（五）预后

预后良好，有非典型间皮增生，随访后转化为恶性间皮瘤的报道。

【病理变化】

（一）大体特征

多表现为胸膜或腹膜表面散在小结节。

（二）镜下特征

1. 组织学特征

（1）间皮增生：典型表现是规则地位于胸膜或浆膜表面，细胞呈扁平或立方形，可单个、簇状分布、形成分支腺体或实性结节，偶尔增生的细胞可能乳头状分布，但乳头一般缺乏轴心。如增生的细胞缺乏异型性，则为简单性增生；而增生的细胞显示不同程度的异型性则为非典型增生。细胞表现为体积增大，核仁明显。因此，单凭细胞学不能有效判断间皮增生与间皮瘤。另外，在炎症刺激下，增生的纤维组织中可见间皮细胞内陷，产生浸润的假象。但良性增生的间皮细胞一般呈线性排列，并位于纤维组织中的同一深度，且伴有炎症反应（图 16-1-1A～16-1-1D）。

（2）少见亚型：结节性组织细胞/间皮增生，为一种少见的间皮细胞增生。Rosai 等于 1975 年首次报道了13 例发生于疝囊的结节性病变，并命名"结节性间皮增生"。镜下特点是结节由大片多边形或类圆形构成，大小较一致，弥漫分布。细胞核以类圆形为主，核染色质较细腻，核仁不明显，部分可见核沟；胞质空淡或淡红颗粒状；部分细胞有轻度异型，偶见核分裂象。1997 年，Chan 等报道 2 例发生于肺的病变，并通过免疫组化染色证实增生的细胞主要为 CD68 阳性的组织细胞，并混有少量间皮细胞，进一步命名"结节性组织细胞/间皮细胞增生"（图 16-1-1E、16-1-1F）。

2. 免疫组织化学　间皮细胞表达 AE1/AE3、CK5/6、WT-1、calretinin 和 D2-40（图 16-1-2）。有文献报道采用 p53、EMA、IMP3、GLUT1 和 desmin 等抗体进行良性增

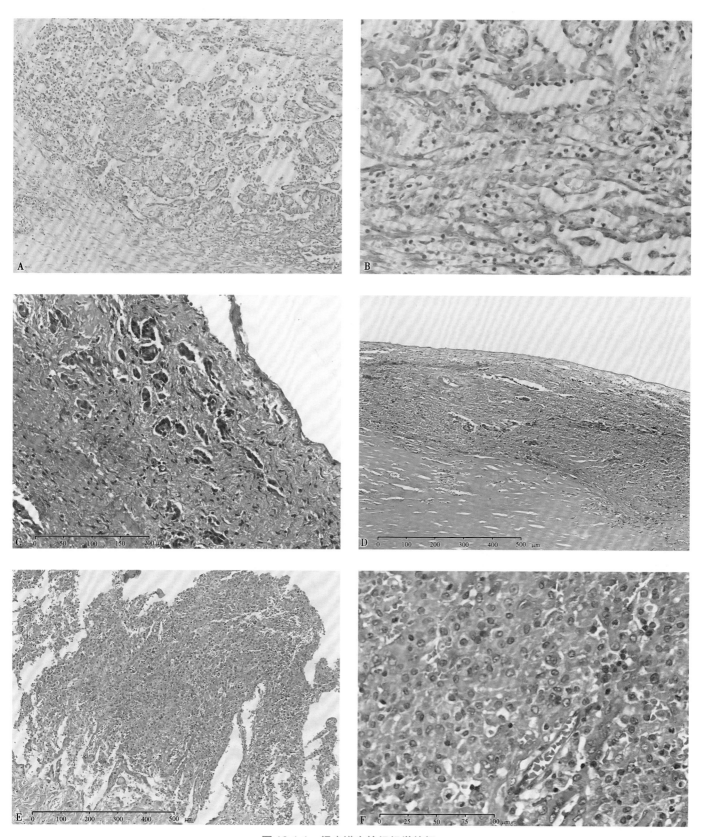

图 16-1-1 间皮增生的组织学特征

A. 间皮细胞簇状或乳头状增生，未见浸润，HE×40；B. 细胞立方或扁平形状，胞质红染，缺乏异型性，HE×200；C. 增生的间皮细胞陷入纤维组织中，呈线性平行排列，HE×100；D. 间皮细胞呈腺样排列，周围为出血及炎症背景，HE×40；E. 结节性组织细胞/间皮增生，大片卵圆形细胞弥漫一致分布，HE×40；F. 细胞胞质淡粉色，大小较一致，HE×400（图 C 至 F 由大连市友谊医院刘天卿医师提供）

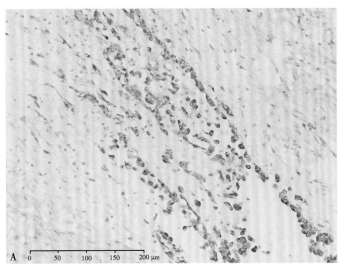 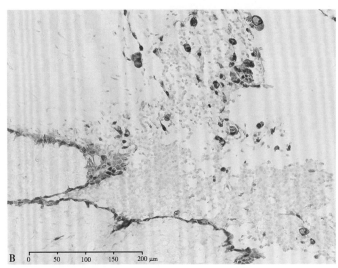

图 16-1-2 间皮增生的免疫组化
A. CK5/6 标记，IHC×100；B. calretinin 标记，IHC×100

生与恶性间皮瘤的诊断，但其作用可能比较有限。最近有文献报道可利用 BAP1 的免疫组化联合 P16 的 FISH 检测进行良恶性间皮增生的鉴别。

【鉴别诊断】

恶性间皮瘤仅靠细胞学的形态不能区分良性间皮细胞增生与恶性间皮瘤。反应性间皮细胞增生可表现出明显异型性，但一些上皮样间皮瘤细胞往往形态较一致。良性及恶性间皮增生的鉴别要点参见表 16-1-1。

表 16-1-1 良性间皮增生与恶性间皮瘤的鉴别

	良性增生	恶性间皮瘤
间质浸润	缺乏，可以表浅内陷	深部广泛（脂肪，脏器等）
细胞丰富区域	表面	间质
区带性分布	常存在	不存在
细胞异型性	局限于机化区域	存在于任何区域，也可无
坏死	缺乏	可见
核分裂	可见	偶见，可见病理性

二、梭形细胞增生

【定义】

浆膜受到炎症刺激发生机化的情况下，纤维组织增生及梭形细胞增生，常发生于纤维性胸膜炎。主要表现为胸膜增厚，内见致密的纤维组织增生，梭形细胞一般稀少，缺乏异型性，并常呈区带分布。常需与肉瘤样间皮瘤进行鉴别。

【临床特征】

（一）流行病学

1. **发病率** 不详，细菌、病毒或其他因素造成胸膜或腹膜发生炎症，并继发纤维化，均可造成梭形细胞增生。

2. **发病年龄** 不详，取决于造成纤维化的因素。

3. **性别** 取决于造成纤维化的因素。

（二）部位

多发生于胸膜，少数发生于腹膜。

（三）症状

纤维性胸膜炎多有咳嗽，胸痛及呼吸困难等症状。纤维性腹膜炎可出现腹痛及肠梗阻等症状。

（四）治疗

根据造成纤维化的因素，进行针对性治疗。

（五）预后

取决于造成纤维化的因素。

【病理变化】

（一）大体特征

胸膜或浆膜呈弥漫增厚。

（二）镜下特征

1. **组织学特征** 致密的纤维组织增生，梭形细胞稀少，通常缺乏异型性及核分裂。有时，细胞可见异型性，但通常位于靠近炎性渗出的区域，远离渗出的区域，细胞逐渐减少，并且缺乏异型性，呈现出带状分布的特点。梭形细胞弥漫分布，一般不形成结节性病灶，并缺乏坏死及席纹状结构。病变内，一般毛细血管较丰富，垂直于胸膜表面生长（图 16-1-3）。

2. **免疫组织化学** 梭形细胞可表达 AE1/AE3、CK5/6、WT-1、calretinin 和 D2-40 等（图 16-1-4）。P53 在纤维性胸膜炎中通常阴性表达。

【鉴别鉴别】

1. **促纤维增生性间皮瘤** 在小活检标本中梭形细胞增生与促纤维增生性间皮瘤的鉴别可能非常困难。促纤维增生性间皮瘤与纤维性胸膜炎的鉴别要点参见表 16-1-2。

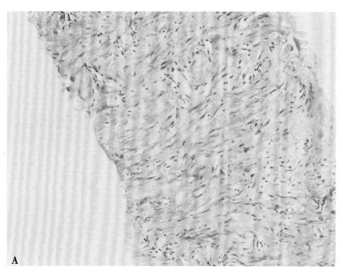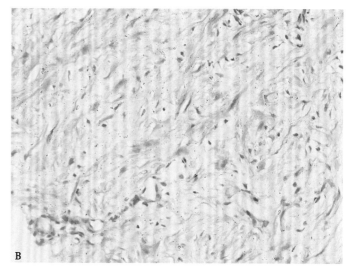

图 16-1-3　梭形细胞增生的组织学特征

A. 纤维增生的背景见分布稀疏的梭形细胞，HE×100；B. 梭形细胞缺乏异型性，HE×200

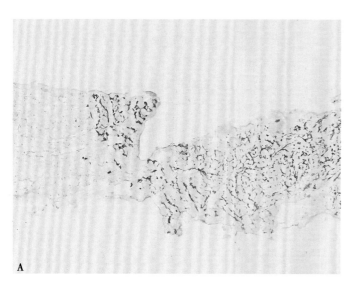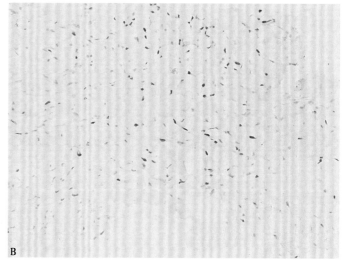

图 16-1-4　梭形细胞增生的免疫组化

A. AE1/AE3 标记，IHC×40；B. WT-1 标记，IHC×100

表 16-1-2　促纤维增生性间皮瘤与纤维性胸膜炎的鉴别

	纤维性胸膜炎	促纤维增生性间皮瘤
区带性分布	常存在	不存在
细胞异型性	无或位于渗出表面	通常无
毛细血管	不明显	丰富，垂直表面分布
坏死	不存在	可存在
肉瘤样病灶	不存在	可存在
结节状病灶有无	不存在	常存在
席纹状结构	不存在	常存在
间质浸润	不存在	常存在

2. 孤立性纤维性肿瘤　纤维性胸膜炎一般见梭形细胞弥漫增生，不形成结节性病灶。SFT 通常表现为结节性肿物，镜下可见细胞丰富与稀疏区域交替存在，并含有多种组织学结构，免疫组化孤立性纤维性肿瘤表达 CD34 和 STAT6，不表达 AE1/AE3。

第二节　良性肿瘤

一、多囊性间皮瘤

【定义】

多囊性间皮瘤（multicystic mesothelioma）是一种间皮源性良性或惰性的肿瘤，病因不明，主要起源于输卵管卵巢区盆腹膜区域。目前，该病变是肿瘤还是反应性增生仍有争议。有学者认为是增生性或反应性病变，而采用多囊性间皮细胞增生、腹膜包涵囊肿和腹膜囊肿病等名称。镜下由衬覆间皮的多个大小不一囊腔组成，间皮无异型性，罕见核分裂，间质为疏松纤维组织或黏液样。

【编码】

ICD-O　　9055/0

ICD-11　　XH8U12

【病因】

病因及发病机制并不清晰。有三种学说观点：第一种观点认为是非肿瘤性的，是由于慢性炎症过程中的间皮细胞的反应性增生或者是不良转化；第二种观点认为与炎症无绝对的相关性；第三种观点是性激素学说，支持的依据是这种病变好发在育龄期女性，男性和儿童偶见。

【临床特征】

（一）流行病学

1. **发病率**　少见病变，目前英文文献中报道的病例数少于150例。

2. **发病年龄**　女性主要发生在生育期，平均年龄约37岁，男性平均年龄48岁。

3. **性别**　成年女性多见，16%～17% 也可发生在男性。

（二）部位

好发腹膜，以盆腹膜为主。也发生在胸膜、心包膜、精索，睾丸鞘膜，及肝脏、脾脏、阑尾等各器官表面。

（三）症状

大多数病例为偶然体检时发现，也有为其他疾病首诊检查时发现的伴随性病变。少部分可以有临床症状，表现为下腹痛，恶心呕吐，腹胀腹水，也有功能不全性子宫出血，排尿困难，性交困难等。罕见有急腹症为首发表现的病例，胸膜发生的有双侧气胸发生报道。有报道

1例原发于心包膜的病例，因为病变的广泛性，累及纵隔膜、肝脏、胸膜腔、右肺，患者表现为水肿、呼吸困难、声音嘶哑，最终死亡。

（四）影像学

超声和 CT 显示病变呈现多囊状、蜂窝状肿块，缺乏特异性。

（五）治疗

局限性病灶完整切除，数量多的多发病灶难以切除干净的病变宜行减瘤手术。

（六）预后

良性肿瘤，可复发，文献报道复发率高达 50%，另有2 例发生死亡的病例报道。

【病理变化】

（一）大体特征

大小不等的薄壁、透明多房囊肿，内见清亮或血性液体。

（二）镜下特征

1. **组织学特征**　主要由大小形状不同的囊腔构成（图 16-2-1A、16-2-1B），囊腔内衬形态温和的单层扁平或立方间皮细胞（图 16-2-1C、16-2-1D）。细胞胞质多红染，偶尔呈透明改变或可见乳头状增生。囊腔之间为疏松水肿的纤维间质，内可见炎性细胞浸润或间皮细胞内陷。少数病例可见腺瘤样瘤的区域或合并高分化乳头状间皮瘤（图 16-2-1E、16-2-1F）。

2. **免疫组织化学**　除广谱 CK 等上皮性标记外（图 16-2-2A），被覆的间皮瘤细胞表达间皮源性标志，包括 calretinin（图 16-2-2B）、CK5/6、D2-40 和 WT-1。

【遗传学】

2014 年，Panagopoulos 等在多囊性间皮瘤发现了 *TNS3-MAP3K3* 及 *ZFPM2-ELF5* 基因融合，提示其可能为一真性肿瘤。

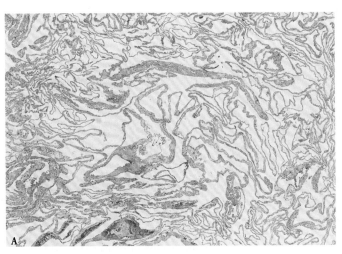

A

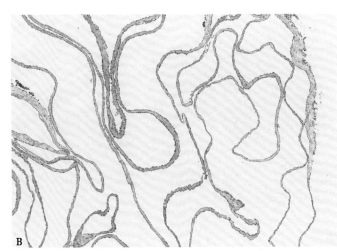

B

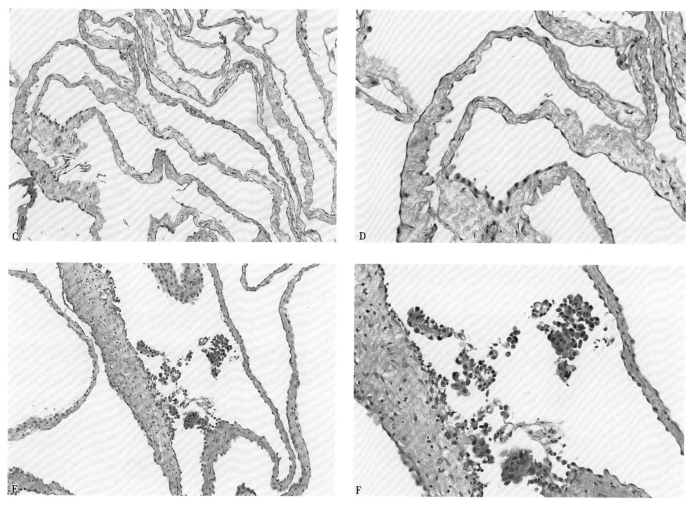

图 16-2-1 多囊性间皮瘤的组织学特征

A. 由大小不等的囊腔组成，HE×20；B. 扩张的囊腔样结构，HE×50；C. 囊腔被覆单层扁平间皮细胞，HE×100；D. 或立方形间皮细胞，HE×200；E. 局部区域间皮细胞乳头状增生，类似高分化乳头状间皮瘤，HE×100；F. 乳头状增生的间皮细胞，HE×200

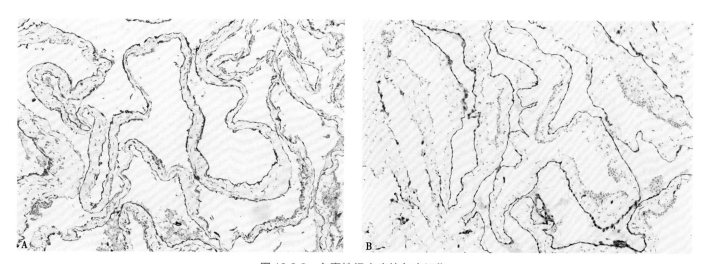

图 16-2-2 多囊性间皮瘤的免疫组化

A. 囊壁衬覆的扁平间皮细胞表达 AE1/AE3，IHC×100；B. calretinin 标记，IHC×100

【鉴别诊断】

1．**囊性淋巴管瘤** 主要发生在男性儿童和青少年，体积较大的多房囊性肿块，内衬细胞为单层扁平内皮细胞，周围可有平滑肌，囊壁内含有淋巴细胞聚集灶，免疫组化表达内皮细胞分化标记。

2．**肠系膜、网膜囊肿** 一般为单房囊性肿块，内含浆液性分泌物。

3．**腺瘤样瘤** 有时两者鉴别较为困难，有作者认为临床上多囊性间皮瘤是介于腺瘤样瘤和恶性间皮瘤之间的交界性肿瘤，也有人认为两者是同一疾病不同阶段的不同表现。尤其是囊性变异型腺瘤样瘤，鉴别较难，但往往可看到实性区。

4．**恶性间皮瘤** 多发生在老年人，有石棉接触史，病情发展迅速，常伴有血性胸腹水，肿瘤缺乏多囊性改变，多发小结节为主，瘤细胞异型性显著，侵袭性生长等恶性特点。预后不良。

5．**胰腺微囊性腺瘤** 内衬细胞呈立方形或低柱状，胞质透亮，腺体规则排列，间质内含有丰富的毛细血管网。

6．**内膜异位症** 异位内膜有时可呈现明显的多囊性，但有显著的出血，囊内也为暗红色液体，含铁血黄素沉积和纤维化，囊状内膜腺体周围可见内膜间质细胞。

7．**良性局灶性间皮囊肿** 体积小，壁薄，被覆分化好的间皮细胞，囊壁内的间质无明显增生。

二、腺瘤样瘤

【定义】

腺瘤样瘤（adenomatoid tumor）是一种局限性的良性间皮肿瘤，通常发生在生殖道，镜下由排列成条索状、小管状或腺泡状间皮细胞及肌成纤维细胞或平滑肌间质构成。

【编码】

ICD-O　　9054/0

ICD-11　　XH6BY3

【临床特征】

（一）流行病学

1．**发病率** 较为常见病变，但多为体检或其他原因手术时偶然发现，据报道子宫的发病率可能达到1%。

2．**发病年龄** 好发于30～50岁成人，男性3～70岁都有发病，目前报道的最小患者为14个月的睾丸腺瘤样瘤。

3．**性别** 男女均可发生。

（二）部位

好发于男女生殖道，其中女性好发于子宫、输卵管，卵巢少见。男性好发于附睾，其次为精索、睾丸白膜、前列腺、射精管、睾丸实质和阴囊。生殖道外的也可偶见发生，包括网膜、小肠系膜、腹膜后、脐带皮肤、胰腺、肾上腺、纵隔淋巴结、胸膜和心脏。

（三）症状

大多数病例为无痛性肿块，或偶然发现，小的硬结或局部肿胀，生长缓慢，也可于尸检时发现。单发结节为主，个别双侧发生。

（四）治疗

手术切除。

（五）预后

良性肿瘤。

【病理变化】

（一）大体特征

圆形或卵圆形，境界清楚、质地坚实，直径多在2cm以下，也可达数厘米。切面光滑，湿润有光泽，灰白色或灰黄色，少数囊性变。

（二）镜下特征

1．**组织学特征** 肿瘤由不规则腺样、条索状或囊性结构组成（图16-2-3A、16-2-3B），少数可见梁状或片状排列，内衬扁平或立方形间皮细胞。细胞胞质丰富红染，常可见胞质内管腔样空泡形成。部分小腺管内可见丝线状桥带结构（cytoplasmic bridging）（图16-2-3C）。肿瘤的间质多为纤维性（图16-2-3D），也可为平滑肌性。

2．**免疫组织化学** 被覆的间皮瘤细胞表达上皮性标记（图16-2-4A）和间皮细胞标志，后者包括calretinin（图16-2-4B）、CK5/6、D2-40和WT-1等，少数病例表达BerEP4。

3．**电镜观察** 显示间皮细胞的形态特征，腔面纤细的微绒毛，分化良好的基底板和紧密的桥粒连接。

【遗传学】

新近报道显示，在腺瘤样瘤中发现有*TRAF7*基因突变，与高分化乳头状间皮瘤相似。

【鉴别诊断】

1．**恶性间皮瘤** 腺瘤样瘤因局部浸润性生长而与恶性间皮瘤偶尔可以相似，但是间皮瘤细胞一般呈现明显的异型性，核分裂多见，并且为弥漫性生长。

2．**脂肪性肿瘤** 腺瘤样瘤因可以呈空泡状需要与脂肪细胞鉴别。

3．**转移性或浸润性腺癌** 腺瘤样瘤成小管状或梁索状、实性巢状时与腺癌相似的形态学。

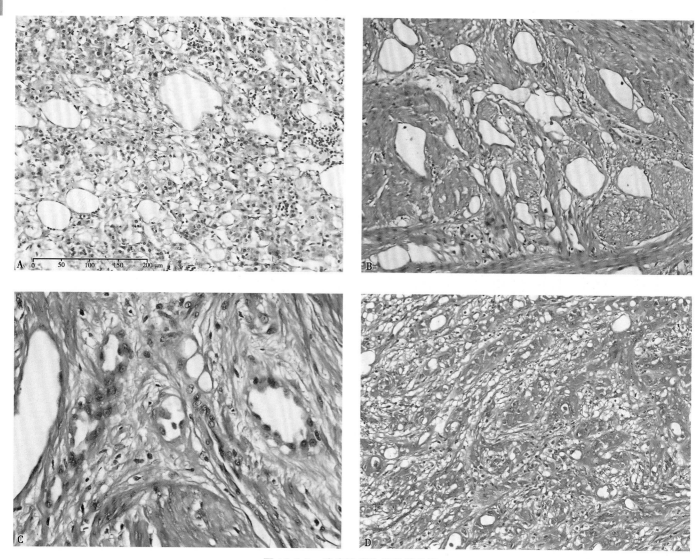

图 16-2-3　腺瘤样瘤的组织学特征

A. 肾上腺腺瘤样瘤，皮质腺体之间可见微囊或管状结构，HE×100；B. 子宫腺瘤样瘤，平滑肌间可见不规则的囊腔样结构，内衬扁平间皮细胞，HE×100；C. 子宫腺瘤样瘤，平滑肌间可见腺样结构，内衬立方形间皮细胞，部分小腺管内可见丝线状桥带结构，HE×400；D. 睾丸腺瘤样瘤，瘤细胞呈梁状排列，背景为纤维性间质，HE×160

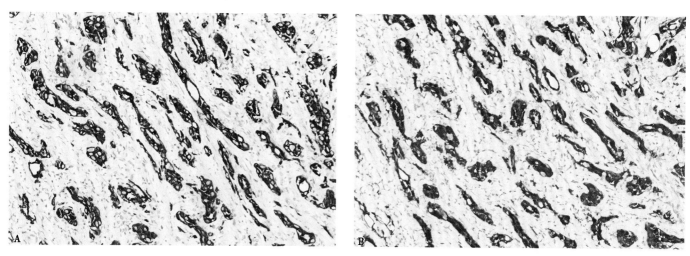

图 16-2-4　腺瘤样瘤的免疫组化

A. AE1/AE3 标记，IHC×100；B. calretinin 标记，IHC×100

第三节　惰性或低度恶性潜能的间皮肿瘤

高分化乳头状间皮瘤

【定义】

高分化乳头状间皮瘤（well-differentiated papillary mesothelioma，WDPM）是一种具有潜在低度恶性的间皮肿瘤。多发生于盆腔腹膜表面，镜下由被覆单层扁平或立方形间皮细胞的乳头构成，间皮细胞分化良好，缺乏异型性。新版胸部肿瘤 WHO 拟将 WDPM 称为高分化乳头状间皮肿瘤（well-differentiated papillary mesothelial tumor，WDPMT）。

【编码】

WDPM　　　　ICD-O　9052/1　ICD-11　XH67N8

胸膜 WDPM　ICD-O　9052/1　ICD-11　XH85T6

【病因】

胸膜 WDPM 可能与石棉有关。

【临床特征】

（一）流行病学

1. **发病率**　少见。

2. **发病年龄**　好发于 30～50 岁成人。

3. **性别**　腹膜 WDPM 主要发生于女性，胸膜 WDPM 无性别差异。

（二）部位

好发于盆腹膜，少数发生在胸膜、心包膜，偶见于睾丸鞘膜。

（三）症状

大多数病例为偶然发现，少数腹水为首发症状，胸膜病变可引起呼吸困难和反复性胸腔积液，部分可有石棉接触史。

（四）治疗

单发病灶可通过手术完整切除，多发性病灶可尝试肿瘤细胞减灭术或腹腔内热化疗等。

（五）预后

惰性肿瘤或低度恶性经过，临床进展缓慢，可以良性经过，但需临床长期随诊，少数侵袭性生长引起死亡。

【病理变化】

（一）大体特征

单个或多个结节，直径 0.2～2cm，卵巢病变表现为多个小灶状分布，少数表现为单个结节。

（二）镜下特征

1. **组织学特征**　低倍镜下显示特征性的乳头状结构（图 16-3-1A），乳头表面衬覆单层扁平或立方形间皮细胞（图 16-3-1B、16-3-1C），分化良好，形态一致，无异型性，也无核分裂。乳头轴心为纤维性组织，其内常可见小管状-索状结构，与表面衬覆的间皮细胞可有移行（图 16-3-1D）。偶伴有水肿或黏液样变性，个别病例中可见砂砾体，或泡沫样组织细胞。少数病例可有微小浸润，但无恶性间皮瘤中明显的侵袭性生长方式。少数 WDPM 病例可并发腺瘤样瘤或多囊性间皮瘤。

2. **免疫组织化学**　除广谱 CK 外，瘤细胞表达 calretinin、D2-40、CK5/6 和 WT-1 等间皮细胞标记（图 16-3-2A～16-3-2C），并可表达 PAX8（图 16-3-2D）。如 BAP1 表达丢失提示有恶性转化可能。

3. **电镜观察**　显示间皮细胞的形态特征，可见腔面纤细的微绒毛，分化良好的基底板和紧密的桥粒连接。

【遗传学】

新近报道显示，WDPM 中存在 *TRAF7* 和 *CDC42* 的互斥突变，与恶性间皮瘤有所不同。

【鉴别诊断】

1. **间皮增生**　乳头状结构在间皮增生中很罕见，一

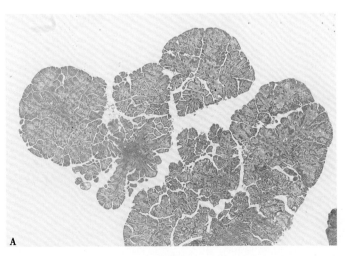

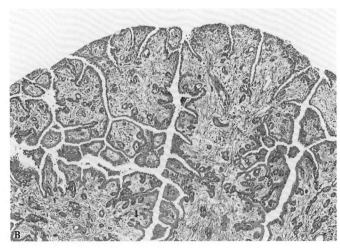

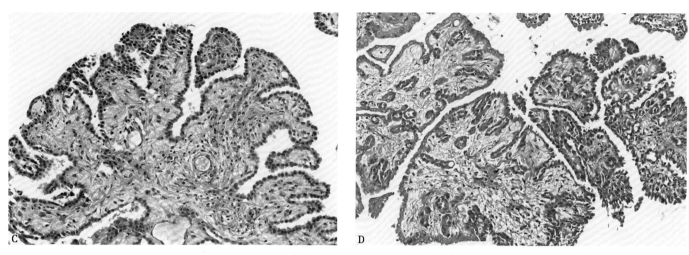

图 16-3-1　高分化乳头状间皮瘤的组织学特征

A. 低倍镜下肿瘤由被覆立方或扁平上皮的多个乳头构成, HE×20; B. 乳头轴心为纤维结缔组织, HE×40; C. 乳头表面衬覆单层立方形间皮细胞, HE×100; D. 乳头轴心内可见小管状排列结构, 与表面衬覆间皮细胞可有延续性, HE×100

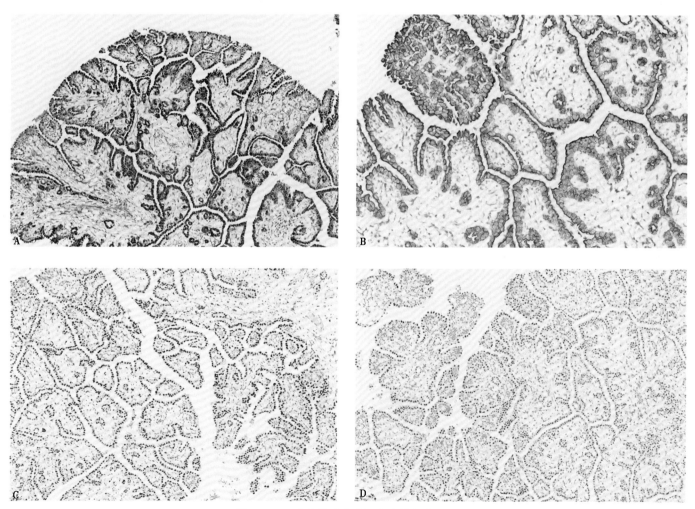

图 16-3-2　高分化乳头状间皮瘤的免疫组化

A. 乳头表面衬覆的间皮细胞表达 calretinin, IHC×40; B. D2-40 标记, IHC×100; C. WT-1 标记, IHC×40; D. PAX8 标记, IHC×40

般由小片温和的间皮细胞数量轻度增加,局灶性可见小乳头结构,同时可见增生的间皮细胞与周边间皮细胞有延续并常见炎性反应。高分化乳头状间皮瘤则具有明显的乳头状结构,邻近浆膜无反应性改变,无手术史和既往腹腔疾病史。

2. 原发性浆液性乳头状癌　乳头状结构复杂,上皮细胞呈复层排列,细胞异型性明显,核分裂象多见。免疫组化标记间皮细胞标志物阴性,CEA、ER 等阳性。而高分化乳头状间皮瘤中的瘤细胞呈单层排列,细胞无明显异型性,核分裂罕见,间皮标记阳性。

3. 交界性或低度恶性浆液性肿瘤　两者组织学来源不同,免疫表型也不一致,尽管均可表达 PAX8,采用多种抗体联合检测可以加以鉴别,如间皮细胞表达 calretinin、HBME-1 和 AMAD-2 等,间皮细胞不表达 CEA、ER、PR、B72.3 和 Ber-EP4 等。

4. 弥漫性恶性间皮瘤　常呈明显浸润性生长,瘤细胞异型性明显,核分裂象易见,PAX8 一般不表达。值得注意的是,弥漫性恶性间皮瘤局部区域可以呈现高分化乳头状间皮瘤特点,因此活检小标本诊断时要引起重视,当临床上病情进展迅速时,应提示有恶性进展的可能。

5. 转移性乳头状腺癌　常可找到原发灶,组织结构复杂,细胞异型性明显,核分裂多见,常呈明显浸润性生长。

第四节　恶性肿瘤

一、弥漫性恶性间皮瘤

【定义】

弥漫性恶性间皮瘤(diffuse malignant mesothelioma,DMM)好发于胸腹膜,显示间皮细胞分化,并呈弥漫性生长的恶性肿瘤。组织学上,分为上皮样型、肉瘤样和双相型三种亚型。

【编码】

恶性间皮瘤(非特指性)	ICD-O	9050/3
	ICD-11	XH0XV0
上皮样恶性间皮瘤	ICD-O	9052/3
	ICD-11	XH0VP5
肉瘤样恶性间皮瘤	ICD-O	9051/3
	ICD-11	XH54S8
双相型恶性间皮瘤	ICD-O	9053/3
	ICD-11	XH1DX8

【病因】

恶性间皮瘤的发生主要与接触石棉有关,发生恶性

间皮瘤的危险性与石棉类型、长度、直径有直接关系,但这也不能将石棉接触史作为恶性间皮瘤病理诊断的参考因素。其他非石棉纤维化学物包括毛沸石、玻璃纤维、陶瓷纤维和一些化学制品也可能与恶性间皮瘤的发生有关。另外除纤维性化学物质外,SV40 病毒感染可能与恶性间皮瘤的发生有关。

【临床特征】

(一)流行病学

1. 发病率　全球每年有 1.0 万～1.5 万人被诊断为恶性胸膜间皮瘤,其中美国每年有 2 500～3 000 新病例。全世界每年有 43 000 人因恶性间皮瘤致死。

2. 发病年龄　可发生于任何年龄,但多见于 50 岁以上中老年人。

3. 性别　男女性发病比例在不同地区差异很大:国内男性多于女性,男女比例约为 2:1;男性发病率约为 0.21/10 万,女性 0.13/10 万;国外大多高于这个比例,例如意大利间皮瘤的男女发病比例约为 7.5:1,澳大利亚约为 6:1,日本约为 2:1,美国为 1.8:1。

(二)部位

超过 90% 的间皮瘤发生于胸膜,6%～10% 发生于腹膜,睾丸鞘膜、输卵管浆膜的间皮瘤发生率约 1%。

(三)症状

临床症状和体征主要取决肿瘤的发生部位:发生于胸膜者表现为胸腔积液、胸痛、气短与咳嗽;发生于腹膜者则主要表现为腹痛、腹水与体重减轻。

(四)影像学

发生在胸膜,X 线表现为反复发生的单侧胸腔积液。CT 下表现为胸膜广泛增厚,累及叶间裂,呈不规则状或结节状(图 16-4-1),胸腔积液。发生在腹膜,腹部平片、CT、MRI 显示壁层和脏层腹膜增厚,多个小结节,伴有腹水。

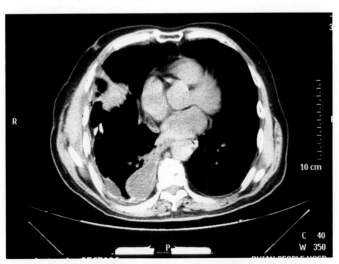

图 16-4-1　恶性间皮瘤的影像学
右侧胸膜增厚,呈不规则结节状

（五）治疗

对弥漫性恶性间皮瘤宜采取积极的手术、放疗和化疗三联治疗（trimodality therapy）对已做过穿刺活检的患者采用局部放疗，对防止瘤细胞沿针道播散有一定的意义。

（六）预后

对采用三联治疗后的患者生存调查显示，2 年和 5 年的生存率分别为 38% 和 15%

【病理变化】

（一）大体特征

腹膜表面大小不等灰白结节，严重时结节可融合呈团块状或弥漫呈片状，包绕周边脏器。结节切片质软，可伴出血及坏死改变。

（二）镜下特征

1. 组织学特征

（1）上皮样恶性间皮瘤：为最常见组织学类型。瘤细胞多为一致的瘤细胞，呈立方状、多边形或扁平状，瘤细胞胞质丰富、嗜伊红色（图 16-4-2A），也可呈空泡状。核形也比较规则，常可见核仁（图 16-4-2B），但也有一些病例核仁并不明显，核分裂少见或罕见。

依据瘤细胞的形态和生长方式可将上皮型间皮瘤再分为以下各种形态学变型，对识别恶性间皮瘤有帮助，但无预后意义：①管状乳头状型（tubulopapillary variant）：最常见，瘤细胞排列成管状和乳头状，并可呈实性小巢状排列或片状分布（图 16-4-2C～16-4-2H）；②微乳头型（micropapillary variant）：瘤细胞形成簇状的缺乏纤维血管轴心的微小乳头，容易发生转移；③梁状型（trabecular variant）：相对较小并一致的瘤细胞呈条索状排列（图 16-4-2I）；④小腺泡状 / 腺样型（acinar /glandular variant），显示不规则的腺泡样结构；⑤腺瘤样 / 微腺型（adenomatoid/microglandular variant）：瘤细胞呈微囊状排列，类似腺瘤样瘤，瘤细胞可呈空泡状或印戒样；⑥实体型（solid variant）：由片状分布的多边形瘤细胞组成（图 16-4-2J），管状或乳头状结构不明显；⑦腺样囊性型（adenoid cystic variant）：瘤细胞呈类似于腺样囊性癌的筛网排列；⑧小细胞变型（small cell variant）：瘤细胞小，胞质较少，呈片状和小巢状排列；⑨透明细胞变型（clear cell variant）：瘤细胞大，胞质透明（图 16-4-2K），含有大量的糖原；⑩蜕膜样变型（deciduoid variant）：由大的、圆形或多边形的上皮样或组织细胞样细胞组成，胞质丰富呈嗜酸性，类似蜕膜细胞（图 16-4-2L），好发于年轻女性，以腹膜来源为主，临床上具有很高的侵袭性；⑪多形性变型（pleomorphic variant）：也称高度恶性型（high-grade），瘤细胞显示明显的异型性，核染色质粗、深染，核仁明

显，核分裂象易见，可见瘤巨细胞，类似分化差的癌（图 16-4-2M）；⑫印戒细胞样（signet ring cell-like variant）：瘤细胞胞质内含有空泡，类似印戒细胞癌；⑬横纹肌样（rhabdoid variant）：缺乏黏附性的瘤细胞呈圆形或上皮样，胞质红染，核圆形或卵圆形，偏位，可见明显的核仁，类似于横纹肌细胞；⑭黏液样型（myxoid variant）：广泛的黏液基质中，成巢或散在的上皮样间皮细胞漂浮（图 16-4-2N）；⑮淋巴组织细胞样间皮瘤（lymphohistiocytic variant）：罕见，多发生于胸膜。多个结节状分布，镜下由类似组织细胞的大圆形或卵圆形细胞组成，胞质淡染，核染色质细致，有时可见明显的核仁。瘤细胞呈片状或巢状分布，间质内可见淋巴细胞浸润（图 16-4-2O、16-4-2P），有时尚可见浆细胞和嗜酸性粒细胞。部分病例中可见肉瘤样间皮瘤的成分。此型容易被误诊为恶性淋巴瘤或炎性假瘤等病变。

（2）肉瘤样间皮瘤（sarcomatoid mesothelioma）：由束状或杂乱状排列的梭形细胞所组成，可显示轻 - 重度异型性，核分裂象多少不等（图 16-4-3A、16-4-3B）。少数病例可类似于多形性未分化肉瘤。另有一些病例中可显示异源性分化，包括平滑肌肉瘤、骨肉瘤、软骨肉瘤或其他类型的肉瘤。

促结缔组织增生性间皮瘤（desmoplastic mesothelioma）为肉瘤样间皮瘤的一种的特殊罕见亚型，镜下特点表现为大片致密的胶原纤维，超过整体肿瘤的 50% 以上，异型程度不等的瘤细胞夹杂于胶原纤维之间，部分区域可见坏死（图 16-4-3C、16-4-3D）。

（3）双相型间皮瘤（biphasic mesothelioma）：又称混合性间皮瘤（mixed mesothelioma），由上皮样和肉瘤样两种成分混合而成，每种成分至少超过肿瘤的 10%（图 16-4-4）。

2. 免疫组织化学　上皮样恶性间皮瘤推荐使用的一线"阳性间皮瘤标记"主要为 calretinin、CK5/6、D2-40 和 WT1 四种（图 16-4-5A～16-4-5D），"阴性间皮瘤标记"包括 CEA（单抗）、MOC-31、BerEP4、PAX-8、CD15、B72.3、BG-8、Ber-EP4、PAX-8 和 TTF-1。肉瘤样间皮瘤以表达 AE1/AE3 为主（图 16-4-5E），可弱阳性或灶性表达 calretinin、D2-40 和 WT1 标记（图 16-4-5F～16-4-5H）。恶性间皮瘤 BAP1 表达缺失，常联合 FISH 检测 p16 丢失帮助恶性间皮瘤的诊断。

3. 电镜观察　显示间皮细胞的形态特征，包括腔面纤细的微绒毛，分化良好的基底板和紧密的桥粒连接等。

【遗传学】

恶性间皮瘤常显示 BAP1 基因突变。采用 FISH 检测 p16/CDKN2A 丢失对恶性间皮瘤的诊断有一定的价

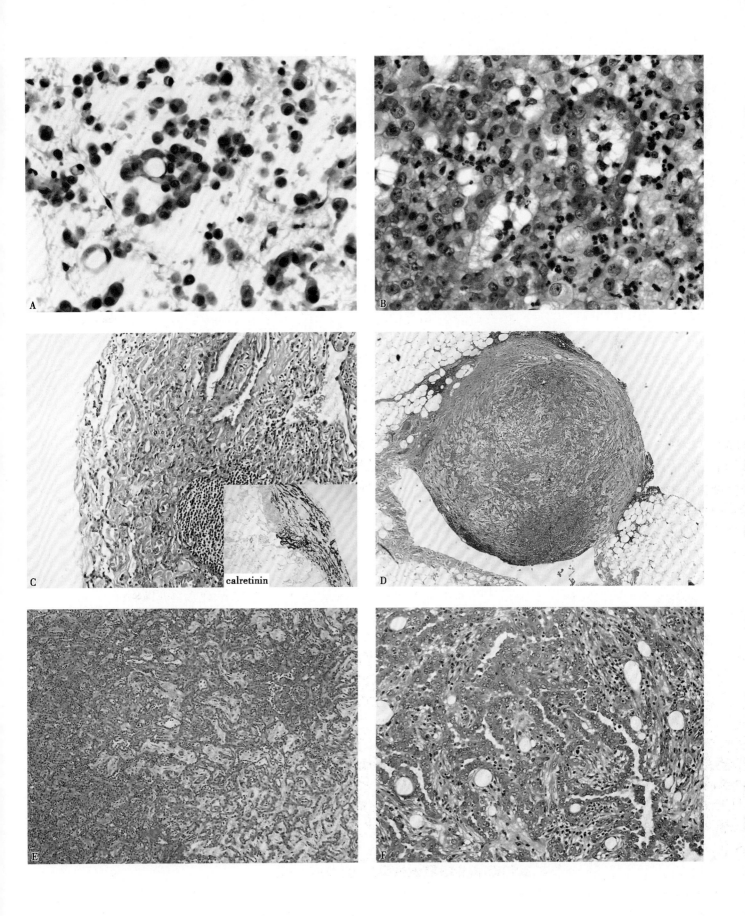

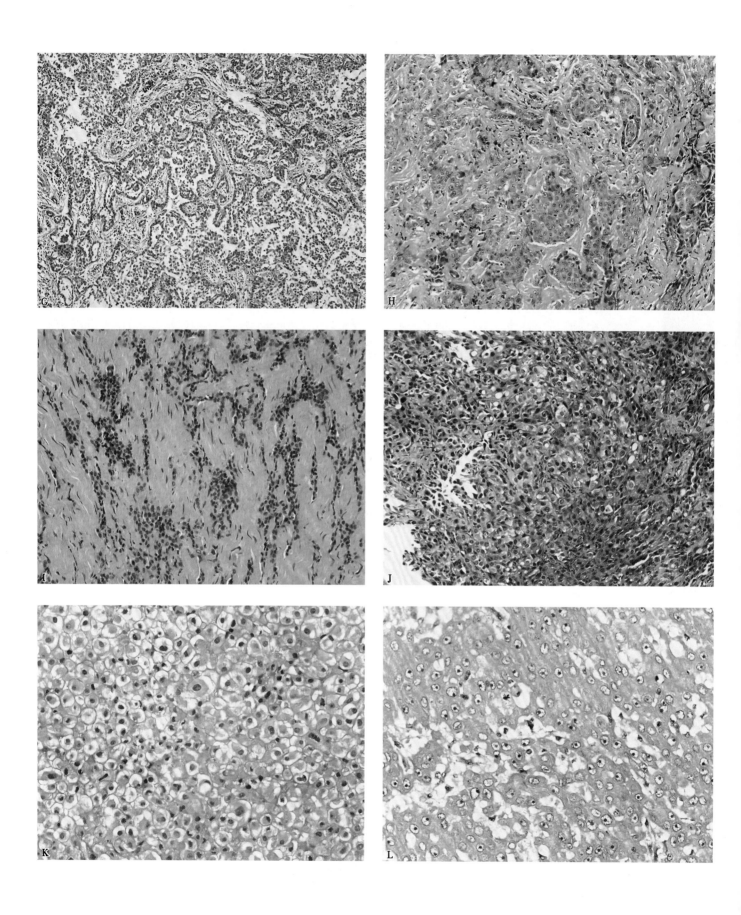

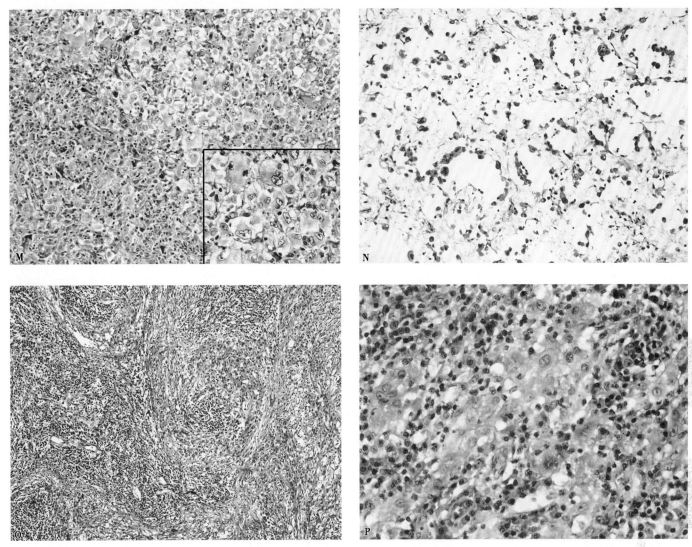

图 16-4-2　上皮样恶性间皮瘤的组织学特征

A. 瘤细胞的胞质呈嗜伊红色，HE×400；B. 多数瘤细胞可见核仁，HE×600；C. 胸膜恶性间皮瘤活检，肿瘤位于胸膜下方（插图为 calretinin 标记），HE×200；D. 腹膜恶性间皮瘤低倍镜，IIE×20；E. 腹膜恶性间皮瘤低倍镜显示管状结构 HE×40；F. 腹膜恶性间皮瘤，瘤细胞呈管状排列，HE×200；G. 腹膜恶性间皮瘤，瘤细胞呈乳头状排列 HE×100；H. 除管状结构外，瘤细胞可呈巢状分布，HE×100；I. 腹膜恶性间皮瘤，瘤细胞呈梁索状排列，HE×100；J. 腹膜恶性；间皮瘤，瘤细胞呈实性片状排列 HE×200；K. 腹膜恶性间皮瘤，部分区域瘤细胞呈透亮状，HE×400；L. 蜕膜样恶性间皮瘤，瘤细胞类似蜕膜细胞，HE×200；M. 多形性恶性间皮瘤，瘤细胞显示明显的多形性和异型性，HE×100；N. 黏液样恶性间皮瘤，瘤细胞漂浮在黏液背景中 HE×100；O. 淋巴组织细胞样间皮瘤，间质内可见大量的淋巴细胞，HE×40；P. 淋巴组织细胞样间皮瘤，瘤细胞呈大圆形或多边形，HE×400

值（常联合 BAP1 免疫组化标记）。新近文献报道了一种与 *EWSR1-ATF1* 融合基因相关的上皮样恶性间皮瘤新亚型，好发于青年人，无石棉暴露史，BAP1 表达无缺失。

【鉴别诊断】

1. 上皮样恶性间皮瘤

（1）肺腺癌：当腺癌侵犯胸膜，可造成胸膜显著增厚，与恶性间皮瘤易混淆。影像学上存在肺实质内肿块更倾向肺癌。间皮瘤的瘤细胞往往为圆形或立方形，而肺腺癌的瘤细胞常呈柱状。肺腺癌阳性标记物为 MOC-31、BG8、CEA、TTF-1，而间皮瘤阳性标记物为 CK5/6、calretinin、D2-40 及 WT1。

（2）腹膜原发或转移性浆液性乳头状肿瘤：外观上与早期的间皮瘤难以区分，但两者形态学即可鉴别，浆液性乳头状肿瘤中的乳头细长，瘤细胞多层，中度异型性，常可见砂砾体；而间皮瘤的瘤细胞形态一致、呈单层排列，砂砾体少见。当形态学诊断困难时可借助免疫组化，目前可采用 calretinin、ER、PAX8 和 BerEP4 四种标记联合进行鉴别诊断。

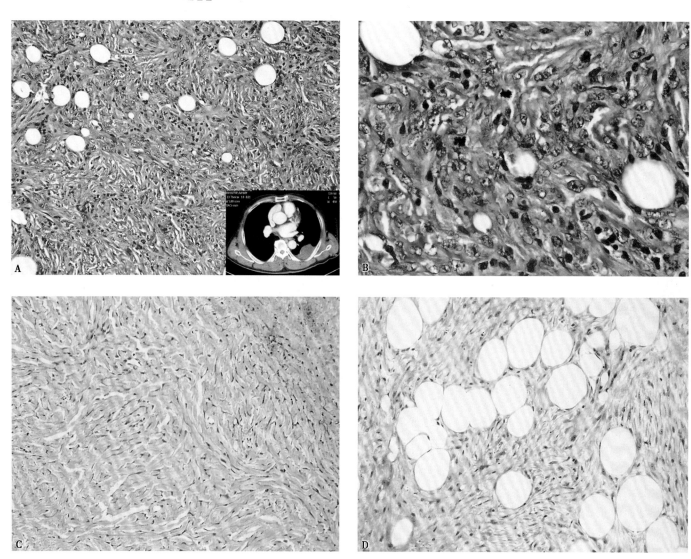

图 16-4-3　肉瘤样恶性间皮瘤的组织学特征

A. 左胸膜肉瘤样间皮瘤由异型梭形细胞组成，浸润脂肪组织，HE×100；B. 肉瘤样间皮瘤，核分裂象易见，HE×400；C. 促结缔组织增生性间皮瘤，局部区域可见坏死（右上角），HE×100；D. 促结缔组织增生性间皮瘤，浸润脂肪组织，HE×200

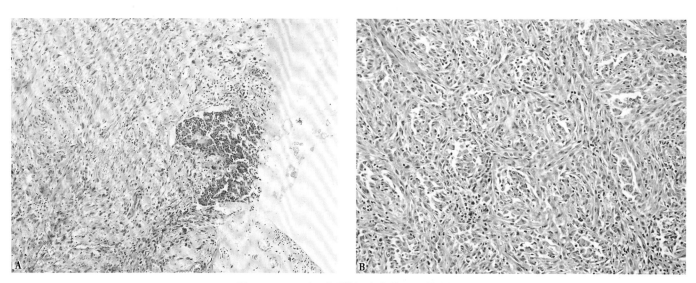

图 16-4-4　双相型恶性间皮瘤的组织学特征

A. 除梭形肉瘤样区域外，局部区域可见腺管样上皮结构，HE×40；B. 梭形细胞和上皮样成分相混杂，HE×100

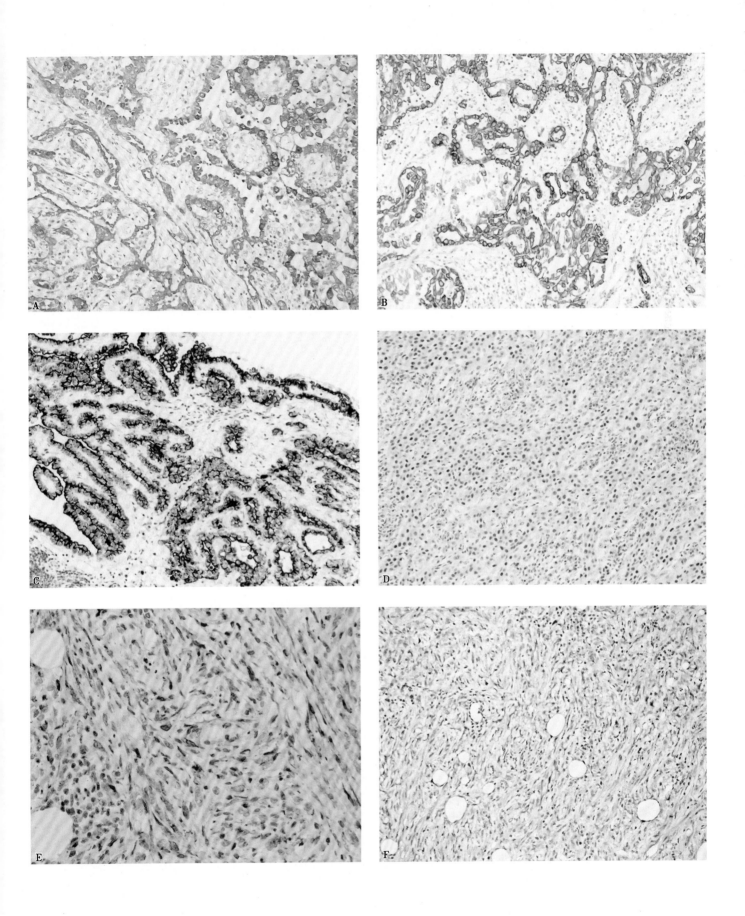

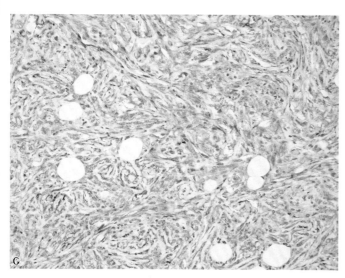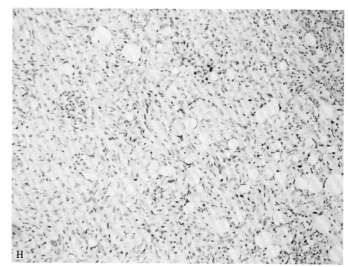

图 16-4-5　恶性间皮瘤的免疫组化

A. 上皮样恶性间皮瘤 calretinin 标记，IHC×100；B. 上皮样恶性间皮瘤 CK5/6 标记，IHC×100；C. 上皮样恶性间皮瘤 D2-40 标记，IHC×100；D. 上皮样恶性间皮瘤 WT1 标记，IHC×100；E 肉瘤样恶性间皮瘤 AE1/AE3 标记，IHC×400；F. 肉瘤样恶性间皮瘤 calretinin 标记，IHC×100；G. 肉瘤样恶性间皮瘤 D2-40 标记，IHC×200；H. 肉瘤样恶性间皮瘤 WT1 标记，IHC×100

（3）转移性腺癌：其他部位的腺癌转移到浆膜也可引起与胸膜间皮瘤的鉴别诊断问题，除选择上述的标记物外，还可选择一些部位特异性标记物。

（4）反应性间皮增生：临床和影像学特点对于鉴别反应性与肿瘤性间皮增生具有重要意义。间皮增生的细胞一般位于浆膜表面，虽然偶尔增生的间皮细胞可被卷入靠近浆膜表面间质，但一般比较表浅，并可见线性平行排列，周围可见出现及炎症改变。

（5）上皮样血管内皮瘤和上皮样血管肉瘤：这两种恶性血管源性肿瘤可见单个瘤细胞形成空腔，腔内可找见红细胞或可见瘤细胞围成互相吻合的不规则血管腔。免疫组化方面，CD31，ERG，CD34 及 Fli-1 阳性，支持上皮样血管内皮瘤或血管肉瘤的诊断。

2. 肉瘤样间皮瘤　相似于各种原发性或继发性梭形细胞肉瘤，当出现骨和软骨成分时，又可与骨肉瘤和软骨肉瘤混淆。肉瘤样间皮瘤有时不表达 calretinin 和 CK5/6，但表达 AE1/AE3 和 vimentin，可与其他肉瘤鉴别。

3. 促结缔组织增生性间皮瘤

（1）机化性胸膜炎：通常梭形细胞稀少，伴丰富的胶原，细胞缺乏异型性及核分裂。梭形细胞弥漫分布，一般不形成结节性病灶，并缺乏坏死及席纹状结构。病变内一般毛细血管较丰富，垂直于胸膜表面生长。

（2）胸膜斑块：病变常位于胸腔下部和横隔的壁层胸膜，大体表现境界清楚，质硬。镜下主要为玻璃样变性

的胶原构成，纵横交错，细胞稀少，缺乏异型性。

（3）孤立性纤维性肿瘤：孤立性纤维性肿瘤（SFT）曾被认为是一种局限性纤维性间皮瘤，但免疫组化和电镜研究显示瘤细胞具有树突状细胞分化的成纤维细胞特征，并无间皮细胞分化的特征。免疫组化上，SFT 表达 CD34 和 STAT6，不表达 AE1/AE3，可进行鉴别。

（4）侵袭性纤维瘤病：胸壁纤维瘤病偶可见累及壁层胸膜，可与促结缔组织增生性间皮瘤混淆。纤维瘤病肿瘤细胞呈整齐的束状分布，细胞缺乏异型性。免疫组化不表达 CK 和 calretinin，可与间皮瘤进行鉴别。

4. 双相性间皮瘤

（1）双相性滑膜肉瘤：可发生于胸膜，后者常需经分子遗传学检测 t(X；18) 或 *SS18-SSX* 融合基因证实。

（2）肺癌肉瘤：偶可累及胸膜，相似于双相性间皮瘤，但癌肉瘤的两种成分也容易区分开，且表达上皮性抗原，不表达间皮细胞抗原。

二、局限性恶性间皮瘤

【定义】

局限性恶性间皮瘤（localized malignant mesothelioma，LMM）是一种在大体上呈局限性结节状生长的恶性间皮瘤，但在组织学、免疫表型和超微结构上均与弥漫性恶性间皮瘤相同，具有相对较好的预后。

【临床特征】

（一）流行病学

1. **发病率**　非常少见，多为个例报道。

2. **发病年龄**　多发生于60～65岁老年人。

3. **性别**　男性多见，男：女为2：1。

（二）部位

大部分位于胸膜，少数病例位于腹膜。

（三）症状

多为偶然发现，少数伴有胸腹水及胸腹疼痛的症状，咳嗽等症状。

（四）治疗

手术切除。

（五）预后

部分病例可通过手术治愈，少数病例可见复发甚至发生转移。

【病理变化】

（一）大体特征

多为结节状，界限相对清晰，与胸膜或腹膜相连。

（二）镜下特征

1. **组织学特征**　与弥漫性恶性间皮瘤基本一致，多数病例为上皮性间皮瘤，部分为双相性，少数病例为肉瘤样。

2. **免疫组织化学**　与弥漫性间皮瘤相同。

【遗传学】

新近报道显示，胸膜局限性恶性间皮瘤的遗传学改变包括：*BAP1* 突变、*TRAF7* 突变和近单倍体（包括5和7号染色体较为广泛的杂合性丢失）。

【鉴别诊断】

1. **孤立性纤维性肿瘤**　瘤细胞形态相对一致，无明显的异型性，核分裂象罕见，瘤细胞疏密不一，常见绳索样或不规则形胶原纤维，常富含血管，后者管壁可伴有玻璃样变性，部分病例内可见血管外皮瘤样结构，瘤细胞常恒定性表达 CD34、bcl-2、CD99 和 STAT6，不表达 AE1/AE3 和间皮细胞标记。

2. **其他肿瘤**　包括腺癌、肉瘤样癌和滑膜肉瘤等。

（黄　波　林旭勇）

参考文献

1. Chan JK，Loo KT，Yau BK，et al. Nodular histiocytic/mesothelial hyperplasia：a lesion potentially mistaken for a neoplasm in transbronchial biopsy. Am J Surg Pathol，1997，21（6）：658-663.

2. Churg A，Colby TV，Cagle P，et al. The separation of benign and malignant mesothelial proliferations. Am J Surg Pathol，2000，24（9）：1183-1200.

3. Cigognetti M，Lonardi S，FisogniS，et al. BAP1（BRCA1-associated protein 1）is a highly specific marker for differentiating mesotheliomafrom reactive mesothelial proliferations. Mod Pathol，2015，28（8）：1043-1057.

4. Rosai J，Dehner LP. Nodular mesothelial hyperplasia in hernia sacs：a benign reactive condition simulating aneoplastic process. Cancer，1975，35（1）：165-175.

5. Scurry J，Duggan MA. Malignant mesothelioma eight years after adiagnosis of atypical mesothelial hyperplasia. J Clin Pathol，1999，52（7）：535-537.

6. Sheffield BS，Hwang HC，Lee AF，et al. BAP1 immunohistochemistry and p16 FISH to separate benign from malignant mesothelial proliferations. Am J Surg Pathol，2015，39（7）：977-982.

7. Sheldon CD，Herbert A，Gallagher PJ. Reactive mesothelial proliferation：a necropsy study.Thorax，1981，36（12）：901-905.

8. 金华. 良恶性间皮增生的鉴别诊断. 诊断病理学杂志，2001，（05）：69-70，73-74.

9. Cagle PT，Brown RW，Lebovitz RM. p53 immunostaining in the differentiation of reactive processes from malignancy in pleural biopsy specimens. Hum Pathol，1994，25（5）：443-448.

10. Churg A，Colby TV，Cagle P，et al. The separation of benign and malignant mesothelial proliferations. Am J SurgPathol，2000，24（9）：1183-1200.

11. Churg A，Galateau-Salle F. The separation of benign and malignant mesothelial proliferations. Arch Pathol Lab Med，2012，136（10）：1217-2126.

12. Bansal A，Zakhour HD. Benign mesothelioma of the appendix：an incidental finding in a case of sigmoid diverticular disease. J Clin Pathol，2006，59（1）：108-110.

13. Levy AD，Arnaiz J，Shaw JC，et al. The archives of the AFIP：primary peritoneal tumors：imaging features with pathological correlation. Radiographics，2008，28（2）：583-607.

14. Momeni M，Pereira E，Grigoryan G，et al. Multicystic benign cysticmesothelioma presenting as a pelvic mass. Case Rep Obstr Gynecol，2014，2014：852583.

15. Panagopoulos I，Gorunova L，Davidson B，et al. Novel TNS3-MAP3K3 and ZFPM2-ELF5 fusion genes identified by RNA sequencing in multicystic mesothelioma with t（7；17）（p12；q23）and t（8；11）（q23；p13）. Cancer Lett，2015，357（2）：502-509.

16. Singh A，Chatterjee P，Pai MC，et al. Multicystic peritoneal mesothelioma：not always a benign disease. Singapore Med J，2013，

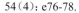
54（4）: e76-78.

17. van Ruth S, Bronkhorst MW, Van Coevorden F, et al. Peritoneal benign cystic mesothelioma: a case report and review of the literature. Eur J Surg Oncol, 2002, 28（2）: 192-195.

18. Weiss SW, Tavassoli FA. Multicystic mesothelioma. An analysis of pathologic findings and biologic behavior in 37 cases. Am J Surg Pathol, 1988, 12（10）: 737-746.

19. Zhang CH, Yu JW, Luo M.Multicystic peritoneal mesothelioma: A short review.Curr Probl Cancer, 2017, 41（5）: 340-348.

20. Adachi S, Yanagawa T, Furumoto A, et al. Adenomatoid tumor of the liver. Pathol Int, 2012, 62（2）: 153-154.

21. Alvarez Maestro M, Tur Gonzalez R, Alonso Dorrego JM. Adenomatoid tumors of the epididymis and testicle: report of 9 cases and bibliographic review. Arch Esp Urol, 2009, 62（2）: 137-141.

22. Amérigo J, Amérigo-Góngora M, Giménez-Pizarro A, et al. Leiomyo-adenomatoid tumor of the uterus: a distinct morphological entity? Arch Gynecol Obstet, 2010, 282（4）: 451-454.

23. de Klerk DP, Nime F. Adenomatoid tumors（mesothelioma）of testicular and paratesticular tissue. Urology, 1975, 6（5）: 635-641.

24. Dobrosz Z, Paleń P, Właszczuk P, et al. An atypical leiomyoadenomatoid tumor of the uterus--a case report and literature review. Ginekol Pol, 2013, 84（8）: 730-732

25. Goto M, Uchiyama M, Kuwabara K. Adenomatoid tumor of the mediastinum. Gen Thorac Cardiovasc Surg, 2016, 64（1）: 47-50.

26. Gupta S, Erickson LA. Paratesticular Adenomatoid Tumor. Mayo Clin Proc, 2016, 91（12）: e167-168

27. Nakayama H, Teramoto H, Teramoto M. True incidence of uterine adenomatoid tumors. Biomed Rep, 2013, 1（3）: 352-354.

28. Nogales FF, Isaac MA, Hardisson D, et al. Adenomatoid tumors of the uterus: an analysis of 60 cases.int J Gynecol Pathol, 2002, 21（1）: 34-40.

29. Sangoi AR, McKenney JK, Schwartz EJ, et al. Adenomatoid tumors of the female and male genital tracts: a clinicopathological and immunohistochemical study of 44 cases. Mod Pathol, 2009, 22（9）: 1228-1235.

30. Schwartz EJ, Longacre TA. Adenomatoid tumors of the female and male genital tracts express WT1. Int J Gynecol Pathol, 2004, 23（2）: 123-128.

31. Wachter DL, Wünsch PH, Hartmann A, et al. Adenomatoid tumors of the female and male genital tract. A comparative clinicopathologic and immunohistochemical analysis of 47 cases empha-sizing their site-specific morphologic diversity. Virchows Arch, 2011, 458（5）: 593-602.

32. Goode B, Joseph NM, Stevers M, et al. Adenomatoid tumors of the male and female genital tract are defined by TRAF7 mutations that drive aberrant NF-kB pathway activation. Mod Pathol, 2018, 31（4）: 660-673.

33. Chen X, Sheng W, Wang J. Well-differentiated papillary mesothelioma: a clinicopathological and immunohistochemical study of 18 cases with additional observation. Histopathology, 2013, 62（5）: 805-813.

34. Costanzo L, Scarlata S, Perrone G, et al. Malignant transformation of well-differentiated papillary mesothelioma 13 years after the diagnosis: a case report. Clin Respir J, 2014, 8（1）: 124-129.

35. Daya D, McCaughey WT. Well-differentiated papillary mesothelioma of the peritoneum. A clinicopathologic study of 22 cases. Cancer, 1990, 65（2）: 292-296.

36. Galateau-Sallé F, Vignaud JM, Burke L, et al. Well-differentiated papillary mesothelioma of the pleura: a series of 24 cases. Am J Surg Pathol, 2004, 28（4）: 534-540.

37. Hatano Y, Hirose Y, Matsunaga K, et al. Combined adenomatoid tumor and well differentiated papillary mesothelioma of the omentum. Pathol Int, 2011, 61（11）: 681-685.

38. Jakobsen M, Engvad B, Jensen T, et al. Incidental finding of multiple well-differentiated papillary mesotheliomas in peritoneum. APMIS, 2016, 124（4）: 333-334.

39. Lee YK, Jun HJ, Nahm JH, et al. Therapeutic strategies for well-differentiated papillary mesothelioma of the peritoneum. Jpn J Clin Oncol, 2013, 43（10）: 996-1003.

40. Vogin G, Hettal L, Vignaud JM, et al.RENAPE Network. Well-differentiated papillary mesothelioma of the peritoneum: a retrospective study from the RENAPE observational registry. Ann Surg Oncol, 2019, 26（3）: 852-860.

41. Malpica A, Sant'Ambrogio S, Deavers MT, et al.Well-differentiated papillary mesothelioma of the female peritoneum: a clinicopathologic study of 26 cases. Am J Surg Pathol, 2012, 36（1）: 117-127.

42. Washimi K, Yokose T, Amitani Y, et al. Well-differentiated papillary mesothelioma, possibly giving rise to diffuse malignant mesothelioma: a case report. Pathol Int, 2013, 63（4）: 220-225.

43. Sun M, Zhao L, Weng Lao I, et al. Well-differentiated papillary mesothelioma: A 17-year single institution experience with a series of 75 cases. Ann Diagn Pathol, 2019, 38: 43-50.

44. Xing D, Banet N, Sharma R, et al. Aberrant Pax-8 expression in well-differentiated papillary mesothelioma and malignant mesothelioma of the peritoneum: a clinicopathologic study. Hum Pathol, 2018, 72: 160-166.

45. Lee HE, Molina JR, Sukov WR, et al. BAP1 loss is unusual in well-differentiated papillary mesothelioma and may predict development of malignant mesothelioma. Hum Pathol, 2018, 79: 168-176.

46. Stevers M, Rabban JT, Garg K, et al. Well-differentiated papillary mesothelioma of the peritoneum is genetically defined by mutually exclusive mutations in TRAF7 and CDC42. Mod Pathol, 2019, 32 (1): 88-99.

47. Barnetson RJ, Burnett RA, Downie I, et al. Immunohistochemical analysis of peritoneal mesothelioma and primary and secondary serous carcinoma of the peritoneum: antibodies to estrogen and progesterune receptors are useful. Am J Clin Pathol, 2006, 125 (1): 67-76.

48. Desmeules P, Joubert P, Zhang L, et al. A subset of malignant mesotheliomas in young adults are associated with recurrent EWSR1/FUS-ATF1 fusions. Am J Surg Pathol, 2017, 41 (7): 980-988.

49. Dessy E, Pietra GG. Pseudomesotheliomatous carcinoma of the lung. An immunohistochemicalandd ultrastructural study of three cases. Cancer, 1991, 68 (8): 1747-1753.

50. Haber SE, Haber JM. Malignant mesothelioma: a clinical study of 238 cases. Ind Health, 2011, 49 (2): 166-172.

51. Hayashi H, Kawata T, Shimokawa. Malignant peritoneal methelioma, clear cell variant, in a female and its differentiation from clear cell carcinoma. Pathol Res Pract, 2017, 213 (5): 580-584.

52. Husain AN, Colby T, Ordonez N, et al. Guidelines for pathologic diagnosis of malignant mesothelioma: 2012 update of the consensus statement from the International Mesothelioma Interest Group. Arch Pathol Lab Medicine, 2013, 137 (5): 647-667.

53. Kerrigan SA, Turnnir TR, Clement PE, et al. Diffuse malignant mesothelioma of the peritoneum in women: a clinicopathologic study of 25 patients. Cancer, 2002, 94: 378-385.

54. Khalidi HS, Medeiros LJ, Battifora H. Lymphohistiocytoid mesothelioma. An often misdiagnosed variant of sarcomatoid malignant mesothelioma. Am J Clin Pathod, 2000, 113 (5): 649-654.

55. O'Reilly D, Reid J, Middleton R, et al. Asbestos related mortality in Northern Ireland: 1985-1994. J Public Health Med, 1999, 21 (1): 95-101.

56. Ordonez NG. Immunohistochemical diagnosis of epithelioid mesotheliomas: a critical review of old markers, new markers. Hum Pathol, 2002, 33 (10): 953-967.

57. Sheffield BS, Hwang HC, Lee AF, et al. BAP1 immunohistochemistry and p16 FISH to separate benign from malignant mesothelial proliferations. Am J SurgPathol, 2015, 39 (7): 977-982.

58. Talerman A, Montero JR, Chilcote RR, et al. Diffuse malignant peritoneal mesothelioma in a 13-year-old girl. Report of a case and review of the literature. Am J Surg Pathol, 1985, 9 (1): 73-80.

59. Yousem SA, Hochholzer L. Malignant mesotheliomas with osseous and cartilaginous differentiation. Arch Pathol Lab Med, 1987, 111 (1): 62-66.

60. Zellos LS, Sugarbaker DJ. Multimodality treatment of diffuse malignant pleural mesothelioma. Semin Oncol, 2002, 29 (1): 41-50.

61. 刘绮颖, 平波, 王坚. 恶性间皮瘤的病理诊断. 临床与实验病理学杂志, 2014, 30 (10): 1157-1160.

62. 刘绮颖, 陈庆明, 喻林, 等. 肉瘤样恶性间皮瘤的临床病理分析. 中华病理学杂志, 2014, 43 (6): 364-369.

63. Alakus H, Yost SE, Woo B, et al. BAP1 mutation is a frequent somatic event in peritoneal malignant mesothelioma. J Transl Med, 2015, 13: 122.

64. Joseph NM, Chen YY, Nasr A, et al. Genomic profiling of malignant peritoneal mesothelioma reveals recurrent alterations in epigenetic regulatory genes BAP1, SETD2, and DDX3X. Mod Pathol, 2017, 30 (2): 246-254.

65. Chung CT, Santos Gda C, Hwang DM, et al. FISH assay development for the detection of p16/CDKN2A deletion in malignant pleural mesothelioma. J Clin Pathol, 2010, 63: 630-634.

66. Allen TC, Cagle PT, Churg AM, et al. Localized malignant mesothelioma. Am J Surg Pathol, 2005, 29 (7): 866-873.

67. England DM, Hochholzer L, McCarthy MJ. Localized benign and malignant fibrous tumors of the pleura. A clinicopathologic review of 223 cases. Am J Surg Pathol, 1989, 13 (8): 640-658.

68. Erkiliç S, Sari I, Tunçözgür B. Localized pleural malignant mesothelioma. Pathol Int, 2001, 51 (10): 812-815.

69. Hirano H, Takeda S, Sawabata Y, et al. Localized pleural malignant mesothelioma. Pathol Int, 2003, 53 (9): 616-621.

70. Kim KC, Vo HP. Localized malignant pleural sarcomatoid mesothelioma misdiagnosed as benign localized fibrous tumor. J Thorac Dis, 2016, 8 (6): E379-384.

71. Kohno M，Maruyama R，Kitagawa D，et al. Localized biphasic type malignant mesothelioma arising in the peritoneum：Report of a case. Thorac Cancer，2014，5（1）：74-77.

72. Zardawi SJ，Li BT，Zauderer MG，et al. Localized malignant pleural mesothelioma with renal metastasis. Oxf Med Case Reports，2015，2015（1）：170-172.

73. Hung YP，Dong F，Dubuc AM，et al. Molecular characterization of localized pleural mesothelioma. Mod Pathol. 2019 Aug 1. doi：10.1038/s41379-019-0330-9.［Epub ahead of print］PubMed PMID：31371807.

第十七章

未分化肉瘤

第一节　未分化肉瘤

【定义】

软组织未分化肉瘤（undifferentiated soft tissue sarcoma，USTS）是指利用包括现有分子遗传学技术在内的技术手段均不能确定特定肿瘤分化方向及来源的一组具有高度异质性及作为排除性诊断的高级别软组织肉瘤，根据镜下形态分为未分化圆形细胞肉瘤（undifferentiated round cell sarcoma）、未分化梭形细胞肉瘤（undifferentiated spindle cell sarcoma）、未分化多形性肉瘤（undifferentiated pleomorphic sarcoma）、未分化上皮样肉瘤（undifferentiated epithelioid sarcoma）和非特指型未分化肉瘤（undifferentiated sarcoma，non otherwise specified）。

随着病理新技术的不断发展和充分应用，一些原来被纳入未分化肉瘤诊断的肿瘤性病变可能将进一步被重新定义或独立出来。在2013年新版WHO软组织肿瘤分类发表后，有研究发现了一些具有特征性分子遗传学改变的未分化肉瘤，目前主要集中于年轻人的未分化小圆细胞肉瘤，具有*CIC-DUX4*、*BCOR-CCNB3*融合基因的改变的CIC肉瘤和BCOR肉瘤，尚有少数病例具有*CIC-FOXO4*基因融合的分子遗传学异常，具有这些特征的病变已引起重视并得以逐渐的研究，尚需不断积累病例。目前这类具有一定频率的分子遗传学异常的未分化肉瘤已被提议纳入具有独特基因型改变的尤文样肉瘤家族谱系中，从而使其从未分化肉瘤中独立开来更具合理性（参见第十四章）。

【编码】

ICD-O 梭形细胞未分化肉瘤	8801/3
多形性未分化肉瘤	8802/3
上皮样未分化肉瘤	8804/3
未分化肉瘤，非特指性	8805/3
ICD-11 多形性未分化肉瘤	XH0947

【病因】

虽然对此肿瘤的病因知之甚少，但一部分（<2%～3%）多形性肉瘤发生在受过放射治疗的部位（放疗后肉瘤），极少数病变发生在慢性溃疡或瘢痕部位。

【临床特征】

（一）流行病学

1. 发病率　未分化多形性肉瘤总体发病率为每年（1～2）/10万，并且随年龄增长发病率逐渐升高，其他亚型发病率低，无确切的统计学数据。

2. 发病年龄　大多数患者年龄在40岁以上，发病高峰年龄在50～70岁。较少发生于青少年和儿童。

3. 性别　男性多见，男女之比为（1.6～2）:1。

（二）部位

大多数病变位于深部（筋膜下方）软组织内，而<10%的病变原发于皮下组织。多发生于四肢，特别是下肢，其次为躯干，其他部位包括臀部、腹腔、盆腔、腹膜后、头颈部、腋下、实质器官以及骨内等部位也可发生，需注意的是，发生于腹膜后等部位的未分化肉瘤可能为去分化脂肪肉瘤中的去分化成分，常需加做FISH检测*MDM2*基因扩增以进一步明确。

（三）症状

深部软组织肿块，进展快，常迅速增大。只有生长非常迅速的肿瘤伴有疼痛。约5%患者在就诊时已有转移灶，大多转移至肺。

（四）影像学

未分化/未分类肉瘤影像学显示深部非特异性软组织肿块影，肿块较大，可呈分叶状，密度与肌组织相当，肿瘤内常因黏液变性、陈旧性出血或坏死而密度降低（图17-1-1A～17-1-1C）。

（五）治疗

局部广泛切除，术后辅以放化疗。

（六）预后

恶性肿瘤，多为高度恶性，总体5年生存率50%～

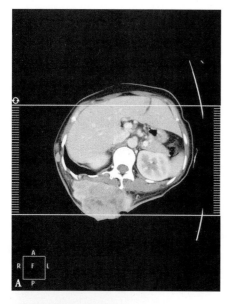

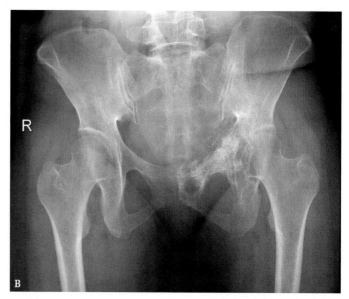

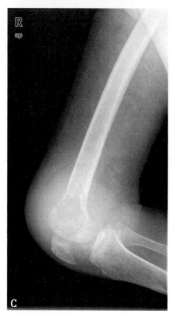

图 17-1-1　未分化肉瘤的影像学

A. MRI 显示右侧腰背部皮下软组织内团块状肿块影；B. X 线示左髋白部、耻骨上支及左侧耻骨联合部不规则骨质破坏，局部骨皮质断裂；C. X 线显示右股骨下端大片溶骨性骨质破坏，皮质断裂，碎块分离，上部虫蚀状骨质破坏，可见少量骨膜反应，周围可见明显软组织肿块

83%。局部复发率 30%，远程转移率 50%，多转移至肺。

【病理变化】

（一）大体特征

未分化肉瘤属于一组异质性肿瘤，除瘤组织常有坏死外，无特殊表现。大部分未分化多形性肉瘤为局限性、膨胀性生长的肿物，可有假包膜。肿物大小和生长部位有一定关系，皮下病变经常 <5cm，而腹膜后病变经常 >20cm，大部分肿瘤的最大直径介于 5～15cm 之间。切面表现多样，可有白色纤维性区域或肉质感区，并可混合有坏死、出血和黏液变区，无特异性的肉眼表现（图 17-1-2）。

（二）镜下特征

1. 组织学特征

（1）多形性未分化肉瘤（undifferentiated pleomorphic sarcoma，UPS）：以往称为恶性纤维组织细胞瘤（malignant

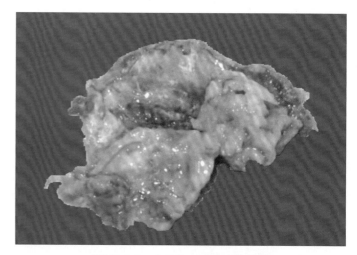

图 17-1-2　未分化肉瘤的大体特征

肿瘤组织不规则，有部分假包膜，灰黄色，切面灰黄色，局灶黏液变

fibrous histiocytoma，MFH），形态学与其他特殊类型的多形性肉瘤很相似，无一定的排列方式，细胞及细胞核有明显多形性，常伴有奇异型瘤巨细胞、多核瘤细胞、破骨细胞样巨细胞，并混合有数量不等的梭形细胞和圆形组织细胞样细胞（胞质可为泡沫状）。常有编席状结构和间质慢性炎细胞浸润，梭形细胞最常表现为成纤维细胞或肌成纤维细胞。肿瘤间质可伴有程度不等的胶原化，也可出现黏液变性，但为局灶性，尚可有多少不等的出血、含铁血黄素沉积、坏死和囊性变（图17-1-3A～17-1-3H）。

（2）梭形细胞未分化肉瘤（undifferentiated spindle cell sarcoma）：主要由异型的梭形瘤细胞构成，呈条索状或鱼骨样排列，瘤细胞胞质丰富，嗜双色性或淡红染，核大，核分裂多见，可伴有出血坏死，间质内可伴有炎细胞浸润。形态学上，相比于纤维肉瘤具有一定的多形性，但不足于诊断为多形性未分化肉瘤（图17-1-4A～17-1-4D）。

（3）上皮样未分化肉瘤（undifferentiated epithelioid sarcoma）：主要由多边形或胖梭形瘤细胞组成，胞质丰富，嗜双色或淡红染，核大，核呈空泡状，核仁明显，核分

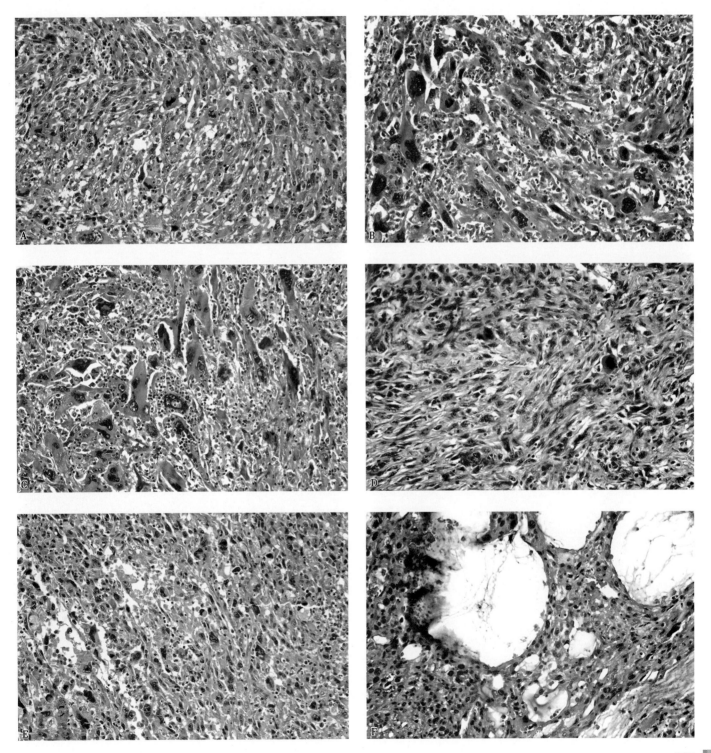

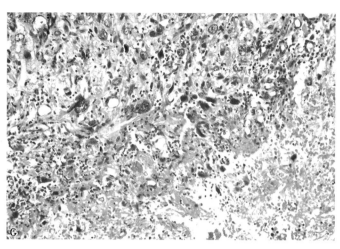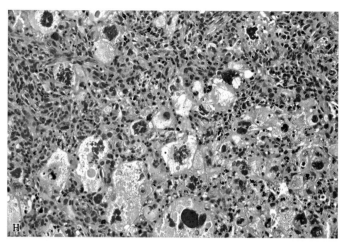

图 17-1-3　多形性未分化肉瘤的组织学特征

A～H. 瘤组织排列不定,瘤细胞异型性及多形性显著(包括奇异型瘤巨细胞、多核瘤细胞、破骨细胞样巨细胞),并混杂数量不等的梭形细胞和圆形组织细胞样细胞,局灶编织状结构,间质慢性炎细胞浸润,瘤组织内可有黏液变性、出血、含铁血黄素沉积、坏死和囊性变, HE×400

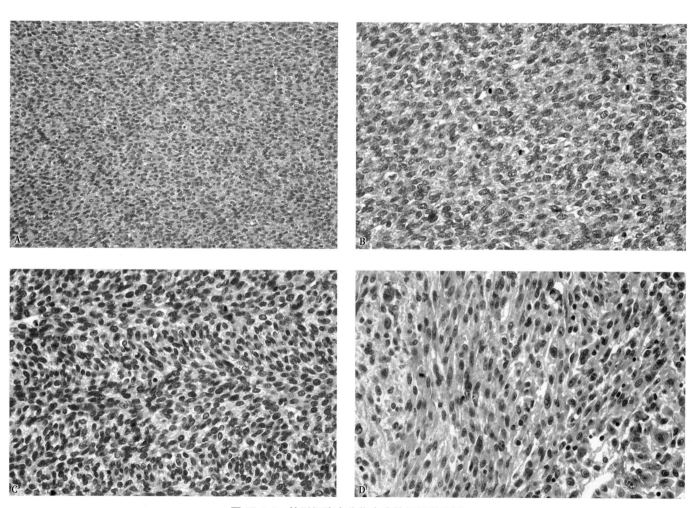

图 17-1-4　梭形细胞未分化肉瘤的组织学特征

肿瘤组织排列呈束状(A、B、D)或羽毛状(C),瘤细胞呈梭形或卵圆形,核分裂多见,HE×400

裂易见,可伴有出血和坏死,形态学类似低分化癌、未分化癌,但通常缺乏巢状分布,间质内可伴有炎细胞浸润(图17-1-5A~17-1-5F)。

(4)未分化肉瘤,非特指型(undifferentiated sarcoma, non otherwise specified):形态上难以归属于上述任一类型的未分化肉瘤,常是两种或两种以上不同类型的未分

化肉瘤的混合,各种辅助检查也未能明确肿瘤的分化方向或具体类型(图17-1-6A~17-1-6D)。

2. 免疫组织化学 瘤细胞除 vimentin 阳性外无其他可重复的特异性抗体表达,瘤细胞增殖指数较高。少数瘤细胞可表达 CK、α-SMA,desmin 或 EMA;未分化圆形细胞肉瘤可片块状表达 CD99,CD34 也可表达,但没有

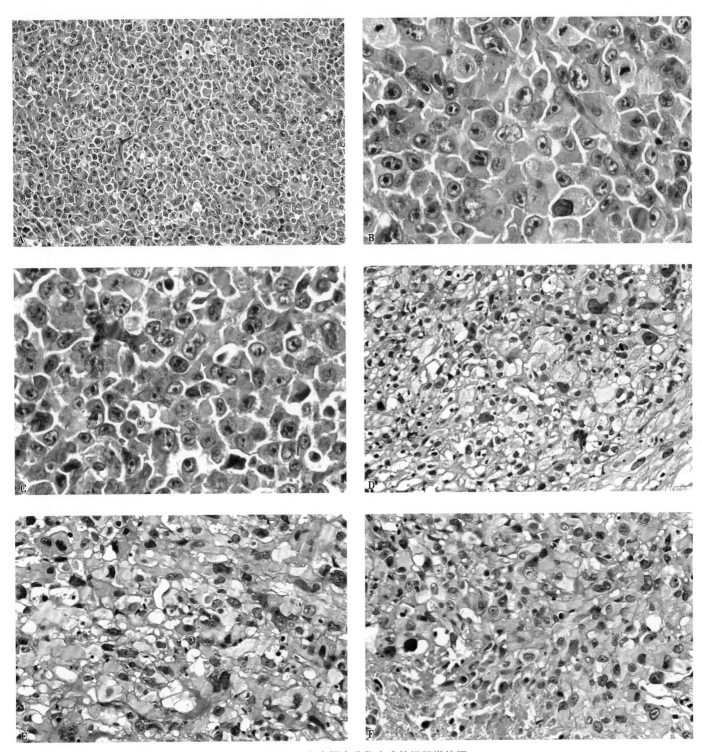

图 17-1-5 上皮样未分化肉瘤的组织学特征

瘤组织由多边形或胖梭形瘤细胞组成,胞质丰富,嗜双色或淡红染,核大,核呈空泡状,核仁明显,核分裂易见,可伴有出血和坏死(A~F),间质内可伴有炎细胞浸润(D、E),HE×100(A),HE×400(A~F)

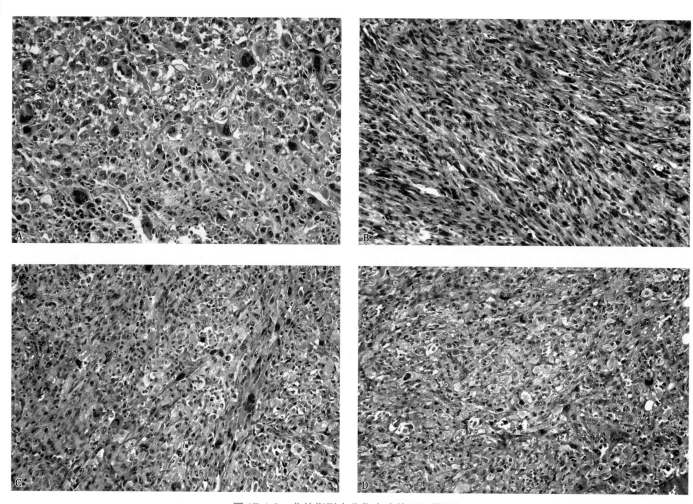

图 17-1-6 非特指型未分化肉瘤的组织学特征

同一瘤组织内可见两种或两种以上不同类型的未分化肉瘤形态的混合,包括多形性瘤细胞(A)、梭形细胞(B)、上皮样细胞(C、D)等区域,HE×200

鉴别诊断价值(图 17-1-7A～17-1-7D)。

【遗传学】

复杂,几乎所有染色体均存在结构重排,特别是 1、3、5、7、9、11 和 12 号染色体。新近有学者对 19 例未分化多形性肉瘤进行分子检测,发现分别有 10.5% 病例存在 *ERBB2* 和 *MDM2* 的扩增,但无 *EGFR*、*C-myc* 和 *N-myc* 基因扩增,也无 *CHOP*、*SS18*、*EWSR1*、*FUS* 和 *FKHR* 基因易位。而有趣的是,主要的非正倍体存在于所有病例的 8 个染色体中。有学者最近报道约 5% 的未分化多形性肉瘤可检测到 *MED12-PRDM10* 这一新的基因融合类型。此类病变多发生于浅表,形态上与浅表性 CD34 阳性成纤维细胞性肿瘤有重叠。

【鉴别诊断】

1. **滑膜肉瘤** 瘤细胞程度不等表达 EMA 和 AE1/AE3 等上皮性标记,常恒定表达 bcl-2、CD99 和 calponin,并常弥漫强阳性表达 TLE1(尽管该抗体特异性不高),FISH 检测可显示 *SS18* 基因易位。

2. **成人型纤维肉瘤** 梭形细胞未分化肉瘤与纤维肉瘤均由分化较差的梭形细胞构成,两者易混淆,但后者具有特征性的排列成典型的羽毛状结构,前者排列成束状或不规则排列,两者可资鉴别。

3. **高级别黏液纤维肉瘤** 高级别病变本质上属于未分化肉瘤,两者鉴别意义不大。高级别黏液纤维肉瘤瘤细胞常常密集,异型性较大,常有从低级别复发后向高级别转化的特征,局灶有黏液样背景,由梭形细胞或圆细胞构成,局灶可见星芒状、圆形、空泡样假脂肪母细胞及多核巨细胞,间质多见曲线型血管。免疫组化表达 vimentin、局灶表达 α-SMA。

4. **上皮样黏液纤维肉瘤** 肿瘤主要由梭形细胞和数量不等的上皮样细胞呈多结节状生长,部分区域可见瘤巨细胞和多核性瘤细胞,呈多形性未分化肉瘤形态,特别是复发性肿瘤内,上皮样区域所占比例 30%～90%,常和经典黏液纤维肉瘤成分相混杂。瘤组织弥漫性表达 vimentin,灶性表达 MSA 和 α-SMA。

5. **多形性横纹肌肉瘤** 部分病例内可见横纹肌母细胞分化,瘤细胞常弥漫强阳性表达 desmin,程度不等

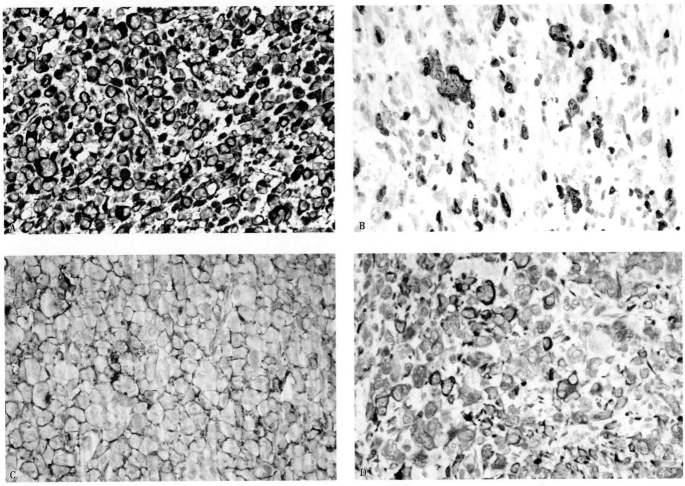

图 17-1-7 未分化肉瘤的免疫组化标记
A. 瘤组织表达 vimentin；B. Ki-67；C. CD99；D. AE/AE3，IHC×400

表达 myogenin 和 MyoD1。

6. 多形性/去分化平滑肌肉瘤 常可见分化相对较好的平滑肌肉瘤区域，该区域瘤细胞表达 α-SMA 等平滑肌标记。

7. 多形性恶性周围神经鞘膜瘤 肿瘤发生常与神经密切相关，或起自于周围神经鞘膜瘤基础上，或患者患有 I 型神经纤维瘤病，镜下形态较难与梭形细胞-多形性未分化肉瘤区分，S-100 蛋白和 SOX10 标记也常为阴性，但恶性周围神经鞘膜瘤中的瘤细胞常失表达 H3K27Me3。

8. 多形性脂肪肉瘤 当异型的脂肪母细胞数量较少时可被忽视而误诊为多形性未分化肉瘤。

9. 去分化脂肪肉瘤 部分肿瘤内可无高分化脂肪肉瘤区域，镜下形态与未分化肉瘤难以区分，常需加做 FISH 检测 MDM2 基因扩增。

10. 其他类型恶性肿瘤 包括肉瘤样癌、梭形细胞和多形性恶性黑色素瘤即恶性淋巴瘤等，常借助临床病史及辅以相应的免疫组化标记可帮助鉴别诊断。

（毛荣军 陈 军 陆竞艳）

第二节 肝脏胚胎性未分化肉瘤

【定义】

肝脏胚胎性未分化肉瘤（undifferentiated embryonal sarcoma of the liver，UESL），是一种好发于儿童肝脏、由原始未分化间叶细胞组成的恶性肿瘤，免疫组化标记常显示有异向分化。

【编码】

ICD-O　　8991/3
ICD-11　　XH42Q2

【病因】

不明。极少数情况下，可发生于与肝脏间叶性错构瘤相关的基础上，两者均有 19 号染色体异常。

【临床特征】

（一）流行病学

1. 发病率 少见。是第三位常见的儿童肝脏恶性肿瘤，仅次于肝母细胞瘤和肝细胞癌，占儿童期肝脏肿瘤 9%～15%

2. **发病年龄** 主要见于大龄儿童，超过 75% 的患儿发病年龄为 6～15 岁，少数可见于成人。

3. **性别** 两性均可发生，无明显差异。

（二）部位

主要发生于肝脏，特别是肝右叶。

（三）症状

腹部膨隆、腹部肿块、腹痛、发热、体重下降等，少数患者因肿瘤自发性破裂，导致腹腔出血和出血性休克。偶可侵入下腔静脉而进入右心房，产生心脏杂音。AFP 多在正常范围内。

（四）治疗

手术联合化疗或放疗。近年来活体肝移植成为肝脏未分化胚胎性肉瘤治疗的新选择。

（五）预后

以往预后比较差，中位生存期不足 1 年。近年来手术联合术后化疗预后较以前有明显改善，但若肿瘤未完整切除，即使术后化疗依旧预后不佳。

【病理变化】

（一）大体特征

肿物多位于肝右叶，周界相对清楚，但无包膜，直径 10～20cm，多呈实性或囊实性相间，切面多彩状，可见囊性变、胶冻状、出血及坏死区域。

（二）镜下特征

1. **组织学特征** 由异型性明显的梭形细胞、星状细胞、多形性细胞、瘤巨细胞和疏松 / 黏液样基质构成。肿瘤细胞弥漫生长，在血管周和陷入的胆管周更为密集。肿瘤细胞呈中 - 重度多形性，常可见瘤巨细胞和多核巨细胞，细胞核深染且大小不等，核分裂象易见。在肿瘤细胞的胞质内易见多个大小不等的嗜酸性小球是 UES 特征性病变之一，这些嗜酸性小球 PAS 及淀粉酶消化后 PAS 染色均呈强阳性（图 17-2-1A～17-2-1H）。

2. **免疫组织化学** 瘤细胞同时具有上皮和间叶表型，瘤细胞可表达 α1-AT、α1-ACT、lysozyme、KP-1、CK、desmin、α-SMA、MSA、CD10、calponin 和 glypican-3（图 17-2-2A、17-2-2B），不表达 CD31、CD34、myogenin、HMB45、CD117、S-100 蛋白和 β-catenin。

【鉴别鉴别】

1. **间叶性错构瘤** 多发生于男性，其中 85% 发生于 3 岁以下的儿童，多数在 1 岁以内。包含间质和上皮两种成分。间质为相对原始的间充质组织，具有肌成纤维细

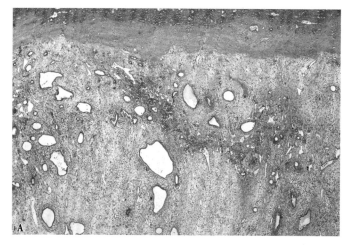

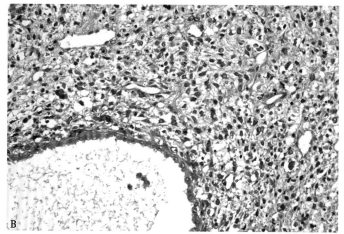

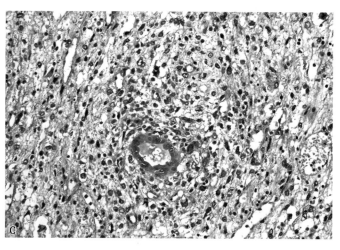

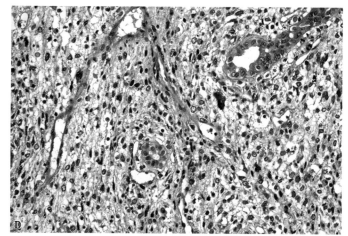

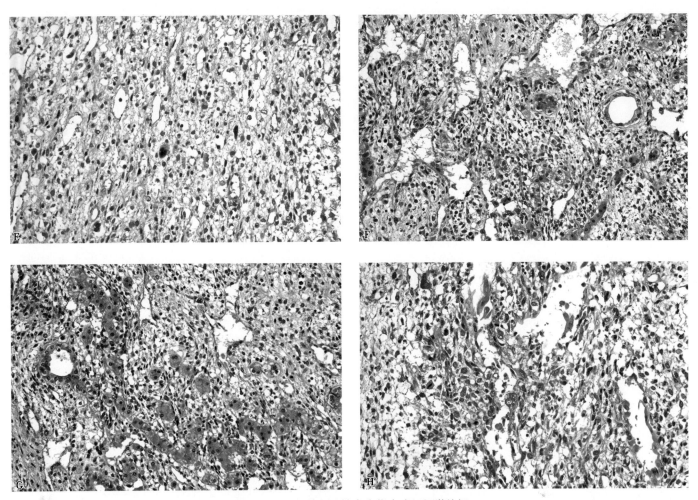

图 17-2-1　肝脏胚胎性未分化肉瘤组织学特征

肿瘤组织由异型梭形细胞、星形细胞、多形性细胞、巨细胞和疏松/黏液样基质构成（A～H）。肿瘤弥漫生长，以血管周和陷入的胆管周为密集（B、C）。肿瘤组织内可有瘤巨细胞和多核巨细胞（D、E、H），尚可见嗜酸性小球（G）　HE×40（A），HE×200（B～H）

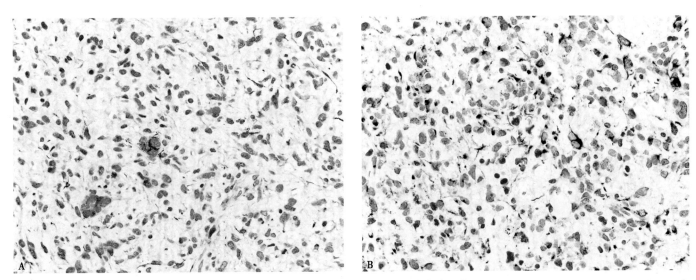

图 17-2-2　肝脏胚胎性未分化肉瘤的免疫组化

A. 瘤细胞可表达 AE1/AE3，IHC×400；B. 瘤细胞可表达 desmin，IHC×400

胞特征的星芒状细胞和梭形细胞存在于充满液体的黏液性基质中,细胞形态温和,无瘤巨细胞;上皮成分包括肿物周围的肝细胞和囊性扩张的胆管。

2. 肝母细胞瘤　注意与上皮-间叶组织混合型鉴别,由上皮(常为胎儿型和胚胎型肝细胞)混合肿瘤性间叶成分组成。大多数肿瘤包含成熟或不成熟的纤维组织、骨或骨样组织、软骨等间叶成分,上皮细胞和骨母细胞样细胞表达 CK、EMA 及 β-catenin。

3. 胚胎性横纹肌肉瘤　多见于 2～6 岁儿童,起源于胆管,向肝内扩张,肿瘤主要由不同分化阶段的横纹肌母细胞和原始间叶细胞构成,可见生发层,免疫组化表达 desmin 和 myogenin、MyoD1。

4. 多形性未分化肉瘤　发生于成人的 UES 注意与多形性未分化肉瘤鉴别,后者排列呈编织状或席纹状,异型性和多形性明显,瘤巨细胞易见,间质黏液样背景少见。

5. 血管肉瘤　血管肉瘤间质黏液变时与 UES 需鉴别,前者有相互吻合成网的血管结构以及单细胞围成的管腔和红细胞,免疫组化 CD31、CD34、ERG 阳性可帮助诊断。

(陈　军　毛荣军　陆竞艳)

第三节　心血管内膜肉瘤

【定义】

心血管内膜肉瘤(intimal sarcoma)是发生在体循环和肺循环大动脉的分化差的恶性间叶肿瘤,其主要特征是瘤体在血管内生长并堵塞血管腔,并可产生肿瘤性栓子,发生外周器官栓塞或种植。

【编码】

ICD-O　　9137/3
ICD-11　　XH36H7

【临床特征】

(一)流行病学

1. 发病率　罕见。

2. 发病年龄　肺动脉型内膜肉瘤中位年龄 48 岁,主动脉型内膜肉瘤中位年龄为 62 岁。

3. 性别　肺动脉型内膜肉瘤女性稍多见,约为男性的 1.3 倍。主动脉型内膜肉瘤无明显性别差异。

(二)部位

动脉型主要发生于肺动脉干(80%)、肺左或肺右动脉(50%～70%)或双侧肺动脉同时累及(40%)。一些肿瘤也可累及心脏,包括左心、肺动脉瓣和右心室流出道。主动脉型多发生于腹主动脉和髂动脉分支之间,也可发生于胸主动脉降支。

(三)症状

临床表现常无特异性,症状与肿瘤栓子相关。肺动脉型最常见的症状复发性的肺动脉栓塞性疾病;主动脉型最常见表现为相应动脉血栓栓塞的症状。累及静脉时,可引起上腔静脉综合征。

(四)治疗

手术切除,术后辅以化疗或放疗。

(五)预后

预后差,平均生存时间主动脉型为 5～9 个月,肺动脉型为 13～18 个月。

【病理变化】

(一)大体特征

内膜肉瘤表现为血管壁内附着的息肉样肿块,类似血栓,可沿受累血管分支向远端扩散。发生于腹主动脉的肿瘤可导致血管壁变薄和动脉瘤性扩张,并可伴有附壁血栓形成。

(二)镜下特征

1. 组织学特征　肿瘤沿着血管腔内生长,为分化差的恶性间叶组织肿瘤,肿瘤组织由轻-重度异型的梭形细胞构成,伴有不同程度的核分裂活性、坏死和核多形性。部分肿瘤可伴有大片的黏液样区域或肿瘤细胞呈上皮样。肿瘤细胞呈显著细长型和束状排列时类似平滑肌肉瘤。少数的病例可见不同程度的平滑肌肉瘤、横纹肌肉瘤、骨肉瘤、软骨肉瘤以及血管肉瘤样的分化区域(图 17-3-1A～17-3-1J)。

2. 免疫组织化学　不同程度地表达 α-SMA,一些病例也可表达 demin,70% 以上的病例表达 MDM2,典型的内膜肉瘤不表达血管内皮标记(图 17-3-2A～17-3-2D)。

【遗传学】

包括 12q12-15 区(*CDK4*、*MDM2*、*TSPAN31* 和 *GLI* 基因)、4q12 区 *PDGFRα* 和 *KIT*(CD117)基因的扩增,*PDGFRβ* 的突变,7p12 区(*EGFR* 基因)的获得以及 9p21 区(靶基因 *CDKN2A*)的缺失等。

【鉴别诊断】

1. 血管肉瘤　形成交通状的血窦网,肉瘤性内皮细胞核大、深染,并常向腔内突出或堆积形成乳头状,可见单细胞内管腔,可含红细胞。免疫组化表达血管内皮 CD34、CD31 和 ERG 等标记。

2. 平滑肌肉瘤　肺动脉平滑肌肉瘤多发生于心脏根部,表现为息肉样或结节状肿块。肿瘤细胞呈编织状、栅栏状排列,肿瘤细胞梭形,胞质丰富,嗜酸性,核分裂象易见。免疫组化表达 α-SMA 和 desmin 等。

3. 心脏黏液瘤　肿瘤呈球形、息肉样、分叶状或绒

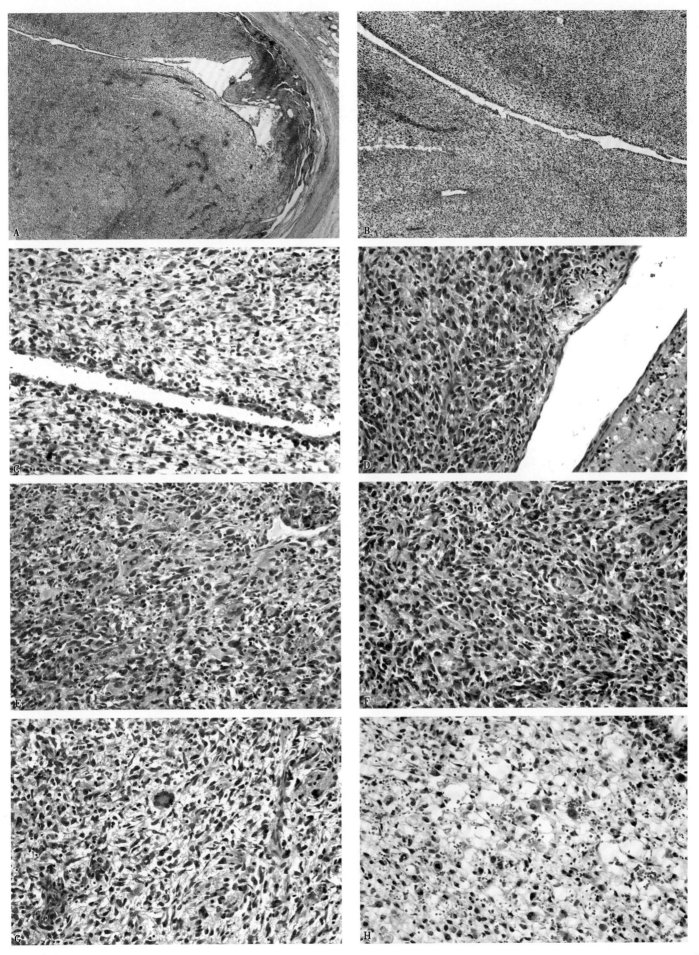

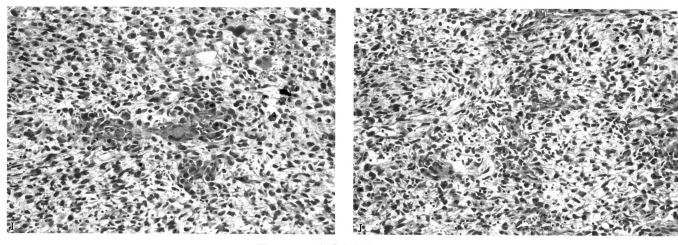

图 17-3-1 内膜肉瘤的组织学特征

A～C. 肿瘤组织沿着血管腔内生长；C～J. 肿瘤组织由轻 - 重度异型梭形细胞构成，伴有不同程度的核分裂活性、坏死和核多形性；H. 部分肿瘤可伴有大片的黏液样区域；H～J. 少数肿瘤细胞呈横纹肌母细胞样分化，HE×100（A、B），HE×200（C～J）

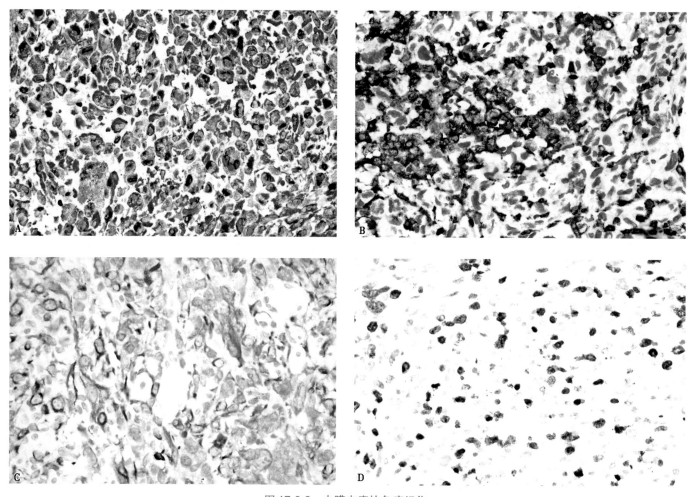

图 17-3-2 内膜肉瘤的免疫组化

A. 瘤组织表达 vimentin，IHC×400；B. α-SMA，IHC×400；C. demin，IHC×400；D. MDM2，IHC×400

毛状。在黏液基质中可见纤细的网状纤维和稀疏的星芒状或双极细胞，一般不见密集的梭形细胞区和明显的核分裂等恶性特征。

（陆竞艳 陈 军 毛荣军）

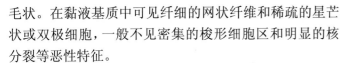

1. Alaggio R, Collini P, Randall RL, et al. Undifferentiated high-grade pleomorphic sarcomas in children: a clinicopathologic study of 10 cases and review of literature. Pediatr Dev Pathol, 2010, 13 (3): 209-217.

2. Al-Agha OM, Igbokwe AA.Malignant fibrous histiocytoma: between the past and the present. Arch Pathol Lab Med, 2008, 132(6): 1030-1035.

3. Carneiro A, Francis P, Bendahl PO, et al. Indistinguishable genomic profiles and shared prognostic markers in undifferentiated pleomorphic sarcoma and leiomy-osarcoma: different sides of a single coin.Lab Invest, 2009, 89(6): 668-675.

4. Christopher DM, Julia A, Pancras CW, et al, World Health Organization Internatio-nal Agency for Research on Cancer: WHO classification of tumours of soft tissue and bone. 4th ed. Lyon: IARC Press, 2013: 236-238.

5. Chung L, Lau SK, Jiang Z, et al. Overlapping features between dedifferentiated liposarcoma and undifferentiated high-grade pleomorphic sarcoma. Am J Surg Pathol, 2009, 33(11): 1594-1600.

6. Deyrup AT, Haydon RC, Huo D, et al. Myoid differentiation and prognosis in adult pleomorphic sarcomas of the extremity: an analysis of 92 cases. Cancer, 2003, 98(4): 805-813.

7. Kelleher FC, Viterbo A.Histologic and genetic advances in refining the diagnosis of ?undifferentiated pleomorphic sarcoma? Cancers (Basel), 2013, 5(1): 218-233.

8. Le Guellec S, Chibon F, Ouali M, et al. Are peripheral purely undifferentiated pleomorphic sarcomas with MDM2 amplification dedifferentiated liposarcomas? Am J Surg Pathol, 2014, 38(3): 293-304.

9. Cancer Genome Atlas Research Network. Cancer Genome Atlas Research Network. Comprehensive and integrated genomic characterization of adult soft tissue sarcomas. Cell, 2017, 171(4): 950-965.

10. Cao Q, Ye Z, Chen S, et al. Undifferentiated embryonal sarcoma of liver: a multi-institutional experience with 9 cases. Int J Clin Exp Pathol, 2014, 7(12): 8647-8656.

11. Lauwers GY, Grant LD, Donnelly WH, et al. Hepatic undifferentiated(embryonal)sarcoma arising in a mesenchymal hamartoma. Am J Surg Pathol, 1997, 21(10): 1248-1254.

12. Mathews J, Duncavage EJ, Pferifer JD. Characterization of translocations in mesenchymal hamartoma and undifferentiated embryonal sarcoma of the liver. Exp Mol Pathol, 2013, 95(3): 319-324.

13. Nishio J, Iwasaki H, Sakashita N, et al. Undifferentiated (embryonal)sarcoma of the liver in middle-aged adults: smooth muscle differentiation determined by immunohistochemistry and electron microscopy. Hum Pathol, 2003, 34(3): 246-252.

14. Putra J, Ornvold K. Undifferentiated embryonal sarcoma of the liver: a concise review. Arch Pathol Lab Med, 2015, 139(2): 269-273.

15. Shehata BM, Gupta NA, Katzenstein HM, et al. Undifferentiated embryonal sarcoma of the liver is associated with mesenchymal hamartoma and multiple chromosomal abnormalities: a review of eleven cases. Pediatr Dev Pathol, 2011, 14(2): 111-116.

16. Shi Y, Rojas Y, Zhang W, et al. Characteristics and outcomes in children with undifferentiated embryonal sarcoma of the liver: A report from the National Cancer Database. Pediatr Blood Cancer, 2017, 64(4): doi: 10.1002/pbc.26272

17. Chen D, Zhu G, Wang D, et al. Clinicopathological and immunohistochemical features of pulmonary artery sarcoma: A report of three cases and review of the literature. Oncol Lett, 2016, 11(4): 2820-2826.

18. Dewaele B, Floris G, Finalet-Ferreiro J, et al. Coactivated platelet-derived growth factor receptor {alpha} and epidermal growth factor receptor are potential therapeutic targets in intimal sarcoma. Cancer Res, 2010, 70(18): 7304-7314.

19. Guerriero A, Giovenali P, La Starza R, et al. Metachronous cardiac and cerebral sarcomas: case report with focus on molecular findings and review of the literature. Hum Pathol, 2015, 46(3): 482-487

20. Ito Y, Maeda D, Yoshida M, et al. Cardiac intimal sarcoma with PDGFRβ mutation and co-amplification of PDGFRα and MDM2: an autopsy case analyzed by whole-exome sequencing. Virchows Arch, 2017, 471(3): 423-428. .

21. Neuville A, Collin F, Bruneval P, et al. Intimal sarcoma is the most frequent primary cardiac sarcoma: clinicopathologic and molecular retrospective analysis of 100 primary cardiac sarcomas. Am J Surg Pathol, 2014, 38(4): 461-469.

22. Sebenik M, Ricci A, DiPasquale B, et al. Undifferentiated intimal sarcoma of large systemic blood vessels: report of 14 cases with immunohistochemical profile and review of the literature. Am J Surg Pathol, 2005, 29(9): 1184-1193.

第十八章

组织细胞性疾病

第一节 瘤样病变

一、肉芽肿

【定义】

肉芽肿(granuloma)是由单核细胞演化的组织细胞及其衍生细胞(类上皮细胞和多核巨细胞)局限性聚集和增生形成结节状肉芽肿的一类疾病,本质上属于一种炎症反应,可出现于疾病中。肉芽肿内有时可混杂其他炎症细胞(淋巴细胞等),结节周围可有成纤维细胞围绕。

【病因】

包括:①异物肉芽肿(foreign body granuloma),包括外源性和内源性,如痛风结节中的尿酸盐、头发角蛋白、手术缝线、隆乳术的填充物(如硅胶等)、移植的人工血管、石棉、铍、滑石粉(可见于静脉吸毒者)、矿物油和木刺等;②感染性肉芽肿(infective granuloma),包括:细菌感染,如结核分枝杆菌杆菌可引起结核病(tuberculosis),麻风杆菌可引起麻风(参见后述),分枝杆菌感染可形成假瘤;螺旋体感染,如梅毒螺旋体可引起梅毒;真菌感染,包括念珠菌病、毛霉菌病、隐球菌病、放线菌病和新型隐球菌等;寄生虫感染,如血吸虫、丝虫感染等;③非感染性(non infective granuloma),包括结节病(sarcoidosis)、环状肉芽肿、类脂质渐进性坏死和类风湿结节等。

【临床特征】

(一)流行病学

1. **发病率** 视具体疾病而异,相对较为常见,如结核病和结节病等。

2. **发病年龄** 好发于各年龄段,但多见于中青年。

3. **性别** 两性均可发生。

(二)部位

全身各处都可发生,其中部分疾病好发于肺部(如结核和结节病等),其他部位包括脑膜、淋巴结、胸膜、纵隔、腹膜、胃肠道、皮肤和骨骼等。

(三)症状

因具体疾病和发生部位而异,临床上多呈慢性过程。以结核为例,患者常有低热(多在午后体温升高,一般为37~38℃之间、夜间盗汗)和乏力等全身症状,以及咳嗽、咯血等呼吸系统表现(肺部结核)。

(四)影像学

影像学检查可帮助诊断,如结节病常显示双侧肺门及纵隔淋巴结对称肿大,伴或不伴有肺内网格状、结节状或片状阴影。

(五)实验室检查

结核病结核菌素试验阳性,结节病血清或 BALF 中 sIL-2R 高,Kveim 试验阳性(现已不再使用)等。

(六)治疗

针对具体的致病因治疗,如结核病予以抗结核治疗,采用药物包括异烟肼、链霉素和利福平等,结节病系统性病变采用糖皮质激素(泼尼松)治疗,梅毒采用青霉素治疗等。

(七)预后

针对具体的病因予以相对的治疗。经治疗后多数患者可获治愈或缓解。

【病理变化】

(一)大体特征

灰白色至灰黄色,质地细腻,如为结核病可有类似奶酪的坏死组织,可伴有空洞形成,以及纤维化和钙化等。

(二)镜下特征

1. **组织学特征** 以形成肉芽肿为特点,其主要细胞成分是类上皮细胞和多核巨细胞。类上皮细胞由巨噬细胞转化而来,在细菌或其他抗原物质的长期刺激下,巨噬细胞进入病灶,转化为类上皮细胞围绕在病灶周围,类上皮细胞之间还有散在的多核巨细胞(朗格汉斯型多核巨细胞)。但不同的疾病在镜下有不同的表现,以结核为例,可分为渗出性病变、增生性病变、坏死性病变(干酪样坏死)、空洞形成及伴有周围纤维组织增生等四个阶段,镜下以形成结核结节为特点(图 18-1-1A、18-1-

1B）。结节病则以非干酪样坏死性肉芽肿炎为特点，由上皮样细胞和多核巨细胞组成（图 18-1-1C、18-1-1D），周围通常无或少量淋巴细胞浸润，多核巨细胞内有时可见嗜酸性星状包涵体（星状体）或圆形层状的嗜碱性包涵体（Schauman 小体），星状体为被吞噬的胶原，Schauman 小体可能为退化的溶酶体，两者均非结节病的特异性表现。结节病有时与增殖型结核在镜下较难区分，但抗酸染色和 PCR 检测结核分枝杆菌均为阴性。

另一些病变以形成栅栏状肉芽肿为特点，这些病变包括：①环状肉芽肿，肉芽肿中心为局灶轻度变性结缔组织（渐进性坏死）和黏蛋白沉积，周边为栅栏状组织细胞，可见多核巨细胞，病变内血管周围常见淋巴浸润，有时可见中心粒细胞和嗜酸性粒细胞；②类脂质渐进性坏死，好发于胫骨前，多见于年轻胰岛素依赖性糖尿病患者，病变多呈黄棕色，镜下表现为与表皮平行的胶原蛋白渐进性坏死（层状渐进性坏死），伴栅栏状组织细胞肉芽肿，真皮内可见淋巴细胞、浆细胞浸润；③类风湿结节，多发生于关节部位，特别是类风湿关节炎患者的肘关节和指关节，镜下于真皮或皮下组织可见围绕变性结缔组织和纤维蛋白（纤维蛋白样渐进性坏死）的栅栏状肉芽肿。

2. 特殊染色 结核病抗酸染色可显示结核分枝杆菌，后者呈红染的两端钝圆稍弯曲的杆状。

3. 免疫组织化学 CD68 等组织细胞标记可帮助确认肉芽肿结构。

【遗传学】

部分疾病可通过分子检测帮助确诊，如结核病可检测结核分枝杆菌，包括实时荧光定量 PCR、核酸杂交等。

【鉴别诊断】

因涉及相应的治疗，故确认具体的致病因素至关重要，如结核病和结节病，除病理形态和特殊染色外，有时

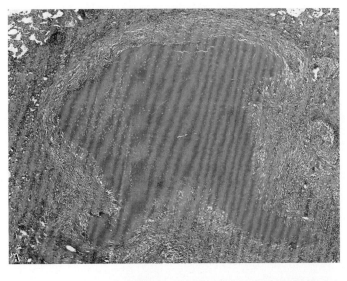
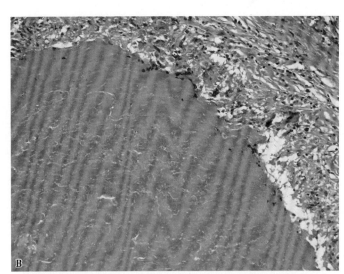
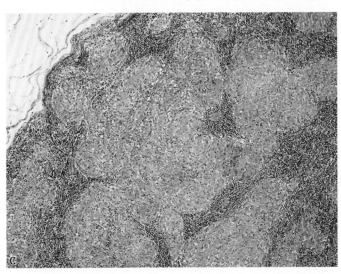
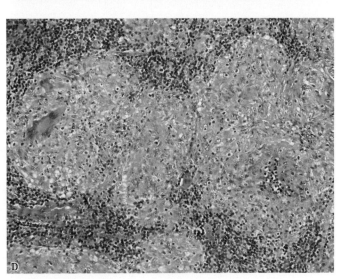

图 18-1-1 肉芽肿的组织学特征

A. 结核病，示干酪样坏死，HE×40；B. 结核病，干酪样坏死灶旁围绕的类上皮样组织细胞和多核巨细胞，HE×200；C. 结节病，淋巴结内见增生的肉芽肿结节，HE×100；D. 肉芽肿结节由增生的类上皮样细胞和散在的朗格汉斯型多核巨细胞组成，HE×200

还需借助分子检测帮助鉴别诊断。

（王 坚）

二、组织样麻风

【定义】

组织样麻风（histoid leproma，HL）是瘤型麻风（lepra lepromatosa，LL）的一种特殊表现，最常见于氨苯砜（DDS）耐药者，但治疗不充分、恶化或者复发的患者，可能与氨苯砜耐药有关。

【临床特征】

（一）流行病学

1. **发病率** 少见。

2. **发病年龄** 好发于中年人，平均年龄 35 岁。年龄范围在 19～75 岁。

3. **性别** 男性多见。

（二）部位

好发于面、颈、臀、四肢及腹部。少见于手背、手掌、足背、足趾。

（三）症状

皮肤黏膜呈红褐色结节状改变伴脱眉，可出现手足肿胀，少数病例早期皮肤瘙痒伴浅感觉障碍。

（四）治疗

予以 MDT-MB 方案联合化疗并随访。

（五）预后

患者对联合化疗依从性好，可以有效中止和改善瘤型类麻风的进展，甚至达到临床治愈的目的。

【病理变化】

（一）大体特征

大多以孤立散发或集中性结节性形态为主，斑块改变次之，很少融合，广泛对称发生于皮肤弥漫性浸润基础上，结节分布于真皮下或真皮内、少数有蒂。

（二）镜下特征

1. **组织学特征** 以真皮和皮下形成膨胀性结节为特点，由大量梭形成纤维细胞样细胞或者多边形组织细胞组成，呈漩涡状排列，并形成假性包膜，形似肿瘤（特别是纤维组织细胞瘤）（图 18-1-2）。

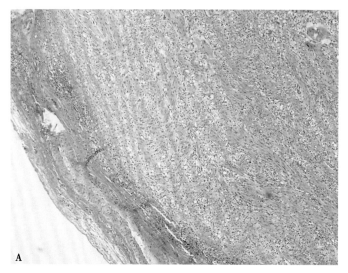

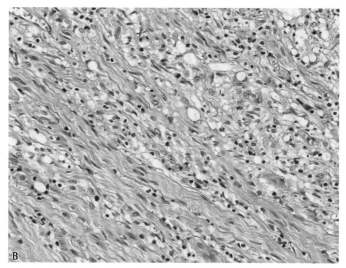

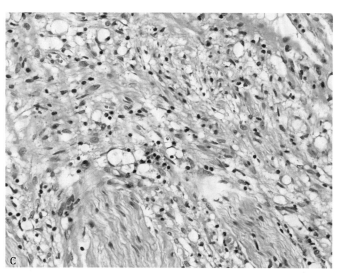

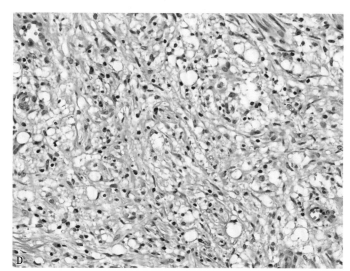

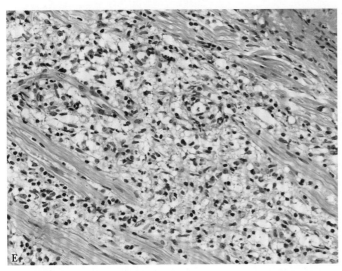

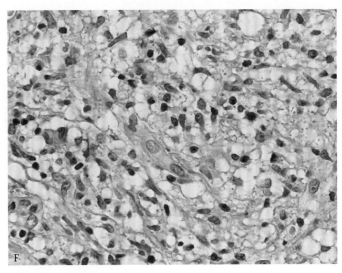

图 18-1-2　组织样麻风的组织学特征

A. 组织样麻风,形成假包膜样结构,HE×40;B～F. 表皮萎缩,真皮浅层无浸润带,真皮内组织细胞呈多边形分布,有些呈泡沫化改变,局部呈梭形细胞改变,图 B～E HE×200,图 F HE×400

2. 特殊染色　Fite-Faraco 抗酸染色可显示细胞内抗酸杆菌(图 18-1-3)。

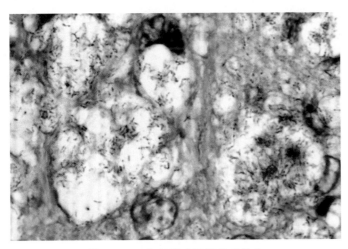

图 18-1-3　组织样麻风的特殊染色
细胞内外可见抗酸染色阳性杆菌

【鉴别诊断】

包括皮肤纤维组织细胞瘤、皮肤纤维瘤、结节性黄瘤、孢子丝菌病、传染性软疣、结节性红斑等。

三、分枝杆菌性梭形细胞假瘤

【定义】

分枝杆菌性梭形细胞假瘤(mycobacterium pseudotumor)是一种分枝杆菌感染引起的梭形细胞肿瘤样增生性病变,分枝杆菌包括结核分枝杆菌和非结核分枝杆菌。而非结核分枝杆菌(nontuberculous mycobacteria,ntm)是指分枝杆菌属内除结核分枝杆菌复合群(结核分枝杆

菌、牛分枝杆菌,非洲非洲杆菌,田鼠分枝杆菌)和麻风分枝杆菌以外的分枝杆菌,其中部分为致病菌或条件致病菌。

【病因】

机体抵抗力低下,感染非结核分枝杆菌。

【临床特征】

(一)流行病学

1. 发病率　少见。

2. 发病年龄　多发生于 AIDS、HIV 感染、免疫抑制的患者、因器官移植或其他疾病接受免疫抑制剂或激素治疗。

3. 性别　男性多见。

(二)部位

腋下、主动脉旁和纵隔淋巴结最多,少数发生于肺、脾、皮肤、骨髓。

(三)症状

淋巴结肿大和发热等。

(四)治疗

药物治疗,原则是:①联用;②足量;③足疗程(抗酸杆菌阴转后继续治疗 18～24 个月);④尽可能选用利福平。外科切除可作为非结核分枝杆菌感染的辅助疗法,适用于内科治疗无效或失败及复发性病例。

(五)预后

大多数对抗分枝杆菌药物耐药,治疗较困难,且疗效大多不理想。

【病理变化】

(一)大体特征

淋巴结肿大。

（二）镜下特征

1. 组织学特征　增生的细胞以束状、席纹状为结构特征，梭形细胞为异型性，无核分裂象，在梭形细胞增生的同时，有淋巴细胞、浆细胞及中性粒细胞浸润（图18-1-4A～18-1-4D）。

2. 免疫组织化学　组织细胞表达CD68。

【遗传学】

聚合酶链反应（PCR）技术或多重PCR法。

【鉴别诊断】

包括淋巴结结核、非典型分枝杆菌淋巴结病、炎性假瘤、栅栏状肌成纤维细胞瘤、树突状细胞肿瘤、Kaposi肉瘤和梭形细胞未分化肉瘤等。

（刘　勇）

四、软化斑

【定义】

软化斑（malacoplakia）也称软斑症（soft plaque），是一种罕见的组织学上独特的炎症反应性病变，通常由肠道细菌引起，可以侵犯许多器官黏膜如前列腺、输尿管和骨盆黏膜、骨、肺、睾丸、胃肠道、皮肤和肾等。最常见的是侵犯尿路。大多病例其病变仅局限于膀胱黏膜。

【病因】

革兰阴性杆菌，特别是大肠杆菌（Escherichia coli,），少数情况为克雷伯杆菌（Klebsiella pneumoniae）、抗酸杆菌（acid fast bacilli）、变形杆菌（Proteus spp）和铜绿假单胞菌（Pseudomonas aeruginosa）等。在免疫抑制患者

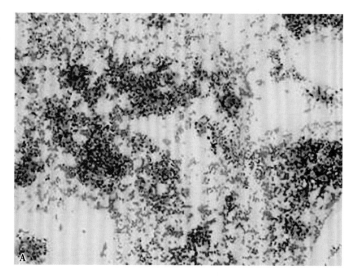
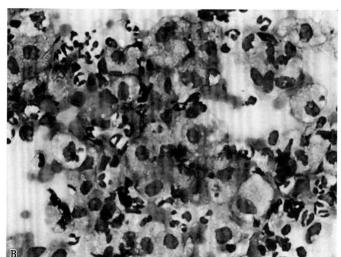
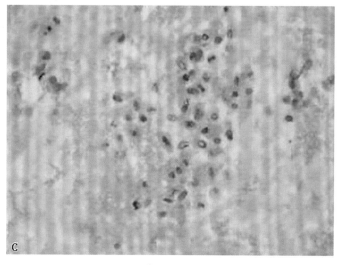
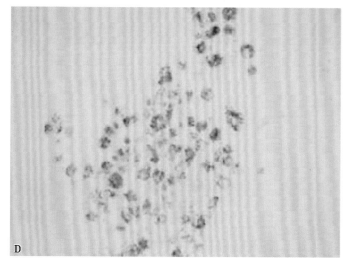

图18-1-4　分枝杆菌性梭形细胞假瘤的组织学特征

A. 颗粒嗜酸性胞质的类上皮细胞簇，大量的组织细胞周围有中性粒细胞，少量淋巴细胞和红细胞，HE×20；B. 显示了类上皮细胞的嗜酸性颗粒状胞质，在胞质细胞内的细胞质中有大量的丝状生物，它们聚集在一些组织细胞中，可见中性粒细胞和少量淋巴细胞，HE×600；C. 显示一簇上皮细胞，在图像的中心有扩张的颗粒嗜酸性胞质。周边为坏死和退化的炎性细胞，HE×400；D. 显示了一簇类上皮细胞在其细胞质中含有大量的分枝杆菌。分枝杆菌是一种很薄的丝状体，可以聚集在胞质细胞内的细胞质中。由于生物体的负担很重，在这个染色的大部分的组织中，生物体看起来都是聚集的。细胞核染色浅蓝色。在组织细胞聚集周围的粉红色到黄褐色的背景是坏死物质，HE×60

（如 HIV 感染和移植）中可为机会菌感染，如马红球菌（Rhodococcus equi）。

【临床特征】

（一）流行病学

1. **发病率** 少见。

2. **发病年龄** 多发生于中老年人。

3. **性别** 男性多见。发生于泌尿生殖道者多发生于女性。

（二）部位

泌尿系统最常见，尤其是膀胱和肾脏。呼吸道、生殖道和胃肠道也可受累及，偶可累及皮肤和软组织。

（三）症状

婴儿患双肾软化斑，表现为低热、惊厥、嗜睡、严重贫血、肝脏肿大、双肾肿大及肾功能减退，血和尿培养大肠埃希杆菌阳性。成年患者临床上常有肋腹疼痛和活动性肾感染的表现，两侧肾脏可以同时受损，有时临床表现酷似急性肾衰竭。偶尔肾脏软化斑可导致肾脏破裂。尿路发生节结性软化斑引起排泄障碍及肾后性肾衰竭，肾移植患者则发生移植肾脏功能减退。软化斑可侵犯多系统多器官，如肾脏软化斑伴双肺损害、大肠埃希杆菌性内眼炎等。部分病例可伴发肠癌、尿路上皮癌和前列腺癌等。

（四）治疗

包括：①去除病因：积极治疗基础疾病，如糖尿病患者应积极控制血糖。使用免疫抑制药的患者应尽量停止使用免疫抑制药，减量使用无助于软化斑的控制。器官移植的患者，因为免疫抑制不能撤除，一旦发生软化斑，病情难以控制；②抗生素治疗：抗生素对细胞膜的穿透力是影响疗效的关键之一。喹诺酮类抗生素（甲氧苄啶、环丙沙星）有良好的细胞膜穿透力，治疗效果好，治愈率可高达 90%。在软化斑引起严重而广泛的病理损害之前早期抗菌治疗可以逆转病理损害；③外科治疗：必要时进行外科切除或切开引流，外科治疗的治愈率达 81%；④氯贝胆碱（氨甲酰甲胆碱）：可以增加细胞内 1- 磷酸鸟苷的浓度，可能有利于纠正软化斑的基础损害。确切疗效有待进一步考证；⑤肾上腺糖皮质激素：治疗主要采用反腐败抗生素疗法。建议使用利福平和磺胺类药物作为治疗的首选药物，因为这两种抗生素能够进入单核吞噬细胞体内，帮助杀灭被摄取的细菌。氨甲酰甲胆碱和维生素C 能够提高单核细胞溶酶体的功能，与抗生素联合使用能够提高治疗效果。对于梗阻症状严重的患者，可以采用经尿道前列腺电切的方法治疗。

（五）预后

患者对联合化疗依从性好，可以有效中止和改善瘤

型类麻风的进展，甚至达到临床治愈的目的。

【病理变化】

（一）大体特征

表现为柔软、黄色、微隆起、并常融合成直径 3～4cm 的斑块。

（二）镜下特征

1. **组织学特征** 显微镜下斑块由巨噬细胞紧密集结而成，偶尔还有淋巴细胞。巨噬细胞含有丰富的、泡沫状的、PAS 阳性的胞质，此外，在巨噬细胞内和组织间质中无机物的凝结层状物，即软斑病小体，也称 MG 小体（Michaelis-Gutmann bodies）（图 18-1-5）。MG 小体直径 4～10mm，PAS 染色强阳性，含有钙盐。

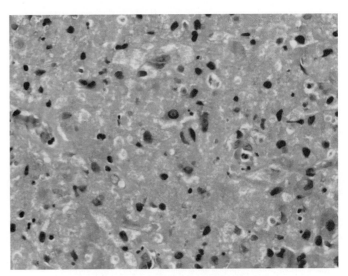

图 18-1-5 软化斑的组织学特征
由巨噬细胞紧密集结而成，可见软斑病小体，HE×400

2. **电镜观察** 显示典型的晶状结构，其中心为高密度的核，中间有一个光圈，周围是薄片状的圈。巨噬细胞内有细菌和吞噬溶酶体。

【鉴别诊断】

与其他慢性尿路感染性疾病鉴别，如黄色肉芽肿、慢性肾盂肾炎、尿道梗阻、结石等。

五、黄色肉芽肿样感染

黄色肉芽肿样感染（xanthogranulomatous inflammation）由大量含有脂质的组织聚集所形成，多发生于某些感染，特别是黄色肉芽肿性肾盂肾炎和黄色肉芽肿性胆囊炎，以及黄色肉芽肿性胰腺炎等。

病变可累及周围软组织，可类似肿瘤性病变，包括肾细胞癌、胆囊癌和胰腺恶性肿瘤等，但免疫组化标记显示 CD68 阳性，上皮性标记阴性。

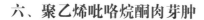

六、聚乙烯吡咯烷酮肉芽肿

【定义】

聚乙烯吡咯烷酮肉芽肿（polyvinylpyrrolidone granuloma）指由含有聚乙烯吡咯烷酮成分的异物刺激组织引起的肉芽肿性炎。

国内文献记载，聚乙烯吡咯烷酮（PVP）是一种水溶性高分子化合物。它既溶于水又溶于大部分有机溶剂，毒性很低，生理相容性好，具有优良的生理惰性；不参与人体新陈代谢；对皮肤黏膜、眼睛等不形成任何刺激；无过敏反应，对人体不具有抗原性，也不抑制抗体的生成；它不被肠道吸收；未发现对人有任何制癌作用；在非胃肠道给药的中、低分子量PVP很容易从肾系统排出，而高分子量的PVP排出速度慢，并缓慢地在体内积贮，主要是在网状内皮组织细胞内积贮，特别是在脾、肝、淋巴结、骨髓及肾中暂时积贮，其积贮与消失程度与分子量、摄入量、摄入时间有关，但这种积存没有造成组织形态或功能上的损坏或损害。

在水中可以高度溶胀的不溶性交联PVP可以用作片剂或胶囊的崩解剂，可作为药物释放载体，通过改变PVP的交联程度，可以获得适合的药物释放速度。也可作为外伤包扎带、吸附剂，还可制作成人工玻璃体、角膜接触透镜材料等。

【病因】

原因不明，可能的病因包括全身性感染、注射多种物质、疫苗接种、皮肤感染、甲状腺功能亢进等。

【临床特征】

（一）流行病学

1. **发病率**　少见。

2. **发病年龄**　常有人工合成材料植入手术史。

3. **性别**　女性多见。

（二）部位

乳腺较常见。

（三）症状

触及结节或肿块。

（四）治疗

药物治疗或手术治疗。

（五）预后

较好。

【病理变化】

（一）大体特征

结节或肿块。

（二）镜下特征

1. **组织学特征**　淋巴细胞、浆细胞、泡沫细胞、异物

巨细胞浸润，可有脂肪、肌肉组织坏死，可有肉芽组织、纤维组织增生及胶原纤维化，病变组织及吞噬细胞内可见半透明折光性异物。

2. **免疫组织化学**　泡沫细胞、异物巨细胞表达CD68。

【鉴别诊断】

1. **其他异物性肉芽肿**　其他异物手术史，如石蜡、硅胶等，表现为其他异物的形态特点。

2. **感染性肉芽肿**（结核）　干酪样坏死、上皮样细胞及淋巴细胞浸润，抗酸染色阳性。

3. **脂肪坏死**　物理性损伤史（手术、穿刺、创伤等），早期囊腔形成，周围为含有脂质的组织细胞和伴有泡沫状胞质的异物巨细胞，数量不等的急性炎细胞浸润，晚期可见纤维增生、胶原沉积、慢性炎细胞浸润和含铁血黄素沉着等。

（路名芝）

七、富于细胞性梭形组织细胞样假瘤

【定义】

富于细胞性梭形组织细胞样假瘤（cellular spindled histiocytic pseudotumor）是一种发生于乳腺脂肪坏死基础上的梭形组织细胞增生，形态上可类似乳腺梭形细胞肿瘤。部分患者曾有同侧乳腺癌或乳腺放疗病史。

【病因】

乳腺脂肪坏死可为原发性，或发生于外伤、手术或放疗后。

【临床特征】

（一）流行病学

1. **发病率**　少见。

2. **发病年龄**　平均年龄58岁，年龄范围24～70岁。

3. **性别**　主要发生于女性。

（二）部位

多发生于乳腺。也可发生于大网膜和肠系膜脂肪坏死的基础上。

（三）症状

乳房结节或肿块。临床和影像学上可类似新发的乳腺癌。

（四）治疗

手术治疗。

（五）预后

手术切除后不复发。

【病理变化】

（一）大体特征

平均直径1.5cm，范围为0.8～2.5cm。

（二）镜下特征

1. 组织学特征 细胞中等密度，由条束状增生的梭形细胞组成，细胞形态温和，可见核分裂象，正常染色质，可有核沟或核折叠，核仁不清。增生的梭形细胞可围绕乳腺小叶，并伴有慢性炎症细胞浸润和多核巨细胞反应，周边可见脂肪坏死。

2. 免疫组织化学 梭形细胞表达 CD163、CD11c 和 CD31，提示为真性组织细胞分化。不表达 CK 和 S-100 蛋白。

【鉴别诊断】

1. 梭形细胞化生性癌 瘤细胞表达上皮性标记。

2. 炎性肌成纤维细胞瘤 瘤细胞程度不等表达 α-SMA、desmin 和 ALK1。

（王　坚）

八、结晶储存性组织细胞增生

【定义】

结晶储存性组织细胞增生症（crystal-storing histiocytosis，CSH）是一种罕见病变，在组织细胞的胞质中积累大量的结晶物质，通常与表达单克隆免疫球蛋白的疾病有关，如多发性骨髓瘤（MM）、淋巴浆细胞淋巴瘤（LPL），以及未明确意义的单克隆免疫球蛋白的疾病（MGUS）。

【临床特征】

（一）流行病学

1. 发病率 罕见。

2. 发病年龄 多发生于中老年人，平均年龄为 60 岁，年龄范围为 17～81 岁。

3. 性别 无性别差异。

（二）部位

多发生于乳腺。也可发生于大网膜和肠系膜脂肪坏死的基础上。

（三）症状

大多数为无症状肿块。绝大多数的患者（90%）都有潜在的淋巴组织增生或浆细胞增生，特别是多发性骨髓瘤，淋巴浆细胞淋巴瘤，或未明确意义的单克隆性增生。少数与良性疾病有关，通常伴有炎症背景，没有任何克隆的淋巴细胞或浆细胞增生的证据。

（四）治疗

因伴随疾病而异。

（五）预后

因伴随疾病而异。

【病理变化】

（一）大体特征

多数为实性肿块，无包膜，大小为直径为 0.1～4cm。

（二）镜下特征

1. 组织学特征 由嗜酸性上皮样组织细胞或梭形的组织细胞组成，弥漫成片或束状排列（图 18-1-6A），细胞边界不清，细胞质丰富，并含有大量的嗜酸性的晶体样物（图 18-1-6B）。细胞核圆形、卵圆形，核染色淡，通常含有小核仁。背景中常有散在或小灶淋巴细胞和浆细胞。

2. 免疫组织化学 组织细胞表达 CD68（图 18-1-7A）和 CD163，浆细胞表达 IgG（图 18-1-7B），α-SMA 局灶阳性，desmin、myoglobin、S-100 蛋白和 CD1a 阴性。有一半的病例 Kappa 阳性，40% 的病例 Lambda 阳性。

【鉴别诊断】

包括感染性肉芽肿、Gaucher 病、Rosai-Dorfman 病、

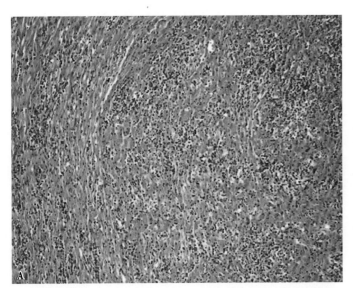
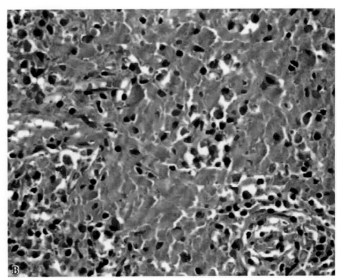

图 18-1-6　结晶储存性组织细胞增生症的组织学特征

A. 细胞呈上皮样或梭形，弥漫成片或束状排列，HE×100；B. 细胞边界不清，胞质丰富，并含有大量的嗜酸性的折射晶体，HE×400

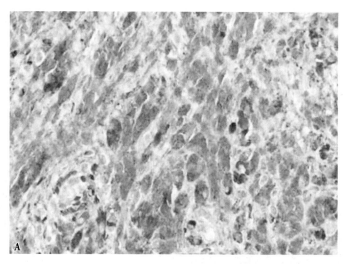
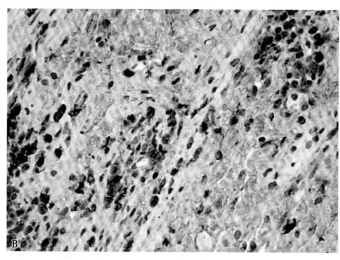

图 18-1-7 结晶储存性组织细胞增生症的免疫组化
A. 组织细胞表达 CD68，IHC×400；B. 浆细胞表达 IgG，IHC×400

嗜血细胞综合征、Langerhans 细胞组织细胞增生症、纤维组织细胞瘤等。

（刘 勇）

九、皮下环状肉芽肿

【定义】

皮下环状肉芽肿（subcutaneous granuloma annulare，SGA）是一种发生于皮下的坏死性肉芽肿，也称深部环状肉芽肿（deep granuloma annulare，DGA）、假类风湿结节（pseudorheumatoid nodule）或坏死性肉芽肿（necrobiotic granuloma），可被误诊为恶性肿瘤，特别是上皮样肉瘤。

【临床特征】

（一）流行病学

1. **发病率** 相对较为少见。

2. **发病年龄** 多发生于 10 岁以下儿童，平均年龄 4～5 岁左右。

3. **性别** 女性多见，女∶男为 2∶1。

（二）部位

好发于下肢，特别是胫前，常可累及骨膜。也可发生于面部、头皮、前臂、手和臀部等处。

（三）症状

皮下无痛性皮色小结节，表面皮肤并无感染性疾病。25% 的病例可伴有真皮环状肉芽肿。患者无类风湿关节炎。

（四）治疗

如果诊断明确，则无需手术切除，常可自发性消退。常采用局部或全身激素治疗，但对激素治疗反应不一。

（五）预后

良性、自限性。即便手术切除，部分病例（20%）仍可复发。

【病理变化】

（一）大体特征

灰白色结节，中位直径 2cm，切面可见黄色地图状坏死条纹。

（二）镜下特征

1. **组织学特征** 真皮或皮下可见一个或数个栅栏状肉芽肿样结节，结节中央为嗜碱性的退变胶原纤维坏死灶，可有黏液沉着而呈蓝色肉芽肿，有时也可呈类似类风湿结节样的纤维素性"红色肉芽肿"样，坏死灶周边为环绕的栅栏状梭形至上皮样组织细胞（图 18-1-8A、18-1-8B），病变周边常伴有纤维化和炎症细胞浸润。

2. **特殊染色** AB（pH 2.5）染色和胶体铁染色可显示黏液。PAS、GMS 和 Fite 染色显示无真菌或细菌感染。

3. **免疫组织化学** 组织细胞表达 CD68 和 CD163（图 18-1-9A），不表达 AE1/AE3、EMA 和 CD34（图 18-1-9B），INI1 表达无缺失。

【鉴别诊断】

1. **上皮样肉瘤** 可发生于儿童，但多发生于青少年，坏死灶周围为嗜伊红色上皮样细胞，表达 AE1/AE3、EMA 和 CD34，INI1 表达缺失。

2. **类风湿结节** 多见于成年人，患者常伴有类风湿关节炎，病变多发生在关节隆起、受外伤或受压部位的皮下，结节中心为纤维素样坏死组织（红色肉芽肿），多无黏液，周围为纤维组织，外周为单核细胞和淋巴细胞质细胞浸润灶，最外层可有白细胞破裂性血脉管炎。

3. **感染性肉芽肿** PAS、GMS 和 Fite 染色可显示无微生物（真菌或细菌），临床上常有感染表现，镜下常可见大量的中性粒细胞，一般无黏液或纤维素性沉积。

4. **糖尿病脂性渐进性坏死** 多发生于成年女性胫

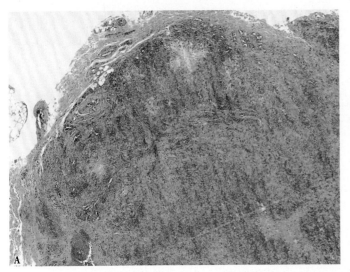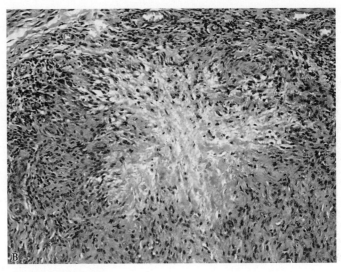

图 18-1-8 皮下环状肉芽肿的组织学特征

A. 病变位于皮下,可见多个坏死灶,HE×40; B. 嗜伊红色坏死灶及其周边环绕的组织细胞,HE×100

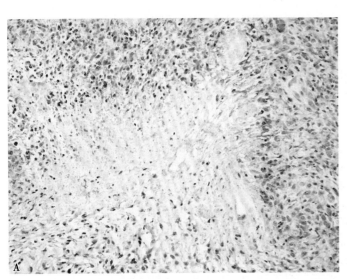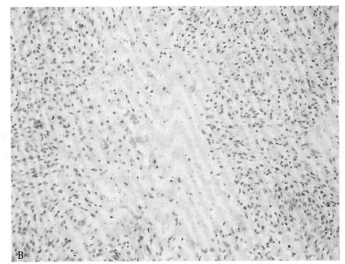

图 18-1-9 皮下环状肉芽肿的免疫组化

A. 坏死灶周围的细胞表达 CD68,并呈栅栏状,IHC×200; B. 坏死灶周围的细胞不表达 AE1/AE3,IHC×100

前,呈棕红色或暗红色的硬皮病样丘疹或斑块,患者常有糖尿病。镜下病变多位于真皮,可见到境界不清的栅栏状渐进性坏死灶和纤维化区,伴有淋巴细胞和浆细胞浸润。

(王 坚)

十、类风湿结节

【定义】

类风湿结节(rheumatoid nodule)是类风湿关节炎较特异的皮肤表现,表现为浅表皮下结节或深部结节,其中浅表结节多位于关节隆突部及受压部位的皮下组织,深部结节多位于胸膜、心包膜、肺和心脏等部位。

【病因】

躯体骨突起部位受外伤或受压后,局部小血管破裂,致使含有免疫复合物的类风湿因子在皮下淤积,吸引大量的巨噬细胞迁徙至该处并被激活,促使结节形成。

【临床特征】

(一)流行病学

1. **发病率** 发生于 20%~30% 的类风湿关节炎患者,也可发生于其他结缔组织或免疫性疾病,包括 5%~7% 的红斑狼疮患者,及偶见于血清阴性的强直性脊柱炎和硬皮病患者。

2. **发病年龄** 多见于成年人。

3. **性别** 无明显差异。

(二)部位

多见于前臂伸侧、肘部鹰嘴突、枕部、跟腱、骶部、足、膝关节、手指节、臀部、头皮和背部,常邻近关节。少数出现于腹壁、心脏、喉部、肺、胸膜、脾被膜、腹膜、眼、鼻梁、耳廓和坐骨等。

（三）症状

皮下质硬结节（图18-1-10），数毫米至3～5cm，单个至很多，常呈对称性分布，有时可形成溃疡。

（四）治疗

无标准的治疗方法。多数结节无症状，无需治疗。针对类风湿关节炎采取相应的治疗。

（五）预后

出现类风湿结节提示有严重的类风湿关节炎，患者预后较无类风湿结节者差。

【病理变化】

（一）大体特征

结节质硬，直径从数毫米至5cm。

（二）镜下特征

1. **组织学特征**　皮下多结节性肉芽肿，可累及真皮，少数情况下可形成表皮溃疡。结节中心坏死为嗜伊红色的纤维素坏死，周围为栅栏状的梭形至上皮样组织细胞，偶见巨细胞。间质内常有淋巴细胞和浆细胞浸润，并可有肉芽组织形成和纤维化（图18-1-11）。可有白细胞破裂性脉管炎，即小血管周围有中性粒细胞浸润及核尘，血管壁及其周围有纤维素沉积。

2. **特殊染色**　黏液染色（AB染色pH2.5和胶体铁）阴性，PAS、GMS和Fite染色显示无微生物。

3. **免疫组织化学**　组织细胞表达CD 68和CD 163（图18-1-12）。不表达CK和EMA，INI1表达无缺失。

【鉴别诊断】

1. **皮下环状肉芽肿**　组织形态与类风湿结节相似，但其结节内黏液多见，纤维素较少。但也有嗜伊红色的纤维素，类风湿结节偶可黏液样，需结合临床病史综合考虑，皮下环状肉芽肿不伴有类风湿关节炎。

2. **上皮样肉瘤**　结节中央也可为纤维素，但围绕结节的瘤细胞有异型性，免疫组化标记显示瘤细胞表达AE1/AE3、EMA和CD34，INI1表达缺失。

3. **感染性肉芽肿**　PAS、GMS和Fite染色可显示无微生物（真菌或细菌），临床上常有感染表现，镜下常可见

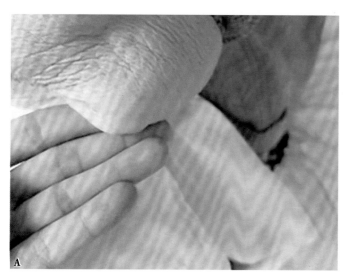
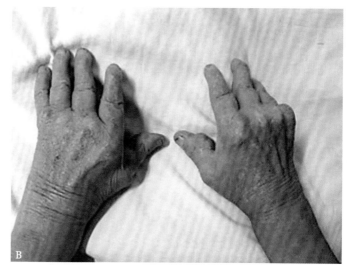

图18-1-10　类风湿结节的临床表现
A. 发生在肘部的类风湿结节（直径4cm）；B. 发生在手指的多发性类分湿结节（直径0.5～1cm）

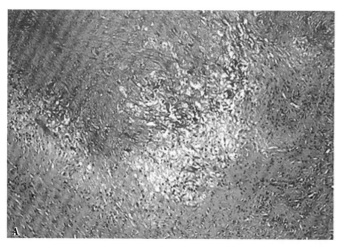
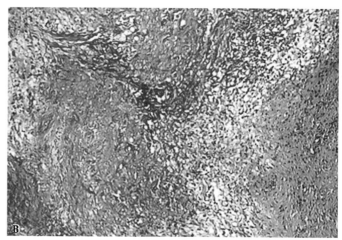

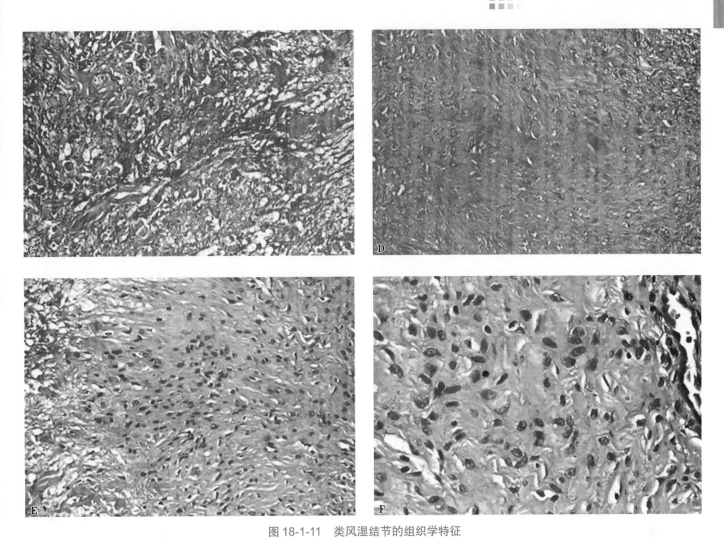

图 18-1-11 类风湿结节的组织学特征

A、B. 类风湿结节由纤维素样坏死及炎症细胞构成，HE×40；C、D. 纤维素样坏死：结节中央为无细胞的嗜伊红坏死区，HE×100；E、F. 纤维素样坏死周围围绕淋巴细胞和组织细胞（E. HE×200，F. HE×400）

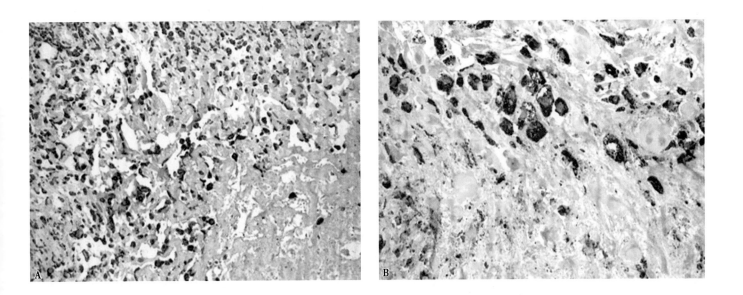

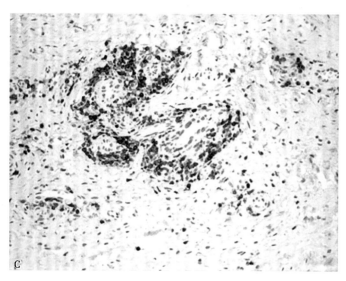
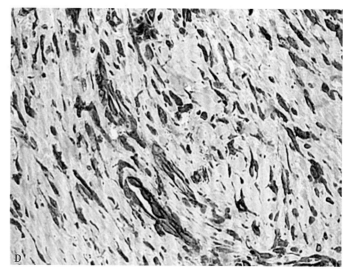

图 18-1-12 类风湿结节的免疫组化

A、B. 组织细胞表达 CD68（A. IHC×200，B. IHC×400）；C、D. 组织细胞表达 CD163，（C. IHC×100，D. IHC×400）

大量的中性粒细胞，较少有黏液或纤维素性沉积。

4. 糖尿病脂性渐进性坏死 多发生于成年女性胫前，呈棕红色或暗红色的硬皮病样丘疹或斑块，患者常有糖尿病（在糖尿病中的发生率为 0.3%～0.7%）。镜下病变多位于真皮，可见到境界不清的栅栏状渐进性坏死灶和纤维化区，伴有淋巴细胞和浆细胞浸润。

（刘　勇）

第二节 组织细胞增生性病变

一、幼年性黄色肉芽肿

【定义】

幼年性黄色肉芽肿（juvenile xanthogranuloma，JXG）是一种来源于单核/巨噬细胞系的非朗格汉斯细胞组织细胞增生症。

【临床特征】

（一）流行病学

1. 发病率 少见。

2. 发病年龄 常发生于 2 岁以下的婴幼儿。13%～30% 的病例发生于年长的儿童和成年人。

3. 性别 男性略多见。

（二）部位

常发生于面部、颈部、躯干和四肢皮肤，部分病例可发生于深部软组织、皮下或肌肉内，少数病例见于中枢神经系统、睾丸、长骨、阴道和实质脏器等。

（三）症状

临床表现为黄色、红色或褐色的丘疹或结节，直径多

为数毫米，少数病例可为 1～3cm。多为皮肤孤立性病变，约 10% 可为皮肤多发性病变，约 50% 可有实质脏器系统性病变（特别是脾脏和肝脏），多发性病变多发生于儿童。少数病例可伴发单核细胞性白血病和 I 型神经纤维瘤病。

（四）治疗

幼年性黄色肉芽肿是一种良性自限性疾病，多数可于 3～6 年内自愈。对于单发皮损，皮肤活检既是检查又可达到治疗效果。多发皮损一般采取保守治疗。极少数因特殊部位产生相应症状需积极手术治疗。系统性 JXG 患者可采用全身化疗。

（五）预后

较好。多数病例消退或稳定。病死者多与多脏器累及相关，如巨细胞性肝炎等。

【病理变化】

（一）大体特征

典型皮损为绿豆至蚕豆大小的黄色、红棕色丘疹、结节，质硬，表面光滑，少数较大皮疹中央可见破溃结痂。

（二）镜下特征

1. 组织学特征 多位于真皮内，由增生的中等大单核细胞组成（图 18-2-1A），可见多少不等散在的多核巨细胞，后者的细胞核可呈环状，也称图顿巨细胞（Touton-type）（图 18-2-1B）。高倍镜下，单核细胞呈圆形或卵圆形，部分细胞核可有折叠、凹陷或可见核沟，核无明显异型性，核分裂象少见。除单核细胞和图顿巨细胞外，部分病例内还可见梭形细胞成分，形态上类似纤维组织细胞瘤。间质内可伴有炎症细胞浸润，包括嗜酸性粒细胞。

2. 免疫组织化学 单核细胞表达 CD68（图 18-2-2）和 CD163，不表达 S-100 蛋白、CD1a 和 Langerin。

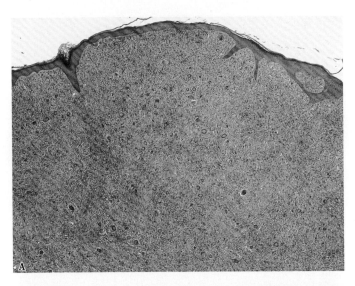

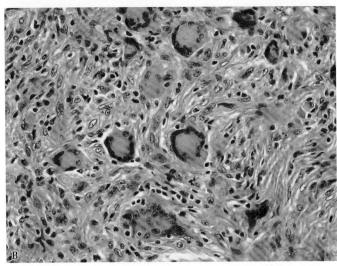

图 18-2-1　幼年性黄色肉芽肿的组织学特征
A. 病变位于真皮内，HE×40；B. 可见散在分布的图顿巨细胞，HE×200

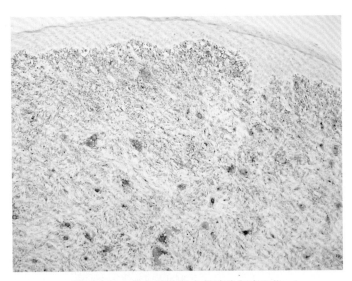

图 18-2-2　幼年性黄色肉芽肿的免疫组化
单核细胞和多核巨细胞表达 CD68，IHC×40

【遗传学】

一些病例显示有 *BRAF*（*V600E*）突变，另有一例具有 *MAPK1*（ERK2）突变。

【鉴别诊断】

1. **纤维组织细胞瘤**　多发生于成年人，肿瘤内常含有梭形成纤维细胞样细胞、原始间叶细胞、泡沫样组织细胞、含铁血黄素吞噬细胞和多核巨细胞等多种成分，常显示有交织状或席纹状排列，被覆表皮常有增生。

2. **朗格汉斯细胞组织细胞增生症**　儿童病例常发生于颅骨和眼眶等部位，病变内的多核巨细胞常为破骨细胞样巨细胞，增生的单核细胞除表达 CD68 外，还表达 S-100 蛋白、CD1a 和 Langerin。

3. **其他病变**　包括 Rosai-Dorfman、黄色瘤和网状组织细胞瘤等。

（刘　勇）

二、朗格汉斯细胞组织细胞增生症

【定义】

朗格汉斯细胞组织细胞增生症（Langerhans cell histiocytosis, LCH）是一种变异树突状细胞（朗格汉斯细胞）的克隆性肿瘤增生。发生于骨者也称骨嗜酸性肉芽肿（eosinophilicgranulomaofbone, EGB），伴有多骨性病变、突眼和尿崩症者称为汉 - 许 - 克病（Hand-Schüller-Christian Disease），伴有多脏器受累时称为莱特勒 - 西韦病（Letterer-Siwe disease）。另一种 Hashimoto-Pritzke 病（Hashimoto-Pritzke disease）是一种先天自愈性朗格汉斯组织细胞增生症（congenital self-healing Langerhans histiocytosis, CSLH）。

【编码】

朗格汉斯细胞组织细胞增生症（非特指性）

| ICD-O | 9751/1 | ICD-11 | XH1J18 |

朗格汉斯细胞组织细胞增生症（肺）

| ICD-O | 9751/1 | ICD-11 | XH51C6 |

朗格汉斯细胞组织细胞增生症（胸腺）

| ICD-O | 9751/1 | ICD-11 | XH3HT7 |

朗格汉斯细胞组织细胞增生症（单灶性）

| ICD-O | 9751/1 | ICD-11 | XH03F9 |

朗格汉斯细胞组织细胞增生症（多灶性）

| ICD-O | 9751/1 | ICD-11 | XH9BR9 |

朗格汉斯细胞组织细胞增生症（多骨性）

| ICD-O | 9751/1 | ICD-11 | XH2PY9 |

朗格汉斯细胞组织细胞增生症（播散性）

| ICD-O | 9751/3 | ICD-11 | XH40U7 |

【病因】

可能与免疫缺陷有关。

【临床特征】

（一）流行病学

1. 发病率 并不少见，发病率为 1/200 万～1/20 万。

2. 发病年龄 多发生于儿童和青年人。弥散多系统性病变多发生于儿童。

3. 性别 男性多见，男：女为 3.5：1。

（二）部位

发生于骨者多位于颅骨（额骨>顶骨>颞骨>枕骨）、眼眶、颌骨（下颌骨>上颌骨）、肋骨、股骨和椎骨（图 18-2-3），皮肤病变多位于头皮、发际、耳后、躯干和会阴部，少数病例可发生于骨外软组织。弥散型（多器官累及者）可累及皮肤、骨、肝、肺、脾和骨髓等。

（三）症状

骨病变表现为溶骨性病变伴骨皮质破坏，皮肤病变可表现为针尖到粟粒大小红色斑丘疹。多脏器累及系统性病变可表现为发热、贫血和肝脾肿大等。

（四）影像学

典型的骨病变表现为圆形或椭圆形透光区。

（五）治疗

尚无特异的治疗方法，原则是分型施治，因病情不同有所差异。单个病变，可局部切除或刮除（骨病变）；系统性病变（包括汉-许-克病和莱特勒-西韦病）可采用化疗联合激素治疗（长春新碱＋皮质类固醇）。Hashimoto-Pritzke 病可自愈。对系统性病变和难治性病例有 *BRAF 600E* 突变者可尝试威罗菲尼（vermurafenib）。

（六）预后

绝大多数孤立性病变预后较好，患者可长期存活，但多脏器累及者，特别是累及骨髓、肝脏和肺，如化疗效果欠佳则预后不好，患儿病死率高。

【病理变化】

（一）大体特征

皮肤病变可表现为红色或红褐色皮疹，软组织病变可为灰黄或灰褐色肿块，大小不一，从数毫米至数厘米不等。

（二）镜下特征

1. 组织学特征 主要由三种细胞成分组成：①片状或巢状增生的圆形、卵圆形或上皮样单核细胞，胞质淡嗜伊红色，核不规则，可有核沟、核折叠或核凹陷，染色质空泡状，核仁不明显或可见小核仁，无明显异型性或有轻度异型性，核分裂象可多少不等，但无病理性核分裂；②嗜酸性粒细胞，部分病例可有嗜酸性微脓疡形成，间质内也可伴有淋巴细胞质细胞浸润；③散在分布的多核巨细胞，常呈破骨细胞样巨细胞形态（图 18-2-4）。

2. 免疫组织化学 单核细胞表达 S-100 蛋白、CD1a 和 Langerin（CD207）（图 18-2-5），CD68 表达不一，不表达 CD163 和 CD21。瘤细胞可表达 BRAF VE1（V600E）。

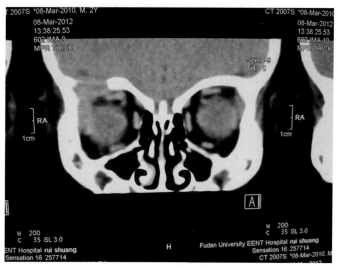

图 18-2-3 朗格汉斯细胞组织细胞增生症的影像学
CT 示右眼眶外上方异常软组织密度影，右眼眶外侧壁及前颅底骨质吸收破坏

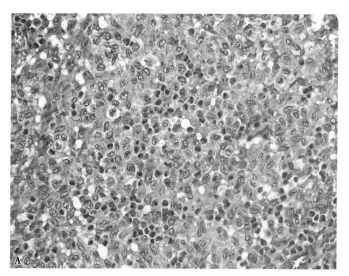

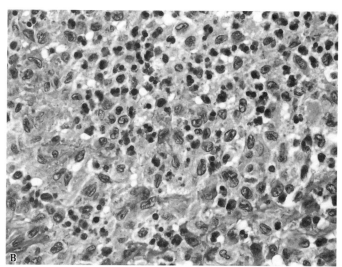

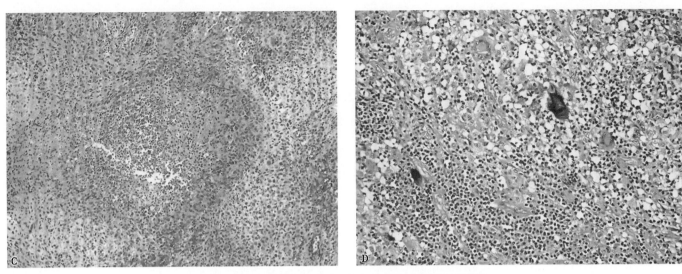

图 18-2-4　朗格汉斯细胞组织细胞增生症的组织学特征

A. 片状增生的单核细胞和混杂的嗜酸性粒细胞,HE×200;B. 可见核沟、核折叠或核凹陷,HE×400;C. 嗜酸性微脓疡形成,HE×100;
D. 可见散在的多核巨细胞,HE×100

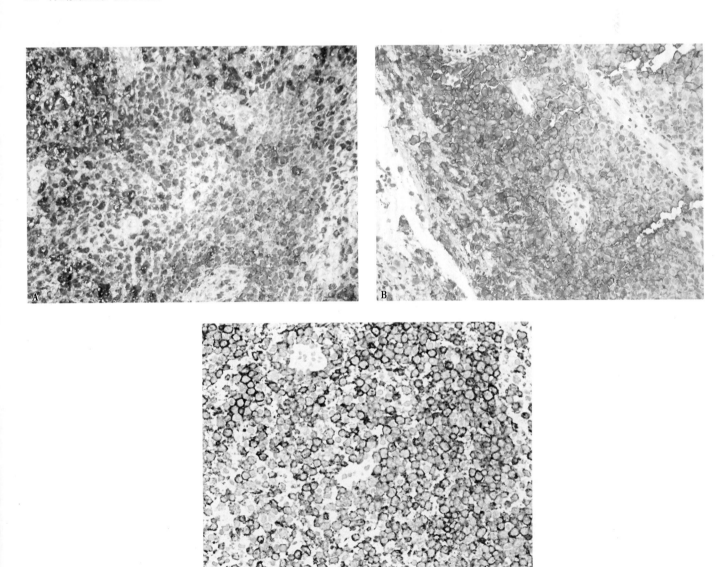

图 18-2-5　朗格汉斯细胞组织细胞增生症的免疫组化

A. 单核细胞表达 S-100 蛋白,IHC×200;B. 单核细胞表达 CD1a,IHC×200;C. 单核细胞表达 Langerin,IHC×200

3. 电镜观察　细胞含有特征性 Birbeck 颗粒（图 18-2-6），长 200～400nm，宽约 33nm。

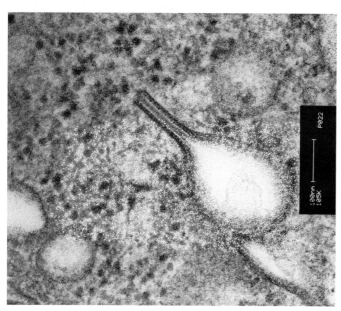

图 18-2-6　朗格汉斯细胞组织细胞增生症的电镜观察

朗格汉斯细胞组织细胞增生症中的特征性 Birbeck 颗粒，呈网球拍状，×105K

【遗传学】

90% 以上病例有编码 MAP 激酶信号通路的基因功能缺失性突变，*BRAF* 上游包括 *KRAS* 和 *NRAS*，*BRAF* 下游包括 *MAP2K1* 和 *MAP3K1*，以及 *ARAF*。约 57% 的病例有 *BRAF*（V600E）突变，阴性者可有 *MAP2K1* 突变。部分病例可有 *U2AF1* 基因突变。

【鉴别诊断】

1. 朗格汉斯细胞组织细胞肉瘤　非常少见，多发生于成年人，显示朗格汉斯细胞组织细胞增生症的形态特征和免疫表型，但瘤细胞显示有明显的异型性，包括可见病理性核分裂等。

2. 组织细胞肉瘤　成片增生的中等至大圆形或上皮样组织细胞组成，有一定程度的异型性或多形性，常可见明显的核仁，较少出现朗格汉斯细胞组织细胞增生症中特征性的嗜酸性粒细胞浸润和散在的破骨细胞样巨细胞。瘤细胞可表达 CD163，但不表达 CD1a 和 Langerin。

3. 其他病变　包括 Rosai-Dorfman 病、肉芽肿性炎症等。

（路名芝）

三、软组织 Rosai-Dorfman 病

【定义】

Rosai-Dorfman 病（Rosai-Dorfman disease，RDD）又称巨淋巴结病伴窦组织细胞增生（sinus histiocytosis with massive lymphadenopathy，SHML），是一种原因不明、富于组织细胞的慢性炎症过程，其主要特征是窦组织细胞增生伴淋巴结肿大，以及组织细胞质内可见吞噬淋巴细胞。RDD 可发生于结外，包括皮肤和软组织。

【临床特征】

（一）流行病学

1. 发病率　罕见，约占 10%。RDD 可作为遗传性疾病的一部分，包括具有 FAS 基因胚系突变的自身免疫性淋巴增生性综合征（autoimmune lymphoproliferative syndrome，ALPS），以及涉及 *SLC9A3* 基因双等位胚系突变的组织细胞增多性淋巴结病综合征（histiocytosis-lymphadenopathy plus syndrome，or SLC9A3 spectrum disorder）。

2. 发病年龄　发病年龄较广，但多发生于 30～50 岁间的成年人。

3. 性别　似以女性较多见。

（二）部位

主要发生于皮肤和皮下，包括四肢、躯干和头颈部。也可发生于鼻腔、鼻窦、眼、眼眶、腮腺、乳腺、骨、椎管、心包、消化系统和中枢神经系统等部位。一些病例可伴发结内病变。

（三）症状

发生于皮肤和皮下者可表现为无痛性丘疹、斑块或结节，可为多灶性，发生于软组织者主要表现为局部境界相对较为清楚的肿块。

（四）治疗

对单个病灶可采用保守性手术切除。

（五）预后

良性病变，预后较好。一些皮肤病变有自发性消退的可能性。少数病例临床上可呈侵袭性，多为播散性病变，包括累及淋巴结、肾脏、下呼吸道以及伴有免疫异常等。

【病理变化】

（一）大体特征

界限相对清楚，灰黄色，质韧，直径多为 2～5cm，范围 1～10cm。

（二）镜下特征

1. 组织学特征　低倍镜下显示病变由深染色区域和浅染色区域交错存在（图 18-2-7A、18-2-7B）。深染色区域由大量浆细胞和淋巴细胞构成。浅染色区域可见灶状、片状分布或合体样大多边形或大圆形细胞，胞质丰富、淡染，部分胞质内可见吞噬的淋巴细胞（图 18-2-7C、18-2-7D），核呈圆形或卵圆形，可见小核仁。此外，间质内可伴有梭形成纤维细胞和肌成纤维细胞增生。

2. 免疫组织化学　胞质淡染的大多边形或大圆形细胞表达 S-100 蛋白（图 18-2-8），可清晰显示伸入现象

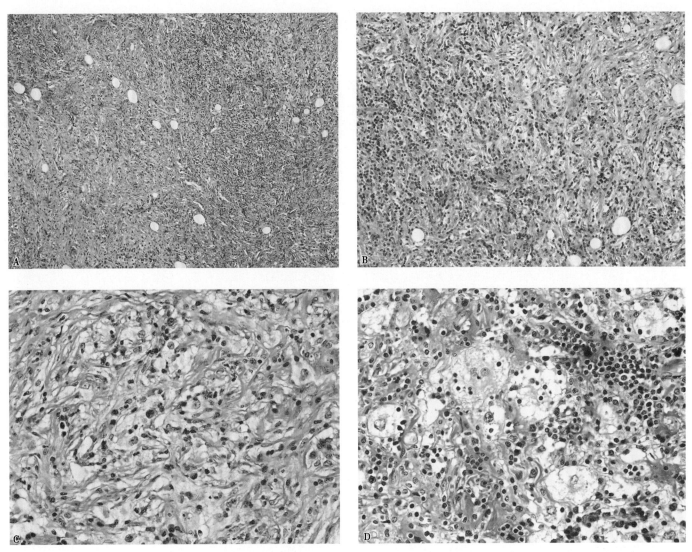

图 18-2-7 软组织 Rosai-Dorfman 病的组织学特征

A. 深染色区域及浅染色区域交错存在, HE×40; B. 深染色及浅染色交界性区域, HE×100; C. 浅染色区域内体积较大的淡染多边形细胞, HE×200; D. 部分胞质内可见吞噬的淋巴细胞, HE×200

(emperipolesis), 并可表达 CD68 和 CD163, 不表达 CD1a 和 ALK。一些病例中有含有较多 IgG4 阳性的浆细胞, 但并不提示 RDD 是 IgG4 相关性疾病的一种类型。

【遗传学】

新近报道显示, 在一些 RDD 病例中发现有 *MAPK/ERK* 通路基因突变, 包括 *KRAS*、*MAP2K1*、*NRAS* 和 *ARAF* 基因。具有基因突变的患者多较年轻, 且常为多灶性病变, 并常累及头颈部。

【鉴别诊断】

1. 炎性肌成纤维细胞瘤 软组织 Rosai-Dorfman 病除与淋巴浆细胞混杂的淡染多边形细胞外, 还可伴有梭形成纤维细胞和肌成纤维细胞增生, 易被误诊为炎性肌成纤维细胞瘤, 后者无在淋巴浆细胞聚集灶内散在分布的 S-100 阳性淡染多边形大细胞, 肿瘤内的肌成纤维细胞程度不等表达 α-SMA、desmin 和 ALK。

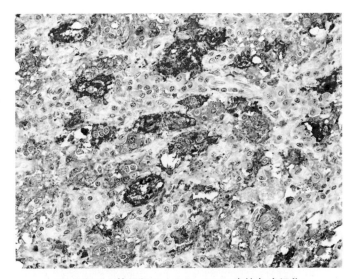

图 18-2-8 软组织 Rosai-Dorfman 病的免疫组化

大多边形或大圆形细胞表达 S-100 蛋白, 胞质内可见淋巴细胞(伸入现象), IHC×200

2. IgG4 相关性纤维化 多发生于深部软组织，包括眼眶、纵隔、腹腔和腹膜后等，主要为大量的纤维化，伴有较多的浆细胞浸润，后者可表达 IgG4，且占比超过40%。无在淋巴浆细胞聚集灶内散在分布的 S-100 阳性淡染多边形大细胞。

3. 其他病变 包括感染性肉芽肿、朗格汉斯细胞组织细胞增生症、富于淋巴浆细胞型脑膜瘤、炎性假瘤样滤泡树突细胞肿瘤和组织细胞肉瘤等

四、网状组织细胞瘤

【定义】

网状组织细胞瘤（reticulohistiocytoma）是一种来源于单核/巨噬细胞系的罕见的非朗格汉斯细胞组织细胞增生症，以大单核或多核细胞并含有大量嗜伊红色毛玻璃样胞质为特征，包括单发皮肤网状组织细胞瘤（solitary cutaneous reticulohistiocytoma，SCR）和多中心性网状组织细胞增生症（multicentric reticulohistiocytosis，MR）两类，后者组织学特点与前者一致。以前也称为上皮样组织细胞瘤（epithelioid histiocytoma）。

【编码】

ICD-O   8831/0

ICD-11   XH33Q1

【临床特征】

（一）流行病学

1. 发病率 罕见。

2. 发病年龄 常发生于成年人，少数病例发生于青少年。平均年龄35岁，年龄范围2.5～74岁。

3. 性别 两性均可发生，无明显差异。

（二）部位

多发生于躯干、头颈部（包括颊、唇、口腔和颈部）和四肢，其中四肢多发生于肢体近端（包括上臂和大腿），较少发生于手足。

（三）症状

单发网状组织细胞瘤常表现为皮肤或黏膜无症状的孤立性小结节或丘疹样病变。多中心性网状组织细胞增生症为全身系统性疾病的一个表现，临床特点为皮肤、黏膜多发性丘疹、结节伴关节炎，最常累及掌指关节，呈进行性、毁形性、无痛性，双侧对称，并伴发热和体重减轻。

（四）治疗

单发网状组织细胞瘤可手术切除。多中心性网状组织细胞增生症无特效治疗。非甾体抗炎药可缓解症状，进展期病例应用免疫抑制剂如环磷酰胺、苯丁酸氮芥等。糖皮质激素治疗可使少数病人暂时改善症状。

（五）预后

单发网状组织细胞瘤手术切除后预后较好。

【病理变化】

（一）大体特征

皮肤结节常单发，偶可多发，直径为0.5～2cm，红棕色或棕黄色，被覆表皮偶见结痂或破溃，无明显包膜，但境界清楚。

（二）镜下特征

1. 组织学特征 皮肤结节多位于真皮，亦可伸向表皮和皮下（图18-2-9A）。肿瘤细胞呈弥漫、片状排列。特征性细胞为大的多核巨细胞，胞质嗜伊红色，细颗粒状，呈"毛玻璃样"外观，细胞核数个至十余个，排列不规则，位于细胞中部。核大者核仁明显（图18-2-9B），核分裂象罕见。异型性不明显，偶见多形性。部分肿瘤细胞呈梭形。肿瘤细胞间可混有大量淋巴细胞，并有中性粒细胞和嗜酸性粒细胞浸润。

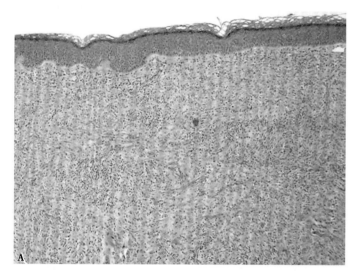

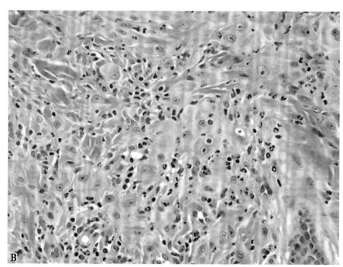

图 18-2-9 网状组织细胞瘤的组织学特征

A. 肿瘤位于真皮层，瘤细胞周围可见炎症细胞浸润，HE×40；B. 瘤细胞体积大，呈上皮样，核仁明显，胞质呈毛玻璃样，HE×200

2. **免疫组织化学** 单核细胞表达 CD68（图 18-2-10）、CD163 和 lysozyme，程度不等表达 FXⅢA、CD64 和 α-1-antitrypsin，不表达 S-100 蛋白、CD1a、CD3、CD20、CD34、α-SMA、desmin、HMB45 和 Melan-A。

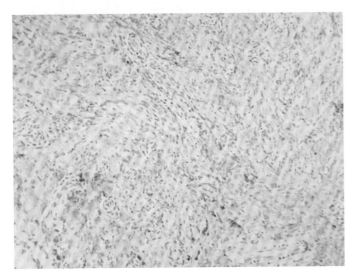

图 18-2-10 网状组织细胞瘤的免疫组化
大单核细胞弥漫弱阳性表达 CD68，IHC×100

3. **电镜观察** 单核细胞的胞质内含有大量的线粒体、溶酶体、致密体和髓鞘样结构，以及多形性胞质包涵物，后者是一种主要由单位膜组成的复杂性结构。

【鉴别诊断】

1. **成年型黄色肉芽肿** 由片状增生的中等大单核细胞和散在分布的图顿巨细胞组成，间质内常可见嗜酸性粒细胞浸润。

2. **朗格汉斯细胞组织细胞增生症** 主要发生于儿童，也可发生于成年人，由单核细胞（常可见核沟或核裂）和散在的破骨细胞样巨细胞组成，增生的单核细胞除表达 CD68 外，还表达 S-100 蛋白、CD1a 和 Langerin。

3. **上皮样纤维组织细胞瘤** 由成片的上皮样细胞组成，瘤细胞表达 ALK。

4. **其他病变** 包括 Rosai-Dorfman 等。

（刘 勇）

五、黄色瘤

【定义】

黄色瘤（xanthoma）是一种脂质吞噬性巨噬细胞（泡沫样细胞）在皮肤、皮下或肌腱内聚集所形成的瘤样病变，患者多伴有高脂血症，也可发生于血脂正常者，与具体类型相关。

【编码】

9A06.4 眼睑黄色瘤

EB90.20 扁平黄色瘤

EB90.21 结节性黄色瘤

EB90.22 发疹性黄色瘤

EB90.23 腱黄色瘤

EB90.24 特异性脂质代谢相关的黄色瘤

EB90.2Z 非特指性皮肤和皮下黄色瘤

【病因】

发病机制尚不完全清楚。与家族性高脂血症相关，偶可为继发性高脂血症，后者可继发于糖尿病、甲状腺功能减退、原发性胆汁性肝硬化和动脉粥样硬化症、肾病综合征等，患者常有血清胆固醇及三酰甘油和脂蛋白水平升高。

【临床特征】

（一）流行病学

1. **发病率** 少见。

2. **发病年龄** 发病较广，儿童至成年人均可发病。

3. **性别** 两性均可发生。

（二）部位和症状

因具体类型而定，黄色瘤包括以下几种类型：

1. **眼睑黄斑瘤**（xanthelasma） 通常发生于眼睑内眦，对称性，常为呈黄色丘疹或结节，约半数病例与高脂血症相关，特别是年轻患者。

2. **发疹性黄色瘤**（eruptive xanthoma） 多发生于臀部、大腿、手臂和肩部等部位，表现为突发性小黄色丘疹样病变，可成群发生，多伴有高甘油三酯血症（高乳糜微粒血症）。

3. **结节发疹性和结节性黄色瘤**（tuberoeruptive and tuberous xanthoma） 多发于肢体伸侧面（图 18-2-11）（特别是肘膝部），也可发生于臀部和手指，结节发疹性黄色瘤表现为黄色丘疹，皮疹隆起呈圆形，橘黄色结节状较硬，结节性黄色瘤比发疹性黄色瘤大，直径可超过 3cm。这些皮损可见于高胆固醇血症，如异常 β 脂蛋白血症和家族性高胆固醇血症。

4. **腱黄色瘤**（tendinous xanthoma） 此型发生与血胆脂醇过多（家族性高胆固醇血症、异常 β 脂蛋白血症和肝脏胆汁淤积）相关，偶可见于无脂蛋白性疾病患者。虽多发生于青年人，可起病于年纪尚小时（包括 5 岁以下儿童），多发于跟腱及手足背伸肌腱部位，表现为坚实、光滑、结节状的脂质沉积，结节的长径可达 10cm 或以上，纵径或横径为 1~3cm。

5. **扁平黄色瘤**（plane xanthoma） 好发于掌纹（皱褶部位），呈大小不等的黄色斑块，常与高脂血症相关，尤其与结节性黄色瘤伴发时。扁平黄色瘤也可见于血脂正常者，提示存在单克隆 γ-球蛋白病，需注意网状内皮系统恶性肿瘤的可能性，包括多发性骨髓瘤、B 细胞淋巴瘤或 Castleman 病、慢性髓性单核细胞白血病等。

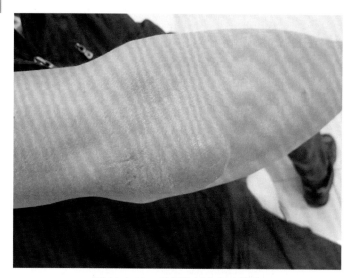

图 18-2-11 肘部伸侧黄色瘤结节

6. 丛状黄色瘤（plexiform xanthoma） 多发生于肢体真皮内，特别是肘部和膝部伸侧面，血脂正常。

7. 脑腱黄瘤病（cerebrotendinous xanthomatosis，CTX） 一种少见的常染色体隐性遗传，由 *CYP27A1* 突变使固醇 27- 羟化酶（sterol 27-hydroxylase）活性不足所致。胆固醇及其中间代谢产物胆甾烷醇在晶状体、脑、肌腱和骨骼等多个系统积聚。临床表现为腱黄色瘤、神经系统症状（包括锥体系症状、小脑性共济失调、智力低下以及癫痫和周围神经症状）和骨质疏松等。实验室检查可显示血浆胆甾烷醇和尿胆汁醇异常升高。

（三）治疗

与高脂血症相关的黄色瘤需要明确潜在的脂蛋白代谢疾病和其他因素。除饮食疗法（减少摄取总热量、饮食脂肪低于总热量 30%、摄入单不饱和脂肪和控制体重）外，多种降脂药物（包括 HMG-CoA 还原酶抑制剂、胆汁酸结合树脂、烟酸、丙丁酚和苯氧酸衍生物）有助于降低原发性和继发性高脂血症患者的血脂水平。高脂血症或继发因素经治疗后，黄色瘤有消退的可能性。对一些较大的病变或影响美容的病变可采取保守性手术切除，如睑黄色瘤和腱黄色瘤。

（四）预后

预后较好。部分病例术后可复发。

【病理变化】

（一）大体特征

弥漫性或局限性病变，丛状黄色瘤可呈多结节状，切面呈黄色或黄白色。直径从数毫米至数厘米，腱黄色瘤体积可较大，大者直径可达 20cm。

（二）镜下特征

1. 组织学特征 眼睑黄斑瘤和扁平黄色瘤由成片的泡沫样组织细胞组成。发疹性黄色瘤主要由非泡沫性

巨噬细胞组成，晚期病变可呈泡沫样。结节性黄色瘤和腱黄色瘤由成片的泡沫样组织细胞组成（图 18-2-12），可伴有慢性炎症细胞浸润、纤维化、胆固醇裂隙（结晶）和多核巨细胞反应。丛状黄色瘤呈多结节性或丛状生长，结节之间为纤维组织，可伴有程度不等的慢性炎症细胞浸润、纤维化、胆固醇裂隙（结晶）和多核巨细胞反应。

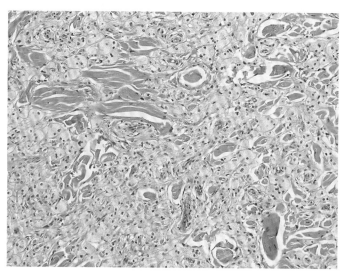

图 18-2-12 黄色瘤的组织学特征
成片的泡沫样细胞，HE×100

2. 免疫组织化学 泡沫样组织细胞表达 CD68 和 CD163（图 18-2-13），不表达 S-100 蛋白。

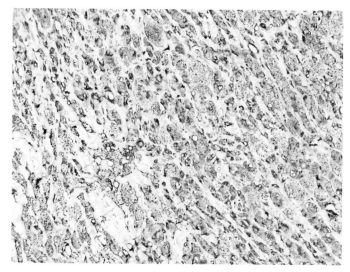

图 18-2-13 黄色瘤的免疫组化
泡沫样组织细胞表达 CD68，IHC×100

【鉴别诊断】

1. 黄色瘤样腱鞘巨细胞瘤 肿瘤内可含有大片的泡沫样组织细胞，但其他区域可见经典的腱鞘巨细胞瘤区域，包括小单核细胞和上皮样滑膜细胞，常见有含铁血黄素沉着和散在的破骨细胞样巨细胞。

2. 幼年性黄色肉芽肿 主要发生于儿童，也可发生于成年人，病变内可含有泡沫样组织细胞，但主体由单核细胞和散在的图顿巨细胞组成，间质内有时可见嗜酸性粒细胞。

3. 脂质化纤维组织细胞瘤 多发生下肢踝部，也称踝型纤维组织细胞瘤，以夹杂于胶原纤维间的成片泡沫样组织细胞为特征，其他区域常可见经典的纤维组织细胞瘤成分。

4. 疣状黄色瘤 发生于口腔或肛门外生殖区，表皮或黏膜上皮增生，伴有角化过度、角化不全，角化层常深陷于上皮深层（parakeratin plugs），真皮乳头内毛细血管和胶原纤维之间充满泡沫样组织细胞。

5. 其他病变 包括丛状纤维组织细胞瘤等。

（王 坚）

六、Erdheim-Chester 病

【定义】

Erdheim-Chester 病（Erdheim-Chester disease，ECD）是一种非朗格汉斯组织细胞增生症，主要由泡沫样组织细胞组成，可伴有纤维化和炎症细胞浸润。通常发生于长骨骨干，多呈对称性，影像学上呈双侧骨髓腔斑块状或弥漫性硬化表现。除骨外，可发生于内脏，包括肾、腹膜后、心脏、心包和肺等。ECD 可伴发朗格汉斯细胞组织细胞增生症（LCH），且两者均可有 *BRAF*（V600E）突变，提示可能有一定的相关性。

【编码】

ICD-11　XH1VJ3

【临床特征】

（一）流行病学

1. 发病率 少见。

2. 发病年龄 多发生于成年人，平均年龄和中位年龄分别为 55 岁和 53 岁，年龄范围 7～84 岁。

3. 性别 男性略多见。

（二）部位

主要累及四肢长骨，也可见于扁骨。半数病例可累及其他组织，包括皮肤、眶后及眶周组织、肾、腹膜后、心脏、肺、肝、脾、骨骼肌、肾上腺和中枢神经系统，以及乳腺、甲状腺和睾丸等处。

（三）症状

与部位有关。可为轻微的局部累及，也可为多系统性病变。骨病变以骨痛最常见，其他症状包括突眼、眼周黄色瘤、尿崩症（下丘脑 - 垂体受累）、尿路梗阻甚至肾衰（肾脏受累）等各部位相应功能受损的症状。此外，还可伴有发热、虚弱、体重减轻等非特异性症状。

（四）影像学

双侧骨髓腔斑块状或弥漫性硬化，骨骺变平，1/3 病例有溶骨性损害和硬化同时并存。

（五）治疗

目前对于 ECD 的治疗尚存在争议，因为病例数少，对于疗效的观察数据不完善。治疗的方法包括糖皮质激素、α- 干扰素、化疗、手术和放疗等。BRAF V600E 突变者可尝试威罗菲尼（vemurafenib）。

（六）预后

总的预后较好，但累及呼吸系统和心脏等实质脏器者或系统性疾病预后不佳，可导致患者死亡。

【病理变化】

（一）大体特征

灰黄色组织。

（二）镜下特征

1. 组织学特征 可见大量聚集的泡沫样组织细胞（图 18-2-14），可伴有灶性纤维化和淋巴细胞浸润。

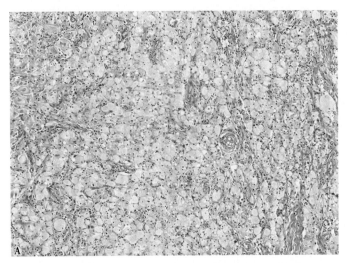

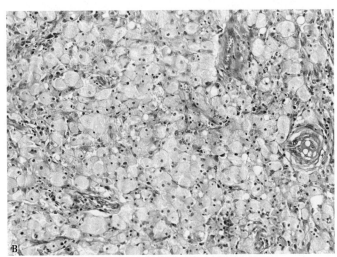

图 18-2-14 Erdheim-Chester 病的组织学特征

A. 以大量聚集的泡沫样组织细胞为特征，间质见炎症细胞浸润，HE×40；B. 示泡沫样组织细胞和多核巨细胞，HE×100

2. **免疫组织化学** 泡沫样组织细胞显示巨噬细胞分化，表达 CD68 和 CD163（图 18-2-15），不表达 CD1a、CD207 和 S-100 蛋白。

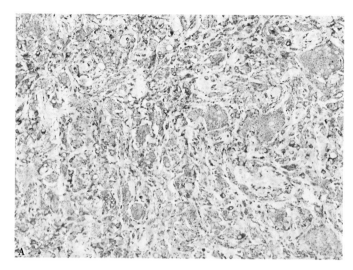

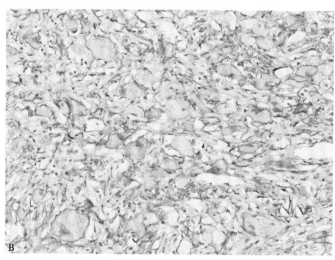

图 18-2-15 Erdheim-Chester 病的免疫组化
A. 泡沫样组织细胞表达 CD68，IHC×100；B. 泡沫样组织细胞表达 CD163，IHC×200

【遗传学】

约 54% 的病例可显示有 *BRAF*（V600E）突变，少数为其他基因突变，包括 *MAP2K1*、*ARAF*、*MAP2K2*、*KRAS*、*NRAS* 和 *PIK3CA* 等。

【鉴别诊断】

1. **黄色瘤** 多发生于肘、膝和跟腱等部位，患者可伴有高脂血症，镜下由成片或成巢的泡沫样组织组成，可伴有图顿巨细胞和胆固醇结晶。

2. **软组织 Rosai-Dorfman 病** 以分别于淋巴浆细胞背景内胞质淡染的大圆形或大多边形细胞为特征，免疫组化标记 S-100 蛋白阳性，可清晰显示淋巴细胞伸入现象。

3. **炎性肌成纤维细胞瘤等** 以条束状梭形纤维细胞和肌成纤维细胞为主，免疫组化标记显示瘤细胞程度不等表达 α-SMA、desmin 和 ALK。

七、ALK 阳性组织细胞增生症

【定义】

ALK 阳性组织细胞增生症（ALK⁺ histiocytosis）是一种发生于新生儿和婴儿的系统性组织细胞增生，由 Chan 于 2008 年描述，目前文献上报道的病例尚较少。

【临床特征】

（一）流行病学

1. **发病率** 少见。

2. **发病年龄** 新生儿和婴儿。

3. **性别** 男性多见。

（二）部位

肝、肾、骨髓和皮肤。

（三）症状

患儿以苍白就诊，并伴有肝脾肿大，但无发热。

（四）实验室检查

贫血和血小板减少，但无白细胞减少。

（五）治疗

2 例曾行地塞米松和依托泊苷治疗。

（六）预后

数月后血液病症状逐渐缓解，肝脾肿大也逐渐改善。

【病理变化】

1. **组织学特征** 肝窦内见单个或小灶聚集的组织细胞。组织细胞较大，核不规则或呈分叶状，染色质均匀、细腻，可有小核仁，有的细胞可伴有 2～4 个核仁。组织细胞的胞质丰富，呈嗜伊红色，常含有小的空泡，偶可含有吞噬的淋巴细胞、多晶形物、成红细胞、红细胞和含铁血黄素。

皮肤活检标本显示真皮内增生的组织细胞，形态上与肝窦内增生的组织细胞相似，并伴有散在的多核巨细胞。

2. **免疫组织化学** 组织细胞表达 CD68、CD163 和 lysozyme，并表达 ALK，Ki67 增殖指数<2%。

【遗传学】

1 例 RT-PCR 检测显示 *TPM3-ALK*。

【鉴别诊断】

包括其他组织细胞增生症，如朗格汉斯细胞组织细胞增生症、幼年性黄色肉芽肿、Rosai-Dorfman 病和噬血细胞性淋巴组织细胞增生症等，但这些疾病并不表达 ALK。

（王 坚）

第三节 恶性肿瘤

一、组织细胞肉瘤

【定义】

组织细胞肉瘤（histiocytic sarcoma, HS）是一种在形态上和免疫表型上显示组织细胞分化的恶性肿瘤。一部分组织细胞肉瘤具有免疫球蛋白（IG）受体基因重排。

【编码】

ICD-O 9755/3

ICD-11 XH4JD4

【病因】

病因不明。可与淋巴组织肿瘤具有相关性，可继发淋巴母细胞性白血病／淋巴瘤（B细胞或T细胞性）、低度恶性B细胞性淋巴瘤（特别是滤泡性淋巴瘤和慢性小淋巴细胞性白血病／淋巴瘤），并具有与这些淋巴瘤／白血病相似的克隆性异常。部分病例有纵隔生殖细胞肿瘤，多为恶性畸胎瘤，可有或不伴有卵黄囊瘤成分。

【临床特征】

（一）流行病学

1. **发病率** 罕见。

2. **发病年龄** 年龄范围较广（婴儿至老年人），多发生于成年人，中位年龄为52岁。

3. **性别** 部分报道显示男性略多见，但有些报道显示无明显差异。

（二）部位

结外病变主要发生于肠道、皮肤和软组织、皮肤和胃肠道，也可累及脾脏、中枢神经系统、扁桃体和腹腔内。

（三）症状

局部缓慢生长的无痛性肿块，但全身症状更为常见，如发热、体重减轻、肝脾肿大、全血细胞减少。皮肤改变常从貌似良性的红斑开始到形成孤立性肿块，继而逐渐发展为四肢和躯干多发性病变。发生于肠道者可引起肠道梗阻，发生于骨可引起溶骨性病变。部分病例既往可有滤泡性淋巴瘤或套细胞淋巴瘤病史。

（四）治疗

手术切除，术后辅以放疗和化疗。

（五）预后

总的预后较差，常可发生淋巴结、肺和骨转移。70%的患者处于Ⅲ／Ⅳ期，60%～80%的患者死于进展性疾病。病灶较小，病变局限，经完整性切除以后预后相对较好。

【病理变化】

（一）大体特征

肿块呈灰黄色或灰褐色，质软或质脆，可伴有出血和坏死，直径多为5～10cm。

（二）镜下特征

1. **组织学特征** 常呈浸润性生长。由成片中等至大多边形或上皮样细胞组成（图18-3-1），胞质丰富，淡嗜伊红色或泡沫样，核不规则，常偏位，染色质空泡状，可见明显的核仁，核分裂象易见，常可见双核或多核。瘤细胞可显示程度不等的多形性，部分病例内可呈梭形细胞形态。肿瘤内可伴有坏死，并可伴有急慢性炎症细胞浸润。

2. **免疫组织化学** 瘤细胞可表达一个或多个组织细胞标记，包括CD163、CD68（KP1和PGM1）（图18-3-2）和lysozyme，并可表达CD4和CD31，其中CD68和

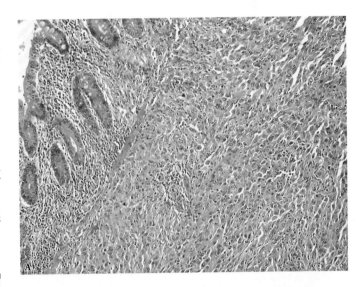

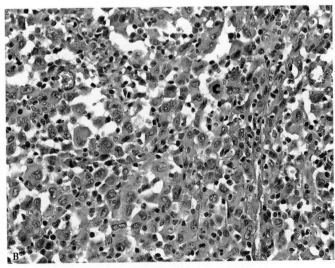

图18-3-1 组织细胞肉瘤的组织学特征

A. 肿瘤位于肠壁内，HE×100；B. 由中等大至大多边形细胞组成，可见核分裂象，HE×400

lysozyme 多为胞质颗粒状染色,其他标记为胞膜或胞质染色。Ki67 指数不等。瘤细胞不表达 CD1a、CD21、CD35、HMB45、ALK 和 MPO。

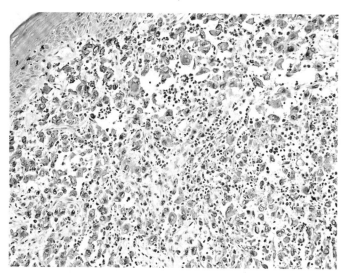

图 18-3-2　组织细胞肉瘤的免疫组化
瘤细胞表达 CD68,IHC×100

3. 电镜观察　胞质内含有大量的溶菌酶。

【遗传学】

可显示有 *BRAF*(V600E)基因突变,少数为其他基因突变,包括 *MAP2K1*、*ARAF*、*MAP2K2*、*KRAS* 和 *NRAS*。

【鉴别诊断】

1. 恶性黑色素瘤　当肿瘤内无明显的色素时,恶性黑色素瘤可类似包括组织细胞肉瘤在内的各种类型肿瘤,故在诊断组织细胞肉瘤之前也需除外恶性黑色素瘤,加做色素细胞标记(包括 HMB45、SOX10 和 Melan-A 等)可帮助鉴别诊断。

2. 未分化癌　特别是发生于一些黏膜部位和实质脏器者,加做上皮性标记有助于与组织细胞肉瘤的鉴别诊断。

3. 恶性淋巴瘤　需与组织细胞肉瘤相鉴别的主要包括弥漫大 B 细胞淋巴瘤、间变性大细胞淋巴瘤和富于组织细胞的大 B 细胞淋巴瘤等,这些类型的淋巴瘤有时在形态上与组织细胞肉瘤较难鉴别或有一定的类似,但免疫表型不同,前者表达组织细胞标记物,后者表达全 T 或全 B 细胞标记,间变性大细胞淋巴瘤还表达 CD30 和 ALK。

4. 其他肿瘤　包括炎性肌成纤维细胞瘤、树突细胞肉瘤等。

二、滤泡树突细胞肉瘤

【定义】

滤泡树突细胞肉瘤(follicular dendritic cell sarcoma,

FDCS)是一种具有滤泡树突细胞形态特点及免疫表型的恶性肿瘤。

【编码】

ICD-O　　9758/3

ICD-11　　XH1JT6

【病因】

10%~15% 的病例起自于玻璃样变 - 血管型 Castleman 病,可伴有滤泡树突细胞的增生。发生于肝脾的炎性假瘤样滤泡树突细胞肉瘤与 EBV 感染相关。

【临床特征】

(一)流行病学

1. 发病率　罕见。

2. 发病年龄　年龄分布广泛,以中青年居多,平均发病年龄为 44 岁。

3. 性别　无明显差异。炎性假瘤样滤泡树突细胞肉瘤女性多见。

(二)部位

主要发生于淋巴结(特别是颈部淋巴结),约 1/3 病例发生于结外,包括腭、扁桃体、咽、口腔、肠道和肠系膜、胰腺、纵隔和腹膜后以及肝脾等部位(图 18-3-3)。炎性假瘤样滤泡树突细胞肉瘤主要发生于肝脾,少数病例也可发生于肠道(可呈息肉样)、上消化道和上呼吸道(包括扁桃体等部位)。

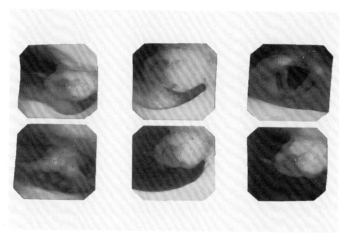

图 18-3-3　咽后壁左侧壁及侧壁隆起新生物

(三)症状

局部缓慢生长的无痛性肿块,部分患者可伴有系统性症状,特别是炎性假瘤样滤泡树突细胞肉瘤患者,包括如发热、乏力和体重明显下降等。偶可伴有副瘤性天疱疮和重症肌无力。

(四)治疗

手术完整切除,术后辅以放疗和化疗。

（五）预后

属是低至中度恶性，复发率和转移率分别约为50%和25%，后者多转移至肺、淋巴结和肝，病死率为10%~20%，通常在经过一段较长的时间之后。炎性假瘤样滤泡树突细胞肉瘤预后较好，伴有副瘤性天疱疮者预后较差。

【病理变化】

（一）大体特征

肿物边界较清楚，平均5cm，位于深部体腔者体积可较大，可达20cm。切面为实性，灰白湿润，或呈鱼肉状，局部可见坏死。

（二）镜下特征

1. 组织学特征 低倍镜下肿物通常有一个推挤式的边界，瘤细胞呈卵圆形、上皮样或梭形，可呈分叶状、片状、漩涡状、席纹状或束状排列（图18-3-4A~18-3-4C）。高倍镜下瘤细胞边界不清，常呈合体样，并常可见多核性细胞（图18-3-4D），胞质丰富淡染或见"纤维性胞质"（fibrillary cytoplasm）。核较大，圆形或卵圆形，核膜清

楚、染色质空泡状，可见核仁，部分核内含有假包涵体（图18-3-4E）。瘤细胞可显示轻至中度异型性，可见核分裂象，但多<10/10HPF（图18-3-4F）。瘤细胞间常可见混杂的淋巴细胞，可围绕血管呈袖套式浸润（图18-3-4G）。部分病例内可见类似胸腺瘤的腔隙样结构（图18-3-4H）。部分病例内可见凝固性坏死。

炎性假瘤样滤泡树突细胞肿瘤（inflammatory pseudotumor-like FDCS）与周围正常组织间有明显界限，肿瘤背景为大量的淋巴浆细胞浸润（个别病例含有较多的嗜酸性粒细胞），其间散在分布一些梭形或卵圆形细胞（图18-3-4I、18-3-4J），可有一定的异型性，可见核仁，核分裂象罕见，呈束状、席纹状或单个散在分布，可被淋巴浆细胞掩盖。

2. 免疫组织化学 瘤细胞可表达CD21、CD23和CD35（图18-3-5A~18-3-5D），并可表达SSTR2、clusterin、fascin、D2-40和vimentin，EMA表达不等（图18-3-5E），不表达CD34、CK、desmin、CD1a和HMB45。滤泡树突细胞标记在炎性假瘤样滤泡树突细胞肉瘤中多呈灶性表

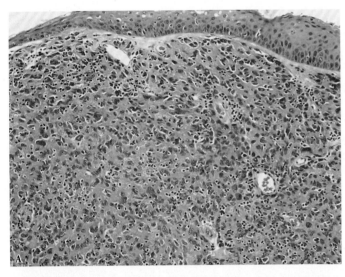

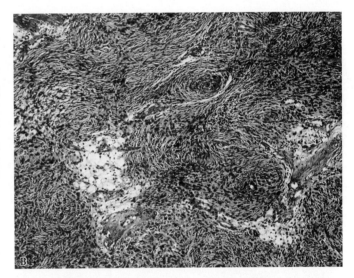

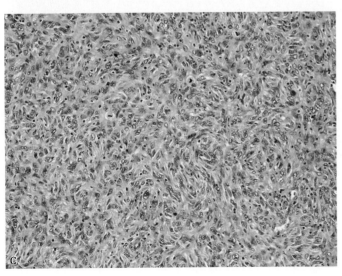

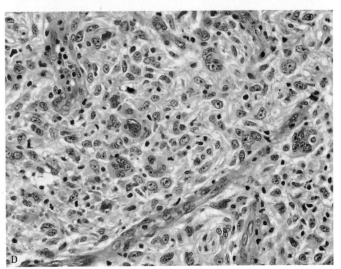

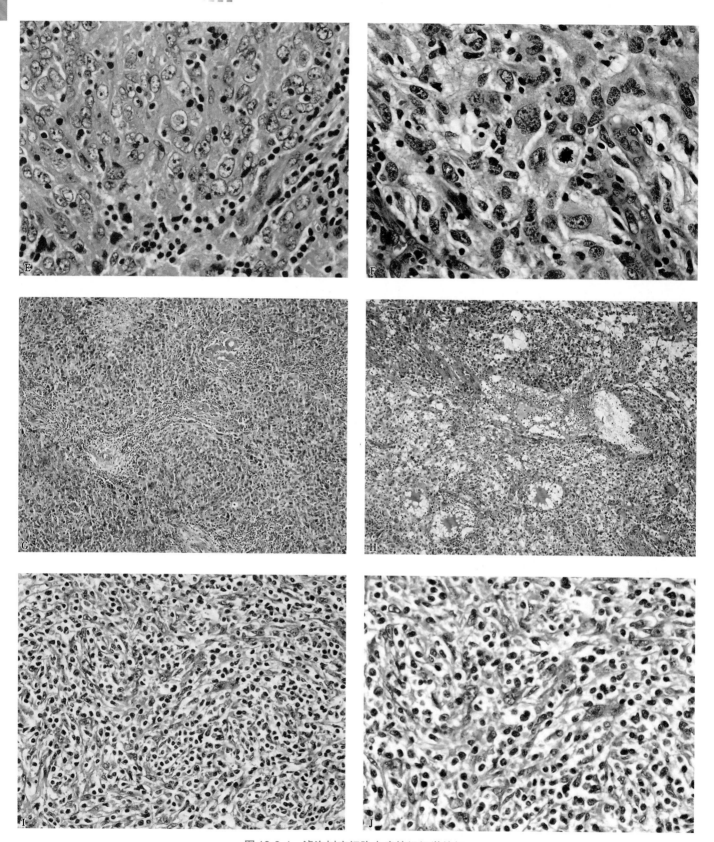

图 18-3-4 滤泡树突细胞肉瘤的组织学特征

A. 瘤细胞呈片状分布，HE×100；B. 瘤细胞呈漩涡状排列，HE×100；C. 瘤细胞呈席纹状排列，HE×200；D. 瘤细胞呈合体样，可见多核性细胞，HE×400；E. 部分细胞核内可见假包涵体，HE×600；F. 可见核分裂象，HE×600；G. 与瘤细胞相混杂的淋巴细胞可围绕血管呈袖套式浸润，HE×100；H. 可见类似胸腺瘤中的腔隙样结构，HE×100；I. 所谓的炎性假瘤样滤泡树突细胞肉瘤，HE×200；J. 所谓的炎性假瘤样滤泡树突细胞肉瘤，HE×400

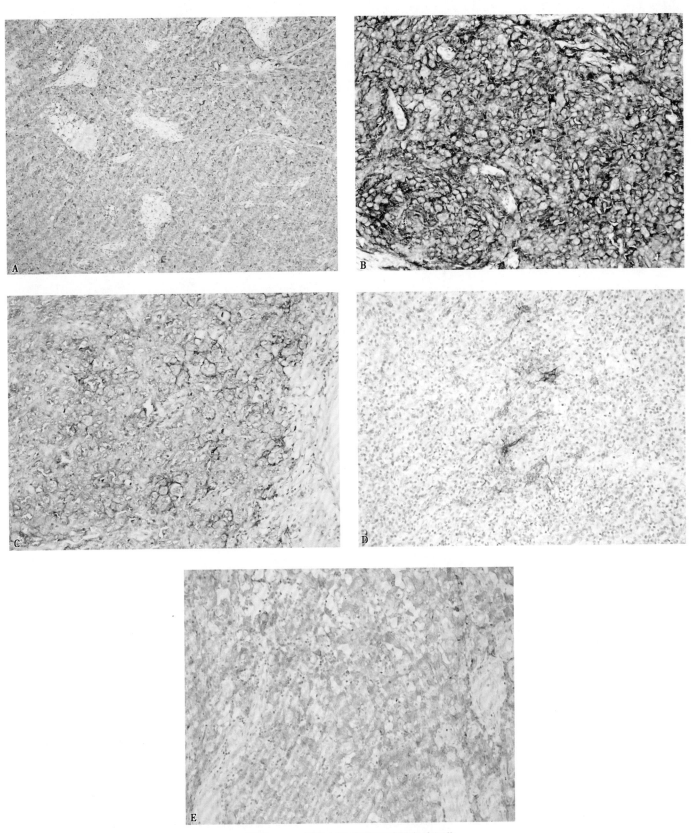

图 18-3-5　滤泡树突细胞肉瘤的免疫组化

A. 瘤细胞表达 CD21，IHC×100；B. 瘤细胞表达 CD23，IHC×200；C. 瘤细胞表达 CD35，IHC×200；D. 炎性假瘤样 FDCS 中的瘤细胞表达 CD21，IHC×100；E. 瘤细胞表达 EMA，IHC×200

达，常与多个标记联用，一些病例可仅表达 α-SMA，提示具有成纤维细胞网状细胞分化。

3. 原位杂交　炎性假瘤样滤泡树突细胞肉瘤原位杂交 EBEV 阳性（图 18-3-6）。

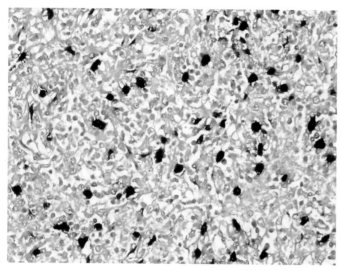

图 18-3-6　炎性假瘤样滤泡树突细胞肉瘤原位杂交
EBEV 阳性，ISH×200

【遗传学】

NFκB 调节基因 NFκB1A 及 CYLD、细胞周期基因 CDKN2A 及 RB1 基因和参与免疫逃逸的基因 CD274 及 PDCD1LG2 的功能缺失导致 NFκB 基因的激活。研究表明 18.5% 经典型滤泡树突细胞肉瘤、40% 炎性假瘤样滤泡树突细胞肉瘤存在 BRAF 突变。

【鉴别诊断】

1. 交指树突细胞肉瘤　主要发生于淋巴结内，并多位于副皮质区，镜下形态与滤泡树突细胞肉瘤有一定的相似，多由条束状或片状排列的梭形至卵圆形细胞组成，但仔细观察还是有不同之处，很少有漩涡状、合体样及与淋巴细胞混杂的双相细胞性结构，免疫组化标记示瘤细胞弥漫性表达 S-100 蛋白，不表达 CD21、CD23 和 CD35。

2. 组织细胞肉瘤　瘤细胞常呈弥漫性片状分布，黏附性相对较差，较少呈席纹状、漩涡状排列，胞质丰富、嗜酸性，核染色质空泡状，免疫标记显示瘤细胞至少表达一种以上的组织细胞标志物，包括 CD68、CD168、PGM1、CD4 和 lysozyme 等，不表达 CD21、CD23 和 CD35 等滤泡树突细胞标志物。

3. 恶性黑色素瘤　当肿瘤内无明显的色素时，恶性黑色素瘤可类似包括滤泡树突细胞肉瘤在内的各种类型肿瘤，故在诊断滤泡树突细胞肉瘤之前也需除外恶性黑色素瘤，加做色素细胞标记（包括 HMB45、S-100 蛋白、SOX10 和 Melan-A 等）可帮助鉴别诊断。

4. 未分化癌　头颈部尤其是发生在鼻咽及扁桃体等部位的未分化癌形态学上可与滤泡树突细胞肉瘤有一定的相似，常可将滤泡树突细胞肉瘤误诊为未分化癌，但后者可程度不等地表达 CK，一般不表达 CD21、CD23 和 CD35 等树突细胞标记。

5. 恶性淋巴瘤　需与组织细胞肉瘤相鉴别的主要包括弥漫大 B 细胞淋巴瘤、间变性大细胞淋巴瘤和富于组织细胞的大 B 细胞淋巴瘤等，这些类型的淋巴瘤有时在形态上与组织细胞肉瘤较难鉴别或有一定的类似，但免疫表型不同，前者表达组织细胞标记物，后者表达全 T 或全 B 细胞标记，间变性大细胞淋巴瘤还表达 CD30 和 ALK。

6. 脑膜瘤　脑膜瘤可以发生在颅外器官如鼻腔、肺等部位，形态上与滤泡树突细胞肉瘤有点相似，常可见合体样梭形瘤细胞呈漩涡状排列，但滤泡树突细胞肉瘤的间质内常可见淋巴细胞，而脑膜瘤常可见散在的砂砾体。尽管两种肿瘤内的瘤细胞均可表达 EMA，但滤泡树突细胞肉瘤的瘤细胞以表达 CD21、CD23 和 CD35 等树突细胞标记，而脑膜瘤中的瘤细胞还可表达 PR 和 SSTR2。

7. 其他肿瘤　包括胃肠道间质瘤、炎性肌成纤维细胞瘤和恶性周围神经鞘膜瘤等。

三、交指树突细胞肉瘤

【定义】

交指树突细胞肉瘤（interdigitating dendritic cell sarcoma, IDCS）是一种具有交指树突细胞形态特点及免疫表型的恶性肿瘤。

【编码】

ICD-O　　9756/3

ICD-11　　XH7UM7

【临床特征】

（一）流行病学

1. 发病率　罕见。

2. 发病年龄　多发生于成年人。

3. 性别　男性略多见。

（二）部位

主要发生于淋巴结，常见于颈部、腋下和腹股沟淋巴结。结外病例多发生于皮肤、软组织、肝、脾脏、小肠、肺、肾和颅内等部位。

（三）症状

局部缓慢生长的无痛性肿块，部分患者可伴有系统性症状，包括如发热、乏力、夜间盗汗和体重下降等。少数患者有肝脾肿大或全身淋巴结肿大。

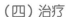

（四）治疗

局限性病灶可通过手术完整切除，术后可辅以放疗。因病例有限，化疗尚不明确。

（五）预后

较难预测，因病情而已。40%～50%发生转移，预后不佳。

【病理变化】

（一）大体特征

分叶状，质地坚实或呈鱼肉状，直径多<10cm。

（二）镜下特征

1.组织学特征 淋巴结内病变表现为副皮质区内束状、片状或漩涡状增生的梭形至卵圆形细胞（偶可为上皮样），并可累及淋巴窦。瘤细胞形态相对较为一致，胞界不清，胞质丰富，淡嗜伊红色，核呈卵圆形，有时可见核凹陷，染色质成空泡状，可见小核仁，核分裂多少不等（多<5/10HPF）。部分病例内可有坏死和出血，肿瘤内或肿瘤周围可见小淋巴细胞，少数情况下可见浆细胞和嗜酸性粒细胞浸润。

2.免疫组织化学 瘤细胞可表达S-100蛋白和fascin，程度不等表达CD68和CD163，不表达CD21、CD23、CD35、clusterin、CD1a、HMB45和EMA。

【鉴别诊断】

1.滤泡树突细胞肉瘤 与交指树突细胞肉瘤在形态上有一定的相似，但滤泡树突细胞肉瘤多显示漩涡状或席纹状排列结构，常呈合体样或可见多核性细胞，肿瘤内还可出现胸腺瘤样的血管周围间隙，有较明显淋巴细胞围绕血管周围呈袖套状结构，而IDCS无此现象。滤泡树突细胞肉瘤中的瘤细胞不表达S-100蛋白，但表达CD21、CD23和CD35。

2.组织细胞肉瘤 瘤细胞常呈弥漫性片状分布，黏附性相对较差，较少呈席纹状、漩涡状排列，胞质丰富、嗜酸性，核染色质空泡状，免疫标记显示瘤细胞至少表达一种以上的组织细胞标志物，包括CD68、CD168、PGM1、CD4和lysozyme等，不弥漫强阳性表达S-100蛋白。

3.恶性黑色素瘤 当肿瘤内无明显的色素时，恶性黑色素瘤可类似交脂树突细胞肉瘤，需加做多个色素细胞标记，包括HMB45、PNL2、Melan-A和MiTF等，帮助鉴别。

4.原发性或转移性恶性周围神经鞘膜瘤 瘤细胞可出现一定程度的多形性，如非NF1相关性，一般瘤细胞较少弥漫性表达S-100蛋白，常可有H3K27Me3表达缺失。

5.朗格汉斯细胞肉瘤 瘤细胞显示有明显的异型性和多形性，瘤细胞核常可见明显的折叠、凹陷或核沟，间质内常伴有嗜酸性粒细胞浸润，免疫组化标记显示，除

S-100蛋白外，瘤细胞还表达CD1a和Langerin，电镜观察可有Birbeck颗粒。

6.其他肿瘤 包括转移性癌等。

四、朗格汉斯细胞肉瘤

【定义】

朗格汉斯细胞肉瘤（Langerhans cell sarcoma，LCS）是一种具有朗格汉斯细胞形态学特点和免疫表型的恶性肿瘤。

【编码】

ICD-O   9756/3

ICD-11   XH8J76

【临床特征】

（一）流行病学

1.发病率 罕见。少数病例可伴发滤泡性淋巴瘤。

2.发病年龄 主要发生于成年人，中位年龄41岁，年龄范围7～88岁。

3.性别 男性略多见。

（二）部位

主要好发于皮肤及其下方的软组织。可伴有多器官受累，包括淋巴结，肺、肝、脾及骨骼。

（三）症状

皮肤、骨及多器官受累，临床分期晚，少数发生于淋巴结，累及肝脾导致肝脾肿大（22%），少数表现为全血细胞减少（11%）。

（四）治疗

手术完整切除，术后可辅以放疗和化疗。

（五）预后

总体上预后不佳，44%的患者就诊时已处于Ⅲ/Ⅳ期，>50%死于疾病进展。

【病理变化】

（一）大体特征

质地坚实，灰白色。

（二）镜下特征

1.组织学特征 瘤细胞显示朗格汉斯细胞的形态特点，包括核凹陷、核折叠和核沟，以及间质内可见嗜酸性粒细胞浸润等，但瘤细胞显示有明显的多形性和异型性，且核分裂象易见，包括病理性。

2.免疫组织化学 瘤细胞显示朗格汉斯细胞分化，可程度不等地表达S-100蛋白、CD1a、langerin和CD68。

【遗传学】

部分病例继发于急性淋巴母细胞性白血病或滤泡性淋巴瘤，因此，这部分病例与急性淋巴母细胞性白血病或滤泡性淋巴瘤具有与淋巴瘤相同的分子遗传学改变。部

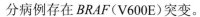

分病例存在 *BRAF*（V600E）突变。

【鉴别诊断】

1. **朗格汉斯细胞组织细胞增生症** 多发生于婴幼儿和儿童，瘤细胞无明显的异型性和多形性。

2. **组织细胞肉瘤** 瘤细胞常呈弥漫性片状分布，黏附性相对较差，较少呈席纹状、漩涡状排列，胞质丰富、嗜酸性，核染色质空泡状，免疫标记显示瘤细胞至少表达一种以上的组织细胞标志物，包括 CD68、CD168、PGM1、CD4 和 lysozyme 等，不表达 S-100 蛋白。

3. **其他肿瘤** 包括恶性黑色素瘤和未分化癌等。

（梅开勇　陈　军）

五、未定型树突细胞肿瘤

【定义】

未定型树突细胞肿瘤 / 肉瘤（indeterminate dendritic cell tumour）也称未定型细胞组织细胞增生症（indeterminate cell histiocytosis），是一种梭形至卵圆形细胞肿瘤，形态上类似正常的未定型细胞，后者被认为是朗格汉斯细胞的前驱细胞。

【编码】

ICD-O　　9757/3

ICD-11　　XH3ZM0

【临床特征】

（一）流行病学

1. **发病率** 极为罕见。可伴发低度恶性 B 细胞淋巴瘤。

2. **发病年龄** 主要发生于成年人，中位年龄 41 岁，年龄范围 7～88 岁。

3. **性别** 男性略多见。

（二）部位

主要好发于皮肤。少数情况下，发生于淋巴结和脾脏。

（三）症状

皮肤单个或多个丘疹、结节或斑块。一般不伴有系统性症状。

（四）治疗

手术完整切除，术后可辅以放疗和化疗。

（五）预后

因病例而已。可自发性消退，也可发生进展。

【病理变化】

（一）大体特征

质地坚实，灰白色。

（二）镜下特征

1. **组织学特征** 位于真皮内，可累及皮下脂肪组织。由弥漫性浸润性生长的组织细胞样细胞组成，可有不规则的核沟或核裂，类似朗格汉斯细胞，胞质丰富，常呈嗜伊红色。有时可见多核性巨细胞。部分病例中，瘤细胞可呈梭形。核分裂象多少不等。间质内一般无嗜酸性粒细胞。

2. **免疫组织化学** 瘤细胞表达 S-100 蛋白和 CD1a，不表达 langerin、CD163、CD21、CD23 和 CD35。程度不等表达 CD45、CD68、CD4 和 lysozyme。

【遗传学】

报道尚有限。1 例显示为克隆性，1 例显示有 *BRAF*（V600E）突变。

【鉴别诊断】

1. **朗格汉斯细胞组织细胞增生症** 间质内常伴有嗜酸性粒细胞浸润，瘤细胞除表达 S-100 蛋白和 CD1a 外，还可表达 langerin。

2. **组织细胞肉瘤** 瘤细胞表达组织细胞标志物为主，不表达 S-100 蛋白和 CD1a。

3. **其他肿瘤** 包括恶性黑色素瘤和未分化癌等。

六、成纤维细胞性网状细胞肿瘤

【定义】

成纤维细胞性网状细胞肿瘤（fibroblastic reticular cell tumour，FRCT）是一种表达细胞角蛋白的间质网状细胞肿瘤。

【编码】

ICD-O　　9759/3

ICD-11　　XH0124

【临床特征】

（一）流行病学

1. **发病率** 极为罕见。

2. **发病年龄** 主要发生于成年人。

3. **性别** 无明显差异。

（二）部位

主要好发于淋巴结、软组织和脾脏等部位。

（三）症状

淋巴结肿大或软组织肿块。

（四）治疗

手术完整切除为主。

（五）预后

病例数有限。一些患者可死于疾病。

【病理变化】

（一）大体特征

质地坚实，灰白色。

（二）镜下特征

1. 组织学特征 镜下形态与滤泡树突细胞肉瘤或交指树突细胞肉瘤相似。由形态相对一致的胖梭形、卵圆形至多边形细胞组成，胞质丰富，核呈卵圆形，染色质呈空泡状，可见核仁，瘤细胞之间可有纤细的胶原纤维。

2. 免疫组织化学 瘤细胞程度不等表达 CK、α-SMA 和 CD68。

3. 电镜观察 有较长的指状细胞突起，形态上类似肌成纤维细胞。

【鉴别诊断】

1. 滤泡树突细胞和交指树突细胞肉瘤 主要依靠免疫组化，前者表达 CD21、CD23 和 CD35，后者表达 S-100 蛋白，两者一般均不表达 CK。

2. 组织细胞肉瘤 瘤细胞表达组织细胞标志物为主，不表达 CK。

3. 其他肿瘤 包括恶性黑色素瘤和未分化癌等。

（王 坚）

参 考 文 献

1. 中华医学会结核病学分会. 中国结核病病理学诊断专家共识. 中华结核和呼吸杂志, 2017, 40 (6): 419-425.

2. 周瑛, 李惠萍, 李秋红, 等. 实时定量聚合酶链反应在鉴别诊断结节病和结核病中的应用. 中华结核和呼吸杂志, 2009, 32 (4): 311-312.

3. Desikan KV, Iyer CG. Histoid variety of lepromatous leprosy. A histopathologic study. Int J Lepr Other Mycobact Dis, 1972, 40 (2): 149-156.

4. Kaur I, Dogra S, De D, et al. Histoid leprosy: a retrospective study of 40 cases from India. Br J Dermatol, 2009, 160 (2): 305-310.

5. Thappa DM. Histoid leprosy, masquerading as tuberous xanthomas. Int J Lepr, 2001, 73: 353-354.

6. Johnson J, Driscoll M, Cohen M, et al. Mycobacterium avium-intracellulare complex (MAC) producing a periportal pseudotumor in a patient with HIV and a normal CD4 count. ACG Case Rep J, 2016, 3 (4): e92.

7. 刘鸿瑞, 冯瑞娥, 施举红, 等. 肺非肿瘤性疾病诊断病理学. 北京: 人民卫生出版社, 2010, 174-176.

8. 唐神结. 非结核分枝杆菌病诊断与治疗专家共识解读. 中国医刊, 2016, 51 (3): 21-24.

9. 印洪林, 周晓军, 孟奎, 等. 淋巴结分枝杆菌性梭形细胞假瘤. 中华病理学杂志, 2001, 30 (2): 89-92.

10. Coates M, Del Pero MM, Nassif R. A Case of Cutaneous Malakoplakia in the Head and Neck Region and Review of the Literature. Head Neck Pathol, 2016, 10 (4): 444-450.

11. Dasgupta P, Womack C, Turner AG, et al. Malacoplakia: von Hansemann's disease. BJU Int, 1999, 84 (4): 464-469.

12. Krieg JA, Owens WB, Smith BA. Malakoplakia presenting as an endobronchial lesion in a human immunodeficiency virus-positive man. Am J Med Sci, 2017, 354 (2): 211-212.

13. Lee SL, Teo JK, Lim SK, et al. Coexistence of Malakoplakia and Papillary Urothelial Carcinoma of the Urinary Bladder. Int J Surg Pathol, 2015, 23 (7): 575-578.

14. Medlicott S, Magi-Galluzzi C, Jimenez RE, et al. Malakoplakia associated with prostatic adenocarcinoma: Report of 4 cases and literature review. Ann Diagn Pathol, 2016, 22: 33-37.

15. Yang AH, Tarng DC, Chen JY, et al. Post-infectious glomerulonephritis in a patient with vesicorenal malacoplakia--coincidence or causal relationship? Nephrol Dial Transplant, 2000, 15 (7): 1060-1062.

16. 李悦. 膀胱软斑症 2 例报告并文献复习. 中外健康文摘, 2011, 08 (23): 87-89.

17. 余毅, 谢福安. 肾软斑症. 中国中西医结合肾病杂志, 2002, 3 (3): 181-183.

18. Kwon HJ. Xanthogranulomatous pancreatitis mimicking potentially malignant pancreatic neoplasm: report of a case. Ann Hepatobiliary Pancreat Surg, 2017, 21 (4): 243-246.

19. Nacif LS, Hessheimer AJ, Rodríguez Gómez S, et al. Infiltrative xanthogranulomatous cholecystitis mimicking aggressive gallbladder carcinoma: A diagnostic and therapeutic dilemma. World J Gastroenterol, 2017, 23 (48): 8671-8678.

20. Stoica I, O'Kelly F, McDermott MB, et al. Xanthogranulomatous pyelonephritis in a paediatric cohort (1963-2016): Outcomes from a large single-center series. J Pediatr Urol, 2018, 14 (2): 169.e1-169.e7.

21. Kuo TT, Hu S, Huang CL, et al. Cutaneous involvement in polyvinylpyrrolidone storage disease: a clinicopathologic study of five patients, including two patients with severe anemia. Am J Surg Pathol, 1997, 21 (11): 1361-1367.

22. Hizawa K, Inaba H, Nakanishi S, et al. Subcutaneous pseudosarcomatous polyvinylpyrrolidone granuloma. Am J Surg Pathol, 1984, 8 (5): 393-398.

23. 高景恒, 马晓光, 王忠媛, 等. 注射性软组织填充材料及组织工程研究的进展. 实用美容整形外科杂志, 2001, 12 (2): 95-98.

24. 文翔, 李咏, 蒋献, 等. 注射填充美容的不良反应. 国际皮肤性病学杂志, 2015, 41 (3): 171-173.

25. Sciallis AP, Chen B, Folpe AL. Cellular spindled histiocytic pseudotumor complicating mammary fat necrosis: a potential diagnostic pitfall. Am J Surg Pathol, 2012, 36 (10): 1571-1578.

26. Vecchio GM, Amico P, Grasso G, et al. Post-traumatic inflammatory pseudotumor of the breast with atypical morphological features: A potential diagnostic pitfall. Report of a case and a critical

review of the literature. Pathol Res Pract, 2011, 207 (5): 322-326.

27. Balakrishna J, Chen A, Urken M. Crystal storing histiocytosis clinically mimicking metastatic carcinoma: Report of a case and reviews of literature. Head Neck, 2016, 38 (4): E95-98.

28. Balakrishna JP, Jaffe ES. Crystal-storing histiocytosis associated with thymic extranodal marginal zone lymphoma. Blood, 2017, 130 (14): 1683.

29. Bosman C, Camassei FD, Boldrini R, et al. Solitary crystal-storing histiocytosis of the tongue in a patient with rheumatoid arthritis and polyclonal hypergammaglobulinemia. Arch Pathol Lab Med, 1998, 122 (10): 920-924.

30. Dogan S, Barnes L, Cruz-Vetrano WP, et al. Crystal-storing histiocytosis: report of a case, review of the literature (80 cases) and a proposed classi?cation. Head and Neck Pathol, 2012, 6 (1): 111-120.

31. Fang H, Chiu A, Reichard KK. Crystal-storing histiocytosis in bone marrow: a clinicopathologic study of eight cases and review of the literature. Am J Clin Pathol, 2018, 149 (2): 148-163.

32. Ionescu DN, Pierson DM, Qing G, et al. Pulmonary crystal-storing histiocytoma. Arch Pathol Lab Med, 2005, 129 (9): 1159-1163.

33. Joo M, Kwak JE, Chang SH, et al. Localized gastric crystal-storing histiocytosis. Histopathology, 2007, 51 (1): 116-119.

34. Kapadia SB, Enzinger FM, Heffner DK, et al. Crystal-storing histiocytosis associated with lymphoplasmacytic neoplasms. Report of three cases mimicking adult rhabdomyoma. Am J Surg Pathol, 1993, 17 (5): 461-467.

35. Lebeau A, Zeindl-Eberhart E, Muller E-C, et al. Generalized crystal-storing histiocytosis associated with monoclonal gammopathy: molecular analysis of a disorder with rapid clinical course and review of literature. Blood, 2002, 100 (5): 1817-1827.

36. Rossi G, De Rosa N, Cavazza A, et al. Localized pleuropulmonary crystal-storing histiocytosis: 5 cases of a rare histiocytic disorder with variable clinicoradiologic features. Am J Surg Pathol, 2013, 37 (6): 906-912.

37. Cançado CG, Vale FR, Bacchi CE. Subcutaneous (deep) granuloma annulare in children: a possible mimicker of epithelioid sarcoma. Fetal Pediatr Pathol, 2007, 26 (1): 33-39.

38. Evans MJ, Blessing K, Gray ES. Pseudorheumatoid nodule (deep granuloma annulare) of childhood: clinicopathologic features of twenty patients. Pediatr Dermatol, 1994, 11 (1): 6-9.

39. Grogg KL, Nascimento AG. Subcutaneous granuloma annulare in childhood: clinicopathologic features in 34 cases. Pediatrics, 2001, 107 (3): E42.

40. Lynch JM, Barrett TL. Collagenolytic (necrobiotic) granulomas: part 1-the "blue" granulomas. J Cutan Pathol, 2004, 31 (5): 353-361.

41. McDermott MB, Lind AC, Marley EF, et al. Deep granuloma annulare (pseudorheumatoid nodule) in children: clinicopathologic study of 35 cases. Pediatr Dev Pathol, 1998, 1 (4): 300-308.

42. Requena L, Fernández-Figueras MT. Subcutaneous granuloma annulare. Semin Cutan Med Surg, 2007, 26 (2): 96-99.

43. Stefanaki K, Tsivitanidou-Kakourou T, Stefanaki C, et al. Histological and immunohistochemical study of granuloma annulare and subcutaneous granuloma annulare in children. J Cutan Pathol, 2007, 34 (5): 392-396.

44. Busam KJ. 皮肤病理学. 黄勇, 薛德彬, 译. 北京: 北京科学技术出版社, 2015: 51-52.

45. Lynch JM, Barrett TL. Collagenolytic (necrobiotic) granulomas: part Ⅱ—the 'red' granulomas. J Cutan Pathol, 2004, 31 (6): 409-418.

46. Munns JJ, Ruff ME. Rheumatoid nodules. J Hand Surg Am, 2014, 39 (4): 765-767.

47. Patterson JW. Rheumatoid nodule and subcutaneous granuloma annulare. A comparative histologic study. Am J Dermatopathol, 1988, 10 (1): 1-8.

48. Schofield JK, Cerio R, Grice K. Systemic lupus erythematosus presenting with 'rheumatoid nodules'. Clin Exp Dermatol, 1992, 17 (1): 53-55.

49. Veys EM, De Keyser F. Rheumatoid nodules: differential diagnosis and immunohistological findings. Ann Rheum Dis, 1993, 52 (9): 625-626.

50. 朱学骏, 皮肤病理学与临床的联系. 北京: 北京大学医学出版社, 2007, 287-312.

51. Chakraborty R, Hampton OA, Abhyankar H, et al. Activating MAPK1 (ERK2) mutation in an aggressive case of disseminated juvenile xanthogranuloma. Oncotarget, 2017, 8 (28): 46065-46070.

52. Dehner LP. J uvenile xanthogranulomas in the first two decades of life: a clinicopathologic study of 174 cases with cutaneous and extracutaneous manifestations. Am J Surg Pathol, 2003, 27 (5): 579-593.

53. Janssen D, Harms D. Juvenile xanthogranuloma in childhood and adolescence: a clinicopathologic study of 129 patients from the kiel pediatric tumor registry. Am J Surg Pathol, 2005, 29 (1): 21-28.

54. Meyer M, Grimes A, Becker E, et al. Systemic juvenile xanthogranuloma: a case report and brief review. Clin Exp Dermatol, 2018, 43 (5): 642-644.

55. Stover DG, Alapati S, Regueira O, et al. Treatment of juvenile xanthogranuloma. Pediatr Blood Cancer, 2008, 51 (1): 130-133.

56. Techavichit P, Sosothikul D, Chaichana T, et al. BRAF V600E mutation in pediatric intracranial and cranial juvenile xanthogranu-

loma. Hum Pathol, 2017, 69: 118-122.

57. Zelger B, Cerio R, Orchard G, et al. Juvenile and adult xanthogranuloma. A histological and immunohistochemical comparison. Am J Surg Pathol, 1994, 18 (2): 126-135.

58. Alayed K, Medeiros LJ, Patel KP, et al. BRAF and MAP2K1 mutations in Langerhans cell histiocytosis: a study of 50 cases. Hum Pathol, 2016, 52: 61-67.

59. Brown NA, Furtado LV, Betz BL, et al. High prevalence of somatic MAP2K1 mutations in BRAF V600E-negative Langerhans cell histiocytosis. Blood, 2014, 124 (10): 1655-1658.

60. Henck ME, Simpson EL, Ochs RH, et al. Extraskeletal soft tissue masses of Langerhans' cell histiocytosis. Skeletal Radiol, 1996, 25 (4): 409-412.

61. Lieberman PH, Jones CR, Steinman RM, et al. Langerhans cell (eosinophilic) granulomatosis. A clinicopathologic study encompassing 50 years. Am J Surg Pathol, 1996, 20 (5): 519-552.

62. Roden AC, Hu X, Kip S, et al. BRAF V600E expression in Langerhans cell histiocytosis: clinical and immunohistochemical study on 25 pulmonary and 54 extrapulmonary cases. Am J Surg Pathol, 2014, 38 (4): 548-551.

63. Abla O Dr., Jacobsen E, Picarsic J, et al. Consensus recommendations for the diagnosis and clinical management of Rosai-Dorfman-Destombes disease. Blood, 2018, 131 (26): 2877-2890.

64. Al-Daraji W, Anandan A, Klassen-Fischer M, et al. Soft tissue Rosai-Dorfman disease: 29 new lesions in 18 patients, with detection of polyomavirus antigen in 3 abdominal cases. Ann Diagn Pathol, 2010, 14 (5): 309-316.

65. Garces S, Medeiros LJ, Patel KP, et al. Mutually exclusive recurrent KRAS and MAP2K1 mutations in Rosai-Dorfman disease. Mod Pathol, 2017, 30 (10): 1367-1377.

66. Green I, Dorfman RF, Rosai J. Breast involvement by extranodal Rosai-Dorfman disease: report of seven cases. Am J Surg Pathol, 1997, 21 (6): 664-668.

67. Lao IW, Dong Y, Wang J. Rosai-Dorfman disease of the pericardium: a case report and review of literature. Int J Clin Exp Pathol, 2014, 7 (6): 3408-3412.

68. Mantilla JG, Goldberg-Stein S, Wang Y. Extranodal Rosai-Dorfman disease: clinicopathologic series of 10 patients with radiologic correlation and review of the literature. Am J Clin Pathol, 2016, 145 (2): 211-221.

69. Montgomery EA, Meis JM, Frizzera G. Rosai-Dorfman disease of soft tissue. Am J Surg Pathol, 1992, 16 (2): 122-129.

70. Kong YY, Kong JC, Shi DR, et al. Cutaneous Rosai-Dorfman disease: a clinical and histopathologic study of 25 cases in China. Am J Surg Pathol, 2007, 31 (3): 341-350.

71. 孔蕴毅, 陆洪芬, 朱雄增, 等. 皮肤 Rosai-Dorfman 病. 中华病理学杂志, 2005, (3): 133-136.

72. Miettinen M, Fetsch JF. Reticulohistiocytoma (solitary epithelioid histiocytoma): a clinicopathologic and immunohistochemical study of 44 cases. Am J Surg Pathol, 2006, 30 (4): 521-528.

73. Zelger B, Cerio R, Soyer HP, et al. Reticulohistiocytoma and multicentricreticulohistiocytosis. Histopathologic and immunophenotypic distinct entities. Am J Dermatopathol, 1994, 16 (6): 577-584.

74. Cruz PD Jr, East C, Bergstresser PR. Dermal, subcutaneous, and tendon xanthomas: diagnostic markers for specific lipoprotein disorders. J Am Acad Dermatol, 1988, 19 (1 Pt 1): 95-111.

75. Michal M, Fanburg-Smith JC. Plexiform xanthomatous tumor: a report of 20 cases in 12 patients. Am J Surg Pathol, 2002, 26 (10): 1302-1311.

76. Moghadasian MH. Cerebrotendinous xanthomatosis: clinical course, genotypes and metabolic backgrounds. Clin Invest Med, 2004, 27 (1): 42-50.

77. Parker F. Xanthomas and hyperlipidemias. J Am Acad Dermatol, 1985, 13 (1): 1-30.

78. Poonia A, Giridhara P. Xanthomas in Familial Hypercholesterolemia. N Engl J Med, 2017, 377 (5): e7.

79. Reichwaldt I, Zustin J, Wenke K, et al. Differential diagnosis of tendon tumors: xanthomas caused by hyperlipidemia in children. J Pediatr Surg, 2010, 45 (10): e9-12.

80. Egan AJ, Boardman LA, Tazelaar HD, et al. Erdheim-Chester disease: clinical, radiologic, and histopathologic findings in five patients with interstitial lung disease. Am J Surg Pathol, 1999, 23 (1): 17-26.

81. Diamond EL, Subbiah V, Lockhart AC, et al. Vemurafenib for BRAF V600-mutant erdheim-chester disease and langerhans cell histiocytosis: analysis of data from the histology-independent, phase 2, open-label VE-BASKET study. JAMA Oncol, 2018, 4 (3): 384-388.

82. Guo S, Yan Q, Rohr J, et al. Erdheim-Chester disease involving the breast--a rare but important differential diagnosis. Hum Pathol, 2015, 46 (1): 159-164.

83. Hashmi H, Murray D, Greenwell J, et al. A rare case of erdheim-chester disease (non-langerhans cell histiocytosis) with concurrent langerhans cell histiocytosis: a diagnostic and therapeutic challenge. Case Rep Hematol, 2018, 2018: 7865325.

84. Ozkaya N, Rosenblum MK, Durham BH, et al. The histopathology of Erdheim-Chester disease: a comprehensive review of a molecularly characterized cohort. Mod Pathol, 2018, 31 (4): 581-597.

85. Chan JK, Lamant L, Algar E, et al. ALK+ histiocytosis: a novel type of systemic histiocytic proliferative disorder of early infancy. Blood, 2008, 112 (7): 2965-2968.

86. Huang H, Gheorghe G, North PE, et al. Expanding the phenotype of ALK-positive histiocytosis: a report of 2 cases. Pediatr Dev

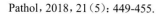
Pathol, 2018, 21 (5): 449-455.

87. Cheuk W, Walford N, Lou J, et al.Primary histiocytic lymphoma of the central nervous system: a neoplasm frequently overshadowed by a prominent inflammatory component. Am J Surg Pathol, 2001, 25 (11): 1372-1379.

88. Feldman AL.Clonal Relationships between malignant lymphomas and histiocytic/dendritic cell tumors.Surg Pathol Clin, 2013, 6 (4): 619-629.

89. Hanson CA, Jaszcz W, Kersey JH, et al. True histiocytic lymphoma: histopathologic, immunophenotypic and genotypic analysis. Br J Haematol, 1989, 73 (2): 187-198.

90. Hornick JL, Jaffe ES, Fletcher CD. Extranodal histiocytic sarcoma: clinicopathologic analysis of 14 cases of a rare epithelioid malignancy. Am J Surg Pathol, 2004, 28 (9): 1133-1144.

91. Magro CM, Kazi N, Sisinger AE. Primary cutaneous histiocytic sarcoma: A report of five cases with primary cutaneous involvement and review of the literature. Ann Diagn Pathol, 2018, 32: 56-62.

92. Pileri SA, Grogan TM, Harris NL, et al.Tumors of histiocytes and accessory dendritic cells. An immunohistochemical approach to classification from the International Lymphoma Study Group based on 61 cases. Histopathology, 2002, 41 (1): 1-29.

93. Ralfkiaer E, Delsol G, O'Connor NT, et al. Malignant lymphomas of true histiocytic origin. A clinical, histological, immunophenotypic and genotypic study. J Pathol, 1990, 160 (1): 9-17.

94. Vos JA, Abbondanzo SL, Barekman CL, et al.Histiocytic sarcoma: a study of five cases including the histiocyte marker CD163. Mod Pathol, 2005, 18 (5): 693-704.

95. Wang E, Hutchinson CB, Huang Q, et al. Histiocytic sarcoma arising in indolent small B-cell lymphoma: report of two cases with molecular/genetic evidence suggestive of a 'transdifferentiation' during the clonal evolution.Leuk Lymphoma, 2010, 51 (5): 802-12.

96. Andersen EF, Paxton CN, O'Malley DP, et al. Genomic analysis of follicular dendritic cell sarcoma by molecular inversion probe array reveals tumor suppressor-driven biology. Mod Pathol, 2017, 30 (9): 1321-1334.

97. Chan JK, Fletcher CD, Nayler SJ, et al. Follicular dendritic cell sarcoma. Clinicopathologic analysis of 17 cases suggesting a malignant potential higher than currently recognized. Cancer, 1997, 79 (2): 294-313.

98. Chen T, Gopal P. Follicular Dendritic Cell Sarcoma.Arch Pathol Lab Med, 2017, 141 (4): 596-599.

99. Cheuk W, Chan JK, Shek TW, et al. Inflammatory pseudotumor-like follicular dendritic cell tumor: a distinctive low-grade malignant intra-abdominal neoplasm with consistent Epstein-Barr virus association. Am J Surg Pathol, 2001, 25 (6): 721-731.

100. Facchetti F, Lorenzi L. Follicular dendritic cells and related sarcoma. Semin Diagn Pathol, 2016, 33 (5): 262-276.

101. Shia J, Chen W, Tang LH, et al. Extranodal follicular dendritic cell sarcoma: clinical, pathologic, and histogenetic characteristics of an underrecognized disease entity. Virchows Arch, 2006, 449 (2): 148-158.

102. Facchetti F, Pileri SA, Lorenzi L, et al. Histiocytic and dendritic cell neoplasms: what have we learnt by studying 67 cases. Virchows Arch, 2017, 471 (4): 467-489.

103. Guerra F, Vegni A, Perna F, et al. Primary jejunal interdigitating dendritic cell sarcoma. Ann Diagn Pathol, 2018, 32: 1-3.

104. Hillen U, Grabellus F, Franklin C, et al. Oncogene status of an interdigitating dendritic cell sarcoma: recurrent mutations in NF1, TP53, and ARID2 shared with melanoma. Am J Surg Pathol, 2016, 40 (12): 1721-1723.

105. Kawachi K, Nakatani Y, Inayama Y, et al. Interdigitating dendritic cell sarcoma of the spleen: report of a case with a review of the literature. Am J Surg Pathol, 2002, 26 (4): 530-537.

106. Lupato V, Romeo S, Franchi A, et al. Head and Neck Extranodal interdigitating dendritic cell sarcoma: case report and review of the literature. Head Neck Pathol, 2016, 10 (2): 145-151.

107. Magro CM, Olson LC, Nuovo G, et al. Primary cutaneous interdigitating dendritic cell sarcoma is a morphologic and phenotypic simulator of poorly differentiated metastatic melanoma: A report of 2 cases and review of the literature. Ann Diagn Pathol, 2017, 30: 59-65.

108. Nguyen CM, Cassarino D. Primary cutaneous interdigitating dendritic cell sarcoma: a case report and review of the literature. Am J Dermatopathol, 2016, 38 (8): 628-631.

109. Ninkovic S, Cole-Sinclair MF. Interdigitating dendritic cell sarcoma: diagnostic pitfalls, treatment challenges and role of transdifferention in pathogenesis. Pathology, 2017, 49 (6): 643-646.

110. Stowman AM, Mills SE, Wick MR. Spindle Cell Melanoma and interdigitating dendritic cell sarcoma: do they represent the same process? Am J Surg Pathol, 2016, 40 (9): 1270-1279.

111. Xue T, Jiang XN, Wang WG, et al. Interdigitating dendritic cell sarcoma: Clinicopathologic study of 8 cases with review of the literature. Ann Diagn Pathol, 2018, 34: 155-160.

112. Zhang Y, Qu Z, Fang F.Langerhans cell sarcoma originating from left knee subcutaneous tissue: A case report and literature review.Oncol Lett, 2016, 12 (5): 3687-3694.

113. Jülg BD, Weidner S, Mayr D.Pulmonary manifestation of a Langerhans cell sarcoma: case report and review of the literature. Virchows Arch, 2006, 448 (3): 369-374.

114. Chen W, Jaffe R, Zhang L, et al. Langerhans cell sarcoma arising from chronic lymphocytic lymphoma/small lymphocytic

leukemia: lineage analysis and BRAF V600E mutation study. N Am J Med Sci, 2013, 5(6): 386-391.

115. Chang NY, Wang J, Wen MC, et al.Langerhans cell sarcoma in a chronic myelogenous leukemia patient undergoing imatinib mesylate therapy: a case study and review of the literature. Int J Surg Pathol, 2014, 22(5): 456-463.

116. Bettington A, Lai JK, Kennedy C. Indeterminate dendritic cell tumour presenting in a patient with follicular lymphoma. Pathology, 2011, 43(4): 372-375.

117. Chen M, Agrawal R, Nasseri-Nik N, et al. Indeterminate cell tumor of the spleen. Hum Pathol, 2012, 43(2): 307-311.

118. Cheuk W, Cheung FY, Lee KC, et al. Cutaneous indeterminate dendritic cell tumor with a protracted relapsing clinical course. Am J Surg Pathol, 2009, 33(8): 1261-1263.

119. Horna P, Shao H, Idrees A, et al. Indeterminate dendritic cell neoplasm of the skin: A 2-case report and review of the literature. J Cutan Pathol, 2017, 44(11): 958-963.

120. Li Y, Wang TT, Zhang ZH, et al. Aggressive indeterminate dendritic cell tumor mimicking scalp angiosarcoma. Ann Dermatol, 2017, 29(5): 614-617.

121. O'Malley DP, Agrawal R, Grimm KE, et al. Evidence of BRAF V600E in indeterminate cell tumor and interdigitating dendritic cell sarcoma. Ann Diagn Pathol, 2015, 19(3): 113-116.

122. Rosenberg AS, Morgan MB. Cutaneous indeterminate cell histiocytosis: a new spindle cell variant resembling dendritic cell sarcoma. J Cutan Pathol, 2001, 28(10): 531-537.

123. Andriko JW, Kaldjian EP, Tsokos M, et al. Reticulum cell neoplasms of lymph nodes: a clinicopathologic study of 11 cases with recognition of a new subtype derived from fibroblastic reticular cells. Am J Surg Pathol, 1998, 22(9): 1048-1058.

124. Goto N, Tsurumi H, Takami T, et al.Cytokeratin-positive fibroblastic reticular cell tumor with follicular dendritic cell features: a case report and review of the literature. Am J Surg Pathol, 2015, 39(4): 573-580.

125. Jones D, Amin M, Ordonez NG, et al. Reticulum cell sarcoma of lymph node with mixed dendritic and fibroblastic features.Mod Pathol, 2001, 14(10): 1059-1067.

126. Karim Z, Saravana R, Shenjere P, et al. Fibroblastic reticulum cell tumor of spleen: a case report. Int J Surg Pathol, 2014, 22(5): 447-450.

127. Martel M, Sarli D, Colecchia M, et al. Fibroblastic reticular cell tumor of the spleen: report of a case and review of the entity. Hum Pathol, 2003, 34(9): 954-957.

索 引

55检